U0189181

Hensley's
Practical Approach to
Cardiothoracic Anesthesia

Hensley
心胸麻醉学

6th Edition
原书第 6 版

原著 ［美］Glenn P. Gravlee

［加］Andrew D. Shaw

［美］Karsten Bartels

主审 彭勇刚 黄佳鹏

主译 王 晟 王 锷

中国科学技术出版社
·北 京·

图书在版编目（CIP）数据

Hensley 心胸麻醉学：原书第 6 版 /（美）格伦·P. 格兰利（Glenn P. Gravlee），（加）安德鲁·D. 肖（Andrew D. Shaw），（美）卡斯滕·巴特尔斯（Karsten Bartels）原著；王晟，王锷主译.— 北京：中国科学技术出版社，2021.1

书名原文：Hensley's Practical Approach to Cardiothoracic Anesthesia, 6e

ISBN 978-7-5046-8781-4

Ⅰ.①H… Ⅱ.①格… ②安… ③卡… ④王… ⑤王… Ⅲ.①心脏外科手术 — 麻醉学 Ⅳ.① R654.2 ② R614

中国版本图书馆 CIP 数据核字 (2020) 第 173987 号

著作权合同登记号：01-2020-5528

策划编辑　焦健姿　王久红
责任编辑　焦健姿
装帧设计　佳木水轩
责任印制　李晓霖

出　　版　中国科学技术出版社
发　　行　中国科学技术出版社有限公司发行部
地　　址　北京市海淀区中关村南大街 16 号
邮　　编　100081
发行电话　010-62173865
传　　真　010-62179148
网　　址　http://www.cspbooks.com.cn

开　　本　889mm×1194mm　1/16
字　　数　1042 千字
印　　张　45
版　　次　2021 年 1 月第 1 版
印　　次　2021 年 1 月第 1 次印刷
印　　刷　天津翔远印刷有限公司
书　　号　ISBN 978-7-5046-8781-4 / R·2605
定　　价　298.00 元

（凡购买本社图书，如有缺页、倒页、脱页者，本社发行部负责调换）

版权声明

This is translation of *Hensley's Practical Approach to Cardiothoracic Anesthesia, 6e.*
ISBN：978-1-4963-7266-6

Wolters Kluwer Health did not participate in the translation of this title and therefore it does not take any responsibility for the inaccuracy or errors of this translation.

免责声明：这本书提供药物的准确标识、不良反应和剂量表，但是它们有可能改变。请读者务必查看所提及药物生产商提供的包装信息数据。此书的作者、编辑、出版商、分销商对于应用该著作中的信息而导致错误、疏漏或所产生后果不承担任何责任，并不对此出版物内容做出任何明示或暗指的担保。此书的作者、编辑、出版商、分销商对出版物所引起的人员伤害或财产毁坏不承担任何责任。

Accurate indications, adverse reactions, and dosage schedules for drugs are provided in this book, but it is possible that they may change. The reader is urged to review the package information data of the manufacturers of the medications mentioned. The authors, editors, publishers, or distributors are not responsible for errors or omissions or for any consequences from application of the information in this work, and make no warranty, expressed or implied, with respect to the contents of the publication. The authors, editors, publishers, and distributors do not assume any liability for any injury and / or damage to persons or property arising from this publication.

Published by arrangement with Wolters Kluwer Health Inc., USA.
本翻译版受世界版权公约保护。

6th edition
Copyright © 2019 Wolters Kluwer.
© 2013 by LIPPINCOTT WILLIAMS & WILKINS, a WOLTERS KLUWER business.
© 2008 by LIPPINCOTT WILLIAMS & WILKINS, a WOLTERS KLUWER business.
© 2003 Lippincott Williams & Wilkins.
© 1995 Little Brown.
© 1990 Little Brown.

All rights reserved.

译校者名单

主　审　彭勇刚　黄佳鹏

主　译　王　晟　王　锷

译校者（以姓氏汉语拼音为序）

蔡　彬　曹忠明　段　练　范　亮　高卫东　何　毅

侯新冉　胡　捷　黄小聪　李龙艳　刘恒意　刘　欣

鲁　超　潘　伟　潘韫丹　屈振生　宋锴澄　宋宗斌

唐　越　汪　红　韦锦锋　翁莹琪　薛　瑛　杨　钊

叶颖娴　叶　治　于春华　于　晖　张成梁　张登文

张　重　赵　辰　赵曼旭　赵硕芳　郑　璐　周少凤

朱茂恩　邹　宇

补充说明

　　本书收录图片众多，不少图片以彩色呈现效果更佳。考虑到读者随文阅图习惯并确保版面美观，所有图片均随文排录，有彩色版本者还安排在书末单独排录，但不另设页码，特此说明。

　　书中参考文献条目众多，为方便读者查阅，已将本书参考文献更新至网络，读者可扫描右侧二维码，关注出版社"焦点医学"官方公众号，后台回复"心胸麻醉学"，即可获取。

内容提要

本书引进自世界知名的 Wolters Kluwer 出版社，是美国心血管麻醉领域使用最广泛的参考书。本书为全新第 6 版，历经 30 年的不断修订，汇总了全球多家机构众多专家有关心胸麻醉的专业知识及临床经验，涵盖了药物、监测、体外循环、机械支持及各种心血管疾病麻醉管理的相关内容，从心血管生理学、药理学、心脏疾病、相关外科治疗、麻醉管理，到机械支持及器官保护，将相关的基础医学知识与临床具体实践相结合，逻辑分明，易读易查。书中的每章开始均列有"本章要点"，章内还设有了"临床要点"，以短小、关键的临床概念介绍该章的主题内容，为心胸麻醉相关医务人员提供临床建议并简要解释其科学原则。本书内容新颖独特，适合广大麻醉医生、心胸外科医生、体外循环医生、住院及进修医生和麻醉护理人员在日常工作中阅读参考，亦可作为培训医生和麻醉工作者准备及管理麻醉药的指导用书。

致谢

本书每次再版修订都有非常庞大的团队参与，包括著者、医学编辑、开发编辑、文字编辑、排版人员、发行人员及制图人员。感谢来自 37 家机构的 69 位著者对本书此次修订再版的不懈努力。感谢 Wolters Kluwer 出版社一直以来对本书修订再版及发行推广的大力支持。特别感谢 Keith Donellan 的贡献、经验和智慧。还要特别感谢 Louise Bierig 的专业、坚毅和执着。

第6版中文序一

随着我国进入老龄化社会，心、肺、脑血管疾病的治疗成为刚性需求。据 WHO 报告，每年有 2.34 亿人接受手术治疗，相当于每年每 25 人中就有 1 人要接受手术治疗。据中华医学会麻醉学分会统计，我国每年手术室内需要实施手术麻醉的例数已超过 6000 万例，而在超过 1 亿人次的麻醉医疗服务中，心肺血管系统疾病无疑是影响麻醉效果及围术期安全的重要因素。

目前，国内有 9 万多名从事麻醉专业的医生，同时还有一大批从事心胸血管外科、介入治疗及体外循环的医生。如何建立一套心、肺、脑血管疾病的麻醉安全管理体系，进一步完善心胸血管麻醉亚专科，一直是中华医学会麻醉学分会努力的方向。为此，很需要借鉴参考国际同行的经验。

Hensley's Practical Approach to Cardiothoracic Anesthesia,6e 的各位著者将心胸血管麻醉实践以易读、易查询和易实施的方式呈现给广大读者。引进翻译这样一部实用、严谨、高水平的专业著作将有助于提升我国心胸血管麻醉的新理念，从而进一步促进临床规范化。以广东省人民医院麻醉科王晟教授和中南大学湘雅医院王锷教授等一批具有丰富心胸血管麻醉经验的临床医生在翻译本书第 5 版的基础上，再次接受了全新第 6 版的翻译工作，并由以黄佳鹏教授和彭勇刚教授为代表的美国华人心胸血管麻醉专家团队进行审核。本书汇集了心胸血管麻醉的新思维、新技术和新方法，适合临床一线的麻醉、体外循环医生及从事心血管外科与介入治疗的医护人员参考。相信本书可为临床过程中的诸多疑问，尤其是心肺血管疾病的麻醉实践答疑解惑。

本书的翻译出版无疑为临床心胸血管麻醉医生提供了一部规范化培训的专业参考书。尽管在翻译过程中可能存在着这样或那样的遗憾，但是其出版必将为提升我国心胸血管麻醉水平、改善患者预后做出贡献。可喜可贺，谨此为序。

第十三届中华医学会麻醉学分会主任委员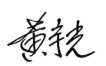

随着我国医疗卫生事业的快速发展，以及定位于全域、全人群、覆盖全生命周期和疾病全过程的"健康中国"行动计划的实施，麻醉学科正面临着医疗服务需求的巨大挑战。在临床麻醉实施过程中，心血管系统与呼吸系统疾病对患者安全存在严重威胁。在我国，罹患心血管系统和呼吸系统疾病的患者数量众多。因此，一部系统、实用的临床心胸血管麻醉实践指导书，对我国临床医疗一线麻醉科、体外循环、重症医学医师，乃至从事心胸血管外科及介入诊疗医护人员及时、有效理解并实施高质量的围术期医疗工作，提升我国麻醉医疗安全及质量极为迫切。

随着微创心胸血管诊疗技术的兴起和快速发展、重要脏器保护基础与临床研究的逐步深入及可视化影像诊断技术的推广应用，心胸血管专科麻醉成为麻醉学最富生机、发展最快的一个亚专科。广东省人民医院麻醉科王晟教授和中南大学湘雅医院麻醉科王锷教授等一批具有丰富临床经验的心血管麻醉医生，在共同翻译出版了 *A Practical Approach to Cardiac Anesthesia,5e* [《实用心血管麻醉学（原书第 5 版）》] 的基础上，再次与黄佳鹏教授和彭勇刚教授为代表的美国华人心血管麻醉专家团队合作，以严谨细致认真的态度，对 *Hensley's Practical Approach to Cardiothoracic Anesthesia,6e* [《Hensley 心胸麻醉学（原书第 6 版）》] 进行了翻译。

本书汇集了近年来心胸血管麻醉领域的新概念、新技术、新成果、新进展与新趋势，从基础理论到临床实践系统地介绍了心胸血管麻醉专科领域的一般原则、特定的心胸血管疾病麻醉、循环支持及围术期管理的知识，有助于规范化、系统化地培训心胸血管麻醉专科医生，并提升广大麻醉科医师及相关领域的医护人员对合并心肺血管系统疾病患者的围术期管理水平，从而更好地保障患者围术期麻醉安全与质量。

中华医学会麻醉学分会候任主任委员

第5版中文版序

心血管系统疾病是临床麻醉工作中影响患者安全的重要因素之一，而针对心血管疾病实施的心血管手术麻醉在麻醉学科中是较为复杂且颇具特殊性的亚麻醉学专科。近年来，随着心血管外科微创介入技术及新型术式的发展，心血管麻醉在可视化影像技术、血流动力学监测手段、药理学进展及各种脏器的保护方法改进等方面进一步推动了麻醉学科的发展。中国罹患心血管疾病的患者人数众多，需要接受心血管外科手术治疗的患者近千万。为保障复杂心血管外科手术患者的围术期安全及术后康复，这对心血管麻醉提出了更高要求。一本实用、严谨、系统的临床心血管麻醉实践指导用书对我国心血管麻醉学科培训的规范化、标准化和循证理念的提高具有重要意义。

A Practical Approach to Cardiac Anesthesia,5e [《实用心血管麻醉学（原书第5版）》] 是美国麻醉医生在心血管麻醉领域使用最广泛的教材。以黄佳鹏和彭勇刚教授为主审的美国华人心血管麻醉专家团队，联合中南大学湘雅医院王锷教授和广东省人民医院王晟教授等一批具有丰富实践经验并在国内临床一线工作多年的新生代心血管麻醉医生共同翻译了本书。中美心血管麻醉学者团队共同努力，既体现了美国华人心血管麻醉医生对原著的充分理解，又尊重了国内心血管麻醉医生对语言阅读的习惯，精益求精，信息互补，反复推敲，确为中美麻醉医生团队合作的杰出典范。本书真实呈现了美国心血管麻醉专业教科书的精髓，为读者全面系统掌握心血管麻醉理论知识提供了很好的专业工具，也为指导国内临床一线的麻醉、外科和体外循环医生开展心血管麻醉工作，保障心血管疾病患者的围术期安全，改善术后生活质量，提供了具有重要价值的参考资料。

当前，麻醉学逐渐向围术期医学转变，麻醉学科正面临新的机遇和挑战。相信本书的出版将有助于规范培训临床心血管麻醉医生，坚持循证医学的科学理念，保障围术期的麻醉质量与安全，着力于改善患者的预后和远期转归，提高心血管麻醉及围术期管理水平。

感谢译者的辛勤劳动和奉献精神！

第十二届中华医学会麻醉学分会主任委员

我们四位在 2016 年翻译了本书的第 5 版，那是我们第一次尝试中国心血管麻醉医生与美国华人心血管麻醉医生合作，为国内的读者提供一本实用的心血管麻醉参考书，希望可以帮助国内的培训医生、专科麻醉医生及相关领域的医生更好地理解心血管麻醉，进而指导临床麻醉实践。组织翻译本书的中文版，得到了业界极大的认可和支持，并获得了很多有益的指导意见，这也增强了我们团队合作的信心。

2013 年，Don Martin 退休、Frederick Hensley 不幸离世，Glenn Gravlee 重新整合了著者团队，修订出版了全新第 6 版，同时为了纪念已逝去的本书主编 Frederick Allen Hensley 博士，新版的 *A Practical Approach to Cardiac Anesthesia* 更名为 *Hensley's Practical Approach to Cardiothoracic Anesthesia*。在前一版本的基础上，引入了非心脏手术的胸科麻醉，并对近年来快速兴起的微创心脏手术麻醉及机器人心胸手术的麻醉进行了深入的探讨。

心血管诊疗技术及胸科手术的快速发展，让长期从事临床心胸血管麻醉的中美译者团队意识到，一本实用、严谨、系统的临床心胸血管麻醉实践方面的指导用书对于国内心胸血管麻醉亚专科的规范化培训具有重要意义，本书第 6 版的面世再次引起了译者团队的兴趣，为此我们再次组建译者团队对全新第 6 版进行了翻译，并诚心推荐给国内麻醉医生及相关领域的医学工作者。

我们希望通过中美心胸血管麻醉学者团队的共同努力，在充分理解原书著者所要表达含义的前提下，结合国内读者的语言阅读习惯，真实呈现这本心胸血管麻醉专业经典著作的精髓，为读者全面、系统地掌握心胸血管麻醉理论及临床知识提供良好的专业工具书，为保障心胸血管疾病患者的围术期安全、改善患者术后生活质量提供重要的参考资料。

全新第 6 版分为心血管生理学与药理学、心胸麻醉的一般方法、特定心脏疾病的麻醉管理、循环支持、围术期管理五个部分。其中，心胸麻醉的一般方法又分为心脏病患者分析、监测、经食管心脏超声、麻醉诱导、体外循环前中后期麻醉管理及重症监护室管理；特定心脏病的麻醉管理又分为心肌血供重建、瓣膜病、非开胸心外手术、成人先天性心脏病、心脏移植、心律失常手术、输血、凝血管理及心包病的麻醉管理；循环支持又分为体外循环设备及生理、心脏支持及置换设备、术中心肌保护和脑保护；围术期管理又分为胸主动脉瘤及夹层麻醉管理、肺及纵隔手术麻醉管理和心胸手术疼痛治疗。著者按照麻醉实际工作的流程对目前通用性及创新性心血管麻醉技术进行了介绍，对每种麻醉技术的相关理论都予以明确阐释，并逐一点明了操作中的各个步骤，对可能的结果进行了分析。本书以易读、易查、易实施的方式呈现给读者，非常适合临床实践中参阅使用。

在本书翻译出版之际，正值全球新冠肺炎暴发流行。王晟正在西藏林芝执行为期 3 年的医疗援藏工作，王锷在湘雅医院开始担任麻醉科主任并一如既往地投身于心血管麻醉临床工作，远在美国佛罗里达的彭勇刚和美国肯塔基的黄佳鹏依旧热切地关注着国内心胸血管麻醉事业的发展和进步。生活方式的巨大改变使得人们正在反思快速的文明进步、资讯传播、便捷的交通方式对人类文明的影响，并重新思考医学文明进步的局限性。同样的，限于译者团队的经验及能力，书中翻译可能还存在一些纰漏和不足之处，真诚希望各位读者能给予我们一如既往的关注及建议。

原著前言

我们很高兴为读者献上这部二十多年来多次再版的经典作品，如今已是第6版了。随着心胸麻醉亚专科的不断进步，本书立志与之共同进步。正如1990年面世的第1版那样，我们希望为心脏麻醉相关医务人员提供一部易查阅且非常实用的参考书，以帮助培训医生和麻醉工作者准备及管理麻醉药。2013年，Don Martin从全职临床工作中退休，Frederick Hensley去世，之后Glenn Gravlee邀请Andrew Shaw和Karsten Bartels共同编辑了本书的全新版本。新的著者会带来崭新的视角，同时也会带来北美和欧洲多家机构的心胸麻醉专业知识、重症医学及临床经验。Bartels医生还为本书提供了围术期急性与慢性疼痛管理的内容。

全新第6版的书名为 *Hensley's Practical Approach to Cardiothoracic Anesthesia*，是为了纪念Rick Hensley（见"献词"）并引入非心脏的胸科麻醉，实际上前几版也介绍了这些内容，只是书名没提及胸科麻醉。全新第6版中，除了每章开始列明的"本章要点"，各章正文中还设有"临床要点"，以短小、关键的临床概念介绍该章的主题内容。参考文献有部分文献设有突出显示，此为本书的另一个特点。尽管我们希望减少各章内容的交叉重复，但有些内容或观点我们认为值得保留时，仍会有所重复。

我们巧妙地安排了各部分内容，从基础科学到围术期一般原则、特定的心胸疾病、循环支持及围术期管理。我们重新设定或合并了以前版本的一些内容，如麻醉诱导与体外循环前的管理（第6章）和心脏移植与肺移植手术的麻醉管理（第17章）。原来版本中的输血部分改为血液管理。随着微创瓣膜手术的增加，我们还专门撰写了独立介绍主动脉瓣手术及二尖瓣和三尖瓣手术的章节。第13章则大篇幅介绍了机器人心脏和胸部外科手术技巧。我们将原来版本中小儿先天性心脏病的内容整合编排到其他教材中，但新版本中保留及更新了成人先天性心脏病内容。

我们希望读者们能与我们一样，阅读本书时有所裨益。

Glenn P. Gravlee, MD

Andrew D. Shaw, MB, FRCA

Karsten Bartels, MD, MS

献 词

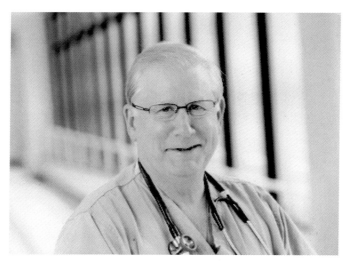

Frederick Allen Hensley, Jr., MD

(1953—2013)

　　谨以本书纪念 Frederick Allen Hensley 博士（大多数人都喜欢叫他 "Rick"）。在 20 世纪 80 年代末，Rick 还是宾夕法尼亚州立赫尔希医学中心的一位年轻学者，他编写了指导住院医师、进修医师及体外循环师的心脏麻醉教学手册。在着手编写本书时，他意识到大家都很需要一部以心脏麻醉的精准治疗为主要内容的参考书。为弥补这一空白，他将内容繁多的心脏麻醉教材精简编排，制作成口袋书大小，并希望为心脏麻醉相关的医务人员提供临床建议并简要解释其科学原理，因为实用而简明的临床指导比长篇大论的论文和权威的参考文献更加实用。Hensley 邀请他的朋友及同事 Donald E. Martin 博士一起编写本书，他们希望编写一部由多名作者参与的、能代表多家教学医院工作规范的参考书。为保证本书既面面俱到又不失可读性，Rick 和 Don 将书中章节列成提纲。Rick 和 Don 共同编撰，并孜孜不倦地寻找实用的临床建议，同时去除仅在个别机构实行的诊疗方案。

　　面对现行的临床实践方法，他们将目光投向医学教材及手册。在当时，详尽的医学教科书多为罗列数千条参考文献的大部头著作，而篇幅短小的手册多为某一机构编写的操作指南，很少有精准的科学依据及广泛的专家共识。在两个极端之间，几乎没有其他医学著作。于是，利特尔 & 布朗出版社（Little, Brown and Company）接受了 Hensley 和 Martin 提交的图书出版计划。*Practice of Cardiac Anesthesia*（《心脏麻醉实践》）于 1990 年一经面世，便深受广大住院医师及进修医师的欢迎。同时，因其内容实用、系统且简明，也深受住院医师项目与培训医师项目主任的欢迎。兼职的心脏麻醉医生及护士也认为该书非常有用，部分原因是电脑、手机和无线网络无法连接到麻醉工作站。1995 年，该书的修订版启用了新的书名 *A Practical Approach to Cardiac Anesthesia*（《心脏麻醉的实践方法》）。自此以后的几个版本及一系列平装亚专科手册都以 *A Practical Approach to...*（《……的实践方法》）为标题，因为所有这些作品都采用了 Rick 所创建的方法。现在，为了纪念 Rick Hensley，特将本书第 6 版命名为 *Hensley's Practical Approach to Cardiothoracic Anesthesia*（《Hensley 心胸麻醉学》）。

Frederick A. Hensley 博士后教育及任职年表

1979—1983	Milton S. Hershey 医学中心，宾夕法尼亚州立大学医学院，实习、麻醉住院培训及心脏麻醉进修培训
1984—1995	宾夕法尼亚州立大学医学院，助理教授、副教授、麻醉科心脏麻醉教授及主任
1995—2000	巴提摩尔西奈医院首席麻醉医师，围术期医学主任；约翰·霍普金斯大学医学院，麻醉及重症医学部副教授
2001—2009	Imogene Bassett 医院（纽约州库珀斯敦）首席麻醉医师，围术期医学主任；哥伦比亚大学医学院麻醉学教授
2009—2013	伯明翰阿拉巴马大学 Benjamin Monroe Carraway 基金麻醉学讲座教授，心胸麻醉学主任（2009—2011），*Clinical Anesthesia* 副主编（2011—2013）

目　录

第一篇　心血管生理学与药理学

第二篇　心胸麻醉的一般方法

第三篇　特定心脏疾病的麻醉管理

第四篇　循环支持

第五篇　围术期管理

第一篇
心血管生理学与药理学
Cardiovascular Physiology and Pharmacology

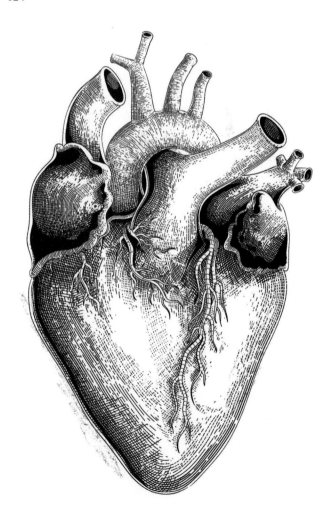

第1章
心血管生理学入门
Cardiovascular Physiology: A Primer

Thomas E. J. Gayeski　著

黄小聪　王　晟　译

高卫东　黄佳鹏　校

本章要点

- 心脏有一个纤维骨架，为每一个瓣膜环提供一个插入点。该纤维结构还负责连接心肌细胞，使得"牵拉"或前负荷可引起肌节延长而非细胞间的滑动。
- 在收缩期，心肌收缩性能随着心肌胞质钙离子（Ca^{2+}）浓度的改变而改变。
- 心肌收缩后的舒张是一个主动过程，需要消耗 ATP 来将 Ca^{2+} 泵入肌质网（sarcoplasmic reticulum，SR）和泵出心肌细胞膜外。
- 肌节是产生张力的基础单位。
- 心内膜只在收缩期接受灌注，而心外膜在整个心动周期接受灌注。因此，心室壁更易发生心内膜梗阻。
- 氧气或 ATP 消耗发生在肌动蛋白 - 肌球蛋白结合体的解体过程中。心肌耗氧量的主要决定因素为心率（heart rate，HR）、心肌收缩性能和心室壁张力。
- 心室的每搏输出量（stroke volume，SV）做功是为了将每搏输出量的压力从（右或左）心室舒张末期压力（ventricular end–diastolic pressure，VEDP）提高到平均动脉压（分别为肺循环或体循环）水平。
- 心血管系统调节血压（blood pressure，BP）水平是负反馈环调节系统的典型例子。心血管系统遍布着许多牵张感受器，它们通过牵拉感受血管壁的压力，因此，顺应性改变会影响该感受器。
- 生理储备是允许心血管系统维持血压稳定的扩展机制，它可以维持心率（3 倍范围内）、收缩力（复杂但重要的范围）、体循环血管阻力（15 倍范围内）和外周静脉容量（约 1.3 倍范围）。
- 一个体重为 70kg 的成年人静脉容量储备大约是 1500ml。

一、概述

作为一本心脏麻醉学书的入门部分，我对这个章节的内容进行了一定程度的取舍。心脏的解剖学、生理学、病理学和基因组学都经历了数十年甚至上百年的更新，积累了大量研究文献。在本书中我们论述的重点是展示成年人在手术室（operating room，OR）中重要的生理学原理。第一个选择就是我将非常简要地讲一下心脏的胚胎发育部分，而省略儿科心脏生理学部分。为了补充我们的观点，关于成人心脏生理学的详细描述和讨论可以在参考文献 [1] 中找到。全面地理解有关生理学的概念将有助于对正常和心脏疾病患者进行麻醉管理。

二、心脏的胚胎发育

1. 心血管系统在胚胎第 3 周时开始发育，起源于中胚层的内皮细胞管分化形成了原始血管系统。最终在胚胎第 4 周，来源于成对心内膜心管的双侧生心索融合成一根单心管（原始心）。这次融合产生了前向血流，并且也是心脏泵血功能的起始点。

2. 原始心脏进化出了四个腔室：心球、心室、原始心房和静脉窦，最终形成球室襻并且在胚胎 21～22d 时开始有收缩，在第 4 周产生单向血流。

3. 胚胎第 4～7 周心脏的发育进入一个关键期，开始分裂形成四腔心，这也是胎儿血液循环的基础。

4. 心脏的构架是一个由纤维蛋白和弹性蛋白组成的纤维骨架，形成了包绕四个瓣膜的四个环及心肌细胞间的连接。

5. 纤维骨架

(1) 可以作为瓣叶插入的锚点。

(2) 可以预防瓣环的过度膨大（预防关闭不全）。

(3) 为心室的肌束提供固定的插入点。

(4) 在心室充盈和收缩过程中将心肌细胞间滑动最小化。

三、电传导

1. 浦肯野纤维是由特殊的心肌细胞组成的，它们传导电信号的速度（2m/s）比普通心肌细胞快得多（0.3m/s）。这个速度差也是心室

间可同步收缩的基础。

2. 浦肯野纤维存在于各个心房心室的心内膜下。因此，它们可以在各个不同心腔内传导信号。

3. 这个纤维骨架能够延缓心肌细胞间的直接电信号传递，并减慢心房与心室间的电传导速度。

4. 心腔间的同步起搏靠的是浦肯野纤维细胞间的信号传导，而不是心肌细胞间的传导。该顺序包括了一个在心房内的同步起搏，紧接着是浦肯野纤维穿过房室结时的信号延迟，随之而来出现心室间的同步收缩。

5. 动作电位

(1) 膜电位是指细胞膜内外的电压差。

(2) 形成膜电位的原因是膜内外离子和蛋白的浓度差。

(3) 在细胞内占绝对优势的是钾离子（K^+）及带负电的蛋白（阴离子，A^-）；在细胞外主要存在着钠离子（Na^+）和氯离子（Cl^-）（图 1-1）。

(4) 在静息状态下，K^+ 可以自由进入细胞内而 Na^+ 和 Cl^- 则被阻挡在外。

(5) 离子通道的存在使得 Na^+、K^+ 和钙离子（Ca^{2+}）可以穿透细胞膜。在刺激状态下（通

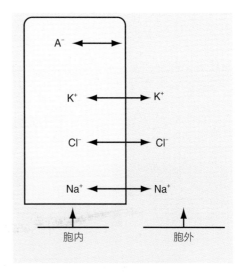

▲ 图 1-1　细胞内外的主要离子

A^- 代表细胞内的阴离子。在正常的静息状态下，膜电位是负的，表示细胞内的电压低于细胞外电压

常是化学刺激），离子通道发生应答，出现开放或关闭。

(6) 对于不同的细胞种类，离子通道的个数和特征是不一样的。

(7) 在静息状态下，胞内是由负电荷离子占主导，造成了阴性的膜电压差。这个电压差也叫静息时的膜电位。

(8) 当一个细胞接受刺激后，通过一系列离子通道的打开和关闭后，产生了其特定的细胞膜电位改变。这个膜电位的改变过程就叫作动作电位。

6. 心脏的兴奋收缩耦合

(1) 浦肯野纤维如何引起离子通道的激活不在本章节讨论的范围内。然而，这些复杂的激活过程对麻醉医师来说是很重要的，因为临床使用的药物都会直接作用于这些通道。

(2) 兴奋收缩耦合过程开始于浦肯野细胞动作电位触发 Ca^{2+} 通道开放，造成 Ca^{2+} 通过肌细胞膜的 T 管系统涌入细胞内（图 1-2）。

(3) 跨过心肌细胞膜流入的 Ca^{2+} 数量仅仅为收缩所需 Ca^{2+} 数量的 1%。然而，这部分 Ca^{2+} 激活了肌质网（sarcoplasmic reticulum，SR）上的 Ca^{2+} 通道，进而引起分级 Ca^{2+} 释放使其

浓度达到足以引起肌节收缩。分级 Ca^{2+} 释放指的是 SR 内的 Ca^{2+} 释放取决于从细胞外进入胞浆内 Ca^{2+} 的浓度。这种分级反应与骨骼肌的全或无反应截然不同。

(4) 三种不同的蛋白调控着 SR 的 Ca^{2+} 释放，包括 Ca^{2+} 释放通道、心肌细胞肌质网上的钙离子 ATP 酶（sarco-endoplasmic reticulum calcium ATPase，SERCA-2）和 SERCA-2 调节蛋白（磷酸蛋白酶）。

(5) 从放松到收缩状态，肌浆内的 Ca^{2+} 浓度可以升高约 100 倍。

(6) 肌浆（胞内）的 Ca^{2+} 浓度水平原则上与胞外的 Ca^{2+} 浓度、交感张力（肌细胞膜上的 Ca^{2+} 通道通透性）和 SR 内储存的 Ca^{2+} 量等因素相关。

(7) 任何增加心肌收缩力的药物机制都是通过增加收缩期肌浆内 Ca^{2+} 的浓度而实现的。在收缩期，Ca^{2+} 结合肌钙蛋白进而改变肌球蛋白的构象，从而允许肌动蛋白与之相结合，缩短了肌节的长度（图 1-3）和减少氧的消耗（见后讨论）。

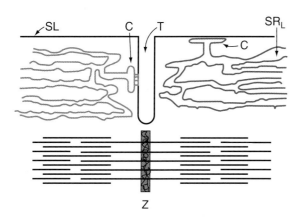

▲ 图 1-2　心肌细胞肌质网和表面膜及肌纤维的关系
SR_L 和 C 在肌丝的上层，为了方便阐述而分开陈列。
SL. 心肌细胞膜；C. 终池；T. 横小管；SR_L. 纵行肌质网；Z. Z 盘

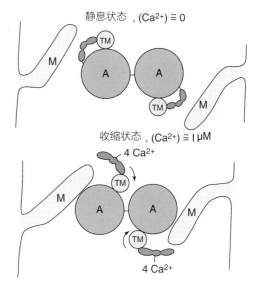

▲ 图 1-3　图解肌动蛋白 - 肌球蛋白依赖于 Ca^{2+} 与肌钙蛋白的结合，从而产生张力的过程

（引自 Honig C. *Modern Cardiovascular Physiology*. Boston/Toronto：Little，Brown and Company；1981）

临床要点　胞内的 Ca^{2+} 内流对于心肌细胞的收缩是至关重要的，许多麻醉药物都会影响该过程。

(8) 所有的吸入性麻醉药物和部分静脉使用的麻醉药物都会影响肌浆内的 Ca^{2+} 水平，进而影响心肌细胞的收缩过程。

(9) 细胞内的酸中毒是造成 Ca^{2+} - 肌钙蛋白间亲和力下降最常见的生理性原因。相对比胞外的 pH，因为各种胞内蛋白的存在，胞内 pH 有更大的缓冲空间。胞内 pH 通常比胞外的低。当胞内或胞外的 pH 改变时，跨膜间的再度平衡就会启动。而因为胞内更大的缓冲空间，胞内的 pH 下降速度相对于胞外来说更慢。

(10) 最后，因为收缩的原因，Ca^{2+} 必须从肌钙蛋白下脱离并从肌浆内移除，随后被主动泵回 SR 和肌细胞膜外。正常来说，约 99% 的 Ca^{2+} 会被泵回 SR，其过程所需的氧耗量约占整个心肌细胞氧耗的 20%。

四、心肌细胞

肌节

1. 产生张力的基本单位是肌节。肌节由肌球蛋白、肌动蛋白、肌钙蛋白和原肌球蛋白组成（图 1-3）。

2. 肌动蛋白分子间相互链接形成一条链，两条链形成螺旋体。在螺旋体的每个沟内，原肌球蛋白和肌钙蛋白有序地结合在一起。该复合体也被叫作细肌丝，长度约 2μm。在没有 Ca^{2+} 的情况下，肌动蛋白在细肌丝的结合位点不会与肌球蛋白结合。

3. 在细肌丝的中间，Z 盘将细肌丝以一种规范模式固定。Z 盘是一个由坚固的丝网形成的条带，锁定相互交织的细肌丝。

4. 肌球蛋白分子自发地聚集形成粗肌丝，长约 1.6μm。粗肌丝被 M 肌丝在适当的位置固定住，并与细肌丝相交织。每一条粗肌丝的中央是一块不含肌球蛋白头的区域。每一个肌球蛋白头都含有 ATP 酶和肌动蛋白结合位点。

5. 肌钙蛋白、原肌球蛋白和 Ca^{2+} 共同调节肌动蛋白和肌球蛋白相互作用的程度，从而缩短肌节的长度。

6. 只要 Ca^{2+} 与肌钙蛋白相结合，肌动蛋白和肌球蛋白就会结合在一起。当肌动蛋白暴露出没有结合的位点时，肌球蛋白就会结合上去并缩短肌节的长度。在两者相结合后，结合在肌球蛋白上的 ATP 酶，再重新解聚该结合。该过程需消耗 ATP 和氧气，在每个心动周期中，都会在每个肌节里重复许多次。只要肌动蛋白和肌球蛋白不断地结合和解聚，肌动蛋白 - 肌球蛋白复合体就会不断缩短肌节，进而使心脏收缩。

7. 肌节的长度，或是 Z 盘间的距离，取决于前负荷的大小（即收缩前肌节的"牵张"大小）。其正常生理范围在 1.8～2.2μm 之间。

8. 任何时间里，细胞内的 Ca^{2+} 浓度决定了有多少个肌动蛋白 - 肌球蛋白的结合位点。与此同时，肌节的长度（Z 盘间的距离）决定了肌动蛋白和肌球蛋白头部可结合的位点数目。增加可结合肌球蛋白头部位点的数目可以增加心肌的收缩力（见下文）。

五、心肌细胞的组织

1. 一个心肌细胞长度为 12μm 。因此，每个心肌细胞只有几个（约 6 个）首尾相连的肌节。每条心脏毛细血管大概 1mm 长，它的长度足以供养着周围大约 8 个心肌细胞。

2. 正如胚胎学中所提到的，胶原纤维将心肌细胞相互连接起来。在每一层面下，心肌细胞平行排列。这些胶原纤维将相邻的、平行排列的心肌细胞连合在一起，形成一个胶原纤维骨架。这个胶原纤维骨架与浦肯野纤维协同作用刺激心肌细胞，一起将单个心肌细胞的收缩集合成整个心室的协调收缩。

3. 这个胶原纤维骨架同时也限制了心肌的过度牵张，从而减少了毁坏心肌细胞的风险，同时也限制了由于过度牵张而引起的肌动蛋白 – 肌球蛋白的结合减少（参考文献 [1]，p9）。

4. 从心外膜到心内膜，心肌细胞的纵向对齐是分层的，这一结构相对复杂。因此，每一层心肌细胞的缩短会导致层与层间的扭曲。

5. 考虑到心脏的供血是从心外膜向心内膜供应的，因此上述的这种扭曲造成了渗透心内膜的供血动脉的部分中断。

6. 因此，心内膜相比于心外膜更容易发生缺血，因为心内膜的血供主要在收缩期而心外膜的血供贯穿整个心动周期。

> **临床要点** 心肌收缩阻碍了冠状动脉从心外膜向内膜供血，潜在增加了心内膜的缺血风险。

六、长度 – 张力关系

（一）思维实验

假设有一个理想的单个心肌细胞，12μm 长，共含有 6 个首尾相连的肌节。所有 Z 盘间的距离（肌节长度）相等（12μm = 6 × 2μm）。随着心肌细胞长度改变，每个肌节的长度也成比例地改变。现将该心肌细胞悬挂起来，用测力仪来测量心肌细胞在静息和收缩时候产生的张力。

1. 该假设的理想心肌细胞被固定在两个点间牵拉。

2. 测量肌肉静息时和收缩时产生的张力。

3. 静息时肌肉被拉长幅度为 10.8～16.2μm。因此在收缩时，肌节长度在 1.8～2.7μm 之间改变。

4. 在每一个肌节长度，有两个固定的肌浆 Ca^{2+} 浓度：零（静息时）和一个已知值（收缩期）。

5. 测量对应于这两个 Ca^{2+} 下的心肌细胞张力。

6. 描绘静息时张力与长度的关系，勾勒出长度 –（被动）张力曲线。

7. 记录心肌细胞在张力峰上的长度，即可得出在某固定的 Ca^{2+} 浓度下的长度 –（主动）张力曲线（图 1-4）。

（二）顺应性

1. 在我们的理想化模型中，将肌节牵长到 1.8～2.7μm 需要一定量的张力。如果我们描绘这种肌节被动拉长而产生的被动张力，只需要微乎其微的被动张力即可牵拉肌节直至及细胞膜的顺应性起作用。

2. 当肌节牵长至超过 2.2μm 时，纤维骨架限制了肌节被进一步的拉长。该骨架的限制导致张力急速变化而长度却改变轻微（顺应性非常低）。

3. 这种静息状态下长度和张力之间的关系等同于如下要讨论的心室的顺应性。

（三）收缩力

1. 在一定的 Ca^{2+} 浓度下，一定比例的肌钙蛋白分子会和 Ca^{2+} 结合。

2. Ca^{2+} 和每一个肌钙蛋白结合导致相应地一个原肌球蛋白构象的变化，促使一个肌动蛋白和一个肌球蛋白上的两个相反指向并且受原肌球蛋白分子调节的头部相互接触。

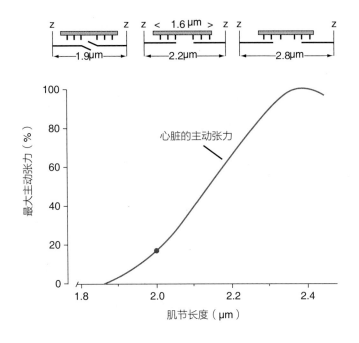

◀ 图1-4 最上三张示意图分别代表了在 **1.9μm、2.2μm** 和 **2.8μm** 三种不同肌节长度下肌动蛋白（穿透 **Z** 盘的粗肌丝）和肌球蛋白（在 **Z** 盘间形成束的细肌丝）。底下图表代表了不同心肌条肌节长度所对应的最大张力的百分比。注意心肌纤维骨架抑制了肌节牵张至 **2.8μm**

（改编自 Honig C. *Modern Cardiovascular Physiology*. Boston/Toronto：Little，Brown and Company；1981）

3. 除了这个构象变化之外，肌动蛋白和肌球蛋白上的两个相反指向的头部的比例还取决于肌节的长度。

4. 如果以不同的 Ca^{2+} 浓度重复上述实验，将会得到一条新的长度–（主动）张力曲线。

5. 在一定范围内的 Ca^{2+} 浓度下，一个心肌细胞将会有一系列的长度–张力曲线。

6. 在固定的长度下，只有通过改变胞质内的 Ca^{2+} 浓度才可以引起张力的变化。

7. 在心室收缩力背景下来看一系列的心室收缩曲线，在任意长度下，产生的张力越高收缩力越大。在体内，由于前负荷和后负荷对任何测量系统一系列相互影响，测定心室肌的收缩强度是比较复杂的。

（四）胞内 Ca^{2+} 的浓度

1. 收缩时肌浆 Ca^{2+} 浓度取决于收缩初始跨过心肌细胞膜的钙离子流入和由肌质网释放的 Ca^{2+}。

2. 通过心肌细胞膜而流入的 Ca^{2+} 仅仅为收缩时 Ca^{2+} 的1%。但是，就这一钙流入的微小变化能引起显著的肌质网释放 Ca^{2+} 的变化。

3. 肌质网的反应是分级的。通过心肌细胞膜流入的 Ca^{2+} 越多，肌质网释放的 Ca^{2+} 也就越多。

4. 提高心肌细胞膜 Ca^{2+} 流入量的例子：包括提高肾上腺素水平和提高细胞外 Ca^{2+} 浓度（如注射 $CaCl_2$）。

5. 增加跨心肌细胞膜流入的 Ca^{2+} 及心率，可增加肌质网 Ca^{2+} 贮备量——阶梯效应。

（五）耗氧量

1. 如前所述，肌动蛋白和肌球蛋白的每次相互作用导致肌节亚微米级别的缩短。

2. 生理性（15%）的缩短需要许多亚微米的缩短。

3. 为了肌节能够缩短15%，需要很多肌动蛋白–肌球蛋白的相互作用。

4. 每一次相互作用都需要消耗 ATP 来解聚肌动蛋白–肌球蛋白头，这个肌动蛋白–肌球蛋白解聚过程需要消耗能量和氧气。

5. 需要记住的是一定时间内越多的肌动蛋白–肌球蛋白循环结合，耗氧量越大。

6. 心肌有以下3个主要的氧耗活动。

(1) HR：在同样数目的肌动 – 肌球蛋白相互结合下的心率加快。

(2) 收缩力：在每一次心跳中有更多的肌动 – 肌球蛋白相互结合。

(3) 心室壁张力：在一个特定长度的肌节下有更多的肌动 – 肌球蛋白相互结合。

> **临床要点**　心肌的主要氧耗活动是心率、收缩力和心室壁张力。

七、心腔和外功

（一）心腔壁

1. 单独的心肌细胞通过胶原纤维蛋白束连接起来而形成心室。这种心肌细胞的连接是沿着一个特定的方向而非首尾相连，使得一层肌肉上的心肌细胞朝向相似的轴。

2. 数个如此的肌肉层形成了心室壁，这些肌肉层附着在瓣环上。

3. 由于信号通过浦肯野系统快速电传导，这些肌肉层同步收缩，致使肌肉层的缩短和心腔容量的减小。

（二）心房

在一个正常的心脏，心房收缩大约贡献 20% 的心室充盈量，当左心室舒张末期压力（left ventricular end-diastolic pressure，LVEDP）升高时可贡献更多。除去充盈量本身，心房收缩引起的心室容量增加速度也可能在心室肌节延长中起到重要作用。

（三）心室

1. 对于给定的收缩性能（肌浆 Ca^{2+} 的浓度）而言，肌节长度决定了心室壁可达到的张力。肌肉层心肌细胞中的肌节一起缩短产生的张力致使血液喷射进入主动脉和肺动脉。

2. 肌节活跃在 1.9～2.2μm 范围内或在自身长度 15% 以内。在心室空腔，肌节长度低于 1.8μm 时，一个空腔的心室不能泵血。胶原纤维网络结构限制肌节的牵张不超过 2.2μm。该结构和功能的整合对于生存至关重要。如果没有纤维骨架，过度牵张可导致心脏排空能力减弱，从而进一步加剧过度牵张，最终无心排血量（cardiac output，CO）。

（四）前负荷和顺应性

1. 临床医师说的前负荷就是肌肉生理学家所说的肌节长度。临床医师用舒张末期心室容量而非心室压力代表肌节初始长度。顺应性是一种动态的，与压力和长度相关的变量。

2. 如上所述，在给定肌浆 Ca^{2+} 浓度的情况下，肌节长度决定了在那一刻肌动蛋白 – 肌球蛋白头部相互作用的数量。

3. 临床上测量肌节长度几乎是不可能的。可以测量心腔舒张期的腔内压作为一种间接估测肌节长度的代表方法，测量腔内压力就如上述的测量心肌细胞静息时的张力。

4. 另一种更为直接的估测肌节长度的代表方法是测量心腔容量。由于心动超声技术的普及，直接估测前负荷等同于估测心室容量，摒弃了用心室压来估测前负荷时对于顺应性的考虑。

5. 描绘心腔压力和容量的关系将得到一条类似于静息时的心肌细胞长度 – 张力关系的曲线。

6. 曲线在任意一点的斜率（某一点压力变化所引起的容量变化）即为心腔在该点的顺应性。压力 – 容量曲线是非线性的，并且根据心室容量的不同斜率也不同（图 1-5 和图 1-6）。当肌节长度超过 2.2μm 时，由于胶原纤维骨架的限制，心室的顺应性降低。

心室压力容量环

<u>压力容量环的分解</u>

– 压力 – 容量环指的是心室内容量和压力的关系

– A 点相当于二尖瓣开放和左心室收缩末期容量

– B 点相当于二尖瓣关闭和左心室舒张末期容量 / 左心室舒张末期压力

– C 点相当于主动脉瓣开放和体循环主动脉舒张期压力

– D 点相当于主动脉瓣关闭和左心室收缩末期容量 / 左心室收缩末期压力以及主动脉压力曲线的重搏切迹

– AB 指左心室充盈

– BC 指的是等容收缩期

– CD 指的是左心室射血

– DA 指的是等容舒张期

– 左心室顺应性是左心室充盈过程中增加的单位压力和增加的单位体积的比值（即 AB 曲线的斜率）

– 每搏输出量 = 舒张末容量 – 收缩末容量

– 射血分数 = 每搏量 / 舒张末容量

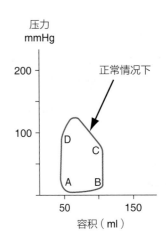

▲ 图 1–5　理想状态下压力 – 容量曲线环

环内面积代表左心室每搏作功。将每搏输出量（B 点容量减去 A 点容量）除以体表面积得到每搏输出量指数。该指数环内的面积即为左心室每搏作功指数

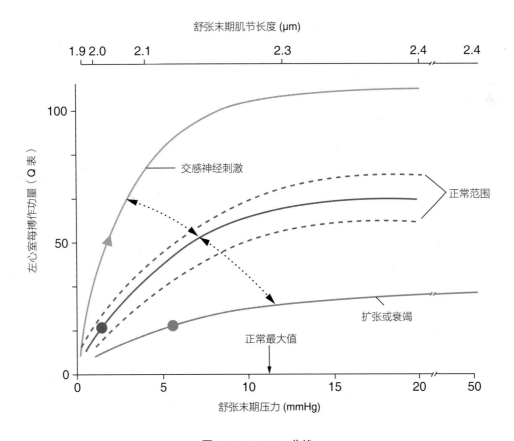

▲ 图 1–6　Starling 曲线

7. 非缺血性的顺应性变化通常需要长时间才发生。但是，缺血可迅速改变心室顺应性。肥厚心室、瘢痕心室及缺血心室的顺应性比正常心室要低。与顺应性高的心室相比，顺应性低的心室内需要更高的压力来达到相同的容量。

8. 虽然前负荷一般被认为是指左心室，但实际上它适用于全部 4 个心腔，在先天性心脏病和心脏压塞的时候尤为明显。

（五）心室做功

1. 对于肌节长度介于 1.8～2.2μm（前负荷），在一定肌浆 Ca^{2+} 浓度的情况下（收缩力），心肌细胞将缩短，随着肌节长度的增加而产生更大的张力，并且从心室射血，形成每搏输出量（stroke volume，SV）。

2. 心室在射出每搏输出量时需要做外功。外功是指将每搏输出量从左心室舒张末压提升到心室收缩期压力。在没有心脏瓣膜病的情况下，收缩压和收缩期左右心室的压力是主动脉和肺动脉紧密匹配的。

3. 主动脉和肺动脉的正常血压值（blood pressure，BP）并不依赖于个体体积，并且在正常个体群中差异甚小。将每搏输出量标准化为每搏输出量指数，即每搏输出量（stroke volume index，SVI）除以体表面积（body surface area，BSA），个体差异变得较小。

4. 根据流体动力学，心室所做的外功等同于图 1-5 中压力 - 容量曲线环内的面积。不同点和区间的定义见附图说明。我们将每搏输出量指数以毫升为单位的数值乘以平均动脉压和心室舒张末压（一般以心房压或者肺动脉楔压代替）的差值再乘以一个常数来估测左心室每搏作功指数（indexed work for the left ventricle，LVSWI）。

$$LVSWI=SVI×（SBP_{平均}-LVEDP）×$$
$$0.0136（g/m^2）\qquad（公式 1-1）$$

5. 正常静息状态下每搏输出指数和左心室每搏作功指数分别为 $50ml/m^2$ 和 $50g/m^2$，因此他们相对更容易记住。

6. 心室做功的过程，其效率（即所做外功和所消耗的能量的比值），接近于一台只有 10% 的汽油机的热值。我们的生命竟依赖于如此低效率的过程！

7. 外功是压力差和每搏输出量的乘积，做功的量无法在这两个变量中具体区分。有证据显示心室的容积比压力功更高效（耗氧量更低）。原因在于将肌节缩短到一定长度所需的肌动蛋白 - 肌球蛋白的循环数目。有假设提出相比于压力功，容积功将肌节缩短至相同长度所需要的肌动蛋白 - 肌球蛋白循环数量更少。这可能是血管扩张药物用来治疗心力衰竭的一个原因。

（六）Starling 曲线

1. 在一定的肌浆 Ca^{2+} 浓度（收缩状态）下，肌节长度在 1.9～2.2μm 间的变化可引起外功量的变化。对于一个正常顺应性的心室，肌节长度 2.2μm 相当于 10mmHg 的左心室舒张末压。

2. 通过描绘心室压力和左心室作功指数的关系，可得到 Starling 曲线。

3. 改变收缩状态并重新描绘上述关系，可得到新的 Starling 曲线，最终可得到一系列 Starling 曲线，如图 1-6 所示。

（七）心肌氧耗

1. 除去极少数情况，ATP 和磷酸肌酸（phosphocreatine，PCr）的底物通常是充足的。任何时刻细胞内氧含量都足以供心脏收缩数秒钟，但糖类和脂肪的储存量足以供给心脏 1h "燃料"。因此，毛细血管血流量对于维持氧化代谢是至关重要的。

2. 细胞内氧气主要储存于肌红蛋白。它和氧气的亲和力介于血红蛋白和细胞色素 aa3。线粒体产生最大数量 ATP 时所需要的最大氧浓度为 0.1mmHg（Torr）！肌红蛋白的高浓度足以缓和毛细血管血流数秒钟的中断。相比于高能量的磷酸对缓冲系，这种缓冲时间要比 ATP 消耗速度较小。

3. 然而肌红蛋白作为中间体的氧气亲和性能加速氧气从红细胞到心肌细胞的转运并且帮助细胞内的氧气分布。

4. 一般来说，动脉的粥样硬化限制了血流向局部心脏区域供氧，降低了氧气的运输和细胞内的氧浓度。当 PO_2 降低到低于 0.1mmHg 时，ATP 的产生受限，同时心肌壁的运动也受限。

5. 在任何一个器官里，毛细血管长约 1mm（1000μm）。心脏的心肌细胞大概有 12μm 长，所以每条毛细血管可供应许多个心肌细胞（约 1000/12）。相反，骨骼肌纤维（细胞）的长度可能为 150mm。由于毛细管长度相同（1mm），因此每个骨骼肌毛细管都只占给定肌肉细胞的一小部分（1/150 或 0.7%）。

6. 小动脉的结构分很多级别。低级别或原始的小动脉构成了体循环阻力（SVR）；更高级别的小动脉或末梢小动脉调节区域血流分布。具体内容不在本章节讨论范围内。

7. 毛细血管的灌注是受调节的，几个毛细血管的血供来源于同一根较高级别的小动脉。

8. 该结构以 mm^3 为单位产生局部血流灌注。因此，"小血管梗死"的最小体积应当遵循该幅度分级。随着血管梗阻靠近近心端，梗阻面积增大。

9. 由于心肌细胞的长度相比于毛细血管要小，血管梗死一般只影响局部区域。如果心肌细胞和骨骼肌细胞一样长，局部血管梗死造成的影响更广。

10. 生成充足 ATP 依赖于线粒体功能。细胞容量大约 30% 都是线粒体。鉴于在此容量里的底物储备和 ATP 生成能力，可用的氧气量是维持 ATP 生成量的限制因素。当细胞氧分压达到 0.1mmHg 时，线粒体可最大限度生成 ATP。

11. 所以在细胞的氧供，从大气的 150mmHg 降到 0.1mmHg 以下后才出现 ATP 生成受阻。

12. 磷酸肌酸（phosphocreatine，PCr）是 ATP 的细胞内缓冲物。细胞可将 ATP 和磷酸肌酸相互转化。磷酸肌酸是重要的能量来源，并且在线粒体和肌球蛋白 ATP 酶间运输 ATP。

13. 肌球蛋白 ATP 酶活动占 75% 的心肌 ATP 消耗量。剩余的 25% 用于将 Ca^{2+} 泵入肌质网和泵出心肌细胞膜。

14. 人们对线粒体在细胞对于缺血的反应中的作用认识逐渐加深。缺氧时，细胞内信号传导通路可引导细胞坏死甚至凋亡。

八、控制系统

1. 太空计划让人类进入太空。同样重要的是，它带来了许多技术革新。在系统发展的世界里，控制系统是不可空缺的一部分。这些系统使得我们能够在不可想象的条件下，在未探索过的环境中操作。简单地说，这些系统允许我们实时感知，通过调节系统输入而调节系统输出以及通过系统输出结果而执行。这种由输出结果影响输入信息的闭环被称为反馈环。

2. Ca^{2+} 的循环水平、甲状腺激素和抗利尿激素只是该控制系统的一部分，都采用了负反馈环来维持正常的血浆浓度。如果实际水平和目标水平（调定点）的偏离通过系统反应被纠正，就叫作负反馈环。上述蛋白质的血浓度都是通过负反馈环来调节的。相反，正反馈环路增加和正常水平的偏差。除去免疫系统生理学，其他正反馈环的生理系统通常都是病理性的。如下面将要讨论的，最常研究的生物学负反馈环是心血管系统。

3. 一个简单的例子

(1) 现有一个由电压源、墙壁开关和电灯泡组成的简单手动操控系统。该系统通过手动拨动开关而将电能转换成光能。一个更复杂的系统还包括光探测器（感受器）来感知光度。如果周围的光度低于一个特定值，控制器将电灯泡打开，反之亦然。该系统能自动开关灯。该自动化系统精细化的版本是将光度一直稳定在某一值（调定点）。在这一精细化系统里，光度被称为被调变量。如果光度超过调定点，该系统（constant light-level system，CLLS）的恒定光度控制系统便不开灯或可以调节屏障物以减少光线。可当光度低于调定点时，CLLS 可控制从灯泡里出来的光线强度，使得光感受器探测到的光度恒定。这种控制系统要求不同情况下从灯泡里的输出光量也不同。其中一种方法就是控制电灯泡的电压（输入）。这种输出光可变异的电灯泡被称为效应器，因为它根据系统要求而改变

输出光量。我们把系统调节电压的部分称为调节器。这种 CLLS 有一个负反馈环，当环境中光度降低时，系统将提高光输出量，反之亦然。

(2) 这种恒定光度系统包括了光源的输入（电压），一个可以改变光度的效应器（窗帘、电灯泡），一个可感知光度的感受器（光感受器）及一个能将感受器的信号和调定点（决定系统是否打开的特定光度值）比较的比较器。最后，还需要一个控制器，根据感受器信号的不同而给予不同的电压控制光线亮暗程度。控制器由比较器和调节器组成。最后，对于被调节变量的干扰以及其他系统的影响使变量系统化（图 1-7）。

(3) 作为补充，当然还有正反馈系统。在正反馈系统中，系统的反应加剧了被调变量和调定点的差异。当出现正反馈调节，系统经常不稳定并最终导致崩溃。生理学上，通常是病理原因引起正反馈调节。典型的例子就是心血管系统在有冠心病的情况下对于低血压的反应。低血压引起心率和收缩力的升高。如果该结果引起氧耗增加而缺血，收缩力将会下降，最终

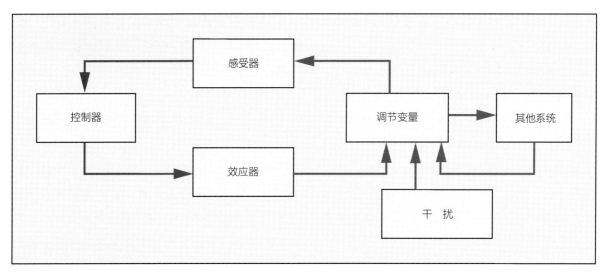

▲ 图 1-7　图示有反馈环的控制系统

如果系统对于干扰的反应使得被调变量回到原始的调定点，那它就是个负反馈调节系统。许多生理学系统都是负反馈调节系统

引起更严重的缺血和低血压而导致整个系统衰竭。

九、心血管控制系统

1. 这个简单的控制系统模块也可用来建立一个心血管系统的模块。如果这个系统模块能预测该系统对外界干扰反应时，这个系统便是一个有用的系统。下图是在 Honig（参考文献 [1]，p249）系统模式基础上改良的模块。图 1-8 中的系统模块可分成感受器、控制器和效应器。接下来将会总结各个模块的功能。

2. 关于感受器的功能，将会对两个研究最透彻的感受器 - 颈动脉窦压力感受器、右心房容量和心率感受器，下面将会详细概述。

3. 变量的调整定义为即使变量的决定因素发生变化，变量仍旧保持不变。心血管系统的被调变量主要是血压，并且是通过负反馈环路来实现的。

4. 我们的生存需要大幅度变化范围的心排血量和体循环血管阻力。因为血压在我们熟睡时与最大运动时的差值只有 25%，心排血量的增加则被体循环阻力的降低所抵消，或相反的变化（体循环阻力增加心输出量降低）。两者的变动幅度为 4～6 倍。

> **临床要点**　颈动脉窦压力感受器通常可通过心排血量和体循环阻力变动 4～6 倍时调整血压波动在 25%。

5. 单个器官的存活被认为是系统整合的结果。由上可知，一个身体锻炼良好的人心排血量可增加 4 倍，而一个不活动的人只能增加 2 倍。但是在奔跑时，骨骼肌的血供必须达到了最小值的 100 倍以上。造成如此明显的差异（心排血量增加 4 倍但骨骼肌血供却增加 100 倍）是因为其他器官的血供减少。

6. 大脑是比较器和整合器的位点。比较器和调整器构成了控制器。虽然个体比较器和调整器的解剖位置已明确，但是这些位点的相互作用和控制平衡的调节（什么效应器以及多少效应器）等基本上不清楚。

7. 在此讨论当中，不会侧重于交感神经和副交感神经的输出。作为控制器的输出结果，神经系统信号通过释放去甲肾上腺素（norepinephrine，NOR）和乙酰胆碱（acetylcholine，ACh）以一种可预测的方式来激活和抑制效应器，如图 1-8 所示。

8. 心血管系统的效应器（包括心脏、静脉系统和动脉系统）可根据系统需求的改变而反应。最基本的，无论需求幅度变化多大，如在运动或者在一些限制效应器，如脱水、缺血性心肌病和瓣膜病等情况下，心血管系统必须把血压维持在一个正常范围内。为了适应这种需求，效应器必须有一个扩展自己能力的范围。每一个效应器都有一个可扩张的范围，即生理储备。

9. 有效的反馈控制需要感受器、比较器和效应器达到预期效果，如血压的调节。对感受器、比较器、效应器及系统整合的复杂性和能力的充分理解可以为降低手术和麻醉风险提供临床依据。

十、牵张感受器：压力感受器

1. 图 1-8 所示的血压调节机制有助于调整维持血压稳定的轻重缓急。血压调节的整合更加复杂，还需要满足其他竞争器官的需求。

2. 除去内脏血循环，相应并行器官的血压来源主要是主动脉或肺动脉。其相应的静脉系统作为收集和储存系统。

3. 因此，个体器官的血供可通过局部调节

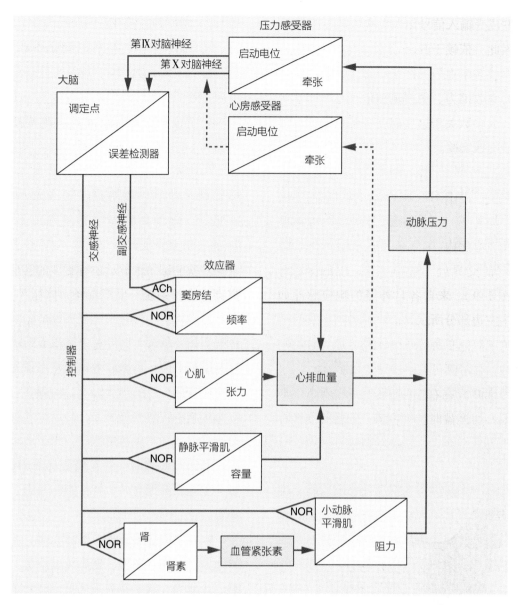

▲ 图 1-8 作为控制器的输出结果，神经系统信号以一种可预测的方式来招募和废弃效应器

本简图省略了贯穿于血管树和心室腔感受器对于大脑的信号输入，如文中所提到的，许多大脑的信号输入都未在本图中展现出来，这些信号主要来自于检测血容量、心排血量、体循环血管阻力及心率的感受器。效应器的信号输入主要来自于交感和副交感神经系统分泌的神经递质。NOR. 去甲肾上腺素；ACh. 乙酰胆碱（改编自 Honig C. *Modern Cardiovascular Physiology*. Boston/ Toronto：Little, Brown and Company；1981）

或者中央整合。这样的安排使得只要主动脉或肺动脉血压维持稳定，个体器官独立血供成为可能。

4. 除此之外，体静脉和肺静脉及心腔里感受器还监测体循环和肺循环静脉血容量、心率、体循环血管阻力及心室容量。研究心血管系统对于在这些区域里的独立干扰的反应的实

验业已证明了这些感受器的存在。

5. 心血管系统中所有已知的压敏感受器都为牵张感受器。它们感知的是心壁牵张而非心腔内的压力。因此，感受器位点的顺应性可影响感受器的反应。病理性的顺应性改变也是理解疾病在此方面进展的重点。

6. 除了心腔的容量，容量改变的速率也可

被感知并成为输入信号传入大脑。

7. 因此，依赖于其所处的位置，感受器的信号可提供关于血压、静脉容量、体循环血管阻力、心室收缩力、每搏输出量和心率等参数的信息。大多数关于这些感受器位点的了解都是来自于间接实验。

十一、心房压力感受器

1. 在右心房内，有感受器位于上、下腔静脉和心房的交界处（纤维 B）及心房体（纤维 A，图 1-9）。来自各自神经的响应脉冲如图 1-9 中左边部分所示。

2. 位于双侧心房的纤维 A 可在心房收缩时产生脉冲，显示其可监测心率（图 1-9）。

3. 纤维 B 只在右心房。最低的频率发生在收缩末期心房充盈时。房室瓣正要打开前，纤维 B 产生的脉冲达到最高频率，该频率和右心房容量呈线性相关。纤维 B 可监测心房容量。当结合了纤维 A 的信息，心排血量就可被推测出来。

4. 纤维 B 受体神经冲动速率（容量感受器）可对肾上腺、垂体和肾脏产生影响。这些影响形成了另一个负反馈环控制系统，即通过肾上腺 - 垂体 - 肾轴长时间调节血管内容量。

5. 除了纤维 B 的信号，针对系统调节整体动物实验的结果也显示还有更多的容量感受器贯穿心血管系统。也不奇怪，体循环大静脉、肺静脉及左右心室都对依赖容量的心血管系统产生影响。从观察到的对于心排血量、体循环血管阻力及血压的影响中也明确显示体内存在一个整合这些额外的，对于整体稳态有影响的受体的系统。

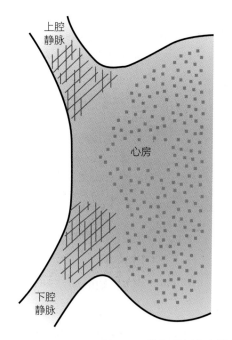

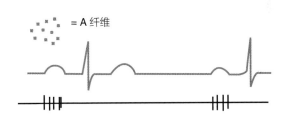

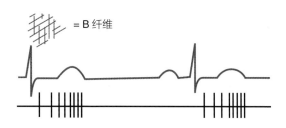

▲ 图 1-9　位于双侧心房的纤维 A 可在心房收缩时产生脉冲，显示其可监测心率

A. 纤维（牵张感受器）位于心房体，在心房收缩时激动且能感知心房收缩或心率；B. 纤维（牵张感受器）位于下腔静脉和上腔静脉的交叉点，当心室收缩、心房充盈时激动，因此可以感知心房容量（引自 Honig C. *Modern Cardiovascular Physiology*. Boston/Toronto：Little，Brown and Company；1981）

十二、动脉压力感受器

1. 位于颈动脉窦的压力感受器是第一个被描述的血压感受器。在肺循环和体循环动脉系统，包括在主动脉近心端，都发现有其他动脉压力感受器。

2. "颈动脉窦监测血压"常用来被作为血压是在哪里感知这个常见问题的答案。但是，关于该部位感知内容的细节却不为人知（参考文献 [1]，p246 ）。

3. 图 1-10 结合了平均血压从 50～330mmHg 的阶跃变化图和颈动脉窦纤维神经释放信号图。从血压发生阶跃变化到平台期，神经放电频率也发生相应的变化，最终达到一个稳定的放电速率，显示神经电信号和平均血压的相关性。

4. 在图 1-11 中，可以看出源于颈动脉窦的单个神经纤维的神经冲动和颈动脉体脉冲式血压波形的关系。

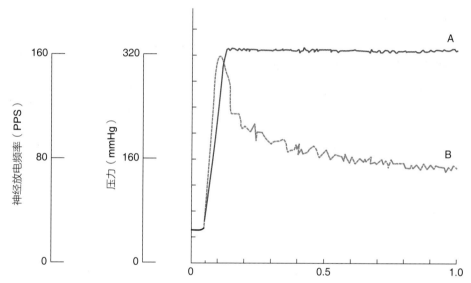

▲ 图 1-10　当反应在 1s 内达到稳定状态时，记录得到的压力感受器神经放电频率（虚线）为 30 ~ 160 次 / 秒；注意在快速反应期有一个短暂的变化

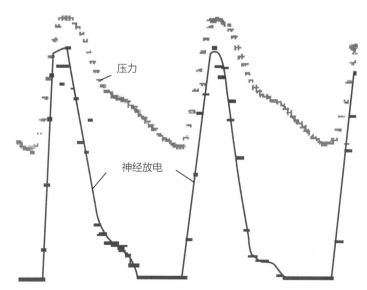

▲ 图 1-11　注意动脉压的上升斜率（dP/dt）、下降斜率及切迹以动作电位的频率显示

5. 不同的神经发放频率随血压的上升（可能与收缩性有关）、重搏波（可能与外周血管阻力有关）和紧随着的下降支（可能与 SVR 有关）的变化而不同。因此，动脉波的波形可提供的信息不仅仅是血压数值。

6. 主动脉的感受器在靠近或位于主动脉弓部。较少见的，心脏麻醉医师可迅速地感觉到它的存在。当因主动脉钳放置而扭曲时，所产生的压力信号可引起血压急速而剧烈的上升。假定的机制是主动脉钳扭曲了主动脉压力感受器。扭曲诱发信号使机体误以为血压急剧下降。即使颈动脉窦并未生成这种提示，高血压还是来了 – 不完美的系统整合。迅速松开主动脉钳（可能的话）可以实时地促使血压恢复到正常水平。当不适合松开主动脉钳的时候，需采取短期、速效的干预 – 药物或者头高足低位。

7. 心血管系统效应器

(1) 血压是心排血量（CO）或心率（HR）乘以每搏量（SV），乘以外周血管阻力（SVR）再加上右房压力（RA）的结果。

$$BP = (CO \times SVR) + RA$$
$$= (SV \times HR \times SVR) + RA \quad （公式1-2）$$

(2) 器官的灌注依赖于动脉压力和右心房及器官的阻力差值。为了达到机体稳态，在关注血压时，关注器官灌注是十分重要的。

(3) 体内的器官处于并行关系，体循环血管阻力（SVR）是以一种简单的方式依赖于个体器官阻力（$1/SVR = \sum 1/Ri$，Ri 代表的值是每个体循环中的器官）。临床医师很少考虑到单独的器官阻力。

(4) 每搏量（SV）取决于收缩力，前负荷和后负荷（公式1-2）。交感张力决定了收缩力、前负荷和体循环阻力。肌浆中 Ca^{2+} 的浓度、胸腔内血容量占总血容量的比例及体循环血管阻力都属于交感神经张力调节的功能。

> **临床要点**　右心和左心系统的每搏量决定于收缩力，前负荷和后负荷。

(5) 心率也受交感神经张力的影响。

十三、健康个体的效应器和生理储备

1. 每一个效应器在日常生活需求（从睡眠到爬山）中通过增加心排血量或者改变体循环血管阻力对于维持血压稳定的贡献幅度被称为生理储备。

2. 了解每一个效应器的贡献幅度给我们一个框架，可以让我们思考哪一项生理储备可以在手术室中用来进一步增加血压。

3. 临床中如果正常的生理储备丢失（因为病理状态或超过某一范围）可能会增加风险并造成严重的后果。

4. 心率

(1) 正常状态下的心率约为60/min。在一个25岁的青年人中，最大的心率可达到220/min，而在55岁的人群中大概为170/min。因此，平均的扩展幅度为 2.5～3.5 倍。

(2) 临床医师必须知道 3 个占主要氧耗的心肌活动，即心率、收缩力和室壁张力。在麻醉状态下，心率变化与缺血性改变最为相关。

5. 系统血管阻力

(1) 在系统血管树中，从主动脉或肺动脉供养着我们体内的器官（当然，肺和肝存在更为复杂的血管循环）。这种安排呈现出并行的关系。

(2) 因为主动脉和肺动脉的大管径，血压在其间的生理性下降并不大。因此，每个器官都能接受差不多的平均压。每个器官接受的血流量取决于其本身的阻力。

（3）在正常个体中，器官血供并不需要血压波动来满足。代谢需求（底物和氧气供需还有废物的运输）通过器官自身的血流调节而实现。

（4）心血管系统通过中枢神经系统（central nervous system, CNS）的效应器来调节血压，从而对器官的血管阻力作出反应。

（5）如公式 1–2 所示，当调节血压时，体循环血管阻力升高，心排血量一定按比例降低，反之亦然。什么是体循环血管阻力的观测范围？对于一个严重脱水的人或者左心功能极差的人（在受到看护的情况下），心指数可能只是正常人［1.2LPM/M^2（公式 1–2）］的 33%。对应的体循环血管阻力可能达到正常值［3600dyn·s/cm^5（公式 1–2）］的 3 倍。对于一个训练良好的运动员，当其处于最大运动量的时候，心排血量可增加 7 倍，体循环血管阻力只是正常值［约 200dyn·s/cm^5（公式 1–2）］的 15%。

6. 收缩力

（1）收缩力是一个因为受到后负荷和前负荷的影响而不可能直接测量的临床变量。临床医师只能去估测它的变化程度。

（2）收缩力上升所造成的结果就是左心室室壁张力的升高。在正常情况下，这个升高的张力会引起心室射血速率和射血分数（ejection fraction, EF）的上升。尽管健康人实现收缩性能增强在是否经过训练上有差异，但都将射血分数从 60% 提高到 80%。这种射血分数 33% 的提升对心排血量的提升起到了适度却又十分重要的贡献。

7. 血管内容量：静脉容量

（1）总血管内容量可通过体重来评估。在体重为 70kg 的成人中，血管内容量大概为 70ml/kg 或 5L。这个容量即为较合适的血容量。

（2）等容血量的分布大约 30% 在胸腔内，70% 在胸腔外（体循环）。

（3）对于这两部分容量，大约各自的 1/3 位于动脉和毛细血管内，2/3 位于静脉系统内。

（4）肺静脉内有 1100ml 血容量，体循环静脉内有 2400ml（大约为人体总血容量的 2/3）。

（5）静脉张力松弛可致使静脉血容量增加。如果此时血容量不变，右心房容量将下降，从而降低其他心室的容量。

（6）因为心房内压力等于心室舒张末压力（ventricular end–diastolic pressure, VEDP），恢复正常的压力需要补液。当静脉内容量达到最大值时，血管内容量需要补充的液体量即为静脉的血容量储备。

（7）除外正常的血容量，胸内和胸外的容量可扩展多 30%，或是 300～1200ml。

（8）因此，一个 70kg 的成人静脉血容量储备大约有 1500ml。

（9）当这个血管内容量的储备加上正常的血容量时（70kg 的个体按 5L 容量算），总共的血管容量就有 6.5L。

（10）既然维持血压（如保卫）为首要的考虑因素，在任何因素造成血管内容量丢失时，如血流停滞或失血，保证足够的心排血量（CO）是另一个维持心血管系统稳定的重要任务。通过调节体循环的血液到胸腔内，交感神经试图牺牲体循环的血容量来满足肺血的容量。在血容量减少的基础上，保证肺血的充足及心率和收缩力的增加从而稳定血压。

（11）当麻醉状态下，无论是局麻还是全麻，交感神经维持血压的能力都会被削弱。在病态个体，理解机体是如何在麻醉状态下容量储备的相互影响，从而选择合适的麻醉方式以保留尽可能多的生理储备可降低麻醉风险。

（12）在病态的左房或右房压力升高，静脉血管床的扩张会导致"正常血容量"的升高。

(13) 尤其是在体循环静脉系统，这种容量扩张能力可被放大。虽然没有实验数据，对于二尖瓣疾病行体外循环患者的观测实验清楚展现了这个事实。然而，为了维持胸腔内容量而需要增加的容量，即维持前负荷的关键，仍未知。对于任何一个患者来说，在循环不稳定时（如出血）补充一部分血管内容量都是可行的，但对于这类危重患者来说，其血管内容量对于该反应又有很重要的影响。

(14) 在失血、慢性利尿等情况会导致静脉血管床收缩。因此，因为利尿而导致的慢性或急性低血容量的情况下，必须明白这类患者的血管（容量）情况。

(15) 值得注意的是，慢性利尿导致血管收缩。然而，一个急性剂量的呋塞米也会导致心力衰竭的患者血管扩张，增加体循环的血量进而降低胸腔内的血流。

8. 淋巴循环：最后的储备

(1) 细胞外间隙存在于毛细血管和细胞间间隙。除了所谓的"第三间隙"，临床上这个系统很少被提及，但在生理学角度上它存在着重要的意义。在我们看来，淋巴系统是保护器官不受水肿的重要机制。在高交感神经张力的情况下，它对于恢复容量的意义（如大失血）将在下面讨论。

(2) 这个间隙通过两种方法预防液体聚积 - 通过淋巴导管转运液体和它自身的低顺应性[2]。

(3) 胶原基质（网）是一种胶质，组织间隙因为这种结构而具有较低的顺应性。因此，进入组织间隙的液体可以迅速提升组织间隙压力（低顺应性），并且这种压力的升高可以限制液体通过毛细血管而渗透进入。

(4) 在组织间隙，淋巴管通过胶原基质呈帐篷状开放。得益于这种开放结构，当组织水肿时淋巴管并不会受到挤压。相反地，当处于水肿状态时淋巴液的流速将增加。

(5) 间质压力的升高通过增加间质间隙和右房压的压力梯度（淋巴管注入体静脉系统）从而增加淋巴的引流量。

(6) 因此，当通过毛细血管进入淋巴管的液体增多时，更多的液体也通过淋巴吸收而离开组织。

(7) 蛋白质也可穿过毛细血管膜，尽管相比起水和其他溶液，该速率要慢得多。在正常完整的毛细血管内膜下（如无炎症反应），大约每小时有4%的血管内蛋白质穿出毛细血管膜。

(8) 血液对流式地运输到毛细血管的过程也是非常活跃的。物质交换发生于液体在小动脉末梢离开毛细血管时和回流到静脉末端时。这种交换的膨胀系数是8倍。因此，晶体的补充可以跨过血管和组织容量迅速（以"min"计）达到平衡。如果毛细血管完整，胶体可以保持更长时间（长达数小时）。

(9) 需要铭记的是，当有炎症反应时，胶体在血管内的维持时间常数会显著降低。而炎症反应伴随着每个手术过程。

(10) 大出血达到最大交感神经刺激时，组织液和细胞内液可以为血管内容量提供达2.5L的液体[3]。虽然细胞内液和组织液及时补偿了血管内容量的损耗，但却是以细胞功能为代价，最终导致酸中毒及细胞功能受影响。

(11) 细胞内液、组织液及血管内容量所有3种成分都至少与补液后、交感神经兴奋性改变或者给予血管活性药物后数分钟达到平衡有着动态关系。

(12) 生理学家把细胞间隙定义为细胞外和血管外含水和电解质的液体间隙。它的结构决定了该间隙的低顺应性。该间隙通过与细胞内和血管内进行动态的液体、电解质和蛋白质交换而达到平衡状态。这就是所谓的"第三间隙"，然而它的容量却很难被测定。这个第三间隙的影响在平均的手术病例中是很小的。然而，在上述第十点提到的大出血案例中，对该间隙的血管容量回输量的评估失败将直接导致容量复苏失败。既然在炎症反应中，所有生物膜的完整性都受到破坏，正常的细胞内、血管内和细胞间液的平衡将被改变。最经常发生的是，细胞外间隙的非顺应性结构造成了其对体内液体平衡的影响很小。

(13) 在正常情况下，器官外的液体累积量是很少的，在此代指潜在间隙。然而，当因为减低的胶体渗透压或毛细血管通透性时，液体将漏出这个潜在的间隙（某个体腔），病理性的积液如胸腔积液和（或）腹水将发生。如果在手术操作中，这些液体被移除（如打开胸腔或腹腔），邻近器官将会快速补充这一器官外间隙，可能会造成血管内低容量和低血压。

(14) 总之，对于大出血，容量补救必须考虑细胞内、组织间隙及血管内的成分。尤其当交感神经兴奋性急剧变化时（麻醉诱导），循环衰竭的程度可比预想的结果更严重，因为这些成分内的液体是在新的交感神经兴奋水平下来达到平衡的。

9. 脑：控制器

(1) 一定程度上，以我们的知识去把心血管系统反应的神经通路、相互信号传导及精神因素影响细致化是超出了本章节的讨论范围。因此，大脑作为控制器，可以认为是一个黑匣子。这样，假设所有效应器是可征用的，控制器被设计成用来维持血压稳定。

(2) 把控制器当成一个黑匣子在另一水平上也可说得通。在我们描述完系统整合后，我们必须意识到我们所应用的药理学也在直接或间接地影响系统的整合，包括效应器、控制器及感受器。其他药物通过受体或者神经节阻滞来影响中枢神经系统刺激反应的能力。对于麻醉医师，很多情况下我们的临床管理必须取代系统整合。通过对于药理学和其对于心血管系统的影响，临床判断主导出血压调控的方案。这种控制责任必须包括顺应和维持血压的多样性。由于不能单独依赖心血管系统，临床医师在通过操纵效应器反应而维持血压的时候经常需要在即将来临的干扰前考虑对生理储备的需求。

(3) 了解合并症有助于预见在应激状态下生理储备的缺陷及生理储备的可征用性。对于麻醉方法调整所做的必要妥协的认识，可降低发病的风险。

(4) 目标导向性治疗的一个方面就是液体治疗。Per Gan 等提出，"目标导向型液体治疗的里程碑是基于生理和医学证据的……算法的运用"。

十四、心血管系统的整合作用

1. 在正常健康的个体中（没有疾病或麻醉状态），心血管系统对于生理应激的反应是可预知并且可重复的。以最简单的形式来讲，如果血压改变，整合的系统将通过感受器、控制器和效应器感受到这种血压的改变并且使得血压恢复到原来的调定点。这样的负反馈调节允许我们可以不特意为系统干扰做准备或者不去考虑它的后果而依旧存活于世。因为每一个效应器都是用来调节血压的，所以它们对于额外应激所能做的代偿贡献就少。我们默认该系统反应的幅度和自主性。

2. 在健康试验者中，生理储备的利用程度取决于训练水平、补液状态及精神状态。这些健康实验者的极限是通过复杂的生理 - 心理状态所设置的，而这个生理 - 心理状态只会终止

在无法继续的时候 – 那就是碰壁。

3. 对于患者，效应器的反应可能会因效应器的病理状况而限制。最常见的便是缺血性心肌病。

4. 心血管系统在低血压情况下为了维持血压稳定而所做的反应是可预测的。

(1) 心率和收缩力的增加都会增加氧的需求：每一项都增加心肌的耗氧量。心壁张力将会降低。由于在麻醉状态下心率是缺血初始期最主要的决定因素，心率的加快需要引起重视和采取必要的干预。

(2) 氧供的反应是很复杂的：假设没有失血或者氧合的改变，心率加快可致使舒张期时间减少。因此，心内膜灌注时间将缩短。舒张期体循环血压的降低很可能会降低毛细血管的灌注压力梯度（舒张期体循环的压力减去左心室舒张末压），取决于低血压对左心室舒张末压的影响。

(3) 干预：麻醉医师最可能因患者的低血压使用去氧肾上腺素。体循环血管阻力将会增加，血容量将会从体循环静脉进入胸腔静脉，使得前负荷和每搏输出量增加。血压将会升高，心率将会降低，收缩力将会降低，舒张期时间延长，并且冠状动脉灌注压也可能会升高。然而，去氧肾上腺素对血压的反应有一定的半衰期，不仅会耗竭生理储备量，也会造成肾脏低灌注从而引起肾功能不全。在这个药物的半衰期内纠正低血压的原因从而避免再次使用。

需要的反应时间如下所述。

① 对于麻醉医师来说，每天都需要应对低血压。定义低血压有时候显得比较困难。生理学家基于器官功能的考虑一般把临界值定在50～60mmHg。低血压下的麻醉对该数值提出了挑战，并且数据显示坐位和平躺位的情况又有不同。现在比较流行的定义是指"术前血压值的 ±25%"。考虑到患者的焦虑，决定该术前值往往不太容易。医师常常需要在术中面对这个困境并解决它。

② 如果神经元缺氧，将只有数分钟的生命。如果真的发生，必须在数分钟内维持血压稳定，即使牺牲其他器官功能也是必需的。

③ 对于肾脏，即使术中发生的肾功能不全仍可康复。因此，牺牲肾脏的灌注而来保护神经元是可以接受的。然而，术后的肌酐升高大于 0.3mg/dl 仍与术后 1 年升高的死亡率相关。究竟肾脏可以忍受多久的去氧肾上腺素输注时间而不引起术后肌酐的升高仍不明确。

④ 对于心肌细胞而言，该时间常量为数分钟。某个单独细胞的具体时间常量是未知的，但可以接近 1h。静脉溶栓有效的时间窗为 4h，50% 的心肌细胞仍可存活。因此，作为一种缓兵之计，牺牲心肌氧供和需求来保护神经元仍是可以接受的。

⑤ 此外，心血管麻醉医师在体外循环后还需要面对患有高血压、肾功能不全、外周血管疾病及近期主动脉插管史（即使是轻微的高血压也可能发生夹层）的患者的血压管理。这种情况下，经常要保持收缩压低于 100 mmHg。

(4) 如果 100mmHg 低于 25% 的下限，这个压力将会在多久内引起损伤？答案仍然不明确，但这种血压通常会维持超过几分钟的时间。

(5) 如上所述，去氧肾上腺素持续静脉输注将会引起一系列的生理不良反应。作为交感神经系统的新控制器，麻醉医师需要考虑低血压的原因和它是否将持续下去甚至变得更严重，以及在接下来的挑战中剩余的生理储备还能够维持体内稳态多久且目前的管理方式是否会对肾功能有负面影响。

(6) 这些考虑对于决定患者的长远血流动力学稳定性（术中及术后早期）至关

重要。

（7）通常容量管理是关键问题。试想如果不采用如上所说的去氧肾上腺素，而是采取补液，血压将会上升，氧的需求和供给将因此受益。然而，提供生理储备则是通过增加静脉容量和降低体循环血管阻力，从而提高肾脏血流量减少肾脏损伤来实现的，而非使用去氧肾上腺素来消耗生理储备。尽管糖被的存在，足够的液体管理仍然是麻醉管理的重要一环。通过血管活性药物"掩盖"低血压可能会造成严重后果！

> 临床要点　用血管活性药物掩盖低血压比输注过多液体更为可怕。

在麻醉中，要达到短期干预的需求和长期稳定性之间的平衡是控制器的责任，也就是麻醉医师的大脑。

十五、麻醉医师和药理学对心血管系统的影响

（一）手术患者

1. 白大衣高血压非常普遍。有人把这种高血压归结为生存必需的应激反应。对于很多患者来说，围术期容易产生焦虑。在心血管系统中，焦虑代表了一种信号输入 - 可以在控制器水平改变大脑系统反应。由于非白大衣高血压可以在围术期引起与心脏有关的并发症，围术期高血压的患者必须首先给予抗焦虑药物来确定是否存在慢性高血压。

2. 如果抗焦虑治疗可以将血压降低到正常值，便可认为高血压是由焦虑引起的。不然，便可认为是血压调定点的改变所导致的，且必须考虑那些不太清楚的风险和获益。

（二）麻醉选择

1. 对于接受低风险手术的健康患者来说，多数的回顾性资料显示在如今的监护标准下，排除麻醉药物过量，麻醉对于最终结果影响微乎其微[4]。正常生理储备下（心率、体循环阻力和静脉容量）低手术风险可以极大的误差限度保护稳态平衡。这可能是危言耸听，但是美国麻醉医师协会的封闭资料支持了本观点。

2. 对于患有和糖尿病、缺血性心脏病和瓣膜性心脏病相关的合并症的高风险患者所进行的高风险手术，评估心脏生理储备显得尤为重要。患者在整个围术期的风险都升高。了解患者病理状况对于生理储备的影响后果及通过目标导向性治疗应用临床管理方法降低风险应当成为影响麻醉抉择的因素[5]。

3. 在本章节，我们讨论的是正常生理状况下的生理储备。这些和心室功能、心肌耗氧量决定因素及生理储备有关的原则同样也适用于病理状况。

4. 在全部讨论过的生理储备中，除去胃肠道手术和大的创伤，术中受病理状况影响最小的并且尚未证明可引起负面结果的生理储备乃是通过容量管理而补充或膨胀的静脉容量储备。关于"一个空的心脏无法泵血"的说法是真的。在我作为一个麻醉医师和顾问来说，救治过来低血容量的患者数量远远高于因补液体过多而发生充血性心力衰竭的患者。

5. 把液体治疗融入目标导向性治疗中对于减少心血管疾病的患者的风险来说是很重要的。

（三）治疗原因：目标导向性治疗

1. 当临床体征和症状与临床判断和结论不同时，则需要收集更多的数据。全麻下监测无反应性低血压的最有效的两种方法为肺动脉

导管和经食管心脏超声技术（transesophageal echocardiography，TEE）。

2. 肺动脉导管作为一种监测工具一直以来褒贬不一，但在心脏手术中一直被使用。Rao等[6]研究显示在近期心肌梗死患者手术时使用对其预后有所改善。采用生理学原则指导临床管理，Rao等发现这组高危人群的预后得到改善。许多大型随机临床试验并没有觉得肺动脉导管在危重患者中有好处（Sandham等：1994名患者；Warszawski等：676名患者；Harvey等：1041名患者[7-9]）。而这些定义的随机临床研究并没有包括心脏手术，观察性的数据也指出并不是所有的心脏手术患者都能从肺动脉导管中获益[10]。

3. 一项全国范围内的调查显示，临床医师并不明白或不知道该如何干预肺动脉导管所提供的生理性信息。肯定的是，仅仅一条肺动脉导管并没有被证明可以改善结果，或者说"这条黄色的'蛇'进入的时候并没有发挥什么作用"[11]。它的使用仅限于高风险患者及需要对它的工作原理和技术有充分了解，包括在手术室和重症监护室。

> **临床要点**　许多使用肺动脉导管的医师对这些导管所提供的生理信息都缺乏足够的了解。

4. 经食管心脏超声技术（TEE）是评估心室容量状态和局部心壁运动异常的最佳工具。一个有经验的超声科医师在几分钟内就可以评估心室的容量状态（胸腔内血容量）并且同时迅速评估心室收缩功能。这两项数据为无反应性低血压的临床管理提供了快速的帮助。尤其是在心室顺应性可变化的情况下（缺血、酸中毒和败血症），充盈压并不能反映心室容量状态时，TEE是一项必需的工具。它还可以被用来评估头低位和头高位时静脉容量的状态。由于可以清楚显示三维心动超声图，心排血量便可测量。所有的生理性储备（如心率、收缩力、静脉容量）都可以评估。TEE不能在术后及时应用是其缺点之一（如患者清醒及已拔管），因此经胸心脏超声技术（transthoracic echocardiography，TTE）也可以在术前和术后提供静脉容量等方面的评估。

5. 然而，如果前负荷、后负荷和收缩力等生理概念不能被很好地理解，它们在循环出问题时，如低血压的应用就会受限。这个问题通常有两个解决方法，即忽视它或使用目标导向性治疗。学习这种目标导向性治疗方法可允许你能科学性管理绝大部分患者的液体治疗。目标导向性治疗的细节应用是复杂和多变的，它也超出了本章节的讨论范围。Walsh等[12]和Hamilton等[13]的研究展示了该话题的复杂性。

第 2 章
心血管药物
Cardiovascular Drugs

Nirvik Pal　John F. Butterworth　著

何　毅　王　晟　译

屈振生　黄佳鹏　校

本章要点

- 药物使用错误是引起患者意外伤害的常见因素。本文作者建议医生在开医嘱或使用不熟悉的药物前查阅药物包装内说明书或医师桌上参考手册。
- 通用的无菌、可注射药物往往是制造商的低利润产品，因此当部分生产商出现生产问题时，这类药物即可能出现短缺。
- 与接受相同药物的慢性心力衰竭（chronic heart failure，CHF）患者不同，接受心脏手术的患者可能会迅速从药物的支持中获益。
- 使用血管活性药物和正性肌力药物能够明显改善血流动力学，但对总体预后的影响仍然是一个受到争论和研究的问题。
- 通常将血管活性药物配伍使用以抵消不需要的不良反应（如米力农联合去氧肾上腺素）或利用生化途径中的连续步骤（肾上腺素联合米力农）。

一、概述

在术前、术中及术后我们会用到各种各样的血管活性药物来控制心率（heart rate，HR）、心律、血压（blood pressure，BP）及心排血量（cardiac output，CO），尤其是心血管和胸科手术的患者有更多的机会接受这些药物的治疗。本章节对这些血管活性药物的适应证、机制、剂量、药物相互作用及常见事项作了归纳。用药错误通常导致对患者的意外伤害，尤其是住院的重症患者。因此我们建议在计划使用不熟悉的药物之前，应查阅药物说明书或使用（包含药物说明书的）医师桌上参考手册[1-2]。幸运的是，获取药物信息现在变得更容易了。大量的书籍和网站可以提供方便的药物信息，在本章末尾我们将提供一部分相关资源。通过使用智能手机，医生们现在能够保证药物资料库的快速更新[2,3]。需要注意的是，某些药物由于"低利润"的原因，在某些生产商出现生产问题时，可能会面临供应短缺的问题。

二、药物剂量计算

1. 心血管药物是根据患者的体重或相应单位来使用的。但是，药品包装往往存在各式各样的剂量，因此使用前稀释和计算药量是非常必要的。幸运的是，现在使用的大部分输液泵能够代替医生进行药量计算，减少人为的失误。

2. 计算剂量率（µg/min）：计算每分钟所需的药物剂量。如一个体重70kg的患者需要接受5µg/（kg·min）的多巴胺治疗，剂量率为350µg/min。

3. 计算浓度（µg/ml）：计算每毫升溶剂中有多少微克药物。计算浓度（µg/ml）方法为每250ml溶液内药物毫克数乘以4。

4. 计算容量输注速率（ml/min）：用剂量率除以浓度（µg/min÷µg/ml=ml/min）。注射泵应基于容量输注速率设置。

血管活性肌力评分 [4-6]

临床上，通常对患者合并使用数种血管收缩药及正性肌力药以获得最大临床获益，同时伴随最小的不良反应。为了获得临床评估和进展的等效性或"共同基础"，我们引入了血管活性正性肌力评分，并且在本书中加入了新的药物。

多巴胺	µg/（kg·min）	×1
多巴酚丁胺	µg/（kg·min）	×1
肾上腺素	µg/（kg·min）	×100
去甲肾上腺素	µg/（kg·min）	×100
米力农	µg/（kg·min）	×10
血管加压素	U/（kg·min）	×10 000
奥普力农	µg/（kg·min）	×25

三、药物受体相互作用

受体激活

给药之后的反应可以被预测吗？简单地回答是，部分可以。更准确地回答是：完全准确地预测是不可能的。很多因素共同影响了给药之后的机体反应。

1. 药代动力学

影响着药物在血浆及效应室中的分布浓度。简而言之，药物体内浓度取决于药物的分布、清除以及口服药物的部分吸收[7]。

2. 药效学

说明了不同的血浆药物浓度或靶浓度与药物作用之间的关系。

(1) 药物的靶浓度（受体浓度）受到如药物血浆浓度、器官灌注、脂肪溶解度、蛋白质结合；包括离子化状态的扩散特点及局部代谢等多种因素的影响。

(2) 靶器官受体数量的组织差异

①上调（受体密度增加）见于对受体刺激慢性减少的情况。如缓慢持续使用β肾上腺素受体拮抗药将使对应的受体数量增加。

②下调（受体密度减少）见于对受体刺激慢性增加的情况。如因哮喘持续使用β肾上腺素受体激动药的患者，β肾上腺素受体数量将下降。

(3) 药物受体的亲和力及效力具有差异

①受体与激动药结合后使细胞发生生化改变。如α肾上腺素受体激动药提高了平滑肌细胞中激酶C蛋白水平。β肾上腺素受体激活则能提高细胞内cAMP水平。

②这些生化改变可能引发细胞间的回应。如激酶C蛋白增加将引起细胞内Ca^{2+}的浓度升高，进而引起平滑肌收缩。相反的，cAMP水平升高使血管平滑肌舒张，但却增加心肌收缩力。

③部分激动药的最大效应低于完全激动药的最大效应。

④受体脱敏发生于受体持续暴露于激动药的情况下，这使得激动药 - 受体的结合不再具有细胞学效应。慢性心力衰竭（CHF）的患者对 β_1 肾上腺素受体激动药的药效不佳就是这种脱敏现象的例子。这是由 CHF 患者心肌细胞内 β 肾上腺受体激酶升高造成的，这是一种使受体与其效应腺苷酸环化酶解偶联的酶。

⑤其他的原因包括酸中毒、低氧血症及药物相互作用等都能影响受体激活后的细胞学效应。

四、基因药理学和基因学

基因药理学是一门关于药物作用及毒性的表现如何受到个体基因组成影响的科学，可能会成为麻醉医师做出临床决策的重要工具。比如，我们目前已知的部分个体基因型可能会影响机体对血管收缩药物的反应。在某些致死性的心律失常如长 QT 综合征的患者中发现部分基因序列的改变，使得其在受到某些药物的影响时发病。小剂量氟哌啶醇可以有效预防术后恶心，而较大剂量可引起一小部分特殊人群 QT 间期延长，并增加尖端扭转性室速的发病风险。大量的患者仍缺乏这种重要的用药前评估，这是因为目前我们没有能力筛查出导致这种罕见但灾难性并发症的基因标记。从理论和技术两方面，我们都在快速推动基因分析技术的发展，以期在未来能够对症使用药物及避免无效使用药物，如避免对肝素或华法林抵抗的患者使用以上药物等。遗憾的是目前商用的相关基因分析技术仍然稀少且效率不高。家族史仍然是我们评估相关基因风险的重要依据；但是自发的基因突变或致病基因隐性遗传的可能

性并存。因此，在使用可能引起心律失常或血流动力学不稳定的药物时，持续的生命体征监测仍然是围术期患者使用心血管药物的重中之重。

五、心血管疾病的预防及治疗要点

常见心血管疾病的药物预防及治疗在国内外相关组织的指南中都有阐述。为了方便读者此处我们提供文献供读者参考。相关的指南每年都有更新，因此我们强烈建议读者在本书出版后查对是否有更新的指南可供参考。

1. 冠心病
(1) 初级预防 [8-12]。
(2) 稳定型心绞痛 [13-15]。
(3) 围术期心功能评估及术前准备 [16-20]。
2. 慢性充血性心力衰竭 [21-24]。
3. 高血压 [8]。
4. 心房颤动 [25]。
5. 心脏手术后心搏骤停的复苏治疗 [26]。
6. 体外循环之后的心脏复跳 [27]。

六、缩血管药物

（一）α 肾上腺素受体药理学（图 2-1）

1. 突触后 α 肾上腺素受体介导外周血管（动脉及静脉）收缩，尤其在当其与神经源性去甲肾上腺素（norepinephrine，NE）结合时。α 肾上腺素受体的选择性激活在降低心率的同时提高心肌收缩力（这种正性肌力作用仅能在体外实验或冠状动脉直接给药，避免外周血管效应干扰时被观察到）。

2. 通过负反馈调节，前突触神经元上的 α 肾上腺素受体下调 NE 的释放。脑组织的 α 肾

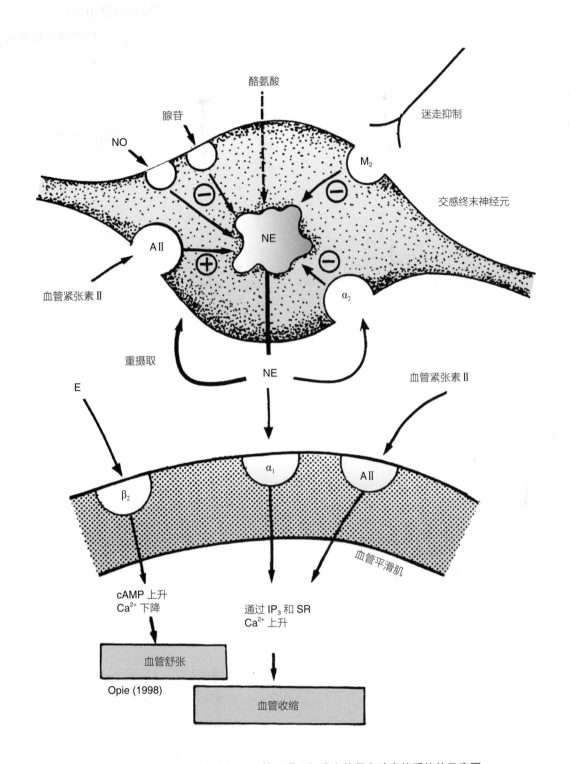

▲ 图 2-1　交感神经末梢和血管平滑肌细胞上的肾上腺素能受体的示意图

NE 通过神经末梢的电子去极化释放；然而，NE 释放的数量会因为神经（突触前）β2 受体或毒蕈碱胆碱的刺激而增加，因突触前 α2 受体的激活而减少。在突触后膜上，α1 或 α2 肾上腺素能受体引起血管收缩，而 β2 受体激活引起血管舒张。吡唑嗪是一个选择性 α1 受体拮抗药。需要注意的是，NE 在临床浓度下并不激活 β2 受体，但肾上腺素（E）可以（引自 Opie LH. *The Heart: Physiology from the Cell to the Circulation*. Philadelphia, PA: Lippincott Williams & Wilkins; 1998: 17–41）

上腺素受体激活可降低交感神经系统兴奋性，使血压下降（注射可乐定）并产生镇静作用（静脉注射右旋美托咪定）。突触后 α 肾上腺素受体使血管平滑肌收缩。

3. 药物相互作用

(1) 与利血平的相互作用：利血平会消耗神经细胞内 NE，长期使用导致其处于去神经增敏状态。由于 NE 的耗竭，间接拟交感神经药表现为效果减弱，同时由于受体的上调，直接或混合拟交感神经药的药效会显著增强。这是一个比临床更重要的实验室研究课题，因为利血平现在很少开给患者，但它阐明了一个关于间接作用肾上腺素的重要概念。

(2) 三环（或四环）类和抗抑郁药与可卡因的相互作用：前两类药物阻止儿茶酚胺在接头前神经元的重吸收，使得受体处儿茶酚胺增加。拟交感神经药与这类药物合用时可能会造成极为严重的不良反应，其程度甚于被广泛重视的单胺氧化酶（monoamine oxidase，MAO）抑制药合并用药的不良反应。因此，如果这类患者必须合用拟交感神经药，小剂量直接激动药是最佳的选择。

4. 特异性药物

(1) 选择性激动药

①去氧肾上腺素[28]

去氧肾上腺素	
心率	降低（BP 升高的反射性反应）
收缩力	全身用药无直接效应
心排血量	不变或降低
血压	升高
体循环血管阻力	升高
前负荷	影响极小

a. 去氧肾上腺素是一种人工合成的非儿茶酚胺药物。

b. 作用机制：选择性激活 α₁ 肾上腺素受体，但少有 β 受体效应，主要促使小动脉收缩。

c. 消除：再分布后被单胺氧化酶快速代谢；无甲基转化酶（catechol O-methyltransferase，COMT）代谢。

d. 优点：短时效（短于 5min）直接激动药，在低 SVR 的状态下增加大脑、肾脏及心脏的灌注压。去氧肾上腺素用于低血压患者可在不改变心肌收缩力的情况下增加冠状动脉灌注压，大体上不增加心肌氧耗。在缺血状态下心肌收缩力下降，应用去氧肾上腺素有时可通过增加冠状动脉灌注压提高 CO。这一特点使其适用于 CAD，肥厚性主动脉瓣下狭窄，法洛四联症或主动脉瓣狭窄患者的低血压纠正。

e. 缺点：由于后负荷增加，继而可能引起每搏量（stroke volume，SV）及 CO 下降；可能增加肺血管阻力（pulmonary vascular resistance，PVR）；可能降低肾脏、肠系膜及指端的灌注。反射性的心动过缓通常不严重，可予阿托品处理。去氧肾上腺素罕见引起冠状动脉、乳内动脉、桡动脉及胃网膜动脉侧支循环的痉挛。

f. 适应证

i. 由外周血管扩张、SVR 低引起的低血压。

ii. 用于室上性心动过速（supraventricular tachycardia，SVT）的患者，去氧肾上腺素升高血压并反射刺激迷走神经，可同时终止低血压及心律失常。

iii. 用于逆转法洛四联症急性发绀发作时的右向左分流。

iv. 用于低血容量血症补充容量前的临时处理；但是，对于除 CAD（或肥厚性梗阻性心肌病）以外的患者，正性肌力药物（如肾上腺素）通常是更好的选择。总的来说，应用血管收缩药物不应视作处理低血容量血症患者的有效措施。

g. 途径：静脉输注（中心静脉通路更佳）或静脉注射。

h. 用法

i. 剂量

—静脉输注：0.5～10μg/（kg•min）。

—静脉注射：1～10μg/kg，按需递增（某些外周血管闭塞的患者可能需要更大剂量以升高 SVR）。

—法洛四联症患儿：起始剂量 5～50μg/kg 静脉滴注。

ii. 稀释

—静脉输注：通常 10～15mg 溶于 250ml 液体中（40 或 60μg/ml）。

—静脉注射：稀释到 40～100μg/ml。

iii. 使用去氧肾上腺素维持血压时可联用硝酸甘油，可在基本不增加心肌氧耗的同时增加心肌氧供。

iv. 去氧肾上腺素用于纠正大部分 CAD 或主动脉瓣狭窄患者短期血管过度扩张，是血管收缩药物的首选。

> **临床要点** 去氧肾上腺素可用于低 SVR 相关的低血压，但仅作为低血容量的临时处置。

(2) 混合激动药

①多巴胺[28]：参看本章"七、正性肌力药"部分。

②麻黄碱

a. 麻黄碱是一种植物源性生物碱，具有拟交感神经效应。

b. 作用机制

i. 温和的 α、β$_1$、β$_2$ 肾上腺素受体直接激动药。

ii. 间接促神经源性 NE 释放。

麻 黄 碱	
心率	轻微升高
收缩力	升高
心排血量	升高
血压	升高
体循环血管阻力	轻微升高
前负荷	升高（内脏及四肢的血流重分布）

c. 消除：5～10min 静脉注射；不经单胺氧化酶或甲基转化酶代谢；经肾脏排泄。

d. 优点

i. 易于滴定使用，极少发生过度反应。

ii. 静脉滴注给药作用持续时间短（3～10min）；肌内注射给药最长持续 1h。

iii. 仅有少许致心动过速倾向。

iv. 不减少胎盘血流；孕妇安全。

v. 可纠正交感神经切除术相关性血容量不足，以及用于腰麻或硬膜外麻醉后导致的外周血管阻力降低。

e. 缺点

i. 随着内源性 NE 消耗，效果逐渐下降。

ii. 与 MAO 抑制药或可卡因合用有致恶性高血压的风险。

iii. 多次给药产生耐药性（因此很少持续输注给药）。

f. 适应证

i. 适用于低 SVR 或低 CO、心率缓慢导致的低血压，特别是腰麻或硬膜外麻醉的患者。

ii. 用于补充循环血量的血容量不足之前的临时处理。如前所述，使用血管收缩药物不应作为血容量不足的最终处置。

g. 给药途径：静脉注射、肌内注射、皮下注射（subcutaneous，SC）或经口（PO）。

h. 用法

i. 麻黄碱剂量 5～10mg 静脉滴注，根据需要重复或增加剂量；25～50mg 肌内注射。

ii. 麻黄碱可方便地用注射器稀释，并静脉注射给药。

iii. 麻黄碱起效迅速，便于滴定用药，麻醉过程中可于外周血管给药。

③肾上腺素：参见本章"七、正性肌力药"部分。

④去甲肾上腺素（NE）、左旋去甲肾上腺素[28, 29]

a. NE 是最主要的生理性节后交感神经递质；由肾上腺髓质及中枢神经系统（central nervous system，CNS）神经元释放。

b. 作用机制

i. 直接的肾上腺素 α_1、α_2 及 β_1 受体激动作用。

ii. 尽管在体外 NE 是比多巴酚丁胺强得多的肾上腺素 β_2 受体激动药；在体内发挥肾上腺素 β_2 受体作用有限。

NE	
心率	多变；若 BP 上升则不变或下降；若 BP 仍低则上升
收缩力	升高
心排血量	升高或降低（视 SVR 情况）
血压	升高
体循环血管阻力	升高
肺血管阻力（PVR）	升高

c. 消除：基于再分布，神经摄取，及被单胺氧化酶或甲基转化酶代谢。

d. 优点

i. 直接肾上腺素受体激动药，对 β_1 受体的效能与肾上腺素相同。

ii. 收缩外周血管床，使血流向大脑和心脏

再分布。

iii. 强的肾上腺素 α_1 和 α_2 受体激动效应；在去氧肾上腺素无效时可能有效。

e. 缺点

i. 降低器官灌注：肾脏、皮肤、肝脏、肠道及指端缺血的风险。

ii. 心肌缺血的风险；增加后负荷及心率。心肌收缩力可能增加、不变或降低。可能诱发冠状动脉痉挛。

iii. 肺血管收缩。

iv. 心律失常。

v. 皮下注射可能引起皮肤缺血坏死。

f. 适应证

i. 当需要增加 SVR 时用于收缩外周血管［如脓毒性休克或体外循环后（cardiopulmonary bypass，CPB）的"血管麻痹"时］。

ii. 强心并需同时增加 SVR 时。

iii. 需要增加 SVR，但去氧肾上腺素无效时。

g. 给药方式：仅能通过中心静脉注射给药。

h. 临床使用

i. 常用起始输注剂量：15～30ng/（kg·min）静脉滴注（成人）；常用剂量范围 30～300ng/（kg·min）。

ii. 尽量短时间使用；注意患者可能出现少尿及代谢性酸中毒。

iii. NE 可以与血管扩张药（如硝普钠或酚妥拉明）合用，以拮抗其 α 效应但保留其 β_1 效应。但若无须缩血管效应，我们建议更换其他药物。

iv. 术中处理严重右侧心力衰竭（right ventricular，RV）的时候，可经心房引流管泵注 NE 至左心房，同时吸入 NO 或予硝普钠静脉注射。NE 经左心房首先于外周血管大量代谢，之后才进入肺循环，避免潜在的升高 PVR

的可能。

临床要点　肾上腺素是一种不依赖于内源性NE的 α_1、α_2、β_1 及 β_2 受体直接激动药。在左心室扩张合并心肌缺血的情况下，肾上腺素在一定程度上能够增加冠状动脉灌注压，缓解缺血。

⑤与MAO抑制药的相互作用

a. MAO对NE、多巴胺及血清素具有脱氨基催化作用。因此，MAO抑制药治疗严重抑郁的机制是抑制儿茶酚胺的分解，提高大脑内儿茶酚胺的浓度。使用间接肾上腺素激动药或哌替啶的患者同时使用MAO抑制药，可能会导致危及生命的高血压危象。一般来说，酰胺型MAO抑制药需要术前2～3周停药，非酰胺型需提前3～10d停药。司来吉兰（10mg/d或更低剂量）较其他MAO抑制药，较少发生不良的药物相互作用。

b. 联用间接拟交感神经药（如麻黄碱）最大的风险在于导致高肾上腺素状态。因为在使用MAO抑制药时，此类药物引发的神经元内储存的NE释放量增加。由于多巴胺也具有诱导NE释放的机制，因此与MAO抑制药联用时起始剂量需谨慎。

c. 对于使用MAO抑制药的患者，纯粹的直接激动药更为适合，如肾上腺素、NE、异丙肾上腺素、去氧肾上腺素、血管升压素及多巴酚丁胺。所有的血管活性药物的使用均需要在血压、心电监护（ECG）下小剂量谨慎使用。

（二）血管升压素药理学及激动药 [30-34]

1. 机制

(1) 血管升压素是一种内生的抗利尿激素，在高浓度下通过激活血管平滑肌 V_1 受体，直

表 2-1　肺高压及右侧心力衰竭的急性处理

肺高压	
过度通气	维持 $PaCO_2$ 于 25～28mmHg
氧气	防止低氧性血管收缩
一氧化氮	吸入，0.05～80ppm
硝普钠	0.1～4μg/（kg·min）
硝酸甘油	0.1～7μg/（kg·min）
前列地尔	0.05～0.4μg/（kg·min）
依前列醇	9ng/（kg·min）[a]
妥拉唑林	负荷量 0.5～2mg/kg，然后 0.5～10mg/（kg·h）
酚妥拉明	1～20μg/（kg·min）
异丙肾上腺素	0.02～20μg/（kg·min）
地尔硫草	口服有效；无静脉滴注使用的数据
右侧心力衰竭	
使用上述处理降低肺动脉压；此外可应用下列措施	
多巴酚丁胺	2～20μg/（kg·min）
肾上腺素[b]	0.05～0.2μg/（kg·min）
氨力农	5～20μg/（kg·min）（维持）
米力农	0.5～0.75μg/（kg·min）（维持）
去甲肾上腺素（NE）[b]	0.05～0.2μg/（kg·min）（维持冠状动脉灌注压）
右心辅助装置	使右心减负，休息
主动脉球囊反搏	使左心减负，增加左、右心的冠状动脉灌注压

a. 主要用于原发性肺高压的长期治疗
b. 可经左心房管给药以减少肺血管反应

接引起外周血管收缩。血管升压素不激活 β 肾上腺素受体，因此用于心脏复苏时与肾上腺素相比较少引起心动过速。动脉注射血管升压素是控制胃肠道出血时的可选方案。

(2) 较之冠状动脉和肾血管，血管升压素引起皮肤、骨骼肌、肠道和脂肪组织的血管收缩较多。血管升压素舒张脑血管。

2. 优点

(1) 血管升压素效果有力且不依赖于肾上腺素受体。

(2) 一些研究推荐血管升压素用于严重的酸中毒、脓毒症或 CPB 后去氧肾上腺素或 NE 无效的患者，以维持合适的 SVR。

(3) 血管升压素可在心搏骤停后恢复冠状动脉灌注压而不引起心动过速或心律失常，以上不良反应往往在使用肾上腺素后出现。

3. 缺点

(1) 清醒的患者使用血管升压素会造成不适感，如皮肤苍白、恶心、腹部绞痛、支气管收缩及子宫收缩等。

(2) 长时间使用血管升压素可使内脏灌注减少，尤其是与 α 肾上腺素受体激动药及正性肌力药合用时。常见胆红素及肝酶升高。

(3) 可能导致血小板浓度下降。

(4) 常见乳酸酸中毒（此类患者往往病情较重并已接受其他血管活性药物输注）。

4. 临床应用

(1) 血管升压素与肾上腺素一并作为治疗成人难复性室颤（ventricular fibrillation，VF）的可选药物。2015 年，美国心脏协会（American Heart Association，AHA）心肺复苏及心血管急救指南建议血管升压素可作为心肺复苏中取代肾上腺素或作为二线药物合用[27]，但是没有强烈证据证明合用血管升压素与单用肾上腺素相比可以改善患者预后。典型的血管升压素复苏剂量为 40U 静脉滴注。

(2) 血管升压素被用于因血管扩张引起的多种休克情况的治疗，包括脓毒症、CPB 撤退后的"血管麻痹综合征"及因 ACE 抑制药［或血管紧张素受体阻断药（angiotensin receptor blockers，ARB）］及全麻引起的低血压。常用的成人剂量范围为 4～6U/h。血管升压素效果显著，但有时候可导致代谢性酸中毒。我们推测其可能导致内脏器官的低灌注。

(3) 血管升压素也作为抗利尿激素替代物用于尿崩症的治疗。常用给药途径为鼻饲。

(4) 临床观点[32]：Russell 在他的评述中比较了三个临床研究 VASST，VANISH 及 VANCS（见引文）的研究结果。VASST 的首要终点为 28d 死亡率，VANISH 为无肾衰竭天数，VANCS 为死亡率及严重并发症。VASST 及 VANISH 的研究内容为脓毒性休克，而 VANCS 为心脏手术相关性血管麻痹。有利的预后出现于 VANCS，这可能与"低"血浆血管升压素有关，但另外两个临床研究未见显著性差异。同样的，在细胞层面上，理论上来说在宏观循环及微循环两者间血管升压素的作用亦有差异。可能的原因为宏观循环层面上血管升压素改善了血流动力学，但在微循环层面上由于细胞炎性因子的存在，血管升压素的加入会增加氧债并对糖蛋白造成损伤。

（三）血管紧张素 II [35-37]

1. 机制

自身生成的血管收缩药，肾素 – 血管紧张素 – 醛固酮系统（RAAS）的一部分。在分布性休克，尤其是脓毒症时，通过局部释放一氧化氮（nitric oxide，NO）和其他促炎细胞因子，与血管紧张素受体（AT-R$_1$、AT-R$_2$）的协同下调。外源性血管紧张素 II 作用于这些受体，并补充和抵抗这种作用，维持宏观循环的血管张力，从而改善血流动力学。

2. 剂量

0.02～0.04μg/（kg·min），滴定至平均动脉压（MAP）维持于 65～75mmHg 之间[35]。

3. 不良反应

宏观循环的血流动力学改善，但在大剂量下可能对微循环造成不利影响。

七、正性肌力药

（一）低 CO 的处理[28, 38-41]

1. **目标** 改善器官灌注及组织氧输送。

(1) 提高 SV，HR 以提高 CO。

(2) 最大化心肌氧供〔提高动脉舒张压，舒张时间及血液携氧量；降低左心室舒张末压力（left ventricular end-diastolic pressure，LVEDP）〕。

(3) 保证一定的平均动脉压（MAP）保证其他器官的灌注。

(4) 避免心动过速及左心室扩张，减少心肌氧耗。

(5) 一旦出现代谢混乱、心律失常或心肌缺血，应立即干预。

(6) 药物治疗重症内源性心力衰竭的患者，应包含以下药物：①β₁ 肾上腺素激动药；②磷酸二酯酶（phosphodiesterase，PDE）抑制药；③多巴胺能激动药；④钙增敏药（增加收缩蛋白的 Ca^{2+} 敏感性）；⑤地高辛。

2. **监护** 正性肌力药使用中最常用的监测手段为动脉压力、心排血量监测和（或）心脏超声。混合静脉血氧饱和度的监测很有价值。用药剂量通过 CO 及 BP 数据，联合器官灌注，如尿量及尿比重等综合分析后做出调整。

（二）依赖于 cAMP 的药物

1. β 肾上腺素及多巴胺能受体激动药

(1) 拟交感药物的相似点

①β₁ 受体激动药效应主要为正性刺激。

②β₂ 受体激动药引起血管及支气管舒张，同时提高心率及心肌收缩力（虽然效力弱于β₁ 受体激动药）。

③突触后多巴胺能受体介导肾脏及肠系膜血管舒张，增加肾脏盐的排泄，同时减少胃肠道的蠕动。突触前多巴胺能受体抑制 NE 的释放。

β₁ 受体激动药	
心率	升高
收缩力	升高
传导速率	升高
房室传导阻滞	降低
自律性	升高
心律失常风险	升高

④舒张期心室功能紊乱：心肌β受体通过促进主动的、能量消耗的方式将细胞内的 Ca^{2+} 转出，增加血管的舒张。在异常舒张的情况下，如缺血或其他心肌异常，增加舒张强化的程度。此时β肾上腺素受体激动药会降低 LVEDP 及心脏大小（LVEDV），增加舒张容量，降低左侧心房压力（left atrial pressure，LAP）及增加心肌供氧 / 耗氧率。

⑤收缩期心室功能紊乱：收缩期更完全的血管射血将降低左心室收缩末容积。这一过程降低心脏大小、左心室壁收缩张力（Laplace 法）及心肌氧耗（Mvo₂）。

⑥心肌缺血：β受体激活与心肌氧供及氧耗的关系是多因素影响，难以预测的。Mvo₂ 伴随心率及收缩力增加而增加，随着 LVEDV 降低而降低。当 LVEDP 降低时，β受体激动药增加氧供，但如果伴随快速心率或低血压，可能会带来供氧 / 耗氧率的恶化。

⑦血容量不足：对于心力衰竭的患者，即使血管功能正常，血容量不足依然是有害的；另一方面，容量超负荷会使心内膜下灌注受限，导致心肌缺血。

⑧应用血管活性药物有渗出导致器官损害的风险。总的来说，儿茶酚胺类药物不应长

时间经外周静脉滴注使用，因为有渗出或浸润的风险。若需外周静脉滴注使用，应满足下列几点。

a. 无可用的中心静脉导管。

b. 静脉注射通路应该是完全通畅的。

c. 整个输注过程和输注后都应该密切监测注射部位是否有药物浸润或外渗的迹象。

(2) 多巴酚丁胺 [28, 42]

①多巴酚丁胺是一种人工合成的儿茶酚胺物质，是其消旋体的混合物。

②作用机制

a. β_1 直接激动药，部分的 β_2 及 α_1 效应。无 α_2 或多巴胺能活性。

b. 发挥正性肌力作用主要经由 β_1（外周经由 α_1）激动作用，但心率的增快仅通过 β_1 作用。

c. 血管层面，多巴酚丁胺是显著的血管扩张药物，其机制包括以下几个。

i. β_2 介导的血管扩张作用部分抵消了（−）多巴酚丁胺的 α_1 缩血管作用。

ii.（＋）多巴酚丁胺的异构体及其代谢产物（＋）−3− 甲基多巴酚丁胺是 α_1 受体拮抗药。因此当多巴酚丁胺代谢后，任何的 α_1 激动药活性都表现为降低。

多巴酚丁胺	
心率	升高
收缩力	升高
心排血量	升高
血压	通常升高，也可能不变
左心室舒张末压力	降低
左心房压力	降低
体循环血管阻力	因血管床扩张而降低；使用 β 受体阻断药的患者可见轻微升高
肺血管阻力	降低

③消除：效应的消除依赖于再分布、COMT 的代谢及在肝脏中被葡糖苷酸结合；生成活性代谢产物。血浆半衰期为 2min。

④优点

a. 相比于产生"等价性肌力"所需要的异丙肾上腺素或多巴胺，多巴酚丁胺剂量更低，较少产生心动过速。不过一些研究显示"等价性肌力"剂量的肾上腺素较多巴酚丁胺引起的心动过速更少。

b. 后负荷降低（SVR 和 PVR）可以提高 LV 及 RV 收缩功能，对 RV 和（或）LV 心力衰竭有益。

c. 肾血流可能增加（β_2 效应），但不如等剂量多巴胺或多培沙明显著。

⑤缺点

a. 剂量依赖性心动过速及心律失常，并可为重症。

b. 若 SVR 降低并未能得到 CO 增加的代偿则会出现低血压；多巴酚丁胺具正性肌力效应但不能升压。

c. 可能发生冠状动脉窃血。

d. 非选择性扩张血管；肾脏及内脏血流可能会被骨骼肌分流。

e. 连续输注超过 72h 有报道出现快速耐药性。

f. 可能出现轻微低钾血症。

g. 作为一种部分激动药，某些情况下多巴酚丁胺会抑制完全激动药（如肾上腺素）的活性。

⑥适应证：低 CO 状态，特别是 SVR 或 PVR 升高时。

⑦给药：仅静脉注射（中心静脉为佳，但多巴酚丁胺缩血管作用较弱，渗出风险不高）。

⑧临床使用

a. 剂量：2~20μg/（kg·min）静脉滴注。有的患者剂量低至 0.5μg/（kg·min）时即有反应，在此低剂量下心率一般不增加。

b. 多巴酚丁胺增加 Mvo_2 的量低于 CO。单次给药，多巴酚丁胺增加的冠状动脉血流多于多巴胺。但硝酸甘油配伍多巴胺的药效更佳。

c. 多巴酚丁胺的作用更像是正性肌力药和血管扩张药的混合物，这两种作用无法做到独立使用。

d. 在接受冠状动脉手术的患者中，增加同样的 SV，多巴酚丁胺较肾上腺素产生更多心动过速。

e. 服用 β 受体阻断药的患者使用多巴酚丁胺，SVR 可能增加。

f. 不推荐常规给多巴酚丁胺（或任何正性肌力药物）[43]。

(3) 多巴胺[28]

①多巴胺是一种 NE 和肾上腺素的儿茶酚胺前体物质，在神经末梢及肾上腺髓质中能够找到。

②作用

a. 直接作用：α_1、β_1、β_2 肾上腺素及多巴胺能激动作用。

b.间接作用：诱导储备的神经源性NE释放。

c. 剂量与反应间的关系常被描述为恒定不变的。但是剂量与浓度以及剂量与反应之间的关系是因人而异的。

多巴胺		
剂量[μg/(kg·min)]	受体激活	效 应
1~3	多巴胺能（DA₁）	增加肾脏及肠系膜血流
3~10	β₁+β₂（加DA₁）	增加 HR、收缩力及 CO
>10	α（加β及DA₁）	增加 SVR、PVR；降低肾血流量；增加 HR，心律失常可能，增加后负荷可能降低 CO

③消除：经由再分布，神经末梢的吸收以及 MAO 和 COMT 的代谢。

④优点

a. 温和剂量下增加肾血流量及尿量（可能是由于特殊的 DA_1 激动效应）。

b. 使血流由骨骼肌再分布至肾脏及内脏血管床。

c. 由于其正性肌力和缩血管的双重作用，升压反应较易调整。

⑤缺点

a. 由其间接作用特点决定了，当神经源性 NE 耗竭时药效减弱（如 CHF 患者）。

b. 窦性、房性及室性心动过速（ventricular tachycardia, VT），心律失常都有可能发生。

c. 最大正性肌力效应弱于肾上腺素。

d. 药物渗出时会发生皮肤坏死。

e. 剂量大于 10μg/（kg·min）时 α 缩血管效应覆盖了其肾血管扩张效应，具有肾脏、内脏及皮肤坏死的风险。此时应监测尿量。

f. 可能出现肺血管收缩。

g. Mvo_2 增加，若冠状动脉血流没有相应上升有心肌缺血的风险。

h. 对于重症心力衰竭患者，大剂量升压药是不利的。这类患者合用缩血管药物较为有益。

⑥适应证

a. 低 CO 或低 SVR 导致的低血压（虽然有最近的指南称其他药物更优）。

b.循环血量恢复之前，低血容量的临时处理。

c. 用于肾衰或肾功能不全，增加肾血流量（广泛用于此目的，但证据不明确）。

⑦给药：仅静脉注射（最好经中心静脉）。

⑧临床使用

a. 剂量：1~20μg/（kg·min）静脉注射。

b. 常用 200mg 稀释至 250ml 静脉注射（800μg/ml）。

c. 低血压临时处理的第一选择，直到血容量得到补充或作出诊断。

d. 使用前尽可能纠正低容量血症（所有升压药均是如此）。

e. 心脏手术后若仍需多巴胺剂量 5～10μg/（kg·min）维持，建议换用更强效的药物如肾上腺素，或者加用或更换为米力农维持。

f. 当血压可以接受时考虑合用扩血管药（如硝酸甘油），降低后负荷会对病情有利（或更好的是多巴胺减量）。

(4) 多培沙明[28]

①作用

a. 多培沙明是一种人工合成的多巴酚丁胺类似物，具扩血管效应。他对心肌的变力性和变时性来源于 β_2 激动效应和 NE 活性（压力感受器反馈调节及神经元 NE 摄取抑制）间接激活 β_1 受体。对于 CHF 患者，β_1 受体选择性下调，相对应的 β_2 受体数仍保留并具有活性。由于后者的关系，多培沙明被认为理论上效力超过那些主要为 β_1 活性的药物。虽然多培沙明在欧洲临床使用几十年；但估计没有可能会在美国上市。

b. 受体活性

—α_1 和 α_2：作用很小。

—β_1：具有直接和间接作用；β_2：直接激动作用。

—DA_1：强效激动药（增加肾血流量）。

c. 抑制神经元儿茶酚胺摄取，增加 NE 效应。

d. 血流动力学作用

多培沙明	
心率	升高
心排血量	升高
体循环血管阻力	降低
平均动脉压	轻度改变或降低
前负荷	无改变或轻度降低

②消除：半衰期 6～11min。清除依赖于组织摄取（儿茶酚胺摄取机制）及肝脏代谢。

③优点

a. 没有缩血管作用，避免 α 介导的不良反应。

b. 降低肾血管阻力理论上可以在缺血损伤后保存肾功能。

④缺点

a. 与其他药物相比正性肌力较弱（如肾上腺素、米力农）。

b. 剂量依赖性的心动过速对治疗有所限制。

c. 快速耐药。

d. FDA 禁止在美国上市。

⑤适应证：治疗低 CO 状态。

⑥给药：静脉注射。

⑦临床使用

a. 剂量：0.5～4μg/（kg·min）静脉注射［最大 6μg/（kg·min）］。

b. 血流动力学及肾脏效应与多巴酚丁胺和 1μg/（kg·min）（肾脏剂量）多巴胺或 0.05μg/（kg·min）非诺多泮合用的效果相似。

(5) 肾上腺素[28]

①肾上腺素是一种儿茶酚胺，由肾上腺髓质产生。

②效应

a. α_1、α_2、β_1 及 β_2 受体直接激动药。

b. 剂量反应（成人，近似的）。

肾上腺素		
剂量［ng/（kg·min）］	受体激活	SVR
10～30	β	通常降低
30～150	β 及 α	不定
＞150	α 及 β	升高

c.任何剂量均增加心肌收缩力，但可能因剂量不同 SVR 降低、不变或升高。通常情况下 CO 增加，但极限复苏剂量情况下，α 受体介导血管收缩导致的高后负荷可能引发低 SV。

③消除：神经元及组织重吸收，并经MAO 和 COMT（快速）代谢。

④优点

a.直接起效，其效应不依赖于内源性 NE的释放。

b.对心脏术后的患者，其强效的 α 和 β 肾上腺素作用，带来较多巴胺和多巴酚丁胺更强的心肌效应，以及伴随心动过速的 SV 升高。

c.强力的强心药，具有多种（剂量依赖的）α 肾上腺素效应。变舒效应（β_1）提高心室舒张速率。

d.由于迷走神经反射，血压的升高可能钝化心动过速反应。

e.有效的支气管舒张药和肥大细胞稳定药，用于严重支气管痉挛，过敏反应及过敏性休克的首选治疗。

f.对于左心室扩张及心肌缺血，肾上腺素可升高舒张压及降低心脏大小，减少心肌缺血。但是跟其他正性肌力药相同，肾上腺素也可能导致或恶化心肌缺血。

⑤缺点

a.大剂量用药时发生心动过速及心律失常。

b.导致继发于血管收缩的器官缺血，特别是肾脏，用药期间需要密切监测肾功能。

c.肺血管可能收缩，导致肺高压及可能的右侧心力衰竭；加用血管扩张药可以抵消这一不良反应。

d.肾上腺素可致心肌缺血。正性变力作用和心动过速增加心肌氧耗并减少心肌氧供。

e.肾上腺素从外周静脉滴注置管渗出可导致坏死；因此经由中心静脉导管用药更为恰当。

f.与大多数肾上腺素激动药一样，导致血浆葡萄糖和乳酸的增加，在糖尿病患者上可能会加重。

g.给药伊始，肝脏释放导致血浆 K^+ 升高，接下来由于骨骼肌的再摄取导致 K^+ 降低。

⑥适应证

a.心搏骤停（特别是停搏或室颤）；电机械分离。肾上腺素被认为在心肺复苏（cardiopulmonary resuscitation, CPR）过程中可增加冠状动脉灌注压。最近，大剂量（0.2mg/kg）肾上腺素的效能被学者所争论，在 2015 年的 AHA 指南[27] 比较统一的观点提出的共识是大剂量肾上腺素对预后并没有益处。

b.过敏症或其他系统性过敏反应；肾上腺素是可选用药。

c.心源性休克，尤其是合用血管扩张药的情况下。

d.支气管痉挛。

e.CPB 后低 CO 状态。

f.低剂量（1～4μg/min）肾上腺素输注配合麻黄碱单次给药可方便有效地应用于治疗硬膜外或腰麻后低血压[12]。

⑦给药：静脉滴注（最好是中心静脉）；经气管导管（被气管黏膜快速吸收）；皮下注射

⑧临床使用

a.剂量

i.皮下注射：10μg/kg（最大 400μg 或 0.4ml，1∶1000）用于治疗轻到中度过敏反应或支气管痉挛。

ii.静脉注射：低到中等剂量（治疗休克、低血压）：0.03～0.2μg/kg 单次静脉注射，随后0.01～0.30μg/（kg·min）输注。

—大剂量（治疗心搏骤停、复苏）：0.5～1.0mg 静脉滴注单次；儿童，5～15μg/kg

（可气管内给药 1～10ml）。起始剂量反应不明显时可使用更大剂量。

——复苏剂量肾上腺素可能导致极度高血压，脑卒中或心肌梗死。极大量，150ng/kg（成年人给药 10μg）静脉滴注起始剂量的单次给药仅限于极危重患者的抢救。中等剂量〔0.03～0.06μg/（kg·min）〕肾上腺素通常用于辅助心肌功能以术后脱离 CPB。

b. 小心发生极度血管收缩的症状。监测 SVR、肾功能及肢端灌注。

c. 合用血管扩张药（如尼卡地平、硝普钠或酚妥拉明）能够抵消 α 效应介导的血管收缩，并使存留下来的正性肌力效能不受影响。选择性合用米力农或氨力农可降低肾上腺素的使用剂量。我们发现肾上腺素和米力农合用可能更适用于心脏手术的患者。

(6) 去甲肾上腺素：见本章"六、缩血管药物"内容。

(7) 异丙肾上腺素（治喘灵）

① 异丙肾上腺素是一种合成的儿茶酚胺。

② 效应

a. 直接 β_1 及 β_2 肾上腺素激动药。

b. 无 α 肾上腺素效应。

异丙肾上腺素	
心率	升高
收缩力	升高
心排血量	升高
血压	不定
体循环血管阻力	降低、剂量依赖性全血管床扩张
肺血管阻力	降低

③ 消除：快速（半衰期 2min）；肝脏重吸收，结合，60% 以原形排出；MAO 及 COMT 代谢。

④ 优点

a. 异丙肾上腺素是一种强力的直接 β 肾上腺素受体激动药。

b. 通过 3 个机制增加 CO：

i. 增加心率。

ii. 增加收缩力→增加 SV。

iii. 降低后负荷（SVR）→增加 SV。

c. 是一种支气管扩张药（静脉滴注或吸入）。

⑤ 缺点

a. 不是升压药！ CO 上升时血压经常下降（β_2 肾上腺素效应）。

b. 低血压可能导致器官低灌注，低血压及缺血。

c. 心动过速限制了舒张灌注时间。

d. 致心律失常。

e. 扩张全部血管床，造成重要器官血流分流至肌肉和皮肤。

f. 冠状动脉扩张时，由于"冠状动脉窃血效应"，表现为非缺血区域血流增加导致缺血心肌区域血流量进一步减少。

g. 患者本身存在附属传导通路时可能会被诱发预激〔如 Wolff-Parkinson-White（WPW）综合征、预激综合征〕。

⑥ 适应证

a. 起搏器不可用的情况下，对阿托品无反应的心动过缓。

b. 低 CO，特别是需要增加心肌收缩力且心动过速是无害的情况下，如：

i. 恒定 SV 的小儿。

ii. 心室壁瘤切除术后（SV 小且恒定）。

iii. 去神经心脏（心脏移植术后）。

c. 肺动脉高压或右侧心力衰竭。

d. 房室传导阻滞：用于临时治疗，降低阻滞程度或提高心室节律。使用时小心二度 Ⅱ 型房室传导阻滞的发生 – 因其加剧阻滞的程度。

e. 哮喘持续状态：在持续 ECG 及 BP 监护

下静脉内使用。

f. β 受体阻断药过量。

g. 异丙肾上腺素不应用于心肌停搏。CPR 时的治疗选择应为肾上腺素或起搏器，因为异丙肾上腺素导致血管扩张，CPR 过程中颈动脉及冠状动脉的血流均减少。

⑦用药静脉注射（外周血管用药是安全的，不导致皮肤坏死）；口服。

⑧临床使用及剂量：静脉注射 20～500ng/（kg·min）。

2. PDE 抑制药

(1) 氨力农[28]

①氨力农是一种二吡啶衍生物，可抑制环磷酸鸟苷（cGMP）特异性 PDE Ⅲ 对 cAMP 的抑制作用，增加心肌（正性肌力）及血管平滑肌（扩张血管）内 cAMP 的浓度。

氨力农	
心率	通常无较大改变（大剂量下发生心动过速）
平均动脉压	不定（降低的 SVR 效应可能被升高的 CO 抵消）
心排血量	升高
左心房压力	降低
体循环血管阻力	降低
肺血管阻力	降低
心肌耗氧	通常无较大改变（CO 升高引起的氧耗增加效应被降低的心室壁压力抵消）

②消除

a. 消除半衰期为 2.5～4h，CHF 患者延长至 6h。

b. 在肝脏发生结合，30%～35% 以原型由尿液排出。

③优点

a. 作为一种扩血管强心药，氨力农通过增加心肌收缩力及降低心肌后负荷升高 CO。

b. 对 Mvo_2 有利的效应（少量提高心率、降低后负荷、LVEDP 及管壁张力）。

c. 不依赖于 β 受体的激活，因此即使 β 受体下调或解偶联（如 CHF 患者）及 β 肾上腺素通道阻滞时均不影响其效用。

d. 发生心动过速或心律失常的风险低。

e. 氨力农与 β 肾上腺素受体激动药和多巴胺能受体激动药发生协同作用。

f. 肺血管舒张药。

g. 非常低的剂量即发挥正性松弛作用（血管舒张）。

④缺点

a. 长时间用药(大于24h)导致血小板减少。

b. 快速单次给药由于血管舒张，几乎一定会造成低血压。这种低血压通过静脉补液和 α 受体激动药很容易被纠正。

c. 大剂量使用容易导致心动过速（Mvo_2 也因此增加）。

d. 由于其光感分解的特性，使用不如米力农方便。

⑤用药：仅静脉输注。不要与葡萄糖溶液混合。

⑥临床使用

a. 氨力农的负荷剂量为 0.75～1.5mg/kg。CPB 结束或过程中给药剂量为 1.5mg/kg。

b. 静脉输注剂量范围为 5～20μg/（kg·min）［通常为 10μg/（kg·min）］。

c. 心脏手术患者的用法参照米力农。

d. 米力农推出后，氨力农受欢迎程度持续下降。大部分原因在于米力农避免了对血小板功能的破坏。我们在此收录氨力农介绍仅为保证知识的完整性。

(2) 米力农[28]

①作用机制

a. 米力农具强效正性肌力及扩血管效能。

米力农通过抑制 cAMP 降解，升高其在细胞内的浓度。米力农抑制心肌和血管平滑肌内存在的一种 PDE，该 PDE 具有 cGMP 抑制性并且具有 cAMP 特异性（通常被称为"Ⅲ型"）。心肌细胞内，cAMP 增加导致正性肌力，增加弛豫性（增加心肌舒张）、心率变律性、传导性（房室传导）及自律性。在血管平滑肌细胞内，cAMP 增加导致血管扩张。

b. 血流动力学作用。

米 力 农	
心率	通常不改变或轻微升高
心排血量	升高
血压	不定
体循环血管阻力及肺血管阻力	降低
前负荷	降低
心肌耗氧	通常不变或轻微升高

②起效和消除：静脉注射单次给药后，米力农快速达到其最大效应。米力农的半衰期明显短于氨力农。

③优点

a. 作为单一药物使用，米力农通过减少前后负荷，很好地平衡了氧耗 - 氧供平衡，并且很少出现心动过速。

b. 米力农不通过 β 肾上腺素受体发挥作用，因此在诸如 CHF 患者用药时，β 肾上腺素受体未偶联也不影响其效能。

c. 不产生快速耐受。

d. 相比 β 肾上腺素受体激动药，米力农较少致心律失常。

e. 与多巴酚丁胺相比，在相同效能剂量下，米力农降低更多 PVR，更多地增加 RV 射血功能，产生更少心动过速，以及 Mvo_2 更低。

f. 与刺激 cAMP 产生的药物，如 β 肾上腺素受体激动药合用时，可产生协同作用。

g. 即使长时间输注，米力农也不会导致血小板减少。

④缺点

a. 静脉快速给药导致血管舒张及低血压。

b. 跟包括肾上腺素和多巴酚丁胺在内的其他所有正性肌力药一样，单独使用米力农不能独立地调节心肌变应性和 SVR。

c. 可能发生心律失常。

⑤临床使用 [21]

a. 负荷量：25～75（通常为 50）µg/kg 于 1～10min 内给药。通常在患者脱离 CPB 之前给予负荷剂量，这样可使低血压易于处理 [13]。

b. 维持量：0.375～0.75µg/（kg·min）［通常为 0.5µg/（kg·min）］。肾衰患者应减量。

⑥适应证

a. 低 CO 症状，特别是高 LVEDP，肺动脉高压及右侧心力衰竭状态。

b. 补充 / 加强 β 肾上腺素受体激动药效能。

c. 门诊患者使用米力农作为心脏移植前的过渡。

d. 临床观点 [44-46]：对 1 年死亡率或心律失常无影响。

> **临床要点** 米力农增加细胞内 cAMP 浓度。使用米力农作为单一正性肌力药，对心肌供需平衡具有有利影响，减少前负荷和后负荷，并且产生心动过速的倾向较低。

(3) 胰高血糖素

①胰高血糖素是一种胰脏分泌的多肽激素。

②作用机制：胰高血糖素通过激活一个特殊的受体上调细胞内 cAMP 的水平。

胰高血糖素	
收缩力	升高
房室传导	升高
心率	升高
心排血量	升高，伴随多变的 SVR 效应

③消除：胰高血糖素的消除借助再分布和肝脏、肾脏、血浆的蛋白水解作用。持续时间为 20～30min。

④优点：β 受体阻断时胰高血糖素仍表现正性肌力作用。

⑤缺点

a. 大部分发生恶心及呕吐。

b. 心动过速。

c. 高血糖症及低钾血症。

d. 引发嗜铬细胞瘤释放儿茶酚胺。

e. 过敏反应（可能）。

⑥适应证

a. 胰岛素过量导致的严重低血糖症（特别是无静脉滴注通路时）。

b. Oddi 括约肌痉挛。

c. β 受体阻断药过量导致的心力衰竭。

⑦给药：静脉注射、肌内注射、皮下注射。

⑧临床使用

a. 剂量：1～5mg 静脉缓慢静推；0.5～2mg 肌内注射或皮下注射。

b. 静脉输注：25～75μg/min。

c. 由于胃肠道不良反应及严重的心动过速，很少使用（除了治疗低血糖症）。

（三）不依赖于 cAMP 的药物

1. 钙[28]

(1) 仅游离（未结合）钙离子（Ca_i）具有生理学活性。

①大约 50% 的血清钙处于与蛋白质及阴离子结合的状态，剩下的部分保持游离钙离子形态。

②影响离子钙浓度的因素

a. 碱中毒（代谢性或呼吸性）降低 Ca_i。

b. 酸中毒增加 Ca_i。

c. 枸橼酸盐结合（螯合）Ca_i。

d. 白蛋白结合 Ca_i。

③正常的血浆浓度：$[Ca_i] = 1\sim1.3mmol/L$。

(2) 钙盐的作用

钙　盐	
心率	不变或降低（迷走效应）
收缩力	升高（低钙血症给予钙剂后反应）
血压	升高
体循环血管阻力	通常升高
前负荷	小幅改变
心排血量	不定

(3) 消除：钙离子在肌肉及骨骼内与蛋白质、肝素释放的游离脂肪酸及枸橼酸盐结合。

(4) 优点

①快速起效，持续时间为 10～15min（7mg/kg 剂量）。

②逆转以下情况导致的低血压。

a. 吸入卤化物麻醉药过量。

b. 阻断钙离子药物（calcium-blocking drugs, CCBs）。

c. 低钙血症。

d. CPB，特别是稀释或枸橼酸盐导致的低钙血症，或心脏停搏导致的持续高钾血症（钙盐只能在心肌良好再灌注后再给药，以避免灌注损伤）。

e. β 受体阻断药（警惕心动过缓）。

③逆转高钾血症造成的心肌毒性（如心律失常、传导阻滞和负性肌力）。

（5）缺点

①没有证据指出使用钙剂能够增加 CO。

②钙剂能够引发洋地黄毒性造成的室性心律失常、房室传导阻滞及停搏。

③钙剂增强低钾血症对心脏的影响（心律失常）。

④偶见严重心动过缓或传导组织。

⑤当细胞外钙浓度增加的同时心肌正处于重灌注或处于缺血状态时，会产生更多的细胞损伤或细胞凋亡。

⑥偶见 CPB 后冠状动脉痉挛。

⑦脱离 CPB 时予大剂量钙剂有引发胰腺炎的风险。

⑧钙剂可能抑制肾上腺素和多巴酚丁胺的临床反应 [47]。

⑨对清醒的患者单次静推钙剂可能会导致胸痛或恶心。

（6）适应证

①低钙血症。

②高钾血症（逆转房室传导阻滞或心肌抑制）。

③由于低钾血症或钙通道阻滞造成心肌收缩力降低及术中低血压。

④吸入麻醉药过量。

⑤毒性高镁血症。

（7）用药

①氯化钙：静脉注射，最好经中心静脉（导致外周静脉炎症或硬化）。

②葡萄糖酸钙：静脉注射，最好经中心静脉。

（8）临床使用

①剂量

a. 10% 氯化钙 10ml（包含 272mg 钙元素或 6.8mmol/L）：成人，200～1000mg 缓慢静脉注射；儿童，10～20mg/kg 缓慢静脉滴注。

b. 10% 葡萄糖酸钙 10ml（包含 93mg 钙元素或 2.3mmol/L）：成人，600～3000mg 缓慢静脉注射；儿童，30～100mg/kg 缓慢静脉滴注。

②大量接受枸橼酸盐保存的血液输注的患者（大于 1 全血单位置换），体内离子钙与枸橼酸盐结合。一般情况下，肝脏代谢可迅速清除血浆枸橼酸盐而不会发生低钙血症。但是低体温和休克会降低枸橼酸盐清除率并导致严重低钙血症。快速输注白蛋白亦会导致短暂性离子钙水平下降。

③离子钙水平应被频繁监测用于指导钙盐治疗。甲状旁腺完好的成年人即使无须治疗也能从轻微低钙血症中自动恢复。

④遵照 2015 年的 AHA 指南，除非发生低钙血症、高钾血症或高镁血症，不建议将钙剂用于复苏治疗 [27]。

⑤钙剂用于心肌缺血或器官再灌注的情况时需谨慎。如果心脏刚刚接受再灌注，作为"常规"在成年患者 CPB 后注射大量钙剂的做法可能是有害的。

⑥儿童脱离 CPB 时常出现低钙血症。

⑦地高辛。

2. 地高辛（拉诺辛）

地高辛是一种由洋地黄植物提取的糖苷。

（1）作用

①地高辛抑制细胞膜 Na^+-K^+ ATPase 蛋白，增加细胞内 Na^+ 及细胞内 Ca_i 水平，诱导 Ca^{2+} 从肌浆网释放入胞质，最终导致心肌收缩力温和上升。

②地高辛的血流动力学效应如下。

钙	
收缩力	升高
房室传导	降低
心室自律性	增加 4 期除极速率
不应期	降低（心房及心室）；降低（房室结）

(2) 用于 CHF 患者的血流动力学。

钙	
心率	降低
每搏输出量	升高
体循环血管阻力	降低
心肌耗氧	降低

(3) 消除：地高辛的消除半衰期为 1.7d（肾源消除）。对于无肾脏患者，半衰期大于 4d。

(4) 优点

a. 抗室上性心律失常作用。

b. 降低心房纤颤或房扑患者心室率。

c. 口服的正性肌力药物，不增加 CHF 患者死亡率。

(5) 缺点

a. 地高辛的治疗指数非常低；大概 20% 的患者会出现毒性反应。

b. 非 CHF 患者增加 Mvo_2 及 SVR（可能诱发心绞痛）。

c. 半衰期长，难以调整用药剂量。

d. 个体之间有效和中毒血浆浓度差异很大。剂量反应是非线性的；近毒性反应可能引起房室传导改变。

e. 毒性反应可危及生命并且难于诊断。地高辛能造成任何形式的心律失常。如洋地黄用于治疗 SVT，同时其毒性反应也能诱发 SVT。

f. 旁路 SVT 的患者可能禁用地高辛。

关于地高辛用于 SVT 患者请参看（见后述）。

(6) 适应证

a. 室上性快速心律失常（见后述）。

b. CHF（常见于历史用药）。

(7) 给药：静脉注射、口服、肌内注射。

(8) 临床使用（仅供参考）

a. 剂量（假设肾功能正常；肾功能不全者减量）

i. 成人：负荷量静脉滴注及肌内注射 0.25～0.5mg 逐渐加量（总共 1～1.25mg 或 10～15μg/kg）；维持量，根据临床需要和血药浓度 0.125～0.250mg/d。

ii. 小儿（静脉给药）

年龄	洋地黄总量（DD, μg/kg）	每日维持量（分次给药，肾功能正常）
新生儿	15～30	20%～35% DD
2 月龄—2 岁	30～50	25%～35% DD
2—10 岁	15～35	25%～35% DD
＞10 岁	8～12	25%～35% DD

b. 地高辛有 15～30min 或更长的一个逐步起效时间，峰值效应发生在静脉滴注给药后的 1～5h。

c. 与 β 受体阻断药，钙通道阻滞药或钙合用时需谨慎。

d. 始终注意中毒的可能性：

症状包括心律失常，特别是传导阻滞和自律性增强同时发生的情况（如交界性心动过速伴随 2：1 房室传导阻滞）。过早的房性或室性除极、房室传导阻滞、加速交界性心动过速、室速或室颤（可能难以转复）及胃肠道和神经中毒症状均可能出现。

e. 增加毒性的因素

i. 低钾、低镁、高钙、碱中毒、酸中毒、肾功能不全、服用奎尼丁及甲状腺功能减退均可能增加地高辛毒性。

ii. 谨防给予洋地黄化的患者钙盐！即使患者已经停用地高辛超过 24h，仍可能发生恶性室性心律失常（包括 VF）。通过监测离子钙浓度可允许使用最小剂量的钙剂。

f. 洋地黄中毒的治疗

i. 提高血清［K^+］至正常值的上限（除非出现房室传导阻滞）。

ii. 治疗室性心动过速予苯妥英、利多卡因或胺碘酮。

iii. 治疗房性心动过速予苯妥英或胺碘酮。

iv. β 受体阻断药对地高辛引起的心律失常有效，但如果房室传导阻滞继续发展可能需要心室起搏。

v. 谨慎复律。可能发生难复性 VF。使用低能量同步电除颤，如果必要缓慢增加除颤能量。

g. 血清地高辛水平

i. 治疗浓度：$0.5 \sim 2.5 \text{ng/ml}$。小于 0.5ng/ml 无毒性，大于 3ng/ml 必定中毒。

ii. 当地高辛用于小儿或高钾患者，抑或是用于使用洋地黄治疗房性心律失常时，增加血药浓度不一定会出现临床中毒。

iii. 对于低钾、低镁、高钙、心肌缺血、甲状腺功能减退或刚刚脱离 CPB 的患者，"治疗剂量"的血清浓度仍可能造成中毒。

h. 由于其药效长、起效慢、存在中毒的风险，地高辛不用于急性心力衰竭的治疗。

综上所述，地高辛近年来使用率已经减少很多。

3. 左西孟旦 [48-53]

(1) 作用

①以 Ca 依赖性的形式结合于心肌肌钙蛋白 C，左移 Ca^{2+} 张力曲线。左西孟旦可能对 Ca^{2+} 诱导的肌钙蛋白 C 构象改变具有稳定作用。

②这种效应在心肌收缩早期，即细胞内 Ca^{2+} 浓度最高时达到最大。舒张期 Ca^{2+} 浓度较低时效应也减小。

③左西孟旦同时抑制 PDE Ⅲ 活性。

④血流动力学作用

左西孟旦	
心率	升高
心排血量	升高
体循环血管阻力	降低
平均动脉压	不变
肺动脉楔压	不变
心肌耗氧	不变

(2) 优点

①不增加细胞内 Ca^{2+}

②不经由 cAMP 起效，因此不与 β 受体激动药或 PDE 阻滞药发生相互作用。

(3) 缺点

①与其他药物的潜在相互作用尚不明确。

②未得到美国的上市许可。

(4) 适应证：在许可上市的地区，适应证包括急性心力衰竭及慢性心力衰竭的急性加重。

(5) 给药：静脉注射。

(6) 临床使用

① $8 \sim 24 \mu g / (\text{kg} \cdot \text{min})$。

②虽然对 PDE 具生化活性，但左西孟旦不会上调 cAMP，因此其可能具有降低与拟交感神经相关的心律失常发生概率。

③临床观点：30d 死亡率无差异。

八、β 肾上腺素受体阻断药 [3, 54]

（一）作用机制

这类药物与 β 肾上腺素受体结合并联合拮抗作用，发挥的典型心血管效应如下。

β肾上腺素受体阻断药	
心率	降低
收缩力	降低
血压	降低
体循环血管阻力	升高［除非药物具有内源性交感活性（intrinsic sympathetic activity，ISA）］
房室传导	降低
心房不应期	升高
自律性	降低

（二）β肾上腺素受体阻断药的优点

1. 减低 Mvo_2、HR 及心肌收缩力。

2. 延长舒张期时长，血流及氧主要在舒张期被运至左心室。

3. 用于与硝酸甘油协同治疗心肌缺血；拮抗硝酸甘油、硝普钠或其他血管扩张药引起的反射性心动过速及收缩力增强。

4. 抗心律失常作用，特别是房性心律失常。

5. 降低 LV 射血速率（对主动脉夹层患者有利）。

6. 抗高血压，但不作为原发性高血压一线用药。

7. 减少动态心室流出道狭窄（如法洛四联症、肥厚性心肌病）。

8. 此类药物可降低慢性心绞痛、CHF、高血压及心肌梗死后死亡率。

（三）缺点

1. 可能出现严重心动过缓。

2. 诱发心传导阻滞（一度、二度或三度），特别是本来就存在心肌传导异常时的情况下，或者当Ⅳ类 β 受体阻断药与某些Ⅳ型钙通道阻滞药合用时。

3. 气道敏感的患者易被诱发气管痉挛。

4. 低射血分数的患者初始即接受大剂量治疗时易引发充血性心力衰竭。这是因为收缩期室壁张力提高造成的 LVEDP 升高可能引发了心肌缺血。

5. 低血糖的症状（出汗除外）易被糖尿病掩盖。

6. 由于 $β_2$ 的扩血管作用 SVR 可能会升高。使用时需注意患者是否患有严重的外周血管疾病或未经 α 受体阻滞药治疗的嗜铬细胞瘤。

7. 罕见的敏感患者有发生冠状动脉痉挛的风险。

8. 围术期的突然停药会导致高动力性循环和心肌缺血。

（四）β受体阻断药的突出特点

1. 选择性

选择性 β 受体阻断药对 $β_1$ 受体的效能远强于 $β_2$ 受体。与非选择性药物相比，它们更少造成支气管痉挛及 SVR 升高。不过，$β_1$ 选择性具有剂量依赖性（更高剂量下药物选择性失效）。当哮喘患者接受 β 受体阻断药治疗时需谨慎。

2. 内源性拟交感活性（ISA）

这类药物表现出"部分激动药"活性，因此，具有 ISA 的药物同时表现出 β 受体阻断（阻止儿茶酚胺与受体结合）和轻微的受体激活两个相反的特点。接受具 ISA 的药物与非 ISA 药物治疗相比，患者会表现为更强的 HR 和 CO 静息作用（表现为运动也不使其改变），但是 SVR 亦较为更低。

3. 作用时长

一般来说，长时效的 β 受体阻断药通过肾脏排出，反之药效为 4～6h 的药物经肝脏消除。艾司洛尔这种超短效（血浆半衰期 9min）β 受体阻断药通过血液内的一种红细胞酯酶消除。当艾司洛尔的输注突然停止后（绝大部分情况下我们不建议这么做），大部分药物作用会在 5min 内清除。艾司洛尔的作用时间不会因为血浆假胆碱酯酶被二乙氧膦酰硫胆碱或毒扁豆碱抑制而有所改变。

（五）临床使用

1. 剂量

(1) 低剂量开始并缓慢增量至所需。

(2) 美托洛尔静脉注射剂量为 1～5mg（成人），在 ECG、血压及肺部听诊的监护下逐步调整剂量。因为没有首关效应，静脉内给药剂量远小于口服剂量。常用的紧急静脉滴注给药剂量为 0.02～0.1mg/kg。

2. 患支气管痉挛性疾病的患者必须使用 β 受体阻断药时，使用选择性 β₁ 受体阻断药如美托洛尔或艾司洛尔，并考虑合并使用吸入性 β₂ 受体激动药（如沙丁胺醇）。

3. 中毒的治疗：β 受体激动药（如异丙肾上腺素，可能需要大剂量）及起搏器是主要手段。钙剂、米力农、氨力农、胰高血糖素或碘塞罗宁由于其不经 β 受体起作用，也可能有效。

4. β 受体阻断的评估。当 β 受体充分阻断时，患者不应当由于运动而造成 HR 增加。

5. β 受体阻断的患者使用 α 受体激动药。当 β 受体阻断的患者同时接受 α 受体激动药、或 α 及 β 受体激动药时，如包含肾上腺素的测试剂量的局麻药，由于 α 缩血管效应没有被 β₂ 血管扩张效应拮抗，可能会发生 BP 的明显升高。这一现象可能会造成有害的血流动力学后果（后负荷增加伴随少量 CO 增加）。

6. 艾司洛尔经静脉注射注射给药（负荷量），常序贯持续输注（SVT 使用艾尔洛尔剂量的细节，见前述）。β 受体阻断药的有效时间短是非常有用的（如减弱一个短暂的刺激）。艾司洛尔的超短持续时间加上其选择性 β₁ 效应及不具有 ISA 的特点，使其成为当哮喘或相关禁忌证患者必须使用 β 受体阻断药时的理性选择。艾司洛尔还用于血流动力学状态不稳定的重症患者。

7. 拉贝洛尔是一种 α 及 β 联合阻断药（α/β 比率 =1∶7），引起血管舒张且不会造成反射性心动过速。拉贝洛尔适用于术前或术后的高血压控制。由于其长时效性，不适合在麻醉中用于调整时刻变化的 HR 和 BP。不过，使用拉贝洛尔或其他 β 肾上腺素受体阻断药可以减少短效血管扩张药的需要剂量。

8. β 肾上腺素受体拮抗药的停药。慢性 β 受体阻断药治疗的突然停药会造成包括心动过速和高血压的戒断综合征。可能导致心肌缺血或梗塞。因此，长期 β 受体阻断药治疗不应在围术期突然停止。笔者曾经经历过艾司洛尔突然停药后 48h 即出现的心肌缺血案例！

9. 某些 β 肾上腺素受体阻断药现在已经成为从 B 型到 D 型 CHF 患者的标准治疗方案中的一部分。像卡维地洛和美托洛尔 –XL 等最常用的药物可延长心力衰竭患者的生存时间。长期 β 肾上腺素受体阻断药治疗可以改善 LV 功能及提高活动耐量。这些药物抵消 CHF 患者出现的交感神经系统兴奋状态。在动物实验中，β 肾上腺素受体阻断药减少"心肌重塑"，即功能性心肌被结缔组织取代的过程。重要的是，不是所有的 β 肾上腺素受体阻断药均可以改善 CHF 预后，因此降低死亡率不应被视为其"类效应"。

九、血管扩张药 [28]

（一）对照

1. 作用部位

动脉（降低 SVR）	动脉和静脉
钙通道阻滞药	血管紧张素转化酶（ACE）抑制药
肼屈嗪	血管紧张素受体阻断药（ARB）
酚妥拉明	硝酸甘油 硝普钠 哌唑嗪 前列地尔 三甲噻吩 奈西立肽

2. 作用机制

(1) 直接血管扩张药：钙通道阻滞药、肼屈嗪、米诺地尔、硝酸甘油、硝普钠。

(2) α 肾上腺素受体阻断药：拉贝洛尔、酚妥拉明、哌唑嗪、特拉唑嗪、妥拉苏林。

(3) 神经节阻滞药：三甲噻吩。

(4) ACE 抑制药：依那普利拉、卡托普利、依那普利、赖诺普利。

(5) ARB：坎地沙坦、厄贝沙坦、氯沙坦、奥美沙坦、缬沙坦、替米沙坦。

(6) 中枢性 α_2 激动药（降低交感张力）：可乐定、胍那苄、胍法辛。

(7) 钙通道阻断药（见本章"十、钙通道阻滞药"相关内容）。

(8) 奈西立肽：结合利钠因子受体。

3. 适应证

(1) 高血压，SVR 升高：使用动脉型或者混合型药物。原发性高血压的长期治疗一线药物应为噻嗪类利尿药，而二线药物包括 ACE 抑制药、ARB、钙通道阻滞药及 β 受体阻断药。其他口服药物并未发现有益于预后。

(2) 控制性降压：短效药物最常用（如硝普钠、硝酸甘油、尼卡地平、氯维地平、奈西立肽及挥发性吸入麻醉药）。

(3) 主动脉瓣反流：降低 SVR 可改善组织氧供。

(4) CHF：血管扩张通过降低前负荷及后负荷（收缩期室壁压力，因 LV 容积及压力减少）来降低 Mvo_2。血管扩张同样可改善射血及顺应性。更重要的是，ACE 抑制药和 ARB 抑制"重构"并延长心力衰竭患者的寿命。

(5) 体温调节：血管扩张药常用于 CPB 的降温和复温阶段，以促进组织灌注及加快体温平衡。这在儿科 CPB 和其他涉及全循环停顿的过程中尤其重要，在这过程中 CBF 的增加可促进大脑降温及循环停顿时的脑保护。

(6) 肺动脉高压：血管扩张药可增加非解剖学确定的肺动脉高压。目前，吸入 NO 是唯一真正的选择性肺血管扩张药。

(7) 心肌缺血：血管扩张治疗可通过减少 Mvo_2（减少前后负荷）改善心肌 O_2 平衡，硝酸盐和钙通道阻断药可舒张冠状动脉，改善心肌血流分布。ACE 抑制药可延长曾患心肌梗死患者的寿命。

(8) 心内分流：非限制性心内分流时，尤其是室间隔缺损和主 – 肺动脉连接，应用血管扩张药以控制肺动脉到主动脉的压力。这样可控制分流血流的方向和大小。

4. 注意事项

(1) 高血流动力反射：所有的血管活性药物均会降低 SVR 和 BP 及激活压力感受器反射。这种心交感刺激会产生心动过速并增加心肌收缩力。因心肌 O_2 需求增加导致的心肌缺血可加重因 BP 下降引起的缺血。加用 β 受体阻断药可减轻这些反射。

(2) 心室射血率：反射性交感刺激同样可增加心室射血的速率（dP/dt）及升高收缩期主

动脉壁压力。主动脉夹层时这可能会不利。此外，加用β受体阻断药（或神经节阻滞药）理论上有益于主动脉夹层、主动脉瘤或近期主动脉手术的患者。

(3) 某些扩血管药物突然停药时在"反跳"阶段会涉及肾素 - 血管紧张素系统的激活，导致 SVR 和 PVR 的升高。肾素的释放可被伴随的β受体阻断药减轻，而肾素的作用可被 ACE 抑制药和 ARB 减弱。

(4) 颅内压（intracranial pressure，ICP）：除了三甲噻吩和非诺多泮，大部分血管扩张药会增加 ICP。

(5) 失代偿 CHF 时使用奈西立肽与死亡率升高相关。

（二）特定药物

1. 直接血管扩张药

(1) 肼屈嗪（Apresoline）

①作用

a. 此药为直接血管扩张药。

b. 主要导致小动脉扩张，有少量静脉（前负荷）效应。

肼 屈 嗪	
心率	增加（反射性）
心肌收缩力	增加（反射性）
心排血量	可能增加（反射性）
血压	减小
体循环血管阻力及肺血管阻力	减小
前负荷	稍微变化

②消除：通过肝内的乙酰化作用。乙酰化较慢的患者（占总人口的 50%）血浆中肼屈嗪浓度可能更高，作用时间更长，尤其口服用药时。

③优点

a. 选择性血管扩张：肼屈嗪对冠状动脉、脑、肾及内脏血管床的扩张效果多于肌肉和皮肤。

b. 维持子宫血流（若避免低血压）

④缺点

a. 静脉注射给药后起效慢（5～15min）；峰效应在 20min。因此，给药间隔应至少为 10～15min。

b. 反射性心动过速或冠状动脉盗血可诱发心肌缺血。

c. 类狼疮反应，通常仅见于长期口服，可发生于慢性高剂量（超过 400mg/d）及慢乙酰化患者。

⑤临床应用

a. 肼屈嗪剂量

i. 静脉注射：每 15min 给予 2.5～5mg（最大剂量 20～40mg）。

ii. 肌内注射：每 4～6h 给予 20～40mg。

iii. 口服：每 6h 给予 10～50mg。

iv. 儿童：每 4～6h 以 0.2～0.5mg/kg 剂量缓慢静脉滴注。

b. 起效缓慢限制了在急性高血压危象中的使用。

c. 加用肼屈嗪后血管扩张药的剂量可减少，减小硝普钠氰化物中毒和三甲噻吩神经节阻滞延长的风险。

d. 加用β受体阻断药可减轻反射性心动过速。

e. 应监测 CAD 患者警惕心肌缺血。

f. 依那普利拉、尼卡地平和拉贝洛尔在很多围术期应用中已取代肼屈嗪，但肼屈嗪仍被用于控制术后急性高血压。

(2) 硝酸甘油（三硝酸甘油酯）[28]

①作用

a. 硝酸甘油是一种直接血管扩张药，对静脉的扩张作用大于动脉。

硝酸甘油	
心率	增加（反射性）
心肌收缩力	增加（反射性）
心排血量	多变；通常增加，因前负荷减少（当药物治疗心肌缺血时 CO 可能增加）
血压	减小（大剂量）
前负荷	显著减小
体循环血管阻力	减小（大剂量）
肺血管阻力	减小

b. 外周静脉效应。静脉扩张和外周血管汇集导致有效血容量减少，使心脏容积和前负荷下降。这种效应通常会减少 Mvo_2 和增加舒张期冠状动脉血流。

c. 冠状动脉

i. 减轻冠状动脉痉挛。

ii. 血流重分布使更多的血流流向缺血的心肌及增加心内膜与心外膜的血流比例。

iii. 通过侧支血管增加缺血区域血流。

d. 心肌效应

i. 因缺血减少而增加心肌收缩力。

ii. 间接的抗心律失常作用（缺血心肌的 VF 阈值升高，因为药物导致整个心脏的有效不应期更统一）。

e. 小动脉效应（仅大剂量时）

i. 小动脉扩张降低 SVR。因收缩期心肌壁压力减小，Mvo_2 下降，射血分数和 SV 可能会改善。

ii. 小动脉扩张通常需要大剂量，有些患者需要超过 $10\mu g/（kg \cdot min）$，而比这低很多的剂量会产生有效的静脉和冠状动脉扩张效果。当需要可靠的外周小动脉扩张去控制高血压急症，尼卡地平、硝普钠或氯维地平通常是更好

的选择（可与硝酸甘油联合使用）。

②消除：方式为重分布。代谢位于平滑肌和肝脏，人体中半衰期为 $1\sim3min$。

③优点

a. 前负荷减少（降低 LV 及 RV 舒张末压力和 LA 及 RA 的压力）。

b. 与硝普钠不同，几乎无代谢毒性。

c. 对心肌缺血有效。

i. 冠状动脉阻塞后降低梗死范围。

ii. 维持小动脉自调节作用，因此冠状动脉窃血不太可能。

d. CHF 急性加重时可有效降低前负荷和减轻肺血管淤血。

e. 增加血管容量；可能允许 CPB 结束后残余泵血的灌注。

f. 感光性差于硝普钠。

g. 扩张肺血管床，可用于治疗急性肺动脉高压和右侧心力衰竭。

h. 减轻胆绞痛和食管痉挛。

④缺点

a. 更高剂量时因前负荷和 SVR 下降导致 BP 下降。这可能导致冠状动脉灌注压下降。

b. 反射性心动过速和心肌收缩力反射性增加呈剂量相关。考虑减小剂量或应用 β 受体阻断药（若 BP 满意）。

c. 抑制缺氧性肺血管收缩（但较硝普钠的程度轻）。监测 PO_2 或在吸入气体中补充氧气。

d. 可能会增加 ICP。

e. 可被聚氯乙烯静脉输液管路吸收。滴定有效剂量；管路饱和后效果可能增加。不吸收药物的特制输液管路昂贵而且不必要。

f. 耐药性：慢性持续治疗（超过 24h）可减弱血流动力学和抗心绞痛效果。慢性治疗中的耐药可通过每天停药数小时避免（如果合适的话）。

g. 依赖性：有报道长期工业暴露后突然停

止出现冠状动脉痉挛和心肌梗死。

　　h. 高铁血红蛋白血症。避免长时间应用剂量超过 7～10μg/（kg·min）。

　　⑤临床应用

　　a. 硝酸甘油剂量

　　i. 静脉注射：急性缺血时 50～100μg 注射剂量优于滴注。快速变化的血药浓度可能比持续输注导致更多的血管扩张（也更有可能产生低血压）。

　　ii. 输注：剂量范围 0.1～7μg/（kg·min）。

　　iii. 舌下：0.15～0.6mg。

　　iv. 局部：2% 软膏（Nitropaste），每 4～8h 0.5～2 英寸；或控释透皮硝酸甘油贴，0.1～0.8mg/h。需要 10～12h（如夜间）的无硝酸盐期，以防止耐药。

　　b. 除非使用非聚氯乙烯管路，输注要求在最初的 30～60min 后应减小。

　　c. 若需要储存超过 6～12h，硝酸甘油储存在瓶中比在袋中更好。

　　d. CPB 中应用时，静脉淤积可导致泵残余容量减小。

> **临床要点**　硝酸甘油是一种直接血管扩张药，与动脉扩张相比，能产生更大的静脉池效应。由扩张引起的静脉池效应会减小心脏大小和前负荷，从而减少 Mvo_2 并且通常减轻持续的心肌缺血。

（3）硝普钠（Nipride）[28]

　　①作用

　　a. 硝普钠（Sodium Nitroprusside, SNP）是一种直接作用的血管扩张药。硝酸基团转化为 NO 作用于血管平滑肌，导致细胞 cGMP 水平升高。

　　b. 小动脉和静脉扩张效果相当。

硝普钠	
心率	增加（反射性）
心肌收缩力	增加（反射性）
心排血量	多变的
血压	减小（剂量依赖）
体循环血管阻力	减小（剂量依赖）
肺血管阻力	减小（剂量依赖）

　　②优点

　　a. SNP 作用时间很短（1～2min）允许精确的剂量滴定。

　　b. 除了体循环血管扩张作用，还具有肺血管扩张效果。

　　c. 除了高 CO 状态，SNP 几乎对各种原因导致的高血压都极其有效。

　　d. 低剂量时 SVR（后负荷）下降比前负荷明显。

　　③缺点

　　a. 可能发生氰化物和硫氰酸中毒。

　　b. SNP 在光下不稳定因此必须避光。光解可使硝普钠在若干小时后失活但不会释放氰离子。

　　c. 反射性心动过速及心肌收缩力增加（主动脉夹层时应避免，因为会增加剪切力），使用 β 受体阻滞药有效。

　　d. 可抑制缺氧性肺血管收缩，因静脉血混合可能导致动脉低氧血症

　　e. 血管盗血：所有的血管都均衡地扩张。虽然总器官血流会增加，但血流可能从缺血区域（之前最大限度扩张）分流至非缺血区域（在使用 SNP 前，血管适当收缩了）。因此，心肌缺血可能会加重。但是，严重的高血压对心肌缺血显然很危险，因此净效益常常是有益的。ECG 监测很重要。

　　f. 慢性高血压的患者 BP 突然低于"正常"

范围可能导致心肌、脑或肾缺血。

g. SNP 若突然停药（尤其是 CHF 患者）可能产生反跳性的体循环或肺动脉高压。SNP 应逐渐减量。

h. 因静脉扩张，会有轻度的前负荷减少；（但是比硝酸甘油程度轻）如 CO 下降常常需要输注液体。

i. ICP 升高的风险（虽然高血压的控制常常导致 ICP 的下降）

j. 抑制血小板功能（无已知的临床后果）

④毒性

a. SNP 的化学式是 Fe（CN）$_5$NO。SNP 和血红蛋白反应，释放具有剧毒的游离氰离子（CN$^-$）。

b. SNP+ 氧合血红蛋白 ➔ 4 个游离的氰离子 + 氧化高铁（无毒）。

c. 氰离子抑制细胞色素氧化酶，阻止线粒体氧化磷酸化，PO$_2$ 充足的情况下也会导致组织缺氧。

d. 氰化物解毒

i. 氰离子 + 硫代硫酸钠（和硫氰酸酶）➔ 硫氰酸。硫氰酸毒性远小于氰离子。硫代硫酸钠的活性是氰化物代谢的限速步骤。成年人可使用已有的硫代硫酸钠储存代谢 50mg SNP。硫代硫酸钠的应用在治疗氰化物中毒中起关键作用。硫氰酸酶是一种位于肝脏和肾脏中促进氰化物解毒的酶。

ii. 氰离子 + 羟钴胺素 ➔ 氰钴维生素（维生素 B$_{12}$）。

e. 中毒风险增加的患者

i. SNP 低剂量时血管扩张效果差［需要剂量大于 3μg/（kg·min）才能起效］。

ii. 任何时候高剂量 SNP 输注［大于 8μg/（kg·min）］。此时，需要频繁的血气分析，同时需要考虑以下措施。

—最重要的是，加用其他血管扩张药或一种 β 受体阻断药降低硝普钠的剂量。

—考虑监测混合静脉氧饱和度（见第 4 章"心脏手术患者的监测"）

iii. 总剂量较大（大于 1mg/kg 超过 12～24h）。

iv. 严重的肝脏或肾脏功能障碍。

f. SNP 中毒表现

i. SNP 的血管扩张效果出现快速耐药性（β 受体阻断药可以抑制肾素释放增加）。

ii. 混合静脉 PO$_2$ 升高（由于细胞 O$_2$ 利用下降）而 CO 并无升高。

iii. 代谢性酸中毒。

iv. 氰化物中毒不会出现发绀（细胞不能利用 O$_2$；因此血氧饱和度保持高水平）。

v. 慢性 SNP 中毒是由于硫氰酸水平升高，是长期治疗或肾衰导致硫氰酸蓄积的后果。硫氰酸只能由肾脏排泄（清除半衰期 1 周）。硫氰酸水平升高（大于 5mg/dl）会导致乏力、恶心、厌食、瞳孔缩小、精神病、反射亢进和癫痫发作。

g. 慢性氰化物中毒的治疗

i. 任何患者在接受 SNP 治疗时出现代谢性酸中毒或无法解释的混合静脉 PO$_2$ 升高，都应怀疑氰化物中毒。

ii. 一旦怀疑中毒，应停用 SNP 并用其他药物代替；降低剂量并不足够，因为有临床症状的中毒意味着线粒体氧化活动显著减少。

iii. 100% O$_2$ 通气。

iv. 使用碳酸氢盐治疗严重的代谢性酸中毒。

v. 轻度中毒（碱缺失小于 10，SNP 停药后血流动力学稳定）可使用硫代硫酸钠治疗，150mg/kg 静脉滴注（血流动力学良好）。

vi. 重度中毒（碱缺失大于 10，或停用硝普钠后血流动力学恶化）。

—产生高铁血红蛋白结合氰离子，产生无

毒的氰化高铁血红蛋白，将氰离子从线粒体氧化酶中移除。

• 予 3% 亚硝酸钠，4～6mg/kg 缓慢静脉滴注（必要时 2～48h 后重复一半剂量），或

• 亚硝酸异戊酯：打开 1 安瓿于呼吸囊中（易燃！）

—应同时使用硫代硫酸钠，150～200mg/kg 静脉滴注超过 15min，以加快氰化物的代谢排出。需要注意的是硫氰酸的清除是肾脏依赖的。

—考虑羟钴胺素（维生素 B_{12}）25mg/h。

注意：这些治疗即使在 CPR 中也应该实施；否则体内组织将无法利用 O_2。

⑤临床应用

a. SNP 剂量：0.1～2μg/（kg·min）静脉滴注。滴定剂量至 BP 和 CO。避免剂量超过 2μg/（kg·min）。滴注剂量达 10μg/（kg·min）的时间不应超过 10min。

b. 监测氧合。

c. 瓶中或袋中的溶液应用金属箔包裹以避光。黑暗中保存的溶液可持续效果达 12～24h。不需要将用药管道包括金属箔。

d. 由于 SNP 的特性，最好使用静脉泵及单独使用一条中心静脉通路。如另一种药物也使用同一条通路，使用足够的"载体"流速使得其中一种药物输注速度的变化不会改变另一种药每分钟进入患者的量。

e. 静脉滴注时应逐渐缓慢减药以避免体循环或 PA 压力的反跳性升高。

f. 此药慎用于伴随未经治疗的甲状腺功能减退患者或严重肝肾功能不全的患者。

g. 推荐使用动脉导管持续监测 BP。

(4) NO[55]

①作用

a. NO 是一种主要在内皮细胞 L- 精氨酸自然产生的具有血管活性的气体。在它的分子式被确认之前，它被叫作内皮源性舒张因子。NO 从内皮细胞弥散至血管平滑肌，增加 cGMP 导致血管扩张，一部分通过降低细胞内钙实现。它是一个重要的生理细胞内信号物质，NO 或它的缺失可能出现在病理情况下如再灌注损伤和冠状动脉痉挛。

b. 它可吸入治疗肺动脉高压，尤其是婴儿呼吸窘迫综合征。

NO	
肺血管阻力	减小
体循环血管阻力	无变化
RVSWI	减小

RVSWI. 右心室每搏作功指数

②消除：NO 迅速与血红蛋白的血红素部分结合，形成无活性的化合物亚硝基血红蛋白，并最终降解为高铁血红蛋白。NO 的血中生物半衰期约为 6s。

③优点

a. 吸入 NO 看上去是长期以来寻找的"特异性"肺血管扩张药。它没有体循环作用。

b. 与胃肠道使用的肺血管扩张药不同，吸入 NO 对肺 *V/Q* 关系产生良好影响，因为它主要扩张通气良好区域的肺血管。

c. 低毒性，若安全预防措施在考虑范围内。

④缺点

a. 必须有严格的安全防范措施以预防潜在的严重中毒，如过量或灾难性的二氧化氮引起的肺水肿。

b. 高铁血红蛋白浓度可能会达到临床重要值，血中浓度应每日监测。

c. 长期使用可能导致终末细支气管的纤毛耗竭和内皮增生。

d. NO 对金属有腐蚀性。

⑤临床应用

a. NO 的吸入是依靠混合稀释的 NO 气体和呼吸机进入的气体。治疗浓度范围为 0.05～80ppm。应使用最低有效浓度，并密切监测反应。减少 PVR 和 RVSWI 的起效时间一般为 1～2min。

b. 使用 NO 必须购买预稀释在氮气中的测量罐，必须间断使用分析仪检测进入患者的气流中的 NO 和二氧化氮。NO 通常不是由呼吸机和患者之间注入的（以避免过量），使用前严禁接触空气或氧气（避免形成有毒的二氧化氮）。

c. NO 在治疗新生儿持续肺动脉高压，其他形式的肺动脉高压和成人呼吸窘迫综合征取得不同程度的成功，但目前对预后无影响。

(5) 奈西立肽 [56-58]

①作用

a. 奈西立肽结合内皮及血管平滑肌上的利钠肽受体 A 和 B，通过增加 cGMP 产生动脉和静脉系统的扩张。它也可通过抑制交感神经系统、肾素 – 血管紧张素 – 醛固酮系统（RAAS）和内皮素产生间接的血管扩张作用。

奈西立肽	
心率	无直接作用
心肌收缩力	无直接作用（反射性增加）
心排血量	无直接作用（反射性增加）
血压	减小
前负荷	减小
后负荷	减小
体循环血管阻力	减小
肺血管阻力	减小

b. 利尿和利钠作用：尽管奈西立肽作为一种"心脏利钠肽"被期待具有强力的利尿和利钠作用，但这种作用只在健康患者中最有效。

c. 奈西立肽可被中性内肽酶水解。一小部分给予的药物可从肾脏消除。

②临床应用：最初的研究提示奈西立肽与正性肌力药物相比，与减少 HF 患者死亡率相关。一个大型临床研究的最新数据提示奈西立肽对急性失代偿性 HF 与其他标准药物相比并无优点。

a. 经典剂量如下。

i. 2μg/kg 初始剂量。

ii. 0.01μg/（kg·min）维持静脉输注。

b. α 肾上腺素受体阻断药 [3, 54]

2. 拉贝洛尔（Normodyne, Trandate）

广泛用于麻醉中及麻醉后的血压控制。见"β 肾上腺素受体阻断药"部分对此药的介绍。

(1) 酚妥拉明（Regitine）

①作用

a. α_1、α_2 和 5- 羟色胺（5-HT，血清素）受体竞争性拮抗药。

b. 主要扩张动脉，少量静脉扩张效果。

酚妥拉明	
心率	增加（反射性）
心肌收缩力	增加（反射性）
血压	减小
体循环血管阻力	减小
肺血管阻力	减小
前负荷	少量改变

②消除方式：为肝内代谢，部分由肾脏排泄。消除发生在静脉注射后 10～30min。

③优点

a. 对高 NE 状态有好处，如嗜铬细胞瘤。

b. 拮抗不良的 α 兴奋。如逆转 NE 外渗至皮肤的不利影响可使用酚妥拉明 5～10mg 稀释至 10ml 盐水局部浸润。

c.CPB 后可与 NE 合用提供正性肌力支持，减少血管收缩。

④缺点

a. 心动过速，产生机制有两种

i. 通过压力感受器反射。

ii. α_2 受体阻断的直接效果。阻断突触前受体，消除了突触前神经末梢控制 NE 释放的正常反馈系统。由于 α_2 受体兴奋减少 NE 释放，阻滞这些受体使得突触前释放增加。这只能导致 β_1 受体交感效应，因为 α 受体介导的突触后 α 效应已被酚妥拉明阻断。可能会导致心肌缺血或心律失常。因此，心动过速和正性肌力具有应答 β 受体阻断药的效应。

b. 刺激胃肠道蠕动，增加胃酸分泌。

c. 可能发生低血糖。

d. 肾上腺素在 α 受体阻断的患者上通过 β_2 受体机制导致低血压（"肾上腺素逆转"）。

e. 心律失常可能。

f. 组胺释放。

g. 从药物制造商处获取的难度正在增大。

⑤临床应用

a. 酚妥拉明剂量

i. 静脉注射：1～5mg（成人）或 0.1mg/kg 静脉滴注（儿童）。

ii. 静脉滴注：1～20μg/（kg·min）。

b. 用于治疗嗜铬细胞瘤时，可同时应用 β 受体阻断药。

c. β 受体阻断药可减轻心动过速。

d. 酚妥拉明在用于促进婴儿 CPB 的均匀降温效果优于 DHCA（剂量为 0.1～0.5mg/kg）。

(2) 酚苄明（Dibenzyline）

①作用

a. α_1 和 α_2 受体的非竞争性拮抗药。

b. 主要扩张动脉，少量静脉扩张。

酚 苄 明	
心率	增加（反射性）
收缩力	增加（反射性）
血压	减少
体循环血管阻力	减少
肺血管阻力	减少
前负荷	减少

②消除方式：为肝脏代谢，部分由肾脏排泄。消除发生在静脉注射后 10～30min。

③优点

a. 用于高 NE 状态如嗜铬细胞瘤。

b. 口服作为嗜铬细胞瘤的术前准备。

c. 起效缓慢，作用时间长（半衰期大概 24h）。

④缺点

a. 心动过速，产生机制有两种。

i. 通过压力感受器反射

ii. α_2 受体阻断的直接效果。阻滞突触前受体，消除了突触前神经末梢控制 NE 释放的正常反馈系统。由于 α_2 受体兴奋减少 NE 释放，阻滞这些受体使得突触前释放增加。这只能导致 β_1 受体交感效应，因为 α 受体介导的突出后 α 效应已被酚妥拉明阻断。可能会导致心肌缺血或心律失常。因此，心动过速和正性肌力作用这些 β 效应对 β 受体阻断药有应答。

b. 鼻塞和头痛常见。

c. 导致明显的低血容量；术前充分的补液可能导致明显的术后水肿。

d. 无静脉给药形式。

⑤临床应用

a. 酚苄明剂量

i. PO 剂量：10mg（成人）每日两次。

ii. 逐渐增加剂量至 30mg 每日两次，以不良反应出现或高血压消失为限。

b. 用于嗜铬细胞瘤时，酚苄明剂量应达到稳定水平再加用 β 受体阻断药，除非有明显的心动过速或心肌缺血。

c. 有些作者主张以多沙唑嗪或钙通道阻滞药取代酚苄明作为嗜铬细胞瘤的术前准备，指出这些药物的不良反应更少（术前及术后）。

(3) 哌唑嗪、多沙唑嗪和特拉唑嗪

①作用：选择性 α_1 竞争性拮抗药，哌唑嗪的主要心血管作用为血管扩张（动脉和静脉）伴随 SVR 和前负荷减少。反射性心动过速轻微。

②消除方式：为肝脏代谢，半衰期 4～6h。

③优点

a. 几乎不发生心动过速。

b. 仅有的重要心血管作用是血管扩张。

④缺点：可能发生直立性低血压伴晕厥，尤其是初次给药后。

⑤适应证：用于慢性高血压的口服治疗（但非一线药物）。

⑥给药方式：口服。

⑦临床应用

a. 哌唑嗪剂量：初始 0.5～1mg 每日两次（最大 40mg/d）。

b. 哌唑嗪与其他两种 α_1 受体阻断药密切相关，有共同的作用机制。

i. 多沙唑嗪（Cardura）：半衰期为 9～13h；剂量为 1～4mg/d（最大 16mg/d）。

ii. 特拉唑嗪（Hytrin）：半衰期为 8～12h；剂量为 1～5mg/d（最大 20mg/d）。

3. 血管紧张素转化酶（ACE）抑制药

(1) 卡托普利（开博通）

①作用

a. 和所有 ACE 抑制药一样，卡托普利阻断血管紧张素 I（无活性）在肺内转换为血管紧张素 II。降低血浆中血管紧张素 II 水平，导致血管扩张，通常不会引起 HR 或 CO 反射性增加。

b. 很多组织含有 ACE（包括心脏、血管和肾脏），抑制局部血管紧张素 II 的产生可能是 ACE 抑制药重要的作用机制。

c. ACE 抑制药伴随的激肽（如缓激肽）血浆和组织浓度及前列腺素的增加可能是不良反应产生的原因。

d. 卡托普利、依那普利拉及赖诺普利直接抑制 ACE，但贝那普利、依那普利、福辛普利、喹那普利和雷米普利是无活性的"前体药物"，必须经过肝脏代谢变成活性代谢物。

②消除：主要为肾脏消除，半衰期 1.5～2h。肾功能不全时所有 ACE 抑制药（福辛普利除外）都应该减量。

③优点（同所有 ACE 抑制药）

a. 慢性高血压的有效口服血管扩张药。

b. 无快速耐药性或反射性血流动力学改变。

c. 对 CHF、高血压及 MI 后患者可改善症状，延长寿命。

d. 可能减缓糖尿病肾病的进程。

e. 心肌梗死后拮抗 LV 重构。

④缺点（和所有 ACE 抑制药一样）

a. 因减小肾灌注压，可逆性地损伤肾功能。双侧肾动脉狭窄（或单侧功能肾）的患者有肾衰高风险。

b. 减少醛固酮分泌，增加血浆 K^+，可能发生高钾血症。

c. 并非所有的血管紧张素都通过 ACE 通路产生（"血管紧张素逃逸"）。

d. ACE 抑制药同样可导致缓激肽积聚（可能是 ACE 抑制药不良反应的背后原因）

e. 过敏反应（包括血管性水肿和血液系统疾病）罕见。卡托普利可能会导致严重的皮肤反应。

f. 很多患者可能会有慢性无痰咳嗽。

g. 长期使用 ACE 抑制药（和 ARB）与全麻诱导期间的严重低血压有关。

h. 中、晚孕期用药可能出现严重的胎儿畸形和羊水过少。

⑤适应证

a. 高血压。

b. CHF。

c. 心肌梗死（二级预防）。

d. 对所有的适应证，预后获益似乎是药物类作用；任何 ACE 抑制药都可以提供。

e. 预防肾功能不全（无肾动脉狭窄），尤其在风险人群（糖尿病）。

⑥用药方式：口服。

⑦临床应用

a. 卡托普利剂量

i. 成人：12.5～150mg 口服 一天 2～3 次，低剂量可用于治疗心力衰竭。

ii. 婴儿：50～500μg/kg，每天三次。

iii. 大于 6 月的儿童：0.5～2mg/（kg·d），分 3 次。

b. 相互作用：ACE 抑制药会与地高辛（减少地高辛清除率）及锂剂（锂中毒）相互作用。可能导致麻醉中严重的低血压。卡托普利会影响别嘌醇（高敏反应）、西咪替丁（CNS 改变）、胰岛素或其他口服降糖药（低血糖）。

(2) 依那普利

①作用：一种用于治疗高血压和 CHF 的口服 ACE 抑制药。依那普利和卡托普利（见前述）很类似。此药必须在肝脏转化为活性代谢物。

②临床应用：依那普利剂量：2.5～40mg/d 口服分 1～2 次。

(3) 依那普利拉（普利－Ⅳ）

①作用：依那普利拉是一种Ⅳ ACE 抑制药，是依那普利的活性代谢物。主要用于严重或急性高血压，和卡托普利很相似（见前述）。

②消除：为肾脏排泄，半衰期 11h。

③优点

a. 作用时间较硝酸盐常，因此不需要持续输注。可在术后延长 BP 控制。

b. 和肼屈嗪不同，不会引起 HR、CO 和 Mvo_2 反射性增加。

④缺点

a. 与静脉滴注硝普钠相比，起效时间更长（15min）。初次给药后峰效应直到 1～4h 出现。

b. 孕期用药。可导致羊水过少和胎儿畸形。孕期用药仅限于危及母亲生命时。

⑤依那普利拉静脉注射剂量

a. 成人：1.25mg 缓慢静脉滴注，每 6 小时 1 次（最大 5mg 静脉滴注每 6 小时 1 次）。肾功能不全（肌酐清除率小于 30ml/min）时，初始剂量为 0.625mg，1h 后可重复给药；然后 1.25mg。

b. 儿童：有报道 250μg/kg 静脉滴注 每 6h 的剂量对新生儿肾血管性高血压有效。

(4) 其他口服 ACE 抑制药：苯那普利（Lotensin）、福辛普利（蒙诺）、赖诺普利（Prinivil, zestril）、喹那普利（Accupril）、雷米普利（Altace）、培哚普利（Aceon）、群多普利（Mavik），莫西普利（Univasc）。

4. 血管紧张素受体阻断药（ARBs）

(1) 作用机制

①即使使用了血管紧张素转化酶抑制药治疗，血管紧张素Ⅱ和醛固酮血浆浓度仍可上升，这是由于血管紧张素的堆积或者非血管紧张素转化酶通道的催化（如糜酶）。

②选择性血管紧张素 1 型受体（AT_1）阻断药可抑制血管紧张素Ⅱ直接导致的。

a. 血管收缩。

b. 钠潴留。

c. 释放去甲肾上腺素。

d. 左心室肥大和纤维化。

③血管紧张素 2 型受体（AT_2）未被阻断：

包括 NO 释放及血管舒张的效应仍完整保留。

(2) 优点

①可口服的血管舒张药。

②无快速耐药或反射性血流动力学变化。

③ ARBs 类药物和 CYP 系统几乎无反应，故相关药物反应较少。

④可改善充血性心力衰竭、高血压及心肌梗死后患者的症状和预后。

⑤预防高血压和左心室功能障碍患者的脑卒中。

⑥可延缓肾病的进展（尤其是糖尿病患者）。

⑦可拮抗心肌梗死后的左心室重建。

⑧无血管紧张素转化酶抑制药类药物的常见不良反应（咳嗽、血管水肿）。

(3) 缺点

①由于肾灌注压的降低，存在引起肾功能下降的潜在隐患，尤其是双侧肾动脉狭窄的患者（或仅有单侧肾功能的患者）。

②可引起高血钾，尤其当临床医生意识不到醛固酮分泌下降的后果。

(4) 适应证

①血管紧张素转化酶抑制药不耐受 – ARB 类药物和 ACEI 类药物使患者受益程度类似。

②高血压。

③充血性心力衰竭。

④预防高风险人群（糖尿病患者）的肾功能不全（无肾动脉狭窄情况下）。

⑤联合 ARB 类和 ACEI 类药物是否可使患者更受益尚缺乏确切的数据。

(5) 特殊药物：口服的 ACEI 类药物包括氯沙坦（科素亚）、厄贝沙坦（安博维）、坎地沙坦（必洛斯）、依普沙坦（泰洛欣）、替米沙坦（美卡素）、缬沙坦（代文）及奥美沙坦（傲坦）。

5. 直接肾素抑制药

阿利吉仑是这一类药物的唯一成员。用于治疗高血压，并与 ARB 类药物拥有相同的不良反应和禁忌证。常用剂量为 150～300mg/d，单次服用。

6. 中枢性 α_2 受体激动药

(1) 可乐定（氯压定）作用机制

①可乐定激活中枢性 α_2 受体，减低交感神经输出，从而减少外周交感神经末端释放的去甲肾上腺素。

②可乐定是一种部分激动药（次极大地激活受体但也拮抗其他 α_2 受体激动药）。

③对于血管平滑肌的 α_2 受体具有一定的直接血管收缩作用，但远不如这些受体诱导的血管扩张作用。

④对于外周神经有"局麻"效应，因此在硬膜外或骶管麻醉的时候可产生镇痛效果。

⑤已经被列入中效局麻药物（类似甲哌卡因），外周神经阻滞后可几乎将镇痛时间延长一倍。

(2) 消除

①较长的作用时间（β 半衰期为 12h）。

②口服 1.5～2h 后达到峰效应。

(3) 优点

① α_2 受体激动药可通过中枢性机制增强全麻药和毒品的药效。这种效果可大幅度削减麻醉药物的剂量。

②无反射性增加心率或收缩力。

③可乐定可降低交感性冠状动脉张力。

④可减退应激性血流动力学反应。

⑤延长局麻药的作用时间。

(4) 缺点

①急性戒断后可产生显著的反跳高血压。

②可乐定可增强阿片类药物对于中枢神经系统的作用。

③镇定作用是剂量依赖性的。

(5) 临床应用

①可乐定的剂量

a. 成人：每天口服 0.2～0.8mg（最大

2.4mg/d）。当作为麻醉预药物时，常用口服剂量为 5μg/kg。

b. 儿童：每 6～8h 以 3～5μg/kg 剂量给予。

②急性戒断后通常发生反跳高血压。可乐定须持续服用直至术前，术后应当立即恢复（皮肤药贴、胃管或者口服）或用另一种抗高血压药物。或者，术前 1～2 周可将可乐定更换为另一种药物。

③可发生术中低血压。

④皮肤药贴需要 2～3d 来达到有效浓度。

⑤胍那苄和胍法辛作为相关药物拥有类似的药效和不良反应。

⑥使用可乐定可能可以增强大型心血管手术中的血流动力学稳定性。

⑦对于酒精或阿片类药物戒断的患者，可乐定可减退交感神经的反应。

⑧可减少术后寒战。

⑨在外周神经阻滞前，可和中效局麻药共同应用以延长作用时间。

7. 其他血管扩张药

(1) 非诺多泮

①作用机制

a. 非诺多泮是一种短效多巴胺 -1 受体激动药，可引起外周性血管扩张。作用机制似乎是通过刺激 cAMP。

b. 不同于多巴胺，非诺多泮临床剂量无 α 或 β 受体活性，因此对心率和收缩力无直接效应。

c. 非诺多泮可刺激利尿作用和尿钠排泄。

②优点

a. 相比于其他短效静脉血管扩张药，非诺多泮几乎无全身性毒不良反应。

b. 非诺多泮可单独产生相同于"肾剂量"的多巴胺［0.5～2.0 μg/（kg·min）］的利尿作用和尿钠排泄。

c. 不同于多巴胺，非诺多泮可减少全身性和脑局部的血供。

③缺点：和其他多巴胺受体激动药一样，非诺多泮可引起清醒患者的恶心感。

④临床应用

a. 任何时候需结合血管扩张药或"肾剂量"多巴胺，非诺多泮都较合适；如体外循环后的高血压患者。

b. 非诺多泮不引起发绀或高铁血红蛋白症，且理论上在控制急性高血压时优于硝普钠和硝酸甘油。

c. 对于治疗成人急性高血压，非诺多泮起始剂量通常为 0.05μg/（kg·min），且每隔 5～10min 将剂量加倍，直至血压得到较好的控制。有时需高至 1μg/（kg·min）的剂量。

d. 儿科患者有限的资料建议体重校准剂量至少达到成人标准。

e. 我们发现 0.05μg/（kg·min）剂量可有效诱导利尿作用和尿钠排泄。

(2) 前列地尔（PGE₁）

①作用机制：本药为直接血管扩张药，通过作用于血管平滑肌细胞上的特殊前列腺素受体。

②消除作用：可通过体内组织尤其是肺内的酶的迅速代谢可达到。

③优点

a. 前列地尔可选择性扩张新生儿和婴儿的动脉导管。可维持动脉导管开放至 60d，且可打开闭合的动脉导管至 10～14d。

b. 相比于强劲的肺血管扩张作用，肺内皮的代谢可降低全身性的血管扩张作用。

④缺点

a. 全身性血管扩张作用和低血压。

b. 可引起婴儿窒息（10%～12%），特别是出生体重低于 2kg。发热和惊厥也可发生。

c. 价格昂贵。

d. 可逆性抑制血小板。

⑤用法：静脉或者脐动脉导管输注。

⑥适应证

a. 肺血流量减少的发绀型先天性心脏病。

b. 重度肺高压伴右侧心力衰竭。

⑦临床应用

a. 前列地尔剂量：静脉输注起始剂量为 $0.05\mu g/$（$kg \cdot min$）。剂量应调高或调低至最低有效剂量。剂量可高至 $0.4\mu g/$（$kg \cdot min$）。

b. 静脉输注前列地尔有时可结合使用左心房去甲肾上腺素输注用于治疗重度肺高压伴右侧心力衰竭。

(3) 依前列醇：依前列醇（PGI_2）用于长期治疗原发性肺动脉高压和硬皮病相关性肺动脉高压。依前列醇（Veletri，Flolan）可静脉滴注或吸入给药，用于严重肺动脉高压（WHO Ⅰ类）。当患者通过中心静脉通路进行持续输注时，静脉滴注给药更为方便常见。依前列醇的主要不良反应是胚胎 – 胎儿畸形和血小板功能障碍，导致潜在的出血风险。为了通过吸入途径使用它，在大多数围术期情况下需要对患者进行插管。表 2-1 总结了肺动脉高压和 RV 衰竭的急性治疗。

十、钙通道阻滞药 [3, 54]

（一）概述

1. 组织对钙的利用：钙参与心脏收缩和传导，平滑肌收缩，突触传递和激素分泌。

2. Ca^{2+} 如何进入细胞：Ca^{2+} 通过两种途径达到细胞内作用位点，从外界进入细胞或者由细胞内储存位点释放。这两种途径相互关联，因为跨过肌纤维膜的 Ca^{2+} 可诱导肌质网储存的 Ca^{2+} 释放进入胞质。这些步骤使得细胞内游离 Ca^{2+} 浓度上升 100 倍。

3. Ca^{2+} 的心肌效应：心肌收缩的力量和细胞内游离 Ca^{2+} 浓度相关。Ca^{2+} 浓度升高引起

收缩，降低使得心肌松弛。在收缩期末，耗能泵将细胞质内的 Ca^{2+} 转移至肌质网，使得游离 Ca^{2+} 浓度降低。如果心肌缺血阻止了细胞质 Ca^{2+} 的固定，心肌舒张药松弛将不完成，这种心脏舒张期异常的硬度使得左心室舒张末压上升。

4. 钙通道阻滞药的心肌效应：钙通道阻滞药（calcium channel blockers，CCBs）的作用很大程度上是由于其可减少细胞外 Ca^{2+} 进入细胞内，从而削弱 Ca^{2+} 的诱导作用，进一步减少细胞内储存 Ca^{2+} 的释放。因此，所有的钙通道阻滞药在足够剂量情况下皆可降低心肌收缩力，即使该效应通常被患者的反射性变化而平衡。某些钙通道阻滞药的临床剂量，比如硝苯地平和尼卡地平，不能抑制心肌收缩力。

5. 血管平滑肌和心脏传导系统对钙离子通道阻滞尤其敏感，所有的钙通道阻滞药皆可引起血管舒张。

6. 位点的选择性：钙通道阻滞药通常影响一些特定组织。因此，临床剂量的维拉帕米可抑制心脏传导，但是硝苯地平却不行。

7. 直接和间接效应：选择何种钙通道阻滞药主要取决于其在靶器官直接细胞效应的相对效能和诱导心血管反射性变化的相对效能。

（二）钙通道阻滞药常见的临床效应

1. 外周血管扩张

(1) 动脉扩张减少左心室后负荷：可帮助抵消任何直接的负性肌力。

(2) 静脉效应：前负荷通常改变甚微，因为静脉扩张不明显，且负性肌力通常被下降的后负荷抵消。然而，如果钙通道阻滞药减少心肌缺血和舒张期硬度，充盈压可降低。

(3) 局部效应：多数血管床扩张，包括脑、肝、肺、内脏和肌肉骨骼血管床。硝苯地平可废除肾血流灌注的自我调节，使其依赖于血压

而改变。

(4) 所有的钙通道阻滞药可诱导冠状动脉扩张：这些药物对于冠状动脉痉挛尤其有效。

(5) 钙通道阻滞药和硝酸酯对比

①和硝酸酯不同，钙通道阻滞药不产生药物快速耐受。

②和硝酸酯不同，一些钙通道阻滞药和出血量增加有关。

(6) 血管扩张的可逆性：α 受体激动药比如去氧肾上腺素通常可用于钙通道阻滞药引起的低血压，但是钙盐的常用剂量通常是无效的。

2. 心肌收缩力的抑制应用钙通道阻滞药后心肌收缩力的抑制幅度是多变的，依赖于以下因素：

(1) 选择性：相对于其他作用机制而言，心肌抑制药物的相对效能是一个重要因素。硝苯地平和其他二氢吡啶类药物作为血管扩张药比作为心肌抑制药物效能更强。足够引起强烈的血管扩张效应的临床剂量对心肌几乎没影响。相反，维拉帕米的血管舒张药量可能与某些患者的显著心肌抑制有关。

(2) 心脏的健康程度：对于后负荷降低，衰竭的心室射血分数可上升。如缺血可逆，缺血的心室可更高效地泵血。因为钙通道阻滞药可减少后负荷和缺血，在一些情况下心排血量会随着钙通道阻滞药的治疗而上升。直接的负性肌力效应可能会不明显。

(3) 交感反射：可平衡抵消钙通道阻滞药引起的直接心肌抑制和血管扩张。

(4) 心肌抑制的可逆性：钙盐、β 受体激动药、磷酸二酯酶类强心药皆可用于逆转过度的负性肌力和心脏阻滞。可能需要心电起搏。

3. 改善心肌缺血

(1) 钙通道阻滞药可通过以下途径改善氧供。

①逆转冠状动脉痉挛。

②扩张冠状动脉，增加正常部位和狭窄后

部位的血供。地尔硫䓬和维拉帕米可保留冠状动脉自我调节能力，但硝苯地平可引起冠状动脉窃流。

③通过冠状动脉侧支循环增加血流量。

④通过维拉帕米和地尔硫䓬降低心率（延长心内膜灌注的舒张期时间）。

(2) 钙通道阻滞药可通过以下途径改善耗氧量：①降低收缩力；②降低左心室壁峰张力（降低后负荷）；③降低心率（维拉帕米和地尔硫䓬）。

4. 电生理抑制

(1) 房室传导阻滞谱

①维拉帕米：临床剂量通常可产生显著的电生理效应。因此，相比于扩张血管的效能，维拉帕米拥有更高的延长房室传导不应期的效能。

②二氢吡啶：硝苯地平及其他此类药物可引起剧烈的血管扩张效应，却无法影响方式传导。

③地尔硫䓬：介于硝苯地平和维拉帕米之间。

(2) 房室结效应：钙通道阻滞药对于房室结传导的阻滞可因其抗心律失常效应而使患者受益。

(3) 窦房结效应：地尔硫䓬和维拉帕米降低窦率，硝苯地平和尼卡地平往往轻度增加心率。

(4) 钙通道阻滞药：对于由于二尖瓣脱垂、心房或房室结疾病，以及一些洋地黄中毒引起的心室异位可能有效。

5. 临床应用

(1) 主要减弱心肌缺血的临床症状；注意钙通道阻滞药对于预后是否受益尚不明确。

(2) 高血压（预后差于噻嗪类利尿药和血管紧张素转化酶抑制药；短效的钙通道阻滞药甚至和预后恶化有关）。

(3) 肥大性心肌病：缓解左心室流出道梗阻。

(4) 蛛网膜下腔出血后的脑血管痉挛（硝苯地平）。

(5) 可能降低移植患者中环孢素的肾毒性。同时，钙通道阻滞药也可加强环孢素的免疫抑制效果。

(6) 预防偏头痛。

（三）特殊药物

1. 地尔硫䓬（Cardizem）

(1) 地尔硫䓬是一种苯并硫氮杂类钙通道阻滞药。

(2) 作用机制：地尔硫䓬选择性扩张冠状动脉，相比于其他血管床，可更大幅度增加冠状动脉血供。

地尔硫䓬	
心率	轻度下降
收缩力	无变化或轻度下降
血压	下降
前负荷	无变化
体循环血管阻力	下降
房室传导	减缓

(3) 由肝脏代谢（60%）和肾排泄（35%）消除。血浆消除半衰期为3～5h。有活性的代谢物为去乙酰地尔硫䓬。

(4) 优点

①地尔硫䓬通常降低窦性心率患者的心率。

②可有效治疗和预防典型的或血管痉挛性心肌缺血。地尔硫䓬并不改善预后。

③可用于控制室上性心动过速（见前述）。

④静脉地尔硫䓬可用于控制围术期高血压。

(5) 缺点

①可发生窦性心动过缓和传导抑制。

②相比于其他药物，并无高血压或冠状动脉疾病预后改善的证据。

(6) 适应证

①心肌缺血，包括典型心绞痛和冠状动脉痉挛。

②高血压。

③室上性心动过速，包括心房纤颤和房扑（见前述）。

④窦性心动过速，尤其是术中或术后。

⑤剂量（成人）（见前述）。

2. 尼卡地平（Cardene）

(1) 作用机制：二氢吡啶类钙通道阻滞药作用机制通常和硝苯地平高度相似（见"七、正性肌力药"部分）。尼卡地平主要是血管扩张药，无临床意义的负性肌力效应。主要用于口服治疗高血压。

(2) 尼卡地平静注

①静脉制剂是一种高效的血管扩张药，广泛应用于手术患者，只引起轻微的心率上升，不引起颅内压升高。尼卡地平无类似于硝普钠戒断后的反跳高血压。尼卡地平对于静脉的舒张作用弱于硝酸甘油。

②消除：代谢主要在肝脏，血浆 α 半衰期为 3min，β 半衰期为 14min。当静脉输注中止时，大约 30min 后血管舒张作用可消除 50%。

③临床应用：静脉注射尼卡地平可有效控制围术期高血压；还可通过加速心肌舒张（正性变松效应）而改善缺血时舒张期左心室功能。尼卡地平还可升高血浆环孢素水平。

(3) 剂量：口服：60～120mg/d，分三次服用；静脉注射：成人 1～4μg/（kg·min），直至血压得到控制。当外周静脉通道输注超过 12h，该药物易引起静脉炎。

3. 维拉帕米（Calan，Isoptin）

见前述。

4. 氯维地平 [59]

超短效钙通道阻滞药。仅静脉注射给药。

(1) 作用机制：降低外周血管阻力，增加 CO 的同时降低 BP。用于围术期高血压的控制。血浆半衰期接近 1min。2～4min 内平均降低 BP 约 4.5%（https://resources.chiesiusa.com/Cleviprex/CLEVIPREX_US_PI.pdf）。输注停止后在 5～15min 后 BP 能够完全恢复。

(2) 代谢：血浆及组织酯酶分解。肝肾疾病无禁忌证。呈乳液制剂。对鸡蛋、大豆过敏及脂类代谢异常的患者存在潜在的过敏风险。制造商建议将严重的主动脉瓣狭窄作为禁忌证，但我们相信它可以用来避免血压急剧下降。我们通常将它用于经股动脉瓣置换术来控制瓣膜置入后的血压波动。

(3) 剂量：初始剂量 1～2mg/h。每 5～10min 调整 1～2 mg/h 输注速度直至达到满意效果。通常最大剂量为少于或等于 16mg/h。由于脂质蓄积的问题，24h 内总量控制在 21mg/h 以内。

氯维地平	
心率	增加（反射）
收缩力	增加（反射）
心排血量	增加
血压	降低
体循环血管阻力	显著下降
每搏输出量	增加

十一、心率和心律的药理控制

（一）心律失常概论 [3, 25, 60]

根据 Vaughan Williams 分类法对抗心律失常药物进行分类。

分 类	机 制	举 例
I a	钠通道阻滞药（中介结合 / 离解）	奎尼丁、普鲁卡因胺
I b	钠通道阻滞药（快结合 / 离解）	利多卡因、苯妥英
I c	钠通道阻滞药（慢结合 / 离解）	氟卡尼、丙胺苯丙酮
II	β 受体阻断药	心得安、美托洛尔
III	钾通道阻滞药	胺碘酮、甲磺胺心定
IV	钙通道阻滞药	维拉帕米、地尔硫䓬
V	机制不明	腺苷、地高辛

1. 经由静脉注射给药的抗心律失常药 [3, 27, 60]

(1) 普鲁卡因胺（普鲁卡因酰胺，普康 SR）

① I a 类抗心律失常药。

②剂量

a. 负荷剂量

i. 静脉注射：10～50mg/min（或者每 2～5min 静脉注射 100mg）达到 17mg/kg。

ii. 儿童静脉注射：3～6mg/kg 缓慢静脉给药。

b. 维持剂量

i. 成人：静脉注射，2mg/（kg·h）；口服，每 3h 250～1000mg。

ii. 儿童：静脉注射，20～50μg/（kg·min）；口服，30～50mg/（kg·d）分成 4～6 次剂量。

③药代动力学：治疗性血浆浓度一般为 4～10μg/ml。单次注射后的作用时间是 2～4h。通过肝脏（50%，N- 乙酰普鲁卡因胺）和肾脏代谢。慢速乙酰化后更加依靠肾脏来消除。伴有肾功能减低的患者需要更低的维持剂量，并需要密切监测血浆浓度和 ECG 的 QT 间期。

④不良反应

a. 高血浆浓度或者快速负荷可能会导致负

性肌力和变时作用，导致低血压和低灌注。过量可能需要起搏和（或）β受体激动治疗。

b. 普鲁卡因和（或）其主要代谢活性产物（N-乙酰普鲁卡因胺）的高血药浓度。会导致QT间期延长和尖端扭转。药物的停止治疗需要考虑纠正后的QT间期是否超过450ms。

c. 中枢神经系统的兴奋性可能会出现混乱并发生抽搐。

d. 长期治疗后可能出现一种类似于狼疮的综合征。

(2) 胺碘酮（乙胺碘呋酮）

①Ⅲ类抗心律失常药。

②剂量

a. 口服：800～1600mg/d，1～3周，逐渐减少剂量至400～600mg/d的维持剂量。

b. 静脉用

i. 负荷：对于处于灌注节律的患者，反复10min内注射完150mg胺碘酮直到出现持续的窦性心律。对于脉率较少的VT/VF，可能需要更快的负荷。患者经常需要2～4次或者更多次负荷以持续应答。

ii. 维持：1mg/min持续6h，然后0.5mg/min，目标是提供1g/d的量。

③药代动力学：药物经肝脏代谢，但是有非常高的脂溶性并会导致显著的组织蓄积。消除半衰期是20～100d。因此，对于长期治疗的患者，经常不需要重新负荷胺碘酮在术中的漏失量，并且术后患者经常恢复他们术前的量。

④不良反应

a. 胺碘酮是一个α和β受体非竞争性拮抗药，因此有较强的血管扩张作用，并可导致负性肌力作用，因此，需要血管收缩，静脉输液和偶尔的β受体激动药来支持血流动力学，特别是在胺碘酮负荷阶段。

b. 胺碘酮阻断钾通道并通常延长QT间期，

但很少与尖端扭转室性心动过速有关。胺碘酮治疗时发生尖端扭转的风险与QT间期，胺碘酮相关的QT延长的相关性较差，如果不过量，通常不需要停止治疗。

c. 胺碘酮可能由于β受体阻断而引起窦性心动过缓或者心脏传导阻滞，需要持续静脉胺碘酮治疗的患者有时需要起搏或者低剂量的β受体激动药。

d. 长期口服给药给药的不良反应（亚急性肺纤维化、肝炎、肝硬化、光敏性、角膜微沉积、甲状腺功能减退或者甲状腺功能亢进），这些并发症在短期静脉使用胺碘酮时需要引发的担心较小。

e. 该药物可能增加口服抗凝药、苯妥英钠、地高辛、地尔硫䓬、奎尼丁和其他药物的作用。

(3) 利多卡因（利诺卡因、塞罗卡因）

①I$_b$类抗心律失常药。

②剂量

a. 负荷剂量：1mg/kg静脉滴注，第二次剂量可在第一次剂量10～30min后给药。负荷剂量在CPB患者分离前发生VF的时候需要双倍。总剂量不应该超过3mg/kg。

b. 维持剂量：15～50μg/（kg·min）（即1～4mg/min在成人患者中）。

③药代动力学：一个负荷剂量的持续时间是15～30min，通过肝脏代谢，并且95%的代谢产物是无活性的。然而，对于超过24h的持续输注，应该监测血清药物浓度。许多影响肝功能的因素都会增加血清水平，包括CHF、α受体激动药、肝脏疾病和高龄。

④不良反应

a. 轻到中度的过量可能会导致中枢神经系统症状，产生混乱或者抽搐。更高的浓度时，会出现中枢神经系统抑制，导致镇静和呼吸抑制。更高浓度的利多卡因会导致严重的心肌抑制。

b. 利多卡因，像其他钠通道阻滞抗心律失常药一样（胺碘酮、普鲁卡因胺），降低心室的兴奋性。因此，合并房室结阻滞并依靠心室自身节律的患者可能会在利多卡因的治疗过程中心搏停止。

2. 心动过缓的药物治疗 [3, 27, 60]

(1) 阿托品

①剂量（静脉负荷）：成人患者，0.4～1mg（可能需要重复）；儿童，0.02mg/kg（最低 0.1mg，最高 0.4mg，可能需要重复）。

②药代动力学：阿托品对心律的效应数秒内出现并持续 15～30min；当经肌内注射、皮下注射、口服途径给药时，持续几乎 4h。药物的代谢很少，77%～94% 进行肾消除。

③不良反应：阿托品是胆碱能受体的一种竞争性拮抗药，其主要的不良反应大多是这受体活性的全身表现。

a. 心动过速（对冠心病不理想）。

b. 低剂量加重心动过缓(0.2 mg 或者更少）。

c. 镇静（特别是儿童和老年患者）。

d. 尿潴留。

e. 闭角型青光眼患者眼内压升高。阿托品可能是安全的，如果同时给予缩瞳药滴眼液的话。

(2) 格隆溴铵

a. 剂量：（成人）0.1mg 静脉注射，2～3min 后重复。

b. 与阿托品的不同：更少导致镇静，也更少产生心动过速和对临界性心动过缓更少起效。该药可用于治疗术中轻度心动过缓，或者拮抗新斯的明降低心率的作用，当拮抗神经肌肉阻滞药时。阿托品仍然是严重或危及生命的窦性心动过缓的首选药物。

(3) 异丙肾上腺素（治喘灵）

①一般特征：异丙肾上腺素是一种合成的儿茶酚胺类药物直接激动 β_1 和 β_2 受体。因而有正性肌力作用（通过 β_1 介导增强收缩力加上 β_2 介导的血管舒张）和正性变时性作用。异丙肾上腺素是伴有完全心脏阻滞的心动过缓的治疗首选药物。

②剂量：静脉注射 0.02～0.5µg/（kg·min）。

③药代动力学：该药应该持续输注，并有一个短的半衰期（2min），使其可滴定。部分在肝脏代谢（MAO，COMT），部分未改变直接排泄（60%）。

④不良反应

a. 异丙肾上腺素主要的潜在不良反应是 CAD 患者易发生心肌缺血，因为心动过速，正性肌力和低血压可能造成心肌氧供应 – 需求不匹配。

b. 该药可能诱发室上性心律失常，或可能导致合并副房室传导通路的患者发生预激（如预激综合征）。

（二）室上性心律失常 [3, 25, 27]

以治疗为基础的分类

(1) 概述：SVT 往往预示着危及生命的状态，外科手术的患者可能可以纠正。因此，血流动力学稳定的外科手术患者突发 SVT 不应该直接接受心脏药物治疗，而是关注潜在的可纠正的病因，可能包括低氧（氧饱和度），低通气（呼吸末 CO_2），低血压（因为出血，过敏等而导致的完全或者相对血容量不足），浅麻醉，电解质异常（K^+ 或者 Mg^{2+}），或者心肌缺血（HR，硝酸甘油）

(2) 血流动力学不稳定的患者：合并低 BP 的患者（如收缩期 BP 低于 80mmHg），心肌缺血，或者其他末梢器官灌注不足的证据，应该要求立即同步直流电复律。虽然有些患者可能是对这种复律设置的短暂反应（或根本没有），但是一个短暂时间的窦性心律可能为纠正可逆性 SVT 提供宝贵的时间（见前文）和（或）实施药物治疗（见后文）。在心脏或者胸部手术期间，患者可能会在心包分离，心房缝合或者体外循环前静脉插管时出现 SVT。如果血流动力学不稳定的 SVT 发生在开胸的时候，外科医生应该尝试同步电复律。合并严重冠状动脉疾病或者严重主动脉瓣狭窄的患者发生 SVT 时心脏复律可能难以起效，并因此进入了缺血与加重心律失常的恶性串联中并需要做体外循环。因此，对于有发生 SVT 和随之而来的血流动力学恶化特别高风险的心脏手术患者，建议在麻醉诱导之前早期做 CPB 准备。

(3) 血流动力学稳定的患者

① 腺苷治疗（表 2-2）

a. 在某些特定的患者，SVT 牵涉到 AV 结的折返通路。这种节律通常有一个规律的 R-R 间期，并常见于相对健康的患者中。6mg 腺苷静脉注射（如果没反应重复 12mg）也许能终止 SVT。

b. 许多围术期常见的节律不涉及折返通路中的 AV 节点，并且腺苷对这类患者的 AV 节点阻滞将只产生心室率的短暂减慢。这有可能会导致腺苷作用后心动过速的"反弹"。在节律可以识别并且知道腺苷难以奏效时应避免使用腺苷（心房纤颤动、心房扑动）。心房纤颤动的标志是一个不规则的 R-R 间期。

c. 交界性心动过速在外科手术期间是常见的（特别是儿童先天性心脏疾病术后患者），有时候腺苷治疗后转为窦性心律，这取决于起搏点距离 AV 节点的距离。因为这些结律的起搏点，室性心律失常对腺苷无反应。

② 心率控制治疗

a. 心率控制的合理性：在大多数病例中，心室率的控制是治疗的关键。

i. 延长舒张期以增加左心室充盈，从而增加每搏量。

ii. 减慢心室率以降低 Mvo_2 并心肌缺血的风险。

b. 药物选择的合理性：最常用的是静脉 β 受体阻断药或者钙通道阻滞药，因为它们的快速起效。

i. 在静脉 β 受体阻断药中，艾司洛尔的作用时间最短，这使它可按照分钟滴定，并且使剂量的调整能够对外科手术对血流动力学的刺激起作用（如出血、腹部牵引）。该药有强制负性激励效果，这不适用于严重左心室功能障碍的患者。

表 2-2　常见室上性心动过速对于静脉腺苷的反应

室上性心动过速	机　制	对于腺苷的反应
房室结折返	房室结内折返	终止
房室折返性心动过速（顺行和逆行的）	涉及房室结和附属通道的折返（WPW）	终止
心房内折返	心房内折返	一过性减缓心室率
房扑/心房颤动	心房内折返	一过性减缓心室率
其他房性心动过速	异常自律性 cAMP 介导的激活反应	心动过速终止的一过性抑制
房室交界性心律	多变的	多变的

（改编自 Balser JR. Perioperative management of arrhythmias. In: Barash PG, Fleisher LA, Prough DS, eds. *Problems in Anesthesia*. Vol. 10. Philadelphia, PA: Lippincott-Raven; 1998: 201）

ii. 维拉帕米和地尔硫䓬都是钙通道阻断药，它们的静脉可滴定度低于艾司洛尔。但可迅速减慢 SVT 患者的心室率。此外，地尔硫䓬的负性肌力作用低于维拉帕米和地尔硫䓬，因此更适用于心力衰竭的患者。

iii. 静脉使用地高辛会通过对 AV 结的迷走神经作用减慢 SVT 期间的心室反应，但是由于起效慢（约 6h）需要补充其他静脉药物。

c. 旁路节律：AV 结的阻滞可以减少 WPW 的心室率，并改善血流动力学状态。然而，10%～35% 的合并 WPW 的患者最终会发展为心房颤动。在这种情况下，心房兴奋的速率（每分钟大于 300），通常通过 AV 结过滤后传到心室，而不是通过旁路快速传导至心室。这种情况下诱发 VT/VF 的风险会被经典 AV 结阻滞药物(地高辛、钙通道阻滞药、β 受体阻断药、腺苷）所加剧，因为它们减少了旁路束的不应期。因此，伴随心房纤颤的 WPW 患者不应该接受 AV 结阻滞药物治疗。静脉使用普鲁卡因胺旁路束的传导，可用于治疗合并旁路束支的心房纤颤患者。

(4) 特殊心率控制药物 [3, 27, 60]

①艾司洛尔（请同时见之前关于 β 受体阻断药的部分）

a. 剂量：在手术和麻醉期间，标准的 0.25～0.50mg/kg 的负荷（药物说明书）可能会伴有明显的低血压。实际上，减少静脉负荷剂量至 12.5～25mg 是受静脉滴定影响的，随后 50～200μg/（kg·min）静脉维持。负荷期间的短暂低血压通常可以用静脉补充液体或者血管收缩药物（肾上腺素）治疗。

b. 药代动力学：艾司洛尔被红细胞酯酶迅速消除。艾司洛尔停药后，大部分的药物效果会在 5min 内消失。当血浆胆碱酯酶被二乙氧膦酰硫胆碱或者毒扁豆碱抑制时，艾司洛尔的作用时间不受影响。

c. 不良反应

i. 艾司洛尔是一种强效的、选择性 β₁ 受体拮抗药，并可能通过血管扩张和负性肌力作用导致低血压。

ii. 相对于非选择性 β 受体阻断药，艾司洛尔不太可能引起支气管痉挛，但是仍应谨慎应用于已知支气管痉挛的患者。

②维拉帕米

a. 剂量

i. 静脉负荷（成人）：5～15mg，考虑在手术和麻醉期间 1～2mg 递增，或者在不稳定的患者中。30min 后剂量可以重复。

ii. 静脉维持：5～15mg/h。

iii. 口服（成人）：40～80mg，每日 3～4 次（最大量 480mg/d）。

iv. 儿童剂量：75～200μg/kg 静脉滴注；可能可以重复使用。

b. 药代动力学：经肝脏代谢消除，血浆半衰期是 3～10h，应该运用如此长的时间间隔来增加剂量以避免蓄积效应。

c. 不良反应

i. 维拉帕米阻滞 L 型钙离子通道，可能会由于外周血管扩张和负性肌力作用而导致低血压，特别是在静脉负荷阶段。血管扩张作用可能可以通过静脉补充液体或者使用血管收缩药物（如肾上腺素）来减轻。合并严重左心室功能障碍的患者也许不能耐受静脉使用地尔硫䓬，静脉使用地尔硫䓬也许是更好的选择（见后文）。

ii. 维拉帕米（长期给药）会降低地高辛的消除并提高地高辛水平，产生毒性。

③地尔硫䓬

a. 剂量（成人）

i. 静脉负荷：20mg 静脉注射，2min。15min 后如果心率超过 110bpm 则重复予 25mg 静脉注射。在心肌缺血、血流动力学不稳定或者麻醉的患者中应应用更小的剂量或者更长的负荷时间。

ii. 维持：5～15mg/h 静脉注射，根据心率控制调整剂量。

iii. 口服剂量：120～360mg/d（可供使用缓释制药）。

b. 药代动力学：通过肝脏（60%）和肾脏（35%）代谢。血浆清除半衰期是 3～5h，应该运用如此长的时间间隔来增加剂量以避免蓄积效应。

c. 不良反应

i. 地尔硫䓬，像所有的钙通道阻断药一样，引起血管舒张并可能导致低血压。同时，部分原因是其降低后负荷的性能，静脉使用地尔硫䓬对左心室功能降低的患者心排血量影响较小（相对于其他 AV 结阻滞药物），是这种情况下心率控制的首选药物。

ii. 可能引发窦性心动过缓，所以在窦房结功能障碍或者接受地高辛或者 β 受体阻断药治疗的患者中地尔硫䓬应该谨慎使用。

④高剂量静脉使用硫酸镁

a. 剂量：2～2.5g 的初始负荷治疗，随后 1.75g/h 泵注。

b. 适应证：高剂量硫酸镁几乎很少用于治疗 SVT，但是可能可以成功控制 SVT 患者的心率。已经注意到在一些患者中，硫酸镁转换为窦性心律的概率超过安慰剂或者抗心律失常药物。使用高剂量硫酸镁时应该严密监测血清药物浓度，且应该避免在肾功能不全的患者中使用。已经注意到由于 AV 结的阻滞，需要应用临时起搏器的患者增多。镁可以加强神经肌肉阻滞药的效果；因此，该药能导致有血清药物残余的自主呼吸的患者发生危及生命的低通气。

(5) SVT 的复律

①药物或者"化学"复律的局限性

a. 围术期中近期发生的 SVT 有超过 50% 概率在 24h 内自发转为窦性心律，许多发展为 SVT 的患者在麻醉状态下会在数小时内自发缓解。

b. 当以静脉形式快速化学转律时，大多数的抗心律失常药物对房性心律失常的疗效有限。虽然非对照研究指出静脉抗心律失常药物有 50%～80% 的有效性，但是这些研究中很多是安慰剂在起效（几乎 60% 应用超过 24h）。虽然高浓度胺碘酮（几乎 2g/d）的使用可以提高化学复律的有效性，但是在这种围术期过程中不良反应的潜在影响需要进一步的研究。

c. 大多数药物具有不良反应，包括负性肌力作用和血管扩张（胺碘酮、普鲁卡因胺）。此外，这些药物可能会引发多形式室性心律失常（尖端扭转型室性心动过速）。虽然不常见于胺碘酮，有些更新的药物（如伊布利特）能高效地转律心房颤动，但是其发生尖端扭转的概率高达 8%。

②合理复律：在手术室内，化学复律应该主要用于不能耐受（或者无反应）静脉心律控制或者直流电复律无效并且血流动力学依然不稳定的患者中。术中选择性地在一个稳定的患者中使用直流电复律也有其固定的风险（VF、心搏停止和脑卒中）。此外，导致 SVT 的潜在危险因素在手术期间或者之后有可能在复律之后持续存在，导致复发。当考虑选择直流电复律时，可以谨慎地先建立一个抗心律失常药物维持窦性心律的血浆浓度（即普鲁卡因胺、胺碘酮），以防止电复律后 SVT 复发。静脉使用普鲁卡因胺和胺碘酮的指南在本章之前部分有提供（见"十一、心率和心律的药理控制"的"抗心律失常概述"相关内容）。

(6) 术后患者 SVT 的预防[27]：SVT 可能在手术后的几天时间内发生，40% 发生在心脏手术后的前 4d。专家对许多术后预防方案进行了评估，并在最近的文献中讨论。预防方案包括应用减慢 AV 传导通路的药物（特别是 β 受体阻断药和胺碘酮）可能可以减少术后心房纤颤的发生率（特别是心胸手术后），但并不意味着消除这个问题。即便如此，在术后 SVT 会引发血流动力学或者缺血并发症的高风险患者中应该考虑抗心律失常药物进行预防。

（7）潜在的致心律失常药物：见表 2-3。

表 2-3 致 QT 间期延长药物
（部分药物强调为围术期使用）

抗心律失常药	奎尼丁、普鲁卡因酰胺、丙吡胺、索他洛尔、胺碘酮、伊布利特、多非利特
抗精神病药	氟哌啶醇、利培酮、异艾哌啶、氯丙嗪、硫利达嗪
抗组胺药	特非那定、阿司咪唑
抗真菌药	酮康唑、氟康唑、伊曲康唑
抗生素	甲氧苄氨嘧啶——磺胺甲噁唑、红霉素、克拉霉素
抗抑郁药	阿米替林、丙米嗪、多塞平
阿片类	美沙酮
GI	西沙必利、氟哌利多、昂丹司琼

十二、利尿药 [61]

（一）作用机制

大多数静脉利尿药作用于肾脏的髓襻中去阻止电解质在肾小管中的重吸收。环利尿药阻断氯化钠转运蛋白。噻嗪类利尿药阻止电中性的氯化钠转运。阿米洛利和氨苯蝶啶阻止顶端（非电压门控）钠通道。螺内酯结合并抑制盐皮质激素受体。这些会增加体内水和电解质（钠、氯、钾、钙、镁）的排泄。

（二）不良反应

1. 所有利尿药共有的作用。

2. 与磺胺类药物的交叉敏感（除了利尿酸）。

3. 噻嗪类和襻利尿药的共同作用

（1）皮肤反应。

（2）间质性肾炎。

（3）低血钾。

（4）低镁血症（噻嗪类和襻利尿药的作用被保钾利尿药例如螺内酯或者氨苯蝶啶减弱）。

（5）噻嗪类药物的低钠血症风险大于襻利尿药。

4. 襻利尿药的特殊作用

（1）血尿酸增高。

（2）耳毒性。耳聋，通常是临时的，大剂量应用或者合用氨基糖苷类抗生素可能会发生。一个可能的机制是药物引起的内淋巴电解质成分的改变。

5. 噻嗪类利尿药的作用

（1）高钙血症。

（2）高尿酸血症。

（3）轻度代谢性碱中毒（"收缩性"碱中毒）。

（4）高血糖，葡糖糖耐受不良。

（5）高脂血症。

（6）罕见的胰腺炎。

6. 保钾利尿药的作用

（1）高钾血症（有时合并代谢性酸中毒）。

（2）男性乳腺发育（螺内酯剂量的增加）。

（3）阿米洛利由肾脏排泄，所以肾衰竭的患者持续时间延长。

> **临床要点** 利尿药应用于单纯利尿，而不是用于诊断急性肾损伤及其严重程度。

（三）特殊药物

1. 襻利尿药

(1) 呋塞米（速尿）

①药代动力学：药物原形和代谢产物经肾小管分泌。半衰期1.5h。

②临床应用

a. 剂量

i. 成人：常规口服剂量是20～320mg，连续2d。对于未接受利尿药的患者静脉起始剂量为2.5～5mg，必要时提高到200mg的负荷。已经接受利尿药治疗的患者通常需要20～40mg初始剂量以产生利尿。与间断注射相比，连续静脉输注［0.5～1mg/（kg·h）］在约0.05mg/（kg·h）时产生更持久的利尿效果和更少的日总量。耐受襻利尿药的患者（如长期给药后肝衰竭）可能会受益于速尿和噻嗪类利尿药的组合。

ii. 儿童：1mg/kg（最高6mg/kg）。儿童静脉输注速度是0.2～0.4mg/（kg·h）。

b. 因为速尿是一种磺胺类药物，过敏反应可能发生在磺胺类药物敏感的患者（罕见）。

c. 呋塞米经常会引起短暂的静脉和小动脉血管扩张，降低心脏前负荷。

(2) 布美他尼（Bumex）

①药代动力学：肝肾联合清除。半衰期1～1.5h。

②临床应用

a. 剂量：常用的口服剂量是25～100mg，2～3d的量。0.5～1.0mg静脉输注，每2～3h可重复一次直到最大量10mg/d。

b. 可能发生肌痛。

(3) 利尿酸（Edecrin）

①药代动力学：肝肾联合清除。

②临床应用

a. 剂量：50mg静脉注射（成人）或者

0.5～1mg/kg（最高100mg）滴注起作用。

b. 通常适用于对呋塞米或者布美他尼无效或者对磺胺类药物过敏的患者（噻嗪类和速尿化学成人与磺胺类相关）。

2. 噻嗪类利尿药

机制/药代动力学：噻嗪类利尿药的降压机制仍然是争论的话题。所有噻嗪类利尿药都增加尿中钠离子和氯离子的分泌，作用于远端肾小管的氯化钠转运体中。

3. 保钾利尿药

(1) 阿米洛利（Midamor）

①机制/药代动力学：阿米洛利通过抑制远端肾小管和集合管的肾上皮细胞的钠通道来发挥作用。这会轻度增加钠和氯的排泄。阿米洛利降低管腔跨膜负电压，减少K^+、H^+、Ca^{2+}、Mg^{2+}的排泄。阿米洛利有15%～25%的口服生物利用度。它有一个大概21h的半衰期，并且主要以药物原形由肾脏分泌排泄。

②临床应用：阿米洛利是弱利尿药，所以它几乎不会单独应用，但大多数结合其他强利尿药（如噻嗪类或者襻利尿药）来加强它们的利尿和降压效果，并减少低钾血症发生的风险。

a. 剂量：常用剂量是5～10mg/d，1～2次结合襻或者噻嗪类利尿药。很少给予超过10mg/d的剂量。

b. 该药物也可与氢氯噻嗪（Moduretic）组合使用。

(2) 依普利酮（Inspra）

①机制/药代动力学：本药有螺内酯相同的作用机制和适应证。它是一种有效的降压药。它已被证明延长心肌梗死后左心室功能障碍患者的生存。

②剂量：该药初始剂量为25mg/d，根据患者的耐受性可增加至100mg/d。

(3) 安体舒通（螺内酯）

①机制/药代动力学：螺内酯是远端肾小

管和集合管上皮细胞细胞质中的盐皮质激素受体竞争性拮抗药。所以它拮抗内源性醛固酮作用。与受体结合后，醛固酮 - 受体复合物迁移到细胞核内，调节生产一系列的"醛固酮诱导蛋白"。"醛固酮诱导蛋白"最终增加跨膜氯化钠运输和管腔上皮跨膜负电位，增加钾离子和氢离子的分泌进入肾小管管腔。螺内酯拮抗这些作用。螺内酯也被证明抑制心脏重构并延长慢性心力衰竭患者的生存时间。螺内酯的不良反应包括高钾血症和男性乳房发育。螺内酯的口服生物利用度是 65% 而且半衰期很短。它有活性代谢产物并能延长作用时间（16h 半衰期）。

②临床应用：螺内酯是一种弱利尿药，所以它几乎不单独使用，但大多数和其他强利尿药合用（如噻嗪类或者襻利尿药），以增加其利尿和降压效果，并减少低钾血症发生的风险。螺内酯可以延长心脏衰竭患者的生存时间，现在是这种有症状患者的标准疗法的一部分。

剂量：常用剂量是 12.5～25mg/d，但是根据需要可在 1～2d 后增加至 100mg/d。该药也可与氢氯噻嗪组合，成为一个组合药品（Aldactazide）。

(4) 氨苯蝶啶

①机制 / 药代动力学：本药有阿米洛利相同的作用机制和适应证。它的有效性是阿米洛利的 1/10。氨苯蝶啶的口服生物利用度为 50%，半衰期约为 4.5h。它经肝脏转换为有活性的代谢产物并在尿中排泄。

②该药通常与噻嗪类或者襻利尿药相组合，50～150mg/d，1～2 次。它也在一个组合产品（Dyazide）中被发现。

4. 渗透利尿药

甘露醇

①机制 / 药代动力学。甘露醇是一种渗透性利尿药并以原形在尿中排泄。它也是一个自由基清除药。

②临床应用

a. 不像襻利尿药（如呋塞米），甘露醇在低肾小球滤过状态也保留其疗效（如休克）。

b. 本剂在某些临床情况下具有保护作用（如 CPB、低肾灌注、血红蛋白尿或者肾毒性），可能与自由基清除有关。

c. 作为血液中的渗透活性药物，有时它被用来减少脑水肿和颅内压。对于有颅内肿块病变的患者，许多临床医生常规给予甘露醇（用来预防）。

③剂量：初始剂量 12.5g 静注至最大量 0.5g/kg。

④不良反应

a. 如果快速静脉给药，有可能会产生低血压。

b. 可能会引起短暂的肺水肿，因为在利尿之前血管内容量扩张。

十三、肺高压[62-64]

在治疗方面，基本上存在 3 种已确定的靶向途径：NO 途径、前列环素途径和内皮素受体途径。在围术期准备（表 2-1）中，iNO、米力农、PGI_2（Flolan）是最有效的药物。口服治疗方面，基本上以内皮素途径介导的药物为主。根据"WHO 功能分类"，患者可能会接受多种药物治疗。现在有几种新的合成药物仍处于试验阶段（见上文参考文献）。

致谢

感谢之前版本中的合著者 Jeffrey Balser 博士和 David Larach 博士所做的贡献。

第二篇

心胸麻醉的一般方法

General Approach to Cardiothoracic Anesthesia

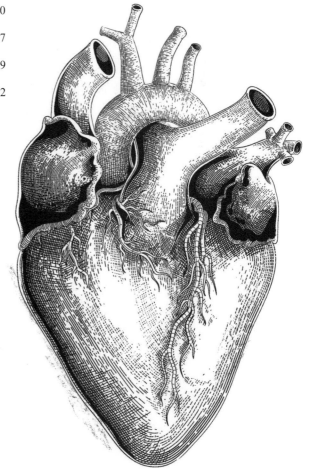

第3章
心脏外科患者
The Cardiac Surgical Patient

Ronak G. Desai　Alann Solina　Donald E. Martin　Kinjal M. Patel　著

赵硕芳　王　晟　译

高卫东　黄佳鹏　校

本章要点

- 不能爬两层楼的患者术后心或肺并发症的阳性预测值为 82%。
- 无症状心肌缺血更常发生在老年患者和糖尿病患者中，而且 15%～35% 的心肌梗死患者都表现为无症状。
- 独立的无症状室性心律失常，甚至是非持续的室性心动过速（ventricular tachycardias，VTs）与非心脏手术术后的并发症无关。
- 左束支传导阻滞（特别是右冠状动脉有病变的）患者置入漂浮导管通过肺动脉的时候，有发展为完全性束支传导阻滞的风险。
- 如果术前高血压 < 180/110mmHg 则不会增加围术期心血管事件风险，但可提示有慢性心血管疾病。
- 心脏手术患者合并颈动脉狭窄会增加术后脑卒中风险，无颈动脉狭窄的患者术后脑卒中风险大概为 2%；颈动脉狭窄 > 50% 的患者，术后卒中率为 10%；颈动脉狭窄 > 80% 的患者，卒中率为 11%～19%。
- 如果仅为了冠心病的患者进行非心脏手术的术前准备，使用经皮冠状动脉介入术（percutaneous coronary intervention，PCI）并没有好处。
- 非心脏的择期手术需要停止双重抗血小板治疗（dual antiplatelet therapy，DAPT），不应安排在裸金属支架（bare metal stent，BMS）植入 1 个月及药物洗脱支架（drugeluting stent，DES）植入 6 个月内进行。
- 血管紧张素转化酶抑制药和血管紧张素 Ⅱ 受体阻断药会导致围术期低血压，所以在手术当日早晨应停止使用，但在患者术后血容量正常时恢复用药。

一、概述

心血管疾病是我们社会最大的健康问题。

根据疾病控制和预防中心（centers for disease control and prevention，CDC）2015 年的数据，仅患心脏疾病的美国人就有 24 800 000 例，大

约占总人口的 12%[1]。2010 年，35 000 000 例住院的美国人中有大约 3 900 000 例患有心脏疾病（占 11.1%）[2]。心脏病是 65 岁以上患者第 1 位的死亡原因，年龄矫正后死亡率约为 0.17%[3]。根据胸外医师协会（Society of Thoracic Surgeons，STS）的资料显示，2015 年总共施行了 178 780 例冠状动脉旁路移植术，较 2003 年下降了 62%。这与 PCI 施行率升高有关，包括血管成形与支架植入[4]。相反，瓣膜手术在 2015 年增加了 72 453 例，并且行瓣膜成形术的病例数增长速度大于瓣膜置换术的病例数[5]。

心脏手术术前进行评估和准备的首要目的，是最大限度地减少术中和术后的并发症和死亡的风险。因而对每一位患者都应该仔细地评估那些对围术期发病率和麻醉管理有重要影响的因素。

二、患者表现

（一）临床围术期风险评估——多因素风险指数

多因素风险指数定义和标定出了很多潜在风险因素的相对重要性，在过去的 30 年中，这些指数变得越来越复杂。他们通过将多种风险因素进行权重后成为单个风险评估值，可以评估一个患者心脏术后的发病率和死亡率发生风险，指导治疗方案，并对人群的术后预后进行"风险调整"。最早的多因素风险评分之一由 Paiement[6] 在 1983 年发表，其中包括以下 8 个简单的临床风险因素。

(1) 左心室（left ventricular，LV）功能差。

(2) 充血性心力衰竭（congestive heart failure，CHF）。

(3) 6 个月内的不稳定心绞痛或心肌梗死（myocardial infarction，MI）。

(4) > 65 岁。

(5) 严重的肥胖。

(6) 再次手术。

(7) 急诊手术。

(8) 严重的或未控制的系统性疾病。

最新的模型依然包括这 8 个因素中的大多数因素。

从 1990 年至今，已经有多个学者研究了术前影响心脏术后生存率的临床因素[5, 7-11]。最初的研究主要聚焦于冠状动脉旁路移植手术，但是最新的研究已经拓展到瓣膜手术和瓣膜加旁路移植手术。最新的模型数据来源于 STS 提供的一组预测因素相关的死亡率比值比（表 3-1）。

2001 年，Dupuis 及其团队[11] 发表并验证了心脏风险评估评分（cardiac risk evaluation，CARE），纳入了相似的风险因素，但是更加直观，由于其选用了类似美国麻醉医师协会（American Society of Anesthesiologists，ASA）的身体状况的评价模式。2004 年，Ouattara 及其团队[12] 比较了 CARE 评分和另两个多因素指数，即 Tu 评分[13] 和 EuroSCORE 评分[7]。他们的分析显示这些评分在预测心脏手术后死亡率和并发症率之间并没有明显差异。但是，随着数据量的累计增加 STS 可以继续报道更多的特异性预测值，为 CABG、瓣膜手术和联合手术提供更多有价值的风险资料，这使它可能成为了最强大的风险指标。

（二）功能状态

对于普外科和心脏外科手术的患者，或许最简单和有效的风险指数是患者心功能指数或者运动耐受。在主要的非心脏手术中，Girish 及其团队[14] 发现不能爬两层楼梯显示术后发生心肺并发症的概率为 82%。这是一个简单敏感的评估心血管风险的指数，它考虑了广泛的特异的心脏和非心脏因素。

表 3-1　心脏手术心血管系统风险的多因素指数：近期多因素指数的风险因素的总结

危险因素	STS 死亡风险评估模型（2009[a]）	STS 死亡风险评估模型（2009[b]）	STS 风险模型（2009[c]）
手术操作	冠状动脉旁路移植术	单纯主瓣置换	冠状动脉旁路移植术加瓣膜置换
风险评估的指标	比值比	比值比	比值比
年龄	1.36～4.7	1.43～3.34	1.29～3.95
以往心脏手术	3.13～4.19	2.11～2.48	2.2～2.46
急诊手术	1.16～8	1.29～7.94	1.25～4.56
左主干和多支病变	1.17	N/A	1.12
心绞痛严重程度	1.12	1.21	1.11
心肌梗死病史	1.37～1.7	1.14	1.19～1.55
心源性休克	1.41～2.29	1.47～1.62	1.43～1.68
慢性心力衰竭	1.21～1.39	1.29～1.83	0.91～1.48
左心室射血分数下降	1.19～6.0	1.09～5	1.1～5.5
室上性心律失常	1.36	1.2	1.2
心内膜炎	N/A	1.95	2.04
高血压	N/A	1.12	N/A
脑血管疾病	1.14～1.31	N/A	1.0～1.22
外周血管疾病	1.42	1.25	1.29
慢性阻塞性肺疾病	1.22～2.35	1.27	1.19
糖尿病	1.01～1.3	1.27～1.62	1.12～1.31
肾功能不全	1.66～3.84	1.55～2.85	1.57～3.20
女性	1.31	1.23	1.36
过高或过低的 BMI	1.6～2.2	0.98～1.75	1.04～1.58
其他	免疫抑制治疗 1.48	免疫抑制治疗 1.42 合并二尖瓣狭窄 1.24	其他瓣膜疾病 1.10～1.27 免疫抑制治疗 1.35

a. 引 自 Shahian DM, O'Brien SM, Filardo G, et al. The Society of Thoracic Surgeons 2008 cardiac surgery risk models: part I—coronary artery bypass grafting surgery. *Ann Thorac Surg.* 2009；88：S2–S22

b. 引 自 O'Brien SM, Shahian DM, Filardo G, et al. The Society of Thoracic Surgeons 2008 cardiac surgery risk models: part 2—isolated valve surgery. *Ann Thorac Surg.* 2009；88：S23–S42

c. 引 自 Shahian DM, O'Brien SM, Filardo G, et al. The Society of Thoracic Surgeons 2008 cardiac surgery risk models: part 3—valve plus coronary artery bypass grafting surgery. *Ann Thorac Surg.* 2009；88：S43–S62

N/A. 风险指数中不存在该项指标或者没有统计学意义；STS. 胸外科医师协会

各项研究方案通过不同的方式将每一种风险因素的严重程度量化，因此对于所有级别的严重程度，值大小代表相对风险的大小产生症状的运动程度，如 NYHA 和加拿大心血管学会所经典描述的，可以预测心肌缺血和术中死亡风险。在冠状动脉旁路移植术中，有 4 级症状（即心源性静止状态下呼吸困难）患者的手术死亡率是没有术前心力衰竭患者的 1.4 倍[15]。

> **临床要点**　患者的功能状态是预测心血管风险的有用指标，并可以用来决定术前心脏应激试验的必要性。

（三）基因对于心脏风险评估的作用

基因突变是可以导致 40 多种心血管疾病。这些疾病包括家族性高胆固醇血症、肥厚性心肌病、扩张型心肌病和"离子通道异常"类，如长 QT 综合征，都是单基因异常导致的疾病。这些疾病通常遵循孟德尔遗传模式，且这些基因变异相对容易辨别。90% 的患者在出现症状前可以通过基因检测诊断疾病，从而进行预防性和早期治疗。如基因检测出了长 QT 综合征的亚型表明患者容易在运动时发生心律失常，可以使用 β 受体阻断药或需要放置植入式心律转复除颤仪（ICD）[16]。

对于慢性疾病，如冠状动脉和血管病变的基因研究日益增多。但是，这些疾病受包括环境因素和基因危险因素等多种因素的影响。即使仅与基因变异有关，也常常取决于多个基因的相互作用。然而，基因信息可以判断一个患者对相关疾病的易感性，还有这些信息可以指导相关疾病的预防性治疗。目前，心房颤动（AF）和心肌梗死的易患基因检测已经商业化。也发现了一些可以帮助发现易发生围术期并发症的患者，包括术后心肌梗死和缺血的基因突变。同样，基因信息也可以用于推断患者对药物的敏感性，如一个等位基因突变能够增强患者对华法林的敏感性。基因治疗也可以给予特定组织靶向用药[16]。

（四）手术问题和操作相关风险

围术期并发症发生率与手术操作本身的复杂程度有极大的相关性。大多数心脏手术都需要建立体外循环，其本身就有一定的风险。主要与全身的炎症反应及微血栓和低灌注有关，常常累及中枢神经系统、肾、肺和胃肠道。发生损伤严重程度随着体外循环时间的增加而升高。

多个瓣膜或者主动脉瓣和冠状动脉联合手术比与单瓣或单纯旁路移植手术的并发症发生率和死亡率更高。根据胸外科医师协会数据库显示，过去 10 年内，CABG 的死亡率为 2.3%，单瓣手术为 3.4%，CABG 加瓣膜手术为 6.8%[5, 15, 17]，除此之外，强大的胸外科医师协会数据库（http://riskcalc.sts.org/stswebriskcalc）也可以通过一些独立的危险因素计算患者可能的并发症发生率及死亡率（表 3-1）。

三、心血管疾病的术前准备

（一）心肌缺血

在冠心病（coronary artery disease，CAD）患者中，最重要的术前风险因子有：①有缺血风险的心肌面积；②缺血阈值，或者缺血发作时的心率；③患者的心室功能或者射血分数（ejection fraction，EF）；④症状的稳定性（因为近期心绞痛症状加重可能预示冠状动脉斑块破裂）；⑤当前药物治疗的充分性。

1. 稳定型缺血性心脏病（stable ischemic heart disease，SIHD）

也被称为慢性稳定型心绞痛，通常是由于固定的粥样硬化斑块阻塞至少一条心外膜大动脉内冠状动脉血流引起的。然而即使没有这种斑块，心肌仍然会因为冠状动脉痉挛、血管炎、外伤及主动脉瓣膜疾病引起的心室肌肥厚而缺血。

缺血的位置、时间和严重程度及糖尿病或者外周血管疾病（peripheral vascular disease, PVD）均不能预测处于风险的心肌范围及冠状动脉疾病的结构位置。因此，临床医师必须依赖于诊断学手段，如心肌灌注显像（myocardial perfusion imaging, MPI）、负荷超声心动图和心导管检查来帮助我们建立风险模型。有些心脏中心进行心脏 CT 检查，它对冠状动脉钙化及冠状动脉疾病有很高的敏感性。然而，这项检查由于缺乏足够的高特异性，因此未被列入常规检查。

患有 SIHD 的患者，可重复的运动量，引起心率加快、血压（blood pressure, BP）升高，从而诱发心绞痛。这种心绞痛阈值，可以通过术前运动耐量进行测定，可以作为围术期的血流动力学管理的重要指导。稳定型心绞痛常常对药物治疗和 PCI 治疗反应均良好。当药物治疗无效且不适宜进行 PCI 治疗的时候，患者可行 CABG。

> **临床要点** 术前运动耐量测试能够帮助确定缺血阈值，或者心肌缺血症状出现时的心率。这对于手术中血流动力学管理有重要价值。

SIHD 用药的原则 [18] 如下。

①每天 75～162mg 阿司匹林。

②在无禁忌证时，β 肾上腺素受体阻断药作为首选治疗。

③钙拮抗药或者长效硝酸酯类可以作为二线治疗药物，或者禁用 β 受体阻断药时作为一线治疗药物。

④在患者左心室射血分数低于 40%，糖尿病、高血压和慢性肾衰竭患者中可以长期使用血管紧张素转化酶抑制药（ACEI）。

⑤每年定期注射流感疫苗。

⑥降低风险方法如下。

a. 脂类管理：通过改善生活方式、节食治疗来减少饱和脂肪酸和反式脂肪酸的摄入，中至高剂量他汀药物治疗减少低密度脂蛋白。

b. 血压控制：首选 ACEI 和（或）β 受体阻断药控制冠心病患者血压在 140/90mmHg 以下，必要时加用噻嗪类利尿药和钙离子通道拮抗药。

c. 戒烟。

d. 控制糖尿病。

e. 减轻体重。

f. 节食和运动。

2. **急性冠状动脉综合征**（acute coronary syndrome, ACS）

又被称为不稳定型心绞痛，渐增性心绞痛或者不稳定冠状动脉综合征。

(1) 表现

①静息性心绞痛，发病 1 周内。

②显著活动受限的新发心绞痛，发病 2 周内。

③心绞痛发作更频繁，或者发作持续时间更长，或者诱发发作所需的活动量更少。

这些症状常常表明现存的斑块迅速增长、破裂或者发生栓塞。这些患者发生心肌梗死、左主干闭塞和猝死的概率升高。决定不稳定心绞痛发生心肌梗死或死亡风险的临床因素见表 3-2。

(2) 急性冠状动脉综合征的管理：诊断和血管重建是急性冠状动脉综合征患者管理的核心。常常先进行或同时进行内科治疗。不稳定心绞痛或非 ST 段抬高心肌梗死（non-ST segment elevation MI, non-STEMI）的内科治疗主要包括两部分：抗缺血治疗和长期双重抗

表 3-2　不稳定型心绞痛患者发生死亡或心肌梗死的危险因素

	高风险	中等风险	低风险
	下面中的任意一个	无高风险因素，但是有任何下列因素	没有高风险和中等风险因素，但是有任何下列因素
病史	48h 内加重的心绞痛	既往心肌梗死、脑血管病、周围血管疾病、冠状动脉旁路移植术，使用阿司匹林	
心绞痛	持续的静息心绞痛（> 20min）	持续静息心绞痛（> 20min），目前已缓解，合并危险因素 使用硝酸甘油后缓解的静息心绞痛 夜间心绞痛 2 周内新发或进展性Ⅲ～Ⅳ级心绞痛	心绞痛频率、程度及持续时间延长 心绞痛阈值降低 新发心绞痛
临床发现	肺水肿 新发的或者加剧的二尖瓣反流杂音、第三心音、啰音、低血压、心动过缓、心动过速、年龄 > 70 岁	年龄 > 70 岁	
心电图	静息心绞痛且一过性 ST 改变 > 0.5mm 束支传导阻滞或者新发持续性室性心动过速	T 波改变 病理性 Q 波或者静息时多主要导联 ST 段压低 < 1mm	心电图正常或未发生改变
心脏标志物	升高的心脏 TnT 和 TnI（> 0.1ng/ml）或者 CK-MB 升高	轻微的心脏 TnT、TnI（> 0.01ng/ml 但是 < 0.1ng/ml）或者 CK-MB 升高	正常

CK-MB. 肌酸磷酸激酶同工酶；TnI. 肌钙蛋白 I；TnT. 肌钙蛋白 T
（引自 Anderson et al. ACCF/AHA UA/NSTEMI Guideline Revision. JACC Vol. 57, No. 19, 2011 May 10, 2011: e215-367）

血小板治疗（dual antiplatelet therapy，DAPT）。抗缺血治疗很大程度取决于缺血是否发作并且必须进行积极的二级预防或者纠正危险因素（表 3-3 和表 3-4）。

3. 无症状心肌缺血

可能表现为疲劳，快速发展的肺水肿，心律失常，晕厥或者"心绞痛等同症状"，常表现为特征性的消化不良或下颌痛。无症状的缺血常发生在老年和糖尿病患者中，这些患者发生常规心电图（electrocardiogram，ECG）检测出的无症状心肌梗死概率为 15%～35%。不管是否存在伴随疾病或者延迟的治疗，无症状性缺血的预后不良。

4. 初次心肌梗死和手术之间的间隔时间

在非心脏手术人群中，手术前 30d 内的心肌梗死是个明显的术前高危因素[19]。Berstein[8]

认为手术前 48h 之内心肌梗死有更高的风险。Eagle 等[20] 指出对于不稳定型心绞痛及心肌梗死后早发心绞痛（在非 ST 段抬高和急性心肌梗死 2d 内发生的）患者，冠状动脉旁路移植术的风险增加，对于情况稳定的患者，推迟手术至心肌梗死 3～7d 后进行可以减少风险。然而，冠状动脉重建术通常可以改善不稳定型心绞痛和心肌缺血继发的左室功能障碍患者的生存率。

> **临床要点**　对于稳定的心肌梗死后的患者，推迟 3～7d 进行 CABG 术可以降低风险。如果患者有可逆缺血的显著的心肌损伤风险，早期冠状动脉血管重建可以提高生存率。

表 3-3　不稳定型心绞痛的内科治疗：抗缺血治疗

持续性缺血或高危因素 [a]	无持续性缺血或高危因素 [a]
无禁忌证时使用 β 受体阻断药 [b]	无禁忌证时使用 β 受体阻断药 [b]
所有患者均可使用 ACEI，尤其是合并有左心室功能障碍（EF ＜ 40%）、心力衰竭、高血压或糖尿病的患者	所有患者均可使用 ACEI，尤其是左心室功能障碍（EF ＜ 40%）、心力衰竭、高血压或糖尿病的患者
ARB 用于左心室功能障碍和心力衰竭不能耐受 ACEI 的患者	ARB 用于左心室功能障碍和心力衰竭不能耐受 ACEI 的患者
醛固酮受体拮抗药用于无肾功能异常和高钾血症且已经接受 ACEI 的左心室功能障碍、心力衰竭或糖尿病患者	醛固酮受体拮抗药用于无肾功能异常和高钾血症且已经接受 ACEI 的左心室功能障碍、心力衰竭或糖尿病患者
硝酸酯类	
非二氢吡啶类钙拮抗药（维拉帕米或地尔硫䓬）用于 β 受体阻断药不适用时	

a. ECG 改变；或与慢性心力衰竭、第三心音、奔马律、二尖瓣反流、血流动力学不稳定、EF ＜ 40%、恶性室性心律不齐相关的缺血
b. β 受体治疗禁忌证：①明显的一度房室传导阻滞（心电图 PR 间期＞ 0.24s）；②任何没有起搏器的二或三度房室传导阻滞；③哮喘；④严重左心室功能障碍合并慢性心力衰竭（可能需要逐渐加大治疗剂量）；⑤慢性阻塞性肺疾病：β 受体阻断药需要谨慎使用，应先使用低剂量的选择性 $β_1$ 受体阻断药；⑥心动过缓（心率＜ 50）或低血压时不用 β 受体阻断药
ACEI. 血管紧张素转化抑制药；EF. 射血分数
（引自 Anderson JL，Adams CD，Antman EM，et al. 2011 ACCF/AHA focused update incorporated into the ACC/AHA 2007 guidelines for the management of patients with unstable angina/non–ST–elevation myocardial infarction: a report of the American College of Cardiology Foundation/American Heart Association task force on practice guidelines. *Circulation*. 2011；123：e426–e579. Accessed August 2，2011 at http：//circ.ahajournals.org/content/123/18/e436.full.pdf）

表 3-4　急性冠状动脉综合征（acute coronary syndrome, ACS）和稳定型心肌缺血
（stable ischemic heart disease, SIHD）：双重抗血小板治疗的作用

ACS：无支架的内科治疗	ACS：支架置入后的内科治疗［裸金属支架（BMS）或药物洗脱支架（DES）］	SIHD：裸金属支架的内科治疗	SIHD：药物洗脱支架内科治疗
阿司匹林 81mg/d，长期服用	阿司匹林 81mg/d，长期服用	阿司匹林 81mg/d，长期服用	阿司匹林 81mg/d，长期服用
每日服用氯吡格雷或替卡格雷，持续 6～12 个月，如果出血风险低或者没有明显的出血可持续服用更长时间	每日服用氯吡格雷、普拉格雷或替卡格雷，持续 6～12 个月，如果出血风险低或者没有明显的出血可持续服用更长时间	每日服用氯吡格雷至少持续 1 个月，如果出血风险低或者没有明显的出血可持续服用更长时间	每日服用氯吡格雷至少持续 1 个月，如果出血风险低或者没有明显的出血可持续服用更长时间

［引自 Levine GN, Bates ER, Bittl JA, et al. 2016 ACC/AHA guideline focused update on duration of dual antiplatelet therapy in patients with coronary artery disease: a report of the American College of Cardiology/American Heart Association Task Force on Clinical Practice Guidelines. *J Thorac Cardiovasc Surg.* 2016；152（5）：1243–1275］

（二）充血性心力衰竭

1. 心力衰竭的临床评估和药物治疗

心室功能障碍可迅速发生于缺血事件后。如果没有梗死发生且心肌灌注恢复，心室功能可迅速恢复。短暂的缺血再灌注可以使心脏预适应，当其暴露于更严重的缺血时，心肌梗死的面积和严重程度将下降。心肌梗死也可以产生心肌"顿抑"，其常常在几天或者几周内恢复功能，也可能产生心肌"冬眠"，其常在梗死和血管再通后数月才能恢复。心室功能障碍和心力衰竭被分 A～D 为 4 个阶段，主要依据

心脏结构改变、心力衰竭症状和血浆生物标记物（如 B 型利钠肽、N 基末端 B 型利钠肽前体）。A 阶段表示患者发展为心力衰竭风险高，但不伴有结构性心脏病和心力衰竭症状；B 阶段表示患者有结构性心脏病，但是未表现出心力衰竭症状和体征；C 阶段表示患者有结构性心脏病，并现在或者以前曾出现心力衰竭症状；D 阶段是指患者有需要特殊干预的心力衰竭。疾病处理取决于疾病的分期。图 3-1 详细的解释了 C 级和 D 级心力衰竭的现阶段治疗方案。ACEI 和血管紧张素 Ⅱ 受体阻断药是常用的一线治疗药物，此外，β 受体阻断药、醛固酮拮抗药、利尿药和植入辅助装置用于更严重的患者（图 3-1）

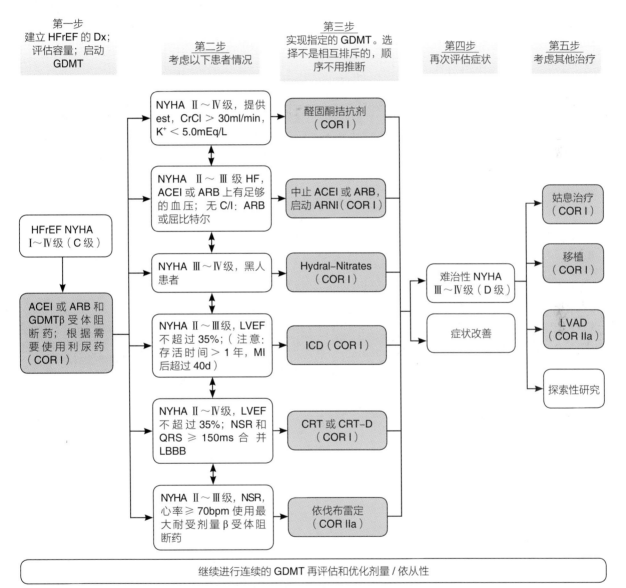

▲ 图 3-1 C 和 D 级射血分数降低的心力衰竭的治疗策略

所有的内科治疗，药物剂量应该进行优化，并且进行一系列评估。ACEI. 血管紧张素转化酶抑制药；ARB. 血管紧张素受体拮抗药；ARNI. 血管紧张素受体脑啡肽酶拮抗药；BP. 血压；bpm. 次 / 分钟；C/I. 禁忌证；COR. 推荐级（越小的数字或字母代表更强烈的推荐）；CrCl. 肌酐清除率；CRT-D. 心脏再同步治疗设备；Dx. 诊断；GDMT. 以指南指导的治疗和管理；HF. 心力衰竭；HFrEF. 射血分数减低的心力衰竭；ICD. 植入式心律转复除颤器；Hydral-Nitrates. 肼屈嗪和（或）硝酸盐；K⁺. 钾离子；LBBB. 左束支传导阻滞；LVAD. 左心室辅助设备；LVEF. 左心室射血分数；MI. 心肌梗死；NSR. 正常窦性心律；NYHA. 纽约心脏协会（引自 Circulation. 2017；136：e137–e161 ©2017 American Heart Association, Inc）

2. 围术期发病率

术前充血性心力衰竭或心室功能障碍可使术中死亡率增加。最近一系列研究显示患者术前出现充血性心力衰竭和心源性休克，术后并发症发生率和死亡率均显著升高（表 3-1）。

（三）心律失常

1. 发生率

心脏术后患者常常出现心律失常（高达 75%），但是危及生命的心律失常发生率常常低于 1%。

2. 室上性心动过速

心房颤动和心房扑动是最常见的室上性心动过速（supraventricular tachycardia，SVT）。并且其发生率在有器质性心脏病的患者中发作频率随着年龄的增加而增加。最初期的管理包括静脉注射钙通道阻滞药（如维拉帕米、地尔硫䓬）或者 β 受体阻断药来控制心率。稳定的反复心动过速可以紧急行迷走神经刺激或者使用腺苷来减慢心率，或许能够将室上性心动过速转变为窦性心率。血流动力学不稳定的 SVT 或许需要紧急的心脏电复律。患有心房颤动的患者通常需要进行抗凝治疗来减少卒中的风险。最近，手术和导管介导的消融已经越来越普及，特别是对药物治疗无效的患者。

3. 室性心律失常和室性心动过速（ventricular arrhythmias and ventricular tachycardias，VTs）

室性心律失常根据它的临床症状（稳定或不稳定）、节律类型（持续的或者非持续性的室性心动过速，束支折返或者双向室性心动速，尖端扭转型室速、心室颤动）或者相关疾病来进行分类。室性心律失常可以导致心源性猝死，特别是发生在急性或者近期心肌梗死的患者。但是，独立的无症状的室性心律失常，甚至是非持续的室性心动过速，并不会增加非心脏手术的术后并发症。对于术前有左心室功能障碍和射血分数介于 30%～35% 的室性心律失常，常常预防性植入 ICD。对于那些不能用 ICD 控制或无法植入 ICD 的患者，常使用 β 受体阻断药作为一线治疗药物。胺碘酮作为二线治疗药物用于预防心源性猝死，有些研究提示对于生存率有好处。索他洛尔也同样有效，虽然它对心律失常作用更强[21]。

4. 心动过缓

麻醉药常常影响窦房结的自主节律，但是很少引起完全的心脏阻滞。无症状的仅心电图记录的房室传导疾病围术期很少需要临时起搏器。但是，有症状的、Mobitz Ⅱ型或者完全传导阻滞的患者需要在术前进行评估是否植入永久起搏器。最近发生过心肌梗死或者一度房室传导阻滞和束支传导阻滞并存的患者，或许需要在术前植入临时的经静脉，心包外或者经皮起搏器。

值得注意的是，左束支传导阻滞的患者在置入漂浮导管的时候或许需要经皮起搏器，因为置入漂浮导管时可能诱发右束支传导阻滞从而进展为全心阻滞。尽管这种风险很低，但是左束支传导阻滞合并右冠状动脉病变的患者，在漂浮导管置入的过程中尤其危险。

（四）高血压

原发性高血压是成年人最常见的疾病，也是最容易治疗的心血管并发症的致病因素，可能导致心肌梗死、卒中、周围性血管疾病、肾衰竭和心力衰竭。高血压对于围术期并发症发病率及麻醉管理的影响取决于：①应激和静息状态下的血压水平；②高血压的病因；③已存的高血压并发症；④药物治疗引起的生理学改变。

1. 血压水平

2003 年国家高血压预防、检测、评估和治疗联合委员会数据（JNC 7）总结报道指出当血压高于 115/75mmHg 时心血管风险已经开始增高，且每增高 20/10mmHg，心血管风险增高 1 倍[22, 22a]。患者血压在 120～129/80mmHg 时，就被认为血压升高[22a]。Ⅰ级高血压定义是收缩压 130～139mmHg，舒张压 80～89mmHg；Ⅱ级高血压定义是收缩压为 140mmHg 及以上，舒张压为 90mmHg 及以上。

降压药物的使用指征如下。

• 发生过心血管事件的Ⅰ级高血压。

• 伴有 10 年高于 10% 以上的动脉粥样硬化疾病风险的Ⅰ级高血压。

• Ⅱ级高血压[22a]，血压高于 160/100mmHg 常需要联合药物治疗的患者[22]。

与通常强调静息和非应激状态下的血压不同，术前患者在应激状态下的血压（如术前门诊或者等候区的血压）对于预测围术期并发症发生率更有意义。术中心血管事件（如心律不齐和 ECG 改变的心肌缺血）更常见于清醒血压收缩压为 180mmHg 及以上，舒张压为 110mmHg 及以上的Ⅲ级高血压患者，且术前治疗能够减少围术期并发症发生率。这些患者术前改善高血压控制的收益应当和手术延期的风险相权衡。血压低于 180/110mmHg 并非围术期心血管事件的危险因素，但是是慢性心血管疾病的标志。

2. 病因学

最常见的原发性或基础性高血压的病因可能是多种遗传与环境因素共同的作用，基因的作用是不可逆转的。重要的是，术前应排除有可治疗病因的 5%～15% 继发性高血压患者，相关的风险因素见表 3-5。最常见的继发性高血压的诱因为肾性、内分泌性及药物相关性，占高血压患者的 5%～10%。其他罕见疾病占高血压患者的 1%（表 3-6）。继发性高血压的实验室检查包括尿常规、血肌酐、血糖、血电解质、血钙、ECG 和胸部 X 线片。血压无法

表 3-5　继发性高血压的风险因素

两类甚至更多药物仍无法控制的高血压
以前控制好的血压再升高
突发、不稳定或阵发性高血压
发病年龄 < 25 岁或 > 50 岁的高血压

（引自 the sixth report of the Joint National Committee on Prevention, Detection, Evaluation, and Treatment of High Blood Pressure. *Arch Intern Med.* 1997；157：2413–2446）

表 3-6　高血压的病因

医学病因（发病率）	药物诱发的高血压
原发性高血压（85%～95%）	安非他命、咖啡因
继发性高血压常见病因	可卡因
肾性（2%～6%）	氯丙嗪
肾实质疾病	环孢素
肾血管疾病	促红细胞生成素
内分泌（1%～2%）	乙醇
嗜铬细胞瘤	甘草
库欣病	单胺氧化酶抑制药
甲状腺或甲状旁腺疾病	尼古丁
醛固酮增多症	非甾体抗炎药
主动脉缩窄（2%～5%）	口服避孕药
睡眠呼吸暂停（1%）	类固醇
继发性高血压罕见病因	拟交感神经药
肾素生成性肿瘤	鼻减充血药
肾上腺性征异常综合征	减肥药物
肢端肥大症	
高钙血症	
家族性自主神经功能异常	
卟啉症，神经病变	

（引自 Chobanian AV, Bakris GL, Black HR, et al. The seventh report of the joint national committee on prevention, detection, evaluation, and treatment of high blood pressure. JAMA. 2003；289：2560–2572）

控制的或者高度怀疑临床疾病存在时常需要进一步检查[22]。嗜铬细胞瘤尽管非常罕见，但是需要特别注意，因为存在潜在的麻醉相关并发症。因此，术前存在头痛、易变或者突发性高血压、异常苍白或者出虚汗的患者即使要推迟手术，也需要进行排查。

3. 高血压的后遗症

高血压最常见的后遗症见于心、中枢神

经系统和肾。表现为：①由于左心室肥厚导致的心室顺应性的降低和心肌氧供需平衡失调；②神经症状，如头痛、眩晕、耳鸣、视物模糊，可能进展为脑梗死；③肾血管病变导致的蛋白尿、血尿和肾小球滤过率降低最终导致肾衰竭。

4. 高血压的治疗

现在抗高血压药物是最多的一类处方药。抗高血压的主要目标是通过降低血压来减少心血管事件的发生率。但是，某些特殊种类的抗高血压药物既可以预防终末器官损伤，特别是心和肾，又可以同时降低血压。有特异共存疾病抗高血压的治疗药物推荐方案见表 3-7[22]。

（五）脑血管疾病

1. 术前脑血管疾病与围术期神经系统的功能紊乱的关系

中枢神经系统功能紊乱在某种程度上常见于心肺转流术后，80% 的患者有暂时的术后神经认知功能障碍，1%～5% 的患者有脑卒中症状[23]。Arrowsmith 等发现，主动脉粥样硬化

与不良神经事件的最高风险相关（OR=4.52），神经系统疾病史是其第二位的危险因素（OR=3.19[24]）。有脑卒中病史的患者围术期更易发生脑卒中。即使不发生脑缺血事件，颈动脉狭窄仍可增加术后脑卒中发生率，无狭窄的患者术后脑卒中发生率通常为 2%，而狭窄超过 50% 的患者为 10%，狭窄超过 80% 的为 11%～19%[25]。

2. 遗传因素

遗传因素可以改变术后中枢神经系统损害的风险和严重程度。与血栓和炎症因子相关的基因（如血小板受体、C 反应蛋白、白介素 -6）与术后认知功能障碍有关。

3. 外科手术的影响

心肺转流增加了术后认知功能障碍的风险，但是神经系统缺陷也见于非体外循环下冠状动脉旁路移植术，可能是因血压不稳定、低心排血量、术中系统炎症反应或者术中升主动脉操作引起。

与预期相同，一些作者报道，与冠状动脉旁路移植术相比，开放的主动脉或者二尖瓣

表 3-7 合并其他系统疾病的抗高血压治疗

合并疾病	建议药物
心肌梗死后 [a]	β 受体阻断药或 ACEI
心力衰竭 [a]	β 受体阻断药、利尿药和 ACEI，必要时加用醛固酮受体拮抗药
糖尿病 [b]	
非黑种人	噻嗪类利尿药或 CCB 或 ACEI 或 ARB
黑种人	噻嗪类利尿药或者必要时 CCB 维持收缩压低于 140mmHg，舒张压低于 90mmHg
反复脑卒中 [c]	利尿药和 ACEI
慢性肾病 [b]	ACEI 或 ARB，必要时加用其他药物维持收缩压低于 140mmHg，舒张压低于 90mmHg

a. 引自 Aronow WS. Treatment of systemic hypertension. *Am J Cardiovasc Dis*. 2012；2：160–170

b. 引自 James PA, Oparil S, Carter BL, et al. 2014 evidence–based guideline for the management of high blood pressure in adults: report from the panel members appointed to the Eighth Joint National Committee (JNC8). *JAMA*. 2014；311：507–520

c. 引自 Chobanian AV, Bakris GL, Black HR, et al. The seventh report of the joint national committee on prevention, detection, evaluation, and treatment of high blood pressure. *JAMA*. 2003；289：2560–2572

ACEI. 血管紧张素转化酶抑制药；CCB. 钙离子拮抗药；ARB. 血管紧张素受体拮抗药

手术更容易发生术后脑功能紊乱。但在这一系列文章中，瓣膜手术比冠状动脉旁路移植术体外循环时间更长，因此很难建立因果关系。尽管颈动脉狭窄是围术期脑卒中很明显的危险因素，但是否同期施行颈动脉内膜切除手术能降低这种风险也是个未知数。因此，最近的文献不建议颈动脉内膜剥脱术和CABG同期进行[26]。因此，现在在心脏手术中通过超声主动脉扫描修正手术操作，和应用神经生理监测可以获得更多益处[26]。

> **临床要点**　颈动脉狭窄是心脏手术围术期脑卒中的重要危险因素。但是，同期行颈动脉内膜剥脱术和冠状动脉旁路移植术并不会降低脑卒中风险，因此即使颈动脉狭窄超过50%也不常规推荐。

四、无创心脏影像学检查

（一）超声心动图

经胸超声心动图可以为几种心脏异常提供准确的术前评估信息。二维（2D）和多普勒超声结合可以为瓣膜狭窄或关闭不全和肺动脉高压的严重程度提供定量的评估（见12章"二尖瓣和三尖瓣心脏病手术治疗的麻醉管理"）。与体表ECG相比，心动图局部室壁运动评估可以更敏感和特异地判断心肌梗死的存在和范围。二维心动超声图可以定量评估总的心室功能或射血分数。超声心动图能够检测到其至很少的心包积液和心脏的解剖异常，包括房间隔缺损（atrial septal defects，ASDs）、室间隔缺损（ventricular septal defects，VSDs）、动脉瘤和附壁血栓。

围术期经胸超声心动图能够预测有高心脏风险的非心脏手术的患者术后心血管事件发生的风险。超声提示的术前收缩功能不良与术后心肌梗死、肺水肿和"主要心脏事件"，如心室颤动、心搏骤停或完全性房室传导阻滞相关。术前超声显示的左心室增大、二尖瓣反流（mitral regurgitation，MR）和跨动脉压增大也能够预测其术后可能发生"主要心脏事件"。

（二）心肌缺血的术前检查

最常见的评估心脏和非心脏手术心肌缺血风险的无创检查方法将在下面介绍。心脏手术患者常需要术前心导管检查（Ⅴ区）来识别可纠正的冠状动脉病变。

1. 运动耐量试验

运动耐量试验（exercise tolerance test，ETT）是一种常用的简单便宜的初始测试，用来评估不明病因的胸痛。也被用来作为术前评估，判断心脏的功能、发现明显的心肌缺血或者心律失常进行危险分级。ETT很少用来作为无症状患者的筛查。Duke风险评分可以用来更好地描述ETT的预后评分[27]。这个风险评分将运动时间以分钟计算，减去将ST压低程度的4倍（以mm计数），减去4倍运动后心绞痛分级数（0- 无心绞痛，1- 典型的心绞痛，2- 典型的心绞痛需要停止测试），得分在 $-25 \sim +15$；分数 $\geqslant +5$ 为低风险，分数 $-10 \sim +4$ 为中风险，分数 < -11 为高风险。

ETT的局限性：①由于系统疾病引起的无法运动，特别是周围血管疾病；②干扰ST段分析的静息ECG（起搏心律、左束支传导阻滞、左心室增大及地高辛治疗）；③β受体阻断药治疗使患者无法达到其最大允许心率的85%。

2. 负荷超声心动图

负荷超声心动图可以使用运动负荷或者药物负荷，用多巴酚丁胺来增加心脏做功。在负荷超声心动图中看到的异常收缩的心肌区域被分为缺血（如果收缩下降的区域是负荷造成的）或者坏死（如果收缩下降的区域在负荷前、负荷时和负荷后均无变化）。

2007 年，16 个在 ACC/AHA 非心脏手术围术期心血管评估指南里被评估的研究显示，术前多巴胺负荷心动超声图（DSE）阳性的血管手术患者中，有 0%～33% 术后出现了心肌梗死或者死亡。阴性预测值非常高，达93%～100%[19]。低负荷状态下室壁运动异常对于短期和长期的预后尤为重要。DSE 与药理学灌注成像相比，敏感性相近但是特异性更高。

对于因身体姿态或严重肺病而声学窗口较差的患者，心肌造影剂（超声白蛋白微球）可以提高图像质量。但是，对于某些患者，如获得超声心动图窗困难或者全心室功能减退可能限制了造影剂的使用。如果高血压和心动过速使患者更容易受到有害后果，这项检查可能相对禁忌（如心肌梗死、颅内或腹主动脉瘤及其他血管畸形）。

临床要点　术前负荷测试能够帮助我们发现心肌存在"缺血"风险的程度。这些信息可以确定哪些非心脏手术患者需要术前进行冠状动脉的评估或者干预。

3. 放射核素显像

放射核素负荷显影可以用来评估心肌的灌注和活性。这种技术不能提供心脏病变的解剖学诊断。他比 ETT 的敏感性和特异性更强，也能够提供左心室整体功能的评估。心肌灌注显影（myocardial perfusion imaging，MPI）经静脉注射放射性同位素 ^{201}Tl 或心脏特异的 ^{99}Tc 试剂、甲氧异腈（Cardiolite）或替曲膦（Myoview）来判断是否存在冠心病。

运动负荷或药物负荷检查时必须增加冠状动脉血流。推荐使用血管扩张药物，但是对

于有严重的支气管痉挛性肺疾病的患者禁忌使用，可以改用多巴酚丁胺。血管扩张药常用腺苷（Adenoscan）、双嘧达莫（Persantine）和类伽腺苷（Lexiscan），可以最大扩张冠状动脉为静息时的 4～5 倍。有固定的冠状动脉狭窄的血管不会扩张，导致到达心肌的同位素减少。与周围没有梗阻的心肌相比，在应激扫描中，被这些血管灌注的心肌会由于低灌注而出现一个"缺损"。与静息扫描对比，任何一固定的或持续存在的缺损都表明心肌无法存活或者已经坏死。仅在负荷或者非静息状态下的缺损，即可逆缺损，常提示心肌存活，但在负荷状态下可能缺血。这些检查是通过单光子发射计算机断层成像（single-photon emission computed tomography，SPECT）获得影像。

在 ACC/AHA 围术期心血管评估专案组所做的非心脏手术患者的回顾性研究中，灌注成像中可逆的缺损显示有 2%～20% 的患者术后发生了心肌梗死或心搏骤停。常规扫描的阴性预测价值更好，接近 99%。固定的缺损常不能用来预测围术期心血管事件。核素显像的敏感性和特异性与药物和运动负荷技术的相似[19]。这项检查的预测价值在高危患者中更高。

双嘧达莫、腺苷或类伽腺苷等药物负荷的禁忌证如下。

- 48h 内的不稳定心绞痛或心肌梗死。
- 严重的原发支气管痉挛。
- 24h 内使用了甲基黄嘌呤。
- 对双嘧达莫或氨茶碱过敏。
- 腺苷的额外禁忌证：一度传导阻滞（PR 间期大于 0.28s），最近口服双嘧达莫（24h 内）。

血管扩张药应该用于无法运动的患者或者有运动禁忌并发症（如脑动脉瘤）。应用扩张药物（如腺苷或双嘧达莫）的负荷试验，推荐用于需要运动或使用多巴酚丁胺的左束支传导阻滞的患者，这是因为运动或儿茶酚胺会导致

错误分隔而导致假阳性。

4. 正电子发射显像

正电子发射显像（positron emission tomography，PET）扫描技术与 SPECT 成像相比使用了不同的放射性同位素。这些同位素衰减能产生能量更高、半衰期更短的光子，可以实时地显示局部心肌供血和代谢。PET 扫描技术能够结合 CT 和磁共振（magnetic resonance imaging，MRI），同时提供代谢和解剖的信息。

5. 磁共振成像

磁共振成像（magnetic resonance imaging，MRI）可以提供高分辨率和三维（3D）的心脏结构显像。在灌注、粥样硬化和冠状动脉的显影中有重要意义。随着心血管 MRI 扫描技术的精细化发展，分子成像技术和生化标志物的出现赋予 MRI 评估心功能的能力。心肌分子组分的改变能够改变其磁矩和 MRI 信号，使 MRI 检测到脂肪堆积、水肿、纤维化、去磷酸化和缺血区域细胞内 pH。最后，MRI 成像门控可以与心动周期契合，使快速准确地评估心肌功能成为可能。门控图像能够检测到由心肌缺血、梗死、顿抑、冬眠和心肌梗死后重塑引起的局部心肌异常。MRI 是一种致心律失常性右心室发育不良的诊断方法，它能够分辨心肌浸润和由结节病、血色沉着病、淀粉样改变和心内膜纤维化所引起的舒张功能障碍。在主动脉夹层诊断中，增强 MRI 比 CT 和 TEE 有更高的敏感性和特异性。多巴酚丁胺负荷 MRI 是一种准确而又快速诊断心肌缺血的检查，或许会最终取代多巴酚丁胺心动超声检查。

MRI 可用于诊断自体心外膜动脉的冠状动脉病变，准确率可达 87%，可以更好地评估大隐静脉和内乳动脉移植后的通畅度。但是，在临床上用于此种目的的还很少。

6. 计算机断层扫描

自 1973 年引入临床以来，计算机断层扫描（computed tomography，CT）发展迅猛。CT 测定钙化分数被临床用来评估心血管事件风险，但是无法用于诊断粥样硬化性疾病。随着高时间分辨率扫描的发展和造影剂注入，冠状动脉造影也可以实现。随着这些显像技术在心脏领域的发展，它们可以用来进行心外膜、心腔和大血管成像。但是，成像时需要大剂量 β 受体阻断药来使心率低于 60bpm 来减少图像模糊，提高分辨率。

心脏 CT 测定钙化分数由于其在决定无明显风险因素（如高龄、糖尿病、高血压等）的患者冠状动脉疾病时有极高的阴性预测率而被广泛使用。但是，高风险患者仍应该使用其他现在更明确的诊断方法进行检查。

五、心导管术

（一）概述

心导管术仍然被认为是心脏手术术前心脏病理诊断和明确冠状动脉病变定位的金标准。95% 以上的患者开胸心脏手术前都进行过心导管检查。剩余的 5% 仅使用无创检查进行评估，如超声心动图和多普勒血流动力学检查。这些患者通常会有病理改变，如室间隔和房间隔缺损，用无创检查即可明确诊断。

作为一项有创操作，严重并发症发生率大约为 0.1%，包括脑卒中、心脏病发作和死亡。穿刺部位严重并发症发生率大约为 0.5%。

如果仅需要描绘冠状动脉的解剖，通常只需要体循环动脉或者左心导管即可。但是，如果临床存在任何程度的左心室功能障碍、瓣膜病变、肺疾病或者右心衰，那么需要采用一个右心（Swan-Ganz）导管。左侧 - 右侧 - 导管的血流动力学正常值范围见表 3-8。

心导管数据解读强调以下内容。

（二）冠状动脉解剖评估

1. 操作过程

不透射线的造影剂通过一根放置在冠状动脉口的导管而注入体内心脏冠状动脉系统，用于描绘左侧和右侧的冠状动脉解剖结构。为了定位病变分支、减少扭曲点或血管重合处的伪影以便更清晰地观察冠状动脉狭窄程度（尤其在偏心部位的病变），多角度观察是非常重要的。冠状动脉最常用的两个平面是左前斜面（LAO）和右前斜面（RAO）（图 3-2）。

2. 解读

血管狭窄的程度通常用血管直径减少的百分比来表示，它与血管横截面积减少百分比相关。血管直径减少大于 50% 或者横截面积减少多于 70% 被认为有意义。病变也被分为点状或者节段状。针对中度病变（50%~70%）的确定及其生理意义的认识，观察者之间有很大差异。其他辅助显影技术包括血流储备分数（fractional flow reserve，FFR）和血管内超声技术（intravascular ultrasound，IVUS），可帮助决定是否需要对这些血管进行重建。

（三）左心室功能评估

心导管数据可以评估全部或者局部心室功能。

1. 全心室评估

(1) 左心室舒张末压力

左心室舒张末压力（left ventricular end-diastolic pressure，LVEDP）数值高于 15mmHg 就意味着一定程度的心室功能异常。LVEDP 是一个既反映收缩又反映舒张功能异常的指数。它受到前负荷和后负荷影响可迅速改变。在未检查其他功能指数的情况下，LVEDP 升

表 3-8　心导管的血流动力学正常值

参　数	测　量	数　值
外周动脉或者主动脉压力	收缩 / 舒张压 平均压	≤ 140/90mmHg ≤ 105mmHg
右心房压力	平均压	≤ 6mmHg
右心室压力	收缩 / 舒张末期压力	30/6mmHg
肺动脉压力	收缩 / 舒张压 平均压	≤ 30/15mmHg ≤ 22mmHg
肺动脉楔压	平均压	≤ 12mmHg
左心室压力	收缩 / 舒张末期压力	≤ 140/12mmHg
心指数	——	2.5~4.2L/（min·m^2）
舒张末期容量指数	——	< 100ml/m^2
动静脉氧含量差	——	≤ 5.0ml/dl
肺血管阻力	——	20~130dyn·s/cm^5 或者 0.25~1.6Wood 单位
体血管阻力	——	700~1600dyn·s/cm^5 或者 9~20Wood 单位

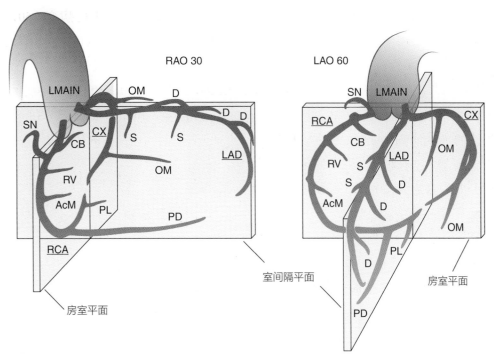

▲ 图 3-2 室间隔平面和房室瓣平面各自的冠状动脉解剖结构

冠状动脉分支：LMAIN. 左主干；LAD. 左前降支；D. 对角线支；S. 隔支；CX. 回旋支；OM. 钝缘支；RCA. 右冠状动脉；CB. 圆锥支；SN. 窦结支；AcM. 锐缘支；PD. 后降支；PL. 左后外支；RV. 右心室；RAO 30. 右前斜 30° 视图；LAO 60. 左前斜 60° 视图（引自 Baim DS，Grossman W. Coronary angiography. In：Grossman W，ed. *Cardiac Catheterization and Angiography*. 7th ed. Philadelphia，PA：Lea & Febiger；2005：203）

高仅提示有异常情况。在左室收缩模式和心排血量正常的情况下，LVEDP 升高可提示左心室顺应性下降。

(2) 左心室射血分数（LVEF）

①计算：射血分数的定义是每次跳动射出血的体积（每搏量 SV）除以左心室射血之前的体积。每搏量 = 舒张末容量（end-diastolic volume，EDV）- 收缩末容量（end-systolic volume，ESV）。

EF 的公式推导如下。

$$EF = \frac{[EDV - ESV]}{EDV} = \frac{SV}{EDV} \qquad （公式 3-1）$$

②二尖瓣反流：在没有瓣膜功能异常的情况下，EF 正常是在 50% 以上。但在有明显的二尖瓣反流时，EF 在 50%～55% 之间提示中等左心室功能异常，这是因为部分血容量反射到低阻力通道（即进入左心房）。

2. 区域心室功能的评估

心室造影所观察到的左心室收缩可以提供总体心室功能的定性评估，但是特异性不如计算出的射血分数。

考虑到造影剂容量、患者不稳定及前期已有的功能评估，通常不会常规做心室造影。定性观察收缩力局部的异常可能很明显。为了检查方便，我们将心脏分为几个节段：左心室的前、后、尖、底、下部（隔膜部）和室间隔部（图 3-3）。每个区域与正常收缩的节段相比，将其收缩运动分为正常、低收缩性（朝内运动减弱）、运动不能（无运动）或运动障碍（朝外反向运动）。局部的室壁运动异常常继发于以前的心肌梗死或者急性缺血。但是，在非常罕见的情况下心肌炎及心肌肿瘤的浸润也可导致区域性室壁运动异常。

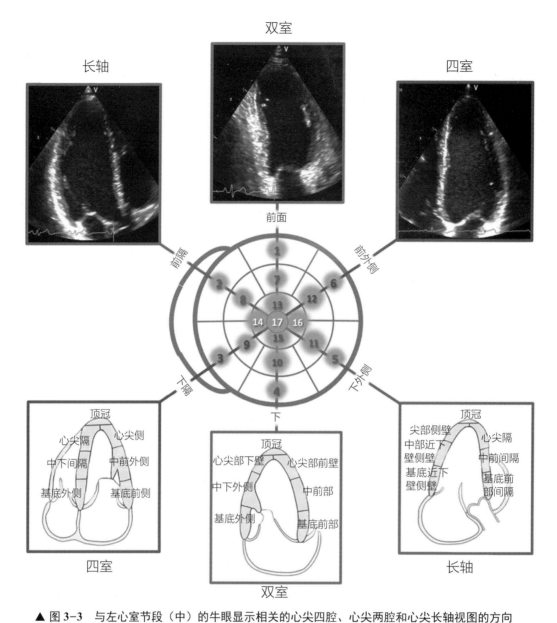

▲ 图 3-3　与左心室节段（中）的牛眼显示相关的心尖四腔、心尖两腔和心尖长轴视图的方向

中心图描绘了左心室壁节段的通用编号系统。上部图片显示实际图像，下部图片显示每个图像中的左心室壁节段（引自 Recommendations for Cardiac Chamber Quantification by Echocardiography in Adults: An Update from the American Society of Echocardiography and the European Association of Cardiovascular Imaging. *J Am Soc Echocardiogr*. 2015；28：1–39）

（四）瓣膜功能评估

这部分仅会简短地讨论一下检查主动脉瓣和二尖瓣的方法。急慢性瓣膜疾病的特殊血流动力学将会在 11 章"主动脉瓣疾病外科及介入治疗的麻醉管理"和 12 章"二尖瓣和三尖瓣心脏病手术治疗的麻醉管理"进行讨论。

1. 反流性病变

（1）定性评估：通过注射超声造影剂来评估瓣膜功能不全的严重程度，相对范围为 1+～4+（4+ 最严重）。肉眼观测造影剂从主动脉根部注射后在左心室冲刷的密度和速度（主动脉瓣反流）或左心室注射造影剂左心房冲刷的密度和速度（二尖瓣反流），来判断反流的严重程度。

(2) 病理性 V 波：在二尖瓣反流的患者中，肺毛细血管楔压可以观测到巨大的 V 波。正常或者生理性的 V 波常在收缩末期左心房中观测到，它继发于肺静脉血冲击关闭的二尖瓣。在反流的患者中，反流进入左心房形成的波形叠加在生理性 V 波上，导致了一个巨大的 V 波（图 3-4）。

2. 狭窄性病变

瓣膜狭窄程度只能从跨狭窄瓣膜压力下降程度和收缩期射血或者舒张期充盈时通过狭窄瓣膜的血流判断。仅测量跨瓣压力梯度不能用来统一地评估狭窄严重程度。

Gorlin 等[28] 在 1951 年美国心脏杂志发表了通过 2 个因素计算的瓣口面积的公式，简化公式如下。

$$瓣口面积 = \frac{心排血量（L/min）}{\sqrt{平均压力梯度}}（公式3-2）$$

根据心导管报道给出的心排血量及峰值压力梯度，可以对二尖瓣以及主瓣面积进行快速评估。为了更精确，Gorlin 方程的分母需校正为收缩期射血时间（主动脉瓣）和舒张期充盈时间（二尖瓣）。瓣口面积正常与异常的数值见 11 章 "主动脉瓣疾病外科及介入治疗的麻醉管理" 和 12 章 "二尖瓣和三尖瓣心脏病手术治疗的麻醉管理" 相关内容。

需要注意的是，导管的数值仅代表一个时间点，当患者来手术时，这些血流动力学指标和心导管结果很可能由于患者接受了（内科）治疗而改变了。

六、心导管介入治疗

（一）经皮冠状动脉介入治疗（PCI）

1977 年，Andreas Gruentzig 第一次将经皮冠状动脉腔内成形术（percutaneous transluminal coronary angioplasty，PTCA）引入了心脏病介入治疗领域。在最初的球囊扩张之后，多种技术已经被应用，目前的最新的治疗包括微型装置植入术，如冠状动脉粥样硬化斑块旋磨术，包括多种血栓切除术、大隐静脉远端保护装置、血管封闭设备及冠状动脉支架[29]。

但是，PCI 术后再狭窄，即局部血管对于创伤的再发梗阻，球囊扩张术后有 1/3 的发生率，这大大限制了其治疗效果。冠状动脉内支架是用来稳定 PCI 引发的冠状动脉夹层，预防再狭窄。它们的广泛使用显著地减少了急诊冠状动脉旁路移植手术。最早的裸金属支架（bare metal stents，BMS）显著降低了再狭窄率，聚合物基底抗炎药覆盖的 DES 可以额外降低再

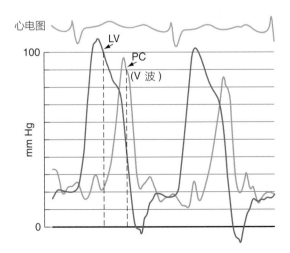

◀ 图 3-4 腱索断裂急性二尖瓣反流患者的左心室压力和肺毛细血管楔压描记图

巨大的 V 波产生于血流反流进入相对较小且顺应性差的左心房；心电图显示了肺毛细血管楔压 V 波产生的时间点，其波峰出现在心室复极化即心电图上的 T 波之后（引自 Grossman W. Profiles in valvular heart disease. In: Grossman W, Baim DS, eds. *Cardiac Catheterization, Angiography, and Intervention*. 7th ed. Philadelphia, PA: Lea & Febiger; 2005: 642）

狭窄率 39%～61%[30-32]。

需要进行急诊冠状动脉旁路移植术（CABG）的患者数在冠状动脉支架治疗技术出现后显著降低。施行 PCI 术后需要进行急诊 CABG 的患者从 2.9% 降低至 0.3%[33-35]。2009 年国家心血管资料注册系统（NCDR）报道 PCI 术后急诊 CABG 的发生率为 0.4%[36]。

有些研究报道了因 PCI 操作相关而行急诊 CABG 指征的比率：包括夹层（27%）、急性血管闭塞（16%）、穿孔（8%）及无法穿过病变血管（8%）。40% 需要急诊 CABG 术的患者病变累及 3 支血管[34]。几个研究表明，需要进行急诊 CABG 的最强的预测因子是心源性休克（OR=11.4），急性心肌梗死和急诊 PCI（OR=3.2～3.8），多支或者 3 支血管病变（OR=2.3～2.4），复杂的冠状动脉病变如 C 型病变（OR=2.6）[34]。PCI 术后的急诊 CABG 的住院患者死亡率为 6%～15%[34, 37, 38]。

2011 年美国心脏病学会基金会 / 美国心脏协会的 CABG 指南提示，在左主干狭窄 > 50% 的患者中 CABG 与 PCI 血管再通术相比，患者的生存率升高（Ⅰ级证据），在三支病变或者狭窄大于 70% 或者左前降支近端病变加主干狭窄的患者中，CABG 术也较 PCI 术的生存率高（Ⅰ级证据）。由于主要的冠状动脉狭窄引起心室颤动导致心源性猝死的患者中，CABG 和 PCI 术均可提高其生存率（Ⅰ级证据）[39]。

尽管前来接受 CABG 术的患者中有一大部分是 PCI 术后的患者，但是现在已经明确仅使用 PCI 术作为冠心病患者的术前准备并没有益处。

（二）既往介入术患者的术前管理

冠状动脉支架置入术后抗血小板治疗及支架血栓形成。

（1）冠状动脉支架血栓形成：冠状动脉支架可以有效防止再梗阻，但是作为一个异物它们会增加远期的甚至永久的冠状动脉血栓风险。金属支架术后 4～6 周有严重的炎症反应随即导致其再上皮化，在约 6 周后血栓形成风险降低。相反，药物涂层支架被设计成可以预防炎症反应，因此这些支架可以暴露更长的时间，因此支架血栓形成的风险时间也更长，可延长到甚至超过 1 年。不幸的是，尚无可靠办法知晓内皮化何时发生。

相比于再狭窄，血栓形成的速度快，故导致心肌梗死和死亡的风险更高（在某些研究中甚至高于 50%）。因此，抗血小板治疗是必要的，可以降低血栓形成风险。抗血小板治疗在围术期非常重要，与围术期血栓形成的风险有关。

（2）抗血小板药物：阿司匹林和氯吡格雷是抗血小板治疗的主流药物。由于它们的作用机制不同，有协同作用，或者叠加效应。噻氯吡啶在减少血栓形成方面与氯吡格雷效能相似，但是不良反应更大。最近，普拉格雷、替拉格雷与沃拉帕莎也被引进，能够提供新的术前治疗选择。表 3-9 比较了除沃拉帕莎以外的药物的性质。

普拉格雷和替拉格雷较氯吡格雷抑制血小板的持续性更好，表现出了更低的支架术后血栓形成风险和术后心肌梗死和死亡风险。它们常作为术后血栓形成高危患者的二线治疗药物，但是越来越多的证据表明它们可以作为抗血小板药物治疗的一线药物。除此之外替拉格雷与氯吡格雷相比效能相似，但是起效更快，维持时间更短。这是因为它与 $P2Y_{12}ADP$ 二磷酸腺苷受体可逆结合。沃拉帕莎作用于 PAR-1 血小板受体阻滞血栓形成，提供了第三种抑制血小板活性的机制。

表 3-9 用于预防冠状动脉支架血栓形成的几种常用的抗血小板药

药物	药物种类（机制）	剂型	常用剂量	作用持续时间[a]
阿司匹林	水杨酸（抑制环氧合酶）	口服	325mg 负荷剂量 81mg 每天 1 次	7d
氯吡格雷（波立维）	噻吩吡啶（血小板 P2Y$_{12}$ 受体 ADP 受体拮抗药）	口服[b]	300mg 负荷剂量 75mg 每天 2 次	7d
噻氯吡啶（抵克立得）	噻吩吡啶（血小板 P2Y$_{12}$ 受体 ADP 受体拮抗药）	口服[b]	500mg 负荷剂量 250mg 每天 2 次	10d
普拉格雷	噻吩吡啶（血小板 P2Y$_{12}$ 受体 ADP 受体拮抗药）	口服[b]	600mg 负荷剂量 10mg 每天 1 次	7d
替卡格雷[a]（倍林达）	类核苷（可逆性的血小板受体 P2Y$_{12}$ 阻滞药）	口服	180mg 负荷剂量 90mg 每天 2 次	2d

a. 引自 FDA 批准的药品说明书；b. 所有噻吩吡啶都是前体药物
（经许可转载自 Michelson AD. Advances in antiplatelet therapy. *Hematology Am Soc Hematol Educ Program*. 2011；62-69）

(3) 防止冠状动脉支架血栓形成：PCI 术后连续的阿司匹林和 P2Y$_{12}$ADP 受体拮抗药治疗可以减少主要不良心血管事件（major adverse cardiac events，MACE）。根据随机对照临床试验，应该无限期地给予每日 75～100mg 阿司匹林（美国是 81mg）[40]。

至于 P2Y$_{12}$ADP 受体抑制药（噻吩吡啶）使用的时间应该根据患者放置支架的病情来决定（稳定型缺血性心脏病或急性冠状动脉综合征）。稳定型缺血性心脏病患者在放置 BMS 后建议至少使用 1 个月来作为双抗联合治疗的第 2 个部分。对于药物洗脱支架，建议使用至少 6 个月[40]。如果患者存在急性冠状动脉综合征情况，双抗治疗需要至少 12 个月（如果出血风险高至少 6 个月）（表 3-4）。

在美国，现在有 4 种获批的药物洗脱支架（drug-eluting stents，DES），包括西罗莫司洗脱支架（sirolimus-eluting stents，SES）、紫杉醇洗脱支架（paclitaxel-eluting stents，PES）、佐他莫斯洗脱支架（zotarolimus-eluting stents，ZES）和依维莫斯洗脱支架（everolimus-eluting stents，EES）。与 BMS 比每种支架都有延迟愈合和血栓形成风险时间延长，因此需要更长时间的双抗治疗。现行的指南推荐 DES 支架植入术后至少 6 个月的双抗治疗来避免（30d 后）延迟性血栓的发生。在 2016 年 7 月，有一种生物可吸收支架获批用来治疗冠状动脉疾病。

现在更多的心内科医师趋向于将双抗治疗延长到超过 1 年（甚至是无期限地），如果患者没有明显的出血事件和出血并发症的风险。支架晚期（1 年后）血栓形成的风险 DES 发生率高于 BMS，发生率为每年 0.2%～0.4%。不管何种支架类型，置入后第 1 年内的血栓形成风险最大，根据患者和损伤程度的复杂性，其发生率在 0.7%～3%[41]。

早期和后期支架血栓形成的危险因素见表 3-10。除此之外，以后的任何手术都将增加围术期的血栓风险。

表 3-10　冠状动脉支架血栓的危险因素

临床因素	血管造影
高龄	长支架
急性冠状动脉综合征	多处病变
糖尿病	重叠支架
低射血分数	带孔或分叉支架
放射治疗病史	小血管
肾衰竭	支架置入达不到最优效果

（经许可转载自 Grines CL, Bonow RO, Casey DE Jr, et al. Prevention of premature discontinuation of dual antiplatelet therapy in patients with coronary artery stents. *Circulation*. 2007; 115: 813–818）

> **临床要点**　有置入支架需要的稳定型心肌缺血疾病的患者，在置入裸金属支架术后至少需要 1 个月的双抗治疗，药物涂层支架置入后需要至少 6 个月。在急性冠状动脉综合征患者置入支架术后，双抗治疗需要持续至少 12 个月。

　　(4) 冠状动脉支架置入术围术期的抗血小板治疗：根据现行的指南，置入裸金属支架术后 1 个月或药物涂层支架术后 6 个月均不应该安排需要停双抗治疗的择期非心脏手术 [39]。急诊手术需要请心内科、麻醉科和外科进行会诊。但是，大多数指南建议对于不能推迟的手术，如果必须停用噻吩吡啶，应该越晚停越好，而且应该在术后尽可能早地重新使用，阿司匹林如果可能的话应该继续使用 [40, 42]。心脏手术中，术前使用阿司匹林可能导致术中出血增多或者需要再次手术，但是不增加死亡率，反而增加了隐静脉移植的通畅率 [19]。

七、术前用药管理

（一）β 受体阻断药

　　β 受体阻断药是高血压、稳定和不稳定型心绞痛与心肌梗死最常见的治疗药物。这些药物也可以用来治疗室上性心动过速（包括由预激综合征引发的）、左心室收缩功能障碍（如果不严重的话）和各种系统性疾病的症状，如甲亢和偏头痛。β 受体阻断药在围术期应用可使患者受益且受益程度和患者的心脏事件风险大小成正比 [44]。另外，β 受体阻断药突然停药能够导致反跳现象，如紧张、心动过速、心悸、高血压，甚至是心肌梗死、室性心律失常和猝死。很多研究者发现围术期 β 受体阻断药治疗能够减少围术期心动过速、降低缺血事件发生 [19, 43]。因此，β 受体阻断药在慢性病患者中应该继续使用 [44]。在术前中和术后继续使用术前的 β 受体阻断药治疗可以避免反跳反应。

（二）他汀类药

　　长期的他汀类药物（HMG–CoA 阻滞药）治疗用于降低低密度脂蛋白水平。但是，它们也可以减缓冠状动脉斑块形成、增加斑块稳定度、改善内皮功能、抗血栓形成、抗炎、抗增生和限制白细胞黏附。这些作用均可以降低短期和长期的心血管事件发生率。最近几项大型研究表明术前使用他汀可以显著降低术后患者的死亡率和主要不良心血管事件发生率 [45-47]。

　　现在我们不知道产生有益效果所需要服用他汀的时间长度，或者术前短期停用是否会减弱其保护效果。但是在更进一步的研究之前，对于那些已经使用这个药物的患者，虽然肝脏毒性和横纹肌溶解的可能性会小幅升高，术前继续使用他汀类药物是一个明智的选择。

（三）抗凝药和抗血栓药物治疗

1. 华法林

2012 年美国胸科学会指南上提供了因心房颤动、机械性人造瓣膜及深静脉血栓 / 肺栓塞而长期服用华法林患者的术前治疗[48]。血栓栓塞危险分层见表 3-11。华法林应该在术前 5d 停药，并且在术后 12～24h 重新使用。使用低分子肝素围术期抗凝过渡的指南见表 3-12。

2. Xa 因子抑制药（如利伐沙班、阿哌沙班）

Xa 因子抑制药是新一代口服药物，用来预防心房颤动引起的脑卒中。除此之外达比加群是一个可逆性抑制游离的或血块结合的血栓。也可以用于预防心房颤动引起的脑卒中。峰值效应在 2～4h 后显现，在肾功能正常的情况下半衰期为 15h。根据药代动力学，肾功能正常的患者（eGFR > 50ml/min）停药 2 剂后血药浓度可降至基线水平的 25%，停药 4 剂后血药浓度降至基线水平的 5%～10%[49]。由于其药物起效迅速，对于长期服用的患者在心脏手术后重新服用需要至少 48～72h 后[50]。

3. 抗血栓和抗血小板治疗

对于使用氯吡格雷（波立维）、西洛他唑（培达）或者联合使用抗血栓和抗血小板治疗的患者，如果可能应该术前至少 1 周停用。由于噻氯匹定（抵克立得）的作用时间长，应在术前 2 周停用，可按需要使用其他药物作为手术期过渡。糖蛋白 II b/ III a 抑制药（依替巴肽、替罗非班、阿昔单抗）应该术前约 48h 停药。磺达肝癸钠（戊聚糖钠），一个低分子肝素复合物，需要术前 5d 停药（5 个半衰期）。

（四）抗高血压药

术前慢性抗高血压药物应用到术晨，且在术后血流动力学稳定的前提下尽快恢复。β 受

表 3-11　围术期血栓栓塞的术前危险分层

VKA 治疗说明			
危险分级	机械瓣种类	心房颤动	静脉血栓栓塞
高危[a]	二尖瓣人工瓣膜 笼式球或倾斜盘主动脉人工瓣 6 个月内发生的脑血管事件或 TIA	CHADS₂ 评分 5 或 6 分	3 个月内的静脉血栓栓塞 严重血栓形成倾向（C 蛋白、S 蛋白、AT III 缺乏等）
中危	二叶主动脉人工瓣 1 个或者多个下列风险因素：心房颤动、既往脑血管事件或 TIA、高血压、糖尿病、充血性心力衰竭及年龄＞ 75 岁	CHADS₂ 评分 3 或 4 分	3～12 个月之前发生的静脉血栓栓塞 不严重的血栓形成倾向（凝血酶原基因突变） 复发的静脉血栓栓塞 活跃的或最近治疗的癌症
低危	二叶主动脉人工瓣 无心房颤动和脑卒脑卒中险因素	CHADS₂ 评分为 0～2 分（且没有卒中或 TIA 病史）	12 个月之前发生静脉血栓栓塞，且无其他危险因素

a. 高风险患者还可能包括在择期手术前＞ 3 个月发生的脑卒中或者短暂缺血发作，且 CHADS₂ 评分＜ 5，有维生素 K 拮抗药短暂停药后的血栓病史，或者进行某些增加脑卒中或血栓风险的手术（如心脏瓣膜置换术、颈动脉内膜切除术和大血管手术）

CHADS₂. 充血性心力衰竭，高血压，75 岁，糖尿病，脑卒中或短暂性脑缺血发作；VKA. 维生素 K 拮抗药；CVA. 脑血管意外；TIA. 短暂性脑缺血发作

（经许可转载自 Douketis JD, Spyropoulos AC, Spencer FA, et al. Perioperative management of antithrombotic therapy: antithrombotic therapy and prevention of thrombosis, 9th ed.: American College of Chest Physicians Evidence-Based Clinical Practice Guidelines. *Chest.* 2012; 141 (2 Suppl): e326S-e350S）

体阻断药和 α_2 受体激动药连续使用至术晨尤为重要，因为突然停药会导致反跳性高血压。相反地，ACEI 和醛固酮 II 受体拮抗药容易导致围术期低血压，所以一些研究者建议术晨停用但在术后体液容量平衡后应尽快恢复[51]。

（五）抗心律失常药

术前有些患者需要使用大剂量口服抗心律失常药包括胺碘酮或者钙通道阻滞药，围术期需要持续用药。

表 3-12　围术期抗凝治疗的过渡策略

机械瓣、心房颤动、静脉血栓栓塞的风险程度	高风险		中等风险		低风险
术前出血风险	高	低	高	低	
围术期操作	过渡 a	过渡 a	不过渡 b	考虑过渡 b	不过渡

a. 对于高出血风险手术：等 48～72h 之后，重新开始术后肝素（低分子肝素）过渡（尤其是治疗剂量）；术后 24～48h，逐步增加肝素（低分子肝素）剂量，从预防剂量增加至中间 / 治疗剂量；在非常高出血风险的手术（如神经或心血管大手术）术后不进行肝素（低分子肝素）桥接但是需要使用物理预防；b. 根据患者个体化和手术相关的血栓和出血风险因素

（引自 Spyropoulos AC, Douketis JD. How I treat anticoagulated patients undergoing an elective procedure or surgery. *Blood*. 2012；120：2954-2962）

第 4 章
心脏手术患者的监测
Monitoring the Cardiac Surgical Patient

Mark A. Gerhardt　Andrew N. Springer　著

潘榅丹　王　锷　译

赵　辰　黄佳鹏　校

本章要点

- 心脏手术麻醉必须采用体表五导联心电图（electrocardiogram，ECG）监护，监测缺血改变时应从监测模式改为诊断模式。

- 压力快速改变后（进行冲洗测压管道的"方波实验"）低阻尼系统将持续大于 3 次振荡的时间，期间的血压监测将高估收缩压（systolic blood pressure，sBP）和低估舒张压（diastolic blood pressure，dBP）。过阻尼系统不会振荡，导致低估收缩压而高估舒张压。最佳阻尼系统在 1～2 个振荡后回归基线，并准确显示出收缩压。

- 大多数压力监测误差是由连接管或换能器中存在的气泡引起。

- 建议应在所有大型心脏手术、大多数胸科手术、大血管和神经外科手术诱导之前进行动脉置管。

- 体外循环（cardiopulmonary bypass，CPB）结束后及其随后的 5～30min 内，桡动脉血压可能明显低于主动脉血压。

- 中心静脉压（central venous pressure，CVP）的 c 波总是在 ECG 的 R 波之后，对于解读 CVP 波形非常有用。

- 目前一致认为，肺动脉导管（pulmonary artery catheter，PAC）的放置有利于高危和病情复杂的患者，左心室（left ventricular，LV）功能正常的患者一般只需监测中心静脉压和经食管超声心动图。

- 体外循环开始时，肺动脉导管应拔出 2～5cm，减少肺动脉阻塞 / 梗死或破裂的风险。

- SvO_2 是监测全身氧供是否达到氧耗需求（oxygen delivery，$\dot{D}O_2$）的指标。SvO_2 正常值是 75%，改变大于 5% 有意义。氧供减少或氧耗增加可以导致 SvO_2 减少。正常的氧供是氧耗的 4 倍。

- 当肺毛细血管楔压 / 肺动脉阻塞压（pressure/pulmonary artery occlusion pressure，PCWP/PAOP）波形自动出现时，确定肺动脉导管（pulmonary artery catheter，PAC）气囊放气后，立即向外回撤肺动脉导管直至肺动脉波形出现。

- 收缩压（systolic pressure variation，SPV）、脉压（pulse pressure variation，PPV）、每搏量变异度（stroke volume variation，SVV）取决于胸内压和动脉压的关系，可用于准确判断患者是否具有容量反应性。在心脏手术胸骨切开前及关胸之后有指导作用，但在开胸和体外循环过程中不准确。

- 体温监测建议同时进行核心部位和外周部位的监测。肺动脉导管体温建议作为核心温度，膀胱或直肠温度建议为外周温度。
- 体外循环后心律失常风险增加。注射 KCl 和 $MgSO_4$，使 $K^+ > 4mmol/L$ 并且 $Mg^{2+} > 2mg/dl$ 可以减少电解质介导的心肌传导异常风险。
- 钙剂的使用应推迟到神经系统再灌注之后（主动脉夹开放 15～20min 之后）。虽然低钙血症可影响心肌泵功能，但在潜在神经缺血 - 再灌期给予钙剂可导致神经毒性。
- 通过主动脉表面超声扫描确定有粥样硬化斑块的心脏手术患者，通过改进手术技术和神经保护策略可以将神经系统并发症从约 60% 减少至几乎 0%。
- 内脏血管网内储血量占全身总血容量（total body blood volume，TBV）的 70%。低血容量初期的生理性代偿是将血液从内脏血管转移至中央血管。
- 非体外循环冠状动脉旁路移植（off-pump CABG，OPCAB）患者，特别是在关键手术操作时，很难监测心肌缺血的发生。一些心脏麻醉医师支持在非体外循环冠状动脉旁路移植术中监测 SvO_2 或 $ScvO_2$。

一、概述

由于在术中经常会出现不可预期的不稳定的血流动力学状态和体外循环（cardiopulmonary bypass，CPB）相关的异常生理状态，因此心脏手术患者需要全面的监测。机械性的变化（外科手术方式）常常导致手术前后患者常判若两人。微创心脏手术需要一些特殊考虑，只有平均动脉压（mean arterial pressure，MAP）和混合静脉氧饱和度（mixed venous oxygen saturation，SvO_2）两项监测可提供可靠的数据。目前监测趋势包括确定靶点的目标导向治疗。比如，可通过监测给予容量后脉搏压（pulse pressure variation，PPV）、收缩压（systolic pressure variation，SPV）和每搏量变异度（stroke volume variation，SVV）的阳性反应来确定一个患者是否是低容量。

有些观点仍存在争议，如超声（ultrasound，USN）在中心静脉置管中的作用，以及肺动脉导管（pulmonary artery catheter，PAC）在心脏手术患者的应用。美国麻醉医师协会（American Society of Anesthesiologists，ASA）修改了临床指南[1]，建议实时的超声引导下颈内静脉定位和穿刺置管。但立即遭到了批评，就在同一章节中，一个在 ASA 成员的调查显示大多数人不同意此建议。与超声引导下神经阻滞（peripheral nerve block，PNB）类似，操作并发症的发生率和置管时间的延长只在初学者出现。对于经验丰富的操作者，超声引导不能增加成功率和改变并发症发生率[2]。技术的依赖可造成麻醉医师无法基于解剖学标志放置颈内静脉导管[3]。此外，更重要的批评在于，将无法体现麻醉医师的临床经验 / 判断，特别是影响了对于中心静脉导管置入的解剖学知识的掌握。

长期以来 PAC 的使用都有争议。批评者认为 PAC 缺乏相关研究证实它可以改善预后（见下一节"肺动脉导管"有关适应证的讨论部分）。然而有必要指出：①很多临床医师不知道如何正确解读 PAC 数据[4]；②很多研究采用的是微循环和（或）线粒体病理状态的脓毒症/SIRS 患者；③通常 PAC 用来估测左心室舒张末期容量（left ventricular end-diastolic volume，LVEDV）。肺动脉远端压力并不能简单地代表

LVEDV。经食管超声心动图（transesophageal echocardiography，TEE）用于监测低血容量更可靠。然而，理解动脉、CVP 和 PAC 波形的变化能够获取有用的信息，可通过 TEE 进一步证实。

此章不讨论 TEE 或与凝血功能相关床旁检测［如活化凝血时间（activated clotting time，ACT）、血栓弹力图（thromboelastography，TEG）和转动的凝血弹性图（rotational thromboelastometry，ROTEM）］，这些内容会在其他章节讨论。最后，对于某些监测（如体温监测），仅讨论与心脏手术相关的内容。

二、心血管系统监测

（一）心电图

术中心电图（electrocardiogram，ECG）监测有助于术中心律失常、心肌缺血和心脏停搏期间心电静止的诊断（图 4-1）。心脏手术患者首选包括 V_5 导联的 5 导联系统。采用五电极（四肢各 1 个电极和 1 个心前区导联）允许同时记录 6 个标准额面肢体导联和一个心前区单极导联。

1. 适应证
(1) 心律失常的诊断。
(2) 心肌缺血的诊断。
(3) 电解质紊乱的诊断。

(4) 主动脉阻断期间心脏停搏液效果的监测。

2. 方法
(1) 三导联系统：该系统仅采用右臂、左臂及左腿 3 个电极，记录两个电极之间的电压差，而第三个电极作为地线，因此，可以测量 3 个导联（Ⅰ、Ⅱ、Ⅲ）。

三导联系统已经扩展包括了加强导联，其中某个电极作为探测电极与另两电极的中点作为零电位的电压差，从而形成额面的三个电轴（aVR、aVL、aVF）。其中 Ⅱ、Ⅲ、aVF 导联最常用于监测下壁心肌；Ⅰ、aVL 导联可用于侧壁心肌的监测；其他几个附加导联用于特定心肌的监测（表 4-1）。

(2) 五导联系统：所有的肢体导联作为心前区单极导联的共同地线，单极导联常放置在 V_5 位置即第 5 肋间腋前线，是监测左心室（LV）的最佳部位。心前区导联也可置于右侧心前区域监测右心室（RV、V_4R 导联）。

① 优点：对于冠心病患者，单极 V_5 导联是诊断心肌缺血最好的单极导联；而同时分析 Ⅱ 导联和 V_5 导联可以发现 90% 的心肌缺血。因此，正确置放 V_5 导联和肢体导联可以加强对大部分术中缺血件事件的诊断。

② 心外膜电极：撤除体外循环关胸前，心脏外科医师常规放置心室和（或）心房心外膜起搏导线。除了房室起搏功能，这些导线也可用于记录心房和（或）心室心外膜 ECG。

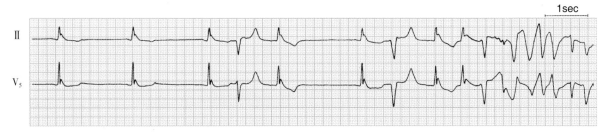

▲ 图 4-1　体外循环（CPB）期间的心脏监护

CPB 开始后低温引起的心电图变化。心动过缓变为频发室早随后变为心室颤动（引自 Mark JB. *Atlas of Cardiovascular Monitoring*. New York：Churchill Livingstone；1998，Figure19.1）

表 4-1 ECG 电极放置（采用三电极系统的双极导联和加强导联）

导联名称		右臂电极：功能（位置）	左臂电极：功能（位置）	左腿电极：功能（位置）	导联选择	诊断作用
标准导联	I	负极（右臂）	正极（左臂）	地线（左腿）	I	侧壁缺血
	II	负极（右臂）	地线（左臂）	正极（左腿）	II	心律失常（P 波和 QRS 高度最大）、下壁缺血
	III	地线（右臂）	负极（左臂）	正极（左腿）	III	下壁缺血
加强导联	aVR	正极（右臂）	共同地线（左臂）	共同地线（左腿）	aVR	—
	aVL	共同地线（右臂）	正极（左臂）	共同地线（左腿）	aVL	侧壁缺血
	aVF	共同地线（右臂）	共同地线（左臂）	正极（左腿）	aVF	下壁缺血
特殊导联	MCL_1	地线（右臂）	负极（左锁骨下）	正极（V_1 位置）	III	心律失常（P 波和 QRS 高度最大）
	CS_5	负极（右锁骨下）	正极（V_5 位置）	地线（左腿）	I	前壁缺血
	CM_5	负极（胸骨柄）	正极（V_5 位置）	地线（左腿）	I	前壁缺血
	CB_5	负极（右肩胛骨中间）	正极（V_5 位置）	地线（左腿）	I	前壁缺血、心律失常（P 波最大）
	CC_5	负极（右腋前线）	正极（V_5 位置）	地线（左腿）	I	整体心肌缺血

（改编自 Griffin RM, Kaplan JA. ECG lead systems. In: Thys D, Kaplan J, eds. *The ECG in Anesthesia and Critical Care*. New York: Churchill Livingstone; 1987: 20）

③食管：食管导联可以整合到食管听诊器中，对于诊断房性心律失常和后壁心肌缺血非常敏感。

④气管内：ECG 导联可以整合到气管导管中，可用于小儿心脏手术中房性心律失常的诊断。

3. 计算机辅助 ECG 分析

目前广泛应用计算机程序实时分析心律失常和缺血，与 Holter 监测相比其监测心肌缺血的敏感性为 60%～78%。通常，同时显示即时的 ECG 信号和每 30min 的 ST 段的趋势变化图（如 ST 段下降）。

4. ECG 滤波器

ECG 可以通过监测或诊断模式进行分析。诊断模式有低和高频滤波器，分别设定在 0.05Hz 和 100Hz。诊断模式与 12 导联获取的 ECG 数据一致。大多数的监护仪默认为监护模式，减去了低于 0.5Hz 和高于 40Hz 的电信号，结果使 ECG 除掉了大多数的伪像，特别是来自电力设施的 60Hz 的干扰。不过在监护模式下，显示 ECG 的 ST 段有失真，因此不能监测缺血。监护仪可切换到诊断模式获取 ECG。

5. 通过 ECG 监测心肌缺血

ECG 是有史以来第一个用于诊断心肌缺血的监测。心内膜下缺血导致 ST 段压低，而透壁性心肌缺血 ST 段抬高（图 4-2）。心肌血流解剖上起源于心外膜穿透至心内膜。冠状动脉

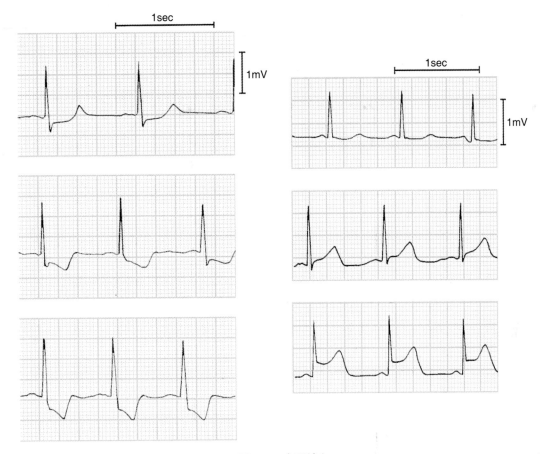

▲ 图 4-2　心肌缺血

如图所示心内膜下（左）和透壁性（右）心肌缺血的心电图。心内膜下缺血导致 ST 段压低。这名患者是冠状动脉左主干病变，随着心率的增加，ST 段压低加重（63 → 75 → 86bpm）。透壁缺血（全层性）引起 ST 段抬高，常由近端冠状动脉闭塞引起。这个患者做了再次冠状动脉旁路移植术，并由于大隐静脉移植导致了急性血栓（引自 Mark JB. *Atlas of Cardiovascular Monitoring*. New York：Churchill Livingstone；1998. 图 11–1 和图 11–2）

在收缩和舒张期都可灌注 RV，而只能在舒张期灌注 LV。心内膜需要较心外膜更高的灌注压力。因此，在全部心肌收缩增厚之前，心内膜更易出现缺血，ST 段压低通常出现在其抬高之前。

6. ECG 监测的建议

ECG 属于 ASA 标准监测内容。心脏手术麻醉中建议采用五电极体表心电图监护仪，正确的电极位置放置对 ECG 准确的监测至关重要。通常监测 V_5 导联和 Ⅱ 导联，自动 ST 段分析和历史变化趋势图有助于心肌缺血诊断。另外，ECG 是诊断心律失常的金标准。

（二）间断的无创血压监测

1. 心脏患者的适应证

心脏手术患者都有动脉置管指征，在诱导之前必须建立动脉测压通路。仅用无创袖带测量血压（BP）是不够的，因为 3 分钟一次的 BP 测量不实用并可引起损伤。而且当心律失常使机器识别模式报警时，以及体外循环中或使用连续血流的左心室辅助装置（left ventricular assist devices，LVADs）没有搏动血流时，无创血压会测不出压力。

2. 连续无创血压监测

连续无创血压监测是一种较新的血压监护

方法。这种监护方法现在还处于初期阶段，在重症监护患者的血压监测有一定的前途。这些系统提供连续的动脉波形相当于动脉测压提供的波形。这些设备中的大多数使用容积夹技术，其中测量是通过一个或多个带集成光体积描记传感器的手指袖带获得的。血压通过收缩和舒张时手指袖带的动态充气来测量，通过光体积传感器在手指中进行持续容量测量。然后根据袖带内的压力重建动脉波形。监护仪也可使用压平张力测量计，主要用于桡动脉。这项技术测量了压平一段动脉所需的压力，并将其记录为 MAP。然后，一个专有的算法重新创建动脉波形，并由此确定收缩压（systolic blood pressure，sBP）和舒张压（diastolic blood pressure，dBP）。这两种方法都已在危重患者的动脉血压监测中得到验证。对心脏手术术中患者进行了容积夹技术评价，取得了合理的监测效果 [5]。然而，在心脏手术中，由于需要频繁抽血〔动脉血气（arterial blood gas，ABG）、ACT、电解质和葡萄糖〕并且有非脉冲血流期（CPB），这个方法并不适用。因此需要进行有创性动脉置管。

（三）精确血管内压力测量的物理和技术要点

心脏麻醉安全实施必须采用血管置管进行有创压力监测。在外周动脉或股动脉中置管测量动脉血压，在中心静脉置管测中心静脉压（central venous pressure，CVP）或作为肺动脉导管放置的通道测心内压力。血管内压力测量系统包括血管内置管、预冲液体的连接管、换能器及电子分析仪和显示系统。

1. 压力波形的特征

心血管系统的压力波形可看作由周期性的正弦波组成的波群。波群是一系列不同振幅和频率的单个正弦波的总和，为基波频率的自然

谐波。第一个谐波，称基波频率，与心率相等（图 4-3 A 和 B）。基波频率的前 10 个谐波是压力波形的主要组成部分。

2. 监测系统的特性

（1）频率响应（或称振幅比）是指在特定频率下测的振幅与信号输入的振幅比。频率响应应在所需输入频率范围内保持恒定，即信号不失真（放大或衰减）。理想振幅比接近 1。血管内压力波响应的信号频率范围取决于心率，如患者心率是 120bpm，基波频率是 2Hz，由于动脉波形由前 10 个谐波构成，因此，在该心率下，构成了动脉的波形的谐波频率高达 20Hz。

（2）固有频率（或共振频率）是所有物质的固有特性，是指监测系统本身共振和放大信号的频率。监测系统的固有频率（f_n）与管腔直径（D）呈正相关，与连接管道长度（L）、系统顺应性（$\Delta V/\Delta P$）以及系统内预充液体密度这三个参数的平方根负相关（δ）。可表示为：

$$f_n \propto D \cdot L^{-1/2} \cdot (\Delta V/\Delta P)^{-1/2} \cdot \delta^{-1/2} \quad （公式 4-1）$$

为增加 f_n 减少波形失真，压力感应系统必须采用短、顺应性低的及适当直径的连接管，预充低密度的液体（如生理盐水）。

理想状态下，测量系统的固有频率应至少 10 倍于基波频率，以使得再现压力波形的前 10 个谐波不失真。临床实际中，大部分测量系统的固有频率的范围是 10～20Hz，如果输入频率接近于系统的固有频率（临床应用中常见），系统的反应将被放大（图 4-3C）。因此，这些系统需要适当的阻尼以减少失真。

（3）阻尼系数反映压力波形能量衰减的比例。图 4-3D 显示了频率响应，固有频率及阻尼系数之间的关系。

一个特定固有频率的压力监测系统形成压力波群时，在前 10 个谐波中任何 1 个接近固有频率时，若不对导管－换能器系统进行阻尼校正，会产生信号放大。心率增快时这一问题

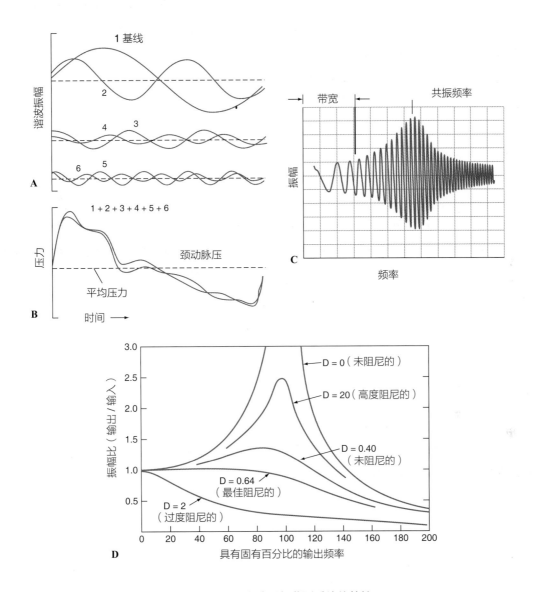

▲ 图4-3　压力波形与监测系统的特性

A. 通过傅里叶分析由基波频率（心率）产生谐波；B. 图示为前6个谐波相互叠加生成实时的血压波形；前6个谐波叠加产生波形与原始波形相似，但并非完全真实再现。如果导管－换能器系统要提供精确的压力波形，该系统必须能感知压力波形的前10个谐波；C. 从压力模拟器上记录的随频率增加的正弦压力曲线（横轴）；常用导管－换能器系统的频率响应（信号输出振幅与输入振幅之比）以纵轴表示，图中还显示了有用的频带宽度（响应"平坦"的频率范围）和接近系统固有频率范围信号的振幅（A-C. 引自 Welch JP, D'Ambra MN. Hemodynamic monitoring. In：Kofke WA, Levy JH, eds. *Postoperative Critical Care Procedures of the Massachusetts General Hospital*. Boston, MA：Little, Brown and Company；1986：148.）；D. 垂直轴显示振幅比（或者频率响应）与输入频率和固有频率之比（比绝对值更合适）间的关系。无阻尼或阻尼不足系统在换能器系统固有频率范围内信号输出放大；过阻尼系统大部分输入频率振幅比减小。该图提示重要几点：①如果导管－换能器系统固有频率高，在临床相关输入频率范围（10～30Hz）产生平坦响应所需阻尼较小；②对于固有频率中在临床相关范围内的系统（通常情况），存在一个"精确的"（最优的）阻尼水平可以保持平坦的频率响应（D. 阻尼系数引自 Grossman W. *Cardiac Catheterization*. 3rd ed. Philadelphia, PA：Lea &Febiger；1985：122）

更加复杂（如小儿或快速房性心律患者），因为增加输入频率它也就增加了对该系统频率的要求（图 4-4）。

一个系统的固有频率及阻尼系数都可以采用"记号"实验方波法进行估计。此系统在高压冲洗后回到基线时，测量一个振荡的时间周期可以估计系统的固有频率，而测量两个连续波峰的振幅比可以计算阻尼系数（图 4-5）。

压力快速改变后（冲洗测压管道），阻尼不足系统将持续振荡一段时间，压力监测将高估收缩压和低估舒张压。而过阻尼系统则不会振荡，但是回归到基线缓慢，这样低估收缩压而高估舒张压。最佳的阻尼系统在 1～2 个振荡后回归基线，可测得准确的收缩压。最优或者说最佳的阻尼系统表现为在系统的 f_n 范围内稳定的（或平坦的）频率响应（图 4-3D）。如果测量系统达不到这一标准，应检查其组成构件，特别是看是否有气泡，或者更换系统，即使是最优的阻尼系统也可能因为第 10 个谐波超过了系统的固有频率，在心率快时产生波形失真（图 4-4）。

3. 应变片压力监测（换能器）

可认为是一个可变电阻换能器，换能器的核心部分是隔膜。作为液体波形和电子输入信号之间的连接，当压力改变使换能器的隔膜变形时，换能器内惠斯登电桥的可变电阻上电压发生改变，从而产生电流变化，形成电信号的转换并显示出来。

4. 血管内压力测量误差产生的原因

(1) 低频率换能器响应：低频率响应指信号输出输入比恒定（无失真）的低频率范围，如果系统固有频率低，其频率响应也会低。临床麻醉中应用的大部分传感器系统可认为是低固有频率且阻尼不足的系统。因此，进一步减小 f_n 的情况应避免。大多数监测误差是由连接管 – 换能器中存在气泡引起，因为气泡可压缩，不仅减低系统的响应，而且导致系统过阻尼。因此，在测压管中加入气泡来增加阻尼系数而减少干扰的理论是不正确的。常见的降低频率响应的另外一个原因是导管内血栓形成，从而使导管部分堵塞。

(2) 导管摆动：导管摆动是指导管尖端摆动产生明显的压力波动现象，这种干扰在外周动脉导管通常不明显。但是在肺动脉或者左心导管中非常常见。

(3) 外周血管共振：桡动脉导管测得的收

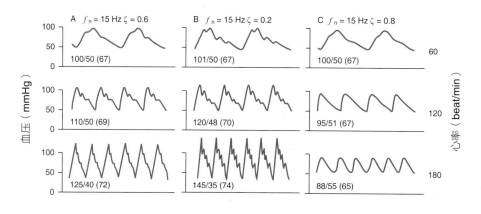

▲ 图 4-4　比较不同心率的相同固有频率（15Hz）的 3 个导管换能器系统

压力以收缩压/舒张压（平均压）表示。所有图形中的参考血压以为 100/50mmHg。A. 精确的阻尼系统（ζ= 0.6）即使在心率很快（超过 150）时也能显示精确的波形；B. 阻尼不足系统（ζ=0.2）显示在心率快时波形扭曲，高估收缩压和低估舒张压；C.过阻尼系统（ζ=0.8）低估收缩压和高估舒张压。注意舒张压和平均压受不精确监测系统影响较小。f_n 固有频率；ζ. 阻尼参数

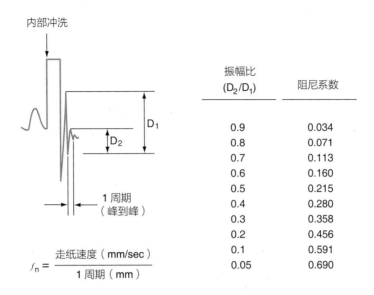

	振幅比 (D_2/D_1)	阻尼系数
	0.9	0.034
	0.8	0.071
	0.7	0.113
	0.6	0.160
	0.5	0.215
	0.4	0.280
	0.3	0.358
	0.2	0.456
	0.1	0.591
	0.05	0.690

$$f_n = \frac{\text{走纸速度（mm/sec）}}{\text{1 周期（mm）}}$$

▲ 图 4-5　通过方波"记号"法可以估计导管换能器系统的 f_n 和 ζ

因为测压系统每个部分都影响系统的谐波，为了全面检测系统，需要将导管置入动脉进行，包括快速冲洗（常采用高压冲洗装置）突然松开，冲洗袋的压力突然下降，由于系统的惯性，出现基线超射。之后基线的振荡用于计算 f_n 和 ζ。如图最左侧的动脉波形之后显示快速冲洗和突然松开。振荡周期以毫米为单位进行测量。固有频率为走纸速度除以周期，以周期 /s 或 Hz 表示。如果周期为 2mm，走纸速度为 25m/s，f_n = 12.5Hz。为确定 f_n，较快的走纸速度可信度更高，引起的共振波与下一个的振幅比，D_2/D_1，用于计算阻尼系数（右侧）。阻尼系数 0.2～0.4 表示系统阻尼不足，0.4～0.6 为最佳阻尼系统，0.6～0.8 为过阻尼系统（引自 Bedford RF. Invasive blood pressure monitoring. In：Blitt CD, ed. *Monitoring in Anesthesia and Critical Care Medicine*. New York：Churchill Livingstone；1985：59）

缩压可能比主动脉高 20～50mmHg，原因是外周动脉弹性减低和波形融合（图 4-6）。

(4) 传感器电学特征的改变：电平衡或称零电位，是指换能器中的惠斯登电桥调整使得零电压下流经感应器的电流为零，零点可能漂移，如室温发生改变时。所以换能器应调零，传感器系统基线漂移时，压力波形并不改变。

(5) 传感器位置错误：习惯上血流动力学监测的参考部位是右心房（right atrium，RA），患者平卧时，右心房处于腋中线水平，调零后换能器应保持在与 RA 同一水平位。如果换能器位置改变，会产生假性高值或低值，特别是在监测 CVP、肺动脉压或肺毛细血管楔压（pulmonary capillary wedge pressure，PCWP）时变化尤其显著。这些部位观察到的压力改变值占测量值的比例更大，如患者的平均动脉压和中心静脉压分别为 100mmHg 和 10mmHg，

一个 5mmHg 的换能器位置血压偏差值将对其分别产生 5% 或 50% 改变。

（四）动脉置管

1. 指征

动脉置管（动脉通道）是心脏手术监测的金标准项目（表 4-2），在诱导前放置动脉通道对于安全、顺利的麻醉诱导是必要的。请注意，即使在常规心脏手术中，动脉置管符合所有 4 个指征。大多数胸外科、大血管外科和神经外科手术也会有 1 个及以上的动脉置管指征。

2. 置管部位

多个部位可用于动脉置管，最常用的是桡动脉和股动脉。通常局部浸润 2.5ml 或介于 2.5～3ml 的 1% 利多卡因。心脏外科手术中的一些特殊的考虑可能影响动脉 / 中心导管的插入部位的选择。患者可能需要通过股动脉插

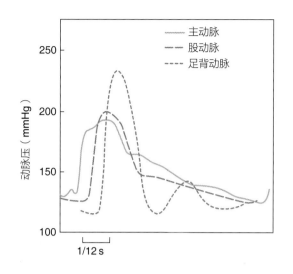

◀图 4-6　不同部位动脉的压力波形变化

动脉波形没有单一的形态：中心主动脉压力波形更加平滑，二重波切迹明显；股动脉和足背动脉脉搏传导延迟，上升支尖锐（因此收缩压更高），二重波切迹粗顿（股动脉）或消失（足背动脉）；足背动脉压力波形更窄；上肢动脉压力波形二重波切迹保持较好（图 4-10）。足背动脉压力波形的第 2 个波峰可能是动脉与小动脉阻抗不一致形成的反搏波（引自 Welch JP, D'Ambra MN. Hemodynamic monitoring. In: Kofke WA, Levy JH, eds. *Postoperative Critical Care Procedures of the Massachusetts General Hospital*. Boston, MA: Little, Brown and Company; 1986: 144）

表 4-2　动脉置管适应证

适 应 证	临 床 应 用
微小 / 快速的改变可能有害，需要不断的评估	需要严格控制灌注压力；CT、大血管、神经外科
预计血压或血管内容积会有很大变化	创伤、腹部大手术、实体器官移植
需要频繁的抽血，特别是动脉血气（arterial blood gas, ABG）分析	密切监控酸碱状态、电解质
BP 测量不能用其他方法进行	心律失常、显著肥胖、体外循环、持续流量的左心辅助 LVAD（非脉冲血流）

动脉置管（"art 线；a- 线"）是心脏外科患者血压监测的金标准。在诱导前放置一条 art 线对于安全、顺利的麻醉诱导是必不可少的。桡动脉是最常见的置管部位

入主动脉内球囊泵（intra-aortic balloon pump, IABP）进行机械辅助。IABP 位于胸主动脉降支，紧邻锁骨下动脉远端。当正确定时充气 / 放气时，IABP 通过降低收缩末期主动脉压和增加左心室舒张压来改善左心室心排血量（cardiac output, CO）。注意，左心室冠状动脉灌注只发生在舒张期间，而右心室在收缩和舒张期都可灌注。

> **临床要点**　桡动脉置管过程中最常见的错误是局部麻醉药剂量不足。局部麻醉可以减轻置管时的不适，减轻动脉血管收缩。

(1) 桡动脉：最常用于穿刺置管的动脉是桡动脉，动脉置管之前应在常规测双臂无创性血压检测两侧压力差异。通常首选左侧桡动脉，因为外科主刀医师站在患者右侧进行手术，可压迫右臂血管；大多数患者是右手优势患者；胸骨牵开器放置不当会对臂丛施加压力，增加神经损伤的风险。出现异常的动脉压波形提示应检查胸骨牵开器放置部位。

①方法：超声引导下的桡动脉插管在遇到传统方法放置导管困难或出现低流量状态（休克）、体外膜氧合（extracorporeal membrane oxygenation, ECMO）时的无脉搏血流、左心室辅助装置（LVAD）或右心室辅助装置（right ventricular assist device, RVAD）或心跳停止时，是有益的。

临床要点 低流量状态和（或）肢体末梢冰冷的患者可能无法测出的脉搏血氧饱和度（pulse oximetry，SpO_2）。用 $1\sim2ml$ 的局部麻醉药对监测 SpO_2 的手指进行局部神经阻滞（PNB），通常能恢复 SpO_2 信号。

②并发症：动脉置管术几乎没有发生缺血性并发症，即使是在同侧尺动脉血流受限的 Allen 试验阳性患者。偶尔会出现 CPB 后的外周分流，可表现为外周低血压。中心动脉压和桡动脉压差可超过 $25\sim30mmHg$。这是一个自限性的过程，因为随着热能在患者体内更均匀地分布而消除。股动脉置管或直接将压力管连接到术野的主动脉插管上，可以用来确认这一诊断。

③取桡动脉：如果计划采用桡动脉作为冠状动脉旁路移植术的旁路血管，则通常在术前就已经确定取哪一侧的桡动脉，而对侧桡动脉可以进行穿刺。

(2) 股动脉：选择股动脉置管有些特殊的考虑。需要经股动脉放置 IABP，或当患者是升主动脉瘤或夹层，不能进行正常 CPB 升主动脉插管时，从股动脉插动脉导管。

①方法：股动脉通常位于耻骨结节和髂前上棘连线中点。这些骨性标志用于指导穿刺困难病例的股动脉定位。

②禁忌证：有累及股动脉的血管手术史或者腹股沟处皮肤感染的患者，应避免进行股动脉穿刺。

(3) 主动脉根部：开胸后，外科医师可以通过主动脉插管或主动脉根部插管来短暂评估血压。

(4) 腋动脉：腋动脉也是很易进入中心大动脉的表浅大动脉通路。

并发症：应注意腋动脉置管可能增加脑部气体或组织碎片栓塞的风险。动脉管道冲洗时应小心并用低压力冲洗。目前已知腋动脉穿刺有可能并发血胸。

(5) 肱动脉：肱动脉位于肘窝正中，容易进行穿刺置管。

禁忌证：考虑到放置导管可引起远端血供减少，在许多医院应用受到限制。肱动脉置管在非肝素化的外科手术中并不常规应用。

(6) 尺动脉：尺动脉是穿刺的次选部位。如果同侧桡动脉置管失败，则有发生血供减少的风险。

(7) 足背动脉和胫后动脉：肢体远端部位动脉压力波形失真的可能性增加，但足背动脉从技术上讲比较容易置管。

3. 动脉波形的分析

动脉压波形包含许多血流动力学信息。正常桡动脉波形如图 4-7 所示。不同部位的波形不同，尽管构成是相同的。切迹标志着收缩期结束/舒张期开始。该波形有三个收缩期成分：收缩性上压（$\delta P/\delta t$ 的图形表示）到峰值（sBP），然后下降到双曲线切迹，再到舒张性血流的最低点（dBP）。

(1) 心率和节律：可以通过动脉血波形判断心率，对起搏器或者电刀产生心电图干扰的患者特别有用。出现大量房室异位心律时，动脉压力波形能够对这些心律失常的血流动力学影响提供有用的信息（如判断异位节律是否有灌注价值）。动脉波形也可以证实心室起搏与房室顺序起搏的血流动力学效应（图 4-8）。

(2) 脉压：收缩压和舒张压差提供有关液体容量状态和瓣膜功能的信息。心脏压塞和低血容量在动脉波形上表现为较小的脉压，脉压增加可能提示主动脉瓣反流或低血容量。

(3) 呼吸变异和容量状态：正压通气时动脉收缩压降低提示低血容量（奇脉）。胸腔内

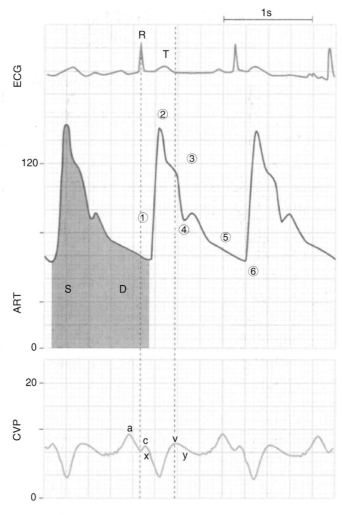

▲ 图 4-7　正常动脉波形

正常动脉波形的成分包括：①收缩期上行；②收缩峰值压力；③收缩期下降；④双重切迹；⑤舒张压血流；⑥舒张末期压力。曲线下方的区域（左侧阴影区域）除以心搏周期等于平均动脉压（MAP）。S. 收缩期；D. 舒张期（改编自 Mark JB. *Atlas of Cardiovascular Monitoring.* New York：Churchill Livingstone；1998，Figure8.1 and Figure8.2）

正压减少静脉回流，对低血容量影响较大。动脉 sBP、每搏量（SV）和脉压随呼吸的变化可作为目标导向参数，以确定患者对输液有反应。下面将更深入地讨论这一点。

　　(4) 血流动力学指标的定性评估：从动脉波形可以推断收缩力、SV 和血管阻力。sBP 和 dBP 分别是动脉波形的峰值和最低点。收缩功能可以用 δP/δt 来大体判断，收缩过程中的压力上升的斜率。要记住心率、前负荷和后负荷会影响这个参数。每搏量可以通过主动脉压力波形从收缩开始，到二重波切迹的曲线下面积进行估算。而二重波切迹的位置与体循环阻力有关。切迹出现在压力曲线下降波高位提示血管阻力高，而低血管阻力常引起二重波切迹出现在压力曲线的低位部分。这些成分被整合在脉压分析监测计算程序可以计算出无创心排血量。

　　(5) 主动脉内球囊反搏时机：置入 IABP 后动脉描记应显示出一个特征性波形。适当定时的 IABP 应该在二重波切迹出现时给气囊充气。气球在整个舒张过程中保持膨胀，并在下一次收缩期上压支开始时主动放气。分析动脉波

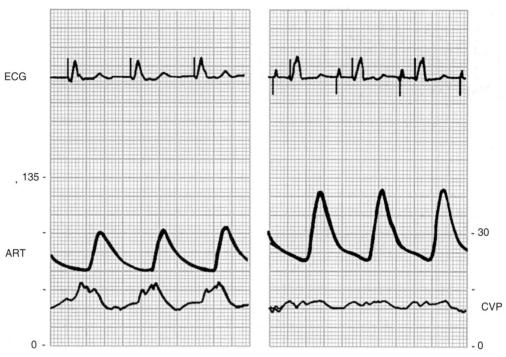

▲ 图 4-8　VOO 与 AV 起搏

在 VOO 起搏期间（左）的 CVP 显示由于右心房（RA）收缩逆行传导产生的大炮波。AV 起搏（右）显示正常的 CVP 波形和动脉血压的显著改善，如动脉波形所示（引自 Mark JB. *Atlas of Cardiovascular Monitoring*. New York：Churchill Livingstone；1998，Figure14.16）

形，允许适当调整球囊充气和放气从而优化其功能（图 4-9）。

4. 动脉置管的并发症

（1）缺血：尽管有些患者有血流异常，但在这些患者中桡动脉置管后出现缺血损伤的发生率依然很低。

（2）栓塞：虽然桡动脉置管栓塞的发生率较高，但研究表明并未显示出不良后果。多数

桡动脉阻塞的患者血管可再通，糖尿病或者严重外周血管疾病的患者风险增加。

（3）感染：采用合适的消毒方法，桡动脉置管发生感染的风险很低。在一项 1700 例患者的报道中，置管部位未见明确感染。

（4）出血：虽然穿透法会导致动脉后壁穿孔，但是中层肌性结构会封闭穿刺部位，出现血肿的患者术中出血风险较高。与中心静脉导

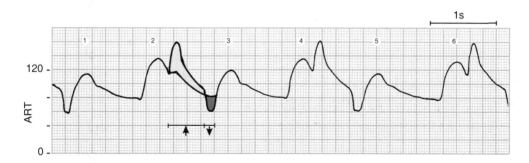

▲ 图 4-9　按 1：2 比例进行主动脉内球囊反搏（IABP）的动脉波形

在第二、第四和第六次心跳的二重波切迹时气囊膨胀，导致舒张压升高。收缩期上升支前气囊放气使得收缩开始时的动脉压下降，随后一次的收缩压峰值降低（引自 Mark JB. *Atlas of Cardiovascular Monitoring*. New York：Churchill Livingstone；1998，图 20-1）

管不同，动脉导管未涂抹肝素，因此，血栓形成的风险增加。

5. 动脉波形态异常

心脏异常可改变动脉（图 4-10）波形，提供病理学线索，提供通常未被重视的诊断线索。

（五）中心静脉压

中心静脉压（CVP）测量右心房压，受循环血容量、静脉张力和右心室功能的影响。在大多数心脏外科手术中都应放置 CVC（中心静脉导管），以提供大口径导管，并用于快速液体给药和将血管活性药物输送至中心血管室和（或）置入 PAC。很重要的一点是要认识到，有些并发症是继发于中心导管置入，而不是 PAC 置入。这与心脏手术中有争议地使用 PAC 有关。PAC 插入并发症的发生率要低得多，而且往往是短暂的（如心律失常）。虽然 CVP 在评估左心室舒张末期容积方面有严重的局限性，但它可以提供临床线索，从而开始进一步的治疗。基本上所有的心脏手术都需要中心静脉置管。

1. 适应证

（1）监测：所有心脏手术都是 CVP 监测的适应证。在解剖学上，CVP 在 RA、IVC 和 SVC 的相交处。解读 CVP 的第一步是正确识别波形。在除去了升高 CVP（无机械正压通气）的所有参数后，呼气末波形平均压力（图 4-11）值将是正确的。SVC 抽血可测中心静脉血氧饱和度（$ScvO_2$）。$ScvO_2$ 反映了大脑和上肢的静脉饱和度，通常比 SvO_2 低 5%。在没有 PAC 的情况下可使用 CVP 导管测 $ScvO_2$，代替混合静脉血氧饱和度。正常 $ScvO_2$ 为 70%。

（2）液体和药物治疗：需要的话，中心静脉通路可以方便给予血管活性药物和作为快速静脉输注液体的通路。

（3）心脏手术特殊用途：部分患者需要延迟放置肺动脉导管，可以先放置 CVP 鞘管。

> **临床要点** PAC 的放置可能在以下患者中有困难：多发先天性心脏畸形、右心静脉循环解剖异常、右心外科手术或右心机械辅助器植入。置管可能需要推迟到手术期间。

2. 方法

颈内（IJ）静脉、锁骨下（SC）静脉和股静脉是最常见的置管部位（表 4-3）。

（1）颈内静脉：右侧颈内静脉是心脏麻醉医师最常用的中心静脉置管途径。因为从插入点到 RA 的呈直线。RSC 最弯曲。此外，大多数麻醉医师都使用右手，而右侧颈内静脉更容易进入。

① 禁忌证和建议：颈内静脉穿刺置管的相对禁忌证如下。

a. 明显的颈动脉病变。

b. 近期颈内静脉插管史（可能有血栓形成的风险）。

c. 对侧膈肌功能不全。

d. 甲状腺肿或者有颈部手术史。

这些患者穿刺可以考虑对侧颈内静脉，需注意的是，胸导管靠近左侧颈内静脉，而且左侧穿刺导管更容易穿破头臂静脉或上腔静脉，因为左侧置管导管尖端与颈内静脉和无名静脉呈锐角。

② 超声引导：超声引导的选择性静脉置管作为颈内静脉插管的首选方法很快引发了有争议的认可，特别是对于缺乏经验的操作人员。超声引导颈内静脉置管，必须能够正确将易压缩的颈静脉与颈动脉区分开来（图 4-12）。

（2）颈外静脉：颈外静脉走行跨过胸锁乳突肌表面，在靠近颈内静脉和锁骨下静脉交汇

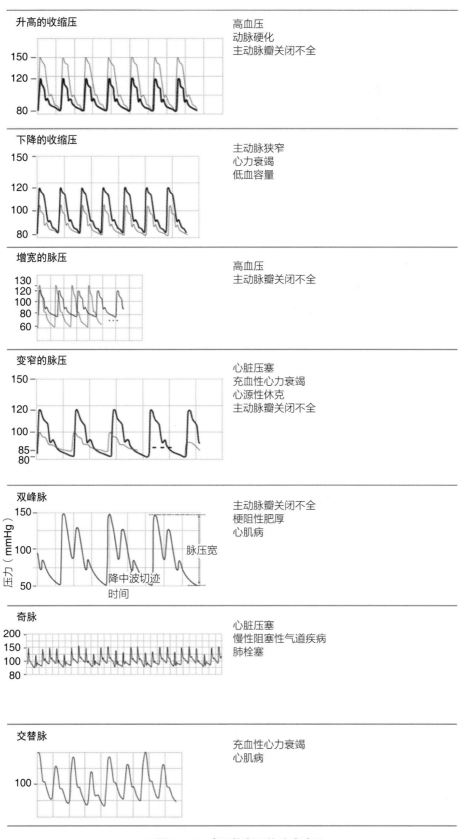

▲ 图 4-10　病理状态下的动脉波形

对于顶部 4 个图，粗线代表正常的动脉波形（引自 *Quick Guide to Cardiopulmonary Care*. 3rd ed. 图片引自 Edwards Critical Care Education）

表 4-3　中心静脉置管部位和并发症

	IJ	SC	FEM	注意事项
IDz	+～++	+	+++	——
耐受程度	+～++	+++	+	IJ 后路 > 中路
动脉穿刺	颈动脉 +～++	SC 或 BCA（R）+～++	股动脉 +～++	RSC 管道无动脉穿刺风险；经验风险↓
PTX	+～++	++～+++	Ø	经验风险↓；IJ 低位入路风险↑↑↑
导管 / 导丝栓塞	+	+	+	尝试放置导管引起的穿刺伤；经验风险↓
血栓或血栓栓塞	+	+	+	SC 和 IJ 中心静脉管道引起的 DVT 经常是被忽略的 PE 源头
神经损伤	臂丛	臂丛	腰丛	困难置管：多次静脉穿刺尝试；经验风险↓
胸导管损伤	LIJ	LSC	Ø	LIJ 需要大角度风险↑
VAE	++～+++	++～+++	Ø	NIF > 液柱到致 VAE↑↑↑；IVC 塌陷则 Fem 风险↓；间歇的气道阻塞

中心静脉置管主要的三个位置和常见并发症如表所示。某一位置的特定并发症的相对频率对应显示从无（Ø）到低（+）至高（+++）。注意并发症的发生率经常随着经验而减少。BCA. 头臂干；DVT. 深静脉血栓；Fem. 股静脉；IDz. 感染；IJ. 颈内静脉；IVC. 下腔静脉；L. 左；PE. 肺栓塞；PTX. 气胸；R. 右；SC. 锁骨下；VAE. 静脉空气栓塞；++. 中等；↑. 增加；↓. 减少

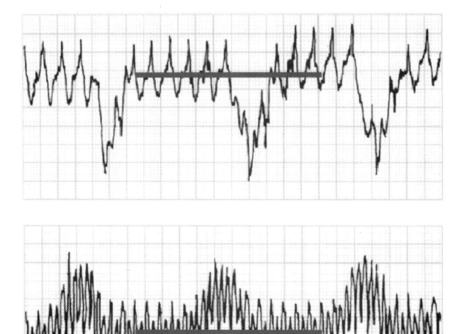

▲ 图 4-11　自主呼吸（顶部）和正压通气（底部）患者的中心静脉压力波形

注意，吸气时自主呼吸患者的 CVP 降低而在正压通气患者则升高。应在呼气末（深色水平线）读取 CVP，以避免胸内压力变化的影响［引自 Pittman, JA, Ping JS, Mark JB. Arterial and central venous pressure monitoring. *Int Anesthesiol Clin*. 2004 Winter；42（1）：13-30］

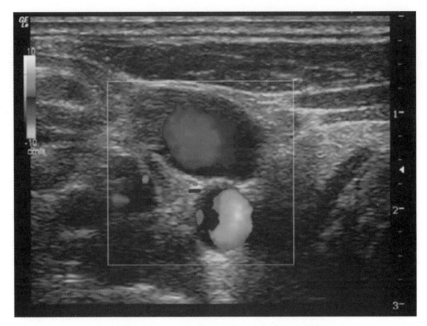

▲ 图 4-12　颈内静脉和颈动脉的超声图像

注意彩色血流方向背离探头的为蓝色，而流向探头的血液为红色。因此，当探头向尾端倾斜时，颈内静脉回流到心脏的血流是蓝色的，而从主动脉弓上升到颈动脉的血流是红色的（引自 Barash P，Cullen B，eds. *Clinical Anesthesia*. Philadelphia，PA：Lippincott Williams & Wilkins；2009：747）（此图彩色版本见书中彩图部分）

处进入锁骨下静脉。颈外静脉走行弯曲，存在静脉瓣，虽然可作为静脉通路，但是从颈外静脉穿刺放置中心静脉导管比较困难。从颈外静脉放置硬的中心静脉导管（如肺动脉导管鞘管）增加血管损伤的风险，不建议使用。可用短的易弯中心静脉导管来建立静脉通道。

（3）锁骨下静脉：锁骨下静脉穿刺置管比较可靠，在心肺复苏时应用最为广泛。

①优点：锁骨下静脉置管的主要优点是相对容易，而且长期置管时导管位置固定。左锁骨下静脉是仅次于右颈内静脉最容易的植入 PAC 鞘管的解剖通路。

②缺点

a. 锁骨下静脉置管在所有中心静脉穿刺方法中气胸的发生率最高。如果一侧锁骨下静脉置管失败，没有胸片检查不能进行对侧锁骨下静脉穿刺，因为双侧气胸是致命性的。锁骨下静脉置管在心脏手术牵开胸骨时中心静脉导管可能受压；

b. 容易误穿到锁骨下动脉；

c. 左侧锁骨下静脉置管时可能刺破胸导管；

d. 右侧锁骨下静脉穿刺放置肺动脉导管到右心房困难，因为肺动脉导管进入无名静脉时要通过一个锐角。经锁骨下静脉放置肺动脉导管推荐首选左侧。

（4）臂静脉的技术：可以通过肘窝处静脉放置中心静脉导管（"长臂 CVP"或外周插入的中心静脉导管 PICC），但在多数心脏手术中受到限制。

3. 并发症

不同部位中心静脉穿刺置管的并发症见表 4-3，CVP 穿刺最严重的并发症通常可以避免。

4. CVP 解读

（1）正常 CVP 波形：正常 CVP 波形比动脉波复杂，包括 3 个正向波，称为 a 波、c 波和 v 波及两个负向波，称作 x 和 y 降支。CVP 波的组成部分（表 4-4）表示心脏功能和心律失常改变的机械事件（表 4-5；图 4-7，底

表 4-4　CVP 波形的各个成分

CVP 波形成分	心脏事件	S/D	备　注
a 波	RA 收缩	D	心房颤动时 a 波消失
x 下降	RA 松弛	S	收缩中期
c 波	IVVC、TV 运动	S	c 波常在 ECG R 波之后
v 波	收缩期 RA 充盈	S	TR → v 波明显
y 下降	RV 早期充盈	D	TEE 上的 E 波
x′	RA 松弛	S	c 波后 x 波终止

正常 CVP 波形成分是由不同的机械事件产生的。影响这些事件的因素会引起 CVP 波形的改变。注意，c 波总是跟随心电图 R 波。将心电图与 CVP 对齐有助于识别其他成分和病理状态。CVP. 中心静脉压；D. 舒张压；IVVC. 等容性心室收缩；RA. 右心房；RV. 右心室；S. 收缩压；TR. 三尖瓣反流；TV. 三尖瓣

表 4-5　RA-RV 血流动力学异常的鉴别诊断

异常波形图	
右心房波形	
平均压降低	低血容量 传感器零位过高
平均压升高	液体超负荷 右心（RV）衰竭 左心室衰竭导致右心室衰竭 三尖瓣狭窄或反流 肺动脉狭窄或反流 肺动脉高压
"a" 波升高：心房收缩，心室充盈阻力增加	三尖瓣狭窄 降低 RV 顺应性 RV 衰竭 肺动脉狭窄 肺动脉高压
无 "a" 波	心房颤动 心房扑动 交界性节律
v 波升高：心房充盈、反流	RV 衰竭引起的三尖瓣反流
升高的 "a" 和 "v" 波	心脏压塞 缩窄性心包疾病 高血容量
RV 波形	
收缩压升高	肺动脉高压 肺动脉瓣狭窄 增加肺血管阻力（pulmonary vascular resistance, PVR）的因素

（续表）

异常波形图	
收缩压降低	低血容量 心源性休克（RV 衰竭） 心脏压塞
舒张压升高	高血容量 充血性心力衰竭 心脏压塞 心包缩窄
舒张压降低	高血容量

（引自 *Quick Guide to Cardiopulmonary Care*. 3rd ed. Edwards Critical Care Education）

部）。CVP 的 c 波始终跟随心电图 R 波，对解释 CVP 波形非常有用。

（2）异常波形：CVP 的一个常见异常是继发于心房颤动的波形丧失。CVP 异常波形见于房室分离，右心房收缩和三尖瓣关闭同时进行时，产生一个巨大的"大炮 a 波"，是可靠的诊断。这些波在 VOO 起搏中也很明显（图4-8，左图）。异常 v 波可发生于三尖瓣关闭不全，反流血通过关闭不全的瓣膜使收缩期右心房压增加（图 4-13，顶部）。

（3）右心室功能：CVP 直接测量右心室充盈压。

（4）左心室充盈压：CVP（和其他 PAC 获得的数据）在历史上一直被用作评估左心室充盈压力的指标，而左心室充盈压力反过来又是对左心室舒张压（LVEDV）的估计。但在左心室功能不全、左心室顺应性下降（如心肌缺血）、肺动脉高压或二尖瓣病变时，CVP 不能正确估计左心室充盈压。冠状动脉病变但心室功能尚可（射血分数大于 40% 且无节段性室壁运动障碍）的患者，CVP 与 PCWP 相关性良好。然而，右心室是一个薄壁的腔室，右心室顺应性高于左心室。因此，在任何前负荷水平，CVP 总会低于肺动脉舒张压和 PCWP。虽然没有明确的数值用于估计前负荷状态与每搏量的关系，但评估变化趋势和机械通气时周期性变化有助于指导液体治疗。

（六）肺动脉导管（pulmonary artery catheter，PAC）

1. 测量参数

（1）肺动脉压力：反映右心室功能、肺血管阻力（pulmonary vascular resistance，PVR）和左心房（left atrial，LA）充盈压。

（2）肺毛细血管楔压（PCWP）：是一个更直观评价左心房充盈压的指标。气囊充气并嵌入到远端肺动脉分支，肺动脉导管远端孔和舒张末期左心房间形成一个无瓣膜的静水通路。其测量值通常被假定代表左心室舒张末期压（left ventricular end-diastolic pressure，LVEDP），并进一步推论反映 LVEDV；这两个假设，尤其是后者，都有潜在的误差。

（3）中心静脉压（CVP）：肺动脉导管的一个开口位于右心房可以测量 CVP。

（4）心排血量（CO）：肺动脉导管尖端有一个热敏电阻，可以通过热稀释法测量右心室心排血量，在不存在心内分流的情况下，该值等于左心室心排血量。

（5）血温：热敏电阻可以提供恒定的血温值，精确反映核心温度。

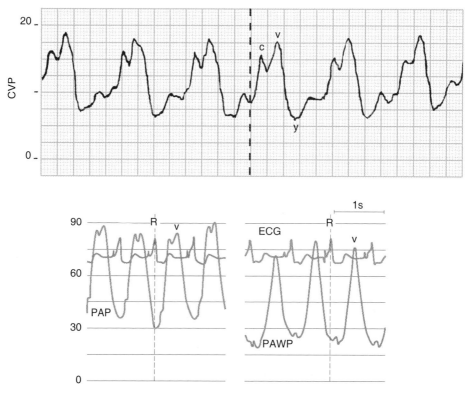

▲ 图 4-13   上图：由于三尖瓣反流，**CVP** 描记显示一个大的 **v** 波和陡的 **y** 波下降支。收缩期的反流掩盖了下降的 **x** 波，导致 **c** 波和 **v** 波融合。在 **v** 波之前的心电图 **R** 波时的压力波可以很好地估计右心室舒张末压。下图：严重二尖瓣反流继发的 **v** 波。**PA** 楔压（**PAWP**）轨迹中的收缩期高 **v** 波也使 **Pa** 波形失真，从而使其出现双峰。左心室舒张压的最佳估计方法是在反流 **v** 波开始前的心电图 **R** 波时测量 **PAWP**

（引自 Mark JB. *Atlas of Cardiovascular Monitoring*. New York：Churchill Livingstone；1998，Figure17.1 and 17.11）

（6）衍生参数：心室功能和心血管状态的多个指标可以通过肺动脉导管测量的参数推算。

（7）混合静脉血氧饱和度（SvO_2）：带氧饱和度电极的肺动脉导管可以实时测定肺动脉内的静脉血氧饱和度，提供终末器官氧利用信息。对于标准的 PAC，可以从远端端口抽取血气样本，这将产生间歇性测定的 SvO_2。可以重复测量以对值进行趋势分析。

（8）右心室功能：新的肺动脉导管技术可以进行区别于左心功能不全的改良右心室功能评估。

2. 肺动脉（PA）导管的适应证

心血管麻醉医师对肺动脉导管的适应证尚未达成一致。已有肺动脉导管应用指南出版[6]。有些医院，成人体外循环心脏手术广泛采用肺动脉导管监测，而其他一些医院很少使用肺动脉导管[7, 8]。1990 年以后，几个观察性研究随机对照试验和 Meta 分析显示肺动脉导管并不能改善预后。在 1994—2004 年，肺动脉导管在内科 ICU 的使用减少了 65%，而在外科 ICU 减少了 63%。支持 PAC 应用者认为置管时间、患者选择、PAC 数据的解释和早期的适当干预是改善患者预后所必需的（表 4-6）。有文献报道，术前放置 PAC，并按流程进行干预，可有效降低高危手术患者死亡率。Polanen 在 2000 年报道，PAC 减少择期手术患者医院和 ICU 住院时间[9]。因此，目前一致认为，对高危患者或那些有特定适应证的患者 PAC 应用有益，而对于左心室功能正常的普通患者可

表 4-6　PAC 的适应证

右心室功能衰竭的评估 / 处理
肺高压的评估 / 处理
监测充足氧供和组织氧摄取和 SvO_2
需加大强心药量或 IABP，治疗反应性差的左心室功能衰竭的处理
需肾上部位血管夹闭的大动脉手术
原位心脏移植
心肌保护（顺灌停搏）

心脏手术患者围术期应用 PAC 有多种适应证。一些适应证可能很短，但非常重要（即在顺行心脏停搏液给药期间的心肌保护）。IABP. 主动脉内球囊反搏；SvO_2. 混合静脉血氧饱和度

（改编自 Kaplan JA. Monitoring of the heart and vascular system. In: Kaplan JA. ed. *Cardiac Anesthesia*, *The Echo Era*. 6th ed. St. Louis, MO: Elsevier Saunders; 2011: 435）

以只用监测 CVP 和 TEE。PAC 可用于分别监测左心室与右心室功能并可测定停搏期间心内压力（加强心肌保护），这是两项单用 CVP 监测无法完成。很多情况下右心和左心功能不一致，右侧压力（如 CVP）不能充分反映左侧压力[10]。通过 PAC 波形成分和异常形式（表 4-7）可提供相应的鉴别诊断，并通过其他监测，特别是 TEE 进行直接检查证实。如突然增大的 PA v 波提示应对 MV 进行调查，以评估 MR。

（1）评估容量状态：虽然以往的 PAC 测量，特别是 PCWP，被用于评估患者容量状态，但一些研究证明，这些参数在指导液体给药方面非常差。考虑到心脏外科术中 TEE 的常规使用增加，我们不主张常规使用 PCWP 指导容量复苏。

（2）诊断右心室功能衰竭：右心室是一个壁薄、顺应性高的腔室，心脏手术中可能出现衰竭，原因包括原发病变（下壁心肌梗死）、心肌保护不良或者外科手术引起冠状动脉进气（右冠状动脉尤其多见）。右心室功能衰竭表现为 CVP 增高、CVP 与平均肺动脉压差值减小

表 4-7　PA-PCWP 血流动力学异常的鉴别诊断

肺动脉波形	
收缩压升高	肺病 血流增加 左向右分流增加肺血管阻力（PVR）
舒张压升高	左心力衰竭 血管内容量超负荷 二尖瓣狭窄或反流
收缩压和舒张压降低	低血容量 肺动脉狭窄 三尖瓣狭窄
肺动脉楔入波形 / 左心房波形	
（平均）压力降低	低血容量 传感器位置过高
（平均）压力升高	液体超负荷 左心室（LV）功能衰竭 二尖瓣狭窄或反流 主动脉狭窄或反流 心肌梗死
"a" 波升高（心室充盈阻力增加）	二尖瓣狭窄
无 "a" 波	心房颤动 心房扑动 交界性节律
升高的 "v" 波	二尖瓣反流 室间隔缺损 LV 衰竭致功能性反流
升高的 "a" 和 "v" 波	心脏压塞 缩窄性心包疾病 左心室衰竭

（引自 *Quick Guide to Cardiopulmonary Care*. 3rd ed. Used with permission from Edwards Critical Care Education）

及低心排血量。从 PAC 中获得的数据可用于计算 / 测量更复杂的血流动力学变量（表 4-8），以量化心脏功能并评估治疗干预的效果。

（3）诊断左心室功能衰竭：如果排除了缺血、二尖瓣病变等原因，肺动脉压和楔压有助于诊断左侧心力衰竭。经食管超声心动图（TEE）有助于进一步确定肺动脉导管监测所见的临床表现。同时出现肺动脉和楔压增高、

表 4-8　血流动力学变量与正常值

成人的正常血流动力学参数		
参　数	方　程　式	正常范围
动脉血压（BP）	收缩压（SBP） 舒张压（DBP）	100～140mmHg/60～90mmHg
平均动脉压（MAP）	SBP + (2×DPB) /3	70～105mmHg
右心房压（RAP）		2～6 mmHg
右心室压（RVP）	收缩压（RVSP） 舒张压（RVDP）	15～30 mm Hg 0～8 mmHg
肺动脉压（PAP）	收缩压（PASP） 舒张压（PADP）	15～30mmHg 8～15mmHg
平均肺动脉压（MPAP）	PASP + (2×PADP) /3	9～18mmHg
肺动脉闭塞压（PAOP）	——	6～12mmHg
左心房压（LAP）	——	4～12mmHg
心排血量（CO）	HR×SV/1000	4.0～8.0L/min
心脏指数（CI）	CO/BSA	2.5～4.0L/ (min · m^2)
每搏量（SV）	CO/HR×1000	60～100ml/beat
每搏量指数（SVI）	CI/HR×1000	33～47ml/ (m^2 · beat)
每搏量变化（SVV）	$SV_{max} - SV_{min}/SV_{mean}$ ×100	< 10%～15%
全身血管阻力（SVR）	80 × (MAP – RAP)/CO	800～1200dyn · s/cm^5
全身血管阻力指数（SVRI）	80 × (MAP – RAP)/CI	1970～2390dyn · s/ (cm^5 · m^2)
肺血管阻力（PVR）	80 × (MPAP ～ PAOP)/CO	< 250dyn · s/cm^5
肺血管阻力指数（PVRI）	80 × (MPAP – PAOP)/CI	255～285dyn · s/ (cm^5 · m^2)
左心室心搏功指数（LVSWI）	SVI × (MAP – PAOP) × 0.0136	50～62g/ (m^2 · beat)
右心室心搏功指数（RVSWI）	SVI × (MPAP – CVP) × 0.0136	5～10g/ (m^2 · beat)
冠状动脉灌注压（CPP）	Diastolic BP– PAOP	60～80mmHg
右心室舒张末期容积（RVEDV）	SV/EF	100～160ml
右心室舒张末期容积指数（RVEDVI）	RVEDV/BSA	60～100ml/m^2
右心室收缩末期容积（RVESV）	EDV – SV	50～100 ml
右心室射血分数（RVEF）	SV/EDV × 100	40%～60%

（引自 *Quick Guide to Cardiopulmonary Care*. 3rd ed. Edwards Critical Care Education）

体循环低血压和低心排血量是左室功能衰竭的典型表现。

(4) 诊断肺动脉高压：注意肺血管阻力正常时肺动脉舒张压和楔压相近。但肺高压时两者压力不一致。

(5) 评估瓣膜病变

①虽然成人三尖瓣和肺动脉瓣狭窄的首选诊断方法是 TEE，也可以通过肺动脉导管测量跨瓣压差。

②肺动脉压和楔压波形可反映二尖瓣病变，二尖瓣关闭不全因为血液反流到左心房表现为异常 v 波和肺静脉压增高，v 波在其他情况下也可出现，包括心肌缺血、心室起搏及室间隔缺损。v 波异常及其程度也与左心房顺应性有关。慢性二尖瓣反流的患者左心房顺应性高，大量反流并不总是引起巨大的 v 波（图 4-13，底部）。

(6) 心肌缺血的早期诊断：肺动脉导管，ECG 和 TEE 都有助于监测心肌缺血。显著的心肌缺血（透壁或心内膜下）常引起心室顺应性下降，表现为肺动脉压和 PCWP 升高。此外，病理性 v 波出现时可能继发于乳头肌缺血。

(7) 监测主动脉停搏期间的心内充盈压力：在向主动脉根部给予停搏液期间，肺动脉平均压和（或）PCWP 高，可能是左心室扩张导致了主动脉瓣关闭不全，表明需要进一步排空左心室，并可能需要逆灌停搏液。重要的是要记住，一旦患者完全进入体外循环状态，应将 PAC 尖端抽出 2~5 cm，以防止肺动脉塌陷楔入导管，从而产生无效的肺动脉楔压

3. PAC 放置的禁忌证

(1) 显著的三尖瓣 / 肺动脉瓣病变：三尖瓣 / 肺动脉瓣狭窄、心内膜炎或者置换机械瓣。

(2) 右心有团块状病变（肿瘤 / 血栓），团块移位可能发生肺栓塞或反常栓塞。

(3) 左束支传导阻滞（left bundle branch block，LBBB）：LBBB 是相对禁忌证，PAC 放置期间约 5% 发生短暂的右束支传导阻滞（RBBB）。当 PAC 通过右心室流出道时，对于 LBBB 的患者可能发生全心传导阻滞（CHB）。因此，这些患者应备好随时可用的体外起搏装置。此外，可以在胸部打开之后再漂浮 PAC，以便在发生 CHB 和外部起搏无效时快速启动 CPB。

4. 肺动脉压力数据的解析

(1) 通气的影响：通气对低压右心系统的肺动脉压力读数有较大影响，因为气道压或胸膜压可传递至肺血管系统。

①患者自主呼吸时，吸气引起胸膜腔内负压可传递至血管内压力，因此自主呼吸时可能出现低或"负性"肺动脉舒张压、楔压和中心静脉压。

②正压通气时气道正压可传递至血管，导致肺动脉压随之升高，压力实际值接近于肺动脉和 CVP 测量值减去平均气道压。平均气道压与肺动脉压和脑血管压变化密切相关。

③按常规在呼气末读取肺动脉压数值，电子监测仪上显示的数值可能提供错误信息，因为这些数值反映几秒之内的绝对最高值（收缩压）、最低值（舒张压）和平均值（压力曲线下面积），其中可能包含一次或多次呼吸时间段的压力。监护仪未检测阻尼，因此，需要通过对波形数据的检查和分析来正确评估临床状态。

(2) 导管尖端的位置：肺动脉压的测量有赖于导管尖端在肺血管床的位置，通气较好但是灌注较差的区域（西区 I），读数受气道压的影响较大。相反，当导管尖端在位置较好的中肺或下肺，高的呼气末正压通气（＞10mmHg）才会影响肺动脉压值（图 4-14）。

①插入 PAC 时有时很难看到从 RV 到 PA 波形的转换。通过观察舒张期波形的斜率下降

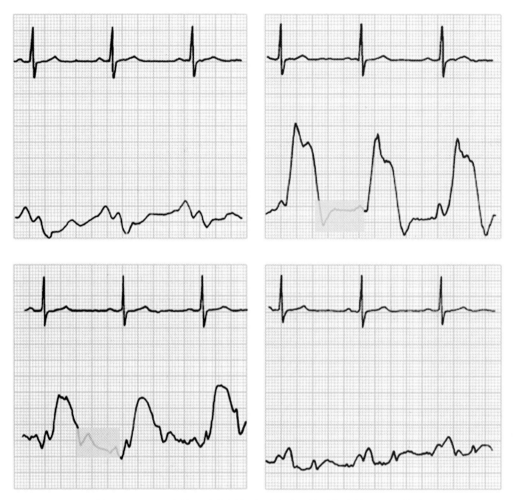

▲ 图 4-14　PAC 尖端经过右侧心腔到达肺血管过程中的不同压力波形

注意 CVP 和 PCWP 波形都显示 a、c 和 v 波。RV 和 PA 波形中的阴影框显示了舒张充盈期导管在 RV 内波形斜坡向上，而在 PA 内为斜坡向下。这是一个在插入 PAC 过程中区别波形的好方法（引自 Mark JB. *Atlas of Cardiovascular Monitoring.* New York：Churchill Livingstone；1998，Figure3.1）

（代表动脉舒张血流），而不是斜率上升（表示被动 RV 舒张填充），可以确定导管在 PA 内。

②PA 中的 PAC 位置也可以使用 TEE 进行确认。

5. 左心房压

部分患者特别是儿童在开胸状态下可以通过左心耳放置左心房管，从而直接测量左心房压。左心房管也可用于不适合放置肺动脉导管的先天性心脏病矫治术。左心房压波形与 CVP 波形相似，a 波、c 波和 v 波出现在心动周期的相同时间点。不管是否使用肺动脉导管，左心房管都可用于监测瓣膜功能（二尖瓣置换或

成形术后）或者监测左心室充盈压。因为排除了气道压力对肺血管床的影响，左心房压直接测量比肺动脉导管测量更精确。但左心房压不一定能够反映二尖瓣病变患者的 LVEDP。需要注意的是必须仔细排尽左心房冲洗系统内的气体，以避免产生后果严重的气栓。

6. 放置的时机

择期手术高危患者可能需要在诱导前放置 PAC。左心室功能好的成年患者肺动脉导管是否应该在诱导之前置入存在争论，放置导管引起的患者不适与获取血流动力学数据之间需加以平衡，适度镇静的患者放置肺动脉导管不会

引起明显的血流动力学改变。在心导管室采集的血流动力学数据可能不能精确反映当前在手术室的血流动力学状态，特别是患者在置入导管时心肌缺血发作或者可能在入手术室时发生心肌缺血。

7. 肺动脉导管的类型

目前临床使用的肺动脉导管类型很多，标准的热稀释导管尖端有一个肺动脉开口用于压力监测和一个热敏探头进行心排血量的测定、在距导管尖端30cm处有一个右心房开口用于CVP监测和注射冷盐水，以及一个打气囊的充气管腔。此外，肺动脉导管还有以下类型：

(1) 静脉输注通道：静脉输液PAC导管在CVP开口近端1cm处（距尖端31cm）有第3个开口，用于输注药物和液体。

> **临床要点**　一个新手常犯的错误是忘记PAC尚未漂浮到位，静脉注射端口和CVP端口还在患者的体外。此时注射的药物可能会流出到保护鞘中，而不是被注入患者体内。

(2) 起搏：起搏肺动脉导管具有心内起搏的功能，常规心脏手术中很少用到起搏PAC导管，因为在麻醉监测之前患者通常已经因心动过缓安装了临时起搏导线。心外膜起搏导线通常在手术中放置防止术后心动过缓。

①起搏肺动脉导管有一个独立的管腔开口于距导管尖端19cm处，当导管尖端位于正常大小心脏的肺动脉处时，这一开口位于右心室，另外一根无菌包装的起搏导线可以通过该管腔置入右心室心内膜上进行右心室起搏。

②有热稀释法测量和采用两个分离的双极起搏电极进行心房或房室起搏的PAC导管，这种导管被认为能在CPB前后提供稳定的起搏。

(3) 混合静脉血氧饱和度（SvO_2）：SvO_2

（表4-9）可以确定有足够的氧供以满足人体组织的需求。特殊的光纤肺动脉导管可连续监测混合静脉血氧饱和度（SvO_2）。SvO_2的正常值是75%，超过5%～10%的增减认为有意义。氧供降低或氧耗增加可引起SvO_2下降。有4种机制可引起SvO_2的明显下降：①心排血量降低；②血红蛋白浓度降低；③动脉氧饱和度（SaO_2）降低；④氧耗增加。

表4-9　有创血氧监测仪与 SvO_2 的临床机制

改变 SvO_2、$\dot{D}O_2$ 和（$\dot{V}O_2$）的机制
　(1) CO
　(2) Hgb
　(3) 动脉氧饱和度
　(4)（$\dot{V}O_2$）
有创脑氧监测：
　全身（$\dot{V}O_2$）
　　SvO_2—混合静脉血氧饱和度
　区域性 $\dot{V}O_2$
　　$ScvO_2$—中心静脉血氧饱和度（SVC）。脑和上肢
　　$ShvO_2$—肝静脉血氧饱和度（IVC）。GI 和下肢
　　$SjbO_2$—颈静脉球血氧饱和度。大脑半球的神经功能监测

通过氧耗公式可以理解这些机制：

$$\dot{V}O_2=CO\times Hgb\times13.8\times(SaO_2-SvO_2) \quad （公式4-2）$$

其中 $\dot{V}O_2$ 为耗氧量，CO 为心排血量（L/min），Hgb 为血红蛋白（g/dl），13.8 为结合血红蛋白的氧气量（1g Hgb 可结合 1.38ml 的氧气，该系数乘以10，将 dl 转换为 L，如 Hgb 以 g/dl 测量），SaO_2 为动脉饱和度，SvO_2 为混合静脉饱和度。根据方程公式，SvO_2 下降是由 CO、Hgb 或 SaO_2 之中有一项下降或 $\dot{V}O_2$ 增加所导致。

> **临床要点**　SvO_2 的改变通常在血流动力学改变之前，具有明显的时间优势。因此将 SvO_2 作为心脏手术中其他监护的辅助方法非常有用（表4-10和表4-11）。一些心外麻醉医师建议 SvO_2 用于不停搏

冠状动脉旁路移植术（OPCAB）和其他严重左心室功能不全和（或）瓣膜疾病患者的监测。图 4-15 给出了利用 SVO_2 指导术中管理的处理流程。

临床上 $\dot{D}O_2$ 的衰减通常受三个参数同时变化的影响。我们可以比较各个机制的效果，分别改变它们，并将结果与正常的 CO 和 $\dot{D}O_2$ 比较（表 4-11）。注意，在正常情况下，$\dot{V}O_2$ 为 5.39ml/（kg·min），红细胞氧气提取率为

表 4-10 氧供变量和正常值

	成人的氧参数	
参 数	公 式	正常范围
动脉氧含量（CaO_2）	（$0.0138 \times Hgb \times SaO_2$）+$0.0031 \times PaO_2$	16～22ml/dl
静脉含氧量（CvO_2）	（$0.0138 \times Hgb \times SvO_2$）+$0.0031 \times PvO_2$	15ml/dl
A–V 氧含量差（$C[a-v]O_2$）	$CaO_2 - CvO_2$	4～6ml/dl
氧供（$\dot{D}O_2$）	$CaO_2 \times CO \times 10$	950～1150ml/min
氧供指数（$\dot{D}O_2I$）	$CaO_2 \times CI \times 10$	500～600ml/（min·m²）
氧耗（$\dot{V}O_2$）	C（a–v）$O_2 \times CO \times 10$	200～250ml/min
氧耗指数（$\dot{V}O_2I$）	C（a–v）$O_2 \times CI \times 10$	120～160ml/（min·m²）
氧提取率（O_2ER）	（$CaO_2 - CvO_2$）/$CaO_2 \times 100$	22%～30%
氧提取指数（O_2EI）	（$SaO_2 - SvO_2$）/$SaO_2 \times 100$	20%～25%

（引自 *Quick Guide to Cardiopulmonary Care*. 3rd ed. Edwards Critical Care Education）

表 4-11 血红蛋白和心排血量（CO）对氧供的影响

参 数	Hgb（g/dl）	CO（L/min）	CaO_2（ml O_2/dl）	$\dot{D}O_2$（ml O_2/min）
动脉血	15	5	21.15	1057.5
SvO_2	15	5	15.76	
↓ Hgb	10	5	14.2	710
↓ Hgb	7	5	10.03	501.5
↓ Hgb	5	5	7.25	362.5
↓ CO 50%	15	2.5	21.15	528.75
↑ CO 50%	15	7.5	21.15	1586.25
↑ CO 100%	15	10	21.15	2115

不同的 Hgb 或 CO 值对 CaO_2 和 $\dot{D}O_2$ 的影响。在这个例子中，SpO_2 和 PO_2 一直维持在 100% 和 100mmHg 不变。SvO_2 的变化发生相当长的一段时间之后，才会出现血流动力学改变。顶排数据是正常血红蛋白（15g/dl）、一氧化碳（5L/min）、SvO_2（100%）和 PO_2（100mmHg）时的正常 CaO_2 和 $\dot{D}O_2$ 值。第二行是正常的 SvO_2，SvO_2=75%，PO_2=40mmHg。注意在正常条件下 $\dot{V}O_2$ 消耗 / 需要 5.39ml O_2/min，因此提取率为 25.5%。因此在正常条件下，$\dot{D}O_2$ 是所需氧耗（$\dot{V}O_2$）的 4 倍。通常在 GA 时没有显著变化。临床 $\dot{D}O_2$ 减少（$\dot{D}O_2 = CO \times CaO_2$）是由于 SV、HR（CO=SV×HR）、$SpO_2$ 和（或）Hgb 异常（贫血、血红蛋白异常）引起。$\dot{D}O_2$ 不足（< 5.39 ml O_2/min）会导致人体组织转化为厌氧代谢，并开始出现氧债。如 CO 减少 50% 导致 $\dot{D}O_2$ 为 5.28ml O_2/min，尽管 Hgb 为 15g/dl，但仍不能满足 $\dot{V}O_2$

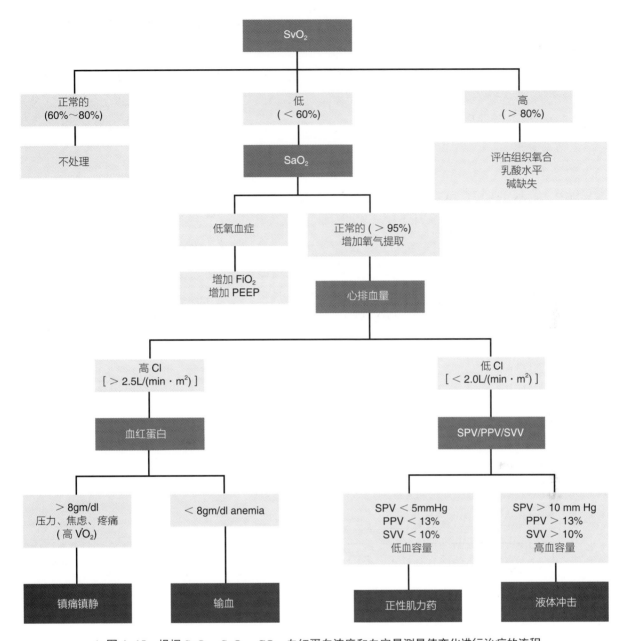

▲ 图 4-15　根据 **SvO₂**、**SaO₂**、**CO**、血红蛋白浓度和血容量测量值变化进行治疗的流程

CO. 心排血量；SvO₂. 混合静脉血氧饱和度；SaO₂. 动脉血氧饱和度；SPV. 收缩压变化；PPV. 脉压变化；SVV. 每搏量变化（引自 *Quick Guide to Cardiopulmonary Care*. 3rd ed. Edwards Critical Care Education）

25.5%，因此，在正常情况下，氧供是氧需的 4 倍。

(4) 射血分数导管：反应更快的热敏电阻肺动脉导管可用于测量心排血量和右心室射血分数。热敏电阻反应速度快，足以使每个心动周期正常热稀释法测量心排血量的指数衰减都有舒张末平台期。从每个相邻平台期的温度差

计算出每次收缩右心室残余血液的分数，同样算出右心室每搏量、舒张末容积和收缩末容积。这些参数有助于继发于肺动脉高压、心肌梗死或者反应性肺动脉病变的右心室功能不全患者的监测。

(5) 连续心排血量：采用低功率的热金属丝来感应右心室血液温度的微小变化的肺动脉

导管已有生产（IntelliCath，Baxter Edwards；和 Opti-Q，Abbott 重症监护系统，Mountain View，CA，USA）。肺动脉内快反应热敏电阻可以进行半连续（30～60bpm）心排血量测定。

8. 置管技术

鞘管置入方式与 CVP 类似，然而，肺动脉导管置入时特别需要观察，注意以下几点：

(1) 镇静：由于患者头部较长时间被盖在大无菌单下，应间断询问患者以判断是否过度镇静。透明的无菌铺单可以观察到患者颜色，而且窒息感较轻。

(2) 置管过程中 ECG 监测：有必要在放置过程中监测 ECG，心律失常是置入肺动脉导管最常见的并发症。

(3) 脉搏氧饱和度：脉搏氧饱和度产生可听到的心搏信号，可以提示操作医师存在异常心律。

(4) 首选途径：右侧颈内静脉路径是到达右心房最直的路径。因此，肺动脉置管的成功率最高，其次是左侧锁骨下静脉路径。

(5) 球囊充气：球囊应采用空气充气。如果对球囊完整性有任何怀疑，该肺动脉导管应该弃用。应及时检查球囊可避免医源性气体栓塞。

(6) 波形：绝大多数心外麻醉医师通过分析波形来指导放置肺动脉导管尖端位置。TEE 和 X 线检查在某种情况下也可指导放置肺动脉导管。电波形见图 4-14。

9. 并发症

并发症[11] 可分类为血管通路、导管放置和监测等相关问题。

(1) 血管通路：见表 4-3 的中心静脉置管并发症。

(2)PAC 放置 / 操作

①心律失常：据报道发生率为 12.5%～70%。室性早搏是最常见的心律失常。所幸大多数的心律失常在导管撤出或向前推进使其尖端从右心室进入肺动脉后消失。患者在头低足高位较右斜位时心律失常发生率更高。

②机械性损伤：导管打结和缠住心脏结构，很罕见但仍可能发生。心内结构如瓣膜、腱索的损伤，甚至右心室穿孔都曾有过报道发生。装有下腔静脉滤器、长期留置导管和起搏器的患者此类风险发生率增大。导管打结的发生率估计为 0.03%，仔细关注插管深度和波形可以减少这种并发症发生。为了减少导管打结的风险，右心室波形出现后导管再进入 20cm，或导管进入总深度超过 60cm 后肺动脉波形仍不出现时，导管应当后退。

③肺动脉破裂：罕见，发生率为 0.03%～0.2%。风险因素包括肺动脉高压、年龄大于 60 岁、气囊过度充气、（远端）导管位置不当以及凝血障碍。在体外循环期间，导管尖端可能发生向远端移位，一些人提倡在心肺转流前拔退 PAC 几厘米。

④血栓：虽然有报道在 24h 内有 PAC 相关血栓形成，但通常在 72h 促凝物质才会大幅度增加。

⑤肺栓塞：导管移动后，远端持续楔入，或以前形成的血栓发生栓塞。

⑥感染：PAC 相关的菌血症和血液中感染发生率为 1.3%～2.3%。另外，PAC 可导致三尖瓣和肺动脉瓣内皮损伤而导致心内膜炎。

⑦其他：气囊破裂继发于肝素包被导管的肝素诱发的凝血障碍、乳胶（气囊）致敏的过敏反应及肝静脉内置管等所有与 PAC 相关的并发症。

(3) 监测相关并发症

①仪器和数据获取误差，如包括压力换能器校准不当、压力系统阻尼过高或过低。

②错误分析或运用数据。当没有考虑通气

模式、通气顺应性改变或固有心/肺病变时，可能发生错误分析数据。

③费用。

④如果PCWP/PAOP波形自发出现（提示PAC的楔入），应确认PAC气球已放气，然后退出PAC，直到出现PA波形。

10. 小结

肺动脉导管可提供右心和左心循环系统丰富的信息。正因其利大于弊，在有些研究机构所有的心脏外科手术中均使用PAC。研究显示，肺动脉导管并发症发生率低也支持这一观点。然而在一些医院，医师更倾向选择性地使用肺动脉导管，因为肺动脉导管监测并不是毫无争议地提高心脏手术效果的手段。TEE的广泛应用可能使术中肺动脉导管（除SvO_2外）数据的重要性降低[15]。另外，虽然无创心排血量监测在常规用于心脏手术前存在有待解决的技术障碍，但也可替代某些PAC的应用。虽然越来越多的证据表明，PA导管插入术的风险可能超过某些临床获益，但我们强烈认为，采用诸如连续SvO_2测量等较新的方法的设备，能够提供任何其他方法都不易获得的数据。大多数未能发现PA导管益处的研究通常包括在医疗重症监护室或心脏科的患者。很难将这些研究推广到心胸外科人群中，因为许多内科ICU患者有微血管循环紊乱和（或）线粒体功能障碍，而外科ICU患者，尽管有发生这些微循环异常的风险，但多出现在这些病程发生的早期。这可能是PAC在外科人群中更有用的原因。考虑到许多心胸外科手术的复杂性，如果没有肺动脉导管提供的数据，麻醉师将处于严重的劣势。事实上，根据全国麻醉结果登记处的数据，2010—2014年，心脏手术患者使用PAC的情况似乎有所增加[12]。

（七）心排血量

1. 方法

(1) 注射冷液体的热稀释法：这种方法易于操作并可重复测量，是最常用的测心排血量的方法。指示剂是等份的盐水（多用10ml，低于血温），将其注入右心房。通过指示剂产生的温度变化被肺动脉导管热敏电阻感知，通过时间积分计算出右心室心排血量。如果没有心内分流，这一值等于体循环的心排血量。这一方法不需要抽血，也不需要动脉穿刺置管，只需要廉价的水作为指示剂，而且反复测量影响不大。

> **临床要点** 热稀释法在右侧瓣膜病变（三尖瓣）时低估心排血量，而对二尖瓣和主动脉瓣病变的左心室前向心排血量测量仍然较准确（图4-16）。

(2) 连续热稀释法：热纤维在距管尖15～25cm处加热血液，因而，通过远端热敏电阻测出PA温度改变，通过相关的输入与输出信号得出CO值。

(3) 右心室射血分数：采用此种类型导管可提高对前负荷估计的准确性[13]。

2. 假设和误差

以下详述了心排血量测定中的特殊误差，包括温度稀释法。

(1) 注射液体容量：心排血量的计算基于特定容量，低于计算器设定的注射容量会引起CO假性高值，反之亦然。

(2) 注射液体温度：注射液温度参数不正确则可能产生错误。如温度增加一度，则可引起心排血量高估3%。目前采用冰水还是室温液体仍存在争议。有人认为注射液温度和血温的温差加大可以提高心排血量测定的准确性，

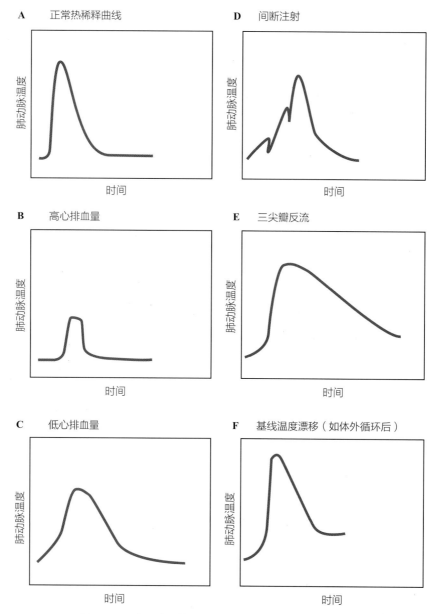

▲ 图 4-16 肺动脉导管（PAC）热敏电阻记录的热稀释曲线

心排血量（CO）与曲线下面积呈负相关。左边的曲线（A、B、C）分别显示正常、高和低 CO。曲线 D 显示热稀释技术存在误差；曲线 E 显示了 TR 患者的热稀释曲线，其中注入液体的再循环导致曲线下降段的变形，导致曲线下面积的增加，并且低估了 CO；曲线 F 代表了刚结束体外循环（CPB）时，来自身体冷却部分的血液将降低整个循环的整体温度，导致基线漂移，这将导致 CO 的高估（引自 Longnecker DE, Brown DL, Newman MF, et al. *Anesthesiology.* 2nd ed. McGraw-Hill Companies；2012，Figure 30.14，p.420）

但研究结果并不支持这一观点。将注射器放于冰中使用不方便并且增加感染机会（注射器头周围没有无菌水）等原因使得冰盐水法并不是很好的选择。

（3）分流：心内分流可引起热稀释法心排血量测量出现错误，这一方法不能用于体肺循环间存在交通的情况。当热稀释法测量心排血量值与临床表现不符时，需考虑到分流的存在。

（4）呼吸周期时段：注射时间位于呼吸周期的不同时段，心排血量结果可以产生约 10% 的差异。产生这种差异最可能的原因是呼吸过程中肺血流改变所致。

（5）导管位置：肺动脉导管尖端必须位于肺动脉而不要被"楔住"，否则，测量所得曲线没有意义。

3. 微创 CO 监测

危重患者的心功能和充分组织灌流的情况通常使用 PAC 获取。对它的有创性和潜在危害的争议促使了微创 CO 监测设备的产生[14, 15]。正如 PAC 有其自身的特性一样，这些仪器也有其自身的限制，应予以考虑。

（1）准确性和精确度：准确性是指测量结果反映真实心排血量的能力，这就意味着这种方法要与"金标准"比较。由于 PAC 的广泛应用，温度稀释法是比较无创 CO 测量新方法的金标准。但是，需要考虑的重要一点是热稀释法本身就有 10%～20% 范围的测量误差。精确度指的是一种测量方法的可重复性，或者是说不同次测量值间的变异。关于热稀释法的精确度，大量心排血量测定的可靠性分析表明，采用这种方法，两次注射测得的平均值位于真实心排血量 5% 范围之内的概率仅为 50%。若三次注射测得的结果中每次注射结果与另一次的差异在 10% 范围之内，则其平均值位于真实心排血量 10% 范围之内的可能性是 90%。

由于实际运用的金标准方法有其自身的某些不准确性，以此为基础的新测量法也将保留与它们相似的误差。

（2）方法：微创 CO 测量方法可分为 4 个主要类别，即脉压分析、脉搏多普勒技术、使用部分 CO_2 重复呼吸的 Fick 法则和生物阻抗 / 生物电抗。

①脉压分析：根据每搏量原理，通过分析动脉波形能进行连续测量。这些监测必须要有明显的动脉波形。因此，心律失常、动脉内气囊反搏泵、左心辅助装置，甚至动脉通道监测系统（如阻尼过大或不足）均有可能改变 CO 测值的准确性。3 个常用的脉搏轮廓分析仪器

在表 4–12 中予以了比较。

②多普勒超声仪器：超声可用来测血流速度，通过超声束的频移可以测出 CO。准确测量至少必须满足 3 个条件：需知道血管的横断面积；超声束与血流方向平行；两次测量之间，超声束方向变动不能太大。这种技术在临床难以达到精准测量的目的。

两种超声测量的方法如下。

a.经气管：超声探头固定在气管插管远端开口处，特别设计的探头与气管壁接触，可以测升主动脉血流。这种方法未被批准用于人体，有一项有关心脏疾病患者的研究报道其测量值与热稀释法无可比性。

b.经食管：目前有几种小于常规的 TEE 探头的食管多普勒探头可用。CO 通过主动脉的横截面积和血流速率的乘积算出。将超声探头置于食管测量主动脉血流，主动脉横截面积由计算公式估测或通过 M 型超声心动图测量（图 4–17）。

c.TEE：除了以上提到的多普勒技术，TEE 利用非多普勒技术的辛普森法则，LV 被分成一系列的盘状体来估测 CO。通过超声心动图测量舒张末和收缩末面积换算成容积，而得到每搏量和 CO。如果有相应大小的监护仪和探头，这项技术可以提供间断的 CO，但是对于需要 CO 连续测量的 ICU 来说并不令人满意。

总结：PAC 仍然是评估 CO 的实用金标准。同时可提供真实的混合静脉血氧饱和度和肺循环压力，是其他无创监测方法无法获得的。有创的血流动力学仍然是心脏手术的标准监测。然而，术后也可能将情况稳定的择期心脏手术患者，送入 ICU 或低阶治疗单元进行微创监测。

4. 容量反应性的测量

液体治疗是麻醉管理的一个重要组成部分。术中常规静脉输液经常用于改善心排量。

表 4-12　通过脉搏波形分析的监测仪器

	FloTrac 系统	PiCCO plus 系统	LiDCO plus 系统
需外周校准	否	是	是
中心血管置管	否	是	否
校准类型	—	经肺循环热稀释（CVL）	肺的锂指示剂
特殊动脉导管	否	是，带热敏电阻尖端的导管	否
首选动脉置管部位	任何部位	股动脉	任何部位
其他动脉置管部位	—	桡动脉 / 肱动脉（需要较长的导管）	—
主要优点	微创 独立操作 易于使用	广泛的流液动力学参数；在血流动力学不稳定时结果更稳定（通过频繁的重新校准）	微创； 易于使用； 血流动力学不稳定时结果更稳定（需要频繁重新校准）
主要缺点	老年血管痉挛患者的结果可靠性较低；血流动力学不稳定时结果较差	更具侵入性；需要重新校准	干扰因素（使用锂，神经肌肉阻滞药）；需要重新校准
方法	收缩期动脉波形下面积与每搏量成比例的概念。脉压标准差与基于患者人口统计学（年龄，性别，体重，身高）数据的"正常"每搏量相关。阻抗也来自于人口统计学数据	收缩期动脉波形下面积与每搏量成比例的概念。通过校准决定个体的主动脉阻抗。在情况平稳的患者推荐每隔 8h 校准 1 次；对于血流动力学不稳定（血管阻力明显改变）的患者，要增加校准次数（直至每小时 1 次）	质量（功率）守恒的概念。建议校准和纠正顺应性后，净功率和净流量呈线性关系。校准用于确定血管系统的阻力，建议每 8h 校准 1 次。以下因素对校准有负面影响。 ①电解质的改变 ②血细胞比容 ③高峰剂量肌肉松弛药 ④锂剂治疗的患者 ⑤患者体重低于 40kg
附加的评估项目	SVV	全心舒张末容积、血管外肺容积、SVV	SVV

以目标为导向的液体反应性低血容量评估可以由几种商用设备自动测量。在此各种装置进行了比较。PPV. 脉压变化；SPV. 收缩压变化；SV. 卒中体积；SVV. 卒中体积变化

然而，心脏手术患者常合并有多种并发症，包括充血性心力衰竭和慢性肾病，应避免不必要的输液。由于心脏手术和全身麻醉的复杂生理状态，确定容量反应性可能很复杂。研究表明，过去用于评估容量反应性的静态压力测量，特别是 CVP 和肺毛细血管阻塞压力（pulmonary capillary occlusion pressure，PAOP）是不可靠的[16, 17]。SPV、PPV 和 SVV 等动态参数（表 4-13）显示出与容量反应的相关性更好[18]。

表 4-13　液体反应性测量

参数	正常	液体反应
SPV（mmHg）	5mmHg	＞10mmHg
PPV（%）	＜13%	＞13%
SVV（%）	＜10%	＞10%～15%

SPV/PPV/SVV 的比较。低血容量患者液体反应性的目标导向评估。SPV. 收缩压变化；PPV. 脉压变化；SVV. 每搏量变化

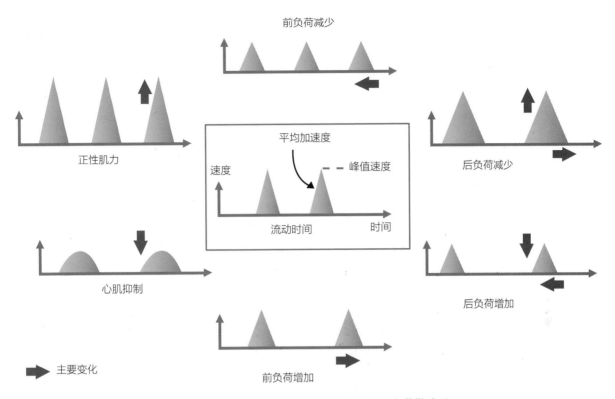

▲ 图 4-17　食管多普勒监测主动脉血流的多普勒波形

食管多普勒装置根据测量的峰值速度、平均加速度和收缩期血流时间得出心排血量（CO）。如图所示，收缩力的变化将影响峰值速度和平均加速度，而前负荷的变化主要影响收缩血流时间；后负荷的变化将改变所有 3 个变量（引自 Longnecker DE, Brown DL, Newman MF, et al. *Anesthesiology*. 2nd ed. McGraw-Hill Companies；2012，Figure30.15，p.422）

方法如下。

①收缩压变异度（systolic pressure variation，SPV）：正压呼吸时胸腔内压力增加导致左心室每搏量减少，随后收缩压下降。固定潮气量后收缩压从基线下降，下降幅度（Δ-down）与容量状态相关。这个参数的优点是只需要一条标准的动脉波形（图 4-18A）。

②脉压变异度（pulse pressure variation，PPV）：PPV 是一个与 SPV 类似的概念，它比较了机械通气患者整个呼吸周期内的脉压变化，即收缩压和舒张压之间的差值。已经证明 PPV 能更准确地反映 SV，最有可能的原因是 SPV 受主动脉跨壁压（来自左心室每搏量）和胸膜外压变化的影响，而 PPV 消除了胸膜外压的影响。这是因为收缩压和舒张压受到了胸膜外压变化同等的影响。虽然这个参数也可以

通过标准动脉波形来测量，但是许多依赖于脉冲扫描分析的微创一氧化碳测量设备能自动计算这个数字（图 4-18B）。

③每搏量变异度（stroke volume variation，SVV）：利用同样的动脉波形分析，可以实时测量 SV 的变化，同时也用于微创的持续 CO 监测（见上文）。这些设备使用基于动脉压力追踪轮廓的算法来确定 SV。SVV 也采用公式 $SVV=(SV_{max}-SV_{min})/SV_{mean}$ 进行测量。SVV 已被证明能够非常准确地预测危重病患者的容量反应性[19]。

5. 局限性

由于所有这些参数都依赖于心肺相互作用，因此应注意它们在心脏直视手术中的应用可能有限。一项研究表明，在胸骨切开前和胸骨关闭后，SVV、PPV 与前负荷指标之

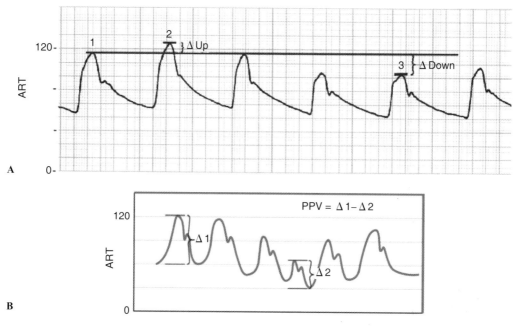

▲ 图 4-18　容量反应性的测量方法

A. 动脉波形描记显示收缩压变化（SPV）。在呼吸暂停期间记录第一个周期，给出测量增幅（ΔUp）和降幅（ΔDown）的基线。在这种情况下，ΔUp 约为 7mmHg，而 ΔDown 约为 5mmHg，SPV 为 22mmHg，表明该患者可能对液体冲击治疗有反应（引自 Pittman JA，Ping JS，Mark JB，et al. Arterial and central venous pressure monitoring. *Int Anesthesiol Clin.* 2004 Winter；42（1）：13–30.）；B. 脉压变化的图示。在这种情况下，最大脉压 Δ1 大约为 60mmHg，最小脉冲压力 Δ2 为 35mmHg，脉冲压力差 Δ1–Δ2=25mmHg。脉压差除以这两个值的平均值（47.5mmHg）得出的脉压变化为 53%，大于 12%，这表明该患者也可能对液体冲击治疗有反应（引自 Longnecker DE，Brown DL，Newman MF，et al. *Anesthesiology.* 2nd ed. McGraw–Hill Companies；2012，Figure 30.18，p.425）

间有很好的相关性，但在胸部打开时相关性较差[20]。然而，值得注意的是，本研究并未研究液体反应性，仅观察 PPV/SVV 与其他前负荷指标之间的相关性，如经胸超声心动图测量的左心室舒张末期面积和经 PAC 测的右心室舒张末期容积，但是此两项指标都是自身的局限性。

> 临床要点　一般来说，规则的心律是准确测量 SPV、PPV 和 SVV 的前提。

6. 小结

通过测量 PPV 和 SVV 确定患者的容量反应性，有希望成为的新的监测方法，可能在心脏外科手术中和术后容量复苏的管理中应用。这些测量被构建到几种微创共测量模式中，随

着这些设备获得更广泛的接受，它们的使用越来越广泛。尽管心脏手术期间 PPV 和 SVV 的使用存在多种局限性，但将来动脉波形分析算法的改进可能会减少这些的局限性。

（八）超声心动图

经食管超声心动图 TEE，详细的叙述，参见第 5 章相关内容。

三、体温监测

心血管麻醉独特的一点是许多病例会采用治疗性的低温。相对于其他任何麻醉，CPB 可快速广泛控制热能失调。特殊的心血管麻醉在停循环时降温到 17℃ [21]。在心血管麻醉中应特别考虑到体温监测。本节将介绍一些观点，

但不详细讨论麻醉医师常见的所有体温监测项目[22]。

（一）适应证

主要适应证包括 CPB 和低温。

(1) "温暖" CPB：36～37℃；也称为常温CPB。

(2) "轻度" CPB 低温：32～34℃；有时称为"微热"。

(3) 中度低温：28～32℃。很少使用。

(4) DHCA：17～19℃。上文讨论了这种特殊的治疗技术。

心脏手术利用 CPB 管路的特性可快速降低或升高患者体温。在 20 世纪 90 年代，轻—中度低温是一种常见的神经保护策略。文献比较了常温 CPB 与低温 CPB，没有显示出明显获益。尽管深低温 CPB 偶尔使用，但凝血功能障碍和出血风险需要重点考虑。32℃以下环境中，心肌易激惹，易产生严重的心律失常，尤其是室性心动过速和心室颤动。小儿患者发生心律失常的风险特别高。低温抑制凝血功能而增加出血 / 输血的风险。CPB 机器可加热超过 37℃，麻醉师应了解流入管路的温度。同样，温度超过 41℃可明显影响酶的活性及造成细胞损伤。

（二）测量部位

多个部位都可用监测温度，这些部位分为核心、脑部或外周部位。

1. 核心温度

(1) 概述：核心温度代表重要器官的温度，核心温度一词用在这里也许不太准确，因为在血温快速变化时这些血供丰富的器官组织内存在温度差异。

(2) PAC 热敏电阻：肺血流存在时（如CPB 前后）这是测核心温度的最好方法。

(3) 鼻咽温度：鼻咽温度能够精确反映CPB 期间脑部温度。探头应该插入鼻咽部，探头插入过深所测值为食管的温度。深度等于从鼻孔到耳垂尖端的距离。在所有需要复温的低温停循环和 CPB 患者都应监测鼻咽温。

(4) 鼓膜温度：该温度可反映脑部温度，作为代替鼻咽温的备选体温。

(5) 膀胱温度：该方法用于测量核心温度，但是肾血流和尿量减少时测量不准确。

(6) 食管温度：食管是纵隔结构，受体外循环管道回流血温度的影响较大，不应作为CPB 患者的常规监测。

(7) CPB 动脉管道温度：这是热交换器的温度（如降温时的最低温度和复温时的最高温度），在这两个时期，动脉管道温度和其他部位的温度之间都会有差别。

(8) CPB 静脉管道温度：这是回流到氧合器的血液温度，非降温和复温期间最能反映CPB 期间的核心温度。

2. 外周温度

(1) 概述：外周包括身体的大部分组织结构（肌肉、脂肪和骨骼），但是血流供应较少，因此起到能量槽的作用，显著影响温度变化。降温和复温期间外周温度变化滞后于核心温度，停机时，核心温度明显高于外周温度，通过热量重新分布平衡后核心温度可能更加接近躯体温度，而与最初测量的核心温度值相差更大。

(2) 直肠温度：传统上认为其为核心温度。CPB 期间直肠温度实际反映肌肉组织温度。如果探头尖端插入粪便中，温度变化会显著滞后。

(3) 皮肤温度：皮肤温度受局部因素的影响（如加温毯），很少用于心脏手术监测。

（三）体温监测的风险

鼻咽温监测时鼻出血。

（四）温度监测的建议

建议在两个部位进行监测，包括一个核心部位和一个外周部位。动静脉管道的温度可以通过 CPB 机器直接显示，鼻咽温监测推荐作为核心温度，因为其能最快反映动脉血温度的变化。鼻咽温推荐用于停循环患者的脑温监测。

四、肾功能

（一）监测适应证

1. CPB 后肾衰竭的发生率增加

急性肾衰竭是 CPB 的并发症，发生率为 2.5%～31%。急性肾衰竭与术前肾功能及并发疾病有关。CPB 期间非搏动肾血流是其可能机制之一，虽然连续血流的 LVAD 与重度的肾衰竭无相关性。

2. CPB 预充液

因为以下两个原因常规将利尿药甘露醇应用于 CPB。

(1)CPB 期间发生溶血，血清血红蛋白水平升高，维持满意的尿量避免肾小管损伤。

(2) 低温 CPB 时进行血液稀释，CPB 中和后维持满意的尿量可以去除多余的水分。

（二）导尿管

CPB 期间肾功能监测最重要的一项，紧急情况下应首先插入导尿管。

> **临床要点** CPB 时很少出现无尿或少尿，因为预充液里一般含有甘露醇。

低温可通过带温度探头 /Foley 导管进行评估。

（三）电解质

血浆电解质，特别是钾和镁，应该在手术开始、CPB 快结束和结束后进行全程监测。绝大多数肾功能正常的患者，通常应保持 K^+ 为 4.0mmol/L 及以上和 Mg^{2+} 为 2.0mg/dl 及以上。钾和镁的浓度在 CPB 期间会下降（因为甘露醇的应用和灌注的改善）。因为停搏液中含有钾离子，需注意恢复钾离子浓度到正常水平。血浆钙离子浓度水平低可引起心脏收缩功能减低，补钙时机可能影响神经系统的预后，在神经缺血和（或）再灌期间给予钙剂可能使预后恶化。许多心外麻醉医师在灌注恢复（如主动脉开放）至少 15～20min 后才会给予钙剂。

（四）急性肾损伤（acute kidney injury，AKI）

虽然 AKI 是由肌酐 / 肾小球滤过率和尿量的变化定义的，但新的血清标志物如中性粒细胞明胶酶相关的脂蛋白（neutrophil gelatinase–associated lipocalin，NGAL）可能对早期检测 AKI 是有用的。

五、神经功能

（一）概述

神经认知功能障碍是心脏外科患者的一个重要并发症。多种因素可以增加预后不良的风险。心脏外科患者经常对动脉粥样硬化性疾病、糖尿病和耦合的遗传多态性等神经认知损伤的易感性增加。CPB 引起的急性神经损伤和脑栓塞（空气、动脉粥样硬化物质及血栓）是导致术后神经功能不全的主要因素。信号处理能力的进步使新的设备可用于手术期间的神经评估和风险因素调节 [23-26]。监测目标包括诊断脑缺血、评估麻醉深度及评估药物对大脑或脊髓的保护作用。

（二）神经功能监测的适应证

(1) 颈动脉相关疾病。

(2) 诊断栓塞现象。

(3) 诊断主动脉插管位置不当。

(4) 诊断 CPB 中动脉灌注不足。

(5) 确定降温是否充分。

(6) 成人或小儿低温停循环。

(7) 脊髓 T_5–L_5 使用主动脉夹闭钳可能阻断 Adamkiewicz 动脉的手术。

（三）生理代谢监测

1. 脑灌注压

维持适当的脑灌注压（cerebral perfusion pressure，CPP）是任何神经保护策略的主要干预措施。CPP 在 50～150mmHg 时，脑血流（CBF）可进行自动调节。高血压患者调节曲线右移。60～70mmHg 是 CPP 的一个合理目标值。

$$CPP = MAP–CVP \qquad （公式 4–3）$$

对于颅内压升高（intracranial pressure，ICP）的患者，有许多临床因素可以增加 CVP，导致 CBF 减少。两个可以调节的治疗靶点是 CVP 和平均气道压力。

> **临床要点**　Trendelenburg 体位引起的 CVP 升高往往容易被忽略。与此同时，伴随着气道平均压力的升高，脑灌注压降低。

血管活性药物的使用可能会影响 CVP。低剂量 α 肾上腺素受体激动药增加内脏阻力有助

于血液隔离（↓CVP），而 $β_2$ 肾上腺素受体激活，特别是在高剂量 α 肾上腺素受体激动药的情况下，导致静脉容量血管隔离的血液转移到中心循环 [27]。

2. 呼末二氧化碳和平均气道压

过度换气是一种主要的麻醉技术，可以快速降低 CBF，从而降低 ICP。维持 CPP 的呼吸目标是维持正常的二氧化碳。呼吸机设置应避免增加平均气道压力的操作。PEEP/CPAP 应评估其对平均气道压力的影响。压力通气模式似乎最适合达到这些目标。

3. 吸入氧浓度（FiO_2）

神经组织易受包括活性氧在内的缺血 / 再灌注损伤。甘露醇是一种抗氧化药和渗透利尿药。CPB 快开始前和开放主动脉阻断夹后，考虑使用甘露醇（0.25～1.0 g/kg 静脉注射）共两次。应使用最低安全的 FiO_2。

4. 血糖监测

在缺血 / 再灌注期间，高血糖可显著恶化神经系统结局。所有糖尿病患者应立即接受胰岛素连续静脉输注（continuous infusion，CI）。重要的是要注意，胰岛素的作用随着低温和儿茶酚状态的增加而减弱。对 CPB 的应激反应产生的 β- 肾上腺素刺激可增加血糖。胰岛素 CI 改变 K^+ 浓度，开始胰岛素 CI 时，应考虑使用 KCl 和 $MgSO_4$。临床上使用应注意，胰岛素与静脉导管发生非特异性结合，在这些非特异性结合部位饱和之前，实际上很少有胰岛素能到达患者体内。血糖目标引起了关于如何有效控制血糖的争论。避免低血糖症是一个非常重要的目标。几乎所有的心脏麻醉医师都会治疗超过 200mg/dl 的高糖血症。

5. 脑灌注监测

在 CPB 开始时观察面部颜色均匀变白和充血是评估插管位置的一种粗略方法。一些心血管麻醉医师主张在开始 CPB 和上主动脉阻

断夹时对颈动脉进行双侧人工压迫。其理由是，在脑栓塞的高危期，阻断通往大脑的主要血管，可以减少脑损伤。很明显，来自颈动脉的脑栓塞使得这个操作有争议。

（四）中枢神经系统电活动监测

1. 脑电图

脑电图（EEG）是测量大脑皮质锥体细胞层突触后电位形成的电流，临床 EEG 监测的基本原理是脑缺血引起脑部电活动减慢，同时信号幅度减低。脑电图需要额外的人员（增加费用）来监测和改变麻醉技术。虽然引发兴趣关注，但是关于心脏外科患者脑电图的文献却很少。详见第 26 章"体外循环期间脑保护"相关内容。

2. 加工后 EEG

为增加术中的可用性，EEG 数据通过快速傅里叶分析处理转换成单个功率与时间频阵，更容易进行分析。功率分析的例子包括压缩频阵、密度频阵和双频指数（bispectral index，BIS）。BIS 监测仪分析不同频率组成和时间之间的时相关系，通过特殊方法将结果缩减为从 0（电活动静止）～100（清醒状态）的单个数值，在心脏手术中的作用在不断提高。BIS 可作为许多手术麻醉深度监测的一个有用指标[28]，但是其在心脏麻醉中的意义还不确定。BIS 值作为静脉麻醉（麻醉性镇痛药加苯二氮䓬类药）深度的指标尚存争议。研究发现，BIS 和唤醒或血流动力学反应之间存在正相关[29]，然而，另一项研究发现，BIS 值与芬太尼和咪达唑仑的血浆浓度之间并没有关联[30]。BIS 监测对心脏麻醉患者可能有更多的益处。低温停循环时，BIS 监测为等电位（BIS 值为 0）。很多心脏麻醉医师在降温时监测 BIS，观察追加神经保护的静脉麻醉药（通常使用的硫喷妥钠）的效果。支持 BIS 数据作为有低氧或缺血脑损

伤风险患者的神经功能监测的证据在逐渐增多[31]。BIS 值异常低和低 BIS 值时程延长，可能与神经系统预后不好有关。

3. 诱发电位

(1) 体感诱发电位（somatosensory evoked potentials，SSEP）：SSEP 可用于监测后外侧脊髓功能的完整性，多用于可能发生脊髓缺血的胸主动脉瘤手术。给予外周神经（通常选择胫神经）一个刺激，然后测量相关脑干和脑的活动。

(2) 视觉诱发反应和脑干听觉诱发反应：这些技术未常规应用于心脏外科手术，在此不作讨论。

(3) 运动诱发电位（motor evoked potentials，MEP）：MEP 用于监测降主动脉术中的脊髓功能，在第 14 章"胸主动脉瘤和夹层的麻醉管理"进行详细讨论。

（五）区域性脑代谢功能监测

颈静脉球血氧饱和度：采用光纤导管测量脑颈静脉球血氧饱和度与测量混合静脉氧饱和度类似[32]。大脑是人体内耗氧最多的器官。如果 CBF 减低，氧摄取增加，颈静脉氧饱和度将下降。$SjvO_2$ 为同侧大脑半球提供了可靠的实时数据。整个大脑需要双侧 $SjvO_2$ 导管来监测。$SjvO_2$ 存在显著的个体差异，测量值的趋势变化可能比单个值的意义更大。$SjvO_2$ 导管置入是一种有创操作。逆行颈内静脉导管 $SjvO_2$ 通常在最常用的中心静脉 /PAC 穿刺点逆行置入。$SjvO_2$ 的血氧饱和明显下降与预后不良相关。

（六）近红外光谱仪和脑血氧监测

近红外光谱仪（near-infrared spectroscopy，NIRS）是一种监测脑代谢功能的无创方法[31]。近红外光从头皮感应器发射穿过头皮、颅骨、

脑脊液和脑组织，光虽被组织反射，但不同程度地被含有血红蛋白的组织吸收，吸收的量与组织中血红蛋白的氧合状态有关。与 $SjvVO_2$ 不同，脑血氧测定可以方便地进行双侧数据采集。必须测定脑血氧基线，以便在术中对数据进行解释。变化趋势比实际值更重要。与基线值的 20% 偏差即达到可进行相关干预的显著差异。目前 NIRS 脑氧饱和度仪在心脏手术中的应用存在争议，没结论显示这种监测能改善预后，而且其经济效益也不明确。最近的一份 Meta 分析报道指出："只有低水平的证据表明心脏手术期间的低 $rScO_2$ 与术后神经并发症有关，而且数据不足以支持改善 $rScO_2$ 过低的干预措施可预防中风或 POCD 的结论"[33]。

（七）中枢神经系统栓塞监测

1. 经颅多普勒超声（TCD）

监测脑循环栓子非常有用。由于难以获得可靠的信号，临床应用受到了阻碍，TCD 主要用作研究工具。TCD 对栓塞负荷的评估可以检测多达数百个的不明显栓塞。大量的循环栓塞主要与主动脉阻断夹的夹闭和开放相关。

2. 主动脉表面超声扫描

很久以前就认识到，主动脉粥样硬化斑块，特别是在升主动脉和（或）主动脉弓部斑块与神经系统不良事件有关。可活动的主动脉斑块危险最大。引进和使用 TEE 与外科触摸相比，对于主动脉粥样硬化斑块的检出有了明显改善[19]。然而，TEE 也有明显的局限性，特别是在探查常用主动脉插管部位（升主动脉远端和主动脉弓近端）附近病变时，气道组织干扰了 TEE 信号。主动脉表面超声扫描[20, 21]是一种检测胸主动脉粥样硬化斑块高敏感性和特异性的检查方法，包括在 TEE 检测不能探测的区域。确定有粥样硬化斑块的心脏手术患

者，改进手术方法和神经保护策略可以将神经并发症从约 60% 减少至 0%。

（八）内脏灌注与静脉功能监测

胃张力计

(1) 胃张力计监测低血容量：低血容量的管理是麻醉学的一个基本内容。低血容量症的原因有很多，包括出血和体液转移。生理上，静脉容量血管储存全身 70% 血容量，这部分血液在低血容量的初期返回中央静脉系统[26]。低血容量导致低血压是心脏外科手术中常见的问题。早期的认识和治疗是至关重要的，因为此时低血容量是一个可逆的过程。通过多个常规监测（TEE、PAC/CVP、尿量及体检）可直接或间接（某些实验室与动脉导管波形波动）评估容积状态。一个主要的临床局限性是，10%～25% 总血容量的的损失无法通过常规的心脏手术监护仪器检测到，但 5% 的损失则可以通过胃部张力计检测到。

(2) 胃张力测定和内脏灌注不足：内脏静脉系统是血液的关键贮存器，对交感神经激活，尤其是 α 和 $β_2$ 肾上腺素受体激动药的反应比动脉血管更为灵敏[26]。内脏静脉血向中心循环的再分配是低血容量血症的最初代偿机制。因此，内脏灌注的组织会最先转化为无氧代谢。胃肠黏膜细胞在无氧条件下产生酸性代谢产物。肠壁组织通过 HCO_3^- 缓冲系统转化为 CO_2，中和并消除多余的酸负荷。CO_2 可在细胞膜上自由扩散，进入肠腔。CO_2 分压可通过胃压计直接检测和定量。最初，胃张力测定法使用亨德森 - 哈塞尔巴奇（Henderson–Hasselbalch）方程来计算肠道黏膜细胞内 pH（pHi）。pHi ≥ 7.32 被认为是正常的。在最近的文献中，pCO_2（肠道）和 $PaCO_2$ 之间的差异（CO_2 间隙）已经取代了 pHi。在健康的志愿者中，人类肠梗阻患者中，总血容量的约

25% 的实验性出血可通过胃张力和 SV 检测到，但其他监护仪检测不到，所有参数输血后都回到了基线 [34]。

（3）胃张力计的临床应用：胃张力计首先被用在心脏外科和 ICU 患者中，证明是可以敏感预测临床预后不良。到目前为止，还没有研究表明，采用胃张力计目标导向治疗的临床干预有利于临床结果。接受胶体扩容方案（与对照组相比）的心脏外科患者的主要并发症和住院时间（ICU 和医院）都有所减少 [35]。有趣的是，一项多中心随机临床试验比较了胃张力计和心脏指数的目标导向治疗，但没有显示出显著的差异。然而，"复苏后 24h 内使 pHi 正常强烈提示其治疗的成功"，并且"尽管经过治疗，但 pHi 仍持续低的患者预后非常不好" [36]。作为一个需要处理数据的监护仪，再加上制造商的一些初步技术问题，缺乏循证验证，这限制了人们对胃张力计使用的热情。文献报道普遍认为低 pHi 是不良结果的一个非常敏感的标志，但所有的研究都没有足够证据来确定治疗使其值正常是否改善了预后。因此，最近发表了一项 Meta 分析得出结论：用胃张力测定的目标导向治疗确实能改善危重患者的预后 [37]。

（4）胃张力测定的优点：低血容量的诊断和治疗是麻醉的基本组成部分。由于内脏血管系统在低血容量方面起着至关重要的作用，因此监测内脏功能可能是一项重要的临床进展。与其他低血容量监测仪相比，胃张力测定有一些优点。

① 在器官 / 组织水平监测区域特异性功能：标准的低血容量监测（动脉通路、CVP、尿量）只能提供患者水平的数据。

② 内脏血管系统隔离 70% 的全身血量（TBV）：低血容量的最初生理补偿是将血液从内脏血管转移到中心静脉。

③ 胃张力计能早于其他监护指标检测到低血容量：10%～12% 的 TBV 丢失，胃张力计即能检测到，而其他一些监测仪（如 CVP）与还没有变化。有 25% 的 TBV 出血时，标准监护指标仍可能无法检测出。

④ 微创：胃张力计是通过远端有一个小气球的鼻胃管来测量的。这类似于是个带袖套的导管与未带袖套的气管导管相比。除了获取胃张力计数据外，胃管也能正常工作。

⑤ 纠正内脏灌注不足的目标可起到导向作用，用来治疗可改善危重患者的病情。

⑥ 对于目标导向治疗反应差的患者，胃张力计是一个预测预后不良的强有力指标。

⑦ 胃张力数据可自动采集和测量。

⑧ 置管方法与任何其他鼻胃管相同。尽管干扰 TEE 图像的获取是一个潜在的问题，但我们的经验是，临床使用无须任何调整也不会产生 TEE 相关的问题。

⑨ 胃张力测定可限制内毒素血症。肠黏膜缺血导致作为细菌 / 内毒素转移到全身循环的屏障的肠内皮功能障碍。胃张力计可检测内脏低灌注，并在内皮功能障碍发生前开始干预。

六、心脏外科手术的特殊监测

（一）OPCAB

标准的 CABG 手术是在 CPB 下进行，冠状动脉移植血管吻合时 CPB 可对患者进行供氧和血液灌注。CPB 的优势是无血和心脏不动的外科术野，这有助于精确进行吻合口缝合。不幸的是，CPB 会导致神经认知缺陷，并且可能会因为使用主动脉阻断夹导致的脑栓塞（偶尔会出现数百个微栓子）加重。这推动了外科技术的发展，在不需要 CPB 下进行心脏血管重建。早期经验认为是否在 CPB 下进行手术的患者临床结局相似。最近的一项 Meta 分析表明，

OPCAB 可以改善高危患者的术后恢复[38]。

（二）OPCAB 监测

1. 手术技术影响监测

OPCAB 是一种外科手术方法，在无 CPB 下进行血管重建。OPCAB 手术的独特部分是放置心肌稳定器和心尖吸引装置。心肌稳定器通过抽吸附着在心脏的心外膜表面，并显著限制稳定臂之间的心肌运动。这会导致心脏受压和局部室壁运动异常（RWMA）。心尖杯，顾名思义附着在心尖。这使得外科医师可以控制心脏，心尖杯将心脏悬吊在所需的位置。通常心尖向前移动 60°～90°。心脏有时会被扭转，暴露心肌的后壁和侧壁；有时在心脏后部会垫无菌敷料，使心尖抬升方便外科医师用手挪动心脏。"心包吊带"是被创建出来支撑心脏和调整心脏位置的另一种方法，同时限制了人为的压迫。

2. 远端吻合时的血流动力学监测

在心脏摆位和远端吻合口缝合的整个过程中，血流动力学监测可能很困难，特别是诊断缺血改变。一些心血管麻醉医师赞成在 OPCAB 过程中进行 SvO_2 或 $ScvO_2$ 监测。如果 CO 显著减少并伴低血压和急性心力衰竭，则需要立即干预。如果不能迅速解决血流动力学不稳定的问题，就需要（紧急）转为体外循环。在手术过程中，经常观察到的血流动力学监护的改变有以下几种情况。

(1) TEE：心包后垫高、心尖移位和心包吊带可能阻碍图像采集。心外膜稳定器的应用产生专属性局部室壁运动异常。无法区分局部室壁运动异常是继发于缺血还是机械压迫。

(2) 心电图：低电压信号和心电描记失真是常见的现象。特别是当心尖移位时，诊断缺血性改变是有问题的，因为心向量以不可预测

的方式改变。心律失常最有可能发生在冠状动脉阻塞和再灌注时。预处理可减轻缺血/再灌注损伤。

(3) 血氧饱和度（SpO_2）：低 CO 可导致脉搏血氧饱和度降低，并引起的外周血管收缩可导致血氧饱和度无信号。如果可以接触患者的手，用 1～2ml（普通）局麻药进行手指神经阻滞可以恢复 SpO_2 信号。

(4) 动脉波形：动脉波形可能随 CO 的减少而改变。由于右心室流出道或上/下腔静脉的机械扭转，收缩期射血可能受阻。通常维持 60～65mmHg 的 MAP 用作器官灌注。机械问题需要机械解决。由于心脏位置不合适造成的解剖性梗阻，而无法用药理学方法解决。注意动脉压监测可反映心脏功能，而不能评估身体其他部位的组织氧供。

(5) SvO_2：从 PA 血查的混合静脉血氧饱和度（SvO_2）可确定氧耗，从而推断出全身氧供（$\dot{V}O_2$）是否充分。SvO_2 与 CO 相关，可以在 OPCAB 期间用作 CO 的监测指标[39]。此外，在 OPCAB 患者中，$ScvO_2$ 与颈静脉球饱和度（SjO_2）相关[31]。这一点很重要，因为在手术过程中经常注意到 SjO_2 的饱和度下降至小于 50%。SvO_2 被认为是 OPCAB 的最佳监测指标。正常的 SvO_2 为 75%，相当于 40mmHg 的 PaO_2。$SvO_2 \geqslant 70\%$ 是治疗干预的目标。带血氧监测的肺动脉导管可连续测量实时 SvO_2。VIP PAC 可以用远端端口的血样测量 SvO_2。必须缓慢抽吸，以避免吸入含氧血液。

(6) $ScvO_2$：从 SVC 抽血可测出 $ScvO_2$，反映来自大脑和上肢的静脉血氧饱和度，通常比 SvO_2 低 5%。使用带氧饱和度 CVP 导管可无须放置 PAC。正常 $ScvO_2$ 为 70%。大脑耗氧比任何其他器官都多，因此，下腔静脉的血氧饱和度将高于上腔静脉。

（三）深低温停循环

深低温停循环（deep hypothermic circulatory arrest，DHCA）是一种神经保护技术，利用 CPB 将患者降温到 17～19℃。治疗性低温包括一些不同监测。DHCA 多用于小儿先心病矫正术，但也是几种特殊手术的关键组成部分，包括主动脉弓内膜切除术、主动脉弓动脉瘤、主动脉夹层、巨大的脑动脉瘤、升主动瘤、肾细胞癌延伸至下腔静脉和右心房。麻醉技术需要相应调整[21]。

1. 温度

温度应至少测量两个部位，而由鼻咽和（或）鼓膜确定的脑温度应该是其中之一。应测量核心和（或）外周温度。在 DHCA 之前全身均匀地降到低温并在 CPB 停止前均匀地恢复到常温。

2. 脑电波活动

低温的目的是使大脑等电位，以减少大脑代谢所需的氧气。在 CPB 停止之前，温度应稳定，并且所有位置的温度都在目标之上。头部戴冰帽局部降温。EEG/BIS 应稳定在等电位（BIS=0）。目前尚不清楚神经保护的药物是否能在降温过程起到保护作用。然而，在复温过程中，神经保护作用的药物可以考虑，因为低温的脑保护作用正在消散。

3. 中心静脉穿刺部位

不同病理情况的心血管患者需要 CPB 的插管位置不同，血管穿刺位置选择可能有所不同。如外科医师使用股 - 股转流 CPB 时就不考虑股动脉 / 静脉作为血管穿刺点。

4. 动脉置管部位

外科医师主动脉插管和阻断钳位置不同可导致无名动脉或左锁骨下动脉无灌注。将动脉导管置其对侧血管有利于继续监测血压。

(1) 升主动脉瘤需要在左桡动脉置管。

(2) 降主动脉瘤或夹层需要在右桡动脉置管。

(3) 在 DHCA 下修复的主动脉弓动脉瘤，左或右侧置管都可以。

5. CPB 监测

DHCA 后快速复温可显著增加神经认知功能障碍的发生率和严重程度。CPB 机器静脉 / 动脉回流之间的温度梯度应介于 4～5℃，最低为 4℃。动脉流入端温度不能高于 36℃。

（四）胸腹主动脉瘤

胸腹主动脉瘤（thoracoabdominal aortic aneurysm，TAAA）是复杂的临床病例，有一些独特的监测注意事项。首先要与外科医师进行讨论决定要进行哪些监测和放置监测的部位。手术方法和技术将决定监测决策。讨论的主题包括。

1. 手术是开放性修复还是血管内主动脉修复（EVAR）或经胸血管内修复术（TEVAR）？

血管内修复是微创手术，而开放性手术创伤最大。根据解剖学、外科医师 / 麻醉师的经验和患者因素，血管内修复手术可选择完全不同的麻醉技术和监护。最少监测包括一根动脉导管和两个大口径静脉输液管（如 14g×2）。开放性手术促使 SvO_2–CCO PAC 的放置和术后入 ICU 护理。

2. 计划采用哪种外科技术？

左心部分转流或 CPB 或 CPB/DHCA、钳夹缝合？使用离心泵进行部分转流是通过（右）上肢和下肢动脉进行管理的。尽管右心房排出的所有血液都通过肺，但单肺通气可能导致缺氧。SvO_2–CCO PAC 就是为这个范例而设计的。

3. 使用什么切口？

允许进入腹膜后和胸腔的肋下切口可能需要将心电图导联 V_5 放置在替代位置（表 4-1）。

4. 关于神经保护的计划是什么？

会否放置鞘内导管引流脑脊液？CPB ± DHCA 是否需要全剂量肝素？诱发电位会被用来监测脊髓灌注不足吗？如果使用诱发电位（EP），选哪个 EP？运动 EP？体感 EP？

七、其他资源

万维网提供了丰富的资源（表 4-14）可以获取更多关于监护设备的知识。

表 4-14　资源网站

美国麻醉委员会	theABA.org
美国心脏协会（AHA）	heart.org
美国肺协会	lung.org
美国麻醉协会（ASA）	asahq.org
美国超声心动图协会（ASE）	asecho.org
麻醉学	anesthesiologyonline.com
ASE/SCA 指南	anesthesia–analgesia.org
美国患者安全委员会（APSF）	apsf.org
加拿大超声心动图委员会（CSE）	csecho.ca
先心病麻醉医师协会	pedsanesthesia.org/ccas
欧洲心胸麻醉协会（EACTA）	eacta.org
麻醉教育和研究基金会（FAER）	faer.org
国际麻醉研究协会（IARS）	iars.org
心胸血管麻醉杂志（JCTVA）	jcvaonline.com
心血管麻醉医师协会（SCA）	scahq.org
重症医学协会（SCCM）	sccm.org
胸科手术协会（STS）	sts.org

第 5 章
经食管超声心动图
Transesophageal Echocardiography

Jack S. Shanewise　著

于　晖　王　晟　译

汪　红　黄佳鹏　校

本章要点

- 大多数心脏手术经食管超声心动图（transesophageal echocardiography，TEE）使用二维成像，这是通过由 64～128 个依次激活的小晶体组成的相控阵换能器实现的。

- 脉冲波多普勒（pulsed-wave Doppler，PWD）沿着超声波束在单个点处描绘血流速度，而连续波多普勒（continuous-wave Doppler，CWD）沿着超声波束的全长发现最大速度特征。CWD 可以测量比 PWD 更高速度的血流［如主动脉瓣狭窄（aortic stenosis，AS）］。

- 彩色血流多普勒（color-flow Doppler，CFD）是 PWD 的一种形式，它将速度信息叠加到二维（2D）图像上，在血流主要朝向或远离换能器时，可以评估血流方向。

- 在放置经食管超声心动图探头之前，应询问患者是否有吞咽困难和已知的食管功能障碍，以排除明显的食管病变。

- 全面的 TEE 检查通常包括 20 个标准切面，如图 5-2 所示。

- 可以使用 TEE 定性或定量地评估左心室整体和局部的收缩和舒张功能及左心室前负荷（舒张末期容积）。室壁运动可以分为 1 级（正常）～5 级（运动障碍）。

- 可以使用几种经食管超声心动图模式来评估二尖瓣反流（mitral regurgitation，MR），最简单的方法是 CFD。

- 可以使用多种经食管超声心动图模式来评估 AS，包括多平面成像、在短轴切面（short-axis，SAX）中追踪主动脉瓣面积（aortic valve area，AVA）和通过连续方程评估 AVA。

- TEE 对于评估近端升主动脉、主动脉弓和降主动脉是有用的，但是对于远端升主动脉存在"盲点"，因此需要主动脉外超声心动图进行诊断。在存在严重的主动脉粥样硬化和主动脉夹层的情况下，完整的胸主动脉检查很重要。

- 经食管超声心动图对新出现的左心室节段性室壁运动异常（regional wall-motion abnormalities，RWMAs）的评估是对心肌缺血最敏感的床边监测。

- TEE 对检查心腔内空气高度敏感。

- 术中经食管超声心动图在心脏瓣膜修复或置换、心室辅助装置放置和微创心脏手术中是必不可少的。

- 实时三维超声心动图为二尖瓣疾病和先天性心脏病的术中手术评估增加了信息。

一、超声成像的基本原理

医学超声是由压电晶体产生的，它在高频交流电流下振荡从而产生超声波。相同的晶体通过回声而变形，产生的电信号被仪器检查到。从换能器传输到患者体内的超声波以4种方式与组织相互作用：反射、折射、散射、衰减。超声波在遇到不同声阻抗的组织之间的界面时被反射，声阻抗主要是组织密度的函数，这些回声的时间、强度和相位被处理以形成图像。超声波通过软组织的传输速度是相对恒定的（1 540m/s），并且波传播到物体、被反射和返回所花费的时间由其与换能器的距离决定。选择超声换能器的频率是图像分辨率和穿透深度之间的权衡。高频率比低频率有更好的分辨率，但是它们不能穿透组织那么远。经食管超声心动图（transesophageal echocardiography，TEE）中使用的超声频率通常在3.5～7兆赫（MHz）的范围内。

二、多普勒超声心动图的基本原理

1.多普勒超声心动图使用从血细胞散射的超声波来测量血流的速度和方向。多普勒效应增加了从向换能器移动的细胞散射的波的频率，并降低了从远离的细胞散射的波的频率。传输频率（F_T）到散射频率（F_S）的这种变化称为多普勒频移（F_S–F_T），并通过多普勒方程与血流速度（V）相关：

$$V = \frac{c\,(F_S - F_T)}{2F_T\,(\cos\theta)} \qquad （公式5-1）$$

其中c是血液中的声速（1540m/s），θ是血流方向和超声波束之间的角度。分母中的2表示超声波往返于血细胞的时间。为了用多普勒超声心动图获得合理精确（误差小于6%）

的血流速度测量值，血流和超声波束之间的角度（θ）应小于20°。

2.伯努利方程描述了通过狭窄的流速和通过狭窄的压力梯度之间的关系。这是一个复杂的关系，包括对流加速度、流动加速度和黏性阻力等因素。在某些临床应用中，如主动脉和二尖瓣狭窄，可以使用简化形式。简化的伯努利方程是：

$$\Delta P = 4V^2 \qquad （公式5-2）$$

其中ΔP是以毫米汞柱（mmHg）为单位的压力梯度，V是以米每秒（m/s）为单位的速度。简化的伯努利方程仅应用于校验另一个金标准的应用。

三、心脏超声成像模式

1. M型超声心动图

在20世纪70年代后期二维（2D）成像发展之前，M型超声心动图是多年来超声心动图的主要成像模式。它将单个线性超声波束的脉冲导入组织，并在图形的y轴上显示回声到换能器的距离，信号强度由亮度表示。图表的x轴显示时间，结构的运动被视为曲线。M模式对于精确定时心动周期内的事件非常有用。它的另一个优点是非常高的时间分辨率，每秒钟能产生数千张图像，这就能确定高频振荡运动，如振动中的赘生物。

2.二维超声心动图

是非常快速移动的超声波束通过一个平面，产生同时显示的多条扫描线来构建二维断层图像。机械换能器通过物理旋转或振荡晶体来实现这一点。然而，TEE探头通常具有相控阵换能器，该换能器由许多（64～128个）小晶体阵列组成，这些小晶体依次被电激活以移动光束通过成像平面。每秒可以形成的二维图像的数量被称为帧频（时间分辨率），其由成像扇区的宽度（每个图像的扫描线数量）和深度（每个脉冲返回的时间）决定。二维超声心动图的典型帧频为每秒 30～60 帧，这足以准确反映心脏的大部分运动。

3. 脉冲波多普勒（pulsed-wave Doppler, PWD）

测量特定位置的血流速度和方向，该位置称为取样容积，操作者可以将其放置在二维图像中感兴趣的区域。显示流速时，在 x 轴上坐标为时间，在 y 轴上坐标为速度。朝向换能器的速度高于 y 轴基线，远离换能器的速度低于基线。PWD 使用一个换能器发送和接收信号，通过在传输后以预定的间隔监测来确定来自换能器的取样容积的深度。这限制了可以发送脉冲的最大速率（脉冲重复频率），进而限制了可以用 PWD 测量的最大多普勒频移（尼奎斯特极限）和血液速度。取样容积离换能器越远，可测量的最大速度越低。通常，速度超过 1.5～2m/s 就不能用 PWD 测量。

4. 连续波多普勒（continuous-wave Doppler, CWD）

测量沿超声波束的血流速度和方向。信息在 x 轴上显示时间，在 y 轴上显示速度，就像 PWD 一样。CWD 使用两个换能器：一个连续发射，另一个连续接收。因此，所有返回的信号都是叠加地出现在显示屏上，因此 CWD 无法确定来自换能器的返回信号的深度（距离模糊），只能确定其方向。但是，与 PWD 不同，CWD 对测量的最大速度没有限制。CWD 用于测量 PWD 所不能及的高速血流如主动脉瓣狭窄，并确定血流如二尖瓣狭窄的最大速度。

5. 彩色血流多普勒（color-flow Doppler, CFD）

是 PWD 的一种形式，它将速度信息叠加到同时生成的心脏二维图像上，易于观察血流异常的位置和时间。流向换能器的血流通常被显示为红色，而远离换能器的血流则被显示为蓝色。一些彩色多普勒图，又称为方差图，添

加绿色表示血流中的湍流。由于彩色多普勒是 PWD 的一种形式，它无法精确测量更高的流速，例如二尖瓣反流和主动脉瓣狭窄，这些血流表现为红色和蓝色的混合物，称为镶嵌样图像。此外，当流速超过彩色多普勒速度标度的极限（尼奎斯特极限）时，颜色会混叠：或从红色变为蓝色，或从蓝色变为红色，这取决于血流流动方向。彩色多普勒的混叠速度或尼奎斯特极限随颜色扇区的深度而变化，但通常小于 100cm/s。由于仪器必须同时显影二维和多普勒图像，因此彩色多普勒的帧速低于单独使用二维成像的帧速，通常在每秒 12～24 帧的范围内。当帧频低于每秒 15 帧时，因为眼睛可以分辨出独立的图像，图像会显示为忽进忽停。减小二维图像的宽度和深度及其中的彩色多普勒扇区将会增加帧频。

6. 组织多普勒

是 PWD 的一种形式，它能够测量心肌中特定点的组织运动速度。其最常见的应用是测量二尖瓣环运动的速度，以评估左心室（left ventricle, LV）的收缩功能。可以在心肌的两个相邻点之间进行更精细的分析，以测量应变（组织随时间的变形）和应变率（变形率），从而评估左心室和右心室（right ventricle, RV）不同区域的收缩和舒张功能。组织多普勒也可以评估心室收缩的同步性。

四、心脏手术中 TEE 的适应证

TEE 可作为诊断工具用于心脏手术，以指导手术过程并诊断未预料的问题和并发症。对于心脏专科麻醉医师来说，TEE 也是监测心脏功能的有用工具。在心脏手术中，TEE 通常用于上述两个目的。最近修订的美国麻醉医师协会和心血管麻醉医师协会（ASA/SCA）围术期 TEE 实践指南指出，"对于没有禁忌证的成年

患者，TEE 应用于所有心脏直视手术（如瓣膜手术）和胸主动脉手术，并应考虑在冠状动脉旁路移植手术中使用"[1]。

五、TEE 的安全性、禁忌证和风险

1. 食管疾病的术前筛查

应在进行 TEE 检查前完成。如有可能，应询问患者食管疾病、吞咽困难和呕血的病史。也应该审查病历。TEE 的相对禁忌证列于表 5-1。存在相对禁忌证时需要权衡风险和收益，明确 TEE 对手术的重要性。在患有远端食管或胃部病变的患者中，通常有可能在不进入远端食管的情况下获得 TEE 所需的信息。术前食管镜检查是在 TEE 需求明确但是风险不明时的另一种选择。当面临远端食管或者胃病变时，也可以在食管上段（upper esophageal，UE）或者中段（mid esophageal，ME）进行 TEE 检查。

表 5-1　TEE 的相对禁忌证

病史
吞咽困难
吞咽痛
纵隔放疗
近期上消化道手术
近期上消化道出血
胸主动脉瘤
食管病变
狭窄
肿瘤
憩室
静脉曲张
食管炎
近期胸部创伤

> **临床要点**　在插入 TEE 探头之前，一定要考虑危险因素和禁忌证——尤其是在紧急情况下。

2. TEE 探头的插入和操作

应轻轻进行。绝不能强迫探头通过阻力，绝不能对控制轮施加过大的力。

> **临床要点**　TEE 探头的置入和操作应轻柔进行。绝不能强行操作探头通过有阻力的地方，绝不能对操作控制轮施加过大的力量。

3. TEE 并发症

在经过适当筛查的患者中 TEE 并发症并不常见，但它们可能是严重的[2]。TEE 的并发症见于表 5-2。在手术过程中，严重的伤害可能并不明显[3]。

表 5-2　TEE 并发症

牙齿和口腔创伤（通常较小）
喉部功能障碍
术后误吸
气管导管移位
婴儿支气管压迫
婴儿主动脉压迫
上消化道出血（黏膜损伤）
咽部穿孔（罕见）
食管穿孔（罕见）

六、术中 TEE 检查

1. 在患者麻醉并固定气管导管后，可置入探头。可经口插入胃管，抽吸胃和食管的内容物。当下颌向前移动时，探头被轻轻沿着中线推进咽后区，并继续推进食管。如果需要，可以使用喉镜来移动下颌骨以便更好地观察食管开口。当探头进入胸段食管（大约 30cm）时，超声图像可以显示出心脏结构。在极少数情况下，探头不能置入食管，在这种情况下，应放弃使用 TEE。

2. 探头操作是通过在食管内推进和回撤探头，将探头向左（逆时针）或向右（顺时针）

旋转来完成的。假设换能器面向前方（朝向心脏），探头前端随着大控制轮向前和向后弯曲，并且弯曲到患者的右侧和左侧(可以想象成"摇摆的"，就如狗的尾巴）。使用多平面 TEE 探头，换能器的角度从 0°（水平面）、90°（垂直面）轴向旋转到 180°（0° 水平面的镜像）（图 5-1）。

3. 调整机器设置以优化 TEE 图像

随着检查的进行，用户会不断调整这些设置。

(1) 换能器频率被调整到为所检查的结构提供足够的穿透深度时的最高频率。

(2) 调整图像深度，使正在检查的结构位于显示器正中。

(3) 调整整体图像增益和动态范围（压缩），使腔室中的血液看起来接近黑色，有别于代表组织的灰色阴影。

(4) 调整时间增益补偿控制，以便从图像的近场到远场具有均匀的亮度。

(5) 调整 CFD 增益到一个阈值，该阈值正好消除颜色扇区内的任何背景噪声。

4. TEE 切面

术中进行全面 TEE 多平面检查的 ASE/SCA 指南[4] 定义了 20 个切面，组成了全面的

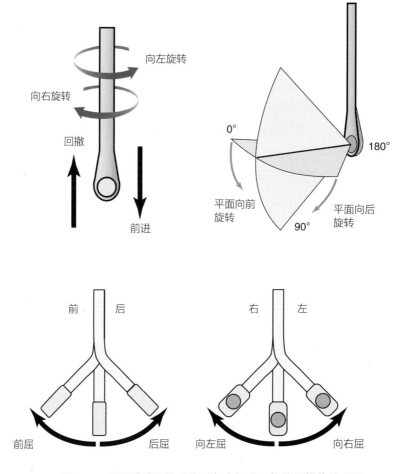

▲ 图 5-1　用于描述图像采集过程中探头和换能器操作的术语

（引自 Shanewise JS，Cheung AT，Aronson S，et al. ASE/SCA guidelines for performing a comprehensive intraoperative multiplane transesophageal echocardiography examination：recommendations of the American Society of Echocardiography Council for Intraoperative Echocardiography and the Society of Cardiovascular Anesthesiologists Task Force for Certification in Perioperative Transesophageal Echocardiography. *Anesth Analg.* 1999；89（4）：870–884）

表 5-3　推荐的 TEE 横截面

观察窗（门牙深度）	横截面（图 5-2 中的面板）	多平面角度范围（度）	成像结构
食管上段（20～25cm）	主动脉弓长轴（s） 主动脉弓短轴（t）	0 90	主动脉弓，左头臂静脉 主动脉弓，肺动脉，肺静脉，左头臂静脉
食管中段（30～40cm）	四腔心（a） 二尖瓣交界区（g） 两腔心（b） LAX（c） 右心室流入-流出（m） AV SAX（h） AV LAX（i） 双心房上下腔（l） 升主动脉 SAX（o） 升主动脉 LAX（p） 降主动脉 SAX（q） 降主动脉 LAX（r）	0～20 60～70 80～100 120～160 60～90 30～60 120～160 80～110 0～60 100～150 0 90～110	LV、LA、RV、RA、MV、TV、IAS MV、LV、LA、LAA LV、LA、LAA、MV LV、LA、AV、LVOT、MV、升主动脉 RV、RA、TV、RVOT、PV、PA AV、IAS、冠状动脉口、LVOT、PV AV、LVOT、邻近升主动脉、右 PA RA、SVC、IVC、IAS、LA、CS 升主动脉、SVC、PA、右 PA 升主动脉、右 PA 降胸主动脉、左侧胸膜间隙 降胸主动脉、左侧胸膜间隙
经胃切面（40～45cm）	基底部 SAX（f） 中部 SAX（d） 两腔心（e） LAX（j） 右心室流入道（n）	0～20 0～20 80～100 0～120 100～120	LV、MV、RV、TV LV、RV、乳头肌 LV、MV、腱索、乳头肌、CS、LA LVOT、AV、MV RV、TV、RA、TV 腱索、乳头肌
经胃深部（45～50cm）	LAX（k）	0～20（前屈）	LVOT、AV、升主动脉、arch

注意：括号中的小写字母指的是图 4-2 所示的切面

UE. 食管上段；LAX. 长轴；SAX. 短轴；TG. 经胃的；asc. 上升的；AV. 主动脉瓣；CS. 冠状窦；desc. 下降的；IAS. 房间隔；IVC. 下腔静脉；LA. 左心房；LAA. 左心房附件；LV. 左心室；LVOT. 左心室流出道；MV. 二尖瓣；PA. 肺动脉；prox. 邻近的；PV. 肺动脉瓣；RA. 右心房；RV. 右心室；RVOT. 右心室流出道；SVC. 上腔静脉；TV. 三尖瓣 ［经许可转载自 Shanewise JS, Cheung AT, Aronson S, et al. ASE/SCA guidelines for performing a comprehensive intraoperative multiplane transesophageal echocardiography–examination：recommendations of the American Society of Echocardiography Council for Intraoperative Echocardiography and the Society of Cardiovascular Anesthesiologists Task Force for Certification in Perioperative Transesophageal Echocardiography. *Anesth Analg.* 1999；89（4）：870–884］

TEE 检查（表 5-3）。这 20 个切面如图 5-2 所示。指南的更新版提及了考虑了围术期领域以外 TEE 的使用，并描述了的一些补充切面[5]。这 20 个切面是根据换能器的位置（超声心动图声窗）、成像平面的描述性术语［如短轴（short axis，SAX）或长轴（long axis，LAX）］及切面中的主要解剖结构来命名的。所有这些切面都可以在大多数患者身上得到应用。可能需要额外的切面来完成具有特定病变的患者的全面检查。获得这些切面的顺序因检查者习惯而异，但通常最有效的顺序是先完成食管中段切面，然后是经胃切面。

> **临床要点**　TEE 检查的目标不是获得全部 20 个切面，而是使用这 20 个切面来辨别心脏的结构和功能。

（1）食管中段切面是通过 TEE 换能器放在左心房后面形成的。使用多平面 TEE 探头，大多数患者可以仅从这个窗口完成心腔和瓣膜的详细检查。

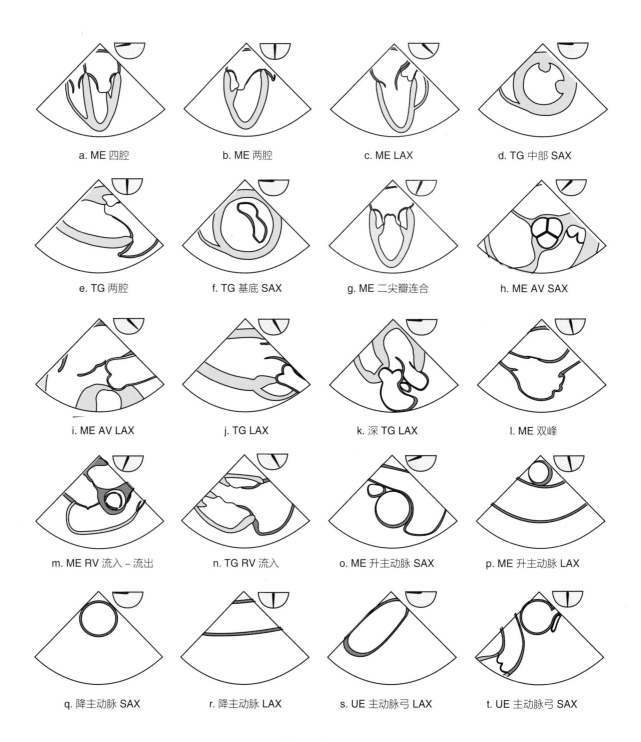

a. ME 四腔　　b. ME 两腔　　c. ME LAX　　d. TG 中部 SAX

e. TG 两腔　　f. TG 基底 SAX　　g. ME 二尖瓣连合　　h. ME AV SAX

i. ME AV LAX　　j. TG LAX　　k. 深 TG LAX　　l. ME 双峰

m. ME RV 流入 – 流出　　n. TG RV 流入　　o. ME 升主动脉 SAX　　p. ME 升主动脉 LAX

q. 降主动脉 SAX　　r. 降主动脉 LAX　　s. UE 主动脉弓 LAX　　t. UE 主动脉弓 SAX

▲ 图 5-2　20 个切面图（a ～ t）组成了推荐的经食管超声心动图全面检查。每个切面旁边的图标表示近似的多平面角度

AV. 主动脉瓣；LAX. 长轴；ME. 食管中段；RV. 右心室；SAX. 短轴；TG. 经胃；UE. 食管上段［引自 Shanewise JS，Cheung AT，Aronson S，et al. ASE/SCA guidelines for performing a comprehensive intraoperative multiplane transesophageal echocardiography–examination：recommen dations of the American Society of Echocardiography Council for Intraoperative Echocardiography and the Society of Cardiovascular Anesthesiologists Task Force for Certification in Perioperative Transesophageal Echocardiography. *Anesth Analg*. 1999；89（4）：870–884］

临床要点　注意换能器的位置 – 理想的是在左心房中间的后面。向内或向外的小调整或向右弯曲尖端可以极大地改善图像。

(2) 经胃切面是通过将换能器置入胃中并通过膈肌向上导出心脏切面而获得的。左心室和右心室以及二尖瓣（mitral valve, MV）和三尖瓣（tricuspid valve, TV）的图像都是从这个窗口得到的。可以从经胃窗口获得使多普勒波束平行于通过左心室流出道（left ventricular outflow tract, LVOT）和主动脉瓣（aortic valve, AV）血流的切面。

(3) 食管上段切面由主动脉弓水平的换能器进行，在长轴和短轴进行检查。在许多患者中，也可以出现主肺动脉（pulmonary artery, PA）和肺动脉瓣（pulmonic valve, PV）的图像，从而使多普勒声束平行于这些结构中的血流。

5. 特定结构的检查

临床要点　在可能的情况下，在手术开始时就进行全面的检查，并存储图像，为以后的比较建立基线。

(1) 左心室：左心室 ME 四腔心、ME 两腔心、ME 左心室长轴、经胃中段左心室长轴和经胃（两腔心）切面进行检查。

①左心室大小：是通过使用食管中段两腔或者经胃两腔心切面测量心脏舒张末期左心室基底部和中部之间 2/3 交界处的内径来评估的。正常情况下，女性小于 5.4cm，男性小于 6cm。舒张末期左心室壁的正常厚度为 1.2cm 或更小，最好从经胃短轴切面用 TEE 测量[6]。

②左心室整体功能：可以定量或定性评

估。面积分数变化（fractional area change, FAC）等同于二维 TEE 的射血分数（ejection fraction, EF），在经胃短轴切面中确定左心室面积，通过追踪心内膜边界测量舒张末期面积（end-diastolic area, EDA）和收缩末期面积（end-systolic area, ESA），并使用公式：FAC=（EDA-ESA）/EDA。正常 FAC > 0.50。但如果左心室心尖部或基底部出现室壁运动异常时，这种方法就不准确。左心室功能的定性评估是通过考虑左心室的所有切面并评估射血分数［估计射血分数（estimated ejection fraction, EEF）］为正常（EEF > 55%）、轻度下降（EEF 45%～54%）、中度下降（EEF 35%～44%）、中度严重下降（EEF 25%～34%）或重度下降（EEF < 25%）来进行的。由经验丰富的超声心动图专家进行的 EEF 与非心脏超声方法测量得到的 EF 值相关，或者比定量超声心动图测量值更好[7]。

③评估节段性左心室功能：左心室被分成 17 个区域或节段（图 5-3）。每个节段在收缩期用以下标准定性地评价增厚：1 = 正常（增厚大于 30%），2 = 轻度运动功能减退（增厚 10%～30%），3 = 严重运动功能减退（增厚小于 10%），4 = 运动障碍（无增厚），5 = 运动障碍（收缩期变薄和反常运动）。在一个区域增加 2 级或更多应被认为是心肌缺血的重要提示[8]。

④舒张期左心室功能的评估：可以通过用 PWD 检查舒张期经二尖瓣流入速度曲线来进行。正常模式具有对应于左心室早期被动充盈的 E 波，随后是舒张期，最后是对应于舒张晚期心房收缩的 A 波（图 5-4A）。轻度的舒张功能障碍导致舒张模式受损，峰值 E-A 速度比降低，E- 波减速时间延长（图 5-4B）。晚期糖尿病功能障碍导致限制性模式，峰值 E-A 比增加，E 波减速时间缩短（图 5-4C）。随着

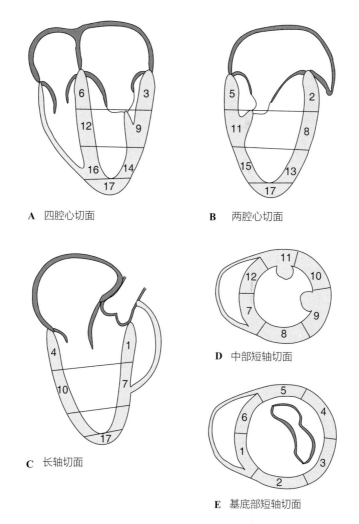

A 四腔心切面　　B 两腔心切面　　C 长轴切面　　D 中部短轴切面　　E 基底部短轴切面

▲ 图 5-3　左心室的 17 节段分区模型

A. 四腔心切面显示了三个下间隔和三个前外侧段；B. 两腔心切面显示了三个前壁和三个下壁节段；C. 长轴切面显示两个前间隔段和两个下外侧段；D. 中部短轴切面在中层显示六个节段；E. 基底部短轴切面显示了基底部的六个节段。基底部：1. 基底部近前壁间隔壁；2. 基底部前壁；3. 基底部近前壁侧壁；4. 基底部近下壁侧壁；5. 基底部下壁；6. 基底部近下壁隔壁。中部：7. 中部近前壁间隔壁；8. 中部前壁；9. 中部近前壁侧壁；10. 中部近下壁侧壁；11. 中部下壁；12. 中部近下壁间隔壁；心尖部：13. 心尖部前壁；14. 心尖部侧壁；15. 心尖部下壁；16. 心尖部间隔壁；17. 心尖

［引自 Shanewise JS, Cheung AT, Aronson S, et al. ASE/SCA guidelines for performing a comprehensive intraoperative multiplane transesophageal echocardiography examination: recommendations of the American Society of Echocardiography Council for Intraoperative Echocardiography and the Society of Cardiovascular Anesthesiologists Task Force for Certification in Perioperative Transesophageal Echocardiography. Anesth Analg. 1999; 89（4）: 870–884］

舒张功能障碍在数年内从轻度发展为重度，跨室血流模式可能会经历一个看起来正常的时期，这种情况称为假性正常模式。通过检查肺动脉静脉流入速度曲线，可以将正常与假性正常区分开来，后者通常在收缩期（S 波）和舒张期（D 波）有正向流入波，而在心房收缩期（A 波）有一个小的负向流入波（图 5-5A）。

与正常模式相比，假性正常模式具有延长的 A 波和衰减的波（图 5-5B）。年龄和预负荷也影响跨室和肺静脉的流入速度模式。

(2) 二尖瓣：用 ME 四腔心、二尖瓣交界区、通过二尖瓣 LAX 和经胃基底部 SAX 切面使用或不使用 CFD 来检查二尖瓣。它由一个前叶和一个后叶组成，两个瓣叶在前外侧和

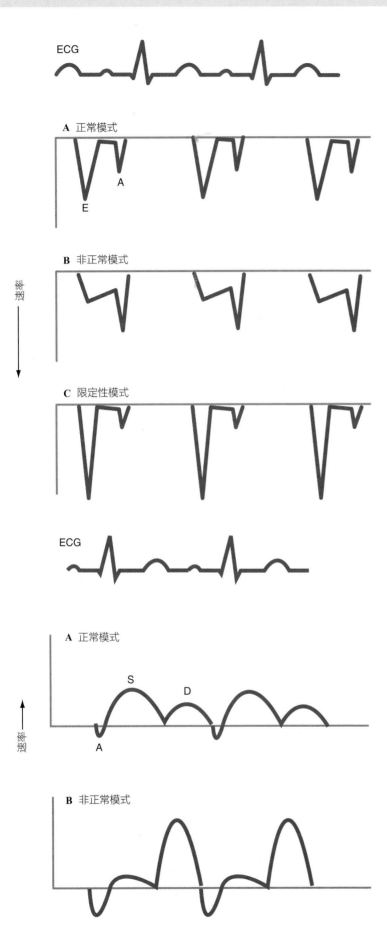

◀ 图 5-4　通过测量在二尖瓣小叶的开放尖端之间的血流，用 PWD 测量跨二尖瓣流入速度分布

A. 正常模式；假性正常模式具有相似的外观；B. 舒张受损模式；表明轻度舒张功能障碍；峰值 E 波速度小于 A 波（E-to-A 反转），E 波减速时间延长；C. 提示晚期舒张功能障碍的限制性模式；E 波峰值速度增加，E 波减速时间缩短。A. 心房充盈波；E. 早期充盈波

◀ 图 5-5　测量左上肺静脉的血流，用 PWD 测量肺静脉流入速度

A. 心脏舒张功能和跨室流入正常的血流图。S 波比 D 波大，并且有一个小的反向；B. 心脏舒张功能障碍和假性正常跨室流入的模式。S 波被衰减，比 D 波小，并且出现放大的 A 波。A. 心房反流波；D. 舒张波；S. 收缩波

后内侧连在一起。每个连合处对应一个乳头肌。后叶分为三个扇贝形。为了描述病变的位置前叶分为相应的三部分（图 5-6）。心脏收缩期间，当瓣叶的一部分移动到瓣环的心房侧时，二尖瓣脱垂出现。当腱索断裂，在收缩期瓣叶的相应部分在左心房会出现连枷样变。

①二尖瓣反流

a. 用 TEE 判断 MV 病变的严重程度是基于几个因素 [9]。用二维超声心动图检查瓣叶的结构，寻找结构缺陷。通过 CFD 测量通过瓣膜进入左心房的反流。注意反流通过瓣膜时的宽度和心房内反流的多少。CFD 的偏心性反流往往比类似大小的中心性反流更严重。CFD 还可以检查反流孔附近的血流会聚，这表明 MR 更为严重。用 PWD 检查收缩期反流，这是严重 MR 的一个特异性高但敏感度低的表现。严

重程度按 1+（轻度）至 4+（重度）的半定量等级分级。大多数患者通过 TEE 可以发现微量 MR。

b. 功能性 MR 是由于二尖瓣环扩张或乳头肌移位导致二尖瓣叶交界区结合面减少，而瓣叶的结构是正常的。功能性 MR 是可逆的，并受到负荷量的显著影响。功能性 MR 最常见的原因是冠状动脉病变引起的节段性室壁运动异常和左心室的广泛扩张。

c. 二尖瓣黏液瘤样变性是 MR 需要手术的常见原因。瓣叶多而细长，在心脏收缩下垂至左心房。腱索断裂在这种情况下很常见，会导致相关瓣叶连枷样变。经食管超声心动图可用于定位所涉及的二尖瓣部分，并有助于指导外科治疗。后叶中部区的脱垂和连枷样变是最常见的，常通过切除受累部分并用二尖瓣成形环加固瓣环来修复。

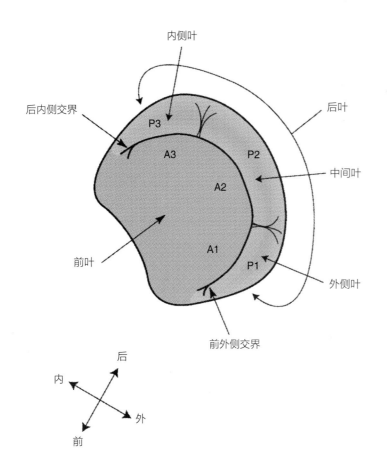

◀ 图 5-6 二尖瓣解剖

A1. 前小叶的外侧 1/3；A2. 前小叶的中间 1/3；A3. 前小叶的内侧 1/3；P1. 后叶外侧区；P2. 后叶的中间区；P3. 后叶的内侧区 [引自 Shanewise JS, Cheung AT, Aronson S, et al. ASE/SCA guidelines for performing a comprehensive intraoperative multiplane transesophageal echocardiography examination：recommendations of the American Society of Echocardiography Council for Intraoperative Echocardiography and the Society of Cardiovascular Anesthesiologists Task Force for Certification in Perioperative Transesophageal Echocardiography. *Anesth Analg.* 1999；89(4)：870-884]

d. 风湿性 MR 由二尖瓣瓣叶和腱索增厚、缩短及收缩期运动和闭合受限引起。这种 MR 通常难以修复，通常需要人工瓣膜替换。

e. 近端等速表面积（PISA）是一种利用超声 CFD 和 CWD 对二尖瓣反流进行定量的方法。它最常用于中心性 MR，对于偏心性 MR 可能不那么精确。血液的流速随着其向反流孔会聚而增加，并且可以通过彩色多普勒观察到。当速度达到彩色多普勒流速的极限时，信号出现混叠，并且映射到二维图像上的颜色在瓣膜的心室侧从红色变为蓝色。这种颜色的变化代表了一个称为 PISA 的调节孔会聚的半球形血流区（图 5-7）。如果测量该半球的表面积（A_{PISA}），并乘以朝向换能器的混叠速度（A_{PISA}：取自彩色多普勒量表），则获得 PISA 处的瞬时流量，单位为 ml/s。A_{PISA} 的计算方法是测量 PISA 的半径（r），并使用半球面积公式：（A_{PISA}）= $2\pi r^2$ = $6.28r^2$。根据连续性原理，PISA 的瞬时流量（ml/s）与反流孔的流量相同，两者都是面积和速度的乘积：$A_{PISA} \times V_{PISA}$ = ROA $\times V_{MR}$，其中 ROA 是反流孔面积。用 CWD 测量二尖瓣反流（V_{MR}）的峰值瞬时速度，从而可以计算出 ROA。重新排列公式：

$$ROA = \frac{A_{PISA} \cdot V_{PISA}}{V_{MR}} \quad （公式 5-3）$$

f. ROA 小于 $0.2cm^2$ 是轻度 MR，大于 $0.4cm^2$ 是重度 MR。

g. 如果调整 CFD，使朝向换能器的混叠速度接近 40cm/s，并且假设 V_{MR} 约为 500cm/s（大多数患者血流动力学符合），则公式简化为：

$$ROA = \frac{r^2}{2} \quad （公式 5-4）$$

现在可以用 CFD 直接测量 MV 的三维（3D）TEE 图像来测量 ROA。

②二尖瓣狭窄：严重的二尖瓣狭窄几乎总是由风湿性心脏病引起的。严重的二尖瓣瓣环钙化是严重狭窄的罕见原因。二维图像显示小叶增厚，合并在连合处，舒张期开口受限。经二尖瓣流入的多普勒速度测量显示峰值和平均速度增加，可用于计算峰值和平均经瓣梯度（$\Delta P = 4V^2$）。

二尖瓣狭窄严重程度的最佳量度是二尖瓣面积（MVA）。小于 $1cm^2$ 的 MVA 被认为是严重的，$1\sim1.5cm^2$ 是中度的。TEE 可通过以下方法测量二尖瓣狭窄的瓣膜面积：

a. 面积测量：狭窄孔的图像可以直接使用

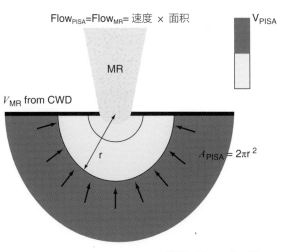

◀ 图 5-7 测量中心性二尖瓣反流 ROA 的 PISA 方法示意

水平线代表带有中心性反流孔的二尖瓣。当血流会聚在小孔上时，速度增加，导致 CFD 信号混叠，颜色从红色变为蓝色，在瓣膜的心室侧产生 PISA（小箭）。PISA 的血液速度取自 CFD 的尺度。PISA 的大小是通过测量其半径（r，大箭）并使用半球表面积的公式来计算的：$A_{PISA} = 2\pi r^2$。二尖瓣反流的峰值速度（V_{MR}）是通过使用瞄准通过孔径的 CWD 测量的。$Flow_{PISA} = V_{PISA} \times A_{PISA}$ 和 $Flow_{MR} = V_{MR} \times$ ROA。根据连续性原则 $Flow_{MR} = Flow_{PISA}$，得出 ROA =（$V_{PISA} \times A_{PISA}$）/V_{MR}（此图彩色版本见书中彩图部分）

TG SAX 切面测量。成像平面在瓣膜上下移动，直到看到瓣膜面积最小的位置，然后图像冻结在舒张期，并跟踪该位置。瓣环或瓣叶的钙化会产生声影，限制了对孔口进行精确成像的能力。三维 TEE 成像极大地方便了狭窄二尖瓣口的平面测量。

b. 压力半衰期：舒张期狭窄的二尖瓣口两端压力梯度下降的速率与狭窄的严重程度直接相关。压力半衰期可以从经二尖瓣的流入速度分布图中测量。一个经验公式给出了平方厘米的 MVA：

$$\text{MVA} = \frac{220}{\text{PHT}} \qquad （公式 5-5）$$

其中 PHT 是压力半衰期，单位为 ms。该公式仅适用于风湿性二尖瓣狭窄患者。如果主动脉瓣反流（aortic regurgitation，AR）超过轻度，或二尖瓣联合切除术后则不宜使用。

c. 近端等速表面积：二尖瓣狭窄时，血液的流速随着向狭窄口会聚而增加，这可以通过彩色多普勒观察到。当速度达到远离换能器的彩色多普勒标度的极限时，信号发生混叠，并且映射到二维图像上的颜色在瓣膜心房侧从蓝色变为红色。这种颜色的变化代表了一个向狭窄的称为 PISA 的开口会聚的半球形血流区（图 5-8）。如果测量这个半球的表面积（A_{PISA}），并用离开换能器的混叠速度叠加，就可以获得 PISA 处的瞬时流量（V_{PISA}：取自彩色多普勒量表），单位为 ml/s。A_{PISA} 的计算方法是测量 PISA 的半径，并使用半球面积的公式，将其除以 MV 瓣叶形成的角度（α 角）与 180° 之比：$A_{\text{PISA}}=2\pi r^2 \cdot (\alpha/180°)=6.28r^2 \times (\alpha/180°)$。调整彩色多普勒的尺度，使 PISA 的半径在 1～1.5cm 之间。根据连续性原理，瞬时流量（ml/s）在 PISA 和狭窄孔口是相同的，两者都是面积和速度的乘积：$A_{\text{PISA}} \times V_{\text{PISA}}=$ MV × V_{MV}。其中 MV 是二尖瓣面积，VMV 是用 CWD 测量的最高二尖瓣跨瓣流入速度。

$$\text{MVA} = \frac{A_{\text{PISA}} \cdot V_{\text{PISA}}}{V_{\text{MV}}} \qquad （公式 5-6）$$

(3) 主动脉瓣：在 ME AV SAX 和 ME AV LAX 切面中，通过不使用 CDF 和使用 CDF 方法分别检查。通过 AV 的流速的多普勒测量是从通过 TG LAX 和经胃深部 LAX 切面进行的，上述切面允许超声波束平行于房室流动。主动脉瓣是一个半月瓣，有三个瓣叶：右冠瓣（最靠前，也最靠近右心室流出道）、无冠瓣（最靠近房间隔）及左冠瓣。

①主动脉瓣反流：TEE 主要通过 CFD 计

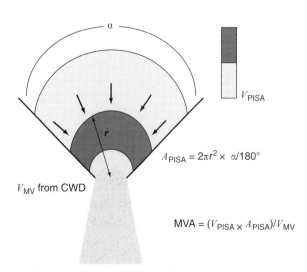

▲ 图 5-8 测量二尖瓣狭窄二尖瓣面积的 PISA 方法示意

粗线代表中央狭窄孔的二尖瓣。当血流会聚在小孔上时，速度增加，导致彩色多普勒信号混叠，颜色从蓝色变为红色，在瓣膜的心房侧产生 PISA（小箭头）。PISA 的血液速度取自彩色多普勒的尺度。PISA（A_{PISA}）的大小是通过测量其半径（r，大箭头）并使用半球表面积的公式计算的，该半球表面积由小叶（α）形成的角度与 180° 之比减小：$A_{\text{PISA}} = 2\pi r^2 \times \alpha/180°$。透过狭窄的小孔，使用 CWD 测量跨室流入（$V_{\text{MV}}$）的峰值速度。$\text{Flow}_{\text{PISA}} = V_{\text{PISA}} \times A_{\text{PISA}}$ 和 $\text{Flow}_{\text{MV}}=V_{\text{MV}} \cdot \text{MVA}$。根据连续性原则 $\text{Flow}_{\text{MV}} = \text{Flow}_{\text{PISA}}$，得出 MVA =（$V_{\text{PISA}} \times A_{\text{PISA}}$）/$V_{\text{MV}}$（此图彩色版本见书中彩图部分）

算反流的喷射束大小和延伸到左心室的深度来评估 AR 的严重程度[8]。也应使用二维 TEE 检查瓣叶，寻找交界处的穿孔和缺损。严重 AR 的其他表现包括用 PWD 测量的胸部降主动脉全舒张期血流逆转、用 CWD 测量的 TG LAX 和经胃深部 LAX 切面 AR 流速图测得 AR 压力半衰期小于 300ms。

②主动脉瓣狭窄：TEE 评估主动脉瓣狭窄是基于二维图像上瓣膜的外观和狭窄瓣膜内血流的多普勒速度测量。在主动脉瓣狭窄中，瓣叶增厚，收缩期开口明显受限。瓣叶和瓣环的钙化可能会导致声影。TEE 可通过 3 种方法评估 AS 严重程度：

a. 可以用简化的伯努利方程（$\Delta P = 4V^2$）计算主动脉瓣的梯度，方法是在经胃长轴切面或者经胃深部长轴切面使用 CWD 测量通过狭窄主动脉瓣口的流速，单位为 m/s。如果房室流出速度峰值为 5m/s，瞬时梯度峰值将为 100mmHg。峰值速度 > 4m/s（峰值梯度 > 64mmHg）与重度 AS 一致，但如果由于心室功能不良导致每搏量（stroke volume，SV）较低，重度 AS 可能以较低的速度出现。

b. 用面积测量法测量 AVA：AVA 是评估 AS 严重程度的更好方法，可以通过面积测量法从 ME AV SAX 的切面进行测量。心脏收缩期间，二维图像被冻结在瓣叶边缘的水平，滚动以识别最大收缩期瓣叶间面积，然后追踪测量该最大面积。钙化引起的声影可能会使许多患者的图像模糊，并使面积测量变得困难。AVA 小于 1cm² 被认为是明显狭窄。

c. 连续方程测量 AVA：可以使用连续方程计算 AVA。该方程表明，每次心脏搏动，通过 AV 和 LVOT 的流量是相同的。流量等于流速乘以横截面积（Flow = $V \cdot A$），通过 AV 和 LVOT 的连续方程是相同的。

$$\text{Flow}_{AV} = \text{Flow}_{LVOT} \qquad （公式 5-7）$$

$$V_{AV} \cdot A_{AV} = V_{LVOT} \cdot A_{LVOT} \qquad （公式 5-8）$$

重新排列，我们得到：

$$V_{AV} = \frac{A_{LVOT} \cdot V_{LVOT}}{V_{AV}} \qquad （公式 5-9）$$

LVOT 面积是通过测量心脏收缩期间瓣膜的直径，并应用圆形面积公式从瓣膜 ME LAX 切面中获得的。

$$A_{CIRCLE} = \pi r^2 = \pi \left(\frac{D}{2}\right)^2 = \left(\frac{\pi}{4}\right) \cdot D^2 = 0.785 \cdot D^2$$

$$（公式 5-10）$$

通过将取样容积放置在 LVOT 接近 AV 处，用 PWD 测量 V_{LOVT}，引导 CWD 通过狭窄瓣膜。为了获得单位为每平方厘米的 AVA，使用厘米每秒和厘米是最方便的。使用连续方程测量 AVA 的常见缺陷是低估了 LVOT 直径（计算中的平方误差），以及由于血流方向和多普勒波束之间的角度大而低估了 AV 峰值速度。也有可能将 MR 误认为 AS，因为它们都是收缩性的，并且总体方向上相似。

(4) 右心室：右心室在 ME 四腔室切面、ME 右心室流入流出道切面和 TG RV 流入道切面中进行检查，以评估右心室大小和整体功能。在大多数切面中，右心室似乎略小于左心室，并且通常不与左心室共享顶点。压力和（或）容量过负荷将导致右心室增大。整体功能评估通常是基于收缩期心室大小减少的定性评估。它被评定为正常功能或轻度、中度或重度功能减退。

(5) 三尖瓣：三尖瓣位于右心室和右心房（right atrium，RA）之间，有三个瓣叶：前叶、后叶和隔叶。在 ME 四腔心切面、ME 右心室流入——流出道切面和 TG 右心室流入道切面，通过使用和不使用 CFD 方法，分别对其进行检查。通常会检查到一些三尖瓣反流（tricuspid regurgitation，TR）。TR 的严重程度主要根据反流喷射束的大小，以 1+（轻度）～4+（重度）

的半定量等级进行分级。显著的 TR 通常是由于继发于右心力衰竭竭的环形扩张。三尖瓣狭窄并不常见，通常是由风湿性心脏病引起的。在 TEE 上，通过 CFD、PWD 和 CWD 检查通过 TV 的高速湍流。

(6) 肺动脉瓣：肺动脉瓣位于 AV 的前方和左侧，在 ME 右心室流入——流出道切面和 UE 主动脉弓 SAX 切面进行检查，通过使用和不使用 CFD 方法，分别对其进行检查。通过动脉瓣的 PWD 和 CWD 测量是在 UE 主动脉弓 SAX 切面进行的，因为多普勒波束平行于该切面中的血流。微量肺动脉瓣反流(pulmonic regurgitation，PR) 通常可见且正常。肺动脉狭窄通常是先天性的，成人罕见。通过 CFD、PWD 和 CWD 可以观察到通过瓣膜的高速湍流。

(7) 左心房：左心房在 ME 四腔心和 ME 两腔心切面中观察，检查是否存在肿物。它的前后和中侧大小通常小于 5cm。血栓通常与心房颤动和左心房扩大有关，最常见于左心耳，在心房体的上侧。

(8) 右心房：在 ME 四腔室和 ME 双房上下腔切面中检查。在下腔静脉（IVC）和 RV 的交界处，经常可以看到大小不等的组织褶皱——欧氏瓣。也可以在这个区域看到可以活动的纤维束，被称为 Chiari 网。两者都是正常结构。

(9) 房间隔：在 ME 四腔心、ME LAX 和 ME 双房上下腔切面中检查房间隔（interatrial septum，IAS）时，通常可以看到两个部分：中间较薄的卵圆窝和前后较厚的区域。房间隔缺损可通过二维超声心动图观察，房间隔分流可通过 CFD 观察。房间隔瘤导致房间隔的冗余和过度活动。在实施气道正压后，可将震荡盐水造影剂注射到 RA，以观察与 LA 显影的对比。在右心力衰竭导致低氧血症和（或）反常的动脉栓塞时，此方法可以发现是否存在卵圆孔未闭（patent foramen ovale，PFO），致使患者出现从右向左的心房间分流。

> **临床要点** 只有当造影剂向上背离卵圆窝，而房间隔向左弯曲时（即 RAP > LAP），震荡盐水试验才能排除 PFO。

(10) 胸主动脉：虽然大部分胸主动脉靠近食管因此 TEE 很容易看到胸主动脉，但气管可能位于食管、远端升主动脉和近端主动脉弓之间，模糊了主动脉这些部分的 TEE 图像。

①升主动脉：超声探头经食管从 ME 主动脉瓣短轴切面撤回到右肺动脉水平时在 ME 升主动脉 LAX 和 SAX 切面可以观察升主动脉。升主动脉远端的 1/3 可能被气管挡住，导致食管超声心动图看不清楚切面。在中段水平内径通常小于 3.5cm（右肺动脉前部）。在胸骨切开术后，可以用主动脉外超声心动图对升主动脉进行更完整和详细的检查。可用无菌鞘覆盖超声心动图换能器，并由外科医师直接放置在手术区的主动脉上。

②主动脉弓：主动脉弓检查采用 UE 主动脉弓 SAX 和主动脉弓 LAX 切面。大多数患者很容易看到远端弓，但近端弓可能被气管遮挡。内径通常小于 3cm。在主动脉弓 SAX 切面中，经常看到大血管朝向图像右侧的头部。

③胸降主动脉：从弓到膈肌的 SAX（大约 0°）和 LAX（大约 90°）检查胸降主动脉。内径通常小于 3cm。胸降主动脉近端位于食管的侧面，远端位于食管的后面，因此在检查不同的水平时，探头必须旋转，以保持主动脉在图像中居中。通常通过将探头推过膈肌来观察近端腹主动脉。

④主动脉疾病：TEE 检查到 3 种常见的主动脉异常。

a. 动脉粥样硬化：动脉粥样硬化导致主动

脉内膜增厚和不规则，这在经食管超声心动图检查中很容易看到。正常内膜光滑，厚度小于 2mm。动脉粥样硬化的严重程度按"五分制"分级：正常或轻微疾病（内膜厚度小于 2mm）为 1 级；轻度疾病（内膜厚度为 2～3mm）为 2 级；中度或易撕裂疾病（内膜厚度为 3～5mm）为 3 级；严重或突出疾病（内膜厚度＞5mm）为 4 级；活动性病变为 5 级。病变的位置和范围也被记录下来。

b.动脉瘤：根据主动脉瘤样扩张的位置和形状分为弥漫性（有时称为梭形）或囊状（从血管侧出来的囊，在概念上类似于膨出疝）。它们通常与动脉粥样硬化改变和（或）附壁血栓有关，这在经食管超声心动图检查中很容易看到。内径为 4cm 及以下的动脉瘤被视为轻度动脉瘤，大于 6cm 的动脉瘤被视为重度动脉瘤。

c.夹层：主动脉夹层是主动脉内膜层与其余部分分离。经食管超声心动图检查显示，主动脉内有一层可移动的膜，将血管分为真腔和假腔。彩色多普勒可以鉴别真腔和假腔中的血流流动。解剖分为 A 型和 B 型：A 型涉及升主动脉，属于外科急症；B 型不涉及升主动脉，通常无须手术治疗。经食管超声心动图检查发现，可能与 A 型主动脉夹层有关的病理表现包括主动脉瘤样扩张、心包积液和心脏压塞、左侧血胸、主动脉反流和冠状动脉口受累引起的节段性室壁运动异常。

七、TEE 的应用

1.评估前负荷

评估前负荷最直接的测量是左心室舒张末期容积。TEE 检查提供左心室的二维图像，因此，TEE 检查中经胃中部短轴左心室舒张末期面积可用来评估左心室舒张末期容积。研究表明，这个技术甚至可以发现血容量减少 1.5%

的情况，并且左心室舒张末期面积和心输出量之情况间的相关性优于 PA 闭合压力和心输出量之间的相关性[11]。

2.测量心内压力

使用多普勒超声心动图测量流速并应用修正的伯努利方程，可以计算心脏各部位心室之间的压力差。如果其中一个腔室的绝对压力已知，则可以计算另一个腔室的压力。因此，通过用 CWD 测量 TR 的峰值速度，可以将 RV 收缩压的峰值估计为 RV 至 RA 梯度（$\Delta P = 4V_{TR}^2$）加上 RA 压力。如果没有肺动脉狭窄，这等于肺动脉收缩压。类似的逻辑可用于测量左心室舒张末期压力，方法是测量二尖瓣反流、肺动脉反流和主动脉反流喷射束的速度，并了解左心室收缩压（与收缩压相同）、右心室舒张压［与中心静脉压（central venous pressure，CVP）相同］和主动脉舒张压（与舒张压相同）。

3.测量心输出量

使用 TEE 计算每搏量需要进行两次测量：①用 PWD 或 CWD 测量的流速；②用二维超声心动图测量的血流面积。TEE 测量这些内容可以在几个位置进行：主动脉瓣、左心室流出道、二尖瓣和肺动脉。这项技术的准确性取决于在心动周期的同一位置和同一时间进行的流速和面积测量。通过时间追踪和整合血流特征，产生一个称为速度时间积分（velocity time integral，VTI）的值，该值以长度为单位，通常为 cm。然后使用二维超声心动图测量血流通过的面积，给出长度平方单位的值，通常为平方厘米。VTI 和 A 的乘积得出收缩期血流量，通常是立方厘米或毫升。心率乘以每搏输出量得出心输出量。术中经证实的 TEE 在 AV 测量的最佳位置是使用 CWD 在经胃 LAX 切面或经胃深部 LAX 切面获得。然后，瓣膜面积通过 ME AV SAX 切面测量间距 S 并应用等边三角形面积的公式：$A_\triangle = 0.433S^2$ 计算。该技术仅适用于 AV 正常的情况。

4. 检查心肌缺血

手术过程中在 TEE 上出现新的节段性室壁运动异常是一个比心电图变化更敏感的心肌缺血的指标，也是心肌梗死进展的一个更好的预测指标[13]。记录所有左室节段初始的检查结果以便和后期进行比较。由于 TG SAX 切面同时显示了所有 3 条主要冠状动脉供应的区域，因此通过此切面进行检查。一个节段中两个或更多级别的室壁运动得分增加表明急性缺血。严重的低血容量症也可能产生无缺血的室壁运动异常[14]。除非在手术过程中进行持续 TEE 的监测，否则 TEE 不是真正的缺血监测工具，TEE 检查更多的是在手术的关键部位（如主动脉阻断），或者其他监测设备提示缺血（如心电图或血流动力学变化）时。

5. 心腔内空气 TEE

检查下，心腔内的空气很容易被发现，表现为心室内的高密度或白色区域。仰卧位患者，左心房内的空气沿房间隔聚集，并邻近右上肺静脉。左心室中的空气沿室间隔心尖部聚集。心室中漂浮的微小白色斑点是微小的气泡，并不重要。大气泡有可见的空气 - 液体水平，垂直于重力方向以直线的形式聚集，随着心脏跳动而摆动。它们通常具有从远离换能器的空气 - 流体水平延伸的闪烁伪像。在停止体外循环（CPB）之前，应该排空大气泡。

八、特定手术类型的 TEE

1. 冠状动脉旁路移植术（CABG）

冠状动脉旁路移植术的 TEE 监测侧重于整体和局部的左心室功能评估。应对左心室的所有节段进行初始检查，并记录下来以备之后进行比较。初始检查出现的节段性室壁运动障碍可代表以前梗死的、无存活心肌、慢性缺血冬眠心肌或急性缺血心肌。冠状动脉旁路移植后再次检查左心室。冠状动脉旁路移植术前后新出现的 RWMA 应考虑急性心肌缺血。紧随 CPB 之后出现的新的 RWMA 可能代表心肌抑顿，即在 CPB 期间由于心肌保护不足而出现的灌注后暂时不工作的存活心肌。右心室梗死导致右心室在 TEE 监测表现为扩张和运动减退，通常与显著的三尖瓣反流相关。冠状动脉疾病的并发症，如缺血性二尖瓣反流、左心室血栓、左心室动脉瘤、乳头肌破裂和心肌梗死后室间隔缺损，均可通过 TEE 检查发现。TEE 在检查主动脉动脉粥样硬化方面也很重要，动脉粥样硬化可能会增加冠状动脉旁路移植术中中风的风险。

2. 瓣膜修复手术

术中 TEE 监测在瓣膜修复手术中非常有用。对患病瓣膜进行详细的初始检查可以为外科医师提供关于病变机制和发病机制的信息，阐明修复的可行性和所需的修复类型。对 CPB 结束后的瓣膜进行评估，以便发现问题并立即解决。二尖瓣修复后通过 TEE 评估 3 个潜在问题。

(1) 残余反流 MV 修复后，用 CFD 评估剩余 MR。理想情况下没有或只有轻微 MR（1+）的踪迹时，MR 是可以接受的。中度（2+）或以上 MR 应考虑翻修或瓣膜置换。

(2) 二尖瓣收缩前运动 SAM 用冗长的瓣叶修复二尖瓣黏液瘤样变可导致二尖瓣反流，这些通过 TEE 很容易诊断。冗长的瓣叶组织在收缩期朝向室间隔前向运动导致 LVOT 动态梗阻，在某些情况下，可通过增加血管内容量、使用纯血管收缩药物和停止正性肌力药物来成功治疗 SAM。在对适当的治疗没有反应的严重情况下，需要考虑翻修或瓣膜置换。

(3) 狭窄：瓣膜修复导致二尖瓣口过度狭

窄是可能的，但非常罕见。可以在 TEE 上通过瓣叶张开受限和跨二尖瓣峰值流速（＞2m/s）而诊断。

3. 瓣膜置换手术

瓣膜置换手术后，用 TEE 对人工瓣膜进行评估。CFD 用于检查瓣环是否有瓣周漏。在 CPB 之后瓣膜周围的渗漏经常被发现，这并不令人担忧。中度（2+）或更多的反流可能需要手术治疗。不同类型的人工瓣膜具有特征性的 CFD 反流模式，不应与病理性反流混淆。双叶机械人工瓣膜可能因为碰撞组织，通常在关闭位置，有一个瓣叶不活动，因此这些瓣膜的 TEE 评估应该记录两个人工瓣叶均可以自由移动。不动的人工瓣叶应立即通过外科手术进行矫正。无支架主动脉生物瓣和主动脉同种瓣膜如果植入不当，可能会出现明显的主动脉瓣狭窄。这些异常可以通过 CFD 检查发现。中度（2+）或以上的主动脉瓣反流通常需要进一步的手术干预。

4. 先天性心脏病手术

TEE 可以在 CPB 之前确认诊断，偶尔在复杂先天性心脏病患者中发现以前未诊断的病变。在术中使用 TEE 用 CFD、PWD 和 CWD 方法评估室间隔缺损的闭合情况、通过人工导管和心内障碍物的血流情况，可以立即纠正不正确的修复。

5. 感染性心内膜炎的外科治疗

TEE 有助于确定感染的位置和程度，并评估相关病变的严重程度，如瓣膜反流、脓肿和瘘管。术前的研究指导手术干预，而术中 TEE 常发现感染的进展。CPB 后的 TEE 检查可以证实感染组织是否充分切除，血流动力学损伤是否修复充分。

6. 肥厚型梗阻性心肌病的外科治疗

在 CPB 之前，TEE 被用来测量室间隔的厚度和二尖瓣与室间隔的接触位置，以指导外科医师确定心肌切除术范围。体外循环结束后，通过用 TEE 寻找残余 SAM、测量 LVOT 上的残余压力梯度、评估残余 MR 中度（2+）或以上的严重程度及 LVOT 梯度峰值大于 50mmHg，表明需要切除更广泛的心肌。CPB 后可用 TEE 评估室间隔缺损和主动脉反流等修复并发症。CFD 经常显示在心肌切除术区域来自室间隔穿支动脉少量舒张期喷射血流，这是无关紧要的。

7. 胸主动脉手术

TEE 有助于监测心脏功能和提供胸主动脉病变的诊断，但通常很难用 TEE 对远端升主动脉和近端弓进行成像。对胸主动脉瘤患者进行 TEE 检查时应小心，尤其是涉及主动脉弓的患者，因为食管可能会偏离正常位置，增加损伤的风险。左心室初始的完整检查对于识别在胸降主动脉手术中阻断主动脉和开放主动脉过程中发生的变化非常重要。当使用左心房至主动脉或股动脉部分左旁路时，TEE 用于评估左心室充盈是否足以平衡近端和远端主动脉之间的血流。

8. 移植手术

(1) 心脏移植：受体心脏移植前检查的重点是识别左心血栓，以防止手术操作中移位。在 CPB 前，先评估右心压力和主动脉插管部位。CPB 结束前，用 TEE 检查供体心腔内的空气是否充分排空。CPB 术后用 TEE 评估供体心脏功能有助于指导血流动力学治疗。通过用 CWD 测量其峰值速度来排除肺动脉吻合口狭窄。CPB 后右心室功能障碍很常见，在 TEE 上表现为低收缩、扩张右心室，多继发于三尖瓣反流瓣环扩张。CPB 手术后，心房移植缝合线通常会在左心房和右心房的侧面及房间隔的中部呈现为一个可见的肿块。如果腔静脉是单独吻合的，应在腔静脉连接处 1～3cm 内使用双房上下腔切面检查上腔静脉和 IVC 吻合是否狭窄、CFD 血流是否加速（建议或确认狭窄吻合）。

（2）肺移植：记录全面的初始检查，以便在操作后期进行比较。对于单肺移植和双侧序贯肺移植，TEE 用于在肺动脉夹闭期间监测右心室功能。TEE 显示右心室衰竭表现为右心的体积增大和收缩力降低，通常与继发于心室扩张的三尖瓣反流增加有关，可能需要进行 CPB。在再灌注过程中也需要监测心脏功能，观察心室容量和收缩力的变化。TEE 也能检查到再灌注伴发的空气栓塞。移植后，使用 CFD 和 PWD 测量肺静脉流入速度来评估肺静脉与左心房吻合的开放性。

9. 心室辅助装置植入

术中 TEE 监测在心室辅助装置植入术中起着至关重要的作用。为了使心室辅助装置正常工作，辅助心室流出处的原生瓣膜必须具有合理的关闭功能［右心室辅助装置的肺动脉瓣（right ventricular assist device，RVAD），左心室辅助装置的主动脉瓣（left ventricular assist device，LVAD）］。TEE 用于评估这些瓣膜，如果存在明显的回流，可以插入一个人工瓣膜或缝合原有瓣膜的分流。TEE 用于检查任何心内分流，如 PFO、房间隔缺损或 VSD。因为功能正常的 VAD 会使心脏的辅助侧减压，并能改变现有心内分流的方向。TEE 应检查左心内是否有血栓，以避免通过操作或在心脏内插入 VAD 导致体循环栓塞。对主动脉进行动脉粥样硬化检查，以避免主动脉插管、钳夹或吻合流出导管造成动脉栓塞。在停止 CPB 之前，TEE 用于检查 VAD 插管的方向，以检查和纠正插管阻塞。TEE 用于发现心腔内空气并排空空气。在 VAD 患者脱离 CPB 时，TEE 有助于维持稳定的血流动力学，它能够评估辅助心室的减压和未辅助心室的容量和功能，包括检查急性房室瓣关闭不全，这可能伴随急性心室衰

竭。对于 LVAD 患者来说，右心室功能受损可能会限制左心室前负荷，从而限制左心室舒张功能提供正常心输出量的能力，这是一个很重要的问题。CPB 一旦结束，在拔管之前，震荡盐水造影剂被注射到 RA 中，以排除在 CPB 之前由于左心充盈压升高而未检查到的从右向左分流。有了一个正常运作的 LVAD，AV 通常不会在 CPB 之后开放。VAD 的功能取决于足够的充盈量，而 TEE 有助于做出液体替代治疗的决定。一些 LVAD 患者有望恢复心室功能并最终进行瓣膜置换。通常，移除的时机是通过周期性地减少 VAD 流量，同时用 TEE 来评估正在恢复的心室的功能来决定的。TEE 也非常有助于检查术后并发症，如心脏压塞和瓣膜功能障碍。

10. 微创心脏手术 TEE

监测对于通过经皮进入和小的外科切口进行 CPB 心脏手术的安全进行至关重要。它用于确保导丝的正确放置、定位套管和导管，以及在手术过程中检查它们的移位。因为在微创手术中心脏的视野受限或没有直接视野，所以在 CPB 中依靠 TEE 来检查扩张或收缩异常的心肌。同样，TEE 是脱离 CPB 时判断心脏容量和功能的最佳方法。与常规心脏手术一样，在微创心脏手术中，TEE 对于指导左心排气和判断微创手术中手术干预的充分性是必要的。

11. 经导管瓣膜介入治疗

近年来，基于导管的心脏瓣膜修复或替换技术取得了很大进展，越来越多的医疗中心开始采用这种技术。在这些过程中使用超声心动图的指南已经发表[15]。

这些手术中最广泛的是主动脉瓣置换术（transcatheter aortic valve replacement，TAVR）。TEE 可以用来帮助确定设备的尺寸，但最好在手术前完成，其他技术如电脑断层扫描和磁共振成像可能更精确。TEE 可用于在 TAVR 期间

帮助定位设备,但是荧光透视法在大多数情况下可能更重要。可通过 TEE 检查到 TAVR 并发症,如瓣环破裂或右心室穿孔。和其他类型的心脏介入治疗一样,在手术过程中 TEE 可以非常有效地监测心脏功能。TEE 可能是 TAVR 术中检查和定位主动脉瓣狭窄的最佳方法,但是通过主动脉根部注射可以排除显著的主动脉瓣狭窄。许多麻醉医师认为气管插管全身麻醉是 TAVR 期间进行 TEE 监测管理气道最安全的方法,而许多中心使用镇静技术进行 TEE 监测。在某些情况下,经胸超声心动图在适度清醒镇静的情况下使用,而 TEE 在视需要而使用。

对于二尖瓣反流,经导管修复二尖瓣是一种有效的手术方法,适用于传统手术风险过高的病例。与 TAVR 术中 TEE 作用正在减弱相反,大多数经导管的二尖瓣手术需要 TEE 来正确定位和放置装置,并且这些患者常规需要麻醉和插管。三维实时 TEE 监测清楚地显示设备操作到位时的位置,可对二尖瓣介入术的成功做出了重要贡献。TEE 在实时评估 MR 的严重程度和机制方面也是无与伦比的,经常用于指导手术的进行。

九、三维(3D)超声心动图

从一系列二维图像中重建三维超声心动图图像已经在临床上使用了 20 多年。这项技术在评估复杂的先天性心脏缺陷方面非常有用。从一定空间获取超声心动图数据并实时生成三维图像的 TEE 换能器现在已经商品化,并在许多中心用于术中检查。文献中出现的报告描述了三维超声心动图如何为标准二维检查增加重要信息。三维 TEE 已经为左心房附近复杂结构的解剖关系提供了新的有用信息。随着这项技术的不断发展和变得更加实用,正如 20

世纪 70 年代开始的二维成像技术的发展一样,超声心动图技术将会继续发展。

1. 超声成像的基本局限性

使用超声波制作医学图像的能力是基于一个基本的物理事实:声音通过软组织的传播速度相对恒定在大约 1540m/s。但是这个事实也强加了一个基本的限制,这个限制在二维超声心动图中变得很重要,在三维中变得很关键。由于超声波离开换能器、到达和离开组织中的反射器及被换能器检查需要固定的时间量,因此系统在没有一个脉冲干扰先前发送的脉冲的反射的情况下,能够发送的每秒超声波脉冲(脉冲重复频率)是绝对有限的。因此,当在 15cm 深度(30cm 行进距离)成像时,绝对最大脉冲重复频率约为 5000 脉冲 / 秒。超声系统通过合成来自许多脉冲的信息,通过二维平面或实时三维的空间体积快速扫描超声束来构建图像,并且在图像的宽度和深度或其生成相干图像的速度(帧频)方面受到限制。

有两种用超声波产生三维图像的方法:①在短时间内分别采集的一系列二维图像的离线计算机描绘;②大量组织的实时超声检查。

2. 二维(2D)图像的三维计算机描绘

离线描绘已经有 20 多年的历史了,并且使用放射学中开发的相同计算算法来进行三维 CT 和磁共振成像描绘。过去,这些技术仅限于放射学设备,但随着计算机成本和尺寸的大幅下降,该技术被应用于便携式超声系统,目前能够在大约 2min 内用 TEE 换能器产生高质量的三维图像。该过程始于 TEE 探头的定位和待检查结构的二维图像的形成。然后,当探头保持完全静止时,通过以 3°~5° 的增量将多平面角度逐步自动推进 180° 来获取一系列二维图像。图像采集由心电图触发,因此每个二维图像在心动周期的同一点开始和结束,心脏的平移(改变心脏在胸腔内的位置)最小化,通常在呼气末或暂停通气通过门控采集，这在麻醉患者中很容易实现。使用 TEE 进行采集大约需要 1min。一旦图像采集完成，系统在大约 20 或 30s 内将一系列二维图像组合成三维图像。离线描绘的主要优势是能够以比实时三维更高的帧频创建更大体积的三维图像，以及包含更详细的彩色多普勒的图像。离线描绘可以用传统的二维多平面 TEE 探头完成。缺点是创建图像需要时间，并且需要在采集过程中防止心脏平移。此外，在节律不规则的患者中，三维描绘不太准确。

3. 大量组织的实时超声检查

自 2009 年以来，能够实时采集三维图像的 TEE 探头已经上市。三维 TEE 换能器具有超过 2000 个元件的矩形阵列，该阵列通过顶点位于探头的金字塔形系统扫描超声波束。这将创建一个反映实时探头操作和心脏平移的三维图像，并且不需要延长时间来获取或描绘。但是，实时三维在帧频、显示图像的宽度和深度方面比离线描绘受到更多限制，实时彩色多普勒也受到更多限制。较新版本的实时三维系统可以通过采集 5~7 个实时节拍并将它们"缝合"成更详细或更大的图像，来增加采集的体积或彩色多普勒的质量。这需要心电图和呼吸门控，但周期比传统的离线描绘系统短。实时三维 TEE 探头比二维多平面探头大一点，而且贵得多。

4. 三维图像显示和操作

一旦获取了三维图像（数据集），就可以用多种方式显示它。它通常显示为金字塔形容积，可以使用系统软件进行操作（图 5-9）。容积可以在 3 个轴上旋转，允许从任何角度观察；顶部或底部，前部或后部，左侧或右侧。还可以通过使用编辑功能从任何一侧裁剪数据，该编辑功能使用擦除平面移除图像的一部分，该擦除平面逐渐进入金字塔，直到暴露出所需的结构。一些系统可以通过在三维体积中定向平面来创建二维图像。另一种显示模式显示同步运动中结构的两个或多个二维图像（图 5-10）。三维立体显示器是高度处理的图像，需要通过计算机算法进行平滑和插值，因此容易出现伪影，尤其是丢失。学习如何正确微调系统设置以优化三维图像质量需要一些时间和实践，但是这项技术发展迅速，使得获得高质量三维图像变得更加简单和快速。虽然三维超声将为我们提供对复杂结构（如二尖瓣）的结构和功能的新见解，但现在，重要的发现应通过二维成像得到证实和完善。

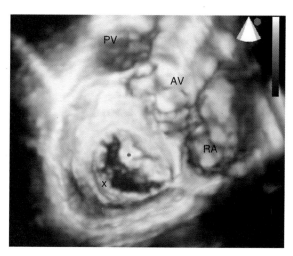

▲ 图 5-9 从心房侧观察舒张中期的二尖瓣

* 表示前叶，x 表示后叶。也可以看到房室的斜切面，其中 PV. 肺动脉瓣；AV. 主动脉瓣；RA. 右心房（此图彩色版本见书中彩图部分）

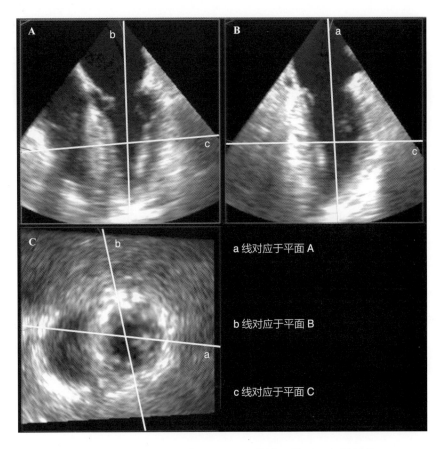

a 线对应于平面 A

b 线对应于平面 B

c 线对应于平面 C

▲ 图 5-10　心脏的二维（2D）切面源自三维（3D）数据量

A. 四腔心切面；B. 两腔心切面；C. SAX 切面。这些线条显示了二维平面如何在三维体积内对齐，并且可以通过软件进行操作来修改显示的二维图像

第 6 章
麻醉诱导与体外循环前的管理
Induction of Anesthesia and Precardiopulmonary
Bypass Management

Ferenc Puskas　Anand R. Mehta　Michael G. Licina　Glenn P. Gravlee　著

叶　治　王　锷　译

赵　辰　黄佳鹏　校

本章要点

- 手术日当天，除了血管紧张素转化酶（angiotensin-converting enzyme，ACE）抑制药、血管紧张素受体阻断药和利尿药，其他心血管治疗药物应继续服用。

- 在麻醉诱导前，应提前备好重要的抢救药物以备不时之需，尽管种类繁多，但这些药物应该涵盖升压药、降压药、强心药、β 受体阻断药及肝素。

- 我们可通过多种方法完成麻醉诱导，主要的原则是在避免低血压的状况下抑制应激反应。

- 血流动力学不稳定的患者不能耐受常规剂量的丙泊酚，但是即便是与低血压无关的药物有时也会导致心血管手术患者出现低血压，这一方面是由于麻醉引起的交感神经张力下降，另一方面是诱导药物的联合使用和（或）麻醉开始行正压通气所导致的循环抑制。

- 阿片类药物抑制应激反应呈剂量依赖性，直至达到最大剂量，即芬太尼 8μg/kg 的等效剂量。

- 依托咪酯麻醉诱导有利于维持血流动力学稳定，但同时会抑制肾上腺皮质功能约 24h。

- 强效吸入性麻醉药可引起血管舒张及心肌抑制，但在与一些静脉麻醉药物如依托咪酯和芬太尼联合使用后可在麻醉诱导期间安全使用。

- 有报道称发生在体外循环前的缺血事件的发生率为 7%～56%

- 胸外科医师协会推荐头孢菌素作为成人心脏手术的首选预防性抗生素。葡萄球菌感染高风险的患者（无论是推测的还是已确定感染的）推荐头孢菌素和万古霉素合用。

- 即使在以强镇痛药为主的麻醉下，切开胸骨时高血压的发生率仍高达 88%。

- 窦性心动过速，当每分钟心率超过 100 次时，心肌缺血的发生率为 40%，每分钟心率超过 110 次时，心肌缺血的发生率为 32%～63%。

一、概述

心血管疾病患者的麻醉诱导不仅是简单的从清醒状态到稳定麻醉状态的过渡，我们还应通过对患者心血管功能的方方面面进行评估，选择最适合患者目前心血管状态的麻醉药物。

没有任何一种单一的麻醉药物或技术可以保证血流动力学的稳定。麻醉诱导导致的血流动力学变化可归因于患者的病理生理学改变及交感神经张力下降，导致血管舒张、心肌抑制和相对性低血容量。而从麻醉诱导到体外循环开始的这一时期也对麻醉和外科手术团队带来了巨大的挑战。

二、术前用药

1. 就像长期口服药物对患者有利一样，术前用药是麻醉技术的组成部分。（如静脉注咪唑安定、劳拉西泮或芬太尼）。

2. 除了非常少见的情况，患者在手术当天应用少量的水继续服用他们长期服用的治疗心脏病的药物。

(1) 有的麻醉医师认为手术当天患者应停止服用利尿药，这个观点在一定程度和在部分患者中是合理的。

(2) 血管紧张素转化酶抑制药和血管紧张素受体阻断药与麻醉诱导后低血压有密切关系（其作用甚至会出现在与体外循环机分离后的阶段）。虽然还有争议，但我们倾向于在心脏手术前 1d 停用此类药以避免术中低血压和急性肾功能损伤[1]。

三、诱导前期

在对于不稳定的患者（重度主动脉瓣狭窄与充血性心力衰竭），在患者到达麻醉准备区域前，因为没有麻醉人员的看护这些患者不应该给予任何镇静或阿片类药物。表 6-1 列举了一些术前用药的方案，在理想情况下，动脉和中心静脉置管都应在给予咪唑安定之类的药物之后进行。

1. 在给予镇静药物（必要的时候）和有创操作之前，必须给予基本监测和吸氧。

(1) 心电图。

(2) 无创血压监测。

(3) 脉搏氧饱和度仪。

2. 麻醉诱导期有创监测是非常有益的[2]。有些麻醉医师选择麻醉诱导前于局麻下行中心静脉导管和肺动脉导管（pulmonary artery catheter，PAC）穿刺置入，而大部分麻醉医师选择诱导后，同样不会影响患者的手术预后。对于低心排血量的患者，外周静脉给药会显著延迟麻醉诱导药物或血管活性药物起效时间。似乎大多数麻醉医师和我们一样，更喜欢在麻醉诱导前放置动脉导管，但也有一些麻醉医师更愿意于麻醉诱导后放置动脉导管。

表 6-1　心血管麻醉术前用药

失代偿患者	劳拉西泮或咪唑安定 1～2mg（15～20μg/kg）静脉注射
代偿患者	Ⅰ 咪唑安定 1～5mg（15～70μg/kg）静脉用，单独或与吗啡 2～5mg（0.03～0.07mg/kg），氢吗啡酮 1～2mg（15～30μg/kg），舒芬太尼 5～10μg（0.05～0.10μg/kg）或芬太尼 50～100μg（0.5～1μg/kg），到达麻醉准备间或手术室内应用 Ⅱ 劳拉西泮 2～4mg（30～40μg/kg）口服，单独或与口服（美沙酮 5～10mg 或 0.1mg/kg）、肌内注射（吗啡 0.1mg/kg）麻醉药物，于进入手术室前 30～60min 内应用 Ⅲ 苯二氮䓬类药物可能导致老年患者术后谵妄。替代方案包括右美托咪定和小剂量滴定异丙酚

> **临床要点**　大多数麻醉医师在麻醉诱导后置入中心静脉导管（包括 PACs），尽管这也可以在诱导前通过充分的镇静来完成。

　　紧急情况下，在有创动脉血压监测建立前，可行麻醉诱导。在这种情况下，如果大号静脉通路已经建立，紧急开胸远比 PAC 或中心静脉压（central venous pressure，CVP）导管的监测要重要。此类患者在麻醉诱导前能建立有创动脉血压监测更为理想。如果麻醉医师忙于维持患者循环稳定和准备诱导插管，外科手术团队可在局麻的情况下帮助行桡动脉或股动脉穿刺置管。

　　3. 心血管麻醉准备的临床建议

　　(1) 麻醉前急救药品是必须备好的，如稀释后备在注射器内，或在微量泵中与中心静脉或肺动脉导管鞘的侧孔通过一个多头连接器相连，随时可用。

　　(2) 药物的选择应根据患者情况和麻醉医师经验

　　① 通常麻醉镇痛药常选芬太尼和舒芬太尼，瑞芬太尼较少应用。

　　② 在强效吸入性麻醉药中，异氟醚性价比高，地氟醚起效迅速，而七氟醚可用于困难气道的清醒插管。

　　③ 静脉麻醉药包括苯二氮䓬类，可用咪唑安定、劳拉西泮、地西泮或其他传统诱导药物。

　　④ 肌肉松弛药：琥珀胆碱可用于可疑困难气道；泮库溴铵可用于心率慢患者；维库溴铵、罗库溴铵和顺式阿曲库铵有良好的血流动力学稳定性；顺式阿曲库铵可用在肝肾功能不全的患者。甚至对于中度到重度肝肾功能不全患者，肌肉松弛药一般都没有特别的禁忌证，但是需要适当调整加量频率。

　　(3) 术前常备心血管特别药物

　　① 抗胆碱药：阿托品（比胃长宁起效快）。

　　② 强心药：肾上腺素，多巴酚丁胺或多巴胺（肾上腺素可稀释后放注射器中或针管中备用）。

　　③ 磷酸二酯酶Ⅲ抑制药：米力农。

　　④ 氯化钙（27.2mg/ml 单质钙）或葡萄糖酸钙（9.3mg/ml 单质钙）。

　　⑤ 麻黄碱（混合的强心和血管收缩药）。

　　⑥ 血管收缩药：去氧肾上腺素（50～100μg/ml）或去甲肾上腺素、血管加压素（血管塌陷和心肺复苏后患者尤其是安装左心辅助装置后或伴有肺动脉高压的患者）。

　　⑦ 血管扩张药：硝酸甘油、尼卡地平、氯维地平和硝普钠

　　⑧ 抗心律失常和控制心动过速的药：腺苷、艾司洛尔、美托洛尔、地尔硫䓬或异搏定、利多卡因、胺碘酮、镁剂等。

　　⑨ 抗凝药及其拮抗药：肝素、鱼精蛋白。

　　⑩ 要有一个特制的具有电源插座的静脉输液杆挂置多个输液泵备用，与各种血管活性药物相连接随时准备泵入。也可用注射器泵，但在术前保障电池电源的充足。

> **临床要点**　最充分的准备：至少要有一种强心药、一种血管收缩药、一种血管扩张药在麻醉诱导前和微量泵相连接。同时，注射器单剂量注射用也要备好如血管收缩药、强心药、血管扩张药和 β 受体阻断药。

　　4. 最后的核查。诱导前检查：在诱导插管前必须检查以下几点。

　　(1) 再次评估患者总体心肺和气道状态。

　　(2) 检查呼吸回路和负压吸引。

　　(3) 血制品的储备。

(4) 外科主治或高年资住院医到达手术室。

(5) 各种需要的异型气管插管（双腔管、气管封堵器）和插管必需品（可视喉镜和管芯）。

(6) 心血管急救药物。

四、诱导期

如果一个患者病重以至于在一般情况下不能承受全麻，则必须由心脏专科麻醉医师来做麻醉诱导。目标如下。

1. 抑制喉镜和外科刺激引起的的血流动力学反应，并避免过度低血压。

(1) 给予保守剂量的麻醉药物，那是因为外科皮肤消毒和铺巾期间所需麻醉药物很少（除外大剂量阿片类药物诱导，如 50μg/kg 芬太尼）（表 6-2）。

(2) 利用药物的起效时间和药物间的相互作用。

(3) 根据患者的不同生理状态调整药物用量。

2. 麻醉诱导的指导原则如下。

(1) 不断更新了解药物的知识背景和发展趋势。以舒芬太尼为例。

① 20 世纪 80 年代，舒芬太尼的推荐诱导最高剂量为 25μg/kg。

② 20 世纪 90 年代，舒芬太尼的推荐诱导剂量改为 6～10μg/kg。

③ 在新世纪，其最小诱导剂量为 0.1μg/kg。

④ 舒芬太尼或芬太尼与依托咪酯和肌肉松弛药配伍应用被证明为有效的麻醉诱导技术。

(2) 生理问题：低血容量状态有时很难判断，大多与术前利尿或术前禁食禁饮有关。

① 术前尿量和左心室前负荷的资料不全，会导致对容量的判断困难。

② 大多数心血管手术患者不能耐受 10% 有效血容量的丢失。

表 6-2 推荐诱导药剂量

药物	诱导剂量
镇静催眠药	
丙泊酚	1～2mg/kg
依托咪酯	0.15～0.3mg/kg
氯胺酮	0.5～1.5mg/kg
阿片类	
芬太尼	3～10μg/kg
舒芬太尼	0.1～1μg/kg
瑞芬太尼	0.1～0.75μg/(kg·min) 或单次注射 0.5～1μg/kg
肌肉松弛药	
顺阿曲库铵	70～100μg/kg
维库溴铵	70～100μg/kg
罗库溴铵	0.3～1.2mg/kg
琥珀胆碱	1～2mg/kg
重症患者的麻醉维持	
镇静催眠药	
丙泊酚输注	20～120μg/(kg·min)
劳拉西泮单剂量	2～4mg（25～50μg/kg）
地西泮间断给药剂量	4～8mg（50～100μg/kg）
咪唑安定输注	0.25～0.5μg/(kg·min)
加	
阿片类输注（或间断给药）	
瑞芬太尼	0.05～0.1μg/(kg·min)
芬太尼	0.03～0.1μg/(kg·min)
舒芬太尼	0.1～0.5μg/(kg·h)
或	
右旋美托嘧啶	0.5～1μg/(kg·h)

③在正常患者，常有心动过速和血管收缩等有效的代偿反应，但这对有些心血管患者来说，由于长期服用慢性心血管药物，这种代偿机制可能不完全甚至完全丧失。

④麻醉药有可能使血流动力学反应指标衰减[3]。

—丙泊酚通过扩张外周血管和减小交感神经张力使外周血管阻力下降，抑制心肌收缩力，进而引起血压下降。

—丙泊酚抑制心肌作用最强，咪唑安定居中，依托咪酯最弱。

⑤为对抗低血容量，最符合生理学的方法是麻醉诱导前补充平衡盐溶液，但对于二尖瓣疾病和充血性心力衰竭的患者应谨慎。左心室舒张功能不全的患者对引起充血性心力衰竭的敏感性难以预测。总体来说，体外循环前补充容量应更为谨慎，以避免血液稀释和输入红细胞的需求。有些情况下，可用血管收缩药物来替代治疗。只要能够保持足够的心排血量以满足重要器官灌注或是可以通过心排血量以确保足够的心指数［麻醉状态下应大于等于 $1.8L/(min \cdot m^2)$］时，这一理念就可以安全使用。对于左心室低射血分数（或舒张性心力衰竭保留部分左心室功能）的患者，有时可以在诱导前预防性的注射小剂量的强心药肾上腺素［$0.01 \sim 0.03\mu g/(kg \cdot min)$］或多巴胺［$1 \sim 3\mu g/(kg \cdot min)$］以维持患者在切皮前稳定的灌注压和心排血量。

(3) 药效动力学问题：除了氯胺酮兴奋心血管系统外，目前其他麻醉药物都会通过抑制交感神经张力、直接降低外周血管阻力、直接抑制心肌收缩力，增加外周血管血液淤积（减少静脉回流），减慢心率等方式降低血压。

重要的特殊药物的特点如下。

①对于重症患者，因为内源性儿茶酚胺的损耗，氯胺酮的中枢神经拟交感样作用失去效应，而其直接的负性肌力作用显现出来，因此，氯胺酮的应用会引起低血压。

②选择合适剂量的丙泊酚在抑制插管和其他不良刺激引起的血流动力学波动并同时避免不良反应是具有挑战的。

a. 丙泊酚诱导时可导致低血压，但小剂量并不能抑制喉镜引起的高血压。

b. 当单独给予诱导剂量丙泊酚时，收缩压平均下降 28mmHg，而当配伍应用 $2\mu g/kg$

芬太尼时，收缩压平均下降 53mmHg。插管引起的血流动力学反应与芬太尼的剂量呈负相关 [4]。

c. 根据患者的不同状态，可小剂量递增丙泊酚用量（$0.5 \sim 1mg/kg$）并在合适的时机给予小剂量阿片类（给丙泊酚前 $2 \sim 4min$ 给予 $1 \sim 3\mu g/kg$ 芬太尼）。

> **临床要点** 在麻醉诱导过程中，如何把握镇静催眠药、吸入性麻醉药、阿片类药物和肌肉松弛药的剂量和应用时机，在抑制应激反应、面罩通气和插管的同时避免清醒下肌肉麻痹和胸壁僵直的情况发生，是心血管麻醉的艺术。

③用药的原则：应根据药物血浆浓度和生物起效效应，使阿片类和镇静催眠类药物发挥最佳效应。

丙泊酚起效峰值时间为 2.9min，而芬太尼 6.4min。理想状态下，插管时机应在两种药物都在峰值浓度上，同时肌肉松弛药达到最佳效果时。这就要求我们给二次给药或持续输注超短效诱导药物如丙泊酚，因为肌肉松弛药达到峰值浓度时丙泊酚的峰效已经因为快速体内再分布而消减。

> **临床要点** 当阿片类药物超过一定剂量后［芬太尼大于 $8\mu g/kg$，舒芬太尼大于 $0.75\mu g/kg$，瑞芬太尼大于 $1.2\mu g/(kg \cdot min)$］，并不能进一步减少插管引起的血压升高、心率增快之类的应激反应。

④丙泊酚和其他类的镇静药物并不能决定应激反应的抑制程度，而是中枢神经系统内阿片水平起决定性作用。

⑤对重症患者适当减少麻醉药用量是最安

全的做法。

⑥对于血流动力学稳定的患者，可用对心率血压无影响的肌肉松弛药，而基础心率小于 50/min 或瓣膜关闭不全的患者，应用泮库溴铵（如果可用）、胃长宁（0.2mg）或阿托品（0.4mg）均可有助于将心率增加到 70～80/min。

⑦诱导药物通过中心静脉给予效率最高，如中心静脉导管或肺动脉导管的输注端口。这是诱导后放置中心静脉导管 /PAC 的一个缺点。

⑧肌肉松弛药的给药次序上要稍早一点。起效时间是要重点考虑的问题。这取决于肌肉松弛药的 ED_{95}，或者消除患者 95% 肌颤搐的平均剂量。对大部分非去极化肌肉松弛药来说，1 倍的 ED_{95} 量可在 3～7min 内最大程度的消除肌颤搐，用到 2～3 倍的 ED_{95} 量则只需 1.5～3min，3 倍量的 ED_{95} 罗库溴铵（0.9mg/kg）时间为 1～1.5min。

琥珀胆碱（1～2mg/kg）可使消除肌颤搐的时间减少到 1～1.5min。

> 临床要点　麻醉诱导过程中肌肉松弛药的应用时机很重要，尽量避免应用过早导致的清醒下肌肉麻痹和应用过晚导致的胸壁僵直。

⑨短效药物配伍应用可达到 1～2min 快速插管并有效抑制插管反射的目的。如瑞芬太尼 1μg/kg、依托咪酯 0.2mg/kg、琥珀胆碱 1.5mg/kg，几种药物可同时注射。

⑩大剂量阿片类诱导技术

a. 在 20 世纪 70 年代，人们用吗啡 1～2mg/kg，或芬太尼 50～100μg/kg，在抑制插管反射的同时，能保持良好的血流动力学稳定性。

b. 在 20 世纪 80 年代，同样的原因，舒芬太尼 10～25μg/kg 普遍流行。

c. 在 20 世纪 90 年代，因为术后带管时间长的缺点，大剂量阿片类的应用逐渐减少。但对一些高危患者，并不需要当天拔除气管导管，又能保证其血流动力学稳定，其应用仍有价值。

d. 由于有的大剂量阿片类应用引起显著的迷走神经效应，泮库溴铵与其合用可拮抗其作用。但应提早给药以预防胸壁僵直。

e. 高剂量芬太尼或舒芬太尼给药时间在 3～5min。吗啡现已很少在心血管麻醉中应用，必须缓慢注射（3～5mg/min）以避免低血压。2009 年的一项研究表明吗啡在心血管麻醉仍有一席之地，它可降低术后疼痛和术后发热的发生率[5]。

f. 小心与镇静催眠药物合用时引起低血压，以及催眠药物不够导致的镇静不完善。

3. 可能的困难插管：使心血管患者困难气道保持通畅的同时避免血流动力学波动是相互矛盾的。原则上避免气道失控远重要于血流动力学稳定，其实清醒插管可以使气道安全与血流动力稳定两全其美，当然在实施清醒插管的同时仍应小心避免血流动力学波动：

(1) 充分的气道麻醉可最大限度地预防和减轻气管插管时血流动力学波动，可用以下几种方法和技巧：

①插管前 15min，4% 的利多卡因喷喉。

②丁卡因或 4% 利多卡因喷喉，但要注意其毒性反应。

③神经阻滞：舌咽神经和喉上神经阻滞可麻痹咽壁直至声带。应谨慎使用，若误穿血管时，后续的抗凝操作可能导致局部血肿。

④经环状软骨或气管环注射 4% 的利多卡因能有效抑制咳嗽反射，也可通过纤维支气管镜注射 4% 的利多卡因直达声带和气管给药。

⑤右美托咪定静脉注射或连续静脉滴注可

以有效地辅助清醒插管，因为它有镇痛作用并可有效抑制应激反应，同时保留患者的自主呼吸和对口头指令的反应。静脉注射或连续输注艾司洛尔也有助于在清醒插管期间抑制高血压和心动过速。

> **临床要点**　对于血流动力学不稳定的患者，只要提供足够的气道麻醉，清醒插管是安全的。

(2) 轻到中度的镇静既能使患者合作同时达到镇静目的。

①咪唑安定小心加量到起效。

②小剂量阿片类，但要小心与镇静类药物（咪唑安定）合用时产生的呼吸抑制作用。

③小剂量丙泊酚［10～40μg/（kg·min）］能有效减少屏气和咳嗽反射，但也可能会导致烦躁和气道梗阻。

④有人用右美托咪啶来达到轻度镇静、减慢心率、降压、抑制气道反射的目的。清醒插管剂量在 1μg/kg，大约注射 10min，维持剂量为 0.2～1.0μg/（kg·h）。也有人对此药的效果并不十分欣赏。

(3) 预防和治疗高血压和心动过速的辅助方法：

①β 受体阻断药［艾司洛尔单次注射 0.25～1mg/kg 或 100～300μg/（kg·min）］

②血管舒张药（尼卡地平 500～750μg 或硝酸甘油 50～100μg 单次或持续输注）

③混合肾上腺素受体阻滞药：拉贝洛尔静脉用（单次剂量为 10～20mg，每 5～10min）

(4) 插管成功后，准备平稳静脉诱导，如果以上准备充分，患者会在没有咳嗽和抑制的情况下耐受气管导管，减少紧急诱导的需求。

五、麻醉诱导期间的药物和药理学

1. 阿片类

(1) 基本结构和阿片受体

①吗啡类有紧密的五环曲面连锁分子结构，而芬太尼类是灵活松散的苯基哌啶分子环。

②有三种阿片类受体（μ、κ 和 δ）及其亚组。阿片受体是 γ 蛋白偶联受体。

(2) 阿片类的特性：镇痛的概念远远不是仅仅缓解疼痛或对伤害性刺激的认知减轻。有害刺激可使浅度意识消失的人表现出逃避反射，自主活动增加。此类药物催眠作用差，不能使意识消失。

(3) 诱导药代动力学：现代人工合成的阿片类（芬太尼、舒芬太尼和阿芬太尼）除了一些小的差异，有着大致相同的药代动力学特点[6]。

①都是三室分布模型

②第 1 个小时内，98% 的芬太尼在血浆再分布。

③脑内水平与血浆水平相似，均滞后 5min。

④芬太尼分布容积大，进入肝脏有限，而肝脏能够清除所有进入肝脏的芬太尼。

⑤舒芬太尼的效价是芬太尼的 7～10 倍。它的 pKa 较高，只有 20% 是离子状态。

⑥舒芬太尼的脂溶性是芬太尼的一半，能更紧密的与受体结合。血液分布容积低，恢复时间快。

⑦阿芬太尼通常用来持续泵注，效价弱于芬太尼，作用时间比舒芬太尼短，已被瑞芬太尼取代。

(4) 瑞芬太尼的药代动力学

①瑞芬太尼有独特的药代动力学特点，广泛分布于肝脏外，被非特异性组织和血脂酶水解。

②起效时间 1min，恢复时间 9～20min。

当有不同的外科刺激或需要术后早拔管时，瑞芬太尼显示出优势。麻醉医师可根据需要给予不同剂量的瑞芬太尼而不影响快速复苏。

③由于瑞芬太尼泵注停止后，其镇痛作用很快消失，所以术后做好镇痛的准备十分重要。

2. 其他静脉麻醉药

(1) 依托咪酯

①依托咪酯为常用心脏患者诱导药，效价为丙泊酚的10倍，推荐剂量0.15～0.3mg/kg。

②镇静催眠效果可靠，特别是与阿片类合用时。先给阿片类然后再给上述依托咪酯常规剂量，可减弱肌阵挛。肌阵挛可能由皮层下去抑制引起。

③依托咪酯在1min内到达大脑。

④在癫痫患者，可增加其癫痫发生率。

⑤单剂量依托咪酯可使平均动脉压和外周血管阻力下降10%～15%，心率和心输出量增加3%～4%。

⑥对正常血容量的患者，每搏量，左心室舒张末容积（LVEDV）和心肌收缩力无变化。

⑦依托咪酯因其心力储备作用优于其他诱导药物（除了大剂量阿片类药物诱导技术），因此常用于心脏移植患者。

⑧虽然传统剂量的依托咪酯和阿片类药物在诱导时分开使用都不会有血流动力学变化，但两者合用可能会使血压下降。

⑨即使单剂量的依托咪酯也会明显抑制肾上腺皮质功能超过24h，对高风险的心脏患者谨慎应用，或在24～48h补充糖皮质激素[7]。

(2) 丙泊酚

①正常诱导剂量2mg/kg，会使血压下降15%～40%。

②因为丙泊酚重置压力感受器反射，降低血压并不增快心率。

③明显减少外周血管阻力，心排指数，每搏输出量和左心室心搏功能指数。

④当剂量超过0.75mg/kg，有直接的心肌抑制作用。

⑤丙泊酚应根据患者的年龄、体重和个人需要进行滴定，理想情况下应将其注入中心静脉，从而使最小剂量的有效使用和避免注射时的疼痛。

⑥丙泊酚的代谢清除率比硫喷妥钠快10倍。

⑦注射后从中央室到外周室广泛再分布，苏醒迅速。

⑧由于丙泊酚有直接的心肌抑制作用，易导致低血压，故应谨慎使用，或用于心肌储备完善和血流动力学稳定的患者。

(3) 硫喷妥钠

①目前在美国已不再应用硫喷妥钠，但仍有其他国家还在使用。

②起效迅速，可安全用于血流动力学稳定的患者。

③在体内灌注好的组织快速再分布，作用很快消失。

④心血管效应。

a. 扩张外周血管，降低心脏前负荷。

b. 剂量超过2mg/kg时会抑制心肌。

c. 激活压力感受器反射，增快心率。

d. 在低心排血量的患者，大量药物进入大脑和心肌，因此小量硫喷妥钠起效显著。

e. 总体来说，因为减少钙离子内流，有剂量依赖性负性肌力作用。

(4) 咪唑安定

①咪唑安定是一种好的术前药，因为个体差异大，很难确定其最小有效剂量。注射后在中枢神经系统达峰时间3～7min。诱导剂量为0.1～0.2mg/kg。

②其优点是有遗忘作用。

③诱导剂量低血压作用与硫喷妥钠相似或

更小且有剂量依赖性。

④在高心室充盈压的患者，咪达唑仑似乎有类似小剂量硝酸甘油减少充盈压力的作用。

⑤与阿片类合用明显降低血压。

> **临床要点** 咪达唑仑单次给药或连续输注已成为心脏手术麻醉的重要组成部分。

(5) 劳拉西泮和地西泮

①劳拉西泮是非常强效的苯二氮䓬类（效价大约为咪达唑仑的 1.5 倍），而地西泮的效价为咪唑安定的一半左右。

②小剂量劳拉西泮有减少焦虑，镇静和遗忘作用，不良反应少于咪达唑仑。地西泮的心血管效应与咪达唑仑一致，与芬太尼等阿片类药物合用时增强其减少前后负荷的作用。

③小剂量劳拉西泮可用于重症心脏病患者。如果能够接受较长的起效时间，劳拉西泮和地西泮都可以和高剂量阿片类配伍使用。

④劳拉西泮作用时间长（几个小时），在需要快速复苏的手术（如微创冠状动脉旁路移植）中并不适用。地西泮（中到大量，0.15mg/kg）作用时间较长，并且其代谢产物也具有活性。与劳拉西泮和咪达唑仑比，地西泮在老年患者作用时间明显延迟。

⑤在诱导麻醉时，起效时间慢（劳拉西泮达峰时间 5～10min，地西泮稍快），但是在麻醉诱导前期的脉管放置时，给此类药较为适合。

(6) 氯胺酮

①氯胺酮产生独特的分离麻醉状态。

②在体内广泛分布和消除。

③静脉注射生物利用度为 97%。2mg/kg 的氯胺酮可在 20～60s 内意识消失。

④氯胺酮诱导明显增加心率、平均动脉压及血浆肾上腺素水平。这种交感神经刺激是中枢介导的。

⑤氯胺酮在低血容量、出血和心脏压塞的患者有优势。

⑥它可以使血流动力学不稳定的患者产生遗忘反应，这使外科医生有机会迅速干预和纠正危及生命的问题（如心脏压塞）。在这种情况下，皮肤消毒准备应在诱导前进行。

⑦氯胺酮的血流动力学的反应效应取决于有无丰富的心肌和交感神经储备。在两者都缺乏的状态下，给氯胺酮不可避免的出现心肌抑制引起的低血压 [8]。

⑧冠状动脉血流的增加可能不足以弥补交感兴奋导致的氧耗的增加。

⑨颅内压增高的患者应避免使用氯胺酮。

⑩在严重失血的患者，氯胺酮非常有效。

⑪氯胺酮的镇痛作用已得到越来越多人的重视和肯定，尤其是对阿片类药物依赖的患者。

⑫氯胺酮会增加唾液分泌和气道分泌物，因此我们建议在没有心动过速的情况下同时使用胃长宁

3. 吸入性麻醉药

(1) 血流动力学效应：异氟醚、地氟醚和七氟醚都有轻微的心肌抑制作用。然而，充血性心力衰竭患者可能会发生严重的后果，因受损心肌只能耐受较窄的麻醉浓度范围。其最主要的血流动力学效应是剂量依赖性的血管舒张，从而降低血压和外周血管阻力 [9]。3 种药物都有剂量依赖性心动过速，β 受体阻断药和阿片类可预防和削弱其作用。

(2) 地氟醚：由于起效和作用消失迅速，可用来麻醉诱导，其快速效应与瑞芬太尼非常类似。因为有刺鼻气味，除非在给静脉药物之后应用，否则患者很难耐受。

(3) 七氟醚：气味芬芳，适合吸入诱导，血流动力学稳定，起效时间略慢于地氟醚。

（4）异氟醚：与地氟醚类似有刺鼻气味，最好静脉给药后应用。

（5）笑气：很少用于心脏外科患者的麻醉诱导，但可安全用于除了严重肺血管阻力增高的患者。有人发现笑气很适宜用于诱导与切皮前之间的这段时间，因为它可以达到与吸入浓度相匹配的最小肺泡有效浓度（MAC）水平，从而实现对血压的影响最小。

（6）临床应用：地氟醚和七氟醚在2～4min内即可达到具有临床意义脑内有效浓度（达到或超过一个MAC值），在相同时间内异氟醚达到的浓度稍低。因此在一个常规的诱导期，在1.3～1.5个MAC值时地氟醚和七氟醚产生的应激反应抑制比异氟醚强。地氟醚一个潜在的缺点是当吸入浓度迅速升高时刺激交感神经，这可能与气道激惹有关。这几种吸入麻醉药都可以作为静脉麻醉诱导的补充。地氟醚在心脏麻醉中的有效性更多的是因为其快速起效性而不是其快速失效性。

4. 肌肉松弛药

（1）对于可疑的困难气道，除非确信面罩通气及紧急替代气道（如喉罩）可疑成功，否则在插管前不必使用肌肉松弛药。

（2）琥珀胆碱仍是起效和失效最快的肌松药。

（3）β肾上腺素能阻断和大剂量阿片诱导是泮库溴铵使用的潜在适应征，因为它的抗迷走神经作用可以对抗高剂量阿片类药物引起的迷走神经过度兴奋和心动过缓。

（4）中效肌肉松弛药：顺阿曲库铵、罗库溴铵和维库溴铵对血流动力学的影响较为温和。

顺阿曲库铵是治疗合并肝肾功能不全患者的最佳选择。

（5）肌肉松弛药给药时机的重要性：喉镜窥喉应等待最佳的肌松状态。稍早一点给肌肉松弛药，以避免在阿片类起效达峰值而致的胸壁僵直和继发引起的面罩给氧困难和低氧血症，当然，也应在患者镇静麻醉睡眠后，再给肌肉松弛药。

5. 经典药物在重症患者的应用

在繁忙的心血管外科中心，术前患者的详细评估，术前药物剂量和种类及经济效益的核算等表现在以下几个方面。

（1）当患者到达麻醉准备间或手术室。

①放置16G或更大号码的静脉输液导管

②少量应用术前药物，如1～2mg咪唑安定注射。

③局麻下20G桡动脉或肱动脉穿刺置管。

（2）静脉麻醉诱导程序：根据患者体重、大小和血流动力学状态确定。

①芬太尼250～500μg。

②依托咪酯0.15～0.2mg/kg。

③面罩通气建立以后，琥珀胆碱1～2mg/kg。

④气管插管。

（3）气管插管后，下一步操作。

①中心静脉穿刺置管（双腔或9F单腔或肺动脉漂浮导管监测）

②血流动力学稳定的情况下，根据血压和脑电双频指数，在0.5～1MAC值范围内调整异氟醚浓度。

③必要时，静脉用去氧肾上腺素升压。

④琥珀胆碱恢复后，改用维库溴铵（初始剂量0.03～0.05mg/kg，追加剂量0.01～0.02mg/kg）或罗库溴铵（初始剂量0.3～0.6mg/kg，追加剂量0.1～0.2 mg/kg）维持神经肌肉阻滞。

6. 重症患者的吸入诱导

吸入麻醉诱导对那些需要安装左心室辅助装置和心脏移植的低射血分数患者非常适用。由于诱导时间较长，为了避免反流误吸，该项技术只用于空腹患者。

(1) 患者进入手术室，监测完善。

(2) 大号套管针（16G 或更大）输液导管置入。

(3) 少量术前药咪唑安定 1～2mg。

(4) 局麻下（2% 利多卡因）桡动脉（20G）穿刺。

(5) 强心药（肾上腺素或多巴胺）连接外周静脉，随时备用。

(6) 去氮吸氧后，吸入 2% 七氟醚，整个诱导阶段保持 2% 的浓度，如果血流动力学不稳定则减少浓度。

(7) 根据患者体重、年龄静注芬太尼 150～500μg。

(8) 对于年轻患者（< 65 岁），如果血流动力学稳定，追加咪唑安定总量至 5mg 或增加七氟醚浓度至 3%～4%。

(9) 患者意识消失，测试气道后（如置入口咽通气道），注射 0.6～0.9mg/kg 罗库溴铵，快速插管。

(10) 面罩通气时，应以小潮气量行过度通气降低肺动脉压，以避免由于胸腔过度膨胀，导致肺血管阻力增加及静脉回流减少。出于类似的原因，应避免呼气末正压（positive end-expiratory pressure，PEEP），并注意反应性气道疾病或慢性阻塞性肺病（chronic obstructive pulmonary disease，COPD）患者"呼吸叠加"的可能性。后者可能需要较长的呼气时间。

六、诱导后阶段

诱导插管后，有几种不同的麻醉维持技术。首先最紧要的是，通过 ETCO$_2$ 和听诊确定导管在气管内，维持血流动力学稳定，对出现的任何问题做出正确反应。

1. 小剂量输注阿片类药物，如瑞芬太尼

0.1μg/（kg·min）。

2. 考虑持续吸入维持麻醉和镇静。

3. 如果未使用吸入麻醉，则间断应用或输注静脉麻醉药保持镇静（咪唑安定）。

4. 对血流动力学平稳的患者可用丙泊酚。

5. 有些医师喜欢用右美托咪定提高镇痛作用以避免高血压，但其失效慢（15min），而且在起效时可能会引起高血压，心动过缓和低血压。并且它缺乏可靠的遗忘作用。

6. 对于诱导后出现的低血压。我们往往因为条件反射而马上单次给予去氧肾上腺素 100～200μg 静注。但有时加快容量输注，选用其他血管活性药或两者并用更为有效。

(1) 如果根据充盈压力、超声心动图检查结果、心排血量测量或收缩压的呼吸变化发现心脏充盈不足，应输入晶体或胶体液。

(2) 如果诱导后低血压是因为外周血管阻力和前负荷减少所致，而不是心肌收缩力减弱导致的（如咪唑安定或依托咪酯与阿片类药和肌肉松弛药合用），可应用去氧肾上腺素。如果诱导后等待手术切皮时间长，则可泵注去氧肾上腺素 0.1～1μg/（kg·min）。

(3) 如果存在心率慢或者考虑很大可能出现心肌抑制的情况（丙泊酚诱导或 0.5MAC 的吸入麻醉），可单次给予麻黄碱 5～15mg 或肾上腺素 10～25μg。

一项经常使用的简单技术，若会根据患者的身体状况不同而调整剂量，则很可能为大多数临床医师提供最相符的结论。

七、麻醉诱导后至体外循环前的管理

1. 总体原则：麻醉诱导后到建立体外循环期间的手术刺激强度变化显著。在这个高风险的阶段，麻醉管理应力求达到以下目标。

(1) 维持心肌氧供需平衡，严密监测心肌缺血。有报道称此阶段心肌缺血的发生率为7%～56%[10]。

(2) 维持血流动力学的稳定并保证脏器的充分灌注。充分考虑患者术前心功能受损的情况及相关并发症，调整其前负荷、后负荷、心肌收缩力、心率和心律以实现这一目标。

(3) 对"快通道麻醉"患者使用短效药物。

(4) 严重的血流动力学紊乱可以增加心肌缺血、心力衰竭、低氧血症或心律失常的发生。这些并发症可能影响外科处理，比如没有完成乳内动脉或桡动脉的游离时需要紧急建立体外循环，并增加出血的风险。

一些简单的原则可有助于心脏手术患者体外循环前的管理。

①维持原样原则：回顾患者术前的生命体征和心功能检查结果（超声心动图、心导管和其他影像学检查），有助于指导此阶段血流动力学的管理。

②不追求完美原则：如果患者的血压和心率在尚可接受的范围以内，其心脏指数为1.8L/（min·m²）是否需要处理？麻醉状态下患者的氧耗下降，此时较低的心脏指数是合适的。如果一定要将心脏指数升至"正常"则可

能引发其他问题，如心律失常或心肌缺血等。在处理患者前还需考虑其他指标，如混合静脉血氧饱和度和是否存在酸中毒。

③不造成伤害原则：这些患者往往病情危重。当自己一个人处理患者感到棘手时，及时向他人寻求帮助。

(5) 体外循环前的阶段。体外循环前可根据手术刺激程度分为两个阶段。

①强刺激的阶段包括切皮、分离胸骨、撑开胸骨、游离交感神经、切开心包及主动脉插管。这些时候若是麻醉深度不够或交感神经系统被激活，将导致儿茶酚胺水平增高，从而引起高血压、心律失常、心动过速或心肌缺血或心力衰竭等（表6-3）。

②弱刺激的阶段包括切皮前、取桡动脉、游离乳内动脉（胸壁动脉）及体外循环静脉插管。这些阶段的风险包括低血压、心动过缓、心律失常以及心肌缺血（表6-3）。

2. 切皮前这一阶段包括手术消毒与铺单。此时应注意核查以下几方面。

(1) 患者摆放好手术体位以后应再次听诊双侧呼吸音。

(2) 检查身体受压的部位。局部的压迫和体外循环过程中体温与灌注压的下降可导致组

表6-3　体外循环前手术刺激所致典型血流动力学反应

	切皮前	切皮	切开及分离胸骨	游离交感神经	游离乳内动脉	插管
手术刺激	↓	↑	↑↑	↑	↓	↓
心率	↓或—	—或↑	↑↑	—或↓	—或↓	—或↓ᵃ
血压	↓↓	↑	↑↑↑	↑或↑↑	—或↓	↓
前负荷	—或↓	—或↑	—或↑	—或↓	—或↓	—或↓
后负荷	—或↓	↑↑	↑↑或↑↑↑	↑或↑↑	—或↓	—或↓
心肌氧耗	↓	—或↑	↑↑或↑↑↑	↑或↑↑	↓	↓

a . 心脏上的机械刺激可能导致心律失常

↑轻微增加；↑↑中度增加；↑↑↑显著增加；↓轻微下降；↓↓中度下降；—不变。所有数值与对照值(诱导前)比较

织缺血，并可能引起周围神经或软组织损伤。

①上肢过度外展和胸部过度牵拉（如胸骨撑开器导致的未被发现的肋骨骨折）均可能导致臂丛神经损伤[11]。胸部过度牵拉不仅见于使用撑开器时，也可见于游离乳内动脉的阶段，即便此时上肢被固定在身体两侧。如果上肢被放置在托手板上，需调整位置以最大程度地减少胸大肌的张力。为防止臂丛神经受损，上肢外展的角度不要超过 90°。

②尺骨鹰嘴与手术台的金属边缘相互挤压可能导致尺神经损伤。在鹰嘴下放置足够的软垫以获得恰当体位。不要让患者的手臂直接接触手术台的金属边缘。

③上臂受压于麻醉屏架或在游离乳内动脉时，所用到的胸壁支撑臂及胸骨撑开器均可能导致桡神经损伤。

④如果患者手指摆放的位置不恰当，当术者的身体依靠在手术台上时则可能压迫手指导致手指损伤。患者的双手应紧靠身体放置，手指需置于中立位并远离手术台的金属边缘。让患者自己摆放体位也是防止上肢损伤的方法之一。患者双手各握持一块手术纱布可确保其手指处于舒适且受保护的位置。

⑤当头皮受压缺血，特别是伴有术中低体温时，术后 3 周可能发生枕秃。术中应放置头垫，并经常调整患者头部摆放的位置。"甜甜圈"形头垫也可以防止这种伤害。

⑥足跟皮肤缺血和组织坏死也会有可能发生。为了使身体的重量从足跟向小腿分布，足跟处应放置脚垫。

⑦眼睛需闭上，覆盖保护膜并避免受压。

⑧这些患者往往需要卧床并且局部血供变差，因此可以预防性地在受压位置（骶骨和足跟）使用泡沫敷料以防止褥疮。

(3) 调节新鲜气体流

①使用纯氧以提高吸入氧压力。较低的吸入氧浓度可以防止吸收性肺不张并降低氧中毒的风险。可以依据脉搏血氧饱和度和动脉血气（arterial blood gases，ABGs）来调节吸入氧浓度。

②病情稳定的患者可以在体外循环前使用笑气，但需注意可能导致以下情况。

a. 降低吸入氧浓度（FiO_2）。

b. 增加成人的肺血管阻力（PVR）。

c. 增加儿茶酚胺的释放。

d. 可能诱发心室功能不全。

e. 有证据显示笑气不能用于心肌梗死进展期或正发生心肌缺血的患者。因为 FiO_2 下降和儿茶酚胺释放理论上可能增加缺血的风险和梗死面积。但此观点仍存在争议。

f. 在吸入浓度为 50%～60% 时，笑气可促进在诱导后至切皮前这一时期的血流动力学保持稳定，同时有增加顺行遗忘的作用。

(4) 患者体位摆放完毕后应检查所有监测和管路

①静脉输注（IV）应保持通畅，检查动脉压力波形是否有衰减或共振增强。

②静脉给药的端口应放置在容易接触的位置。

③所有静脉和动脉管路的连接处（三通）应用胶带固定并防止其移动，以减少由于管路松脱所导致的失血风险。

④确认校正所有换能器的零点。

⑤如果需监测鼻咽温，应确保在肝素化之前放置探头以避免鼻出血过多。

(5) 检查血流动力学状态

①气管插管后应评估呼气末 CO_2、心率、血压和血氧饱和度，以及已有的心脏指数、心室充盈压、混合静脉血氧饱和度（SvO_2）等心脏功能指标。

②如果使用经食管超声心动图（transesophageal echocardiography，TEE），检查并记录探头位

置、牙齿是否缺失及口咽部的损伤。TEE 探头应在肝素化之前置入，以避免大出血。确保 TEE 探头不在锁定位置，因为这可能导致消化道受压坏死。为了避免昂贵的探头损坏，推荐使用牙垫。

③此时应做 TEE 的基础值检查，记录射血分数、室壁运动障碍、瓣膜功能和是否存在心内分流（参见第 5 章"经食管超声心动图"）。

(6) 血液生化检查

①一旦达到稳定的麻醉深度且机械通气和 FiO_2 维持稳定 10min 后，应进行动脉血气检查以确认氧供和通气是否足够，并检查血气结果与无创监测（脉搏氧饱和度和呼气末 CO_2 浓度）是否一致。应维持血碳酸正常，因为高碳酸血症会增加 PVR。而低碳酸血症则可能诱发心肌缺血和心律失常。低碳酸血症和由此引起的碱中毒可使氧离曲线左移，从而限制氧气向细胞的释放。

②此时可以做混合静脉血气以检测混合静脉血氧饱和度，必要时校正肺动脉导管所得持续静脉血氧数值。

③电解质、血钙和血糖水平应根据临床指示进行测定。积极处理高血糖以减少神经损伤和降低术后感染发生率。术中高血糖是心脏手术患者其他围术期并发症包括死亡的独立危险因素 [12]。糖尿病患者围术期血糖的控制需在体外循环前就开始，可以根据患者血糖水平连续输注胰岛素。胰岛素静脉注射可能导致血糖水平的剧烈波动，故推荐使用连续输注。为了减少围术期低血糖的发生，评估血糖变化趋势与绝对血糖水平同样重要。因此，血糖控制应该基于血糖变化的速度以及绝对值。

④肝素化之前抽血行动脉血气分析的标本可同时用于测定活化凝血时间（activated clotting time，ACT）的基础值。通过动脉管路抽取标本时，为了避免冲洗液中残留肝素的影响，抽标本前应根据管路中死腔容量的大小预先抽出 5～10ml 血。灌注师可能需要血液标本用以绘制肝素的剂量 – 反应曲线，某些机构也是据此曲线来确定肝素的初始剂量。

⑤在对动脉管路进行任何操作（校零、抽血）之前，应事先告知在场的其他医师。这样做可以避免你的同事在突然发现动脉波形消失不见时感到惊慌失措。

(7) 抗生素

①抗生素通常在切皮之前给药，由于可能发生过敏反应，抗生素不可与其他药物同时使用。

②对于心脏手术患者，外科医疗改良项目（Surgical Care Improvement Project，SCIP）和心胸外科协会（Society of Thoracic Surgeons，STS）操作指南都推荐术前预防性使用抗生素，并推荐在切皮前 1h 内给药，而万古霉素或喹诺酮类药物则推荐在术前 2h 给药。术后 48h 停止使用抗生素。

③ STS 推荐将头孢菌素作为成人心脏手术的首选预防用抗生素。对于葡萄球菌感染高风险的患者（无论是推测的还是已确认感染的），推荐头孢菌素和万古霉素合用。万古霉素的负荷剂量基于总体重。建议的初始剂量为 10～15 mg/kg，最大剂量为 1000mg。建议给药时间超过 1h 以避免低血压

④由于万古霉素对革兰阴性菌无效，因此应避免单独用作心脏手术的预防性用药。

⑤对于既往有免疫球蛋白 E 介导的青霉素过敏反应病史的患者，使用万古霉素并加用针对革兰阴性菌的药物 [13, 14]。

(8) 抗纤溶药物：过度的纤维蛋白溶解是心脏手术后失血的原因之一。抗纤溶药物常用于减少出血并减少因此所需血液制品的用量。

①抑肽酶（丝氨酸蛋白酶抑制药）：BART 实验证实，与赖氨酸衍生物相比，抑肽酶的风

险 – 效益值更差，且增加患者的死亡率。在这之后 FDA 已经暂停了抑肽酶的使用[15]。

② 6- 氨基己酸（EACA）和氨甲环酸（赖氨酸衍生物）：随着抑肽酶被暂停使用，EACA 和氨甲环酸是仅有的还能使用的抗纤溶药物。二者均能有效减少术后出血。不过，等剂量的 EACA 比氨甲环酸具有更高的一过性肾损害风险。大剂量的氨甲环酸还可能诱发癫痫[16]。

(9) 取大隐静脉操作：需抬起下肢高于心脏水平。静脉回流的增加可以增加心脏的前负荷，这对于低充盈压和心室功能正常的患者是有益的，但对于心室功能处于临界值的患者则可能有害。逐步抬高下肢可能有助于减轻血流动力学的波动，同样将下肢复位时也应缓慢放下。

(10) 内镜下取大隐静脉：用作冠状动脉旁路移植手术时桥血管的术式已经越来越常见。与腹腔镜手术一样，使用 CO_2 进行术中充气。术中应根据呼气末 CO_2 监测和动脉血气分析来调节机械通气参数。曾有报道因使用 CO_2 充气导致 CO_2 栓塞的病例。CO_2 栓塞的高风险因子包括衰弱、高龄和组织脆弱等。预防措施有：维持一定的右心房压力使充气压力梯度不低于 5mmHg，加用呼气末正压（PEEP）。曾有报道，气体可通过未闭的卵圆孔进入左心系统和冠状动脉循环从而导致严重的血流动力学不良事件[17]。

(11) 除非患者接受非体外循环下冠状动脉旁路移植手术（off-pump coronary artery bypass，OPCAB），体外循环前期并不需要着重维持体温。让体温缓慢下降可以更加适应体外循环后的低温。体外循环前并不需要提高室温、湿化麻醉气体、加温输液或使用加温毯。这些措施应在体外循环之后使用。轻度低温（34～36℃）引发的生理变化包括如下几个方面。

① 氧耗和 CO_2 生成降低（每摄氏度下降 8%～10%）。

② 体循环阻力（SVR）和肺循环阻力（PVR）增加。

③ 血液黏滞度增加。

④ 中枢神经系统功能下降［遗忘、脑代谢率或氧耗（cerebral metabolic rate or O_2 consumption，$CMRO_2$）下降、脑血流下降］。

⑤ 麻醉药物用量减少［体温每下降 1℃，最低有效肺泡浓度（MAC）降低 5%］。

⑥ 肾血流和尿量减少。

⑦ 肝血流减少。

⑧ 血浆儿茶酚胺水平轻度升高。

(12) 维持其他器官系统功能。

① 泌尿系统[18]

a. 一旦发现尿量不足应立即处理。

– 首先排除技术问题（尿管打折或连接松脱）。

– 参考中心静脉压（CVP）、肺动脉导管（PAC）或 TEE 来评估前负荷和心功能，调整并维持足够的血管内容量和心排血量。

– 防治低血压。

– 保证充分氧合。

– 甘露醇（0.25g/kg 静脉滴注）可使肾血流重新向肾皮质分布，并有利于维持肾小管血流。尽管这尚未被证实可改善肾脏预后。

– 多巴胺［2.5～5μg/（kg·min）］持续输注可扩张肾血管从而增加肾血流。目前无证据表明"肾脏剂量"的多巴胺可防止围术期肾功能不全。但使用多巴胺会增加围术期房性心律失常的发生率。

– 如果其他措施无效或患者术前已接受利尿药治疗，则可给予利尿药（呋塞米：10～40mg；布美他尼：0.25～1mg）来维持肾小管血流。

b. 急诊手术患者可能在做影像检查时接受

了大剂量的造影剂，利用以上技术避免造影剂引起的急性肾小管坏死非常重要。

②中枢神经系统

a. 必须维持足够的脑灌注。

– 为防止脑缺血，需以患者术前平均动脉压的最低值和最高值作为手术室内血压的下限和上限。记住"维持原样"的原则。

– 老年患者的脑储备功能下降，对脑灌注压的波动更为敏感。

b. 脑部不良事件高风险的患者包括术前颈动脉病变、周围血管病变、既往栓塞史。对这些患者的处理决策将在第22章"心脏辅助及替代装置"讨论。

③呼吸系统

a. 维持正常的 pH、$PaCO_2$ 和足够的 PaO_2。

b. 使用血管扩张药治疗高血压时，可能因抑制缺氧性肺血管收缩而导致低氧血症。此时应提高 FiO_2。

c. 使用空气 – 氧气混合气体可以防止吸收性肺不张。

(13) 准备切皮

①根据临床征象判断麻醉深度是否足够。如果有条件，使用脑电双频指数（bispectral，BIS）监测将有所帮助。此时可给予小剂量的镇痛药和催眠药或增加吸入药物浓度。

②确保充分的肌松以防止切皮和锯胸骨时的体动。一旦发生体动，给予肌松药的同时也要确保足够的麻醉深度。

3. 切皮

(1) 应确保足够的麻醉深度，但这并不能完全避免切皮导致的心动过速和血压升高。血流动力学的波动往往很短暂，建议选择短效药物进行处理，治疗的药物包括以下几种。

①血管扩张药：硝酸甘油（20～80μg，单次静脉注射或持续输注）和尼卡地平注射液。

②β受体阻断药：艾司洛尔（0.25～1mg/kg）。

(2) 观察术野，包括患者是否体动和血液颜色。尽管有各种监护设备，但鲜红的血液仍然是评估患者氧合和灌注的有效方法之一。

(3) 如果患者对切皮有反应（心动过速、高血压、其他浅麻醉征象、BIS 的显著变化），则应在锯胸骨前加深麻醉。在麻醉深度足够和血流动力学稳定之前，不要切开胸骨。

4. 开胸

(1) 分离胸骨的刺激非常强烈。即使是高剂量如累计剂量 50～70μg/kg 的芬太尼的麻醉药，因胸骨分离而引发高血压的发生率也可高达88%[19]。高血压和心动过速如果发生，应按照切皮章节的描述进行治疗。

迷走神经兴奋可引起心动过缓。通常这是自限性的，但心动过缓若持续存在或导致了血流动力学的波动则需要给予阿托品，格隆溴铵和（或）麻黄碱。

(2) 摇摆锯常用来锯开胸骨。当打开胸骨内侧面时，为防止肺组织损伤，应使肺萎陷，在这之后忘记重新打开呼吸机会造成潜在的安全隐患。

(3) 为防止气体栓塞，锯胸骨时应保证患者充分的肌松。如果患者在切开右心房时喘息，胸腔内的负压可能使得气体进入循环系统。

(4) 此阶段的刺激很强烈，是最有可能发生术中知晓和记忆的时期。使用单纯高剂量阿片类药物的风险最大，这种技术已经过时。

①大剂量芬太尼（150μg/kg）或小剂量芬太尼合用遗忘药物均有可能发生术中知晓。尽管不是每次都出现，但术中知晓发生时通常伴有其他麻醉过浅的征象（体动、出汗、瞳孔增大、高血压或心动过速）。BIS 监测有一定的帮助，但即便 BIS 读数正常，仍有患者可能回忆起手术过程。

②如果此前没有给予遗忘作用药物，则应在锯胸骨之前加用，因为这类药物能减少回忆但不能产生逆行性遗忘。此外，加用遗忘药物也并不一定能治疗知晓相关的高血压和心动过速，反而可能引起低血压。常用的遗忘药物剂量及其不良反应如下。

苯二氮䓬类（咪达唑仑，2.5~10mg；地西泮，5~15mg；劳拉西泮，1~4mg）分次给药可以很好耐受，但在心室功能不全的患者则可能降低 SVR 和心肌收缩力，尤其是与镇痛药物合用时。

(5) 在预期胸骨切开前补充阿片类药物（如芬太尼 1~3μg/kg）可以略微减弱应激反应。

> **临床要点** 胸骨切开术是心脏手术术中知晓发生率最高的时间。

(6) 手术到这个阶段，笑气的任何潜在益处都值得怀疑，因为它可能会增加儿茶酚胺的释放，导致左心室功能不全，并增加 PVR 和低氧血症的风险。其在非心脏手术（ENIGMA）实验中的应用与心肌梗死的长期风险增加有关。笑气诱导的甲硫氨酸合成酶失活会在术后增加血浆中的同型半胱氨酸水平。这可导致血管内皮功能障碍和高凝状态的发生[20]。

(7) 吸入麻醉药在分离胸骨时是有效的。它们主要通过血管舒张降低血压，但也可引起心肌抑制，心动过缓，心动过速或心律失常。它们在低浓度（如 0.5MAC）下与芬太尼和咪达唑仑等组成"平衡"麻醉药，这已成为多数"快速通道"技术的标准组成部分。

(8) 在必要时，丙泊酚（10~50mg 静脉注射）可迅速降低血压。

5. 在分离胸骨期间及之后

(1) 开胸后观察术野，确保双肺均匀膨起。通常通过壁层胸膜可见右肺，但除非进行左侧乳内动脉（LIMA）的解剖，否则左肺一般不可见。

(2) 有报道称胸骨撑开可能导致肺动脉导管异常。多数见于颈外静脉或锁骨下静脉入路置管时，系肺动脉导管出鞘管时发生打折所致。使用强化的导引鞘管可降低打折的发生率。外科医师也可以适当减轻牵拉胸骨的程度。退出鞘管可以解决上述问题但也可能引发以下情况：①丧失静脉管路的侧孔（鞘管的远端可能在血管外）；②出血；③穿刺部位被污染。

(3) 过度的胸骨撑开可能导致无名（头臂）静脉破裂及臂丛神经损伤。

6. 再次心脏手术的重要问题（"二次心脏手术"）

(1) 心脏手术通常不缝合心包，因此主动脉、右心房和桥血管可能粘连于胸骨下。当再次手术时，这些结构很可能在锯开胸骨时受到损伤。影像学检查可能帮助我们了解胸骨和心脏之间是否存在间隙。摇摆锯可以降低风险，但不能完全避免。由于摇摆锯切开胸骨的时间会比较长，因此不需暂停机械通气。熟悉纵隔结构与胸骨的毗邻关系十分重要，若术前的影像学检查已提示损伤风险，则应在锯开胸骨前采取必要的措施，如外周血管插管建立体外循环（无论是否采取深低温停循环），这样可以有助于防止灾难性后果[21]。静脉插管可以经由股静脉进入右心房。TEE 的食管中段双腔静脉切面可以判断插管的位置是否正确。对于降主动脉、胸腹主动脉或腹主动脉存在血管瘤的患者，可改为腋动脉或锁骨下动脉插管。此外，应该和外科医师讨论相关事宜，以便将动脉压力监测放置在锁骨下动脉或腋动脉插管的对侧上肢，也可选择股动脉行血压监测。

(2) 如果桥血管损伤，患者会发生严重的心肌缺血。输注硝酸甘油有效，但若出现显著的心功能不全或低血压，则应立即开始体外循环，然后进行受影响冠状动脉的血供重建。

(3) 如果损伤了右心房、右心室或大血管，外科医师或助手会马上用手指压住出血部位，同时迅速缝合破口，并根据情况决定是否紧急行体外循环。体外循环可通过以下措施快速建立：

①（完全的肝素化以后）当右心房无法插管时，采取"抽吸式体外循环"，在股动脉或主动脉插管，用心脏抽吸储存器作为静脉回流管路。

②完全股静脉－股动脉转流。

(4) 外科分离的时间过长会增加心律失常的风险。

①应备好体外除颤电极板或无菌的体外除颤电极。在完全暴露心脏之前，体内除颤电极板无法发挥作用。

②很多医院在麻醉诱导之前在患者背部粘贴除颤板，这样在心脏未完全暴露前也能行体内除颤，因为电流将从前往后传过心脏。

(5) 如果外科分离时出血迅猛，则应行容量替代治疗（晶体、胶体或血制品）。

①手术开始前必须开通足够的静脉通路以备容量替代治疗。如 2 条大口径的外周静脉或 1 条大口径的多腔中心静脉导管。

②至少准备 2 单位的红细胞，以备紧急输血。

③肝素化后，外科医师应使用体外循环的抽吸器以减少血液丢失。

7. 紧急或急诊心脏手术的重要问题

(1) 常见于以下情况。

①心导管检查并发症（造影失败且患者持续性胸痛、冠状动脉撕裂）[22]。

②持续性心肌缺血，伴或不伴对药物治疗或球囊反搏（IABP）治疗无效的胸痛。

③冠状动脉左主干病变或左主干等同病变。

④急性主动脉夹层。

⑤暴发性感染性心内膜炎。

⑥腱索断裂。

⑦急性缺血性室间隔穿孔。

⑧多发的重度病变导致心肌高风险。

⑨急诊 LVAD 置入。

⑩胸部动脉瘤破裂。

⑪心脏压塞。

⑫心室破裂。

(2) 在转运患者和术前准备时持续监测动脉血压、氧饱和度和心电图。

(3) 积极处理可能出现的心肌缺血和心律失常。

(4) 切开胸骨前持续输注肝素，这样做虽然会增加术中出血，但能降低更严重的冠状动脉栓塞的风险。考虑有肝素抵抗时，增加肝素的首次剂量以防止由于 ACT 太低而延误体外循环的开始。

(5) 在急性心肌缺血的患者持续抗心绞痛治疗，尤其是硝酸甘油持续输注。

(6) 维持冠状动脉灌注压力。可用去氧肾上腺素或去甲肾上腺素推注和（或）持续输注。此外还可能用到 IABP。确保 IABP 备用。保证 IABP 定时触发（ECG 或动脉脉搏波）。

(7) 对这些病例而言，时间就是关键。是否放置其他监测（动脉置管和肺动脉导管）应视其风险和收益（因放置导管而延误的时间）而定。但在手术开始前必须确保有连接中心静脉的通路和直接动脉测压。

(8) 如果患者在麻醉诱导后仍持续表现出血流动力学的波动和心肌缺血，并且对治疗无明显反应，则应紧急开始体外循环。

(9) 心搏骤停时直接开始体外循环。外科医师可在撤机前直接传递中心静脉和肺动脉导管至台下。TEE 检查可快速获取肺动脉导管能提供的多数信息。

无论情况多么紧急，体外循环开始前必须确保充分肝素化（ACT 数值达标）及足够的麻醉深度。在心搏骤停时，马上使用双倍（如 600 USP U/ kg）的肝素剂量以确保充分肝素化。外科医师也可以直接向心脏内注射肝素。

(10) 如果在游离冠状动脉时放置了"紧急救助管"（冠状动脉灌注管），则应保持其不受影响。主动脉钳夹阻断前可将其从股动脉鞘内退出。

(11) 患者在导管室时可能已经接受过抗纤溶药物或抗血小板药物，这些药物可能增加体外循环前后的出血。

8. 游离乳内动脉和桡动脉

(1) 这一时期的刺激强度较低。

(2) 用胸壁撑开器将胸壁牵拉到一侧，并将术者对侧的手术床抬高。左侧乳内动脉（LIMA）是冠状动脉左前降支最常用的桥血管。

此时血压测量可能不准确。

– 分离 LIMA 时，由于胸壁撑开器压迫左锁骨下动脉可能导致左侧桡动脉测压不准确。同样，游离右侧乳内动脉（RIMA）时则右侧桡动脉测压可能不准确。

– 换能器需保持在右心房水平。

(3) 虽然罕见，但在胸壁关闭期间胸壁运动可能会使气管导管意外脱出。

(4) 胸壁撑开器的支架可能压迫桡神经并致其损伤。

(5) 可能发生胸腔内隐匿性大出血（低血压时应考虑容量替代治疗），特别是当同侧胸膜打开后。

(6) 游离血管时可以给予肝素 5000U。

(7) 向乳内动脉注射罂粟碱以扩张血管和防止痉挛。罂粟碱的全身反应包括低血压或过敏。

(8) 乳内动脉血液流速高于 100ml/min（相

当于 15s 内 25ml 血液）时才认为适合作为桥血管。

(9) 如果肺的运动干扰了乳内动脉的游离，则需要调整机械通气参数。可减少潮气量并增加呼吸频率以维持分钟通气量不变。

(10) 如果选择一侧桡动脉作为桥血管，则动脉测压需放置在对侧。

9. 游离交感神经

(1) 心包打开后，节后交感神经将从主动脉上被分离，以完成主动脉插管。

(2) 此过程往往被忽视，但其实此时由于交感神经放电导致刺激十分强烈。血流动力学波动的处理见前述。

10. 围术期应激反应

(1) 机体对应激的反应表现为分解代谢和底物的动员。这一反应主要受下丘脑 – 垂体 – 肾上腺轴调控。触发这一反应的刺激包括插管，手术切口，锯开胸骨和 CPB。麻醉和镇痛的深度不足会提高这种反应的程度。

体液调节因子及应激反应全身反应见表 6-4。

(2) 应激反应的调控

①阿片类药物（大剂量）

– 使用大剂量芬太尼（50～150μg/kg）或舒芬太尼（10～30μg/kg）的技术在 20 世纪 80 年代开始流行，其可以抑制大部分应激反应，但不能抑制催乳素增高及体外循环前心肌乳酸的一过性增高。即使如此大剂量的使用，单独使用阿片类药物也不能提供足够的麻醉深度来预防高血压和可能发生的心动过速，因为手术刺激与胸骨分离有着一样的刺激效果（见上文诱导技术）。

②吸入麻醉药

MAC BAR——能使 50% 的患者发生阻断肾上腺素能反应（BAR）。

– MAC BAR ≈ 1.5MAC。

表 6-4 应激反应——体液因子和全身反应

体液调节因子	器官反应
促肾上腺皮质激素（ATCH）↑ 皮质醇↑	血糖↑
儿茶酚胺↑	高血压、心动过速、心律失常 心肌氧耗↑、中枢神经代谢率↑ 支气管扩张和死腔↑、乳酸↑
胰岛素（与血糖水平不相关的下降） 胰高血糖素↑	血糖↑ 心肌收缩力↑ 脂肪酸↑
生长激素（GH）↑	蛋白质合成↑
抗利尿激素（ADH）↑ 肾素↑	血容量（前负荷）↑ 外周血管阻力（后负荷）↑ 尿量↓、血浆 K^+ ↓、血浆 Na^+ ↑ 肾血流↓、醛固酮↑
催乳素↑ 内啡肽↑	MAC↓

MAC. 最低有效肺泡浓度

－皮质醇和生长激素的浓度随着麻醉深度的增加而升高。

－为降低 95% 患者的儿茶酚胺反应，应使用 2MAC 的浓度。

－MAC BAR 可抑制心肌收缩力、降低血压并增加肺毛细血管楔压。

③可降低儿茶酚胺效应的药物

β 受体阻断药。

－β 受体阻断药可减慢心率并降低心肌氧耗。

－不良反应包括心肌收缩力下降与支气管痉挛。

④中枢 α_2 肾上腺素能受体激动药(可乐定、右美托咪定)[23]

a. 这两种药物均能降低外周传出交感神经的活性。

b. 降低所有儿茶酚胺的水平（其中去甲肾上腺素降低程度最明显）并增加心血管系统的稳定性。

c. 该药在围术期降低心率、血压和外周血管阻力。

d. 术前已叠加用药时则可能减轻体外循环期间及之后的肾上腺素能反应。

e. 与血管紧张素转化酶抑制药（ACEI）或血管扩张药合用时可能导致心动过缓和低血压。相反，大剂量用药时则可能增加肺循环阻力并降低心脏指数。

f. 右美托咪定可产生镇静和镇痛效应。通常体外循环之后实施"快通道"麻醉时输注该药。

⑤血管扩张药

a. 血管扩张药可用于治疗外周阻力增加的情况，通常是由于去甲肾上腺素水平升高所致。

b. 不良反应包括儿茶酚胺反射性升高，心率反射性升高和抑制缺氧性肺血管收缩反应。

⑥区域麻醉技术（硬膜外或蛛网膜下腔阻滞）[24]

a. 局麻药

– 这些药物可降低下腹部操作所致的 GH、ACTH、ADH 和儿茶酚胺的增加。

– 各家报道胸段硬膜外麻醉对胸科手术应激反应的抑制作用并不一致，其原因可能是本体或交感神经阻滞不充分或未能阻滞盆腔传入神经所致。

– 不良反应包括外周循环阻力降低、心动过缓、交感神经阻断后导致的心肌收缩力下降及肝素化后硬膜外出血的风险。

– 择期心脏手术时，胸段硬膜外麻醉复合全麻之后再给予硬膜外患者自控镇痛，与全麻之后给予静脉吗啡术后镇痛相比，在住院时长、术后恢复质量和并发症发生率等方面并未表现出优越性[25]。但前者的拔管时间较短，麻醉药物使用量也较少。两组患者的疼痛缓解程度、镇静程度、下床步行时间和肺容量均无差别。硬膜外镇痛组的肺炎和意识模糊发生率有下降趋势，但两组的肺、心脏和神经系统预后无差别[25]。

b. 镇痛药

– 硬膜外注射镇痛药阻断手术应激反应的效果很差。

– 能提供术后镇痛效果。

11. 血流动力学波动的处理

处理血流动力学波动的理想的血管加压药和血管扩张药应具有极短的半衰期，这是因为以下几个原因。

① 手术刺激和患者的反应往往持续很短（锯胸骨后的反应时间常常仅持续 5～15min）。

② 许多药物（β 受体阻断药、钙通道阻断药、血管扩张药、ACE 抑制药和磷脂酶抑制药）对血流动力学的影响长于 15min 且半衰期可长达数小时，这些药物的作用可能影响患者脱离体外循环。因此，建议使用短效药物（艾司洛尔、硝酸甘油、硝普钠、去氧肾上腺素及麻黄碱等）。

(1) 低血压

原因如下。

a. 药物治疗前首先排除机械性原因。包括：手术操作对心脏的压迫；有创血压监测的技术故障（导管打折、手腕位置不合适和气泡）；手术操作心脏引起的短暂性心律失常（见下文）。

b. 低血压最常见的原因是血容量不足（表 6-5）。

c. 心肌缺血是另一个可能治疗有效的低血压原因。治疗见图 6-1。

(2) 高血压

① 与心肌收缩力正常的患者相比，左心室功能不全的患者发生高血压的概率较低，但仍有发生。

② 最常见的原因是交感神经系统兴奋。这种情况常见于年轻患者和术前有高血压病史的患者（表 6-6）。

表 6-5　低血压的鉴别诊断 ª

1. 低血容量
2. 相对于手术刺激而言麻醉深度过深
3. 静脉回流减少 　(1) 对心脏或大血管的机械压迫 　(2) 气道压力增加 　(3) 张力性气胸
4. 心肌收缩力下降
5. 缺血
6. 心律失常 　(1) 心动过缓 　(2) 心动过速（舒张期充盈时间减少） 　(3) 心律失常导致心房收缩及其对心室的充盈功能丧失
7. 外周血管阻力降低
8. 二次手术中的缩窄性心包炎
9. 长期激素治疗导致的自身激素水平低下

a. 低血压的原因按发生频率的高低排序

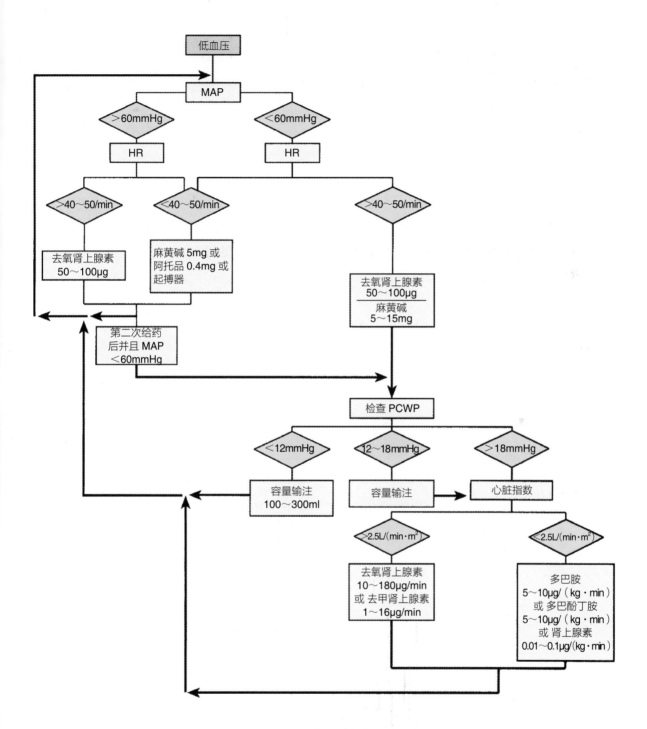

▲ 图 6-1　体外循环前低血压的治疗

一旦发现低血压，应该：①纯氧吸入；②检查呼气末二氧化碳（ETCO$_2$）和血气分析；③降低吸入麻醉药浓度；④排除心律失常和技术性或机械性故障。按流程规范处理。HR. 心率；MAP. 平均动脉压；PCWP. 肺动脉楔压

表 6-6 高血压的鉴别诊断 [a]

1. 浅麻醉（长期吸烟、饮酒或摄入咖啡因者对镇痛药物的需求增高）
2. 主动脉插管前分离交感神经时
3. 低氧血症
4. 高碳酸血症
5. 高血容量
6. 撤药反应 (1) β 受体阻断药 (2) 可乐定 (3) 酒精
7. 甲状腺风暴
8. 恶性高热
9. 嗜铬细胞瘤

（6~9 少见）

a. 高血压的原因按发生频率的高低排序

③具体治疗见图 6-2。

(3) 窦性心动过缓

①窦性心动过缓最常见的原因是迷走神经刺激，这种情况常见于镇痛药物的迷走兴奋效应。

②治疗

a. 以下情况时需要治疗

– 任何伴有血压显著降低的心率减慢。

– 心率低于 40/min，即使血压没有降低，如果伴有交界区或室性逸搏心律，也需治疗。

b. 治疗基础病因。

c. 阿托品静脉注射 0.2~0.4mg，会引起不可预知的反应。紧急心动过缓的治疗剂量为 0.4~1.0mg。

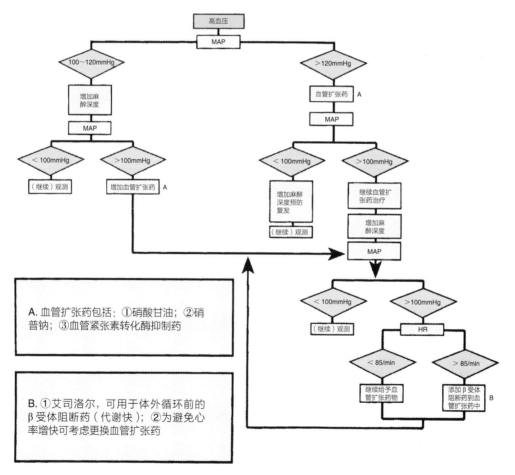

▲ 图 6-2 体外循环前高血压的治疗

首先应排除技术性问题和困难气道。HR. 心率；MAP. 平均动脉压；ACE. 血管紧张素转化酶抑制药

– 可能引起不可控的心动过速和心肌缺血。

– 可能无效，但仍然是突发心动过缓的指征。

– 格隆溴铵（0.1～0.2mg 静脉注射）是另一种迷走对抗药物，能轻微增加心率，但其效应同样不可预测，且半衰期比阿托品更长。

d. 泮库溴铵具有拟交感活性，2～4mg 静脉注射通常有效，但效果可能不可预测。

e. 若心动过缓伴有低血压时，可静脉注射麻黄碱 2.5～25mg。效果可能不可预测。

f. 具有起搏功能的肺动脉导管及食管心房起搏，虽然价格昂贵，但安全且效果可预期，能有效增快心率。

g. 致命性心动过缓时可以使用胸外或者直接的心外膜起搏。微创手术时应放置体外起搏电极膜以备用。

（4）窦性心动过速

①窦性心动过速是术中心肌缺血最重要的危险因素。窦性心律超过 100/min 时心肌缺血发生率为 40%；每分钟心率超过 110 次时，心肌缺血的发生率为 32%～63%[26]。麻醉过浅是最常见的原因（交感兴奋）。

②治疗

a. 排除通气异常并加以纠正。

b. 若有麻醉过浅的征象或 BIS 监测数值改变，则加深麻醉。通常经验性给予小剂量镇痛药物。

c. 治疗潜在病因。

– 若前负荷过低，给予容量治疗。

– β 受体阻断药艾司洛尔有效，尤其是伴心肌缺血时。

> **临床要点**　许多体外循环前的心律失常是由于心脏表面的外科操作引起的，通常在心脏操作结束后终止。

（5）心律失常

① 体外循环前心律失常最可能的原因是手术操作对心脏的机械刺激（表 6-7）。

表 6-7　心律失常的常见原因[a]

1. 心脏的机械刺激（如荷包缝合、插管、排气和观察冠状动脉解剖时搬动心脏）
2. 此前已存在的心律失常
3. 儿茶酚胺水平升高 　(1) 浅麻醉 　(2) 高碳酸血症 　(3) 笑气
4. 直接或间接的自主神经刺激 　(1) 泮库溴铵 　(2) 正性肌力药 　(3) 氨茶碱 　(4) β 受体激动药 　(5) 单胺氧化酶抑制药和三环类抗抑郁药
5. 包括低钾血症在内的电解质异常
6. 高血压
7. 低血压
8. 缺血[b]
9. 低氧血症

a. 出现心律失常的原因按发生频率的大致顺序列出
b. 重度冠心病患者更频繁

② 治疗

a. 治疗病因。体外循环前补钾仅限于有症状的低钾血症，因为体外循环使用停搏液可明显提高血清钾水平。由于低镁出现心律失常时需要补镁。

b. 可引发轻微血流动力学异常的心律失常。

– 室上性心动过速（包括急性心房颤动或扑动）：停止机械刺激或按摩迷走神经，给予腺苷、钙通道阻滞药、β 受体阻断药（通常是艾司洛尔）、去甲肾上腺素或腾喜龙。

– 室性早搏多数是良性的，停止机械刺激

即可恢复。

－抗心律失常治疗并不会减少由机械刺激引起的室性早搏。

－如果不是机械刺激引起的室性早搏，可以使用利多卡因、普鲁卡因酰胺、β受体阻断药和（或）胺碘酮。但这在没有出现室性心动过速时，基本是没有必要的。

c. 导致严重的血流动力学紊乱的心律失常。

－房性心律失常、室性心动过速及室颤采用电复律或电除颤。

－胸内电复律：开胸后直接在心脏表面放置小电极板；选择低能量（10～25J）复律（由于不存在皮肤电阻）；房性心律失常和室性心动过速使用同步电复律，这还需要额外的导线或设备来传输 ECG 信号到除颤仪；除颤在非同步模式下需要相似的能量水平。

－胸外电复律：关胸后使用常规大小的电极板；能量选择 50～300J；为了防止污染无菌区域，如果在切开之前没有放置电极板，需要使用无菌的体表电极板。

12. 体外循环前的准备

(1) 肝素抗凝[27]：普通肝素是首选的抗凝药物。肝素是一种水溶性黏多糖，平均分子量为 15 000Da。

①作用机制：与抗凝血酶Ⅲ（AT Ⅲ）结合，是一种蛋白酶抑制药。加快 AT Ⅲ 与多种活化凝血因子（Ⅱ、Ⅸ、Ⅹ、Ⅺ、Ⅻ、ⅩⅢ）的反应速率。

②起效时间：不超过 1min（如果心功能正常）。

③半衰期：常规心脏手术剂量时大约2.5h。

④代谢：50% 通过肝脏（肝素酶）或网状内皮系统代谢；50% 以原形由肾脏排出。

⑤不同制剂的效价可能相差悬殊。

a. 效价以 U 而非 mg 计算。

b. 肝素溶液通常含有至少 100～140U/mg，由批次或厂家不同而异。

⑥剂量

a. 体外循环前肝素抗凝的起始剂量时300～400U/kg，这是许多研究者公认的。也有一些患者在使用此剂量肝素之后仍未达到足够的抗凝效果，因此，应根据 ACT 检测结果来判断每位患者的抗凝是否足够（见第 21 章 "体外循环期间和之后的凝血功能管理"）。

b. 有些单位使用肝素剂量－反应滴定的方法来确定肝素的起始剂量。

⑦给药途径：肝素应直接注入中心静脉或右心房，并验证是否进入血管（回抽血液验证，适当的 ACT 水平）。

(2) 插管（图 6-3）

①插管前应在缝线悬吊心包以增加操作空间，并有利于兜住心外冷却液和冰屑。悬吊可抬高心脏，这会导致静脉回流减少和低血压。

②荷包缝合可用于术中固定主动脉和静脉插管，撤管后应予以关闭。

③停止使用笑气以防止气栓变大。

④插管前常规给予肝素。

⑤先行主动脉插管以确保在静脉插管大出血时能进行容量输注。收缩压应降至90～100mmHg 方能降低主动脉撕裂的风险且有利于插管操作。必要的话可通过心脏储存吸引器作为静脉回流管开始紧急体外循环（所谓的 "吸引器体外循环"）。

⑥当主动脉插管连接至体外循环管路时，手术和麻醉医师团队应同时检查是否存在主动脉管气泡。先试输 100ml 液体以测试插管位置和工作是否正常。

⑦如果在体外循环前拟行输液，应确保输液管路的通畅。

⑧PEEP 可用来增加心内压力，这可以避免右心房和左心室插管（左心排气管）时混入

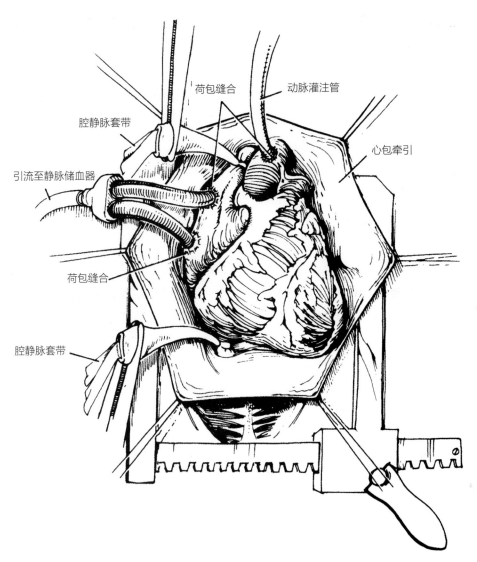

荷包缝合

动脉灌注管

腔静脉套带

心包牵引

引流至静脉储血器

荷包缝合

腔静脉套带

▲ 图 6-3　开胸及心包悬吊图示（见正文）

注意动脉、静脉的插管位置。上、下腔静脉外套带，收紧后即开始完全体外循环（见第 7 章 "体外循环管理" 中完全和部分体外循环部分）

气体。

⑨主动脉插管的并发症

a. 气体或粥样硬化斑块脱落均可导致栓塞。主动脉上超声可用于检查是否存在内膜斑块，并确定 "安全" 的插管位置。

b. 低血压

– 低血压常继发于低血容量（失血）。

– 也可由心脏的机械压迫所致。

– 主动脉插管使用的部分阻断钳可能导致主动脉管腔变窄（儿童更常见）。钳夹后应立

即检查主动脉压力。

c. 心律失常（罕见）最可能是由于手术操作所致。

d. 插管位置不当可能导致主动脉夹层。通过观察主动脉插管的搏动性压力和桡动脉平均压的相关性可有效判断是否发生主动脉夹层，此外还可以通过 TEE 来判断。

e. 出血

– 插管时少量出血很常见。

– 主动脉撕破则可能发生大出血。

－治疗方法包括容量输注或开始体外循环。

f. 套管周围进气很罕见，一旦发生，则可能导致全身栓塞。

⑩静脉插管的并发症

a. 低血压

－静脉插管可能暂时影响静脉回流，导致心排血量减少和低血压。如果静脉插管过大造成腔静脉堵塞，那么治疗低血压的最合理的选择可能是启动体外循环。

－如果低血压是由低血容量所引起，可经由主动脉插管分次给予输液补充。成人 100ml，小儿 10～25ml。

－心脏的机械压迫也可引起低血压，尤其是下腔静脉插管时。

b. 出血

－右心房或上下腔静脉撕裂均可导致出血。

－治疗包括容量替代或紧急体外循环。

c. 心律失常

－心律失常多由手术操作所致。

－如果血流动力学平稳则无须治疗。

－通常只需要减少或停止机械刺激。

d. 插管周围进气可能会引起肺栓塞。

(3) 自体血液分离

序贯分离血小板和凝血因子。从自体血中分离血小板和凝血因子以使其免受体外循环的破坏，并在体外循环结束时输回体内。一些医师认为这可以促进体外循环后的凝血功能并减少异体血和血制品的需求。不过目前这种观点仍有争议。血小板和凝血因子的分离可以通过多种方法实现。

a. 技术

－体外循环前抽出 500～1000ml 血液储存在枸橼酸糖溶液中，方法类似于库存血液。

－转机前从静脉管路引流出 500～1000ml 肝素化的血液，以备用。

－转机前可通过血液回收设备从中心静脉导管中单采血小板。离心之后将红细胞回输给患者以维持其血红蛋白水平和携氧能力。无血小板成分可回输以维持血容量，也可与有血小板成分一起在体外循环结束之后再回输。

b. 风险

－继发于低血容量的低血压。用血管加压药物治疗，降低抽血速率并加快输注速率。

－混合静脉血氧饱和度下降提示携氧能力下降。给予纯氧，暂停血液引流，根据情况输注红细胞并尽快开始体外循环。

－感染：引流和回输血液时保持无菌技术。

c. 相对禁忌证

－冠状动脉左主干病变或类似病变。

－左心室功能不全。

－贫血，血红蛋白低于 12g/dl。

－急诊手术。

致谢

非常感谢 Michael Howie，M. B. Ch. B. 撰写了上一版本章节。他丰富的临床经验和药理学知识奠定了本章的基础。

第 7 章
体外循环管理
Management of Cardiopulmonary Bypass

Neville M. Gibbs　　Shannon J. Matzelle　　David R. Larach　著

邹　宇　王　锷　译

范　亮　黄佳鹏　校

本章要点

- 体外循环（CPB）插管之前，麻醉医师必须确保足够的肝素化抗凝水平，特异性的监测指标是活化凝血时间（ACT）大于 400s。

- CPB 开始时，一旦确认达到目标灌注流速（如全流量）和充分的氧合，麻醉医师应停止机械通气并开始监测 CPB 指标。

- 心脏停搏液有很多种"配方"，通常使用低温高钾晶体液，可单独使用或与血液组合使用。停搏液的灌注分为顺行灌注（经由冠状动脉）和逆行灌注（经由冠状静脉窦）两种。

- CPB 期间的麻醉维持可由吸入麻醉药、阿片类药物和镇静药物（如丙泊酚、咪达唑仑）的多种组合实现。低温期间麻醉药物需求量降低。但为了避免自主呼吸和寒战的发生，应维持足够的肌肉松弛。

- CPB 期间合适的灌注流量和压力尚存在争议，但对于绝大部分患者而言，正常体温灌注指数需维持在 2.2～2.4L/（min·m²），平均动脉压（MAPs）需维持在 50～70mmHg。持续监测混合静脉血氧饱和度（MvO₂）及间断监测动脉血气可有效评估器官灌注是否充分。

- CPB 期间适度的血液稀释是有利的，在 CPB 管路中加入预充液可达到这一目的。CPB 期间血红蛋白（Hb）的最低安全浓度尚未统一，必须在 CPB 开始前讨论决定好。对大部分患者而言，安全值是维持 Hb 浓度≥ 6.5 g/dl（血细胞比容≥ 20%），此时不会出现氧供不足的表现（如代谢性酸中毒、低 MvO₂ 等）。

- CPB 期间常使用低温技术以降低氧耗和代谢，并实现器官保护。常用的温度是 32～34℃，同时结合 α 稳态动脉血气管理。复温需缓慢进行，当核心温度达到 37℃后停止复温。

- 在心脏停搏期间，麻醉医师需直接观察心脏以确认左心室血液是否排空。此时心脏充盈压低，心电图表现为电活动静止。

- 通过一系列措施确保足够的氧气输送（如流量、Hct）和灌注压力（动脉 – 静脉），以及尽量减少 CPB 的炎症反应，从而促进大脑、肾、肺和肠道等器官功能的保护。

- CPB 可能导致灾难性的事件，如主动脉夹层、主动脉或静脉插管不当所致的脑缺血、静脉插管不当所致的局部静脉淤血、气体进入所导致的静脉阻塞、大量空气栓塞、泵或者氧合器故障、体外管路中血栓形成等。对于上述灾难事件的预防需要高水平的专业知识、高度的警惕性及强制性安全预防检查。

- 由于手术暴露有限，微创心脏手术的 CPB 通常需要额外的仪器和监测，可使用经食管超声检查（TEE）引导静脉和其他插管，以及肺通气管理以优化手术入路。
- 其他的罕见情况如镰状红细胞病、冷凝集素病、恶性高热（MH）、血管神经性水肿等也可能在 CPB 时碰到，这需要额外的干预措施或者对 CPB 进行必要的修改。

一、体外循环前的准备

体外循环前的准备要求术者、灌注师和麻醉医师的充分沟通与合作。

（一）CPB 管路的安装和检查

灌注师应在手术开始前安装 CPB 管路（图 7-1），以保证必要时可迅速开始 CPB。管路的组件［如泵（滚轴泵或离心泵）、管路（普通管或肝素管）、储血罐（静脉或动脉）、氧合器、滤器和安全监视器］可由所在机构的习惯决定，但必须遵从专业组织的指南。同样的，CPB 预充液的类型和容量也常由灌注师咨询术者和麻醉医师后决定。灌注师对照检查单来检查所有的组件。详见第 20 章关于 CPB 管路的设计和使用的相关内容。

（二）CPB 前麻醉医师的核查项目

麻醉医师另有一张 CPB 开始前的检查清单（表 7-1）。内容包括确认抗凝充分（如

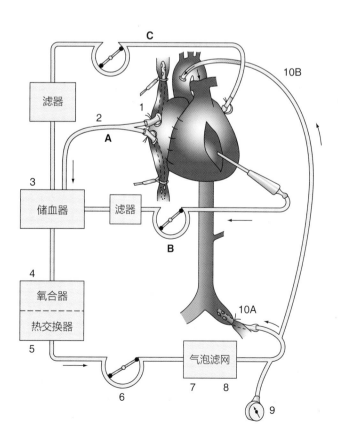

◀图 7-1 体外循环环路（示例）

血液由重力（或真空辅助）(A) 从腔静脉 (1) 经由静脉导管 (2) 引流入静脉储血器 (3)。术野出血和排气失血由吸引器抽吸泵入 (B, C) 心切开储血器（未显示），再引流至静脉储血器 (3)。静脉血经过氧合 (4)、调节温度 (5)、升高主动脉压力 (6) 及去泡滤过 (7、8) 之后泵回主动脉 (10B) 或股动脉 (10A)。监测动脉压力 (9)。注意 3、4、5 常整合为一个部分（改编自 Nose Y. *The Oxygenator*. St. Louis, MO: Mosby；1973：53）

ACT ＞ 400s），CPB 期间维持足够的麻醉深度，暂停液体输注，有创监测回撤到安全位置（如 Swan-Ganz 导管回撤到近端肺动脉，食管内的 TEE 探头回归到中立位置）。此时应放空患者尿袋，并检查患者的颜面部及瞳孔以便及时发现 CPB 期间的意外情况。如果使用脑氧饱和度监测，应记录 CPB 前脑氧饱和度测量值。

表 7-1　体外循环前的核查项目

抗凝——ACT ＞ 400s
麻醉深度——保持持续输注；笑气停止
插管——动脉管路压力和脉动是否合适；有无动脉气泡；必要时用 TEE 检查插管
静脉输液——检查药物输注并暂停输液
监测 将肺动脉导管撤至主肺动脉 将 TEE 探头返回到中间位置 检查压力传感器的零点是否正确 核心温度测量部位 记录 CPB 前脑氧饱和度测量值（如果使用脑氧饱和度监测） 导尿管引流袋排空
血液稀释：讨论血液稀释安全限度及是否为输血的触发点

ACT. 活化凝血时间；CPB. 体外循环

（三）动静脉插管的管理

插管前需确认抗凝是否充分。若使用笑气麻醉，插管前需停止使用（以避免插管时意外混入的气泡体积膨胀）。麻醉医师需降低收缩压至 80～100 mmHg 以降低插管时主动脉夹层的风险。在大多数情况下，动脉插管位置在升主动脉远端。应该通过 TEE 或术中主动脉表面超声扫描排查插管位置是否存在有风险的动脉粥样硬化斑块（可移动或厚度大于 3mm）。随后灌注师应检查动脉插管的压力波形是否匹配患者全身血压波形，以确认动脉管在主动脉管腔内。根据主动脉插管的类型，可以通过 TEE

检查导管尖端是否处于正确位置。一旦主动脉插管到位，确定位置正确（并且确保足够的抗凝），可以经主动脉插管补充容量，治疗暂时性低血压。若采用二级静脉插管，外科医师会在右心房插入静脉管，再引导二级管路插入下腔静脉。若计划采用逆行灌注，则从右心房将一根单独的小导管在 TEE 引导下插入冠状窦。当远端降主动脉灌注受限时可在股动脉插管，但腋动脉插管更常用，因为这样可以避免升动脉粥样硬化患者胸主和腹主动脉的逆行血流引起斑块脱落和逆行栓塞。静脉插管也可以置于股静脉，但导管必须深入右心房才能保证足够的引流。这种情况下应该使用 TEE 以确认静脉导管的满意位置。本书后述部分已介绍了微创手术的动静脉插管的管理。

二、启动 CPB

（一）建立"全流量"灌注

插管完成且各项检查和监测正常后，外科医师会指示启动 CPB。灌注师通过动脉导管逐渐增加进入体循环的含氧血流量。与此同时，静脉钳应逐渐松开，使全身的静脉血逐步被引流至 CPB 储血器内。应注意将动脉流量与静脉引流量相匹配。一般来说，动脉流量应在 30～60s 内逐步增加至患者正常心输出量（CO）的水平。"正常"心输出量通常基于心脏指数，为 2.2～2.4L/（min·m²），这被称为"全流量"。此时左心室将停止射血，中心静脉压（CVP）将降为 0。

（二）体外循环初期的核查项目（表 7-2）

体外循环开始后，麻醉医师需检查患者颜面部颜色及双侧瞳孔大小是否对称，可以使用 TEE 再次检查动脉插管的尖端位置。检查动脉血颜色、管路内 PaO_2 或氧饱和度以确认氧合器工作正常。检查动脉波形是否搏动消失及 CVP 是否降至 5mmHg 以下，以确认静脉引流是否充分。暂时的低血压（MAP 30～50mmHg）在 CPB 开始后并不罕见，但如果持续低血压，应排除主动脉夹层。

表 7-2　体外循环初期的核查项目

插管位置

　动脉管路：管路压力和搏动应与患者血压相匹配
　面部：检查颜色、温度应对称，没有充血及水肿
　眼睛：检查瞳孔大小、是否对称，没有球结膜充血和水肿
　如有必要，应用 TEE 再次检查插管位置

氧合

　肉眼可见动静脉血液的颜色差异
　可确认管路内 PaO_2 或 SaO_2，保证满意的 SvO_2

血流动力学

　平均动脉压：正常值为 30～60mmHg
　中心静脉压：应低于 5 mmHg
　肺动脉压：若监测，平均肺动脉压应低于 15mmHg

心脏：处于排空状态，心房和心室塌陷

灌注流量：30～60s 内增加至"全流量"[灌注指数 2.2～2.4L/（min·m²）]，心脏排空时没有心脏射血

机械通气：达到"全流量"后暂停机械通气

臨床要点　　如果实现全流量或充分氧合存在疑问，应考虑暂停 CPB，以便再次确认插管位置和 CPB 设备。

（三）停止机械通气

如果体外循环初期的检查项目都正常并已达到全流量，应停止机械通气，CPB 期间的最佳肺管理方案目前尚不明确，持续气道内正压（5～10 cm H_2O）及 FiO_2 合理参数的相对优势也尚未被证实，虽然使用 100% 氧气可能会促进肺不张。对于微创手术，应避免术侧的气道内正压。

（四）监测

体外循环期间的监测项目包括持续的 ECG、MAP、CVP、核心温度（如鼻咽温、鼓膜温度、膀胱温度等）、血液温度和尿量。也推荐持续监测动脉和静脉的氧饱和度、管路内动脉血气、pH、电解质和 Hct 等。测量错误可能导致不恰当的处置，并带来灾难性后果，因此应当校准并反复测量以提高准确率。麻醉的深度应该使用脑电双频指数（BIS）持续监测。应间断监测凝血功能（如 ACT）、动脉血气、电解质（包括钙、钾、血糖和乳酸）和血色素。使用床旁即时监测系统可以快速估计患者 Hb 和血糖值。使用近红外光谱的脑氧饱和度测定（NIRS）提供脑组织氧合的指示，用于特定患者或特定手术[1]（见后述）。

（五）充分灌注

1. 氧气输送（DO_2）是建立充分灌注最重要的目标 [$DO_2 = CaO_2$（血氧含量）× 有效灌流速]。由于血液稀释，公式的误差幅度通常降低，但低温也可能降低氧气利用率。由于氧气利用增加，DO_2 不足将导致混合静脉血氧饱和度降低。当 DO_2 低于临界点时将发生组织缺氧和乳酸性酸中毒。通过提高 Hct 值（通过输血或血液浓缩）或通过增加泵流速可以改善 DO_2。低温和肌肉放松可减少氧气消耗量，通过计算氧耗量可协助确保提供足够的氧供。

2. 混合静脉血氧饱和度（MvO_2，SvO_2）为在给定需氧量（VO_2）情况下是否存在合适氧供（DO_2）提供了充分的线索。

通常，在常温下 MvO_2 高于 75%。低于此值，应考虑 VO_2 需氧量异常，如低于 50% 可能存在组织缺氧。然而，满意的 MvO_2 也不能排除局部缺血。因此，虽然应及时纠正低静脉血氧饱和度，正常或高的静脉血氧饱和度也不

能代表所有器官都得到了充分灌注。

> 临床要点　SvO_2 为整体灌注的充分性提供了有价值的指导，但是需要提供更多信息，以确保对单个器官的充分灌注，并排除局部缺血。

3. 代谢和乳酸性酸中毒：氧供（DO_2）不足将导致组织缺氧，从而引起代谢性酸中毒，这主要是由于乳酸升高。可以通过管路或连续动脉血气监测发现 pH、碳酸氢根的降低和碱剩余的增加。其中乳酸水平的增加指示酸中毒的代谢成因。

4. 脑氧饱和度测定法（如 NIRS）。除了可监测脑部氧供是否充分之外，最近的研究表明脑氧饱和度测定可用于评估全身氧气输送[2]。由于脑血流量的自主调节能力强于其他器官，脑氧饱和度的减少表明其他组织的氧供也存在受损。

5. 对特定器官的区域灌注：见本章六、CPB 期间的器官保护。

三、标准 CPB 流程

（一）标准的冠状动脉旁路移植（CABG）手术

标准的 CABG 手术流程如下：启动全流量 CPB，轻度至中度低温（30～34℃），既可以主动降温也可以被动的自然降温（有时也称为"drifting"下滑）。钳夹阻断主动脉后，心脏停搏液从主动脉根部顺行灌注和（或）从冠状窦逆行灌注以使心脏停搏。在顺行灌注停搏液时，留心观察左心室的膨胀非常重要。逆行灌注停搏液时则需要监测灌注压力。先将隐静脉桥血管的远端缝合至病变最为严重的冠状动

脉，以便经由静脉桥血管向狭窄部位的远端灌注停搏液。乳内动脉易损且较短，通常最后进行吻合。进行最后一支血管的远端吻合时可开始复温，当最后一个远段血管吻合完成，开放主动脉阻断钳，放置主动脉侧壁钳或血管内闭塞装置以便完成静脉桥的近端吻合，此时停搏液也从心脏内被洗出。复温完成后，视情况进行心脏除颤。此外，近端桥血管的吻合也可在主动脉阻断下进行，这样可以减少对主动脉的操作（有粥样斑块脱落的风险）。全流量 CPB 持续至心脏开始接受新的血供。最后，当患者复温满意且冠状动脉旁路移植已经完成，如有室颤则立刻电除颤，缝合起搏导线，结束 CPB。

（二）标准的主动脉瓣置换或修复术

CPB 开始后阻断主动脉，停搏液可以如 CABG 手术一样进行灌注，如存在主动脉瓣关闭不全，则可以切开主动脉根部，直视下将停搏液灌入每个冠状动脉开口（以防止主动脉瓣关闭不全导致停搏液逆行灌入左心室）。在这种情况下，停搏液可完全由冠状窦逆灌，也可以逆灌辅助顺灌。然后置换或修复瓣膜。CO_2 充盈胸腔以排出心脏的空气。瓣膜置换接近尾声时开始复温。灌注心脏以排出空气和组织碎片，关闭主动脉切口，保留排气管。主动脉阻断钳被松开（此时患者常取头低位），必要时进行除颤。静脉引流减缓时开始做最后的排气，当心脏充盈并开始射血时（部分流量 CPB）气体可由主动脉排气管、左心引流管或心尖部的针头排出。排气时膨肺有助于将肺静脉和心腔内的气泡排出，TEE 可用于监测排气效果。

（三）标准的二尖瓣置换或修复术

此类手术与主动脉瓣手术类似（见上一小节），所不同的是，二尖瓣手术切开左心房（或切开右心房经房间隔进行手术）而不是主动

脉，心脏停搏液可以从主动脉根部或冠状窦进行灌注。如果是经心房手术，则经上下腔静脉插管是必需的。然后置换或修复瓣膜。大口径左心引流管经过二尖瓣放入左心室以防止排气完成前血液泵入主动脉。在经上下腔插管前，肺动脉导管需撤回至上腔静脉并监测 CVP，也可以通过漂浮导管鞘管的侧管监测 CVP。充分冲洗术野后关闭左心房切口，但不关闭左心引流管，患者摆头低位后松开主动脉阻断钳。必要时进行除颤。按照前文描述的方法排气。最后，拔除左心引流管，排气结束。

（四）标准的联合瓣膜 –CABG 术

通常最先吻合静脉桥血管的远端，这样可以向严重狭窄的冠状动脉远端心肌灌注停搏液。对已行人工瓣膜置入术的患者在抬举心脏以暴露后壁血管时可能会导致心肌撕裂，尤其是二尖瓣置换术的患者。随后，按前述步骤行瓣膜手术，在主动脉瓣与二尖瓣联合置换术时，通常先行二尖瓣置换术。

四、CPB 的维持

（一）麻醉

1. 药物与技术的选择

与体外循环前一样，此阶段的常规麻醉方案是在阿片类药物（如芬太尼、舒芬太尼）和其他镇静药物（如咪达唑仑）的基础上加用较强的吸入麻醉药或静脉麻醉药物（如丙泊酚）。吸入麻醉药由于其缺血预处理并减少再灌注损伤，因而相较于其他麻醉药物有着较强的心肌保护作用[3]。

2. 经由泵氧合器吸入麻醉药物

这要求在氧合器的气体入路内安装挥发罐。挥发罐有流量补偿和温度补偿功能，常用

的药物为七氟醚或异氟醚。药物浓度通常是常温下 1.0MAC，根据阿片类药物和镇静药物用量来调整，并在低温时减量。大多数氧合器摄取和消除吸入麻醉药的速度要远远快于麻醉机、呼吸回路和患者心肺。将气体分析导管从呼吸回路连接至氧合器侧口即可确认吸入麻醉药是否给予患者[4]。若使用吸入麻醉药，则需在氧合器出口端清除废气。笑气可能使气体空间膨胀，导致小的或大的气体栓子，因此不应使用。

3. 全凭静脉麻醉

阿片类和镇静药物合用的全凭静脉麻醉（TIVA）可用于 CPB 期间，既可间断推注也可持续输注。丙泊酚的常规输注速率为 3～6mg/（kg·h）或目标血浆浓度为 2～4μg/ml，这取决于合用的其他静脉药物及患者的体温。TIVA 的优点在于简单、心肌抑制小，且不需要清除氧合器的废气。但不论哪种方案的 TIVA 都较难确认麻醉深度，需要更为精确的监测（如 BIS 指数、熵指数）[5]。

4. 肌松

CPB 期间患者体动可能导致插管移位，应绝对避免。若不增加肌肉松弛药用量，则需保证足够的麻醉深度以防止体动。同样的，自主呼吸可能造成血管内负压并进气，如果发生自主呼吸，应检查麻醉深度是否足够，并纠正 $PaCO_2$ 升高（如果存在）。

5. 温度的作用

体温下降时麻醉药物需求量也下降。由于脑部血供相对较高，其温度变化比核心温度变化更快。因此，复温开始时需尽快达到足够的麻醉深度，此时常需要加用阿片类药物或镇静药物。当患者体温正常后，麻醉深度的要求与 CPB 前相同，但实际上大多数麻醉药物的时量相关半衰期在 CPB 中和 CPB 后是增加显著的。

6. 麻醉深度的监测

由于使用了大剂量的阿片类药物、心血管

药物（如β受体阻断药）和肌肉松弛药，术中知晓很难从临床表现上被诊断出来。并且 CPB 时也不能依靠血流动力学提示进行诊断。此时需检查患者瞳孔扩张和出汗的情况，但这些体征也受到阿片类药物和复温的影响。因此，应保证足够的麻醉药量，最好还是使用麻醉深度监测仪[5]。

7. 药代动力学和药效动力学的改变

CPB 时体外管路中的预充液会增加患者循环血量，但大多数麻醉药物在循环中分布的百分率变化通常不大。肌肉松弛药是一个例外，因此 CPB 开始时需追加其药量。血液稀释会降低血浆蛋白浓度、增加许多药物的游离活化比例（如丙泊酚），这能部分抵消由于循环血量增加所导致的血浆总浓度的降低。某些药物（如芬太尼、硝酸甘油）可部分吸附于 CPB 环路的管壁。低温可减少肝肾血流，从而降低药物的代谢和清除速率。体外氧合可降低肺代谢并阻隔某些药物和激素的作用。一些血管分布较少的组织如肌肉、脂肪等，其血供减少可能阻隔 CPB 前给予的药物作用。CPB 相关的低温和血流动力学改变都能影响药物反应。这些药理学的联合效应改变很难准确预测，因此，滴定给药以达到特定终点在 CPB 过程中格外重要。

（二）血流动力学管理（参见第 20 章）

1. 全身灌注流速

CPB 时最根本的血流动力学改变是 CPB 泵而非患者的心脏产生 CO。灌注师调节 CPB 泵以达到满意的灌注流速。这通常基于综合了患者身高、体重和核心温度的列线图。一般来说有效的灌注流速在 37℃时是 2.4 L/(min·m^2)，在 28℃时是 1.5 L/(min·m^2) 上下。CPB 泵血量会设置得比目标流速略高，以抵消 CPB 管路中的再循环。如动脉滤器中会有 200 ml/min 的血流持续返回储血器以清除微小气泡。

有效的灌注流量等于 CPB 泵出量减去再循环量。灌注流速不足可能导致静脉血氧饱和度低（CPB 静脉回流血液中持续监测），无氧代谢和乳酸堆积还可能导致代谢性酸中毒。若能排除其他引起静脉血氧饱和度低的原因（如过度血液稀释、麻醉深度不足、过度复温导致的代谢增加），则应相应增加灌注流速。不过，静脉血氧饱和度正常并不意味着所有组织的灌注已足够。分流可导致部分组织的血管床未灌注。肌颤能增加代谢率，低温时症状可不明显。其他增加代谢率的少见原因还包括甲亢、恶性高热，这时即时灌注流速正常，患者静脉血氧饱和度也会降低。

2. 平均动脉压（MAP）

CPB 时的最佳 MAP 尚不确定[6]。因为绝大多数的 CPB 是使用非搏动性泵血，所以收缩压和舒张压通常并不重要。若灌注流速已达标，只要 MAP 在自动调节的下限以上，并且各个器官的动脉没有严重狭窄的话，患者实际 MAP 可以不太重要，但是，自动调节的下限在患者之间差异很大[7]。因此，成人常用保守的方法，维持 MAP 在 50～70mmHg，相对应的 CVP 趋近于零，如果 CVP 升高则应调高。术前有高血压或脑血管疾病的患者则需维持较高的 MAP。儿童可耐受较低的 MAP 水平。测量误差可能由于压力传感器或零点位置不当所致，需反复检查。

3. 低血压

处理低血压时需着重关注是否达到足够的灌注流速。灌注流速的短暂降低（如手术的特定步骤时外科医师要求）通常影响不大，但应避免长时间的降低。一旦确认灌注流速已足够，则应使用血管收缩药物如去氧肾上腺素［0.5～10μg/(kg·min)］，或去甲肾上腺素［0.03～0.3μg/(kg·min)］提高外周血管阻力（SVR）以纠正 MAP。SVR 的公式如下：

SVR =（MAP – CVP）/ 有效灌注流速（L/min）

MAP 单位为 mmHg，CVP 单位为 mmHg，SVR 的单位为 mmHg/（L·min）（若要转换为 dyn·s/cm^5，则乘以 80）。

由于血管收缩药物的个体差异性较大，尤其在 CPB 期间，因此给药剂量需个体化滴定，从中效药物（如去氧肾上腺素）或小剂量开始使用，视情况逐步增加剂量或改用强效药物（如去甲肾上腺素）。有时也会需要使用血管加压素（0.01～0.05U/min）。为纠正低血压可短暂性增加灌注流速（在血管收缩药物尚未起效时），但这对顽固性低血压没有作用。CPB 开始时通常伴有急剧的血液稀释，SVR 会降低。心脏停搏液进入循环也会降低 SVR，这也是低血压的常见原因之一。松开主动脉阻断钳后的心肌再灌注常导致短暂性低血压。因此，CPB 中常使用血管收缩药物，连续输注比间歇性注射更可取，以避免意外的高血压或 MAP 的"过山车"变化

4. 高血压

高血压通常是由于外周血管阻力增高所致，其原因可能是内源性交感兴奋或低温。在使用直接血管扩张药物［如硝酸甘油 0.1～10μg/（kg·min），硝普钠 0.1～2μg/（kg·min），尼卡地平 2～5 mg/h］之前需确认麻醉深度足够，排除主动脉插管位置不当所导致的人为性高血压（参见"动静脉插管的管理"和"动脉插管位置不佳"部分）。为纠正高血压，可暂时降低灌注流速至正常以下（当血管扩张药物尚未起效时），但不能用此方法来纠正持续性高血压。主动脉阻断钳夹闭或松开时应避免高血压，包括使用侧壁钳时。通常情况下，硝酸甘油是对静脉血管的舒张效应比动脉的舒张效应更强的一线药物。如果单独使用硝酸甘油效果欠佳，硝普钠会更有效。尼卡地平的降压效应持续时间更长。

5. 中心静脉压

静脉引流正常时，CVP 应该很低（0～5mmHg）。CVP 持续增高提示静脉引流不佳，这可能需要手术医师调整静脉插管的位置。适当升高手术台能增加心脏与静脉储血罐之间的流体静力梯度，也能改善静脉引流。近年来抽吸器（真空辅助静脉引流）使用越来越多，尤其在小型化回路（见第 20 章）和股静脉插管（见"需要 CPB 的微创手术技术"部分），此时若 CVP 降至 –5 mmHg 以下则应考虑过度抽吸。由于 CVP 的变化范围很窄，因此其对测量误差很敏感（如传感器与右心房之间的流体静力梯度）。需注意的是 CVP 必须使用大口径的中心静脉管进行测量，并且不能被外科的阻断带缠住。

（三）液体管理和血液稀释

1. CPB 预充液

CPB 管路由一种平衡等渗晶体液所"预充"，并依据灌注师、麻醉医师和外科医师的偏好加入胶体、甘露醇、或缓冲液（见第 20 章）。CPB 预充液还含有少量肝素（5000～10 000U）和抗纤溶药物（如氨基己酸 5g 或氨甲环酸 1g）。预充液的容量由环路的结构决定，通常成人是 1400～2000ml，使用小儿 CPB 回路或小型化回路时可减少（见第 20 章）。

2. 血液稀释

使用不含血的预充液不可避免的会造成血液稀释。CPB 开始时血液稀释的程度可以用以下方法估计：患者预计的血容量与患者血容量加上 CPB 预充液总量的比率，乘以 CPB 前患者的 Hb 浓度（或 Hct）。中度的血液稀释是可被耐受的，这是因为 CPB 时机体对氧的需求下降而氧的运输保持不变，尤其当低温时更是如此。中度的血液稀释还有其优点，它能降低血液黏滞度，这能中和低温所导致的血液黏滞

度增加。

3. 血液稀释的限度

CPB 时血液稀释的安全限度尚不明确，比较保守的意见是避免 Hb 水平降至 6.5 g/dl 以下（相当于 Hct < 20%）。如果预计 CPB 开始时血液稀释的程度太高，可往预充液中加入红细胞（RBCs），这对于低体重患者（其血容量较低，尤其是小儿患者）和贫血患者很重要。如果 CPB 期间灌注流速足够且有效，但静脉血氧饱和度很低，需考虑是否存在血液稀释过度及是否需要输血。氧供不足会导致无氧代谢和酸中毒。已有脑动脉和肾动脉狭窄的患者对血液稀释的耐受性较差。

> **临床要点**　应在 CPB 之前讨论 CPB 预计对 Hct 的影响，血液稀释的安全限度，以及输血触发指征。

4. 血液稀释的时程

CPB 期间晶体液从血管内转移至细胞外间隙，并由肾脏滤过，从而降低血液稀释的程度。然而，为了弥补失血所输注的晶体或胶体液、液体在血管外的重新分布及返回循环中的晶体停搏液，都会增加血液稀释的程度。

5. 血液稀释的监测 Hb（或 Hct）

应至少每 30～60min 测量一次，如果持续失血或混合静脉氧饱和度低，则应更频繁地测量。如果条件允许，应持续监测 Hct。

6. 快速等容血液稀释

正常（或较胖）体型及术前 Hb 正常的成人，可在 CPB 开始前或开始时进行快速等容血液稀释。一般来说，收集 1～2U 抗凝血，换之以胶体液或晶体胶体混合液。收集的这一部分含有 CPB 前 Hb、血小板凝血因子的血液可在 CPB 结束后回输给患者。

7. 输血

输血的指征尚不统一，且与患者和手术的因素有关。它必须权衡输血可能出现的不良反应和氧气运输不足之间的利弊。理想情况下，CPB 开始前，麻醉医师、灌注师和外科医师应该一起商讨输血触发的指征。尽管小部分患者对低 Hb 的耐受性较好，但传统的输血指征是 CPB 开始阶段的 Hb < 6.5g/dl，脱机阶段 Hb < 8.0g/dl，尽管有些患者可以承受更低的 Hb 水平，部分患者也可能需要更高的 Hb 水平。

8. 心内吸引

术野的失血需用心内吸引器收集回 CPB 管路。但术野的失血通常含有活化的凝血和抗纤溶因子，尤其是心包内的血液。过度吸引可能导致溶血，尤其是同时吸进空气时。因此，一些医师选择只回收活动性的失血。另一方法是回输入 CPB 管路前进行 RBCs 的清洗并分离回输红细胞。

9. 液体替代治疗

管路内的容量丢失包括失血、液体的重新分布和肾脏滤过。循环血容量减少表现为 CPB 储血器液平面降低会加大气体栓塞的风险，这是十分危险的情况。很多机器在液平面降至危险水平时会报警。替代的液体通常是晶体，是否输注胶体取决于灌注师、麻醉医师和外科医师的偏好。

10. 利尿和超滤

某些时候，返回 CPB 管路的心脏停搏液、血管收缩药物或低温引起的血管床收缩，都会增加储血器的液平面。若液平面持续增高需使用利尿药如呋塞米或甘露醇。此外，还可以使用超滤设备以清除多余的水和电解质（参见第 20 章）。

11. 尿量

这是肾脏灌注是否足够的定量指标并能指导液体管理。血液稀释时（血浆胶体渗透压低）

尿量会增加（＞300ml/h），尤其是预充液中也加入了甘露醇时。少尿 [＜1ml/（kg·h）] 需即刻引起注意，这提示肾脏灌注不足。但也有一些患者在低温时表现出不明原因的少尿，注意排除导尿管堵塞所导致的少尿。

（四）抗凝管理（参见第 21 章）

1. 抗凝的监测：需反复进行 ACT 或类似的快速凝血检查以确认抗凝充分（如 ACT ＞ 400s；见第 21 章）。CPB 开始时检查 ACT，并每隔 30min 复查。注射肝素 2min 后检查 ACT[8]。ACT 会随时间进行性下降，因此常选择较高的目标值（如＞500s）以保证 ACT 最低值仍高于 400s。常温时，肝素清除加快，需补充肝素。

2. 肝素的补充常规给予 5000～10 000U，之后检查 ACT。使用全肝素涂层的管路同样需要补充肝素，推荐 ACT 目标值＞400s。

3. 肝素抵抗这一概念是指使用常规剂量肝素之后仍无法达到足够的肝素化。肝素抵抗有多种原因，最常见的是术前接受了数天肝素治疗的患者。大多数患者增加肝素剂量有效。当肝素用量＞600U/kg 但 ACT 仍无法大于 400s 时，需考虑输注抗凝血酶Ⅲ（AT-Ⅲ）。成人输注 AT-Ⅲ 1000U 大约可使其浓度增加 30%。新鲜冰冻血浆 2～4 单位是另一较为经济的选择，但其特异性较低，且有感染及其他并发症的风险。对肝素抵抗和 AT-Ⅲ 缺乏的详细说明参见第 21 章。

（五）体温管理

1. CPB 维持阶段体温的选择

CPB 维持阶段的最佳体温尚不确定。通常 CPB 开始时患者的核心温度为 35～36℃。核心温度常用鼻咽温或鼓膜温所测定，也可在膀胱或食管进行测量。降温的目标取决于手术种类、时长、患者因素及外科医师的偏好。通常不需要主动降温，患者的体温即可自动下降至 34℃。此外，热交换机也能用来达到中度低温，最低可降至 28℃，但通常会维持在 32℃ 及以上。如果考虑要有足够的心肌保护，可采用更低的体温（参见第 23 章）。

2. 低温

CPB 时低温可降低代谢率和氧需，并保护器官以防缺血性损伤。但是，低温可诱发凝血异常，增加复温时微气泡形成的风险。低温时 Hb 的氧饱和曲线左移，外周氧气运输减少，但这可以被氧需的减少所抵消。复温期可能会延长 CPB 持续时间，也可能导致过热，特别是大脑过热。

3. 常温

据报道，常温（或轻度低温，＞34℃）与更低的目标温度相比同样安全，可能会改善某些预后[9]。

4. 降温缓慢

降温阶段若鼻咽温或鼓膜温反应迟缓则提示大脑降温不足，并需要即刻查找原因（如热交换机故障或脑灌注不足）。需检查温度探头的位置和功能以排除人为因素。

5. 深低温停循环（DHCA）

某些外科手术操作需要停循环（如主动脉弓修复），深低温是预防脑损伤的方法之一。停循环前的目标温度要达到 15～17℃，如进行顺行脑灌注，目标温度则为 22～24℃。其他降低损伤的方法还包括尽可能缩短停循环的时间、DHCA 期间顺行或逆行脑灌注、在 DHCA 开始前给予保护性药物如巴比妥类（硫喷妥钠 10mg/kg）、类固醇激素（甲泼尼龙 30mg/kg）和甘露醇（0.25～0.5g/kg）。建议在 DHCA 之前确保深度肌松。推荐使用脑氧饱和度监测。有关 DHCA 管理和监控的具体信息，详见第 14 章和第 26 章。

6. 复温

尽早复温以确保手术结束时患者的核心温度恢复至37 ℃，这样才不会延误停机。外科医师通常会提示灌注师何时开始复温，此时应考虑患者的核心温度、该温度已持续多久以及患者的体重。复温速度受热交换机的水温和血温之间的最大安全温度梯度（＜10℃）所限制。梯度过高会增加微气泡形成的风险。动脉血温也应限制在37℃以内防止脑过热[10]。一般来说，患者的核心温度上升速度约为0.3℃/min。血管扩张药物能改善血液分布并提高泵的灌流速度，因此能加速复温。

7. 低温与动脉血气分析

低温增加了氧气和二氧化碳的溶解度，降低其分压。由于动脉血气是在37℃下检测的，因此其结果需要用患者的血温进行"温度校正"。若增加吸入氧浓度（$FiO_2 > 0.5$），则PaO_2下降的临床意义不大。但温度校正之后的$PaCO_2$下降则能导致明显的呼吸性碱中毒。为维持pH正常（pH稳态），氧合器内必须加入CO_2。另一种方法是不使用温度校正并接受H^+随温度变化的解离程度（alpha稳态），该方法不需要加入CO_2来中和酸碱。使用非温度校正值时，我们不需要进行这些复杂的生化计算，其数值在37℃时测量，与患者血温无关。动脉血气管理详见第26章。

8. 寒战

足够的麻醉深度，尤其是肌松药的使用，可避免寒战的发生。

（六）心电图管理

心内操作时，心房和心室的异位节律很常见，通常无需特殊处理。主动脉阻断前发生的室颤需进行电除颤，主动脉阻断后发生的室颤通常很短暂，这是因为心脏停搏液会马上使心脏停搏。等电位心电图不出现则提示停搏液灌注不足。心脏停搏后电活动恢复提示停搏液被洗出，此时应及时告知外科医生，因为可能需要额外的心脏停搏液。复温阶段主动脉阻断钳松开之后也可能发生室颤，常自行恢复，但也可能需要电除颤，尤其是患者仍处于低温状态时。

（七）心肌保护（参见第23章）

1. 心脏停搏液

放置主动脉阻断钳之后心肌血供中断，此时需灌注心脏停搏液。顺灌技术是在主动脉瓣和阻断钳之间的主动脉根部进行灌注。应尽量缩短主动脉阻断与灌注停搏液之间的时间间隔（几秒内）以避免热缺血。停搏液通常含有高钾，使心脏在舒张期停搏。停搏液通常也是低温的（8～12℃），以延长其保护作用时间，不过也有一些机构使用常温持续心脏停搏技术。停搏液可以是全晶体（晶体停搏液），也可以混合血液（血停搏液）。逆灌是在冠状窦插管进行灌注。主动脉瓣反流的患者直接从左冠状动脉和右冠状动脉开口进行灌注。每20～30min灌注一次，也可持续灌注。另一种新的低钠晶体心脏停搏液（Custodiol HTK，Franz Kohler Chemie GmbH，Benshein，德国），持续长达3h，通常用于微创和其他复杂的心脏手术，因为它通常无须反复间断给予心脏停搏液[11]。

2. 降温

大部分心肌保护措施都包括低温停搏液，往心脏周围放置冰块可提供更长时间保护。使用全身低温有利于保持心肌低温。

3. 排气

主动脉夹闭期间，排气管放置于主动脉根部以确保心脏不会膨起。打开心腔时左心引流管置于左心房或左心室以排血或排气。排空不足可以导致左心室张力增高、严重的缺血和心内膜下坏死。停搏液的冠状动脉灌注压力也会降低。

4. 避免电活动

详见本节"心电图管理"部分。

（八）动脉血气和酸碱管理

1. 使用 Alpha 稳态还是 pH 稳态技术？见本章"体温管理"部分和第 26 章。

2. 调整氧合器的吸入氧浓度以维持动脉 PO_2 在 $150\sim300mmHg$。动脉低氧提示氧合器新鲜气体流量不足（或缺乏）或氧浓度不足，或者是氧合器故障。

3. 调整新鲜气体流速以维持动脉 PCO_2 大约 $40mmHg$。新鲜气体流速与动脉 PCO_2 之间存在反比关系。高碳酸血症（$PaCO_2 > 45mmHg$）引起交感兴奋和呼吸性酸中毒，应避免。其原因可能是新鲜气流不足、心腔内用来驱除血液的 CO_2 吸收过多[8] 及 CO_2 产生增多[12]。此外注射碳酸氢钠也会增加 PCO_2。低碳酸血症（$PaCO_2 < 35mmHg$）可引起呼吸性碱中毒、HbO_2 解离曲线左移（氧运输进一步减少）和脑血管痉挛，也应避免。

4. 在保证氧供和组织灌注的前提下，代谢性酸中毒（如乳酸性酸中毒）可以避免。严重的代谢性酸中毒需使用碳酸氢钠谨慎纠正。若伴有代谢率增高（混合静脉血氧饱和度低，$PaCO_2$ 升高）的难以解释的酸中毒发生时，需考虑是否发生恶性高热（MH）。

（九）血清电解质的管理

1. 高钾血症

可见于心脏停搏液（含有高浓度的钾）进入循环中时。这常常是轻度或一过性的，除非使用了大剂量的停搏液，或患者伴有肾功能不全。高钾血症常继发于首次使用停搏液之后，这是因为首次使用的停搏液其容量和钾浓度都

是最高的。高钾血症可导致心脏传导阻滞、负性肌力和心律失常。处理方法是使用襻利尿药（如呋塞米）或超滤以加快钾的清除。注射胰岛素和糖及碱化血液使钾转移到细胞内。同时应该维持正常的钙离子水平。少数情况下需使用血透。如果患者伴有严重的肾功能不全或血钾水平持续高于正常，需调整停搏液的灌注方案以保证停搏液能分别排出而不进入全身循环。

2. 低钾血症

低钾患者在 CPB 期间开始补充 K^+ 远比 CPB 之后补充更为安全，这可避免 CPB 停机时的低钾性心律失常和 CPB 结束后快速补钾时的心脏停搏风险。

3. 钠离子

血清钠需维持在正常水平。不要纠正得过快，以避免血浆渗透压改变导致的颅内压力快速改变的风险。使用低钠心脏停搏液（例如 custodial HTK）与低钠血症有关，但是其他渗透活性成分的存在避免了血浆低渗透压[11]。

4. 钙离子

钙离子的浓度应维持在正常范围。

（十）血糖的管理

1. 高血糖

CPB 时由于应激反应和低温导致胰岛素抵抗、糖耐量受损。高血糖会加剧神经损伤并增加伤口感染的风险。应反复监测血糖，尤其是伴有糖尿病的患者。CPB 期间尽量避免使用含糖液体，维持血糖在 180mg/dl 以下，必要时可输注胰岛素。

2. 低血糖

CPB 期间应尽全力避免低血糖，严重的低血糖可在很短的时间内导致神经损伤，且低血糖的表现可以被麻醉和 CPB 期间血流动力学的改变所掩盖。手术当天已接受胰岛素或降血糖药物的患者需更频繁地监测血糖。

五、复温、开放主动脉阻断钳和停机的准备

（一）复温

由于脑复温比机体核心温度要快，因此复温开始时需追加麻醉药物。

> 临床要点　复温开始是重新评估麻醉深度，抗凝，动脉血气和停机需求的适当时机。肝素的代谢在正常体温下也会恢复正常，因此也需追加肝素。复温时氧需增大，血液稀释的程度需重新评估（另见上节"体温管理"部分）。

（二）开放主动脉阻断钳

1. 排气

气体可能存在于肺静脉、左心房或左心室，尤其是打开心腔以后。在开放主动脉阻断钳之前，排气可经由主动脉根部或其他排气管进行。暂时升高 CVP 及膨肺可充盈左心室并有利于排气。TEE 可用来检测残余气体。关闭心腔前用 CO_2 冲洗术野可能减少残余气体，这是由于 CO_2 的吸收速率大于空气。

2. 血压

开放主动脉阻断钳时应避免高血压。阻断钳松开后，由于心肌再灌注，残余的停搏液和代谢物返回循环中，患者可能出现短暂的低血压。

（三）CPB 停机的准备

准备撤离 CPB 时，应连接并准备好心脏起搏器，纠正电解质和酸碱失衡，Hb 应在正常范围，正性肌力药物（如肾上腺素、多巴酚丁胺）需准备好并连接到管路上。如需使用负荷量的血管扩张药（如米力农）或钙敏剂（如左西孟坦），则应在 CPB 结束前给予。由于吸入麻醉药的负性肌力作用，停机前应停止使用，并使用其他药物来维持麻醉深度。此阶段麻醉管理参见第 8 章。

六、CPB 期间的器官保护

（一）肾保护

CPB 期间肾保护最重要的措施包括：给予合适的容量负荷以保证足够的肾灌注、合适的泵流速率、维持肾灌注压正常，以及避免血管内溶血和血红蛋白尿。尽管多种策略已经提出可以降低 CPB 期间的急性肾损伤的发病率或严重程度，但没有高水平的证据支持这些策略的常规应用 [13]。甘露醇、小剂量多巴胺、呋塞米、前列腺素 E 和非诺多泮（一种选择性多巴胺 -1 受体激动药）可用于高风险的患者，尤其是已伴有少尿的患者。在一些临床试验中，非诺多泮 $0.05\sim0.10\mu g/（kg·min）$ 的效果较好 [14]。N- 乙酰半胱氨酸（一种游离自由基清除药）和碱化尿液也可使用。溶血和血红蛋白尿需纠正病因并利尿。

（二）脑保护

具体措施包括保证足够的脑灌注压力（MAP-CVP）和氧供、监测并防止颅内压升高（颅内压升高时脑灌注减少）。轻到中度的低温有一定的脑保护作用。停循环时则需深低温同时行顺行或逆行脑灌注（见本节"肺保护"内容）。手术操作和灌注技术需精细以避免栓塞，包括微粒（如粥样斑块）和气体栓塞。颈静脉血氧饱和度监测和使用 NIRS 进行脑氧饱和度监测可用于指导干预措施的有效性。详细的脑保护说明参见第 26 章。

（三）心肌保护

见本章"心肌保护"部分。

（四）CPB 的炎症反应

CPB 是心脏手术相关炎症反应的重要因素之一[15]。其反应通常是轻微或亚临床的，但某些患者可能表现严重并引发脑、肺、肾或心肌损伤。详细阐述见第 20 章。

1. 病因

(1) 血液暴露于管路中：循环血液与体外管路的密切接触导致数量不等的凝血酶生成、补体活化、细胞因子释放及免疫调节物的表达，这些都能促进炎症反应。

(2) 抽吸血液进入 CPB 管路：抽吸回的血液与纵隔组织（如心包）、空气接触，并在抽吸时受到负压吸力的影响，这些能激活凝血因子、炎症因子并导致低血压。除了活动性出血及极少量的积血外，抽吸的血液不应直接进入 CPB 循环中。可使用血液回收系统洗涤和保存红细胞。

(3) 缺血：可能由组织灌注不足或器官保护不当引起。

2. 预防

严重的炎症反应很难预见并预防。足够的抗凝、器官灌注和心肌保护很重要。生物相容性表面涂层管路、减少术野直接抽吸（除非存在红细胞洗涤和回收）、使用微型 CPB 机、离心泵、类固醇和白细胞滤器等策略可能有利于减少炎症反应。氨基己酸或氨甲环酸能减少纤溶。新型抗炎药物（如培克珠单抗，pexelizumab）尚处于临床试验阶段，虽然这些策略中的许多已经有效地减轻了对 CPB 的炎症反应，但很少有证据显示其降低了术后主要并发症。

3. 处理

CPB 时可有循环阻力降低及毛细血管渗漏，但更多见于 CPB 结束之后。目前尚无特异性处理。

（五）肺保护（另见第 20 章）

许多通过减少炎症反应来减轻肺损伤的策略已经被提出（见"CPB 的炎症反应"部分）[13]。包括改善管路（如小型化的和具有表面涂层的管路，白细胞过滤，超滤，尽量减少术野抽吸的使用），给予抗炎药（如类固醇），以及间歇性肺灌注。虽然这些策略似乎可以减少炎症标志物并且可以改善氧合作用（PaO_2/FiO_2 比率），但目前没有确切证据可改善临床预后。对于一些特定手术，推荐在 CPB 前后使用保护性肺通气策略（如低潮气量、低 PEEP、低 FiO_2 和频繁的肺复张）[16, 17]。

（六）腹腔脏器和胃肠道保护

虽然已知 CPB 可以减少内脏血流量，目前尚无一致的胃肠道保护措施[13, 18]。现有策略包括优化灌注和氧气输送（见本章二、（五）"充分灌注"部分）并尽量减少 CPB 的炎症反应（见本章六、（四）"CPB 的炎症反应"部分和第 20 章）。

七、CPB 恶性事件的预防和处理（参见第 20 章）

保证灌注的安全实施需要灌注师、麻醉医师和外科医师共同保持警觉，确保灌注相关的问题能早期发现并及时处理[19]。所有人员需经过相关培训且具备丰富经验。以下并发症在体外循环开始时就应当注意，当然，这些并发症也可能在 CPB 期间的任何时间出现，虽然可能很罕见，但结果可能是灾难性的，因此预防至关重要。

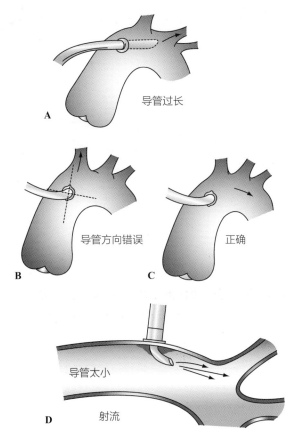

▲ 图 7-2　主动脉插管时可能遇到的问题

A. 导管过深进入颈动脉，导致颈动脉血流过多；B. 导管插入的角度不合适，导致颈动脉灌注不足；C. 正确的位置；D. 导管口径太小导致高速血液射流，可能损伤血管内膜并造成堵塞（引自 Moores WY. Cardiopulmonary bypass strategies in patients with severe aortic disease. In：Utley JR, ed. *Pathophysiology and Techniques of Cardiopulmonary Bypass*. Vol. 2. Baltimore, MD：Williams & Wilkins；1983：190）

（一）动脉插管位置不佳

1. 主动脉夹层

如果插管口缝合在动脉壁上而非真性血管腔内，则 CPB 开始时有发生主动脉夹层的风险。

> 临床要点　所有人员必须具有足够的专业知识和警惕性，制定安全预案并进行强制性检查，防止 CPB 恶性事件的发生。

动脉压力和近端动脉管路内的压力都应持续监测，CPB 开始前应检查压力和波形。动脉管路内的压力如果与患者血压不匹配，则应调整导管位置之后再开始 CPB。如果测量的是动脉管路中的压力，则插管位置应存在压力梯度。若该梯度超过了泵流 / 插管连接部的规定范围，则应强烈考虑插管位置不佳或主动脉夹层。若 CPB 已开始且夹层已发生或怀疑发生，CPB 需立即停止，重新插管，必要时修复夹层。

2. 颈动脉或无名动脉过度灌注（图 7-2）

见于主动脉插管的出口过于靠近无名动脉或左颈动脉。其不利影响包括脑水肿、高流量和高灌注压导致的动脉撕裂。外科医师使用短的、没有突出边缘的主动脉插管，是预防这一并发症的关键。如果使用更长的套管，则应使用 TEE 在主动脉弓中明确尖端位置。诊断依据包括同侧颜面潮红、瞳孔扩大和球结膜水肿。左侧桡动脉或股动脉血压可能偏低。右侧桡动脉可能因无名动脉的过度灌注而表现为高血压。外科医师需重新调整动脉插管的位置，有时还需要采取降低脑水肿的措施（如甘露醇、头高位等）。

（二）反向插管

静脉引流连接到动脉管路，动脉血流则进入右心房或腔静脉。由于动脉和静脉引流的管腔大小不同，因此上述情况在成人很少发生。CPB 开始时在动脉管路中确认有动脉压力也是避免这一并发症的方法之一。插管反向会导致非常低的全身血压和非常高的静脉压力。更重要的是，主动脉插管内的负压会增加气栓的风险，应绝对避免。滚轴泵反转也应绝对避免。处理措施包括停止 CPB，将患者置于极度头低位、给管腔排气，必要时执行大量气栓处理流程（表 7-3）。

表 7–3　大量气体栓塞的紧急处理流程 [a]

Ⅰ.立即停止 CPB（灌注师），夹闭动静脉管，通知整个手术室团队紧急情况
Ⅱ.将患者置于极度头低位（麻醉医师）
Ⅲ.定位并隔离气体来源——若来自加压的 CPB 管路，排气前需确认脱离患者（灌注师及麻醉医师）
Ⅳ.移除动脉插管，从插管处排气（外科医师）
Ⅴ.给动脉管和泵注管排气后重新灌满液体（灌注师）

如果大量脑内气栓的可能性不大，则：

Ⅵ.确认 CPB 储血器内有足够的容量，考虑在主动脉根部排气同时恢复 CPB，注射缩血管药物以提高灌注压（静水压可压缩气泡，同时阻塞在动脉分支的气泡可被挤入到一支血管内从而使另一支开放），氧浓度调至 100%
Ⅶ.通过按摩心脏和针刺排气排出冠状动脉内的气体
Ⅷ.考虑降温至 20℃维持 45min（增加气体的溶解度，降低代谢需求）
Ⅸ.在充分的临床考虑下完成手术，复温，缓慢停机
Ⅹ.继续纯氧机械通气 6h 以上（最大化血肺泡压力梯度有利于氮气的排出）

如果大量气栓可能性较大，启动逆行灌注程序：

Ⅰ.启动低温逆行上腔静脉灌注，连接动脉泵注管至上腔静脉插管并用套带收紧。20～24℃的血液以不低于 1～2L/min 的速率注入上腔静脉，气体和血液会从主动脉根部插管部位被抽吸至泵中（图 7–3）。逆灌压力不能超过 30mmHg
Ⅱ.颈动脉按摩可在上腔静脉逆灌时间断进行，这可使气体从椎动脉反向排出（图 7–4）
Ⅲ.维持上腔静脉逆灌至少 1～2 min，若仍有气体从主动脉排出则继续灌注 1～2min
Ⅳ.当发生广泛的全身性气体注入且怀疑内脏、肾脏或股动脉发生栓塞时，可在完成头部排气后行下腔静脉逆行灌注。具体操作时应夹闭颈动脉，将患者置于头高位以促使气体经由主动脉根部排气管排出而防止大脑再次发生气栓
Ⅴ.当不再有气泡排出时，恢复正向 CPB，按照前述Ⅵ–Ⅹ步骤进行

用药

Ⅰ.可用糖皮质激素，但仍有争议。常用甲泼尼龙 30mg/kg
Ⅱ.如果栓塞发生在常温体外循环期间且心肌能耐受显著的负性肌力作用，则应考虑巴比妥昏迷。经验性给予硫喷妥钠或戊巴比妥 10mg/kg 负荷量，随后给予 1～3mg/（kg·h）输注。如果有脑电图监测，滴定巴比妥的剂量至脑电图出现暴发抑制（每分钟暴发 1 次）
Ⅲ.可考虑加用甘露醇 12.5～25g

术后处理

Ⅰ.考虑高压氧治疗（美国海军潜水表格建议 6 个大气压），做必要的转运安排。
Ⅱ.咨询神经内科医师
Ⅲ.考虑是尽早苏醒以进行神经学检查，还是继续巴比妥昏迷和（或）纯氧机械通气
Ⅳ.如果病情稳定，行脑 CT 或 MRI 检查
Ⅴ.持续复苏直至患者诊断为脑死亡或因其他原因（如多器官衰竭）持续支持无效

a. 心脏手术组成员需一起定期复习该流程

[改编自 Mills NL, Ochsner JL. Massive air embolism during cardiopulmonary bypass: Causes, prevention, and management. *J Thorac Cardiovasc Surg.* 1980；80（5）：708–717, and from Kurusz M, Mills NL. Management of unusual problems encountered in initiating and maintaining cardiopulmonary bypass. In：Gravlee GP, Davis RF, Kurusz M, et al., eds. *Cardiopulmonary Bypass: Principles and Practice.* 2nd ed. Philadelphia，PA：Lippincott Williams & Wilkins；2000：596]

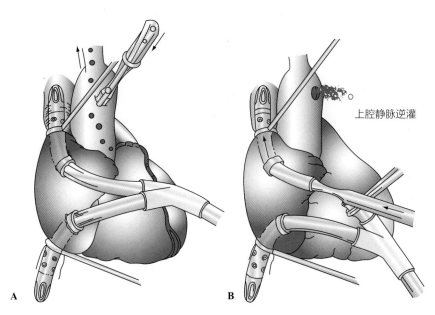

▲ 图 7-3　大量气栓时的逆行灌注

A. 发生大量动脉内气栓；B. 通过连接排气后的动脉泵管和上腔静脉套管行逆行灌注（同时收紧腔静脉套带），可将动脉分支内的气泡冲入上腔静脉。血液和气泡从插管切开处排出主动脉（引自 Mills NL, Ochsner JL. Massive air embolism during cardiopulmonary bypass: Causes, prevention, and management. *J Thorac Cardiovasc Surg*. 1980; 80: 713）

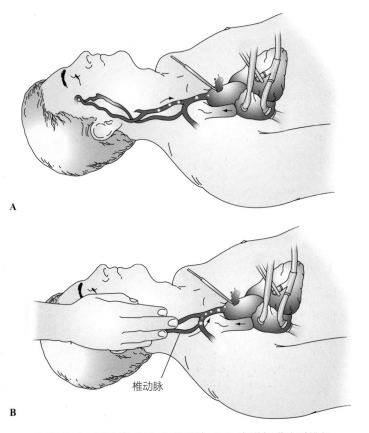

▲ 图 7-4　颈动脉（A）和椎动脉（B）在逆行灌注时排气

当处理大量动脉气栓时，应采用极度头低位以使气泡排出颈动脉。对颈动脉间断给予一定压力可增加椎动脉的逆向血流，也有助于排出气泡（引自 Mills NL, Ochsner JL. Massive air embolism during cardiopulmonary bypass: Causes, prevention, and management. *J Thorac Cardiovasc Surg*. 1980; 80: 713）

（三）静脉回流受阻

CPB 期间患者的静脉引流突然下降可导致储血器液平面下降，增加空气栓塞的风险。同时患者静脉压增高，器官灌注压降低。为了防止静脉储血的进一步减少，灌注师必须减慢灌注流速，这将进一步降低器官灌注。另一种方法是补充大量液体。因此，必须立刻明确原因并尽快恢复静脉引流。大多数单位使用电子监测仪来监控储血器低容量（见后述）。

1. 气塞

静脉引流管路内出现大量的气体可导致静脉回流突然减少。这种"气塞"的原因是低压力梯度和气 – 血表面张力所致。处理方法是逐步抬高静脉管路使气泡上升（浮到表面），然后敲打气泡下方的管道以使气泡向远端转移。

2. 机械性原因

手术医师抬举心脏会造成静脉回流受阻。手术操作时也有可能无意中造成静脉管位置不当或打折。如果观察到静脉回流下降，外科医师需马上查看并处理。

（四）动脉泵管路压力过高

正常情况下，邻近主动脉插管处的动脉流入管内的压力约等于患者血压的 3 倍，股动脉插管的压力会更高。这与管道和插管处的高阻力有关。术中若发生流入管打折会进一步增高该压力，并有管道和连接处撕脱的风险，尤其是当管道被无意中夹紧时。因此，常使用高压报警装置，压力增高时会自动停止滚轴泵的工作。

（五）大量气栓

大部分的大量（即肉眼可见的）气栓[19, 20]由空气组成，也有一部分由损坏或有血凝块的氧合器产生的氧气气栓组成（详细讨论见第 20 章），有排气功能的动脉管滤器有助于防止气栓，强烈建议常规使用。离心泵提供了额外的安全水平，因为靠近泵的大量空气进入将使泵室排空，并使离心力失效，尽管如此，风险仍然存在。气栓会增加患者脑卒中、心肌梗死或死亡的风险，因此预防显得尤为重要。

1. 病因

(1) 氧合器的液平面过低或空：空气可能由空的储血罐泵入，避免该事件的发生是灌注师的重要任务之一。氧合器液平面降到危险水平时会报警，通常报警时灌注泵会自动停止泵血。液平面非常低但还未完全排空时会产生涡流并较易形成气栓。这是使用闭式储血系统时发生灾难性后果最重要的一个原因。气栓或进气的高危阶段在 CPB 的分离阶段，此时氧合器储血罐的液平面常常较低。

(2) CPB 管路负压部分渗漏：该部分位于氧合器储血罐与动脉泵之间，若氧合器有血凝块或故障，或管路的连接部松脱，都可能造成进气。

(3) 主动脉插管部位进气：可在插管时发生。在无泵流期间（CPB 开始之前或之后）动脉插管内若存在负压，也可能发生进气。为防止负压和从患者抽出血液，在动脉泵不工作时主动脉插管必须夹闭。

(4) 排气不够：松主动脉阻断钳之前排气不够，就允许心脏射血。这在打开心腔的手术操作中尤为重要。

(5) 排气、引流管路或动脉插管管路的滚轴泵反向转动。

(6) 加压的心内吸引储血器（导致气体通过未夹闭的排气管泵头进入心脏或主动脉）。

(7) 体外循环泵头松脱（开关不正常工作，须手动重新安装泵头和泵管）。

(8) 其他原因：不与 CPB 直接相关，包括动脉或左心房压力监测管路冲洗方法错误，静脉气体通过房间隔缺损进入体循环，左上腔静脉与左心房存在持久交通（静脉气体由左上腔静脉进入体循环）。

2. 预防

需保持警觉。同时打开安全监测设备和警报器。

3. 诊断

气栓大多通过肉眼观察来诊断。气栓波及的范围可由心肌或其他器官缺血的征象来判断。

4. 处理

所有人员需熟知并遵从大量气栓的紧急处理流程[20]，见表 7-3，图 7-3 和图 7-4。

（六）供氧失败

氧合器气体流量不足或混合气氧浓度过低会导致动脉低氧。动脉管路内的血液颜色会变深，管路内的 PO_2 或 Hb 氧饱和度监测会降低。氧合器的气体流入端可安装氧分析仪作为低氧的早期预警装置，但此方法无法检测到远端断开。如果远端断开，将导致氧合器排气端 CO_2 水平突然下降（见前述）。供氧需立即恢复，必要时可连接便携式氧气瓶到氧合器上。如果短时间内无法恢复氧供，如可能应撤离 CPB 或最大程度对患者实施降温，直至氧供恢复。室内空气可作为机械通气的气源，有通气优于无通气。

（七）泵或氧合器故障

1. 泵故障的原因可以是电或机械原因、管道破裂或松脱、检测到有气泡或储血器液平面过低时自动关机。泵头松脱可以使泵速达到最大值，此外，泵调控的开关也可能无法正常工作。对于使用电磁或超声传感器的系统而言，感应器失效将无法得知实际的泵速。动脉泵或流量计校准错误可能导致血流不足（或过量）。动脉管路和静脉储血器之间的分流将导致有效

泵流量降低。如果滚轴泵的安装不正确，将出现大量反流（导致溶血），并减少前向血流。电故障时，CPB 泵通常有备用电池，紧急时可手动推转 CPB 泵直至恢复泵流。机械故障需要更换泵。一旦发生泵头松脱，应切断 CPB 电源，并更换滚轴头。

2. 氧合器失效的原因可能是生产过程中的缺陷、血凝块造成的堵塞、外壳受损（磕碰、挥发性麻醉药物溢出）或水从热交换器漏至血液。判断依据包括血气异常、酸中毒、血液漏出、严重溶血或膜前压力过高。严重时应更换氧合器。事先应准备快速更换氧合器的预案。若机体灌注不足或无灌注时间超过 1 或 2 min，且患者不能立即脱离体外循环，则应马上降温至 18～20 ℃，并采取相应的脑保护、心肌保护和肾保护措施。根据手术进行的阶段，决定是否心脏按压。

（八）氧合器或管路内血栓

此严重事件可干扰气体交换，阻碍体外循环血流并导致大量气栓。其主要原因是肝素化不充分，可能是肝素剂量不够，也可能是肝素抵抗，或 CPB 期间意外给予了鱼精蛋白。如果在 CPB 开始前确认了足够的抗凝水平并随后重复监测，就能防止这一恶性事件发生。肉眼观察到氧合器内的血栓、动脉管路内压力过高（动脉管路滤器部分阻塞）均有助于判断。术野出现血凝块也是肝素化不充分的证据之一。处理措施包括终止 CPB、必要时更换氧合器和管路。如果患者没有降温，行开胸心肺复苏并在心脏表面进行降温处理。使用不同批次的肝素再次进行肝素化，在重新开始 CPB 前确认抗凝是否满意。

（九）插管移位或管道破裂

保持适当的警惕和监督。如发生插管移位

或管道破裂，暂停转流，重新定位插管、更换管道并再重新启动转流。

（十）加热器冷却器故障

如果察觉异常的水流或动脉血液温度，检查加热器－冷却器及其管道，如有必要，可予以更换。如已排除加热器－冷却器故障，应检查氧合器。

八、需要 CPB 的微创手术技术

微创手术的 CPB 与传统 CPB 的原则是一致的。但是因为手术暴露有限而需要额外的设备和监测。无论什么技术应用，为了患者的良好预后，外科医生，灌注师和麻醉医师之间的频繁的交流是必须的（见第 13 章）。

> **临床要点** 由于手术暴露有限，微创心脏手术的 CPB 通常需要额外的仪器和监测，通常包括 TEE 引导静脉和其他插管。

（一）孔式入路 CPB

动脉和静脉的 CPB 插管从外周置入（如股动脉和股静脉）。静脉插管在导丝和 TEE 引导下置入到右心房中以同时引流上腔和下腔静脉。也可以单独在 TEE 引导下通过颈内静脉置入上腔静脉引流管，此类 CPB 的静脉回流通常有赖于静脉负压引流（VAVD）。主动脉闭塞导管在造影或 TEE 引导下放置在升主动脉，可以用于代替主动脉阻断钳。冠状窦导管用于心脏停搏液的逆灌，也可以在 TEE 的引导下从颈静脉置入。PA 排气导管用于从左心房对心脏进行解压。右桡动脉压力波形消失提示气囊向头侧移位。

（二）小切口手术

如果使用小切口（如正中小切口，前胸壁小切口），可以使用经胸腔插入的改良动静脉插管，改良的主动脉阻断钳，以及经外周和中心插管组合的方式。如果没有其他途径，也可置入主动脉根部灌注管用于顺行灌注停搏液的和冠状静脉窦导管用于逆行灌注。

（三）微创二尖瓣手术

动脉和静脉插管从外周置入，小切口打开之前开始 CPB[22]。用 TEE 确认静脉插管到达或通过右心房以引流上腔静脉或下腔静脉。由于静脉插管的长度增加且直径减小，常需要负压吸引以维持足够的静脉引流。如果右心房被打开（如三尖瓣手术），则需使用单独的下腔静脉插管（常经皮插入）。CPB 开始后不需要再进行机械通气。打开胸壁时右肺塌陷可较好暴露心脏和大血管。双腔气管插管或支气管封堵器可用来塌陷右肺。主动脉根部插管以灌注心脏停搏液，接着夹闭主动脉阻断钳。通过左心房可到达二尖瓣，CPB 的操作不变，但在停止 CPB 之前需进行试验性停机以确保二尖瓣功能正常（TEE 评估）。详细讨论见第 13 章。

（四）微创主动脉瓣手术

这可以通过上部胸骨正中切口，扩展切口到右肋间隙（如第 3 肋间隙）[23]。也可以通过右胸前外侧小切口入路（如第 2 肋间隙）。对于后者，需提前置入双腔支气管或管支气管封堵器在 CPB 之前使右肺塌陷，以便外科操作。

（五）心脏停搏液的选择

采用微创手术，反复灌注停搏液可能存在困难。出于这个原因，药效较长的停搏液可能更有优势，如 Custodiol（参见前述）。监测 ECG 警惕心脏电活动恢复，如有必要再次灌注。确保手术牵开器不会妨碍心脏停搏液分布到心脏的所有区域。由于需要更大的血容量，CPB 结束前通常会进行超滤用来去除多余的水[11, 21]，并通常需要补充额外的碳酸氢钠和钙。

九、影响体外循环的罕见情况处理

（一）镰刀红细胞携带和镰刀红细胞病[19, 24]

以先天存在的异常血红蛋白 S（HbS）为特征，包括了携带者（杂合子，Hb–AS）及镰刀红细胞病患者（纯合子，Hb–SS），HbS 可导致红细胞镰刀样变性并阻塞微血管或发生溶血。低氧、血液淤滞、高渗透压和酸中毒都可导致红细胞镰刀样变。虽然携带者能够很好地耐受非心脏手术的麻醉，但对于需行 CPB 的患者而言，情况则完全不同。尽管携带者的红细胞镰刀样变风险较低，但镰刀红细胞病患者在氧饱和度低于 85% 时即会发生红细胞镰刀样变，若不采取适当措施，则体外循环期间可能发生严重栓塞。对于携带者和患者，低氧，酸中毒，低血容量和脱水所致的血液瘀滞都应避免。如果有其他替代方法（如不停搏手术），应避免 CPB。若一定要求 CPB，最好避免低温和低温停搏液。术前输注 HbA 正常献血者的红细胞至 Hb > 10g/dl 可改善氧运输并减少 HbS 的比例。如需深低温，则可能需要血液置换。术前应请血液科专家对镰刀红细胞病患者进行会诊。

（二）冷凝集素病[19, 25]

暴露于低于临界温度时，冷凝激素病患者

体内针对红细胞的自身抗体会被激活。血管中红细胞凝集将导致血管堵塞，器官缺血或血管闭塞性梗死。具有低临界温度（如小于 28℃）的抗体的低滴度是常见的，但与临床无关。相反，在围术期，尤其是在低温 CPB 期间，具有高滴度和高临界温度抗体的患者有发生凝血的危险。心肌是损伤的高危器官，这是因为使用含血停搏液时需将红细胞暴露于 4～8℃ 深低温。凝集物可能进入冠状动脉，导致严重的微循环堵塞，影响停搏液的均匀分布。如果术前怀疑冷凝集素病，需请血液科医师进行评估，包括确认抗体类型、滴度和危机值温度。如果有其他选择（如非体外循环手术），应尽量避免 CPB。如果必须 CPB，全身温度（包括动脉和静脉血温度）应维持在临界值温度以上。全身温度 28℃ 或更高通常对无症状患者来说是安全的。只要最冷血液温度比临界温度高几度，DHCA 也是可行的。CPB 期间管理策略包括避免冷的含血液的停搏液。如果术中无可避免会减少患者的核心温度至低于其血凝素形成的临界温度，则可能需要术前行血浆置换术。

（三）寒冷性荨麻疹[26]

此类患者遇冷时释放大量组胺并出现全身性荨麻疹。应尽量避免低温 CPB，因为 CPB 复温时若有大量组胺释放可能导致血流动力学紊乱。若必须采取低温 CPB，则需使用 H_1 和 H_2 受体阻滞药来防止组胺释放引发的心血管反应。此类患者使用激素治疗可能有效。

（四）恶性高热（MH）[27, 28]

急性 MH 易感患者在接受到触发药物时即可能发生，极少数情况下可能在 CPB 期间首次发病。对于可能的易感者，应避免所有的触发药物。

在低温和心脏停搏液的作用下，CPB 期间

MH 的早期表现如高热、肌肉僵直和心动过速等表现可能被掩盖，但与骨骼肌代谢增高相关的一系列异常可能导致代谢性合并呼吸性酸中毒、高钾血症、横纹肌溶解及肌红蛋白尿（最终可出现肾衰）。MH 可能难以识别，尤其在复温阶段。对于已知有 MH 易感性的患者应高度警惕。治疗包括停止使用触发药物、降温、纠正酸碱和电解质异常、及早注射丹曲林（1～2mg/kg 静脉注射，随后视效果追加剂量）。CPB 结束后应继续积极降温并治疗其他 MH 相关的并发症。

（五）遗传性血管性水肿[29]

C1 补体蛋白的内源性抑制物缺乏或功能异常可导致补体通路的过度激活。轻微的应激反应后，可导致气道、颜面部、胃肠道和四肢水肿。对于患有遗传性血管性水肿的患者，CPB 可引发致命性的补体活化，激活峰值出现在鱼精蛋白注射后。过去，治疗急性发作主要采取支持治疗，因为肾上腺素、激素和组胺拮抗药往往效果不明显，而新鲜冰冻血浆可为补体提供更多的底物而加剧反应。亚急性和慢性发作的治疗包括雄激素（康力龙）和抗纤溶药物。目前已有纯化的人类 C1 酯酶抑制药替代蛋白（C1–INHRP）浓缩物（Cinryze，ViroPharma，Exton，PA）用于预防和治疗急性发作，另一种纯化的 C1–INH 浓缩物（Berinert，

CSL Behring，King of Prussia，PA）也可用于治疗。近年来研发的其他药物的作用包括阻断缓激肽 β_2 受体或抑制血浆激肽释放酶，减少反应的严重程度。

（六）妊娠[30]

妊娠期间行 CPB 下心脏手术胎儿死亡或出现严重并发症的风险很高。体外循环的时间越长，胎儿的风险越高。除了孕期前三个月外，必须行胎心率监测，孕妇腹部应放置子宫分娩力计来监测宫缩活动。由于子宫血流无自主调节能力，主张维持较高的灌注压（＞70mmHg）。由于 α 肾上腺素能受体的激活增加子宫动脉血管收缩的风险，通过增加泵流来提高血压可能优于使用血管加压药物。晚期妊娠，采取左侧卧位是必要的。非低温相关的胎儿心动过缓可能提示胎盘灌注不足，应立即增加泵流，提高灌注压。必要时可以使用如硫酸镁、利托君或特布他林等抑制宫缩的药物，正性肌力药物使用时应确保 α 受体介导的血管收缩反应和子宫收缩反应之间的平衡。

（七）其他

耶和华见证者几乎不接受使用已离开身体后的血液再回输。因此，应确保从体外循环开始至完全停机期间其血液循环不中断，CPB 停止后的机血避免回收。

第 8 章
体外循环后阶段：从脱机到 ICU 转运
The Postcardiopulmonary Bypass Period:
Weaning to ICU Transport

Benjamin N. Morris　Chandrika R. Garner　Roger L. Royster　著

鲁　超　王　晟　译

刘恒意　黄佳鹏　校

本章要点

- 核心温度（鼻咽温或者膀胱温）在结束体外循环（cardiopulmonary bypass，CPB）时应该大于 36℃。小于 36℃ 结束体外循环会增加患者在重症监护室内发生反弹性低温的风险。然而，鼻咽温不要超过 37℃，否则增加术后中枢神经系统功能障碍的风险。监测鼻咽温避免体温过高，监测直肠 / 膀胱温度确保复温充分也许是最安全的措施。

- 通过直视心脏来评估右心功能和容量状态，并通过经食管超声（transesophageal echocardiography，TEE）来排气和评估瓣膜及心室功能状态，这些措施在停机前也是很重要的。

- 将第一次尝试撤机视为最理想的一次。在停机前优化所有中心静脉压力参数，对心室功能明显降低的患者预防性使用强心药物。

- 直到成功撤除体外循环后才能给予鱼精蛋白，撤除体外循环后可能会因为心功能不佳而重新转机。

- 血管麻痹综合征是体外循环后血管扩张的严重状态，表现为低血压，心排血量（cardiac output，CO）正常或稍高，右心充盈压正常，外周循环阻力低，常规缩血管治疗效果不佳。

- 当评估体外循环后低氧血症时，须考虑到卵圆孔未闭导致的右向左分流，并使用 TEE 评估。

- 在体外循环后需要进行血透的新发肾功能不全患者，其死亡率增加 8 倍。体外循环期间维持一个较高的平均动脉压（mean arterial pressure，MAP）可能对肾功能不全的患者有保护作用。

一、概述

结束体外循环时，需要麻醉医师应用基本的心血管生理学和药理学知识。目标是平稳地将人工泵过渡到心脏作为血流和血压的来源。

撤机前需优化各项心血管参数如：前负荷、后负荷、心率、传导、收缩功能，这与体外循环前一样。然而，这个优化的时期只能是几分钟或几秒钟，要求很快做出决策以避免心肌损伤及其他器官功能损伤。

二、准备脱离体外循环：中心静脉压力缩写记忆

在准备结束体外循环时的主要管理目标可通过字母缩写（central venous pressure，CVP）帮助记忆，如表 8-1 所示。这个字母缩写也可以称作 "C6V4P6"，作为每个项目号码的提醒。

表 8-1 在准备结束体外循环时的主要管理目标可通过字母缩写（CVP）帮助记忆

C	V	P
低温	通气	预测指标
传导性	挥发罐	鱼精蛋白
钙剂	扩容药	血压
心排血量	心脏直视	升压药
红细胞	——	起搏器
凝血功能	——	钾离子

（一）低温

核心温度（鼻咽温或者直肠 / 膀胱温度）在结束体外循环时需大于 36℃。直肠温或者膀胱温度需在 35～36℃之间 [1]。如果低温时结束体外循环，低温的血供不丰富的组织（不完全由直肠或者膀胱温度表示）会与已复温的灌注较好的血供丰富的组织（由鼻咽或者食管温度表示）之间取得平衡，从而导致长时间的低温。鼻咽温与大脑温度相关，但在快速复温时鼻咽温会出现迅速升高的假象，因此不能以此决定是否停机，除非鼻咽温已经稳定 15～20min。静脉回流温度也有助于以类似方式确认核心温度。鼻咽温不应超过 37℃，否则增加术后中枢神经功能障碍的风险。监测鼻咽温来避免体温过高，监测直肠温 / 膀胱温来避免保温过低也许是最安全的技术。

（二）传导性

心率和心律通过以下方式得到控制：

1. 心率

(1) 体外循环后因为心室顺应性下降而且无法增加每搏量，要求每分钟心率 80～100 次以维持足够的心排血量。在冠状动脉旁路移植手术（coronary artery bypass graft，CABG）中，体外循环下完成血管重建后允许较快的心率（80～100/min），较术前心肌缺血风险减小。每搏量严重受限的患者（室壁瘤切除术或者心室重构）所需的心率更快。

(2) 窦律过缓可以使用阿托品或者正性肌力药治疗，但心外膜起搏更可靠并被最常规使用。

(3) 应该避免出现每分钟心率超过 120 次的窦律过速。通常充盈心脏以增加前负荷可以反射性地降低心率以达到可接受的水平。其他增快心率的常见原因包括以下几点。

① 缺氧。

② 二氧化碳蓄积。

③ 药物（正性肌力药、抗胆碱能药）。

④ 浅麻醉，术中知晓："快通道"麻醉使用小剂量的药物要特别小心此并发症，在复温阶段出现心率过快时，可追加阿片类药物、苯二氮䓬类药物或镇静药物（丙泊酚静脉滴注）。BIS 或者麻醉深度监测有利于指导治疗。也可以考虑静脉注射右美托咪定。

⑤ 贫血。

⑥ 心肌缺血：ST 段和 T 波改变提示心肌缺血，应该及时治疗并提醒外科医师注意。静脉滴注硝酸甘油（nitroglycerin，NTG）和（或）增加灌注压力可改善缺血，若反应不好，可考虑有残余气栓或者旁路移植血管堵塞。如果怀疑冠状动脉气栓，短暂地升高灌注压至平均压 90mmHg 可望改善。

2. 节律

(1) 最好能维持正常的窦性节律。对于心室顺应性差与室壁厚的患者（如主动脉狭窄、高血压及心肌缺血），心房的收缩可以提供40%的每搏量（因此心排血量），因而在结束体外循环之前获得同步心房收缩（窦性节律，心房起搏或心室顺序起搏）是很重要的。如果没有房室传导阻滞，单纯的心房起搏也是可以接受的，但通常需要同时安置心房心室电极。相对于心室来说，心房不仅需要更长的时间从心脏停搏中恢复过来，而且具有更高的起搏阈值，因此刚开始可能不能使用心房起搏。

(2) 室上性心动过速（每分钟心率大于120次），如规律性窄 QRS 波房扑和房颤，需在停止体外循环之前行同步电复律。可以通过超速起搏来转换心房扑动和其他来自于心房或者房室节点的室上性心动过速。

(3) 艾司洛尔、维拉帕米、胺碘酮或腺苷可用于药物复律或者控制心室率，但除了腺苷以外，其他药物都可能导致心肌收缩减弱。

(4) 三度房室传导阻滞时要求放置起搏器，尽管阿托品偶尔也有效。

(5) 室性心律失常依指征治疗(见第2章"心血管药物"和第18章"心律失常、节律治疗装置及导管和外科消融方法")。

（三）钙剂

体外循环后，钙剂必须备好以迅速纠正低钙血症和高钾血症，但是不推荐体外循环后常规使用钙剂。

1. 作用机制

很多研究表明当 Ca^{2+} 稍低于或稍高于正常时，钙剂可增加外周血管阻力（systemic vascular resistance，SVR）[2]。尽管后负荷增加，但是心肌收缩力不变。在 Ca^{2+} 水平很低时（< 0.8mmol/L），给予钙剂可以增加收缩力。

提高 Ca^{2+} 水平可以拮抗高钾引起的负性生理作用，常规以及最安全初始剂量为 $CaCl_2$ 5mg/kg。

2. 监测

复温后监测离子钙水平以指导治疗。枸橼酸停搏液可显著降低 Ca^{2+} 水平，正常范围是 1～1.3mmol/dl。pH 影响 Ca^{2+} 水平：降低 pH 增加 Ca^{2+} 水平，相反升高 pH 则降低 Ca^{2+} 水平，治疗 Ca^{2+} 紊乱前，应首先纠正酸碱平衡紊乱。

3. 输注钙剂的风险

(1) 心律失常：特别是正在服用地高辛的患者（目前不常见）有可能出现威胁生命的心律失常。

(2) 有报道钙剂可抑制正性肌力药物（如肾上腺素、多巴酚丁胺）的血流动力学作用。

(3) 某些罕见的易感患者可出现冠状动脉痉挛。

(4) 对于已经钙超载的心肌，钙剂可加重其再灌注损伤。除非出现高钾血症或者 Ca^{2+} 水平小于 0.8mmol/L，否则应避免使用钙剂。

（四）心排血量

CPB 后心功能评价非常重要。可使用肺动脉导管或者 TEE 来测量心排血量（cardiac output，CO）。如果使用连续监测 CO 的 PA 导管，停止体外循环后大概需要 3min 获得第一个 CO 值。如果患者情况稳定，这是可以接受的，如果不稳定，建议先采用手动测量。

（五）红细胞

1. 复温后测量血色素，如果结束体外循环时，血色素低于 6.5g/dl 及以下，建议停机后输血维持携氧能力。如果静脉储血罐内仍有大量的血液，可以通过血液回收机浓缩，在体外循环结束后回输至体内，从而避免输血。对于冠状动脉仍有残余狭窄，有可能出现低心排或终末脏器损害的患者，更高的血红蛋白浓度例如 8g/dl 可能使患者受益。

2. 如果储血罐血液输完，手术室应备有 2 单位红细胞悬液。如果预计有大量出血（见下文"凝血"部分），应准备更多红细胞。

（六）凝血

结束体外循环前，需及早预计可能出现的凝血功能障碍。只有当体外循环结束后，且肝素作用已拮抗，所有外科修复已完成，才考虑成分输血［如血小板和新鲜冰冻血浆（fresh frozen plasma，FFP）］。根据临床表现或实验室检查（如血栓弹力图、凝血酶原时间、部分凝血酶时间、血小板计数）指导成分输血。

1. 以下患者存在风险

(1) 接受抗血小板治疗（氯吡格雷、普拉格雷、噻氯匹定及阿司匹林）的患者[3]。

(2) 急诊手术且合并使用以下药物的患者：①溶栓药物（阿替普酶、替奈普酶）；②抗血小板糖蛋白受体 IIb/IIIa 药物（阿昔单抗、依替巴肽、替罗非班）；③直接抗凝血酶药（比伐卢定、达比加群、阿加曲班）；④华法林；⑤Xa 因子抑制药（阿哌沙班、利伐沙班）。

(3) 慢性肾衰患者。

(4) 长时间转机，比如再次或复杂手术。

(5) 低体重指数（body mass index，BMI）。

(6) 深低温体外循环。

(7) 以前心脏手术中大量出血[4]。

2. 如果有指征，应备好血小板和新鲜冰冻血浆（见上）。

3. 对于慢性肾衰、获得性血管性血友病并伴有主动脉狭窄或者左心室辅助装置（left ventricular–assist devices，LVADs）可以使用醋酸去氨加压素（desmopressin acetate，DDAVP）增加血小板聚集。对于既往没有血小板疾病的患者，DDAVP 对 CABG 患者影响不大，但对心脏切开手术可能有一定影响。

> **临床要点** 醋酸去氨加压素（DDAVP）对主动脉手术患者及伴有左心室辅助装置进行心脏移植的患者的血栓形成及血小板功能有益处。

4. 如果某些凝血因子缺乏且有治疗指征，需备有血浆、纤维蛋白原或者冷沉淀。

5. 凝血因子复合物，特别是重组 VII 因子（rVIIA）和凝血酶原复合物（prothrombin complex concentrates，PCCs），可用于治疗严重顽固性出血，可能的并发症有血栓形成风险增高（如冠状动脉栓塞、移植血管栓塞、卒中）。

（七）通气

1. CPB 期间定期监测动脉及静脉血气分析保证充分的氧合和通气。撤机前，正常体温下动脉血的 pH 维持在 7.3～7.5 之间。

2. 停机前再次膨肺 2～3 次，峰压达到 30cm H_2O，直视双侧肺膨起，肺不张消除。对于乳内动脉作为桥血管的患者，应注意避免过度膨肺，以防止桥血管撕脱。膨肺时与外科医师合作。评估肺的顺应性（见"非心血管方面的关注点"部分）。外科医师需要处理血胸或气胸。

3. 吸入氧浓度（inspired oxygen fraction，FiO_2）应为 100%。若体外循环期间给予空气防止肺不张，此时应停用。插管期间或插管之后不使用笑气以防气栓体积增大[5]。

4. 一旦脉搏血流恢复应确认氧饱和度监测器正常工作。如果患者低体温，外周血管收缩，即使有脉搏氧饱和度监测器（尤其在手指上）也有可能监测不到氧饱和度。

5. 开通所有气道监测［如窒息、气道峰压（peak inspiratory pressure，PIP）、吸入氧浓度和呼气末二氧化碳分压（end-tidal CO_2，

$ETCO_2$）］。

6. 准备结束体外循环之前必须开始机械通气。当患者仍在体外循环时，开始机械通气的时机仍有争议。一些医师认为，为避免缺氧，当动脉或肺动脉血流恢复时即可开始机械通气。然而，常温全流量体外循环时，这样的做法并不必要，有可能导致肺静脉血流出现严重的呼吸性碱中毒。氧饱和度或者体外循环环路静脉血氧分压监测也可用于判断并行体外循环时是否需要恢复机械通气。

7. 听诊呼吸音可证实通气是否正常，且有助于发现喘鸣音、哮鸣音及干湿啰音。直视下证实双肺扩张很重要，结束体外循环前，行适当的处理如吸痰、扩张支气管。对于合并肺部疾病黏液阻塞气道的患者，偶尔需要纤支镜检查。

（八）挥发罐

体外循环期间用来提供麻醉和控制血压的吸入麻醉药应在体外循环终止前至少 10min 降低浓度或停止使用。因为吸入麻醉药可抑制心肌收缩力，干扰脱机后心功能不全原因的分析。

（九）扩容药

没有输血指征时可用白蛋白或晶体液来增加前负荷。

（十）直视心脏

首先，于胸腔内直视下可见右心房和右心室。TEE 可行更详细评估，可以检查以下指标。

1. 收缩力：有经验的观察者用肉眼查看胸腔内心脏即可估计右心室（right ventricle，RV）收缩力，但左心室（left ventricle，LV）视野受限。缺血或梗死导致的左右心室室壁运动异常需与 CPB 前作对比。

2. 两种方法都能看到心腔扩张程度。

3. 左心［如左心房（left atrium，LA）、左心室（LV）、肺静脉］的残余气体。经食管超声心动图能够在排气时和排气后观察并确认残余气体的位置。应该在撤离体外循环前采取排气措施以避免冠状动脉进气。

4. 传导性：肉眼观察心房心室比心电图（electrocardiogram，ECG）更易发现心律失常，房室不同步或者起搏器故障。TEE 观察左心耳尤其有用。四腔心切面最有帮助。

5. 瓣膜功能或瓣周漏须在 CPB 终止前进行确认以便必要时进行修复。

（十一）不良心血管预后的预测因素

1. 评估患者停机困难的风险。在 CPB 终止前可确认的危险因素包括 [6] 以下几种。

(1) 术前左心室射血分数（left ventricular ejection fraction，LVEF）＜45% 或舒张功能不全。

(2) 肾脏疾病——并发症和死亡率随肌酐增高而增高。

(3) 女性患者行 CABG（由于病变冠状动脉更细病变更广泛，易导致血管重建不完善）。

(4) 老年患者。

(5) 充血性心力衰竭（常继发于瓣膜或心肌功能不全）。

(6) 急诊手术：①持续缺血或进展中的心肌梗死；②介入治疗（血管成形/支架/瓣膜成形）失败。

(7) CPB 时间延长（≥ 2h）。

(8) 手术修复不充分。

①冠状动脉血管重建不足：a. 小血管（无法移植或灌流太低）；b. 末梢疾病（特别是糖尿病患者）。

②瓣膜疾病：a. 置换的瓣膜的面积过小（CPB 后跨瓣压差太高);b. 瓣膜修复不理想(残余反流或狭窄）。

(9) 主动脉阻断期间心肌保护不良

①心电图仍有心电信号（未能完全实现停搏）。

②主动脉阻断前室颤时间过长。

③心肌降温不足：a. 左心室肥厚（停搏液灌注不完全）；b. 冠状动脉重度狭窄（停搏液未能进入相应区域）；c. 旁路移植的顺序（在无法进行停搏液逆灌时，应最先对病变最严重的冠状动脉行旁路移植，以尽早顺灌停搏液）；d. 非冠状动脉的侧支血流导致停搏液被冲走；e. 左心室引流不佳导致心脏过胀（停搏液顺灌时主动脉瓣反流）；f. 心脏表面降温不充分；g. 左上腔静脉伴有逆行灌注停搏液。

(10) 心室功能不全时间延长。

(11) 主动脉夹闭前后心肌灌注受损：①体外循环期间低灌注压（＜ 50mmHg）；②心室过胀；③栓子（空气，血凝块，其他组织碎片），来源于心室切开或冠状动脉桥血管排气不佳。

2. 高危患者的额外准备事项

(1) 常见的做法是将麻黄碱抽到注射器内（浓度为 5mg/ml）或将肾上腺素稀释到 $4\sim10\mu g/ml$。在确定需要进一步的正性肌力支持前，行单次推注。

(2) 与外科医师讨论是否需要行额外的有创监测（如左心房压或主动脉插管测压）。

(3) 检查其他正性肌力药或血管活性药是否已经备好待用，如肾上腺素、多巴酚丁胺、米力农、去甲肾上腺素、血管加压素、一氧化氮或吸入伊前列醇（Flolan）。

(4) 如果预计到可能存在脱机困难，应准备好随时置入主动脉球囊反搏（IABP），并考虑转机前放置股动脉鞘管以利于快速插入反搏球囊或用于更好的血压监测。

(5) 对心肌收缩力不佳的患者，在终止体外循环前就应考虑开始输注正性肌力药或主动脉球囊反搏。注意由 Frank-Starling 法则可知，心脏空跳的话，搏动不可能很有力，疲软的心脏一旦充盈后会开始有力搏动。

(6) "第一次尝试脱机应是最合适的一次"。建议终止体外循环前应尽量优化所有参数。如有疑虑，使用正性肌力药，预防性使用米力农可改善心脏手术期间和之后的心功能。对于非绝对适应证的患者仅给予单次剂量米力农注射即可 [7]。

(7) 缺血预处理和后处理。心脏可对轻度的缺血应激及随后产生的自由基做出反应，对进一步缺血损伤的耐受性增强，可在手术室内尝试这一治疗策略 [8, 9]。

①吸入麻醉药（异氟烷 / 七氟烷研究得最多）可产生此效应。

a. 在体外循环开始后主动脉阻断前给予 $1\sim2.5$MAC 的吸入麻醉药 $5\sim10$min。这样保障在灌注心脏停搏液之前有 10min 的预处理。

b. 有建议在体外循环开始前、中、后使用七氟烷替代丙泊酚泵入 [10]。

②氯胺酮、尼可地尔和"他汀"类药物已被证实有益 [11]。

③缺血后处理（序贯式的给予缺血 – 再灌注处理）也被推荐使用 [12]。

（十二）鱼精蛋白

应预先计算鱼精蛋白剂量并抽至注射器备用或准备好以便注射。过早使用鱼精蛋白将是灾难性的。因此，鱼精蛋白应有明显标记，为了避免用错，鱼精蛋白不能与常规用药放在一起。外科医师、麻醉科医师和灌注医师应协调好鱼精蛋白的用药。

> **临床要点** 考虑到过早使用鱼精蛋白可带来灾难性结局，应该要有一个外科医师、麻醉医师及灌注师都清楚的团队方案，这个方案通过"暂停"或者类似方法来让团队内所有人员都采取合适的步骤。

（十三）血压

终止体外循环前校正所有传感器，并检查其零点水平。

1. 动脉血压

必须认识到复温后桡动脉的血压数值实际上低于主动脉压力值[13]。在没有主动脉阻塞性疾病的情况下，股动脉的压力并无此局限。如果有主动脉根部排气管，也可将其连接于压力传感器用于压力测量。如果桡动脉导管测压不能正常工作，可在主动脉穿刺用于测压或者在体外循环期间或终止体外循环后主动脉插管尚未拔除的情况下，使用主动脉导管用于测压。

2. 肺动脉压

应确保导管没有向嵌顿位置远端移位。通常的做法是在体外循环开始时，将肺动脉导管向外拔出 3～5 cm。

（十四）血管收缩药和正性肌力药

1. 可能用到的药物应预先备好，包括血管扩张药（如硝酸甘油）和强效的正性肌力药（如多巴酚丁胺、肾上腺素和米力农）。

2. 体外循环开始后常常需要输注硝酸甘油和去氧肾上腺素，两药均应抽好备用。一些医师对所有冠状动脉旁路移植手术的患者预防性地输注硝酸甘油（25～50μg/min）以预防冠状动脉痉挛及在不完全血管重建时增加其他非冠状动脉侧支血流。硝酸甘油也可用于扩张静脉以便在体外循环后可回输多余的体外循环回路里的容量。

3. 通过定量输注泵给予血管活性药的准确性和可重复性最高。

（十五）起搏器

手术间内应备好体外起搏器，并由麻醉医师负责检查及设置初始参数。起搏器常用于治疗相对性心动过缓或心脏停搏。对于心脏传导阻滞的患者，强烈建议使用房室顺序起搏以维持心房的同步收缩功能。如果条件允许，推荐使用DDD模式起搏器。一些医疗中心已经开始对低心排的患者行暂时性的双心室起搏治疗。

（十六）钾离子

终止体外循环前应检查电解质。

1. 高钾血症：可能导致心脏传导异常和心肌收缩力下降。长时间转机的患者大量的停搏液被吸收，尤其合并肾功能不全时，发生高钾血症的概率更高。

2. 低钾血症：能导致心律失常，体外循环后若血钾低于3.5mmol/L且尿量充足，应积极处理。

3. 应监测血糖水平不论是否糖尿病患者，一旦出现高血糖，均应积极处理。高血糖可导致中枢神经系统功能障碍、伤口愈合不佳及心脏并发症。但目前关于血糖最佳水平仍存争议。有学者主张应积极处理高血糖，并建议血糖值应控制在110mg/dl水平，多数作者考虑积极处理可能导致低血糖，并引起相关并发症和增加死亡率，建议维持血糖水平不超过150mg/dl[14]。

4. 钙离子讨论见本章二、（三）"钙剂"部分。

5. 其他：应根据具体情况决定是否检测其他电解质。值得注意的是，体外循环后低镁血症较常见，可导致心律失常、冠状动脉痉挛和术后高血压。可在脱机前经体外循环泵给予镁（2～4g）[15]。

> **临床要点**　体外循环期间给予镁可以增加血清镁的浓度并降低术后对镁的需求，而血清镁低可能会导致最近气道导管拔除的患者身体虚弱。

三、终止体外循环前即刻的关键步骤

脱机意味着从完全依赖体外循环（cardiopulmonary bypass，CPB）过渡到心脏自身完成 100% 的做功。这一过程应逐渐过渡，应认识到脱机后心脏功能往往并不正常。但有些时候手术可使得心肌缺血得以缓解或瓣膜功能被修复，则脱机后心脏功能可能改善。

（一）脱机前的最后核查清单

1. 确认

(1) 通气

①肺接受 100% 纯氧通气，直视下观察，监测呼吸末二氧化碳。

②打开呼吸机的报警功能。

③指脉氧保持工作，必要时更换其检测位置（如耳垂或者鼻中隔）。

(2) 患者复温满意。

(3) 心脏、大血管、桥血管均充分排气。

(4) 患者的代谢状况满意。

(5) 所有仪器和药物准备完毕。

2. 在继续进行下一步骤前，应确保上述标准已达到。

3. 麻醉科医师在脱离体外循环期间需高度专注和警觉，应杜绝任何分心。关小音乐，减少不必要的闲谈。

（二）脱机时需要关注的事项

可从以下 4 个来源获取关键信息：有创压力监测、直接观察心脏、经食管超声心动图检查和心电图。

有创压力监测

(1) 压力波形［动脉压、中心静脉压（central venous pressure，CVP）、肺动脉压或左心房压，如果有的话］最好叠加显示于监护仪上，最好采用一致的标尺，这样做的好处有：

①冠状动脉灌注压可直观地通过计算主动脉舒张压和舒张期充盈压（肺动脉舒张压或左心房平均压）的垂直高度差值得到。

②肺动脉平均压和中心静脉压波形在垂直方向上的差距可反映右心室做功的情况。

③在波形未被压缩的情况下，主动脉压力波形上升支的坡度很直观，可能能够反映左心室收缩力。

④借助中心静脉压、肺毛细血管楔压或左心房压波形可诊断瓣膜反流（如二尖瓣反流时，左心房和肺毛细血管楔波形可出现 V 波），TEE 也可诊断。

(2) 动脉压力：应持续监测收缩压和平均动脉压。

①收缩压反映的是心脏自身收缩产生的压力。

②脱离体外循环前，平均动脉压反映的是体外循环泵和外周血管张力共同做功的情况。脱机后则反映心脏和外周血管张力共同做功。脱机前，可以简单地通过泵、平均动脉压（MAP）/流量来计算体循环阻力。

③舒张压反映的是血管张力，并可反映冠状动脉灌注压。

④脉压差反映的是心脏的机械做功。当心脏逐渐承担循环做功时，脉压差将增大。脉压差降低提示左心室衰竭。

⑤静脉回流管路部分阻断后，如果在心房充盈压高时仍出现脉压差低或者收缩压与平均动脉压差异小的情况，提示可能会出现脱机困难（左心室功能不全）。

⑥应注意体外循环后桡动脉导管所测定的动脉压数值可能存在偏差。体外循环后的最初 30min 桡动脉压可能低估真实的收缩压和中心主动脉平均压。外科医师常会通过触摸主动脉确认是否存在压差。一旦出现显著的桡动脉低

血压，在行处理或重新转机前应先测定无创血压或直接行主动脉或股动脉测压验证。

(3) 中心静脉压：可反映脱机前及脱机时右心充盈情况。高 CVP 提示由心肌保护不良或者肺动脉高压引起的右心功能不全。

(4) 肺动脉压：肺血管阻力（pulmonary vascular resistance，PVR）正常时，肺动脉舒张压（PA diastolic pressure，PADP）可以很好地显示左心充盈压，而左心容积可由 TEE 确认。肺动脉高压通常表明肺血管阻力和右心室后负荷增高。而出现右心功能不全或者右侧心力衰竭时需要对其进行治疗。最能代表右心室灌注压的是体循环平均动脉压，为了治疗肺动脉高压时不降低平均动脉压，可能需要使用硝酸甘油和吸入 NO 或者依前列腺素。

①直视或通过超声心动图：评价心肌收缩力、室壁运动异常、传导、前负荷、瓣膜功能及外科手术修复的效果。

②心电图：改变常可见传导阻滞，心律失常或缺血，故应该经常检查心电图的变化。

③TEE：经乳头肌心脏短轴切面是测定射血分数、了解充盈情况和室壁运动异常的最佳切面。四腔心切面可用于判断瓣膜功能和传导异常。

④通气和氧合：不应忽视常规的气道管理及其他重要器官系统的问题。体外循环后，应维持动脉 CO_2 分压（$PaCO_2$）不超过 40mmHg。$PaCO_2$ 轻度升高即可显著增加肺血管阻力（PVR），这一点对于存在右室衰竭的患者尤为重要。

四、脱机期间的关键步骤

临床要点　在撤除体外循环的过程中，经食管超声心动图是实时评价左室充盈及功能状态的重要工具。

（一）第一步：减慢血液引流回泵

1. 静脉管路部分阻断的结果

外科医师或灌注医师缓慢地对静脉管路实施部分阻断，这将增加静脉管路的阻力，从而提升右心房压力，并使血液通过三尖瓣进入右心室（而不是流入体外循环泵）。基于 Frank-Starling 法则，心排血量随前负荷的增加而增加。因此，随着心脏逐渐充盈和扩张，其射血能力也相应增强。

2. 前负荷

小心调节静脉管路阻断的程度以期获得并维持最合适左心室舒张末期容积（左心室舒张末容积或者左心室前负荷）。

(1) 评估前负荷：经食管超声心动图可以实时测量左心室容积。如果没有经食管超声，只有通过中心静脉或者肺动脉导管测定的压力来估计左心室舒张末期容积。肺动脉导管位置合适时，肺动脉舒张压和肺毛细血管楔压可以估计左心房压。体外循环后心室舒张顺应性改变，使得左心室舒张末期容积和左心房压、肺毛细血管楔压及肺动脉舒张压的关系发生变化。肺血管阻力也会影响肺动脉舒张压。心肌水肿或缺血导致左心室顺应性下降。因此肺动脉舒张压、肺毛细血管楔压及左心房压并不能很好地反映体外循环后左心室舒张末期容积。

(2) 最适前负荷是指能提供足够心排血量的最低前负荷，前负荷超过最适值时将可能导致：①心室扩张和室壁张力增加［增加心肌氧耗（myocardial oxygen consumption，Mvo_2）］；②冠状动脉灌注压降低（冠状动脉灌注压 = 舒张期血压 – 左心室舒张末压力）；③心排血量过高或降低，这取决于处在 Frank-Starling 曲线上的位置；④肺水肿。

(3) 撤机时的充盈压：对于术前左心室功能良好的患者，通常维持肺毛细血管楔压

8～12mmHg 或中心静脉压 6～12mmHg。当存在心肌收缩力异常或舒张受限时，可能需要更高的充盈压（20mmHg 或更高）以获得更高的充盈容量，此时必须监测肺动脉楔压或左心房压，或行经食管超声检查来监测左心房充盈压。术前肺动脉舒张压和中心静脉压可用于确定撤离体外循环时适合的压力。

(4) 中心静脉压 / 左心房压比值：正常情况下，中心静脉压低于或等同于左心房压（中心静脉压 / 左心房压比值小于或等于 1），其中左心房压通过肺动脉舒张压估计得到。如果该比值大于 1，强烈提示右心功能不全，室间隔可能被推向左侧，导致左心室充盈和心排血量受限。经食管超声检查经常可诊断"室间隔移位"。此时需先改善右心室功能以降低中心静脉压 / 左心房压比值，之后才能成功脱机[16]。

（二）第二步：降低向主动脉泵血的流速

1. 达到部分体外循环

前负荷增加使得心脏开始参与射血，这一阶段被称为部分体外循环，因为此时被引流到右心房的静脉血随后被分为两路：一路进入体外循环泵，另一路则通过右心室和肺到达左心室，并泵向主动脉。

一些医疗中心建议维持部分体外循环数分钟，从而在停体外循环前将肺内的血管活性物质洗出并为左右心室恢复正常工作提供一个过渡阶段。

2. 降低体外循环的泵流量要求

因为此时主动脉接收两路血液，随着心脏自身射血量的增加，可逐渐减少经由体外循环泵射向患者的动脉血量，因此，灌注师按每次 0.5～1L/min 的速度逐渐降低泵流速，以缓慢降低泵流速，同时密切监测心功能和血流动力学变化。

3. 重新调节静脉管路的阻力

随着心脏做功逐渐增加，需对静脉管路的阻力做出调整以维持充盈压的恒定。同样，体外循环的动脉端输出流量降低后，仅需要足够静脉端回流至储血器防止储血罐打空即可。因此，可通过阻断钳逐渐阻断静脉管路来实现预期的前负荷增加。

（三）第三步：结束体外循环

如果在可接受的前负荷（泵流速不超过 1L/min）下，心脏若能产生满意的收缩压（成人 90～100mmHg），则可尝试终止体外循环并脱机。停机并钳夹静脉管路。如果不能达到满意的目标血压，则应重新转机，同时开始针对性地处理心血管失代偿情况。

五、结束体外循环后即刻关键步骤

（一）前负荷：人工泵还血

如果心脏功能不佳，少量地增加前负荷可能会有所帮助。对于成年患者，可由静脉储血器经主动脉插管向患者泵血，每次 50～100ml。回输前应检查动脉插管管腔内是否有气泡。对于小儿患者，每次回输的血量为 10～50ml。回输期间应密切监测血压、充盈压和心脏的变化。为避免心脏过胀及发生氧合器储血罐打空而导致气栓的情况，不允许持续回输。

1. 通过观察体外循环泵回输容量后的反应可近乎实时地评估左心室功能。可以假定回输期间外周血管阻力维持不变，则根据以下公式：

$$BP = CO \times SVR$$

如果维持 SVR 不变，则

$$BP = CO \qquad （公式 8-1）$$

因此，如果给予小剂量的液体负荷后血压

升高，则提示心排血量增加。

2. 如果血压和心排血量不随前负荷的增加而变化，提示患者可能处于 Frank-Starling 曲线的顶端（平坦部分），进一步的容量治疗将对患者无益。

3. 如果血压升高，则可能系心排血量增加所致，进一步的容量治疗可能是有益的。因此，可按滴定的方式寻找体外循环后的最适前负荷。经食管超声可评估右心大小及功能来进行容量管理。

4. 体外循环后出现以下 3 种情况时需行容量治疗：① 继续复温导致外周血管床扩张；②左心室舒张顺应性的变化使得最适充盈压改变；③持续出血。

（二）测量心功能

1. 应在主动脉拔管或给予鱼精蛋白等相对不可逆的步骤之前评估心功能，因为低心排伴高外周血管阻力也可达到满意的血压值。通过测定心排血量或行食管超声检查可评价心功能。应计算心指数（即心排血量 / 体表面积）。考虑停止体外循环前心指数应大于 $2L/(min \cdot m^2)$，尽管一般而言大于 $2.2L/(min \cdot m^2)$ 才被认为"正常"。如果心率快，即使每搏量低，心排血量也可处于正常范围。因此，每搏量指数 [心指数 / 心率，正常值应大于 $40ml/(beat \cdot m^2)$] 也是很有用的参数。

2. 评价患者的组织灌注。脱机后应关注组织灌注情况。结束体外循环后的最初 5～10min，应检测动脉血气和 pH，判断是否存在乳酸酸中毒或气体交换异常。混合静脉血氧饱和度反映机体总的氧供需平衡情况。正常情况下，尿量反映肾脏灌注是否足够，体外循环后尿量常增加，如果遇到尿量未增加应立即寻找原因并给予处理。应根据每位患者的具体情况确定理想的组织灌注压。合并肾功能不

全、脑血管疾病或高血压的患者可能需要更高水平的灌注压，尽管这有可能加重出血。

3. 后负荷和主动脉阻力。如果左心室功能良好且不存在心肌缺血，麻醉医师应避免后负荷的增加（收缩压反映后负荷）以降低主动脉缝线的张力及减少术野出血。成年人理想的收缩压范围是 100～130mmHg。而对于左心室功能受损或瓣膜反流的患者，外周血管阻力应尽可能低，同时维持血压以保证器官灌注满意。降低主动脉阻力可以改善左心室射血并降低收缩期左心室壁张力和心肌氧耗。主动脉阻力与血压和外周血管阻力有关，降低外周血管阻力可在不改变血压的情况下提升心排血量。

（三）拔除插管

1. 静脉插管

大口径的右心房或腔静脉插管将阻碍静脉血回心脏，如果心功能尚可，则应尽早拔除静脉插管。拔管后灌注师可实施"再次预充"体外循环机，并可通过主动脉插管向患者输注更多容量。通常情况，要在使用鱼精蛋白前拔除静脉插管以防止鱼精蛋白回流至体外泵中。

2. 动脉插管

至少应等到给予半量的鱼精蛋白且并证实循环功能稳定后，才移除主动脉插管。

> **临床要点**　可以通过经食管超声心动图或者直视右心室收缩及饱胀状态来诊断右侧心力衰竭。

（四）心血管失代偿

1. 相关药物的药理学及剂量请参见第 2 章"心血管药物"。

2. 体外循环导致的左、右心室功能不全及外周血管阻力降低是脱机时循环不稳定的最常

见原因。

(1) 左心室衰竭

①表 8-2 列举了脱机后左心室衰竭的鉴别诊断。

②脱离体外循环期间左心室衰竭的处理：

a. 正性肌力药物治疗。肾上腺素或米力农是最常使用的一线药物，尽管有一些中心建议最初应使用多巴胺或多巴酚丁胺。不管选择何种药物，当开始输注正性肌力药物前，可给予肾上腺素 4～10μg（或麻黄碱 5～20mg）以增强心肌收缩力、提升血压。

i. 如果心率正常而外周血管阻力偏低或正常，可给予肾上腺素（＞3μg/min）或多巴胺 [＞3μg/（kg·min）]。

ii. 如果外周血管阻力增加，可给予多巴酚丁胺或米力农。

iii. 如果心率快，可给予小剂量肾上腺素或米力农。

iv. 如果心率慢且未使用起搏装置，可用多巴胺或多巴酚丁胺。

v. 如果外周血管阻力低且心排血量正常或升高，应使用去甲肾上腺素或去氧肾上腺素。

vi. 米力农可显著降低外周血管阻力，因此常需同时合用收缩动脉的药物（去氧肾上腺素、去甲肾上腺素或血管加压素）。

vii. 脱离体外循环后血清钙低时，钙剂就成为非常有效的正性肌力药物（或收缩血管药物）

b. 有心肌缺血时应给予硝酸甘油（考虑使用短效的 β 受体阻断药）。

(2) 右心室衰竭

诊断如下。

a. 右心室的泵功能对于心脏发挥正常的功能是必不可少的，当存在肺动脉压升高的情况时尤为如此。

b. 经食管超声心动图在检测右侧心力衰竭时特别有用。右心室会显得很胀而且收缩乏力。

表 8-2　体外循环后左心室衰竭的鉴别诊断

缺血
- 旁路移植血管功能障碍
  - 血栓或颗粒堵塞旁路移植血管
  - 远端缝合时导致的血管狭窄
  - 旁路移植血管打折
  - 旁路移植血管内气栓
  - 旁路移植血管缝合方向倒置（没有血流流经瓣膜）
  - 流经乳内动脉的血流不足
- 冠状动脉血流不足
  - 血供重建不充分（远端病变或无法手术的血管所致）
  - 冠状动脉灌注压不足
  - 自身冠状动脉中有栓子——气体或颗粒（血凝块，粥样硬化斑块）
  - 冠状动脉痉挛
  - 心动过速（舒张期充盈时间缩短）
  - 心肌氧需增加
  - 自身冠状动脉在手术时受损伤
- 心肌缺血导致心肌损伤
  - 体外循环期间心肌保护不充分
  - 进展期的心肌梗死

瓣膜功能障碍
- 人工瓣膜
  - 缝合方向倒置
  - 瓣周漏
  - 机械性梗阻（卡瓣，瓣叶固定不动）
- 自身瓣膜——急性二尖瓣反流（乳头肌缺血或断裂）

气体交换不足
- 低氧血症
  - FiO_2 过低
  - 残余肺不张
  - 机械通气故障
  - 气道环路松脱
  - 严重的支气管痉挛
  - 肺水肿（"灌注肺"、成人呼吸窘迫综合征）
- 通气不足

前负荷
- 前负荷不足
  - 低血容量
  - 心房射血功能丧失（无窦性心律）
- 前负荷过量（导致心脏过胀）

再灌注损伤

室间隔缺损

导致心肌收缩力下降的其他原因
- 药物
  - β 受体阻断药
  - 钙通道阻断药
  - 吸入麻醉药
- 酸中毒
- 电解质紊乱
  - 高钾血症
  - 低钙血症
- 左心室衰竭病史

c. 胸骨切开后，右心可以透过心包被直视。外科及麻醉医师团队可以用这种方式来评估右心室的容量及功能状态。

d. 高危患者包括：i. 肺动脉高压，如慢性二尖瓣疾病、左向右分流（房间隔缺损、室间隔缺损）、大面积肺栓塞、空气栓塞、原发性肺动脉高压、急慢性二尖瓣反流（瓣膜功能不全、乳头肌断裂）、左心室舒张功能不全；ii. 右心室缺血或梗死或心肌保护不良；iii. 右心室流出道梗阻；iv. 三尖瓣反流。

e. 生理学表现：i. 心指数下降；ii. 中心静脉压较肺毛细血管楔压异常升高（除非存在双心室衰竭的情况）；iii. 肺血管阻力升高（高于 2.5 Wood 单位 或 200dyn·s/cm^5；会导致右侧心力衰竭，并非由右侧心力衰竭引起）；iv. 肺动脉高压；导致右侧心力衰竭，但真正的右侧心力衰竭会导致中心静脉压变高而肺动脉压变低；v. 相对于肺动脉压力，中心静脉压力增高是右侧心力衰竭的表现。

> 临床要点　肺动脉高压会导致右侧心力衰竭。然而，右心功能良好时，心排量的增加会导致肺动脉压力的升高。

(3) 治疗[17]

① 一旦出现缺血征象（如 ST 段改变及区域的右心室壁运动障碍），应予以治疗。

a. 如果体循环血压允许，开始输注硝酸甘油。

b. 通过使用血管加压素来提高体循环舒张期血压，从而增加冠状动脉灌注压。

② 通常需要增加前负荷，但是处理右心室心力衰竭时需要谨慎。

③ 增加正性肌力支持，米力农、多巴酚丁胺或异丙肾上腺素等均有效，上述药物均可增加右心室收缩力，并降低肺血管阻力。

④ 使用其他的辅助措施降低肺血管阻力[18]。

a. 过度通气可导致低碳酸血症，并降低肺血管阻力。可通过增加通气频率而实现，与此相反，增加气道压力则可能增加肺血管阻力。

b. 避免低氧血症。因为低氧血症可导致肺血管收缩。

c. 防止酸中毒。

d. 维持正常的核心体温。

e. 使用肺血管扩张药［硝酸甘油、硝普钠，伊诺前列腺素（Flolan）］[19]。

⑤ 吸入一氧化氮（10～40ppm）。吸入前列腺素 E_1、环前列腺素（PGE_1－ 依前列醇）。通过吸入（而不是静注）肺血管扩张药可以使通气良好的区域得到最有效的肺血管扩张，从而改善通气 / 血流比值。

⑥ 使用右心室辅助装置。

（五）不适宜的血管扩张

不适宜的血管扩张可能导致心脏指数满意或升高时仍不能获得理想血压。

1. 原因包括：① 术前用药史（钙通道阻断药、血管紧张素转化酶抑制药）；② 电解质紊乱；③ 酸碱失衡；④ 脓毒症；⑤ 已有疾病（肝硬化、肾脏疾病）；⑥ 发热；⑦ 特发性因素（其他尚未明确的与体外循环相关的原因）。

2. 过度的血液稀释（如 HGB 浓度为 7g/dl 或更低）将降低血液黏滞度、降低外周血管阻力。

3. 处理包括使用血管收缩药（如去氧肾上腺素、血管加压素或去甲肾上腺素）或根据需要输红细胞。

4. 血管麻痹综合征是一种严重的 CPB 后血管扩张现象，表现为平均动脉压低、心排量正常或高、右心充盈压正常、外周循环阻力低，对缩血管药物反应差。CPB 前的危险因素包括：术前 EuroScore 心脏评估低、术前使

用 β 受体阻滞药和 ACEI、CPB 前低血压和使用过缩血管药物。另外 CPB 开始时出现未预料的低血压也能预测该综合征[20]。血管麻痹综合征增加总死亡率。频繁地增加肾上腺素、去甲肾上腺素、血管加压素浓度可以用来治疗该综合征。然而，高剂量的去甲肾上腺素可能会影响器官灌注[21]。一氧化氮抑制药亚甲蓝曾用于抢救治疗，剂量为 2mg/kg，给药时间大于 20min。亚甲蓝是单胺氧化酶抑制药，因此不应该给那些正在服用单胺氧化酶抑制药或者选择性血清素再摄取抑制药的患者使用，因为这有诱发血清素综合征的风险[22]。

（六）再次恢复体外循环

1. 尝试脱机失败后，应谨慎考虑重新转机的决定，因为重新转机同样存在危险（肝素化不充分、溶血、凝血功能变差、二次转机后血管麻痹等）。但应在重要脏器（心、脑、肾）发生缺血性损伤之前重新转机。经食管超声心动图可快速地协助诊断并治疗常见问题如前负荷不足，甚至可以防止不必要的二次转机。如果严重的心血管异常持续时间较长，则应恢复体外循环。重新转机后，应继续对患者的相关情况进行判断和处理，不过转机后器官损伤的风险可能不会继续增高。

关键在于脱离体外循环不顺利时能够迅速恢复体外循环，这样能够从容地得到适当的药物及机械支持。

2. 应根据上次脱机前测得的末次激活凝血时间来确定此次给予肝素的剂量（如果已经给过任何鱼精蛋白，则应给予全量肝素，即 300～400U/kg）。

3. 再次建立体外循环期间，应用正性肌力药和血管加压药维持冠状动脉和大脑的灌注。如果导管已经拔除，情况危急时可能需要助手开胸行心脏按摩。

4. 开始体外循环时，患者往往会表现为血压升高，因此所有的正性肌力药和血管加压药均应暂时停止使用。如果血压显著升高，灌注师可短暂地下调泵流速，同时行扩血管处理或者等到升压药的效果消失（通常小于 5min）。体外循环恢复后，心肌的氧需显著降低。维持合理的灌注压对于维持缺血心肌细胞的充足氧供尤为关键。如果平均动脉压不高（如小于 60mmHg），可给予纯 α 受体激动药，如去氧肾上腺素。尽管氧需下降且氧供充足，但缺血的心肌细胞可能无法有效利用氧，因而需要再次使用停搏液。

5. 如果通过灌注温血停搏液使得心脏在短时间内再次被诱导停搏，则需更长的时间恢复和逆转损害。

6. 需积极寻找任何影响心脏功能的机械性因素，并予手术纠正。

(1) 心电图提示进展性心肌缺血或 TEE 检查发现室壁运动异常都提示冠状动脉桥血管可能堵塞，需重新评估其通畅性，超声多普勒可用于评估桥血管的血流情况。

(2) TEE 可评估瓣膜异常，包括瓣周漏、人工瓣膜功能异常或残余狭窄/反流。

7. 脱机失败后可能需要加大正性肌力支持。转机期间给予额外的心肌再灌注时间可以避免或者减少这种需要。

8. 增加监测内容。左心房压比肺动脉压更适于评价左心室舒张末期压力。主动脉或股动脉压力的准确性高于桡动脉压力。经食管超声检查或心尖超声可更好地了解心功能和充盈情况。

9. 只有等外科医师确认心肌功能不全不是技术原因所致，且确保心脏已经得到了"充分的休息"，才可考虑脱离体外循环。如果第二次脱机尝试仍未获成功，则应根据情况使用血管扩张药物或行容量治疗以调节心脏的前、后负荷。

(1) 球囊反搏可提升舒张压，增加冠状动脉灌注及降低后负荷，可考虑使用。但胸主动脉手术或者 TEE 发现主动脉上有活动性粥样斑块时相对禁用。

(2) 关胸可能严重干扰血流动力学（见上文"不适宜的血管扩张"部分）。

(3) 多次尝试脱机均告失败后，如果有条件可使用心室辅助装置或者体外膜氧合（ECMO）以挽救患者生命。这通常是为使"顿抑心肌"得到充分休息，或是作为心脏移植的过渡手段（见第 22 章"心脏辅助及替代装置"）。

六、成功脱机后的心血管方面关注点

脱离体外循环后，心肌从手术、体外循环及其引发的炎症反应的影响中逐步恢复。这一阶段可发生生理方面或手术相关的重大变化，为了建立有效的应对策略，应对其有充分的认识。

（一）再灌注损伤

再灌注损伤是指心肌经历短暂缺血后复灌时出现的一系列功能、结构和代谢方面的改变。任何需行主动脉阻断的心脏手术均可能经历再灌注损伤，损伤可表现为以下方面：

1. 细胞内钙超载。

2. 显著的细胞肿胀（心肌水肿），可降低缺血后的血流及心室顺应性。

3. 复灌后恢复氧供可导致自由基生成，后者可通过脂质过氧化导致膜损伤。有多种策略可减轻氧化损伤（如行温血灌注复氧以启动需氧代谢），新的治疗策略仍在不断探索中[23]。

（二）拔管

脱机后患者的血流动力学趋于稳定时，先拔除静脉插管。失血和房性心律失常是缝合心房插管切口时最常见的并发症。适量回输血液

后就可阻断并拔除主动脉插管。为减少出血和防止主动脉破裂，动脉拔管时常需降低血压（收缩压一般在 100mmHg 以下）以降低主动脉壁的张力。如果拔除主动脉插管时大出血导致血流动力学恶化，则应立即行右心房插管并给予适量的容量以维持血流动力学稳定。考虑到鱼精蛋白可能引发严重的血流动力学紊乱，通常选择在主动脉拔管之前给药，但是由于主动脉内血栓的风险，大多数外科医师会在完全中和之前拔除主动脉插管。

（三）心脏上的操作

体外循环后经常需抬起心脏，以检查或修补远端吻合口，这一步骤可能导致静脉回流受阻、房性或室性心律失常和心室射血减少，上述情况均可导致体循环低血压。为了避免血流动力学紊乱，应尽量缩短对心脏的操作时间。如果血压明显下降，一个好的技巧是简单地喊出收缩压或者平均压，这巧妙地提醒外科医师将心脏归位。如果心脏恢复慢，则提示应尽可能限制此类操作。一出现低血压时就给予儿茶酚胺或钙剂的做法应避免，因为一旦终止手术操作，所给的药物经常会导致高血压。这一阶段，血压过高可导致桥血管破裂和出血增加。

（四）心肌缺血

1. 冠状动脉痉挛

自身冠状动脉或乳内动脉桥血管的痉挛均可导致脱机后的心肌缺血，主要表现为 TEE 发现节段室壁运动异常或者 ST 段抬高，也可出现继发性心律失常、严重低血压或心脏停搏等。冠状动脉痉挛的机制包括低温引起的冠状动脉剧烈收缩、局部损伤、呼吸性碱中毒、过度的交感刺激激活冠状动脉血管上 α 受体、血小板释放缩血管物质（血栓素）、内源性扩血管物质缺乏导致自身血管内皮的损伤（如内皮

舒张因子和前列环素）。已经证实有效的治疗方法包括：冠状动脉内给予硝酸甘油、罂粟碱或全身给予硝酸甘油、钙通道阻滞药（如尼卡地平）和磷酸二酯酶抑制药（如米力农）。

2. 机械性梗阻

应考虑到静脉桥或乳内动脉桥血管可能受压而导致心肌缺血。大潮气量通气可间断地影响乳内动脉血流，过度膨胀的肺可导致桥血管吻合口处撕裂。

3. 桥血管内有空气

由于桥血管或者左心室排气不佳，气泡会阻碍血液在桥血管中流动。表现通常与其他原因造成的心肌缺血相同，包括 TEE 发现节段室壁运动异常或者心律失常。外科医师经常能看到冠状动脉内的空气并确认可疑诊断。主要的治疗是通过提高主动脉舒张压来提高冠状动脉灌注压（如使用血管加压素），但是还应该考虑使用血管扩张药（如硝酸甘油）来降低左心室舒张末压力。有时可能需要恢复体外循环来让心脏休息。

4. 冠状动脉血供重建不充分

这可能是由于外科缺乏有效的靶血管或者计划联合外科手术与经皮血供重建（更常见于非体外循环下的操作）。不充分或者不完整的血供重建的治疗措施类似于冠状动脉疾病的药物治疗，包括最大可能提高冠状动脉灌注压并降低左心室舒张末压力，按需要使用血管加压素、血管扩张药和正性肌力药物。

（五）关胸

关胸时可出现血流动力学紊乱。左右心室功能正常且血管内容量充足的患者通常可顺利关胸。一些患者则可表现为轻度低血压，但对容量治疗的反应良好。对于心室功能差或近期接受正性肌力药物治疗的患者，需要给予额外的容量治疗和正性肌力支持才可维持血流动力学稳定。如

果患者对上述治疗无反应，应要求外科医师开胸探查。经食管超声心动图对发现导致血流动力学不稳定的原因特别有帮助，如发现心肌缺血伴随新发的室壁运动异常，或者低血容量。

以下原因可导致关胸时血流动力学紊乱。

(1) 严重心肌水肿的患者，关胸可导致右心室功能受损、静脉回流减少。

(2) 合并重度慢性阻塞性肺疾病（chronic obstructive lung disease, COPD）的患者，水肿、过度膨胀的肺可导致关胸时出现类似于心脏压塞的表现。持续性支气管痉挛、低肺顺应性和呼气末正压（positive end-expiratory pressure, PEEP）可能会导致关胸时血流动力学紊乱，而肥胖或者老年患者胸壁顺应性可能比较差。

(3) 如果未能在闭合胸骨前发现隐匿性出血，则可导致心脏压塞。

(4) 关胸可能使静脉或乳内动脉桥血管打折，从而导致对应的供血心肌发生缺血。如果排除上述的机械性原因后，血流动力学仍不能改善，则应暂时再开胸。如果再次关胸失败，则用无菌敷料覆盖切口并将患者转运至 ICU。手术切口留待以后再行关闭，通常在 24～48h 内。

（六）脱离体外循环后血流动力学管理

脱机后的管理应包括对 5 项血流动力学参数（即前负荷、心率、心律、收缩力及后负荷）的持续评估（图 8-1）。尽管脱机后心血管系统崩溃的情况并不多见，但一旦发生，则应考虑是否存在技术性原因（心肌缺血、瓣膜功能异常）或严重的代谢异常，经食管超声心动图检查有利于正确诊断。如果给予最大剂量的正性肌力支持仍不能纠正心血管系统恶化[24]，且不能判断出可立即纠正的可逆性原因，则应重新开始体外循环。

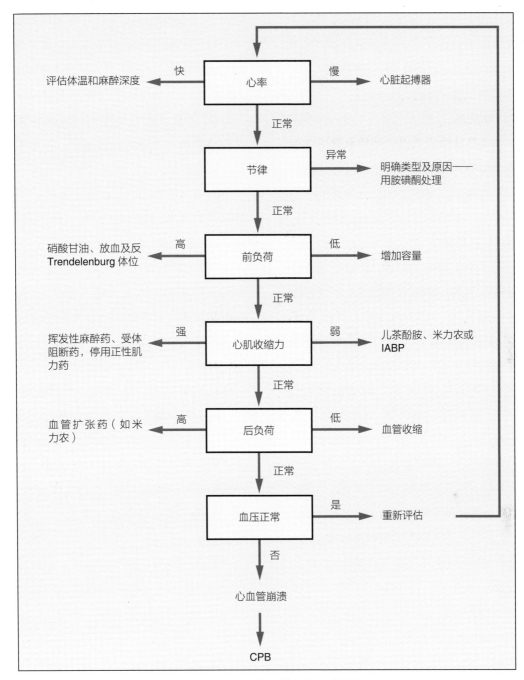

▲ 图 8-1　脱机后心血管功能不全的处理

CPB. 体外循环；IABP. 主动脉球囊反搏；Trendelenburg. 头低足高位

七、非心血管方面的关注点

（一）呼吸系统

1. 肺水肿

(1) 体外循环后肺功能不全：体外循环后

肺功能不全比较常见，病情最严重时可发展为灌注肺综合征（"泵肺"）。体外循环后，肺泡 – 动脉氧分压差增加，并在术后 18～48h 达到最大值。导致通气 – 血流比例失调的原因很多，最终会因为非心源性肺间质积液导致的低氧血症和高碳酸血症。原因包括以下几个。

①肺不张时间延长及表面活性物质缺失。

②低氧对肺组织的损伤和以下原因对肺血管的炎症损伤，包括溶血、蛋白质变性、多发的肺内栓子、缺血再灌注损伤。

③激活的中性粒细胞在肺内聚集。溶酶体酶可导致肺毛细血管损伤及血浆渗漏。

④输血反应和输血相关的急性肺损伤。

⑤现在使用膜式氧合器可大幅度降低对血液的损伤程度，也基本消除了灌注后肺综合征。

(2) 左心室功能不全：脱离体外循环后，左心室功能不全可导致肺静脉压升高。加上血液稀释导致的血浆胶体渗透压降低，可导致肺间质液体增多。

(3) 术前已有肺水肿：术前就合并肺水肿的患者风险增加，要维持此类患者脱机后满意氧合或通气的难度极大。体外循环期间行超滤和积极利尿治疗可能对改善氧合有益。

(4) 治疗措施

①降低前负荷（输注硝酸甘油）。

②降低后负荷（硝普钠、尼卡地平、氯维地平，减少缩血管药物的使用剂量或者把缩血管的正性肌力药物，如多巴胺或者去甲肾上腺素换成扩张血管的药物如多巴酚丁胺或者米力农）。

③利尿。

④增加收缩力。

⑤增加呼气末正压（PEEP）。

⑥增加潮气量或吸入氧浓度。

⑦吸入肺血管扩张药来治疗难治性缺氧（NO，依前列醇）。

⑧必要时使用 ECMO 治疗极端少见而且严重的病例。

(5) 过敏反应：偶见于一些药物（如鱼精蛋白），使用血制品或胶体类容量扩张药，可能导致肺毛细血管的渗漏。

2. 机械原因

(1) 气胸：最常见于打开胸腔分离乳内动脉时。其他的原因还包括过度正压通气导致的气压伤，尤其是肺顺应性和胸壁顺应性差或者肺气肿的患者。另外，中心静脉穿刺时也可误入胸膜腔。气胸可能在关胸后才被发现。

(2) 血胸：体外循环期间纵隔内血液可溢出心包悬吊，并在胸腔内蓄积。血胸也可发生在给予肝素前分离乳内动脉的过程中，此时胸膜腔内的出血多能形成血凝块。可以用 TEE 或者外科直视来检查胸腔，终止体外循环及关胸前应仔细检查胸膜腔，充分清除积血和血凝块。

(3) 气管导管移位：心脏手术时的外科铺巾可遮挡住对患者的头部及气管导管的观察。即便能看到气管导管，外科医师为了获得更好的术野经常推压气管导管，从而可能导致气管导管的位置发生移位。因此，通过定期检查呼吸环路的各个连接处，观察双侧胸部运动及胸腔打开后对单侧或者双侧肺的观察可判断气管导管的位置是否正确，这一点尤为重要。呼吸末二氧化氮和脉搏血氧仪可能无法检测到呼吸环路存在轻微的部分梗阻或者连接不良。

(4) 气管支气管分支堵塞

①黏液痰栓：干燥浓稠的分泌物可能蓄积在气管支气管分支或气管导管，导致气道部分或完全梗阻。大多数病例可通过小口径导管行气道吸引得到确诊及治疗。有时可能需要支气管镜来引导治疗。

②血液：喉镜置入和气管插管时导致的上呼吸道或气管损伤、此前未被发现的气道病变，在肝素化后均可能在气道吸引时吸出血液。出血很多时可能导致不同程度的气道梗阻。更可能出现的情况是血液吸到远端气道和肺泡，导致严重的通气灌注比例失调。气道内出血还可见于肺动脉导管管理不当导致的肺动脉穿孔。导致肺动脉导管移位的危险因素包括对心脏的手术操作、高龄、抗凝治疗、低温和肺动脉高压。

3. 死腔增加

(1) 导致死腔增加的最常见原因是支气管痉挛导致的气体潴留，当然也可能由其他的原因所致。呼气末二氧化碳监测有助于确认梗阻类型。此时可观察到呼气末二氧化碳分压数值和动脉血二氧化碳分压之间差值增大。在严重的病例，这一差值可达 15～25mmHg。

(2) 病因

①支气管痉挛。

a. 此前就有的哮喘或慢性阻塞性肺疾病。

b. 首次发病。

i. 机械性因素：气管内导管（刺激隆突）；分泌物或血液。

ii. 化学性因素：药物、组胺释放、炎症及过敏。

②成人呼吸窘迫综合征（ARDS）。

③输血相关性。

④心排血量降低。

⑤肺栓塞：

a. 一般不可能是血栓所致，但在给予鱼精蛋白后这种可能性不能排除；

b. 气栓。

(3) 支气管痉挛的治疗

①撤除导致痉挛的药物。

②吸入 β_2 受体激动药（沙美特罗与沙丁胺醇）。

③吸入抗胆碱能神经药物——异丙托溴铵。

④肾上腺素。

⑤糖皮质激素（静脉给予或吸入）。

⑥慢性患者给予氨茶碱。

⑦镁。

⑧调整呼吸机的参数设置（延长呼气时间、降低呼吸频率）。

⑨如果心指数满意，可予吸入性麻醉药。

4. 肺内分流

(1) 肺不张：肺不张是脱机后动脉氧合不足最常见的原因。尽管术后胸片检查多为弥漫性改变，但常可发现左肺下叶浸润和肺不张。用于降温的冰屑导致的一过性膈神经损伤和左侧膈肌麻痹是可能的原因。体外循环期间使用 PEEP 或者低潮气量（＜200ml）与 CPB 后较高的 PaO_2 相关。然而，如果这影响了术野，可能会被要求限制通气。CPB 后，将潮气量恢复正常（6ml/kg）并加用呼气末正压可减少肺不张。

(2) 低氧性肺血管收缩反应受到抑制：低氧性肺血管收缩反应是导致肺不张部位的肺血管阻力升高的原因。血管扩张药（硝普钠、硝酸甘油）或正性肌力药均可减弱或抑制这一保护性机制以改善血流动力学状态。

5. 心内分流

当评估体外循环后的低氧血症时，应考虑到右向左分流的可能。体外循环后右心室收缩力和顺应性降低，如果同时存在呼气末正压导致的肺血管阻力升高的情况，将使得右心房压超过左心房压，这将导致未闭的卵圆孔开放。TEE 是诊断心房右向左分流的有利工具。

（二）血液系统

这期间，凝血系统的调控和血液保护的重要性仅次于心血管的稳定性。血液管理应综合外科医师、重症监护医师和麻醉科医师三方的意见，并基于个人需求且在可用的凝血检查指导下进行个体化治疗。这有助于防止心脏手术时输血过多，该话题的具体讨论见第9章"血液管理"和21章"体外循环期间和之后的凝血功能管理"相关内容。

（三）肾脏系统

1. 体外循环对肾脏的影响

体外循环开始后有很多因素可影响肾功能。血液稀释和（或）溶血可降低肾血管阻力，增加外层肾皮质血流量和尿量。溶血也会释放游离的血红蛋白，这会导致肾损伤。如果采用全身低温行心肌保护，则可增加肾血管阻力、减少肾血流、降低肾小球滤过率和自由水清除率。CPB 期间，非搏动性血流、灌注压降低和主动脉斑块脱落导致的栓塞现象也可减少肾血流。存在肾动脉狭窄的患者肾血流降低尤为显著。体外循环导致的全身炎性反应也可使得肾功能恶化。预防术后肾功能损害很关键，因为新发的肾功能不全将使得患者死亡率上升近 8 倍[25]。

2. 脱机后肾功能不全

术前血清肌酐水平增高、瓣膜和旁路移植联合手术、高龄和糖尿病等因素可能导致患者脱机后发生肾功能不全。长时间的体外循环及停机后心指数降低均对患者不利。

3. 处理

药物治疗对重度肾功能不全或肾衰竭者可能有益。虽然这些治疗措施不能预防急性肾衰竭，但可以延缓高血容量和高钾血症的发生。与肾功能正常的患者相比，此类患者体外循环期间尿量常常减少，可导致显著的高钾血症或细胞外液积聚。

4. 治疗

(1) 呋塞米（首次剂量 10～20mg）或甘露醇（0.5～1g/kg）。

(2) 非诺多泮［0.05～0.1μg/（kg·min）］能增加肾血流，可作为重要的治疗用药，但也可导致严重的低血压。

(3) 体外循环未结束前可通过超滤排出多余的容量。

(4) 即便采取了上述措施，某些患者仍需在术后早期接受透析治疗。

（四）中枢神经系统

1. 麻醉深度：用脑电双频指数或其他手段监测麻醉深度能为术中管理提供重要的信息。体外循环后阶段患者会面临不同程度的手术刺激，最严重的是拧钢丝和关胸。如果需加深麻醉深度，应主要根据患者血流动力学状况选择合适药物。

2. 对血流动力学稳定的患者，可滴定式地给予小剂量的阿片类药物或苯二氮䓬类药物。此外，还可谨慎使用挥发性麻醉药，尤其是血压高且心指数满意的患者。

3. 很多麻醉医师在 CPB 后采用丙泊酚持续输注也获得了满意的结果。从复温开始时给药，持续至 ICU 早期，常用的剂量为 25～50μg/（kg·min），也可根据患者的反应滴定式地调节。另外一种方式是用右美托咪定，起始剂量是 0.2～0.5μg/（kg·h），同样可根据患者的反应滴定式地调节。

4. 应牢记所有患者脱机后均或多或少地合并心室功能不全的情况，即便是小剂量的阿片类和丙泊酚均有可能导致严重的血流动力学紊乱。

5. 神经肌肉阻滞。脱机后阶段往往需要追加肌肉松弛药，其主要目的是预防寒战，因为寒战可使氧耗增加最高 500%。应经常使用 4 个成串刺激测定肌松作用。肝、肾功能会因为心功能的影响而恶化，选择神经肌肉阻滞药物（如罗库溴铵 vs 阿曲库铵）的剂量时要考虑这点。体温变化、出血、心功能和辅助用药也可影响肌肉松弛药的药代动力学和血浆浓度。

6. 一些医院在实施快通道心脏麻醉时，允许在手术室或转运至 ICU 后行肌松拮抗。拮抗肌松前应充分预计到可能引发的心血管不良反应，如心率改变等。

（五）代谢方面的考虑

1. 电解质紊乱

(1) 低钾血症是体外循环结束后较常见的电解质紊乱。其原因很多，但以下仅针对体外循环相关的情况进行讨论。肾脏是钾离子丢失的主要途径，术前和术中使用利尿药（包括体外循环时给予甘露醇），可导致大量钾离子流失。体外循环期间可能会给予葡萄糖作为心肌的代谢底物。如果血糖显著升高，则可导致渗透性利尿，钾离子也一并丢失。钾离子向细胞内转运也可导致低血钾，导致钾离子转运的原因包括：过度通气或过量碳酸氢盐导致的碱血症、糖尿病时的胰岛素治疗。

此外，具有 β_2 受体兴奋作用的正性肌力药可促进钾离子向细胞内转运。治疗应根据低钾血症的程度而定。通常，钾离子的再分布和输血均可使钾离子水平在未行处理的情况下中度回升。多数情况下，经静脉补钾 10mmol/h（成人）有效，危及生命时，如能持续监测心脏情况，钾离子的输注速率可达到 20mmol/h。只有肾功能足够（通过尿量判断）才可以补钾。

(2) 体外循环结束后的高钾血症并不常见。多数情况下，高钾血症见于使用大量停搏液，尤其当患者合并肾功能受损时。高钾血症可在脱机后持续一段时间，但通常可自行恢复正常。根据心率不同，中度高钾血症（K^+ 浓度为 6～7mmol/L）时，可按表 8-3 中所列的任一方法处理。重度高钾血症（K^+ 浓度高于 7mmol/L 时，则需要干预治疗。

表 8-3　高钾血症的治疗

药 品	治 疗
1. 利尿药:	襻利尿药（呋塞米 10～40mg），对于长期用药者应加大剂量
2. 碳酸氢钠	1～2mmol/kg（儿童），1 安瓿（50mmol）（成人）
3. 葡萄糖和胰岛素静脉滴注	儿童用量：葡萄糖 1～2g/kg+0.3U 正规胰岛素 /g 葡萄糖；成人用量：25g（1 安瓿 D50）葡萄糖 +10U 正规胰岛素（成人）
4. 钙剂	20mg/kg 葡萄糖酸钙，给药时长 5min（儿童）；5～10mg/kg 氯化钙（成人）

(3) 体外循环后可发生低钙血症。常见的原因包括预充液导致的血液稀释（尤其是儿童）、急性碱血症和集钙作用。过度通气或经静脉快速给予碳酸氢盐均可引起碱血症，从而导致 Ca^{2+} 与蛋白结合。集钙作用见于输注大量含枸橼酸（一种螯合剂）的血液。严重的低钙血症可导致心肌抑制和血管扩张。

体外循环后出现的严重高钾血症或由于血清离子钙浓度低引发低血压时应给予钙剂。可选择 10% 氯化钙 5～10mg/kg（相当于 272mg 钙），成人的常用剂量为 500～1000mg。也可以逐量递增使用 10mg/kg 的葡糖糖酸钙。

(4) 低镁血症在心脏手术患者比较常见。England 等 [15] 认为，输注大量不含镁的液体及随后的血液稀释是最可能的原因之一。其他的原因还包括体外循环导致的包括镁离子在内的阳离子丢失及镁向身体其他部位的再分布。在一项随机对照研究中（治疗组患者脱机后接受 2g 氯化镁），结果发现镁剂治疗组患者术后室性心律失常的发生率低于对照组，且术后早期的心脏指数高于对照组 [15]。因此很多中心都在终止体外循环前给予镁剂。

2. 高血糖

所有行心脏手术的患者均可因手术应激而发生高血糖 [26]。糖尿病患者，尤其是胰岛素依赖性糖尿病，通常需要在术中输注胰岛素以维持血糖稳定。脱机后使用正性肌力药物，尤其是肾上腺素，也可通过刺激肝脏的糖原分解和糖异生而使血糖升高。高血糖可引发一系列不良后果，包括渗透性利尿、电解质紊乱、局灶性和整体性缺血性神经系统损伤和心脏损伤，严重时甚至可以导致昏迷。

（六）脱机后的体温管理

1. 低温

所有行低温体外循环手术的患者脱机后

均可发生不同程度的低体温，并可由此引发对心血管系统的显著影响，尤其是心功能储备处于边缘状态的患者。随着体温的降低，小动脉张力增加，可导致外周血管阻力增加，从而引发血流动力学改变，如血压升高、心排血量下降、心肌氧耗增加。如果出现寒战，还可增加机体耗氧。低温还可导致凝血功能障碍。

2. 脱机后低体温的原因

低温体外循环可引发血管收缩状态。复温期间，多数外周血管床（如肌肉和皮下脂肪）并未充分扩张，因而储存了大量的低温血液，这部分低温血液最终将与中心循环的血液达到热平衡。通过药物使得血管床扩张并使其中的血液也复温，将消除脱机后核心体温的"后降"现象，体温往往在脱机后 80～90min 降至最低点。

3. 低体温的防治

减轻脱机后低体温的最有效的方法是确保体外循环期间的有效复温。如果术中需停循环，则复温将被显著延迟。

空气加温毯是维持体温的最有效方法。手术过程中由于要铺巾，身体背面的保温可能最有用，上半身加温毯只能对上肢和颈部实施保温，如果同时覆盖头部，将进一步改善保温效果。必要时可在取静脉放置敷料后用加温毯覆盖下半身。此外，加温吸入气体、使用加温后的静脉输注液、提高室内温度、使用加温后的胸腔冲洗液和温毯等也可降低低体温的发生率。在复温阶段，上述方法对防止脱机后低温的作用轻微。但是，它们对维持离室之前的患者体温很重要。

4. 应避免高体温

高温可加剧大脑的缺血损伤，可由体外循环期间过度复温或体外循环后或 ICU 期间加热引起。核心温度或鼻咽温度不应超过 37℃。

八、准备转运

（一）在手术间将患者移至转运床或手术室的 ICU 病床

关胸并放好敷料后，患者被移至转运床。此时医务人员需要协调好，以降低发生并发症的可能。搬运过程看似简单，但稍不注意则可导致监测导线导管脱落、正性肌力支持药物输注中断、机械通气停止等意外情况，并可由此引发严重后果。切换至移动式转运监护仪时可能会中断心血管监测。因此，应有序地分步摘除监测设备，这样患者在任何时候都不会处于完全无监测的状况。

转运期间的并发症

(1) 气管导管意外拔除。

(2) 气泡（心脏术后）移位进入冠状动脉，导致心肌缺血或室颤。

(3) 动脉或肺动脉导管意外拔除。

(4) 球囊反搏管路受损。

(5) 起搏器导线移位或松脱。

(6) 静脉输液管路脱落。

(7) 监测（脉搏氧饱和度和心电图电极）脱落。

(8) 患者摔倒。

(9) 角膜损伤（如导线或管道所致）。

(10) 血管活性药或正性肌力药输注中断。

(11) 胸腔引流管、导尿管移位或脱出。

(12) 静脉血管扩张导致的低血压。

(13) 氧气供应中断（气囊无氧气）。

(14) 人工通气不充分（观察胸壁是否足够扩张）。

（二）转运至 ICU

转运前应准备好急诊设备和药物。所需的设备视转运距离长短而定，与手术室相距 5 层楼的距离和15m的距离完全不是一个概念。转运患者所需的设备/药物请参见表8-4。正如墨菲定律所述，曾有学者报道此过程发生心脏骤停和意外气管拔管。我们也曾遇到过转运过程中球囊反搏在电梯里出问题且导致严重后果的情况。转运患者时无论距离远近，均必须加强监测和确保通气。最基本的监测应包括心电图、动脉压力和脉搏氧饱和度。

快通道（早期拔管）的转运方法在第25章中有讨论。对于一些严格选择后的患者，例如房间隔缺损修补及非体外循环下进行的单支血管旁路移植这样体外循环时间短或者心肌缺血时间短的手术，一些心脏外科团队可能会选择在手术室内拔除气管导管。体外循环时间较长或者心肌缺血时间较长的患者不适于在手术室内拔管因为潜在的心脑血管并发症可能不会在那段时间表现出来。我们的观点是在手术室内拔管会让术后早期管理出现不必要的复杂化而且对患者没有益处。

> **临床要点** 转运期间，带上含有不同种类药物（缩血管药、正性肌力药及降压药）的注射器，因为这段时间可能会出现极端的血流动力学不稳定的情况。

（三）入住ICU

多数中心会在转运前向ICU提供一份标准化报告，包括呼吸机设置参数、正性肌力及血管活性药物情况、生命体征。这些信息将为患者接诊的准备工作赢得时间。多数ICU会沿用手术中的输液袋。如果发现输液袋药物过低，我们建议转运前就替换它们。转运时中断给予正性肌力药将有可能导致严重后果。

表8-4　推荐用于转运的急诊装备

气道设备
气管导管
喉镜和镜片
更换气管导管的工具（备选）
皮球/活瓣/面罩
氧气瓶
PEEP阀（如果PEEP≥10cm H_2O，此项必须具备）
药物
用于推注的去氧肾上腺素
麻黄碱或肾上腺素（4μg/ml）
如果情况不稳定，准备肾上腺素（1mg）小瓶
阿托品
可供选择的肌肉松弛药
琥珀酰胆碱
可供选择的麻醉药
人员
训练有素的人员行监测和解决有关球囊反搏或左右心室辅助装置可能出现的问题
足够的人手负责搬运病床和静脉输液架

PEEP. 呼吸终末正压

患者安全转运至ICU后，应有序地将转运监测更换为持续监测，并在麻醉记录单上记录相关的生命体征信息及接诊医师和护士。由于此时你对患者的病情最为了解，一旦出现血流动力学不稳，麻醉科医师应掌控局面并负责处理病情。

当交接时，应向接诊医师报告任何你认为可能会对其有用的患者信息。例如，因为患者舒张功能不全，肺动脉舒张压低于15mmHg时心脏指数就降低。告知ICU同事以避免他们不必要的"重新开始"而使患者处于危险之中。

转运途中的持续出血可导致低血容量，需要增加输液量。左心室功能逐渐改善后，为防止高血压相关的并发症，正性肌力支持应逐渐减量。直到患者病情稳定，才可将患者移交给接诊人员。

第 9 章
血液管理
Blood Management

Nadia B. Hensley　Megan P. Kostibas　Steven M. Frank　Colleen G. Koch　著

薛　瑛　王　晟　译

刘恒意　黄佳鹏　校

本章要点

- 输血是美国医院中最为常见的治疗，并被联合委员会认定为前 5 种被滥用的治疗手段之一。
- 贫血和输血都带有明显的风险。平衡这些风险是合理制定输血决策的关键。
- 尽管已有输血指南发布，但是在不同的医师和医疗中心之间，临床输血实践差异很大，且常常未遵守推荐的指南。
- 输血相关性急性肺损伤（transfusion-related acute lung injury，TRALI）是导致输血相关死亡的最常见原因。导致死亡的第二常见原因为输血相关容量过负荷（transfusion-associated circulatory overload，TACO）。
- 在心脏手术中开展的两大血红蛋白输注阈值试验支持使用限制性输血策略，即血红蛋白输注阈值为 7.5～8g/dl；较高的阈值（9～10g/dl）并未改善主要结局指标。
- 回顾性研究发现红细胞（RBC）保存时限与不良结局相关；然而，最近的前瞻性临床研究显示，与输注标准制备的血液相比，输注新鲜血液并未显示出更好的结局。保存期末的血液（35～42d）仍未被评估。
- 所有血液成分中，血小板输注风险最高、花费最大。细菌性败血症是在输注室温保存的血小板后产生的最常见的不良事件。

"输血就像婚姻：不应该草率、鲁莽、肆意地进入，也不应该过于频繁地进入。"

——R Beale[1]

一、概述

输血是美国医院中最为常见的治疗，并被联合委员会认定为前 5 种被滥用的治疗手段之一。互相矛盾的风险构成了围术期输血的核心。患者面临着血红蛋白值过低所带来的实实在在的风险，也面临着暴露于同种异体血液输注时的与前不同、但却同样真实的风险。贫血和输血的风险会随着患者的合并症、贫血的程度和耐受贫血的能力及手术种类的不同而改变。在手术室的动态环境中，心血管外科专业的临床医师们每天面临着输血选择的挑战。没有方法能明确指明输血决策基于经验性平衡输血益处和风险所得的临床判断必须来指导个体输血。通过这个背景介绍我们知道，就算是在同一机构，有关输血的巨大差异性也是可以理解的[2,3]。

1. 心脏术中，3 种主要血液成分输注的实践模式均变异很大。

(1) 2010 年的一项全国范围的研究强调了输血实践模式的广泛变化。囊括了来自近 800 家医院、超过 100 000 例行单纯冠状动脉旁路移植手术的患者[3]。如此差异性常常成为意图使不同证据趋于一致的循证指南的推动力。

(2) 心脏手术中被引用最广泛的与输血实践相关的指南是由美国胸外科协会（Society of Thoracic Surgeons，STS）和心血管麻醉医师协会（Society of Cardiovascular Anesthesiologists，SCA）联合发表的输血和血液保护指南，最近一次更新于 2011 年[4]。

2. 患者血液管理（patient blood management，PBM）程序如下。

(1) PBM 程序稍微有点儿新，但是在很多医院正在被实施，目的是降低风险，改善预后和减低开销[5]。

(2) 血液管理改进协会定义 PBM 为"循证的内外科理念适时的应用，目的是维持血红蛋白水平，优化凝血功能，减少血液流失，努力改善患者预后。"

(3) PBM 的首要目标是减少不必要的输血。该章节中讨论的几种血液保护方法在 PBM 程序中正在被有效地使用。

(4) 2016 年联合委员会与 AABB（American Association of Blood Banks，即以前的美国血库协会）一起，针对 PBM 出台了一项认证。通过该认证的医院被认可有能力成功实施这些被认为能改进患者安全和质量的有价值的护理方法。

临床要点　贫血、出血和输血都与不良结局相关。因此根据循证适应证治疗和防止贫血，减少出血、输血和成分输血很重要。

3. 输血的并发症如下。

(1) 输血相关并发症一直以来是关注的重点，特别是输血传播的病毒感染所带来的威胁，如人免疫缺陷病毒（human immunodeficiency virus，HIV），在 1983 年达到顶峰[6]。现在，伴随 HIV 和乙肝病毒核酸检测的出现，这些病毒通过输血传播的风险如同死于空难或雷击的风险[7]。

(2) 感染风险的降低使得一些人认定血液是极其安全的；然而输血造成的应当被识别的常见和潜在威胁生命的事件要多得多。

(3) 食品和药物管理局（Food and Drug Administration，FDA）所做的 2015 财政年度输血相关死亡总结列出输血相关急性肺损伤（transfusion-related acute lung injury，TRALI）和输血相关循环过负荷（transfusion-associated circulatory overload，TACO）是造成输血相关死亡的第一和第二位常见的原因（图 9-1）[8]。2011—2015 年，38% 的死亡由于 TRALI 引起，而 24% 的死亡是由于 TACO 引起的。由非 ABO（14%）和 ABO（7.5%）血型不相容所致的溶血性输血反应（hemolytic transfusion reactions，HTR）也是紧随微生物污染和过敏反应之后的导致输血相关死亡的病因。

① TRALI 从根本上讲是一种临床诊断，程度从轻到重不等。被定义为输血后的 6h 内出现的低氧血症和 X 线片中的肺水肿。TRALI 的可能机制中或许包括人白细胞抗原（human leukocyte antigen，HLA）不相容，其激活肺组织中细胞因子介导的炎性反应，看起来像临

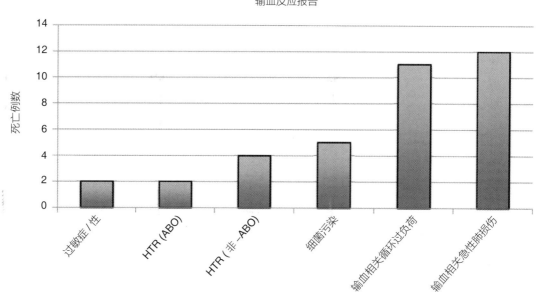

▲ 图 9-1　来自 FDA 的一项报道中，输血相关急性肺损伤（TRALI）是被报道频率最高的导致输血相关死亡的原因，而输血相关循环过负荷（TACO）为第二常见原因 [19]

FDA. 食品药品管理局；HTR（非 -ABO）. 与 ABO 血型不相容无关的溶血性输血反应；HTR（ABO）. 与 ABO 血型不相容有关的溶血性输血反应；FTR（ABO）. 与 ABO 血型不相容相关的溶血性输血反应；FY2015. 2015 财政年度

床中许多会产生肺水肿的状况；因此一些人相信 TRALI 被低估了 [9, 10]。被报道的发生率约为 1/5000；然而，最近来自梅奥医院（Mayo Clinic）的数据显示每 100 个输血患者中就有 1 人发生 TRALI 或可能的 TRALI[11]。

② TACO 像 TRALI 一样也表现为肺水肿；因此这两种综合征经常很难区分。TACO 被认为每 100 个输血患者中大约有 1 人发生，但也可能被低估。梅奥团队报道的发生率高达 5% 输血患者 [12]。TACO 可能很难从心力衰竭或通常的血管内容量过负荷中区分出来，三者可表现出相同的临床症状。

(4) 最近的一项观察研究发现 TRALI 作为一个排除性诊断可能很难在接受了心脏手术的患者中被诊断。作者报道了在接受红细胞和新鲜冰冻血浆（fresh-frozen plasma，FFP）输注的患者中术后肺部并发症发生率较高；这些肺部并发症可能与 TRALI 或 TACO 相关，或与两者均相关，或均无关。然而，无论输注红细胞或 FFP 与术后肺部并发症的发生都是独立相关的 [13]。

(5) Stokes 及其同事最近研究了住院手术患者中出血相关并发症、血制品使用及其花费的影响。他们的研究结果表明不充分的手术止血可导致出血并发症和输血。作者能排列出每次住院与出血相关并发症有关的增量成本，并根据协变量调整，他们的发现支持进一步实施血液保护策略的需求。

(6) 出血并发症和与之有关的再次手术需要与心脏手术患者并发症发病率增高相关。最近的工作尝试阐述并发症发生率增高的风险是否与再次手术、输血或者两者均相关。即使进行了风险调整，经历再次手术的患者还是会随后出现更高的并发症发生率，增长的资源利用和更高的住院死亡率（图 9-2）[15]。

(7) 最近的一项在行非心脏胸科手术患者

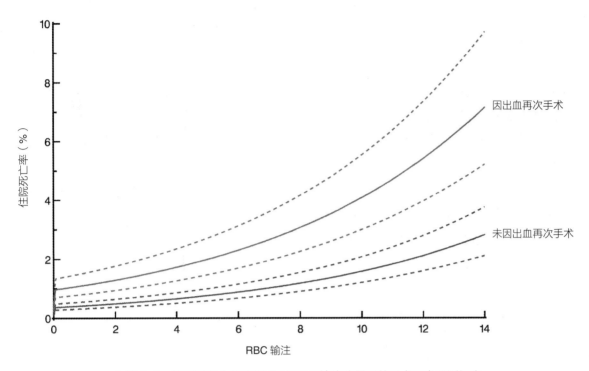

▲ 图 9-2　按照因出血再次手术和 RBC 输注分层后的手术死亡预测概率

RBC 输注和因出血再次手术与增长的死亡率独立相关。RBC. 红细胞（引自 Vivacqua A, Koch CG, Yousuf AM, et al. Morbidity of bleeding after cardiac surgery: is it blood transfusion, reoperation for bleeding, or both? *Ann Thorac Surg*. 2011; 91: 1780–1790）（此图彩色版本见书中彩图部分）

中开展的观察研究显示，输注了 1～2 单位红细胞的患者的术后结局比那些未曾接受输血的患者更差。输血的负面效应呈剂量依赖性，并与增高的并发症发生率和资源利用相关。作者敦促临床医师应谨慎对待因轻度贫血便给患者输血的情况 [16]。

> **临床要点**　TRALI 和 TACO 时导致输血相关死亡的两大主要病因。HTR 和细菌性败血症是紧随其后的最常见病因。

二、红细胞输注和临床结局

红细胞（red blood cell，RBC）悬液包含从人全血中通过离心或细胞分离技术得到的红细胞 [8]（表 9-1）[17]。Isbister 等报道了支持输

血相关并发症发生风险的大量数据，但也指出了输血在现代医学实践中"根深蒂固"，近乎"默认的"地位 [18]。而且由于队列研究设计中混杂因素的潜在影响，在输注红细胞和并发症发病率之间建立因果联系是很困难的。一些人辩解道，导致不良结局产生的原因与接受输血的患者本身病情较重有关，而非与红细胞制品相关。近年来，几项大宗研究探讨了心脏手术术后与输血相关的临床结局并确定了进行输血操作的理想血红蛋白阈值及储存过久的 RBC 是否与不良结局相关。另外，AABB 近期更新了与心脏手术密切相关的红细胞输注指南 [19]。

（一）血红蛋白输注指征试验

1. 在过去的 10 年里，临床实践倾向于尽可能少地给患者输血，包括那些要接受心脏手术的患者。大量的随机临床试验显示限制性

表 9-1　信息速查：美国红十字纲要的红细胞

速查信息：红细胞悬液	
浓缩自全血	通过离心或红细胞分离技术采集
血细胞比容	55%～65% 或 65%～80%
血浆含量	20～100ml
标准容量	300～400ml
血红蛋白含量	50～80g
铁含量	大约 250mg
输注 1 个单位红细胞悬液	大概提升 3% 红细胞比容
围术期 / 围操作期 / 重症患者红细胞输注指征	年轻健康患者血红蛋白低于 6g/dl 时；重症患者血红蛋白低于 7g/dl 时；心血管疾病患者血红蛋白介于 7～8g/dl 时
血红蛋白介于 6～10g/dl 的输血指征	取决于患者的症状、并存疾病，持续出血或终末器官缺血

输血策略与非限制性输血策略相比呈非劣效性，支持临床实践中的上述改变。两项在心脏手术患者中开展的大规模研究分别是 2010 年的心脏手术输血需求临床试验（transfusion requirements after cardiac surgery，TRACS）和 2015 年的输血适应证阈值降低（transfusion indication threshold reduction，TITRe2）[21]。两项研究均聚焦在术后输血的触发条件，以及非限制性和限制性输血策略之间主要指标是否会显示出不同。

(1)TRACS 试验

①将 24% 红细胞比容（限制）与 30% 红细胞比容（非限制）进行对比。

②主要结局指标为并发症发生率和死亡率。

③非限制组主要指标发生频率（10%）与限制组（11%）相似（P=0.85）。两组间不同事件的发生率见图 9-3。

(2) TITRe2 试验

①将 7.5g/dl 血红蛋白阈值（限制）与 9.0g/dl 血红蛋白阈值（非限制）比较

②主要结局指标为严重的感染或缺血事件。

③非限制组（33.0%）和限制组（35.1%）的主要结局指标发生频率相似（P=0.30），90d 后主要事件发生率见图 9-3。

④限制性和非限制性输血组结局事件发生率相似的事实强烈地支持使用限制性输血的方式，因为非必需的过量输血只会增加相关风险和花费。尽管在 TITRe2 试验中限制组术后 90d 的死亡率较高（4.2% vs 2.6%，P=0.045），但这仅是一个没有因多重比对行统计调整的次要指标，使得其重要性被质疑。这个发现提示我们没有弄明白高风险病患可耐受的血红蛋白下限。

(3) 最近的一项包含了输血指征的随机对照试验（RCT）的 Meta 分析显示，限制性输血阈值可能会置患者于发生术后不良事件的风险中。该方法不同于其他研究所采用的方法，作者采用了一种特定背景的方式——即依据患者的特征和临床情况进行分组分析。计算了随后 30d 以下并发症的相对危险度（RRs），包括

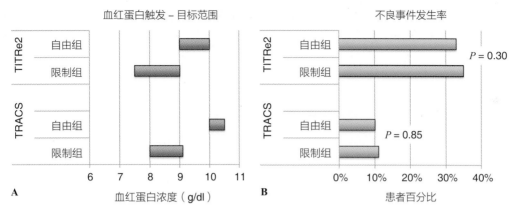

▲ 图 9-3　TRACS 和 TITRe2 试验中非限制输血组和限制输血组的血红蛋白和主要指标数据 [20, 21]

在心脏手术的术后患者中，较低血红蛋白输注阈值（限制）组与较高血红蛋白输注阈值（非限制）组间作为主要指标的不良事件发生率（如这些试验中所定义的）相似（图 B）。图 A 中，红色条形的左边缘代表血红蛋白阈值（输血前），而红色条形的右边缘代表血红蛋白目标值（输血后）（此图彩色版本见书中彩图部分）

氧供不足、死亡率、两者的结合及合并感染。31 个试验被重新分入 5 个特定背景的风险层。在接受心血管操作的患者中，限制性策略可能会增加反映氧供不足的事件发生的风险 [RR，1.09（95% CI 0.97～1.22）] 及死亡风险 [RR，1.39（95% CI 0.95～2.04）]。但是上述事件的结合风险达到统计学差异 [RR，1.12（95% CI 1.01～1.24）]。在老年骨科病患中，限制性输血策略同样导致较高的 RRs。鉴于 Meta 分析的局限性，该发现并不能明确支持在心脏手术患者中使用传统输血方式。

2. 需要指出的是当患者存在活动性出血时，他们可能需要更多的输血，因为无论选择何种血红蛋白输注阈值，输血速度必须至少与出血保持一致（STS 指南）。

> **临床要点**　在两项在心脏手术术后患者中开展的大规模随机试验中，通过比较限制性输血指征（血红蛋白 7.5～8g/dl）和非限制性输血指征（血红蛋白 9～10g/dl），发现并未在所测量的主要结局指标方面体现出不同。这支持少输血，因为非必需的过量输血仅会增加风险和花费。

（二）术中输血指征

1. 与术后管理相比，心脏手术患者术中理想的血红蛋白输注指征并未被研究清楚。

2. 美国胸外科协会（STS）和心血管麻醉医师协会（SCA）血液保护临床实践指南 [4] 建议行浅低温体外循环（CPB）患者的血红蛋白下限为 6g/dl，尽管他们认为高风险患者可能需要更高的血红蛋白水平。在该指南中此建议的证据级别相对较弱。

3. 一些中心已开始采用近红外光谱学技术监测脑组织氧含量。但是没有明确的证据显示此种类型的监测可以可靠地指导输血治疗。

4. 通过降低代谢率，低温体外循环减少了所有重要脏器的氧需，这意味着能耐受更低的血红蛋白水平。但是一些团队现在要么使用非常浅的低温要么不采用全身性低温。取而代之，他们使用胸腔选择性局部降温，留下大脑和肾脏处于正常温度下。

5. 需要额外的研究去确定 CPB 中理想的血红蛋白水平。

（三）RBC 储存时限

1. 随着储存时间的延长，RBC 将发生结构形态和生化性能的改变。这些时间依赖性的变化的影响可能导致 RBC 输注相关的不良临床结局。但是，来自临床和实验动物研究的发现并不相一致[23-25]。

2. 尽管在美国由 ADSOL（添加液）保存的 RBC 的批准保存期为 6 周，但是依据近期的一项观察研究表明，红细胞悬液的平均保存时长由 2011 年的 19.4d 增长至 2013 年的 22.7d[26]。这种增长可能是由于在过去的 10 年里全国范围内的血制品使用整体减少 20%，导致血液制品被使用前在架上的储存时间延长。但血库仍然执行"先进先出"的存储管理策略，这意味着保存时间最久的血制品会被优先下发。

3. 输注后的红细胞存活时间是一个重要的变量，因为它关系到红细胞的功能。目前由 FDA 批准的 42d 保存时限是基于输血后的 24h 内 75% 的红细胞仍在血液循环中、溶血低于 1% 的要求。此项要求并没有考虑到细胞的功能状态。使用新鲜血液，输注后的 24h 红细胞存活率接近 90%。随着保存时间的延长，24h 存活（即循环滞留）率下降[27, 28]。

4. 实验室研究

(1) 随着保存时间的延长，红细胞展现出结构形态、膜变形能力、聚集力和代谢功能的退化。这所有的变化被统称为"保存损伤"，导致输注后有限的红细胞寿命和通过微循环时潜在的氧供受损。

(2) 保存超时的红细胞会发生一系列生化改变。在采集后的 2～3h 内，S- 亚硝基硫醇的水平降低。保存几天后，乳酸、钾、游离血红蛋白逐渐增加，但是 pH 降低[29]。经历批准储存时限的一半（即 21d）时 2, 3- 二磷酸甘油酸（2, 3-DPG）水平从基线降低近 95%[30]。其损耗导致血红蛋白 - 氧饱和度曲线左移，即阻碍了组织水平血红蛋白分子释放氧气。输血后 2, 3-DPG 如何快速被重新补充尚不清楚，但是研究显示完全恢复至基线需要 24～72h。

(3) 由保存所导致的红细胞膜结构完整性破坏（变形能力降低和脆性增加）被认为与红细胞内能量来源耗竭有关。经过大约一半的保存时限时，RBC 细胞膜变形能力明显减低[31]。这种变形能力的损失可能妨碍血流通过小如直径 5μm 的毛细血管，因为红细胞自身直径 7μm。

(4) 游离血红蛋白和微粒体的释放会导致一氧化氮（NO）消耗增加[32]和缺血血管床不必要的血管收缩。一些研究者提议 NO 生物利用度不充分可作为输血后观察到的并发症发生率和死亡率增加的一个解释[33]。

(5)Relevy 等[34]发现不仅是红细胞膜变形能力受损，而且 RBC 内皮黏附增加。这些发现提示输注流变性受损的红细胞可能对氧供不利，特别是在心血管疾病的患者中。

(6) 在一项诱导产生败血症的犬科动物实验中，Solomon 等[35]发现接受近 42d 保存期限末的 RBC 的动物的死亡率比那些接受新鲜血液的更高。他们假设的机制是溶血的增加和循环中来自游离血红蛋白的 NO 消耗。

(7) 在最近的一项小鼠研究中，保存超过 35d（≥ 35d）的血液与增高的非转铁蛋白结合铁（游离铁）相关，然而储存小于 35d 的血液并未显示出游离铁的明显增加[36]。作者认为这些游离铁可能会促使感染，并考虑限制储存期限为 35d。

5. 临床研究

(1) 许多临床研究，包括回顾性观察研究和前瞻性 RCT，均验证了红细胞储存时长对患者结局的影响。许多的回顾性研究显示血液越新鲜结局越好，但是 5 项近期的 RCT 显示较新鲜血液并无益处。

(2) 2008 年开展的一项纳入了单一中心超过 6000 例心脏手术患者的回顾性观察研究中，仅输注陈旧血液的患者比仅输注新鲜血液的患者（中位保存期，20d vs. 10d）展现出高于 39% 的住院死亡率和高于 33% 的一年死亡率[25]。长时间戴管、败血症和复合并发症的发生率也同样增加。此关键性研究推动了多个领域开展大规模 RCT，包括在成人心脏手术患者中开展的 RECESS 试验[37]，在成人 ICU 危重症患者中开展的 ABLE 研究[38]，以及到目前为止规模最大、纳入了所有类型的住院患者、人数超过 20 000 的 INFORM 研究[39]。这些试验中的任一研究并未发现在任何主要临床结局方面有差异，尽管少数患者输注了接近被批准保存期限尾声（35～42d）的血液。

(3) 最近的一项纳入超过 23 000 例输血患者的研究，尽管是回顾性的，但是也显示了给最严重的住院患者（需要进入 ICU 治疗）输注血库里保存最久的血液（保存了 35～42d）会导致更高的死亡率，但是给高风险患者输注中等保存期限的血液，或者给相对健康的患者输注保存最久的血液均不会增加死亡率[40]。

(4) 许多欧洲国家批准的保存期限为 35d，而美国继续坚持红细胞 42d 的保存期限。

临床要点　近期的随机试验显示血液保存时限的长短并未对临床结局产生影响，其中包含少数接受了近保存期限尾声（保存了 35～42d）的血液的患者。主要研究结果显示输注最新鲜血液和中等保存时限血液的临床结局相似。

三、成分输血治疗

（一）限制性红细胞输注

限制性红细胞输注实践已成为一种标准的治疗手段；但是有关血液成分治疗使用（如 FFP 和浓缩血小板输注）的循证依据仍十分有限[41]。献血后全血被分离成相应成分，保存在不同的温度下。尽管红细胞在 1～6℃的环境中可保存至 42d，但是血小板在室温下只能保存相对短很多的 5d。血浆和冷沉淀可冷冻保存至 1 年。

1. 由于涉及军事和日常创伤复苏的近期研究，按照预定比例输注红细胞与其他血液成分的方法获得了更多的关注。这些调查研究聚焦在应更早期并加强使用成分输血治疗，如采用 1:1:1 的红细胞:新鲜冰冻血浆:血小板的策略被认为能防止稀释性凝血异常。

2. Liumbruno 等[42] 提供了针对多种临床情形下的有关输注 FFP 和血小板的详细建议。

3. Mitra 等[43] 报道了增高的早期生存率与较高的 FFP:RBC 比例有关。但是那些作者也注意到这种相关性很难去解释，因为固有生存偏倚的存在。

4. Sperry 等将 FFP:RBC ≥ 1:1.5 与大量输血后较低的死亡率联系起来。在经受严重钝性损伤、需要输注 ≥8 单位红细胞的患者中，生存率更高。但是发生急性呼吸窘迫综合征的风险也更高。

5. 尽管回顾性的证据支持大量输血时更多地使用血浆和血小板可提高生存率的假定，但仅有一项近期（2015 年）发表的大规模前瞻性随机试验，将 FFP 和血小板相对于红细胞的低比例和高比例输注进行了比较。这项研究的结果将在后述部分中描述。

（二）血小板治疗（表 9-2）

1. 有关血小板治疗的一般建议强调血小板输注不能单纯依赖血小板计数。通常，在大的手术操作或大量输血中（如替换 1 倍或更多血容量），推荐血小板计数至少达到 50 000/μl[46]。对于成人而言，血小板的标准用量为每 10kg 体重近 1 单位。输注 6 单位从全血中获得的血小板增加每单位血小板计数近 30 000 个（表 9-2）[17]。这个剂量粗略地对应通过分离技术从一个捐献者体内获得的血小板数量。血小板不需要交叉配型或 ABO/Rh 血型相容，但是当可行时，一些血库会优先输注 ABO 和 Rh 血型相容的血小板。当患者并未出现我们所期望的血小板计数增加时，他们则需要 HLA 匹配的血小板，因为受者体内的 HLA 抗体可能与血小板输注无效有关。自从出现输注白细胞后导致 HLA 不相容以来，一些中心已经会选择滤去白细胞的血小板。

2. 所有主要血液成分中，血小板输注的风险最高、花费最大。血小板输注带来的最主要的不良结局是细菌性败血症。每 3000 单位浓缩血小板中就有 1 单位被细菌污染，输注后因败血症导致的预计死亡率介于

1/17 000～1/61 000 之间[47]。

(1) 室温保存是造成血小板比其他血液成分更有可能滋生细菌的主要原因。因此，在静脉输注前会常规对血小板进行培养以保证是没有细菌污染的。

(2) 新型减少细菌污染的方法包括使用补骨脂素化合物或核黄素的病原菌灭活技术，随后采用 UV 光处理，可降低几乎所有病毒、细菌和其他病原体（如巴贝虫病、寨卡病毒）污染的风险。但是病原体灭活尚未普及，是考虑到 FDA 仅于 2014 年底才批准。

(3) TRALI 与血小板输注的相关性高于输注其他血液成分，因为减少 TRALI 的策略将女性排除在捐献血浆而非血小板的人群外，由于分娩时暴露于胎儿血液会使得女性有更高比例的 HLA 抗体。

3. 与红细胞一样，保存会导致血小板结构和生化性能随时间推移发生变化。最近的一项研究发现随着血小板储存时间的延长短期不良事件并未增加[48]。该研究者和其他作者评估了目前在血小板保存期限仅 5d 的前提下需要保证充足的血小板库存时所面临的挑战，也描述了血小板储存损伤及围绕延长血小板保存期限至 7d 的提议展开的有趣争议（如随时间

表 9-2　信息速查：血小板，来自美国红十字纲要[17]

信息速查：血小板	
分离自全血	5.5×10^{10} 个血小板 / 袋
血浆含量（分离自全血）	40～70 ml
机采血小板	3.0×10^{11} 个血小板 / 袋
血浆含量（机采血小板）	100～500ml
普通成年人（70kg）每次输注随机捐献者的血小板后平均血小板计数增加	5000～10 000/μl
通常情况下输注的适宜指征	血小板计数小于 50 000/μl 并伴随活动性出血或有创操作 / 手术
心脏手术中输注的适宜指征	血小板计数小于 100 000/μl 和微血管出血，或者血小板功能损伤

推移细菌污染的风险增加已被充分阐述）。最近 FDA 批准血小板 7d 的保存期限，仅仅是在输注当天第 2 次细菌快速检验证明可用的条件下[46, 49]。

> **临床要点**　血小板是所有血液成分中输注风险最高、花费最大的血制品。主要的风险是细菌性败血症，与输注其他血液成分相比，风险增加的原因是血小板被保存在室温下。

（三）新鲜冰冻血浆（表 9-3）[17]

1. FFP 是指在采血后的 8h 内被分离出来并冷冻保存于 –18℃下的人类供体血浆。冰冻血浆 –24（FP–24）是指在采血后的 24h 内被分离并冷冻保存于 –18℃下的血浆。分离自全血的 FFP 容量约 300ml，可储存至 1 年。上述两种产品均含有必要的血浆凝血因子，溶化后保存于 1～6℃中最多 5d。通常，FFP 的用量为 10～20ml/kg[50]。FFP 应当和 ABO 血型相容但不需要交叉配血。

2. 许多因素如大量失血、凝血因子消耗、特殊凝血因子缺乏等，特别是当特殊因子浓缩物不可获得时，都可导致止血不充分和输注 FFP 的必要。需大量输血的患者中，使用晶体液、胶体液和红细胞会导致稀释性凝血功能障碍已被高度认可，而且这种状况可能导致弥散性血管内凝血。许多已发表的文章表明很少有遵守现有指南并合理使用 FFP 输注的[51]。当手术出血量很大时，建议临床医师通过即时测定凝血功能而非现存的公式来指导 FFP 的输注和剂量（也可见第 21 章"体外循环期间和之后的凝血功能管理"）。

3. 有趣的是，Holland 和 Brooks 报道了国际标准化比值（INR）轻度延长的患者（＜1.6）输注 FFP 并不能改变其 INR；只有治疗了导致 INR 延长的原发疾病才能使 INR 降低。

4. 预防性使用 FFP 并未得到高质量 RCT 证据的支持。有证据表明在许多临床情境下预防性输注血浆并无疗效[51]。

5. 尽管现已常规使用 INR 监测来决定何时给予 FFP，但是 INR 是用来随访维生素 K 拮抗药物的抗凝剂量的，而且似乎敏感度太高，

表 9-3　信息速查：新鲜血浆，来自美国红十字纲要

信息速查：FFP	
血液的无细胞部分	分离自全血或采用分离技术
1 单位容量（大约）	250 ml
冷冻于 –18℃下	采集后 6～8h 内
包含所有的凝血因子	处于通常的血浆浓度（每 ml 血浆含 1 个活性单位）
解冻和使用或保存于 1～6℃下 24h	
应通过凝血检测指导输注	凝血酶原时间＞正常 1.5 倍，活化部分凝血活酶时间＞正常 1.5 倍或因子定量检验 ＜25%
剂量	10～20ml/kg
选择指征	凝血障碍引起的出血需大量输血，多种凝血因子缺乏导致的活动性出血，华法林治疗引起的严重出血

FFP. 新鲜冰冻血浆

但特异度不够，所以并不能精确地指导 FFP 用量。如依我们的经验，除非 INR ≥ 2.0，血栓弹力图（TEG）通常是正常的，也提示凝血功能未受到损害。

（四）冷沉淀（表 9-4）[17]

1. 当 FFP 在 1～6℃下解冻 24h，高分子量蛋白从血浆中析出；这种沉淀物可在 –18℃下冷冻至 1 年。

2. 一袋冷沉淀包含 10～15ml 不可溶蛋白。

3. 冷沉淀包含凝血因子Ⅰ（纤维蛋白原）、凝血因子Ⅷ和凝血因子ⅩⅢ、血管性血友病因子、纤连蛋白和血小板微颗粒。

4. 冷沉淀最常被用作浓缩的纤维蛋白原，除了在一些纤维蛋白原浓缩物被批准（和推荐）用以治疗获得性纤维蛋白原缺乏的欧洲国家外[53]。在美国，纤维蛋白原浓缩物仅被 FDA 批准用于先天性而非获得性缺乏疾病。

5. 低纤维蛋白原血症很多时候发生在伴有出血的心脏手术患者中。在这类患者中，即使红细胞、FFP 和血小板的比例是平衡的，最终仍可导致纤维蛋白原缺乏，因为即便是 FFP 含有一些纤维蛋白原，但是对于在大量输血时维持正常水平是不够的。依据受者的体重，10 单位冷沉淀将提升血浆纤维蛋白原 70～100mg/dl[50,53]。

6. 治疗出血的新近指南建议纤维蛋白原水平应维持高于 150～200mg/dl。理想状态是使用血栓弹力床旁检测指导此类治疗，重点关注血栓强度（α- 角度和最大幅度）

（五）大量输血和成分配比

1. 大量输血的正式定义为 24h 内全部血容量被置换一遍。当患者经历大量输血或任何其他大量、快速失血时，给予一个最优比例的血液成分避免稀释性凝血功能障碍很重要。

2. 考虑到心脏手术和体外支持的复杂性，大量输血的发生率很高，特别是在承担心脏修复手术、移植和体外生命支持（ECMO）的三级转诊中心。

3. 该领域的许多研究是回顾性的，并集中在伴有活动性出血的创伤患者身上。这些研究支持使用相对于 RBC 的高比例的血浆和血小板，目的是重建与全血相似的混合物。近期完成的 PROPPR 研究显示在活动性出血的创伤患者中，1∶1∶1 和 1∶1∶2（血小板∶血浆∶红细胞比值）组间 24h 和 30d 死亡率的主要结局相似[45]。但作为主要致死原因的早期大量失血，在 1∶1∶1 组发生频率更低。次要结局指

表 9-4　信息速查：冷沉淀，来自美国红十字纲要

信息速查：冷沉淀	
1 单位冷沉淀制备自 1～6℃下的 1 单位 FFP	提取冷的不可溶的沉淀物
1h 内回冻	—
包含的浓缩物质	纤维蛋白原，凝血因子Ⅷ：C，凝血因子Ⅷ：vWF，凝血因子ⅩⅢ 和纤连蛋白
每 1 单位含有凝血因子Ⅷ：C	至少 80U
每 1 单位含有纤维蛋白原	至少 150mg
1 单位血浆容量	5～20ml
1 池或袋（5 单位）的剂量和反应	普通成人纤维蛋白原增加近 50mg/dl
选择指征	纤维蛋白原缺乏所致的出血；当纤维蛋白原＜ 150～200mg/dl 时的大量输血

标提示类似于全血成分的平衡配比能有效改善预后。能否将这一发现用于大量出血的心脏手术患者中尚不清楚，因为创伤患者有其自身的特征。但当短时间输注 1 倍或更多血容量时，许多人会选择 1∶1∶1 的配比。理想状态下是根据实验室检验包括血栓弹力图（TEG）或旋转式血栓弹力计（ROTEM）检验量身制定配比来避免凝血障碍。

四、血液保护措施

（一）术前贫血管理

1. 针对 PBM 的最佳实践包括以减少同种异体输血需求为目标的术前贫血的诊断和治疗[54]。这种诊疗方法主要用于择期手术患者，因为急诊病例中没有充足的时间开展该项治疗，这在心脏外科中并不少见。

2. 对择期手术的患者，有效的、特异的治疗，如缺铁的铁替代治疗（或者口服或者静脉）会改善结局。

3. 红细胞生成刺激药（如促红细胞生成素、达贝泊汀）也可被用于术前提升血红蛋白水平[55]，但是在权衡此类治疗风险和益处的时候应考虑到 FDA 发出的有关血栓事件和促进肿瘤生长的警告。

4. 在进行贫血检查时必须排除作为缺铁潜在病因的胃肠道恶性肿瘤。

（二）抗纤溶药物

赖氨酸类似物、ε- 氨基己酸（EACA）和氨甲环酸（TXA）的使用可以抑制与 CPB 相关的病理性纤溶亢进[56]。2011 年的一篇 Cochrane 系统评价中，Henry 等[57]就抗纤溶药物的使用开展了一次 Meta 分析，纳入了 34 篇 TXA 的研究、11 篇 EACA 的研究和 6 篇比较两者的试验。结果显示 TXA 的使用能减少 32% 的同种异体血液输注需求。使用了 EACA 的患者减少了 30% 的输血需求。平均下来，无论是接受 TXA 或者 EACA 的患者在术中和术后失血量方面均有减少。尽管两种药物都相对便宜，但是达到等效剂量时 TXA 的花费是 EACA 的 10 倍多。两种药物均未显示出会增加栓塞事件，但是 TXA 在高剂量时可能与癫痫发生风险增加有关[58]。这些药物现今已替代抑肽酶作为备选药物，因为在 BART 试验后抑肽酶出于安全性考虑（增加死亡率）于 2008 年已被撤出美国市场[59]。尽管存在争议，在对 BART 研究中的主要结局指标进行再分类的方法学讨论后，2011 年抑肽酶谨慎复出并投入了加拿大和欧洲市场。

> **临床要点** 抗纤溶药物常用于减少心脏手术患者术中出血和输血需要。没有证据证明其与静脉血栓栓塞事件发生率增加有关。

（三）急性等容性血液稀释（acute normovolemic hemodilution，ANH）

1. ANH 是在肝素化和 CPB 前抽取患者一定量的血液，然后血管内容量被替代以维持等容。通常在 CPB 后自体全血被回输。ANH 的使用通过保护 RBC、凝血因子和血小板，以及在 CPB 中降低血液黏滞度而改善灌注来减少同种异体血液输注的需求[60]。

2. Barile 等[61]对 29 个 RCT 进行了 Meta 分析，共纳入了 2439 例患者，将使用 ANH 与标准术中管理对照。他们对输注的同种异体 RBC 的量、围术期输血的比率和估计的总出血量进行了评估。发现 ANH 能减少同种异体 RBC 的使用量、输血的频率和出血总量。

3. ANH 能减少同种异体输血，且当 ANH 放血量大于 800ml 时这种效应最显著。在一项超过 13 000 例患者的多中心观察性研究中[62]，研究者发现无论 ANH 的程度，同种异体输血量均降低。毫不意外的是，这种效应会随着 ANH 程度增加而变得更明显。他们也注意到在采用了 ANH 的患者中输注血浆和血小板的比例更低，急性肾损伤更少和住院时间延长的比例更低。

4. 在一项纳入了 2058 例患者的回顾性研究中，Zhou 等[63]发现甚至是那些接受了低容量 ANH（5～8ml/kg）的患者术中红细胞的需求量也能明显减少。但这种效应并没有延伸到 FFP 或血小板输注的减少、术后或总围术期输血量的减少及术后结局的显著差异。

5. 其他研究并未显示出使用 ANH 能减少输血需求[64, 65]。注意到潜在的混杂变量也很重要。如接受 ANH 的患者倾向于更年轻的男性，其体表面积更大、术前贫血更少且 STS 死亡分值更低。

6. 在 2011 年 STS 关于心脏手术围术期血液输注和保存的指南中，支持 ANH 的证据被认为是Ⅱb 级。相应的，指南指出 ANH 应当被作为多重血液保护方式的一部分[4]。

（四）灌注师所使用的方法

1. 血液回收

（1）血液回收是一种将患者全血离心，聚集血小板和其他凝血因子入细胞清洗上清液的方法。

（2）由 Denton Cooley 医师于 20 世纪 60 年代在心脏术中首次描述自体血液回收。

（3）自从 20 世纪 80 年代早期血液回收作为心脏术中减少同种异体血制品输注的一种方法被延用至今。

（4）众多 RCT 已验证血液回收到底能否降低同种异体血制品输注的风险。在一项 Meta 分析中，Wang 等[67]研究了 31 个 RCT 后发现与不使用血液回收相比，血液回收的使用能明显减少所有同种异体血制品输注的概率（OR=0.63；95% CI，0.43～0.94；P =0.02）。有人担心血液回收过程中血小板和凝血因子的清除可能会增加心脏手术患者需要相应制品输注的风险。但是 Wang 等[67]发现在接受和未接受血液回收的患者之间 FFP（P=0.18）和血小板（P=0.26）的平均输注量并没有明显差异。相似的，2010 年的一项 Cochrane 系统评价发现心脏手术患者中使用了血液回收的患者，其同种异体血液输注的风险平均降低了 34%[68]。另外，血液回收的使用可使每位患者平均节约 1 单位红细胞。

（5）由于近来对血液保护的重视，血液回收已成为心脏手术中一项标准的治疗手段。另外，回收的红细胞可能比储存（库存）红细胞的质量更高。与库存的红细胞相比，回收血的 2，3-DPG 水平正常，没有血红蛋白 - 氧饱和度曲线左移，并且有更好的细胞膜变形能力[31, 69]。

2. 改良超滤

（1）膜肺激活凝血瀑布，稀释血小板和凝血因子及诱发纤溶和全身炎症反应综合征。大量研究已尝试使用改良超滤（MUF）的方法来减少这些风险，该方法被认为能减少术后出血和血液制品的使用。

（2）MUF 包括使用静水压力梯度从血浆中清除水和一些低分子质量物质，产生富蛋白的全血在中止 CPB 后回输给患者。当这种技术被用于 CPB 中时，被认为是常规超滤或零平衡超滤（Z-BUF）。这种超滤开始于泵的动脉端，在血液被碾压泵泵出和流经膜肺之后。出口连接在患者的静脉系统，血液在流经血液滤器后重新回到患者的右心房。

（3）MUF 是由儿童心血管外科医师发明的，

为了减少 CPB 所导致的在儿童中特别明显但也可发生于成人的血液稀释效用。在比较 MUF 和无超滤的一项 Meta 分析中，Boodhwani 等[70] 证实了 MUF 能显著降低输血需求。在一项纳入了 573 例患者的前瞻性随机试验中，Luciani 等[71] 发现不仅每一位患者所输注的 RBC 平均量减低，而且 MUF 组没有输注任何血制品的患者比例也更高（51.8% vs. 38.1%，$P=0.001$）。

（4）MUF 是一种血液保护措施，在成人中似乎未被充分利用，但已成为小儿心脏手术患者的治疗常规。

3. 零平衡超滤

（1）无论是 Z-BUF 还是传统超滤，超滤均发生于 CPB 中，超滤液被置换成等容量的平衡电解质溶液。Z-BUF 滤过装置与 CPB 泵相连，在膜肺前分流血液，并与体外循环主管道并行。为防止患者血流量下降，动脉泵速增加来补偿流经血液滤器的血流量。

（2）Z-BUF 理论上的主要优势是能被用于减少当血液与异物表面接触而激活的炎性介质。因此，该项技术可能会减少肺损伤、神经系统炎症、出血和急性肾损伤，以及其他死亡率指标。最近的一项 RCT 的 Meta 分析显示接受 Z-BUF 和未接受血液滤过的患者之间 ICU 住院时长、机械通气时间、胸管引流量及其他参数并无明显不同[72]。

4. 低容量 CPB 管路

（1）更小管径和更短长度的管道及低容量氧合器能减少患者 CPB 时的血液稀释的发生。

（2）这样的低容量回路能保护血液，并减少输血需求。

5. 逆向自体血预充

通过逆向血流技术用患者自己的静脉血预充 CPB 管路能达到减少血液稀释的目的，并减少贫血的发生和输血需求。

> **临床要点**　在心脏手术患者中灌注师在实现血液保护方面扮演着重要的角色。有多种方法可被选用来减少贫血和输血的发生。

（五）黏弹性检测

1. TEG 和 ROTEM 是黏弹性止血检测被用于评估全血的血块形成：激活、传播、增强和溶解。导致凝血功能异常出血的具体原因的诊断容许有针对性的止血矫正，并可能防止无根据的血液制品的使用。TEG 和 ROTEM 的早期应用（当患者仍在 CPB 时）容许快速作出输注 FFP、血小板和冷沉淀的决定。

2. 参考 TEG 和 ROTEM 参数的输血算法被认为能减少心脏手术中的输血需求[73, 74]。第一批比较 TEG（$n=53$）和标准常规实验室检验（$n=52$）的前瞻性随机试验中的一项研究显示，尽管术中输血率没有明显差异，但是 TEG 组术后和总的输血更少[73]。通过 TEG 早期明确止血异常使得临床医师更积极地改善凝血功能成为可能。

3. 更多的近期研究持续显示 TEG/ROTEM 不仅能减少输血的需求，而且可能与病死率减低有关[75]。传统的黏弹性检测方法不能检测出抗血小板药物对血小板功能的影响。尽管有争议并且缺乏充足的证据，血小板功能即时检验或血小板 mapping 的应用还是被建议作为评估由抗血小板药和 CPB 导致的血小板功能障碍的一种附加方法[76, 77]。Corredor 等[78] 验证了各种血小板功能即时检验方法是否能预测心脏手术后的失血和（或）血制品的使用，以及该种检验方法与血液管理算法（TEG/ROTEM）一起是否能改善患者结局。作者发现在血液输注算法中用到血小板 mapping 可导致最长随访期时出血的明显减少，以及减少红细胞和 FFP 的输注。这些结论需要额外的大规模随机试验去验证。

五、结论

尽管对于特定的患者输血是一种必要的治疗策略，但是它与一些并发症风险相关，就如同贫血。最近的研究建议从当前以血库、"供应为中心"的观点转移至以"患者为中心"的血液管理方式。制度化的 PBM 方案的实施增强了实践者的理论基础和输血实践的一致性，同时鼓励以一种更加限制性的方式使用血液。

第三篇
特定心脏疾病的麻醉管理

Anesthetic Management for Specific
Disorders and Procedures

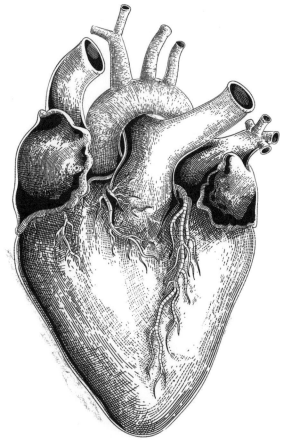

第 10 章
心肌再血管化的麻醉管理
Anesthetic Management of Myocardial Revascularization

Michael S. Green   Gary Okum   Jay C. Horrow   著

胡　婕　王　锷　译

刘　欣　黄佳鹏　校

本章要点

- 心肌的氧供取决于动脉氧含量和冠状动脉血流。
- 心肌耗氧的 3 个主要决定因素是心率、收缩力和心室壁张力。
- 心率增加 1 倍，心肌氧耗增加远远大于基础 2 倍，原因是心率的加快往往伴随小幅度心肌收缩力的增强。
- 心室壁张力与压力和半径成正比，与室壁厚度成反比。
- 心肌缺血后 1min 内，室壁运动异常就会发生，早于心电图的缺血改变。
- 非体外循环与体外循环冠状动脉旁路移植术在术后死亡率和生活质量比较无明显差异，但术后机械通气时间、住院时间更短，并发症发生率更少。
- 冠状动脉旁路移植手术前、中、后均可发生心肌缺血。
- 有控制的短暂心肌缺血（预处理）可对随后发生的长时间的心肌缺血和再灌注损伤起保护作用。
- 杂交手术室（operating rooms，OR）整合心导管设备，能够在对左前降支（left anterior descending，LAD）动脉手术治疗的同时，结合非侵入性方法治疗其他血管。

一、概述

（一）冠心病的流行病和经济学影响

在美国，尽管冠心病近几十年来死亡率明显下降，但它仍然是导致死亡的首要因素。在 2017 年，超过 16 000 000 人有心绞痛发生或诊断为心肌梗死[1]。

美国每年在心血管疾病上花费占主要疾病费用支出的 17%，最近的费用估计接近 3170 亿美元[2]。社会福利局相关的花费占残疾支出的 1/5[1]。

（二）冠心病的症状和进展

与瓣膜性心脏病不同的是，冠心病的首发症状更为多样，可突然进展为独立的心血管事件如心绞痛或心肌梗死。仅 18% 的心肌梗死之前有心绞痛表现[1]。许多无症状性心肌缺血的患者需要在围术期仔细甄别发现和及时治疗。

（三）冠状动脉旁路移植术的历史回顾

在 20 世纪 60 年代，早期心肌血管重建手术的尝试并不成功。1967 年，克里夫兰诊所 Favalaro 和 Effler 第一次成功使用大隐静脉行冠状动脉旁路移植术。1968 年，Green 用乳内动脉直接和冠状动脉吻合。20 世纪 70 年代末至 80 年代初，有研究表明与静脉移植物相比乳内动脉（internal mammary artery，IMA）有更高的通畅率和长期存活率，这使人们对乳内动脉旁路移植的兴趣大大增加。在这十几年中，大剂量芬太尼麻醉很大程度上取代了吗啡和吸入麻醉技术，使得为更脆弱的患者进行手术成为可能，但术后需要数小时的机械通气。

20 世纪 90 年代，加速康复（"快速通道"）心脏手术盛行，伴随着出现了无须体外循环的心肌固定装置、"锁孔"手术、胸骨小切口和临床结果的改善[3]。到 2000 年，确定了经食管超声心动图（transesophageal echocardiography，TEE）在冠状动脉血供重建期间监测心肌缺血的作用，并作为心电图（electrocardiogram，ECG）和肺动脉（pulmonary arterial，PA）导管的辅助监测手段；到 2015 年，在许多情况下 TEE 已取代肺动脉导管。

从 2005 年到 2015 年，药物洗脱冠状动脉支架的改进和强效抗血小板药物的发明降低了支架血栓形成的风险，导致冠状动脉手术的数量急剧下降。直到近年，手术数量才有所恢复，现在应用于解剖结构过于复杂而不能置入单支或多支血管支架的患者。

（四）冠状动脉旁路移植术并发症发生率和死亡率的风险评估

1. 风险因素模型

不同风险分层工具分配给各个因素的权重存在差异，对纳入增加围术期并发症发病率或死亡率的因素方面也存在差异。在已报道的模型中，左心室（LV）功能低下（包括充血性心力衰竭的病史或左心室射血分数低于 30%）、高龄、肥胖、急诊手术、旁路移植合并瓣膜手术、既往心脏手术、糖尿病和肾衰竭病史较为重要[4, 5]。一些研究还将这些因素与住院时间延长和住院费用增加联系起来。表 10-1 列出了几种风险分层工具。

2. 模型评估

没有一种模型可以涵盖所有重症患者的风

表 10-1　各种风险分层模型包括的冠状动脉旁路移植手术患者的危险因素

	蒙特利尔	克利夫兰	纽瓦克	纽约	北新英格兰	胸外科协会
急诊	+	+	+	+	+	+
左心室功能低下 / 充血性心力衰竭	+	+	+	+	+	+
二次手术	+	+	+	+	+	+
性别 / 小体重	−	+	+	+	+	+
瓣膜病	−	+	+	+	+	+
高龄	+	+	+	+	+	+
肾功能不全	−	+	+	+	+	−
肥胖	+	−	+	−	+	−

险。美国心脏病学会 / 美国心脏协会（ACC/AHA）对使用模型预测患者的死亡率和并发症给予 II a 级别的推荐（证据水平 C）[6]。一些模型对术前患者生理状况的动态特点没有足够的灵活性的评估。如评估过程中使用心导管测量左心室射血分数，而不是使用术中经食管超声心动图获得数据。

二、心肌氧供

（一）概述

心肌的活力和功能依赖于氧供氧耗的精细平衡。心脏麻醉医生可以在围术期巧妙地处理这些决定因素使患者受益。静息状态下，心肌已经从动脉血中最大限度摄取氧气，即冠状静脉窦氧分压为 27mmHg，其氧饱和度在 50% 以下。因此，在运动或应激状态下为了满足更多心肌能量的需求，增加氧气供给唯一的方法是增加冠状动脉血流量（coronary blood flow，CBF）。当冠状动脉血流量增加不足以满足心肌氧的需求时，会产生无氧代谢进而发生心肌缺血。以下方法可以用来尽量满足临床心肌氧供氧耗平衡。

1. 优化氧供氧耗的决定因素。

2. 根据不同药物和麻醉方法对氧供氧耗的影响，做出最佳选择。

3. 密切监测心肌缺血，早发现早治疗。

（二）冠状动脉的解剖

1. 左冠状动脉主干

对冠状动脉解剖和血流分布的透彻了解可使我们对围术期发生缺血和梗死风险的心肌的范围、程度更好地做出判断。心肌的血供来自主动脉根部的左冠状动脉和右冠状动脉（图 10-1），左主干在主动脉和肺动脉之间走行很短的距离（0～40mm）后，分叉为左前降支（left anterior descending，LAD）和回旋支。

2. 冠状动脉左前降支

左前降支是左主干的延续，向下走行于室间沟发出对角支和间隔支。间隔支数量和大小在不同个体间存在差异，主要为室间隔供血。间隔支同时也为传导系统和浦肯野系统提供血流。1～3 支对角支为心脏的前侧壁供血。左前降支通常终结于左心室心尖部。

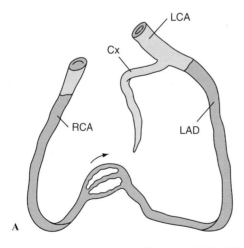
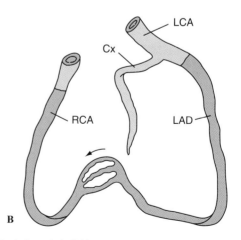

▲ 图 10-1　两个"类似"左主干病变的情况

A. 两支血管病变，左前降支闭塞，右冠状动脉狭窄就会使大部分心肌受到危险；B. 两支血管病变，右冠状动脉闭塞，左前降支狭窄就会使大部分心肌受到危险。LCA. 左冠状动脉；Cx. 回旋支；LAD. 左前降支；RCA. 右冠状动脉（经允许引自 Hutter AM Jr. Is there a left main equivalent? Circulation.1980;62(2):207–211）

3. 回旋支

回旋支走行于左房室沟，发出 1～3 支钝缘支，支配左心室侧壁的供血。在 15% 的患者中，后降支由回旋支发出（左优势型），45% 的患者中，窦房结动脉从回旋支发出。

4. 右冠状动脉（right coronary artery，RCA）

走行于右侧房室沟。发出锐缘支支配右心室右前壁。大约 85% 的个体为右优势型，即右冠状动脉发出后降支，支配左心室后下壁。由此可以看出，在大多数人群中，右冠状动脉为左心室提供了相当大一部分的血流，而在另外 15% 的人群中，左心室后下壁由回旋支支配（左优势型）或右冠和回旋支同时支配（均衡型）。55% 的人窦房结动脉发自右冠。房室结动脉发自优势动脉并支配房室结、希氏束、近端的束支传导系统。

（三）心肌氧供的决定因素

总的来说，心肌氧供应取决于动脉血氧含量和冠状动脉血流量。

1. 血氧含量 =（血红蛋白 × 1.34 × 血氧饱和度 %）+ 0.003 × 血氧分压

维持较高的血红蛋白水平、血氧饱和度和血氧分压（PO_2）是保证高血氧含量的基础，

高血氧饱和度比高血氧分压更重要。而正常的体温和 pH，高水平的 2，3- 二磷酸甘油酸有利于组织释放氧气。

2. 正常冠状动脉血流的决定因素

冠状动脉血流与跨冠状血管床压力差即灌注压力成正比，而与冠状动脉血管阻力成反比，即冠状动脉血流 = 冠状动脉灌注压力 / 冠状动脉血管阻力。同时，冠状动脉血流在一定范围有自主调节能力（也就是阻力根据灌注压力而变化），灌注压力在 50～150mmHg 间冠状动脉血流不受灌注压力变化改变，但超过这个范围就是压力依赖的。代谢、自主神经、激素和解剖因素可改变冠状动脉血管阻力，流体力学因素影响冠状动脉灌注压力。冠状动脉狭窄也增加血管阻力。

(1) 冠状动脉血管阻力的控制：冠状动脉血管阻力的影响因素见表 10-2。

①代谢因素：当心脏负荷增加时，冠状动脉血流随之增加，代谢控制因子起主要作用。氢离子、CO_2、乳酸和腺苷都可能通过改变冠状动脉血管阻力来调节冠状动脉血流[7]。

②自主神经系统：冠状动脉和小动脉有 α 和 β 受体。一般来说，α_1 受体兴奋导致冠状动脉血管收缩，而 β 受体介导血管舒张。α_2 受体

表 10-2　冠状动脉血管阻力的控制

	增加阻力	减小阻力
代谢	↑O_2，↓CO_2，↓H^+	↓O_2，↑CO_2，↑H^+ 乳酸，腺苷
自主神经系统	↑肾上腺素 α 受体张力 ↑胆碱能神经张力	↑肾上腺素 β 受体张力
激素	↑抗利尿激素 ↑血管紧张素 ↑血栓素	↑前列环素
内皮调节	——	↑一氧化氮 ↑内皮源性超极化因子 ↑前列腺素 I_2

↑. 增加；↓. 减少

在血管内皮细胞上，通过毒蕈碱信号通路参与一氧化氮介导的冠状动脉血管扩张[8]。α受体数量的增加可以引起非狭窄性冠状动脉痉挛。α_1受体介导的收缩冠状动脉循环可以对抗一定的冠状动脉代谢性血管扩张，特别是在静息状态。在大多情况下，如氧耗增加或缺血时，代谢控制因子优先于α介导的血管收缩。

③神经体液因素：抗利尿激素和血管紧张素是两种强效血管收缩因子。然而在应激状态下，血液中的这两种激素水平可能不足以引起显著的冠状动脉血管收缩。心肌梗死过程中血栓素参与血栓形成和冠状动脉痉挛。前列腺素I_2（prostaglandin I_2，PGI_2）减少冠状动脉血管张力。

④内皮细胞调节：一氧化氮触发环鸟甘酸单磷酸（cyclic guanosine monophosphate，c-GMP）介导的血管平滑肌舒张，抑制血小板黏附使冠状动脉血流通畅。PGI_2和内皮细胞来源的超极化因子可舒张血管平滑肌。

⑤解剖因素

a. 毛细血管与心肌细胞数比值：在正常状态下仅有 3/5～4/5 的心肌毛细血管得到利用。运动时、发生缺氧或极度心肌氧耗增加，未被利用的毛细血管参与到循环中来，血流增加，冠状动脉血管阻力降低和氧气扩散到一定心肌细胞的距离减小。这种适应调节与冠状动脉血管舒张构成冠状动脉血管的储备。

b. 冠状动脉侧支循环：人类心肌中存在冠状动脉侧支循环。大多数情况下并未开放，而在冠状动脉血流受阻时，经过一段时间这些冠状动脉通道就会扩张并成为功能性开放。

⑥其他影响冠状动脉阻力的因素：肌性控制的血管内径大小也部分调控冠状动脉血管阻力，它是对血管内压力的动态反应。低温和高血细胞比容增加血液黏滞度而增加冠状动脉血管阻力，因此血液稀释应该伴随控制降温。心

肌壁存在血管张力跨壁压差，心内膜下血管阻力低于心外膜[7]。

(2) 流体力学和心内膜下血流

①左心室心内膜下血流：与右心室低压系统不同，左心室心内膜下血流是间断的，只发生在舒张期。由于左心室腔内压力的增加和心内膜下心肌的过度缩短，心内膜下小动脉在收缩期基本是关闭的。所有的左心室冠状动脉血流中，85% 发生在舒张期，15% 发生在收缩期（主要在心外膜区域）。因此，左心室大部分流向心外膜和心肌中层的血流和全部心内膜的血流发生在舒张期。

②冠状动脉灌注压：冠状动脉灌注压（coronary perfusion pressure，CPP）等于小动脉的驱动压减去流经冠状动脉血管床的阻抗压。对左心室而言，其驱动压等于舒张期主动脉压。血流阻抗压取决于心肌的特定区域。心内膜是最易缺血的区域，因此冠状动脉灌注的阻抗压用左心室舒张末压力（left ventricular end-diastolic pressure，LVEDP）来代表，而不是右心房压，尽管心脏血液回流大部分通过冠状静脉窦：

$$CPP = 主动脉舒张压 - LVEDP \qquad （公式 9-1）$$

当心率增加时，舒张期时间相对收缩期减少更多，因此，心内膜血流在极快心率时减少更为明显。图 10-2 显示了随心率变化每分钟舒张期所占的总时间。当左心室舒张末压力升高时（心力衰竭、心肌缺血）也会使心内膜血流减少。因此，为了获得最佳的冠状动脉灌注压，应该维持正常到较高的舒张压，低左心室舒张末压和较慢的心率。

3. 狭窄冠状动脉心肌血流的决定因素

除了正常冠状动脉在生理状态下心肌血流的决定因素外，在冠状动脉狭窄时还有病理的决定因素。尽管缺血导致的小动脉血管扩张，使狭窄下游的血管阻力降低而部分代偿性的维

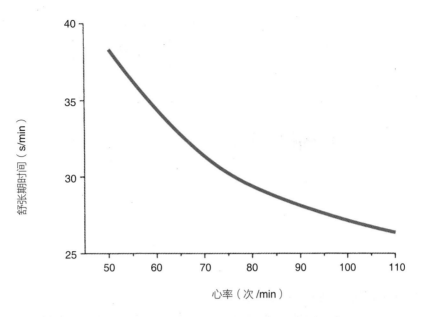

▲ 图 10-2　每分钟内舒张期所占有的时间随着心跳次数的增加见图上变化

随着心率的加快，舒张期时间减少导致左心室血流减少

持血流，总的来说，狭窄的冠状动脉血管阻力增加血流减少。血流减少的程度取决于冠状动脉狭窄的程度和长度，是否伴有侧支循环，狭窄的模式或是否存在其他合并疾病如糖尿病和高血压（它们可分别导致微循环病理改变和左心室肥厚）。

特别注意的是，有些患者存在冠状动脉痉挛的因素，可加剧冠状动脉狭窄，甚至导致一些冠状动脉造影阴性的患者发生心绞痛症状。

(1) 由泊肃叶公式定义了在长段的冠状动脉狭窄病变的血流动力学改变，在同等狭窄程度下，长距离的冠状动脉狭窄比短距离的冠状动脉狭窄其血流量减少更加明显。

(2) 冠状动脉血流量的减少程度是血管直径减少的 4 次方，如果冠状动脉管腔狭窄 50%，则其血流量为最初的 1/16，在血流动力学上对应运动性心绞痛的症状。冠状动脉直径 75% 的狭窄可使冠状动脉血流减少 98%，对应临床静息状态心绞痛。

(3) 同一冠状动脉血管上的多个不同位置狭窄会使冠状动脉血流减少更多起叠加效果。

(4) 随着冠状动脉狭窄的长期存在，侧支循环逐渐形成。因为这些代偿存在，轻度的狭窄不足以造成心肌缺血。随着狭窄程度的加重，侧支循环不足以代偿。

(5) 几种模式的狭窄影响重要心肌血供有以下重要临床意义，如左主干的狭窄会使大面积的左心室心肌血流减少；重度的前降支和回旋支近端同时狭窄与左主干狭窄有类似的影响。在预后上，左主干病变更可怕，因为单个的粥样斑块破裂可能会危害大面积的左心室心肌。另外，当严重狭窄的冠状动脉提供侧支循环给完全闭塞的血管供应区域，产生"类似左主干"病变的情况（图 10-1）。除了孤立的和节段的旁路移植血管冠状动脉病变，弥漫的远端血管病变会降低近端狭窄血管旁路移植的效果。

三、心肌的氧耗

在临床工作中，直接测量心肌氧耗是不适用的。心肌氧耗 3 个主要决定因素为心率、心肌收缩力和心室壁张力。

（一）心率

如果氧耗在每次心动周期是相对固定的，每分钟的氧耗与心率的增加应呈线性关系。心率增加一倍则氧耗也应该增加一倍。实际上，氧耗远远大于 2 倍的心率增加。这些额外的氧耗增加是因为阶梯现象，心率的增加可导致轻度的心肌收缩力增加，心肌收缩力的增加意味着更多的氧耗（见下述"心肌收缩力"部分）。由于心肌缺血对功能影响是即刻的，因此考虑心率对氧供与氧耗平衡的影响应该是每次心跳，而不是每分钟，即使是适度的心率增加也能同时导致氧耗轻度增加和氧供大幅减少。

（二）心肌收缩力

与一个放松的心脏相比，高度收缩状态的心脏消耗更多的氧气。

1. 量化评估

严格意义上说，心肌的收缩状态是动态的内在特征，与前后负荷无关。以前试图用生理参数测量心肌收缩力，如左心室压力的上升速率（dP/dt），以及它与心室压力的标准化值 [（dP/dt）/P]，都未获成功。在临床上，可以用超声心动图量化压力的上升速率使用多普勒技术测量二尖瓣反流束速度的上升速率是可行的。然而，心室负荷状态和室壁顺应性显著影响二尖瓣反流束的加速。另外，虽然经常可观察到二尖瓣反流束，但并不是普遍存在。用不依赖于容量负荷的方法，心肌收缩力可用左心室压力 - 容积环关系中收缩期末压力与容积的斜率来表达，但在临床工作中并不实用。

2. 定性测量

当打开心包时，很容易观察到心脏的收缩状态。不过记住这种情况下，看到的大部分是右心室的状态，左心室常常是被挡住的。经食管超声心动图提供了一种定性评估左心室收缩

力的方法。临床工作中，动脉压力波形的迅速上升，提示良好的心肌收缩力。但桡动脉的压力波形常受到系统共振频率、气泡引起波形降低、动脉顺应性、小动脉的反射压力波及其他混淆因素的干扰。

3. 心内膜下心肌细胞缩短增加

因为解剖几何因素，心内膜心肌细胞相比其他区域的心肌细胞更大程度短缩。更高收缩状态意味着更多的氧化代谢。心内膜下血管已经处于最大开放状态，不能应对氧耗增加和间歇性心内膜下区域血流限制。因此，心肌氧分压首先在心内膜区域下降（图 10-3），此区域更容易发生心肌缺血。

（三）室壁张力

室壁张力的大小取决于收缩期心室内的压力（后负荷），室腔大小（前负荷）和室壁厚度。为了简化，假定心室为球形，根据来普拉斯法则如下。

$$室壁张力 = 压力 \times 半径 / (2 \times 室壁厚度)$$

（公式 9-2）

1. 室腔压力

氧耗随着室腔内压力的增加而增加。压力加倍氧耗也会加倍。血压通常能够反映室腔压力。因此，我们把系统血压看作左心室后负荷。因为其弹性成分和非弹性成分也会影响射血，心脏真实的后负荷更加复杂。主动脉瓣狭窄的情况下，尽管血压不高，但左心室仍然承受很高的压力。临床目的是维持较低的后负荷（室壁张力）。

2. 室腔大小

心室体积翻倍时半径增加仅 26%。因此心室腔增大导致氧耗适度增加。因为前负荷决定心腔大小，我们希望较低的前负荷维持较低的室壁张力与氧耗。硝酸甘油可扩张外周静脉，降低前负荷。

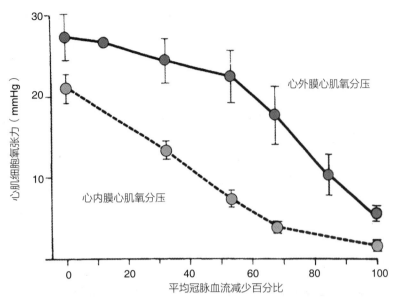

▲ 图 10-3 心内膜下氧供（由心肌氧张力代表）与冠状动脉血流减少之间的关系

图中显示心内膜比心外膜更易发生缺血（改编自 Winbury MM, Howe BB. Stenosis: regional myocardial ischemia and reserve. In: Winbury MM, Abiko Y, eds. Ischemic myocardium and antianginal drugs. New York: Raven; 1979:59）

3. 室壁厚度

室壁增厚意味着整体的室壁张力降低。心肌肥厚减小室壁张力，而增加的心肌部分需要更多的氧气。慢性高血压病和主动脉瓣狭窄时，心肌因后负荷增加代偿性肥厚。虽然室壁厚度不可控制，但临床上应考虑其带来的影响。透壁性心肌梗死后发生的左心室室壁瘤，左心室容积（半径）增加、厚度减少导致室壁张力增加。

（四）总结

增加心肌氧耗的因素包括心率加快、室腔增大和室压增加及心肌收缩力的增强。表 10-3 和图 10-4 总结了氧供和氧耗之间的关系。注意心率加快、左心室舒张末压力增加均导致增加氧耗同时减少氧供。

四、心肌缺血的监测

（一）概述

冠状动脉旁路移植术监测包括美国麻醉医

表 10-3 氧供和氧耗的调节

参 数	氧 耗	氧 供	氧平衡
心率减慢	↓	↑	正
低右心房压或 PCWP	↓	↑a	正
心率加快	↑	↓	负
高右心房压或 PCWP	↑	↓	负
高体温	↑	0	负
低体温	↑↓	↓	变量
低平均动脉压	↓	↓	变量
高平均动脉压	↑	↑	变量
低血红蛋白	↓	↓↑	变量
高血红蛋白	↑	↑↓	变量

a. 如果充盈压力急剧下降会导致心排血量减少。↑. 增加；↓. 减少；↑↓. 增加或减少；0. 无变化；PCWP. 肺毛细血管楔压

师协会（American Society of Anesthesiologists, ASA）标准监测和有创血压监测。最新 2010 年版的 ASA/SCA 实践指南推荐：所有冠状动脉旁路移植术患者都应考虑使用 TEE，除非有放置 TEE 探头禁忌[9]。肺动脉漂浮导管在冠状动脉旁路移植术的常规应用也存在争议。因

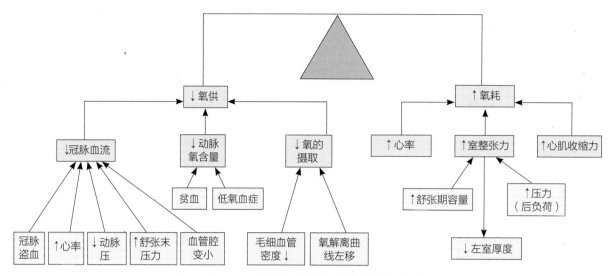

▲ 图 10-4 影响心肌氧供和氧耗的因素总结

（经允许改编自 Crystal GJ. Cardiovascular physiology. In: Miller RD, ed. Atlas of anesthesia:vol. VIII. Cardiothoracic anesthesia. Philadelphia, PA: Churchill Livingstone; 1999; 1:1）

为术中心肌缺血是术后发生心肌梗死的独立危险因素，因此监测和及时治疗术中心肌缺血非常重要[10]。仅有一半的术中患者心肌缺血伴随血流动力学改变，而且麻醉情况下不会因为心绞痛而被发现。心肌区域循环降低或乳酸抽取阴性可以诊断心肌缺血，但难以临床常规检测。因此，目前我们判断心肌缺血的手段只有心电图改变、肺动脉压力改变和心肌室壁运动异常。

临床要点 生理变量的趋势往往比绝对数能更好地预测患者状态。

（二）心电图监测

1. 概述

目前，经食管超声心动图 TEE 探测室壁运动异常在术中还没有代替多导联心电图作为标准的心肌缺血监测。心电图经济、应用简单、解读方便且自动化。可在麻醉诱导前后没有放置食管超声探头时进行心电图监测，还可在 ICU 继续监测，而此时 TEE 并不实用。但心电图监测对心肌缺血不够敏感，特别在没有显著冠状动脉供 / 需不平衡的情况时，发生心肌缺血滞后一段时间才会出现心电图改变。

2. ST 段分析

ST 段压低提示心内膜下心肌缺血，而抬高意味着透壁性心肌缺血。心肌缺血后 60～120s 才会发生 ST 段改变。ST 段参照点通常在 QRS 波结束即 J 点后 80ms（图 10-5）。ST 段明显改变定义为 0.1mV 或 1mm 的抬高或压低。心电图监测系统包括有自动实时 ST 段分析。尽管这种缺血监测是人体工程学上的一大进步，但这些数据还需要人的分析判断。应该认识到室内传导延迟、束支传导阻滞及心室起搏都可能导致 ST 段分析无效。检查机器确认的 ST 段发生位置，即 J 点后 80ms 并不总是恰当的。

ST 段改变的鉴别诊断：ST 段抬高可来源于几种透壁性缺血（如动脉粥样硬化、冠状动脉痉挛和冠状动脉内气泡），或者心包炎与室壁瘤（图 10-5）。另外还有不正确的心电导联位置，特别是上下肢导联反置，以及选择不恰当的电子滤波。若监测仪可以选择监测模式，则应设置在诊断模式。

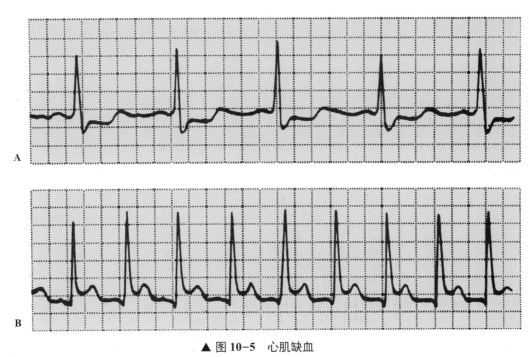

▲ 图 10-5　心肌缺血

A. ST 段压低，提示心内膜下心肌缺血；B. ST 段抬高，其中一个可能是透壁性心肌缺血

3. T 波改变

新出现的 T 波改变（倒置或变平）常提示心肌缺血。如果只看 ST 段，这些缺血就可能没有监测到。同样的，ST 段或 T 波假性正常（在没有心肌缺血的患者心电图显示缺血样图形变成正常心电图的图形）改变可能提示新出现的心肌缺血，需要及时治疗。

4. 多导联心电图监测

同时监测下壁导联（Ⅱ、Ⅲ或 aVF）和前壁（V_5：第 5 肋间腋前线）优于单个导联监测，能够发现 90% 的缺血事件。常规 ECG 监测很难发现局限于左心室后壁的心肌缺血。因为外科切口的原因，可能需要调整胸部导联放置的位置。

（三）肺动脉压力监测

1. 肺动脉导管用于血管重建手术的指征

肺动脉（pulmonary artery，PA）导管可以提供中心输液（通常使用导入管侧口或导管的近端开口）、测量血温和心腔压力、计算心排血量、血管阻力和右心室射血分数（具有特殊

快速测试温度的导管）。有些导管也可以连续测量混合静脉血氧饱和度。有观察性研究表明肺动脉导管并不能影响患者预后 [11, 12]。除非情况符合严格的可读取肺动脉导管数据标准，该研究中临床医师不准许读取肺动脉导管数据，最后仅有 23% 的患者被读取肺动脉导管数据，仅 9% 的患者在读取肺动脉导管数据后改变了管理策略 [13]。尽管旁路移植术中常规应用肺动脉导管并不必要，但它可以在术后继续使用，而此时经食管超声心动图不太可行。

2. 探测心肌缺血：肺动脉压力

肺动脉压力的绝对值不能诊断心肌缺血。无论是原发性或继发于慢性缺血、高血压、瓣膜病变，肺动脉高压并不少见。慢性阻塞性肺病（chronic obstructive pulmonary disease，COPD）、导管在肺部的位置及二尖瓣狭窄均可引起肺动脉压力或肺毛细血管楔压高于正常，使用肺动脉压或肺毛楔压（pulmonary capillary wedge pressures，PCWP）升高来诊断心肌缺血的情况不可靠 [14]。分析压力波形可得到很多有价值的信息。肺毛细

血管楔压波形出现新的 V 波提示有功能性二尖瓣反流，可能是新的缺血导致二尖瓣乳头肌功能失常。它可以发生在心电图变化之前甚至没有心电图变化。然而，检测肺毛细血管楔压力波形需要经常给肺动脉导管气囊充气增加血管破裂的风险。通常可通过肺动脉波形改变来监测缺血，避免了频繁导管楔嵌。

> **临床要点** 首先查看监视器上的波形；如果可信，再查看数字读数。

（四）经食管超声心动图（TEE）

1. TEE 用于血管重建手术的指征

TEE 能够评价心室前负荷和心肌收缩力，探测心肌缺血导致的室壁运动异常（regional wall-motion abnormalities, RWMAs），评价主动脉插管位置，检测合并的瓣膜病变，发现心包积液及其病理生理改变，帮助放置主动脉球囊反搏导管、冠状静脉窦导管，发现室壁瘤和室间隔缺损。在多数机构 TEE 已经成为冠状动脉旁路移植术常规应用的非常有价值的工具。冠状动脉旁路移植术后出现新的室壁运动异常提示预后不良。术中经食管超声心动图的详细讨论见第 5 章"经食管超声心动图"。

2. 用 TEE 观察室壁运动异常探测心肌缺血

(1) 概述：心肌灌注障碍 1min 之内就会出现室壁运动异常[15]。心肌缺血引起的室壁运动异常在时间上均先于心电图和肺动脉压改变。TEE 可以同时监测 3 支主要冠状动脉血管的支配区域，包括心电图不易监测到的后壁心肌。最常用切面为经胃中乳头肌水平左心室短轴切面。缺血局限于该切面未观察到的区域就可能被遗漏，恰当的 TEE 应包括多切面全面的检查以避免遗漏。

(2) 监测室壁运动异常的局限性

① 拉扯作用：由于非缺血区与邻近的缺血区域紧密相连，可能拉扯而出现运动异常。因此趋向于夸大室壁运动异常。

② 起搏器/束支传导阻滞：不正常心室去极化顺序不仅影响 ST 段分析（见前述），也会改变室壁运动，可能混淆室壁运动异常。

③ 室间隔：正常的室间隔运动依赖适当的心室容量、心包的存在和正常的心电传导。

④ 心肌顿抑：缺血的心肌刚恢复灌注时可以表现为室壁运动异常，这可能会导致不恰当的干预治疗。

⑤ 麻醉诱导/重症监护室：TEE 不能在麻醉诱导期和重症监护室连续监测使用。

> **临床要点** 术中进行 TEE 检查时，应优先观察手术范围和基本血流动力学。

⑥ 左心室舒张期充盈波形：左心室充盈波依赖心室负荷状态和多普勒在左心室流入道取样的位置，限制其应用于心肌缺血的监测。

(3) 术中 TEE 药物负荷试验：给予小剂量多巴酚丁胺［2.5μg/（kg·min）］3~5min 后，在不明显影响氧耗的情况下增加冠状动脉血流，结果提高心肌收缩力改善心室壁运动异常的心肌。术中超声应激负荷试验可以发现有收缩储备的心肌，指导选择可以受益于再血管化增加冠状动脉血流的部分心肌。

(4) 超声造影：冠状动脉内注射超声白蛋白可使有灌注的心肌显影，帮助确定顿抑的心肌，避免不必要的治疗。目前美国食品药品监督管理局还没有批准此造影剂这样应用。另外，在常规临床应用之前，还有一些显影技术需要解决。微气泡显影注射技术也有作者描述[16]。

3. 探查心梗并发症

TEE 可以发现急性二尖瓣关闭不全、室间隔缺损和心包积液等缺血/心梗并发症。

五、麻醉对心肌氧供和氧耗的影响

临床研究没有揭示某种特殊麻醉药物对心脏手术的显著影响[17, 18]。心血管麻醉医生应该非常熟悉麻醉药物对心肌氧供氧耗的影响及有效的监测治疗心肌缺血,恰当处理而适应这些改变。

（一）静脉麻醉药

1. 丙泊酚

丙泊酚降低外周血管阻力和心肌收缩力,增快心率。

2. 氯胺酮

氯胺酮增加交感神经张力,引起外周血管阻力、充盈压力、心肌收缩力和心率增加。心肌氧耗大大增加,而氧供仅轻微增加,导致心肌缺血。然而,在已有最大化交感神经刺激的患者表现为心肌收缩力下降、血管扩张。不推荐在缺血性心脏病患者中常规使用氯胺酮。氯胺酮可以考虑用于心脏压塞的患者,因其可维持心率、心肌收缩力和外周血管阻力。

3. 依托咪酯

诱导剂量的依托咪酯（0.2～0.3mg/kg）对心率和心排血量没有改变,轻度的外周血管扩张可引起轻度的血压下降。因此,对缺血性心脏病患者它是一种理想的快速诱导药物。依托咪酯对插管时伴随的血压和心率升高几乎没有保护作用。为维持血流动力学稳定保持心肌氧供和氧耗的平衡,常需配伍其他药物（阿片类药、苯二氮䓬类、吸入性麻醉药、β受体阻断药和硝酸甘油）。诱导剂量可抑制肾上腺皮质激素产生至少6h。

4. 苯二氮䓬类

咪唑安定（0.2mg/kg）或地西泮（0.5mg/kg）可用于麻醉诱导。虽然两种药物都能维持血流动力学的稳定,咪唑安定因为更强的外周血管扩张作用,相对更容易引起血压下降。负性肌力作用轻微,诱导时血压和充盈压下降,而心率基本没有变化。诱导剂量的苯二氮䓬类和中等剂量的阿片类药配伍应用可引起严重的外周血管扩张和低血压。

5. α₂受体激动药

中枢性的 α_2 受体激动药减小应激介导的神经体液反应使心率减慢血压下降[19]。这类药物常用于术中麻醉维持或术后。术前口服可乐定减少旁路移植患者围术期心肌缺血,但有时会导致明显的术中低血压。右旋美托咪定比可乐定有更高 α_2 受体选择性。两种药物都有镇痛和镇静效应。应用此类药物可减少阿片类药物的用量。另外,α_2 受体激动药不会引起呼吸抑制。

（二）吸入麻醉药

总体来说,吸入性麻醉药同时减少氧供和氧耗,对氧供需平衡的净效应取决于给药时患者的血流动力学状态。

1. 心率

七氟醚对心率基本没有影响。地氟醚和异氟醚常常使心率加快,异氟醚在以下情况下有减慢心率作用:外周血管阻力降低不明显,颈动脉压力感受器功能障碍或患者有完全β受体阻滞。在稳定状态,地氟醚和异氟醚对心血管有相似的作用,然而地氟醚快速麻醉诱导时没有合用阿片类药,心率、血压和肺动脉压都会增加,需要干预治疗。

用地氟醚来进行吸入麻醉诱导并不明智,可引起心率明显加快,特别是在快速加大吸入浓度的情况下。吸入性麻醉药有可能引起交界区心律,使得心房失去有效收缩,每搏量减小,心排血量和冠状动脉血流量减少,抵消了减慢心率的益处。

2. 心肌收缩力

所有吸入性麻醉药降低心肌收缩力,降

低氧耗。相比氟烷和安氟烷，七氟烷、异氟烷和地氟烷心肌抑制作用较轻。在失代偿性的心脏，吸入性麻醉药均降低心室功能。

3. 后负荷

吸入性麻醉药使心排血量和外周血管阻力下降导致血压下降。静脉血管扩张和心肌收缩力减弱引起心排血量减少。所有的吸入麻醉药都会扩张血管，氟烷降低外周血管阻力的作用最小。吸入性麻醉药同时降低氧耗和氧供。

4. 前负荷

吸入性麻醉药保持充盈压。因此，在吸入麻醉期间，冠状动脉灌注压力有可能减少（冠状动脉灌注压 = 主动脉舒张压 – 左心室舒张末压力）。

5. 冠状动脉盗血

冠状动脉盗血现象是指正常心肌血管床的扩张分流了缺血区域已经极度扩张的血管内血流。旁路移植手术的患者中大概有 23% 的患者存在冠状动脉盗血现象[20]。在犬科动物模型中发现异氟醚麻醉导致血压依赖性的冠状动脉盗血现象。只要避免低血压和低血压时压力依赖的冠状动脉灌注，在旁路移植手术的患者异氟醚诱导的冠状动脉盗血现象没有明显的临床意义。在氟烷、地氟烷和安氟烷中没有观察到冠状动脉盗血现象。

6. 缺血预处理

吸入性麻醉药有某种程度的缺血预处理作用，对缺血再灌注后的心肌组织损伤起保护作用[21]，减少心脏手术后的晚期心脏事件[22]（见"围术期心肌缺血的原因和治疗——心肌缺血的治疗"部分）。

（三）氧化亚氮

有轻微的负性肌力作用，减少心肌收缩力，同时减少心肌氧供和氧耗。氧化亚氮抑制去甲肾上腺素在肺中的摄取，增加血浆中去甲肾上腺素的水平，升高肺血管阻力和肺血管压

力[23]。配伍阿片类氧气麻醉时，合用氧化亚氮降低外周血管阻力，一定程度上是因为去除了纯氧的缩血管效应。氧化亚氮的拟交感神经作用可抵消它直接的心肌抑制作用，除非左心室功能差心肌已处于高度刺激状态。

如果氧化亚氮用来提供"浅"麻醉，这种状态不能充分掩盖刺激，外周血管阻力和后负荷随之增加。

（四）阿片类药

1. 心率

除了杜冷丁，其他所有阿片类药增加中枢迷走神经张力减慢心率；杜冷丁有阿托品样的作用。药物剂量和注射速度影响心动过缓的程度，减少氧耗。吗啡和杜冷丁可由于组胺释放作用，引起反射性的心动过速而减少氧供增加氧耗。

2. 心肌收缩力

除了杜冷丁减少心肌收缩力，其他临床剂量的阿片类药物对心肌收缩力几乎没有影响。

3. 后负荷

处于代偿期的患者依赖于提高交感神经张力维持心排血量和外周血管阻力，阿片类药物麻醉诱导后失去交感神经张力，可能出现血压骤降，随后氧的供需都会减少。阿片类药物与咪唑安定配伍应用有增强降低外周血管阻力的作用。

4. 前负荷

尽管无组胺释放特性，中等或大剂量的芬太尼（25μg/kg）和舒芬太尼降低内在交感神经张力，降低前负荷，减少氧耗。

5. 高血流动力学状态

对于心功能好的患者，手术切皮后尤其是胸骨切开后，单纯应用阿片类麻醉通常会增加心率、血压和心排血量（伴或不伴充盈压降低）。对比这种高氧供高氧耗状态，使用吸入麻醉达到的低氧供低氧耗状态更好。对于高血

流动力学状态的患者，追加阿片类药物很难降低高血压。而对于单纯高外周血管阻力引起的高血压，阿片类常使其血压过度下降。

（五）肌肉松弛药

1. 琥珀胆碱

可导致各种心律失常（心动过缓、心动过速及期前收缩），不利于心肌氧的供需平衡，但大多数情况下不影响血流动力学。

2. 泮库溴铵

当其与吸入性麻醉药配伍用时，可使心率增快 20%。与大剂量阿片类药物合用能有效中和阿片类药引起的心动过缓。少数患者在诱导插管时会引起心动过速、心肌缺血。由于大剂量阿片类药物麻醉方式的减少，许多中心已不再使用泮库溴铵，倾向使用维库溴铵、罗库溴铵和顺阿曲库铵。

3. 维库溴铵

维库溴铵有平稳的心血管作用，与中低剂量阿片类药物和吸入性麻醉药配伍应用非常理想。但与快速大剂量注射的高脂溶性阿片类药物合用时可引起心动过缓。

4. 罗库溴铵

罗库溴铵轻微抑制迷走神经，无明显的临床表现，罗库溴铵的应用不会引起显著的血流动力学紊乱。

5. 顺阿曲库铵

顺阿曲库铵对心血管无显著作用。大部分通过霍夫曼清除，少部分通过酯水解清除。证据表明在成人或儿童顺阿曲库铵神经肌肉恢复比罗库溴铵和维库溴铵都快[24, 25]，考虑到冠状动脉手术的持续时间，这种差异可能无关紧要。

（六）总结

纯吸入麻醉为低氧供 / 低氧耗状态，而阿片类 – 氧气技术提供了高氧供 / 高氧耗环境。

两种技术的成功依赖于保持恰当的平衡，使氧供大于氧耗。常用的技术是使用适当剂量的阿片类药物和丙泊酚或低剂量的吸入性麻醉药，这些技术的使用允许患者从麻醉中快速恢复，同时需要仔细控制血流动力学，以避免术中缺血，并仔细监测以检测和治疗心肌缺血。

六、心肌血管重建的麻醉方法

（一）心脏快通道麻醉

通常被定义为手术完成后 6h 内可早期拔出气管内插管的技术。

快通道麻醉指征：早期快通道麻醉排除了肥胖、中重度肺部疾病、急诊、左心室功能低下、合并其他手术、二次手术和高龄等约占 40%～60% 的血管重建患者。随着技术的进步，更多危重患者也可以应用快通道麻醉，除了血流动力学不稳定、术中并发症和气道困难的患者，其他大部分患者都有机会早期拔管[26]。

1. 麻醉管理（表 10-4）

表 10-4　典型的快通道麻醉用药

诱导	依托咪酯或	0.3mg/kg
	丙泊酚	2～3mg/kg
	芬太尼	0～10μg/kg
	咪达唑仑	0～0.05mg/kg
	琥珀胆碱或	1mg/kg
	罗库溴铵	0.6～1.2mg/kg
维持	芬太尼	5～10μg/kg
	咪唑安定	0.05mg/kg
	罗库溴铵	维持 TOF× 计数 1 或 2
	丙泊酚	0～30μg/（kg·min）
	吸入麻醉药	0.5～1 最小肺泡有效浓度
ICU	丙泊酚或	0～30μg/（kg·min）
	右美托咪定	0.5～1μg/（kg·h）

(1) 术前用药：要避免应用长效药。当天入院患者用起效慢的药物可能没有足够时间达到适当的镇静。咪唑安定（0.03～0.07mg/kg 静脉）通常能够缓解焦虑。

(2) 术中麻醉药管理

①麻醉诱导：可选用依托咪酯或丙泊酚进行麻醉诱导。依托咪酯常需配合其他药物如吸入性麻醉药或芬太尼（可高达 7μg/kg）为气管插管提供更稳定的血流动力学状态。艾司洛尔和硝酸甘油可用来预防和处理突破性的高血流动力学状态。

术前放置鞘内或硬膜外导管，减少围术期阿片类药物的用量来促进康复[27]。关于神经轴血肿形成的可能性，目前美国区域麻醉与疼痛医学学会（American Society of Regional Anesthesia and Pain Medicine，ASRA）的指南建议，在针穿刺和静脉注射肝素之间需要间隔 1h，这在冠状动脉手术中很容易达到[28]。用 25g 或更小的针鞘内注射无防腐剂吗啡 5μg/kg 也是快速、有效的适用于已接受术后重症监护的患者。

②麻醉维持：使用吸入麻醉药限制芬太尼（或等效剂量舒芬太尼）总用量在 10～15μg/kg。超短效阿片类瑞芬太尼提供良好的血流动力学稳定性，有效减少神经体液应激反应，并有利于提早苏醒。然而，由于其短半衰期和迅速耐受，术后需要给予大量的阿片类药。依赖吸入麻醉药导致患者在转运过程或到达 ICU 时呈高血流动力学状态，促使 ICU 人员需要给予长效的镇静剂。

α$_2$ 受体激动药（如右美托咪定和可乐定）与麻醉药物配伍应用可减少神经体液应激反应，并兼有镇静、镇痛作用，减少麻醉药用量，有利于快速苏醒。此外，右美托咪定可在术后继续输注，而不影响早期拔管，从而有利于 ICU 过渡和快通道麻醉。

(3) 术中知晓：快通道心脏麻醉患者术中知晓发生率 0.3%，这与普通外科手术中观察到的情况相似[29]。使用中等剂量的阿片类药物配以与手术刺激强度相应的麻醉深度可避免有害的血流动力学反应；吸入麻醉药提供了这样的灵活性。在体外循环管路（cardiopulmonary bypass，CPB）安装麻醉挥发罐，有利于中度低温体外循环时保证合适的麻醉深度。虽然很多医疗中心在使用，但连续脑电监测如双频指数（bispectral index，BIS）的作用并不明确。

(4) 温度平衡：对低体温患者早期拔管并不明智；低温导致的心律失常、凝血功能障碍、寒战及增加氧耗会使术后管理更加复杂，延迟出院[30]。变温毯和加热湿化的呼吸回路并不能保持患者体温，因为心脏手术患者在中度低温体外循环时（28～32℃）造成很大的能量缺失。心脏手术有大量静脉输液时，静脉管路加热器对于保持体温有显著帮助[31]。体外循环热交换器是恢复体温的最佳装置。体外循环结束前保温目标为肺动脉血温＞37℃，膀胱温度＞35℃，这样可以减少低温"反弹"。虽然只有很有限的可接触身体面积，对流热空气加热可以维持非体外循环旁路移植手术患者温度稳定。在医护人员能接受的情况下维持尽量高的手术室温度以防止热量的散失。

(5) 凝血平衡：为了预防术后出血，除了外科细心止血外，可以应用抗纤维蛋白溶解药如氨基己酸或氨甲环酸（见第 19 章"心包疾病患者的麻醉注意事项"）。许多中心限制这些药物仅使用在涉及体外循环的再血管化手术。

(6) 手术室内拔管：在没有心功能不全、血流动力学不稳定、低温和明显凝血功能障碍等情况下，可考虑在手术室内拔管。有一项证据不充分的非随机研究表明手术室内拔管并不缩短 ICU 停留时间[32]。而另一项报道表明慎重选择患者，手术室拔管可缩短 ICU 和住院时间[33]，尽管使用这种方法的益处仍然存在争议。诱导期合理应用阿片类镇痛药，钢丝固定胸骨后谨慎地使用阿片类药物以保证足够的通气和满意的镇痛。一种方法是诱导前蛛网膜下腔注射 300～500μg 吗啡，关胸时静脉给予舒芬太尼（150～250μg）和吗啡（0～10mg）。关胸时用氧化亚氮或地氟醚替代异氟醚或七氟醚可使患者快速苏醒。应用这些技术手段时，ICU 人员必须注意使用阿片类药物充分镇痛的患者，在气管拔管后出现轻到中度的呼吸性酸中毒（$PaCO_2$ 可达 50mmHg）。保留气管插管的患者应继续维持镇静或麻醉状态直到转运后至少 30min，以避免转运或搬动患者时发生高血压、心动过速与戴管呛咳等。

> **临床要点** 计划提前气管拔管。手术室拔管应提前给予适当的止痛药，ICU 工作人员需要注意充分的镇痛下轻度的呼吸性酸中毒。

2. ICU 管理

传统的快通道方法要求使用相对短效的药物进行镇静，直到患者达到气管拔管条件，理想药物是无明显血流动力学效应的。非复杂手术患者，调整镇静深度以备在术后 4～6h 之内拔管，在这段时间患者的心肌抑制逐渐恢复，体温恢复正常，没有围术期出血（图 10-6）。

丙泊酚可提供从术中麻醉到术后镇静平稳过渡。丙泊酚容易调节，起效和作用消失快，在镇静剂量对血流动力学影响小。硝酸甘油、硝普钠或氯维地平微泵输注可以迅速控制血压。与小剂量吗啡相比，舒芬太尼在 ICU 早期镇痛导致更少的和较轻的缺血性事件[34]。持续输注右美托咪定产生类似自然睡眠的镇静作用，明显减少镇痛药、β 受体阻断药、止吐药、肾上腺素和利尿药的使用[35]。在一项比较右美托咪定和异丙酚用于重症监护室镇静的安全性和有效性的研究中（包括观察终点如镇痛药需求减少和血流动力学的改变），未能证实这两种药物优越性上的差异[36, 37]，在脱离呼吸机时

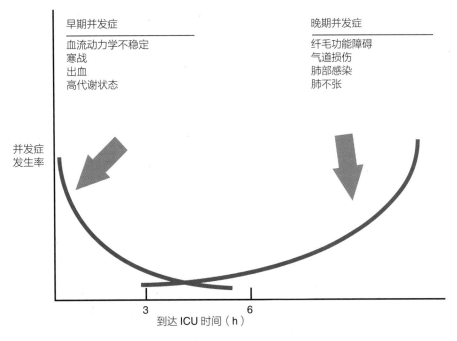

▲ 图 10-6 冠状动脉旁路移植术后早期阶段的早期和晚期并发症

间上两者也没有差异 [36]。

> **临床要点** 从手术室转运时应持续监测血流动力学，积极治疗转运过程中明显的血流动力学变化和疼痛。

3. 临床和经济效益

(1) 快速康复的临床优点：早拔管可减少术后肺不张、改善肺血分流 [37]。只要维持适当的镇痛，早拔管增加患者的满意度。早期拔管可减少正压通气带来的心排血量和器官灌注降低的影响。早拔胸腔引流管有利患者早期活动。

(2) 经济效益：早拔管方案使 ICU 和住院时间减少，住院费用减少达 25% [37, 38]。

（二）非体外循环下血管重建

非体外循环冠状动脉旁路使用静脉或动脉血管旁路移植到冠状动脉，经胸骨切开但不使用体外循环。经端口的手术讨论见下文"小口径入路手术"。微创冠状动脉旁路移植术（minimally invasive direct coronary artery bypasses，MIDCAB）讨论见下文"小切口旁路移植术"。

1. 技术：胸骨切开和肝素抗凝后，手术者使用心肌固定器做远端吻合。心脏在持续充盈、跳动及收缩时固定的部分心肌相对稳定允许行远端血管吻合。侧壁钳钳夹升主动脉，吻合近端旁路移植血管。关胸和分层缝合完成手术。

2. 优缺点

(1) 通畅率：随机对照研究表明非体外循环旁路移植与传统体外循环下旁路移植近期和远期移植血管通畅率有差别 [39, 40]，非体外循环旁路移植的右冠状动脉移植血管更容易失去通畅。经验丰富的中心 6～8 年的结果在非体外循环旁路移植与体外循环下旁路移植组之间没有差异 [41]。随机对照研究的大部分有效数据来自预期死亡率为 1%～2% 的患者。

(2) 循证医学ⅠA 水平证据表明，死亡率和生活质量两者无差异，而在非体外循环旁路移植组减少机械通气时间、住院时间和总的并发症。

(3) 更弱的证据表明，非体外循环旁路移植减少失血和输血，更少 24h 心肌酶释放，肾功能不全减少，以及凝血功能障碍、房颤发生率和认知功能障碍发生率都较低 [42]。

(4) 血流动力学不稳定：在行回旋支或心肌下壁血管吻合时（即心脏后表面）尽管通过调整患者的体位、血容量及收缩血管药物，也很难保持血流动力学稳定。这是因为心脏扭曲或几何形状的改变不适于有效射血。这阶段可能会突然发生室颤。

3. 不同医疗机构对非体外循环旁路移植的患者选择有很大不同，基本入选标准包括以下几点。

(1) 只有前路血管病变的患者，限制了发生血流动力学紊乱的风险和下壁血管吻合后移植血管闭塞的风险。

(2) 避开体外循环以减少中风和肾功衰风险（如患者有主动脉壁大量斑块、严重全身血管疾病或肾功能不全）。

(3) 全或无：一些外科医生选择全部做非体外循环旁路移植，而另一些医生选择传统的体外循环下旁路移植。

4. 术前评估：与传统体外循环下旁路移植相比，非体外循环旁路移植需要麻醉人员更多了解靶血管的位置、心肌功能储备以应对可能发生的生理干扰和体内平衡的改变。

(1) 如果近端冠状动脉血管狭窄，旁路移植过程中血流的中断会影响大面积相关的心肌。

(2) 由于侧支循环的形成，高度狭窄的血管血流中断不会造成明显的影响。

5. 非体外循环冠状动脉旁路移植：在血管阻断和血管吻合期间叠加心肌缺血，监测应该跟体外循环下旁路移植一样全面。由于扭曲或翻动心脏使电轴变动，通过心电图标准判断心肌缺血变得更困难，也很难获得标准切面的TEE图像。使用漂浮导管热稀释法仍然可准确测量心排血量。

6. 快通道麻醉的应用：麻醉药物的选择及早期拔管、苏醒和患者的安全转运见本节"心脏快通道麻醉"。有时非体外循环冠状动脉旁路移植会临时转变为体外循环旁路移植，因为需要完全肝素化的原因，很多麻醉师会避免使用硬膜外麻醉等技术。

7. 体温：没有体外循环热交换机把热量转给患者，温度管理集中在预防体热散失和尽量利用有限的体表（虽然只有头和肩）使用对流热空气加热装置，还可以采用身体底部加热。更多信息参见本节前文"温度平衡"部分。

8. 肝素管理在各个医疗机构有所不同。对于非冠状动脉手术，有些机构 ACT 目标是基础值的 2 倍。也有中心保持在 300s 以上，还有机构静脉给予体外循环需要的剂量。与传统体外循环旁路移植相比，出血对非体外循环冠状动脉旁路移植的成功有同样的风险，应根据肝素的剂量给予足够中和剂量鱼精蛋白。另外与非体外循环相比，体外循环抑制血小板功能，更多激活纤溶系统。

9. 保持血流动力学稳定的特别方法

(1) 补液增加血管内容量负荷和采用头低足高位来增加前负荷，从而代偿吻合远端血管时搬动和扭转心脏引起的静脉回流受阻。

(2) 收缩血管药物或有血管收缩作用的正性肌力药物（去氧肾上腺素、去甲肾上腺素或肾上腺素）可帮助维持冠状动脉灌注压力，在血管堵塞期间保证侧支血管血流。

(3) 控制性降压：当用侧壁钳夹住主动脉吻合近端血管时，控制收缩压小于 100mmHg 可预防主动脉夹层形成。可以使用扩张血管药、吸入麻醉药、正常血容量及头高足低位来控制。

（三）区域麻醉辅助

1. 蛛网膜下腔注射阿片类药物

在全麻诱导前通过蛛网膜下腔注射 300～500μg 无防腐剂吗啡，可提供持续有效镇痛。但更大剂量会增加术后恶心、皮肤瘙痒的风险和在注射后 6～10h 达峰值的呼吸抑制。为最大可能的减少椎管内出血和压迫应注意以下几点。

(1) 穿刺至少 1h 后再给予肝素，特别是腰穿刺针有回血时更应小心[28]。如果使用了大孔径穿刺针（22g 或更大），有的中心会延迟 24h 后再行手术。

(2) 使用小号腰穿刺针（25g 或更小）。

(3) 穿刺有困难时不要勉强穿刺。

2. 硬膜外注射阿片类药和（或）局麻药

确定硬膜外间隙后，可注射最多 5mg 无防腐剂吗啡用于提供预防性镇痛。由于较大的硬膜外针增加了肝素给药后出血和明显血肿形成的风险，大多数医生避免采用这种方法。

3. 注意事项

手术前停用强抗血小板治疗药物如氯吡格雷、普拉格雷及替格瑞洛不足 7d，应避免椎管内操作，同样，使用维生素 K 拮抗药抗凝治疗达到治疗性国际标准化比值 INR 大于 1.5，应该谨慎或避免椎管内操作。

4. 椎管内预给药镇痛

有利于保持充足通气而早期拔管。尽管如此在拔管早期患者维持自主呼吸的情况下动脉血二氧化碳分压可能达 50mmHg，这与其他非心脏手术患者在 PACU 使用阿片类药物充分镇痛的情况类似。

（四）特殊情况

1. 桡动脉导管：放置桡动脉测压导管前，应确认外科是否用它旁路移植。如果外科有计划用桡动脉来旁路移植，要标识清楚手术侧上肢避免静脉或动脉置管。有的中心用地尔硫草静脉滴注预防桡动脉痉挛，使用要注意伴随的外周血管扩张。

2. 小口径入路手术：内镜通过胸廓小切口置入，经食管超声心动图指导放置血管内导管进行体外循环，这种技术在瓣膜手术使用远远多于冠状动脉旁路移植手术。

3. 小切口旁路移植术：胸廓前侧小切口，允许游离左乳内动脉，并可在非体外循环下行左乳内动脉和左前降支吻合。尽管这种技术是非体外循环旁路移植的一种，但通常称其为小切口旁路移植术。

4. 急诊冠状动脉旁路移植

(1) 患者特点：需要急诊旁路移植的患者常表现为进行性的心肌缺血，包括新发心肌梗死并多伴有不稳定血流动力学。

(2) 麻醉诱导和监测：如果患者情况需要快速建立体外循环，可以用已有的股动静脉导管（从心导管室带入）监测和给药以免延迟手术。

> **临床要点**　对于进行性缺血，时间等于心肌：灵活安排动脉和其他导管的置管与麻醉诱导和手术切皮顺序。

(3) 麻醉管理：对低血压患者，诱导考虑依托咪酯配伍有长效遗忘作用的（如安定）作为辅助药，尽一切可能尽快建立体外循环。

5. 左心室功能减退（射血分数低于 35%）的患者应减量或不用术前药，严重心室功能减退的患者可在诱导前使用强心药。常用诱导药为依托咪酯或缓慢滴定阿片类（每 30 秒 150～250μg）。

6. 左主干或其相当的病变：这些患者应该用高氧供 / 高氧耗麻醉技术而不是低氧供 / 低氧耗技术（见前文"肌肉松弛药"）。在诱导时和血管再通前用去氧肾上腺素或其他缩血管药物维持舒张压确保氧供平衡。

7. 术前抗血小板治疗：接受强抗血小板药物（血小板糖蛋白受体拮抗药、氯吡格雷、普拉格雷、替格瑞洛及沃拉帕沙）的患者出现明显凝血障碍和出血风险大大增加。经验性血小板输注可避免灾难性大量失血和大量输血的需求。

8. 肝素诱导的血小板减少症患者行冠状动脉旁路移植见 21 章"体外循环期间和之后的凝血功能管理"相关内容。

9. 再次冠状动脉旁路移植手术：再次手术常意味着更多的出血、围术期心肌缺血、心肌梗死和泵衰竭。分离右心室和胸骨的粘连时有可能导致突然大出血。表 10-5 总结了这些特殊情况、原因和相应的围术期麻醉管理。

10. 心肌缺血会导致乳头肌功能失调或腱索断裂，常发生急性缺血性二尖瓣反流，伴随血流动力学不稳定。此类患者常需要急诊手术（见上文"急诊冠状动脉旁路移植"）。伴随的心动过速，左心室舒张末期压力增高和心肌收缩力增强使心肌氧供需平衡恶化。主动脉球囊反搏 IABP 常可使这些患者在建立体外循环前保持稳定。

七、围术期心肌缺血的原因和治疗（表 10-6）

（一）体外循环前心肌缺血的原因和治疗

1. 特殊的高风险麻醉外科事件

体外循环前激发心肌缺血的事件包括气管插管、外科刺激（切皮、胸骨劈开）、体外循环插管和开始体外循环[10]。即使在没有血流动力学改变的情况下，这些高风险事件都可能诱发心肌缺血的发生[10]。

2. 血流动力学异常

在高风险阶段有一些心肌缺血由血流动力学异常引起，特别是心动过速（心率>

表 10-5　再次旁路移植患者的围术期管理

围术期问题	原因	麻醉管理
出血	心包粘连 术前抗血小板或抗凝药	大孔径静脉通道 血制品已查对，随时可用 仔细分离再手术胸部 暴露股动静脉区域，准备紧急插管 估计脱离体外循环后需要凝血因子和血小板的可能 血液回收装置的可用性 预防应用抗纤溶药
心肌缺血或梗死	不稳定心绞痛的发生率增加 建立体外循环前时间太长 静脉桥血栓形成并栓塞自主血管 静脉桥血流中断（50%~60% 相关死亡率） 较长体外循环时间和阻断时间 非冠状动脉血管侧支血流增加	密切监测心肌缺血（ECG、PA 导管、二维 TEE） 一旦发现心肌缺血及时治疗 仔细处理静脉桥血管；逆行灌注心肌停搏液 仔细分离静脉桥血管周围 最小化阻断时间 阻断期间平均灌注压低于 60mmHg 限制非冠状动脉血流
体外循环后泵衰竭	围术期心肌缺血和心肌梗死	同上处理 体外循环后积极治疗心肌缺血提高心功能 预判强心药物和机械支持

ECG. 心电图；PA. 肺动脉；TEE. 经食管超声心动图

表 10-6　心肌血管重建患者围术期心肌缺血的原因

体外循环前	体外循环中	体外循环后
血流动力学改变[a]	血流动力学改变[a]	血流动力学改变[a]
冠状动脉痉挛	冠状动脉痉挛 灌注停搏液心肌停搏	冠状动脉痉挛
血栓形成	栓塞（气栓、血栓微粒）	血栓（自身血管、桥血管）
高风险麻醉外科事件[b]	心室颤动、心室增大 外科并发症[b]	外科并发症[b] 再血管化不完全 强心药应用过度 肺扩张致乳内动脉桥闭塞

a. 包括心动过速、低血压、高血压和心室增大
b. 详见正文

100bpm）。应尽量维持血流动力学稳定防止心肌缺血。术中心肌缺血使围术期心肌梗死发生率增加 3 倍。

3. 冠状动脉痉挛

在正常或动脉粥样硬化的血管都可能发生痉挛导致缺血。强烈的交感神经兴奋、麻醉过浅和外科操作刺激理论上都有可能触发冠状动脉痉挛。

4. 自发血栓形成

粥样硬化斑块破裂形成血栓阻塞冠状动脉血管。尽管不常见，但随时可能发生，包括在手术室旁路移植血管再通之前。

（二）体外循环中心肌缺血发生的原因

1. 非主动脉阻断阶段

体外循环过程中，血流动力学改变很少

引起心肌缺血，除非机械性因素会使氧供急剧减少和室颤使氧耗大大增加。空气或颗粒微栓（血栓、塑料和其他异物）在体外循环中有可能栓塞冠状动脉血管。心脏或主动脉切开后，自主冠状动脉循环有可能发生空气栓塞。

2. 主动脉阻断期间

无论哪种心肌保护技术都会发生心肌缺血。主动脉阻断时间延长会增加心肌损伤与心肌梗死的可能性，这因不同的心肌保护技术与保护液而异。非冠状动脉侧支循环过多会冲洗掉冷停搏液造成心肌缺血。这期间心电和心肌机械性静止状态阻碍了心肌缺血的监测。

3. 主动脉阻断开放后阶段

(1) 外科技术并发症

①冠状动脉血管后壁意外损伤导致冠状动脉夹层。

②不恰当处理静脉桥致血管内皮细胞损伤，血栓形成。

③静脉桥扭曲。

④静脉桥血管与冠状动脉吻合错误，包括吻合技术欠佳致桥血管或吻合口闭塞；静脉桥血管长度不够，心脏充盈时静脉血管桥牵扯；静脉桥血管长度过长，导致静脉扭曲。

(2) 主动脉阻断开放后 ST 段抬高的原因：心脏停搏液残余的电生理效应、冠状动脉气栓或粥样斑块栓塞及冠状动脉痉挛。出现在下壁导联（右冠状动脉支配区）的 ST 段抬高提示空气栓塞，因为空气往位置高的右冠状动脉开口走。室壁瘤和心包炎也引起持续存在的 ST 段抬高。

（三）体外循环后心肌缺血的原因

1. 血管重建不完全

(1) 未旁路移植血管：体外循环后，因为缺血停搏的额外打击使得没有血管重建的狭窄血管供血部位心肌发生缺血。

(2) 弥漫性远端血管病变：旁路移植很难恢复有效血流，这种情况常见于慢性糖尿病患者。因为小的远端血管径流不畅而导致早期静脉桥血管闭塞，更加复杂化了临床处理。

(3) 应激：缺血的发生主要是心肌氧的供需失衡，而不是患者镇痛镇静的程度[26, 34]。包括脱离体外循环时或停机早期不合理使用强心药和钙剂。

2. 冠状动脉痉挛

冠状动脉痉挛可能发生在体外循环后阶段，最常见是无病变的右冠状动脉。主要由外科操作及内源性和外源性儿茶酚胺导致。

3. 机械性因素

包括静脉桥扭曲或牵扯，肺过度膨胀引起乳内动脉闭塞。

4. 血栓形成

见前文"自发血栓形成"。术后高凝状态可促使血栓形成。

（四）心肌缺血的治疗（表 10-7）

表 10-7 心肌缺血的治疗

充分的氧合
保持血流动力学稳定（如恰当的麻醉深度）
外科矫正
特殊药物治疗 　硝酸甘油 　钙离子拮抗药 　β 受体阻断药（艾司洛尔） 　肝素
强心药物支持（缺血继发于心室衰竭）
机械支持 　主动脉球囊反搏 　左心室辅助装置 　右心室辅助装置

1. 心肌缺血继发于血流动力学异常的治疗

(1) 加深或降低麻醉深度。

(2) 血容量正常的情况下，根据体循环阻力高、低分别用舒张血管药或缩血管药物来调控。

(3) 心动过速时，用β受体阻断药如艾司洛尔（半衰期短）控制心率。

(4) 使用房室顺序起搏器，特别在体外循环后阶段，能改善心率、心律和血流动力学稳定性。

(5) 当出现心排血量减少和左心室充盈压增加等心力衰竭的征象时，使用正性肌力药治疗。泵衰竭时舒张压降低，同时左心室舒张末压力增高导致冠状动脉灌注压力严重降低，此时滥用正性肌力药会加重心肌缺血，因此，用药前尽量使前负荷、心率和心律调整到适当状态。

2. 纠正外科并发症和机械性因素

(1) 当使用乳内动脉旁路移植时，避免肺过度膨胀。

(2) 使用收缩血管药物如苯肾上腺素升高血压，可加快冠状动脉气栓通过冠状动脉系统，恢复冠状动脉血流。

3. 冠状动脉痉挛的治疗

静脉注射硝酸甘油、地尔硫䓬和尼卡地平能治疗冠状动脉痉挛。各药物具体剂量参见第2章"心血管药物"。

4. 心肌缺血的药物治疗

治疗包括硝酸甘油、β受体阻断药、钙通道阻滞药。体外循环后对再血管化不全患者、严重远端冠状动脉血管疾病患者及糖尿病患者预防性应用静脉硝酸甘油有效。因为缺血的发生常因为粥样斑块血栓形成，许多非外科手术患者急性期用肝素治疗，抗血小板药物（最常用阿司匹林）长期预防。这些药物在手术后早期外科出血风险期度过后才能使用。

5. 机械支持

参见22章"体外循环"关于循环辅助装置的详细讨论。

(1) 主动脉球囊反搏：主动脉球囊反搏增加冠状动脉灌注压力，降低左心室射血时后负荷。在心室功能降低的患者可提高泵功能并改善心肌缺血。

(2) 左右心室辅助装置：这些装置对心力衰竭导致的严重缺血或者由缺血引起的心力衰竭有效。治疗单纯心肌缺血的疗效还未被证实。

6. 缺血预处理

缺血预处理有助于防止心肌损伤和心肌抑制。

(1) 心肌损伤：缺血导致组织损伤，组织再灌注后涉及减低 ATP 水平、氧自由基、钙介导损伤、一氧化氮、热休克蛋白、蛋白激酶 C 形成、促分裂活化蛋白激酶及线粒体 ATP 依赖钾通道。

(2) 预处理：一小段时间的组织缺血能对后来长时间的缺血和再灌注损伤起保护作用。这种缺血预处理在动物和人体实验都有证实。内源性产生腺苷可能介导缺血预处理通过增加 ATP 的储存，抑制血小板和中性粒细胞介导的组织炎性损伤，血管舒张和减少细胞基础能量需求与细胞内超极化相关[20]。

(3) 早期与晚期预处理：在试验模型中，早期典型的缺血预处理在缺血事件后 2～3h。典型的缺血和随后再灌注时间各为 5min。4 次这样的循环（共计 40min）使随后 40min 的缺血造成梗死面积减少 75%。缺血预处理需要的时间对每个 5～15min 血管阻断的吻合在临床实践中是个挑战。

(4) 吸入性麻醉药的作用：氟烷、异氟烷、地氟烷和七氟烷减少心肌缺血的损害，在某种程度上类似于缺血预处理。

八、杂交心脏手术麻醉

（一）杂交设备的推动

由于支架设计的改进、药物洗脱支架、口

服抗血小板药物治疗和介入治疗技术的进步，大多数需要冠状动脉血供重建的患者现在可以通过非手术干预进行治疗。但是，因为解剖和其他技术因素造成的复杂病变仍然需要手术得到更好的治疗。许多心脏中心都有杂交手术室，将心脏手术室的空间、照明、监测和介入室的成像设备结合在一起。这些设施能够在不移动患者的情况下进行外科手术吻合与导管干预。最典型的是，基于数据表明左前降支动脉通过外科手术进行血供重建能获得更好的长期通畅度，而其他血管则可根据患者特异性因素个体化选择手术或导管方法干预。这些杂交设备为经导管瓣膜置换、血管内支架、电生理学、神经血管和其他手术提供了良好的麻醉条件。

（二）杂交手术室设计考虑因素

1. 利益相关人员

规划一个杂交手术室需要所有相关工作者的参与：麻醉医师、心脏病学家、护士和专业护士、放射科医生、外科医生、灌注师和管理人员。

2. 位置

位置取决于医院地理位置。麻醉医师通常更喜欢靠近主手术室，这样就可以方便地使用备用设备和资源，通常也应靠近心脏重症监护室。当然，应优先考虑当地条件。

3. 尺寸

杂交室至少有 $148m^2$（$1600ft^2$），以容纳成像设备、洗手区域、控制室及可能参与该手术的人数（多达 20 人）。

4. 特殊功能

可能需要加强地板和额外的铅屏蔽。许多人员需要很多布置良好的附加监视器来查看重要数据。在成像设备和监视器之间放置手术灯需要大量的专业设计知识（图 10-7）。

（三）杂交手术的合理性

1. 问题

即刻移植血管失败，杂交手术允许立即处理移植血管闭塞，5%～20% 的患者出院前发生移植血管失败，这些失败源于静脉瓣膜阻碍血流、乳内动脉夹层、静脉移植物扭曲或移植血管放置错误。术后对移植血管即刻造影可使 6% 的移植物通过介入技术、微小调整或手术修正来解决问题。

2. 长期结果

一项病例对照研究比较了 141 例病例，研究对象为不能单独接受冠状动脉旁路移植或经皮冠状动脉介入治疗（percutaneous coronary intervention，PCI）的杂交手术患者和进行冠状动脉旁路移植及 PCI 治疗患者，接受杂交手术的患者采用左侧乳内动脉行左前降支移植，随后进行其他病变部位的经皮冠状动脉介入治疗，在 3 年的随访中，6 名杂交手术患者、3 名冠状动脉旁路移植患者和 18 名 PCI 患者进行再次血供重建；各个组分别有 1 名、4 名和 5 名患者死亡[43]。由于病例组的解剖和生理状态与对照组明显不同，限制了本研究的临床推断。

3. 其他潜在的优势

包括避免主动脉操作、减少输血，特别是与非体外循环旁路移植相比，其更少危及血流动力学。

（四）杂交冠状动脉旁路移植的适应证

最新的 ACC / AHA 指南[44] 对以下情况下给予杂交冠状动脉旁路移植的 ⅡA 级推荐（证据水平 B）：

1. 传统冠状动脉旁路移植有限制性，如严重钙化的近端主动脉或靶血管不适合手术（但适合 PCI）。

2. 缺乏合适的移植血管。

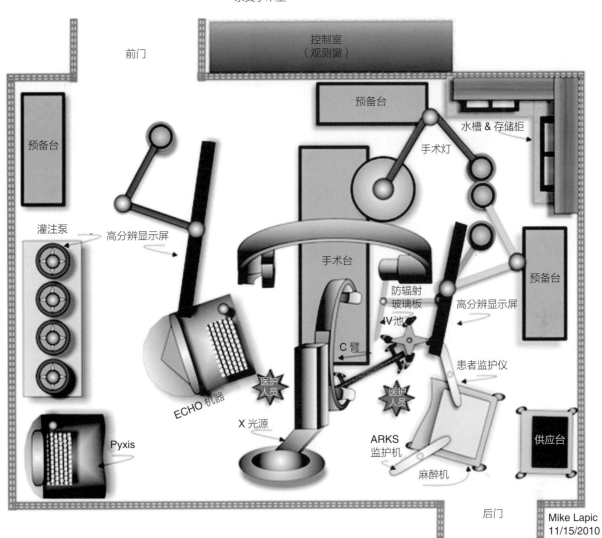

▲ 图 10-7　杂交手术室设计示例

Pyxis. 自动化药物管理系统；ARKS. 麻醉信息系统

3. 不适合 PCI 的左前降支（过度扭曲或慢性闭塞）。

（五）对麻醉的影响

工作环境可能对习惯于传统心脏手术室的人构成挑战，尤其是当杂交手术间没有位于主要的心脏手术间附近时。为避免常规全正中胸骨切开和体外循环时间短的情况而支持早期气管拔管，麻醉用药应考虑到这一点。

第 11 章
主动脉瓣疾病外科及介入治疗的麻醉管理
Anesthetic Management for the Surgical and Interventional Treatment of Aortic Valvular Heart Disease

Benjamin C. Tuck　Matthew M. Townsley　著

曹忠明　王　晟　译

周少凤　黄佳鹏　校

本章要点

- 所有瓣膜病变都可能导致心脏负荷状况的改变，如容量和（或）压力过负荷。而精心设计的麻醉方案必须要通过处理一些血流动力学变量来弥补这一缺陷。其中，最重要的变量包括心率、心律、前负荷、后负荷和心肌收缩力。

- 在经导管主动脉瓣置换手术（transcatheter aortic valve replacement，TAVR）中，可能存在几个急剧的血流动力学不稳定时期，包括：装置堵塞了已经狭窄的瓣膜，球囊瓣膜成形术期间产生急性主动脉瓣反流（aortic regurgitation，AR），血管切开处的大量出血，左心室或二尖瓣的损伤，以及冠状动脉开口的急性堵塞。

- 对于主动脉瓣狭窄（aortic stenosis，AS）和肥厚型心肌病（hypertrophic cardiomyopathy，HCM）的患者，由于心房收缩对左心室充盈的贡献达到了 40%，因此在这两种情况中维持窦性心律和积极处理心律失常都是必要的。

- 对于主动脉瓣狭窄的患者，早期使用 α 肾上腺素受体激动药如苯肾上腺素，可预防血压下降，避免由于快速降压导致的严重循环衰竭和心搏骤停。

- 由于二尖瓣收缩期的前向运动（systolic anterior motion，SAM）导致的动力型左心室流出道（left ventricular outflow tract，LVOT）梗阻发生在收缩中后期主动脉瓣附近（如主动脉瓣下）。梗阻程度直接与左心室收缩力呈正相关，与左心室前负荷（收缩末容积）和后负荷呈负相关。尤其是，全身血管阻力（systemic vascular resistance，SVR）和前负荷的下降，以及收缩力和心率的增加会引起或恶化 SAM 征 / 左心室流出道梗阻。

- 急性严重的 AR 不能维持足够的前向每搏量，并且经常会发展为突然的严重呼吸困难，血流动力学不稳定，并迅速恶化。伴有慢性 AR 的患者可能在几年内不会有症状。

- 合并有 AS 和二尖瓣反流（mitral regurgitation，MR）的血流动力学要求是互相矛盾的。由于 AS 会更频繁导致潜在的循环衰竭，因此在管理血流动力学参数时更应该被优先考虑。

一、概述

在大部分主要的心脏中心，瓣膜手术的手术量已经趋于稳定。随着导管和外科干预手段的进步，瓣膜心脏疾病患者的处理也在不断发展。主动脉瓣疾病尤其如此，经导管主动脉瓣置换术（TAVR）革新了主动脉瓣狭窄（AS）的外科治疗方法，而主动脉瓣狭窄是美国最常见的瓣膜病变。麻醉医师的作用也随着这些进步而不断发展和扩大。特别是，与外科主动脉瓣置换术（AVR）相比，TAVR 的侵入性更小，这改变了 AVR 患者的病情背景。不断增长的老年人群和（或）有明显合并症的人，以前不能成为手术候选人，现在正以越来越快的速度进行瓣膜置换。因此，心脏麻醉医师正越来越多地被要求为更复杂、更具挑战性的主动脉瓣疾病患者群体提供监护。此外，随着 TAVR 手术的经验不断增长，该手术的适应证最终可能会进一步扩展到更年轻和更健康的患者群体。事实上，PARTNER 3 试验目前正在评估 SAPIEN 3（Edwards Lifesciences，Irvine，California）经导管心脏瓣膜在低风险主动脉瓣狭窄患者中的安全性和有效性。重要的是，这些经介入方法的技术和经验的发展也要求麻醉技术的改变，正如许多中心正在执行 TAVR 手术时使用适度麻醉监护（moderate anesthesia care，MAC），甚至根本没有镇静。显然，这为这些患者在瓣膜置换术中进行安全有效的围术期管理引入了一套全新的注意事项。然而，虽然 TAVR 不断发展，开放 AVR 手术仍然是目前最常见的心脏外科手术之一。

无论采用何种手术方法，主动脉瓣治疗的目的是改善症状和（或）生存率，同时将并发症如不可逆转的心力衰竭、中风、肺动脉高压和心律失常等的风险降至最低[1]。主动脉瓣疾病的麻醉管理往往是相当具有挑战性的，因为

主动脉瓣狭窄（AS）和主动脉瓣反流（AR）都会经常导致心脏病理生理变化，并带来显著的血流动力学变化。所有瓣膜病变都能潜在地导致心脏负荷状况的改变［如容量和（或）压力过负荷］，而完善的麻醉必须通过处理几个血流动力学变量来弥补这一缺陷[2]。其中，最重要的变量包括心率、心律、前负荷、后负荷和心肌收缩力。此外，必须考虑疾病的病程长短，因为急性和慢性瓣膜病的临床表现和围术期管理方面的注意事项会有很大差异。

本章将回顾 AS 和 AR 的生理学影响及对这些患者的实际管理方法。此外，肥厚型心肌病（HCM）也会被讨论，因为该疾病梗阻形式的特点是动态的主动脉下狭窄。本章的末尾将专门阐述人工瓣膜，具体介绍在瓣膜手术中最常用的几种人工瓣膜。

二、狭窄与关闭不全的病变

（一）瓣膜狭窄

瓣膜狭窄引起与压力负荷增加有关的病理改变。瓣口面积变窄最终导致通过瓣膜的血流受阻，这种阻塞可表现为通过狭窄瓣膜的血流速度增快。在瓣膜狭窄部位的近端和远端的血流类型是不同的：近端的血流流速快，为层流，方向一致；而狭窄远端的血流为湍流，方向紊乱。另外，瓣膜狭窄引起的血流速度增快也意味着跨瓣压差的增加，可以用简化的伯努利方程解释这种关系。伯努利方程式是这样的，即压力差等于血流速度的平方再乘以 4。

跨瓣压差（ΔP）= 4 × 血流流速（v^2）

$$\Delta P = 4v^2 \qquad （公式 11-1）$$

根据简化的伯努利方程，通过多普勒超声中测得的血流速度可转化成跨瓣压差，从而使瓣膜狭窄程度得以量化。瓣膜病引起的血流受

阻可以分成 2 种最主要的类型，包括固定性的和动态性的。在固定性的血流受阻（如真性主动脉瓣狭窄、主动脉瓣下隔膜）中，其受阻的程度在整个心动周期中是固定的，与心脏充盈程度无关；而在动态性的血流受阻（如肥厚型心肌病合并有动态性主动脉瓣下狭窄）中，其血流受阻往往仅发生在心动周期的某一时期，主要是收缩中末期，而这种受阻的程度由心脏充盈程度决定，心脏充盈程度发生变化，这种血流受阻的程度也随之变化。

（二）瓣膜关闭不全

瓣膜关闭不全引起的病理改变主要与容量负荷增加有关，引起心室腔扩大和偏心性肥大（心室壁厚度随着左心室腔直径的增加而增厚）。临床上，左心室首先通过心肌重构对容量负荷过重进行代偿，但这种代偿持续发展则引起左心室收缩功能的下降，将最终导致不可逆的左心室衰竭。要对瓣膜关闭不全进行良好的围术期管理，首先要理解前负荷、后负荷、心率分别对心室前向每搏量（FSV）、反流量和总每搏量（TSV）的影响[3]，对这类患者的血流动力学管理目标是最大程度地增加前向每搏量，同时减少反流量。

三、瓣膜性心脏病继发的结构和功能变化

心脏瓣膜病手术患者的麻醉管理要求深入地全面了解瓣膜相关的血流动力学变化及异常主动脉瓣引起的心脏重构。

（一）心脏重构

心脏重构包括急性或慢性心脏损伤引起的心脏的大小、形态和功能改变。在心脏瓣膜病中，心脏损伤主要是由心室负荷状况改变所

致。取决于瓣膜的病理性质，心室逐渐出现容量和（或）压力超负荷，从而引起心室重构，形成心腔扩大和心室肥厚。除了机械性应激外，神经体液因子、某些酶（如血管紧张素 II）、离子通道和氧化应激均可诱发心脏重构[4]。心脏重构作为一种心脏的代偿反应，最初目的是能维持正常的心脏功能，然而其进一步发展则可导致心脏失代偿，心室功能衰竭。心室肥厚的定义是左心室心肌质量的增加，包括向心性肥厚和偏心性肥厚。压力超负荷主要引起向心性肥厚，此时的心室心肌质量增加主要是由心肌心室壁肥厚引起，而心室容积并未增加。向心性或偏心性肥厚可通过超声检查来明确。女性左心室质量指数大于 $95g/m^2$，男性左心室质量指数大于 $115g/m^2$ 即为肥厚。相对心室壁厚度大于 0.42，肥厚是向心性的；如果相对心室壁厚度小于 0.42，肥厚是偏心性的。向心性肥厚缓解了由于慢性压力过负荷引起的心室壁张力增加。复习 Laplace 定律，可使我们更好地理解代偿性的心室壁增厚可以降低心室壁张力。

$$左心室壁张力 = \frac{左心室压力 \times 左心室半径}{2 \times 左心室壁厚度}$$

（公式 11-2）

主动脉瓣狭窄是主动脉瓣水平固定的梗阻，可导致左心室后负荷的增加，从而引起左心室压力升高，后者转化成左心室壁张力的升高。而代偿性的心室壁厚度增加，可使 Laplace 定律中的分母增加，从而减轻左心室壁张力，进而避免左心室收缩功能的显著下降。然而，左心室肥厚的代价是左心室顺应性下降，引起左心室舒张功能不全，导致左心室舒张末压力（LVEDP）升高，并更容易出现心内膜下心肌缺血。

而另一方面，容量超负荷可以引起偏心性肥厚，这种心室心肌质量的增加是由心室容积增加引起的，此时的心室壁厚度并未改变。

（二）心室功能

为有助于评估瓣膜损伤对心功能的影响，可将心室功能分为两种不同的类型。

1. 收缩功能

代表心室射血进入体循环的能力。

(1) 心肌收缩力是指心肌内在的收缩和产生力的能力。心肌收缩力本身不依赖于其前、后负荷。在正常心室大小和前负荷的前提下，正常心肌收缩力可使心室无论在静息还是活动状态下均可产生足够的每搏量。

(2) 前负荷是指心肌收缩前所承载的负荷。该负荷由舒张末容积和充盈压共同产生，以舒张末张力来表示。

(3) 后负荷是指心肌收缩时所承载的负荷。该负荷由收缩末容积和收缩压共同产生，以收缩末张力来表示。

2. 舒张功能

是心室接受回心血液的能力。舒张功能包括心室舒张和顺应性。通常，舒张功能正常时，心室在正常的充盈压下就能接受正常的舒张期容量。当心室舒张功能异常时，心室要接受正常的舒张期容量就必须要增加心室充盈压。心室的收缩和舒张的过程均需要消耗能量，故心肌缺血时，这两种功能均会受损。

四、压力－容积环

压力－容积环可应用于阐明左心室的功能和表现。压力－容积环记录的是一个完整的心动周期内心室的压力（y 轴）和容积（x 轴）的变化（图 11-1）。心脏瓣膜病中，瓣膜的病理变化使心室的生理和负荷状况均发生改变，从而改变了正常的压力－容积环的形态。每一种瓣膜病变都可引起心室发生不同的适应性改变，压力－容积环不同的特征有利于阐述这些变化。

五、主动脉瓣狭窄（aortic stenosis，AS）

（一）自然病史

1. 病因

正常的成人主动脉瓣有 3 个瓣叶，其瓣口面积为 $2.6\sim3.5cm^2$，正常主动脉瓣指数为 $2cm^2/m^2$。先天性或获得性的心脏瓣膜病均可引起主动脉瓣狭窄。先天性的主动脉瓣狭窄根据狭窄的解剖部位，可以分为瓣膜、瓣膜上或瓣膜下狭窄。瓣上和瓣下的主动脉狭窄通常是由于突出的膜和肌束引起。先天性主动脉瓣狭

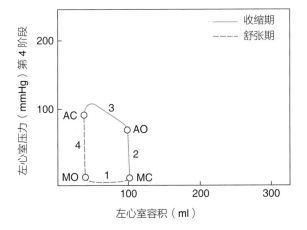

◀ **图 11-1　正常的压力－容积环**

心室的压力－容积环的第一部分（时相 1）代表了左心室的舒张期充盈。而接下来的两个部分则代表着左心室收缩的两个时期：等容收缩期（时相 2）和射血期（时相 3）。压力－容积环的最后部分是在下个心动周期心室充盈前的左心室等容舒张期（时相 4）。而等容舒张期（时相 4）和左心室充盈期（时相 1）则构成了左心室的舒张期。主动脉瓣关闭（AC）时左心室收缩末容积和二尖瓣关闭（MC）时左心室舒张末容积代表了该环的收缩期和舒张期转换的重要节点　MO. 二尖瓣开放；AO. 主动脉瓣开放（改编自 Jackson JM, Thomas SJ, Lowenstein E. Anesthetic management of patients with valvular heart disease. *Semin Anesth*. 1982；1；240）

窄通常是发生在单瓣、二叶瓣或部分交界区融合的三叶瓣。

在普通人群中，先天性主动脉二叶瓣畸形的发生率最高，为 1%～2%。这种先天性的主动脉二叶瓣膜易被钙化，是 70 岁以下的主动脉瓣狭窄患者最常见的病因。在美国和欧洲，主动脉瓣狭窄的二叶瓣畸形占到所有主动脉瓣置换术中的一半。这些主动脉瓣二叶瓣畸形往往伴随着其他主动脉异常，如主动脉缩窄、主动脉根部扩张及主动脉夹层的风险增高。有多个瓣叶（多于 3 个）的主动脉瓣也有报道过。

先天性二叶主动脉瓣在普通人群的发生率接近 1%～2%，是最常见的先天性瓣叶畸形。先天性二叶瓣钙化引起主动脉瓣狭窄，是 70 岁以下患者出现主动脉瓣狭窄最常见的原因 [5]。据估计，在美国和欧洲，二叶主动脉瓣疾病约占所有因主动脉瓣狭窄行瓣膜置换手术的 50%[6]。二叶主动脉瓣常合并有主动脉异常，包括主动脉缩窄、主动脉根部扩张及主动脉夹层风险增加。

在发达国家中，老年性退行性变是最主要的获得性主动脉瓣狭窄的病因。在出现血流受阻前，主动脉瓣的纤维化和钙化被称为主动脉瓣硬化，其发生率在 65 岁以上人群中达 25%，而在 85 岁以上人群中高达 50%。流行病学数据显示，在发达国家 75 岁以上人群中出现重度主动脉瓣狭窄的概率可能高达 3.4%[7]。老年性主动脉瓣退行性变引起的钙化似乎也有炎症成分，与冠状动脉疾病（CAD）相似 [2]。虽然风湿性的主动脉瓣狭窄目前在发达国家很少见，但是在发展中国家仍是主动脉瓣狭窄主要原因之一。然而，老年性钙化病是世界范围内 AS 最常见的病因。另外，风湿性的主动脉瓣狭窄往往合并主动脉瓣关闭不全，并且这种风湿性的病变往往也波及二尖瓣。主动脉瓣狭窄还有一些少见的病因包括动脉粥样硬化、终末期肾病、风湿性关节炎。

老年性退行性变的一个特征是瓣膜钙化的进程是从瓣膜的基底部发展到瓣膜的边缘部分，而风湿性退行性变则刚好相反，钙化是从瓣膜的边缘延伸到基底部。

2. 症状

单瓣化的主动脉瓣狭窄通常在婴儿期就发病，而风湿性主动脉瓣狭窄患者 40 岁以前可无症状。大多数先天性主动脉二叶瓣在出现瓣膜狭窄之前往往需经过瓣膜退行性钙化的过程，此过程出现的时间及进展的速度因人而异，这就是为什么先天性主动脉二叶瓣的患者出现症状的年龄跨度可从 15—65 岁，有的甚至到了晚年。主动脉瓣三叶瓣出现退行性的狭窄往往发生在 70—80 岁。无症状的主动脉瓣狭窄患者往往预后良好，严重的主动脉瓣狭窄可能多年都没有症状，此类患者猝死的可能性也小，甚至不超过手术死亡的风险。然而，若患者出现以下 3 个症状中任何 1 个，将是一个不良的预兆，预示着患者的生存期不超过 5 年。

(1) 心绞痛：约 2/3 严重主动脉瓣狭窄患者的首发症状是心绞痛。此种心绞痛和呼吸困难起初发生在劳累后 [8]。出现心绞痛后患者的预计生存期为 5 年。

(2) 晕厥：15%～30% 的患者首发症状是晕厥，一旦出现晕厥，患者的预计平均生存期为 3～4 年。

(3) 充血性心力衰竭：一旦左侧心力衰竭的症状出现，患者的平均生存期仅仅为 1～2 年。

（二）病理生理学

1. 心肌重构

随着主动脉瓣膜狭窄的逐步发展，左心室要维持正常的每搏量必然要增加左心室和主动脉的收缩压差。左心室收缩压可高达

300mmHg，而主动脉收缩压和每搏量保持相对正常。这种压力差导致左心室代偿性向心性肥厚。随着狭窄进展，左心室偶尔也会发展为偏心性肥厚，并导致左心室收缩功能受损。

2. 血流动力学改变

(1) 动脉压：在重症主动脉瓣狭窄的患者，其动脉脉压常低至 50mmHg 以下。此时收缩压的上升将延迟，并伴有延迟峰和明显的升支切迹。当狭窄的严重程度进一步加重，升支切迹出现在动脉压波形的升支低段。降支的重搏切迹相对狭小甚至消失。

(2) 肺动脉楔压：因为左心室舒张末压升高，导致二尖瓣环受到牵拉，故在肺动脉楔压波形中可见明显的 V 波，而随着疾病的进一步发展，左心房变肥厚，此时明显的 A 波是最主要的特征。

3. 主动脉瓣狭窄的压力 – 容积环（图 11–2）

（三）严重程度的评估

1. 超声心动图评估（超声标准见表 11–1）

超声心动图是目前定量主动脉瓣狭窄严重程度的标准方法。除了极少数超声诊断不清楚或与临床数据不相符的病例，心导管不再推荐用于该目的的评估。采用超声心动图对主动脉瓣狭窄的定量方法中最常用的有：测量跨主动脉瓣血流的峰值流速、主动脉瓣的平均跨瓣压

差以及估测主动脉瓣口面积。可采用直接描记瓣口面积及连续方程计算来获得主动脉瓣狭窄的瓣口面积。而跨瓣压差则通过简化的伯努利方程进行计算（图 11–3）。

经食管超声心动图（transesophageal echocardiography，TEE）尤其适用于当患者经胸超声的窗口获取困难或伴有复杂心脏病理改变（如复合的瓣膜下和瓣膜狭窄）时。当需要准确描记主动脉瓣口面积和怀疑感染性心内膜炎时，TEE 也同样适用。

2. 多数重度主动脉瓣狭窄的患者平均跨瓣压差高于 40mmHg，峰值流速大于 4m/s。然而，主动脉瓣口面积小于 1cm^2 的患者中，有高达 30% 会存在跨瓣压差和流速反而低于重度狭窄的界线[7]。

(1) 典型的低流速、低压差的重度主动脉瓣狭窄出现在低 LVEF 的情形中，低 LVEF 导致一种低流速状态（定义为每搏指数小于 35ml/m^2），平均压差低于 40mmHg，峰值流速小于 4m/s，瓣口面积小于 1cm^2。在这种情形，可以进行多巴酚丁胺负荷试验（DSE）。如果收缩增强导致平均压差高于 40mmHg，且计算得出的主动脉瓣口面积小于 1cm^2，就可以确诊为真性重度主动脉瓣狭窄。如果平均压差仍然低于 40mmHg，而计算得出的瓣口面积增至大于 1cm^2，则可诊断为伪重度主动脉瓣狭窄，其主要是由于左心室功能不全导致，不需要置换

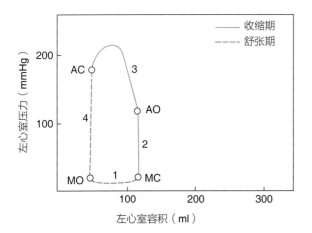

◀ 图 11–2　主动脉瓣狭窄的压力 – 容积环

与正常的压力 – 容积环相比，主动脉瓣狭窄时，跨主动脉瓣压差增大，而为了维持正常的每搏量，左心室的收缩期峰值压力明显升高；同时左心室舒张末压力也增高，并且其舒张期曲线变陡，这意味着左心室顺应性下降后导致舒张功能受损。时相 1. 舒张期充盈；时相 2. 等容收缩期；时相 3. 心室射血期；时相 4. 等容舒张期。MO. 二尖瓣开放；MC. 二尖瓣关闭；AO. 主动脉瓣开放；AC. 主动脉瓣关闭（改编自 Jackson JM, Thomas SJ, Lowenstein E. Anesthetic management of patients with valvular heart disease. *Semin Anesth.* 1982；1：241）

表 11-1　心脏超声评估主动脉瓣狭窄的严重程度

测量项目	主动脉瓣硬化	轻度主动脉瓣狭窄	中度主动脉瓣狭窄	重度主动脉瓣狭窄
主动脉瓣瓣口面积（cm^2）	2.6～3.5	＞1.5	1.0～1.5	＜1.0
平均跨瓣压差（mmHg）	＜10	＜20	20～40	＞40
主动脉瓣口面积指数（cm^2/m^2）	2.0	＞0.85	0.60～0.85	＜0.6
跨瓣血流的峰值流速（m/s）	＜2.6	2.6～3.0	3.0～4.0	＞4.0

［改编自 Baumgartner H, Hung J, Bermejo J, et al. Echocardiographic assessment of valve stenosis: EAE/ASE recommendations for clinical practice. *J Am Soc Echocardiolgr*. 2009; 22（1）: 1-23］

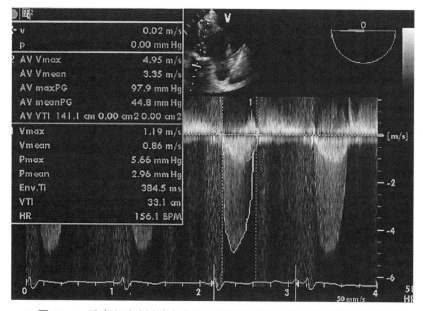

▲ 图 11-3　重度主动脉瓣狭窄患者，利用伯努利方程来计算瓣膜跨瓣压差

这张图显示的是食管超声中经胃深部左心室长轴切面中取样线与左心室流出道（LVOT）和主动脉瓣（AV）血流成一线时的连续多普勒频谱。包络血流频谱的标记 2（外部包络线）显示血流通过严重狭窄的主动脉瓣口时，平均流速（AV Vmean）达 3.35m/s，平均主动脉瓣跨瓣压差（AV mean PG）达 44.8mmHg。AV mean PG ≥ 40mmHg 则为重度主动脉瓣狭窄（经许可转载自 Perrino AC, Reeves ST, eds. *A Practical Approach to Transesophageal Echocardiography*. 2nd ed. Philadelphia, PA: Lippincott Williams & Wilkins; 2008: 246）

主动脉瓣。

(2) 矛盾的低流速、低压差的重度主动脉瓣狭窄患者可出现正常 LVEF，瓣口面积小于 $1cm^2$，平均压差低于 40mmHg，峰值流速小于 4m/s。在这种情形，患者低流速状况（每搏指数小于 $35ml/m^2$）是由于继发于向心性重构和舒张充盈受损的低每搏量。DSE 也可用于明确这个诊断。

(3) 然而，如果 DSE 不能增加主动脉瓣的流量，且不协调值仍然存在，则可以根据正常流量计算预测的主动脉瓣口面积。对于使用多巴酚丁胺不能使每搏量增加 20% 的患者，AVR 手术的死亡率很高。此外，多层计算机断层扫描（CT）可用于定量主动脉瓣钙化，钙化评分可用于预测狭窄进展的风险。

> 临床要点　在合并 AS 和低 LVEF 的患者中，虽然超声生成的压力阶差可能没有达到重度 AS 的标准，但这些低流速、低压差的 AS 患者是高风险人群。

3. 若使用心导管检查，可直接经主动脉测量平均跨瓣压差，并且可使用 Gorlin 公式计算瓣口面积。

（四）手术干预的时机和类型

1. 干预时机根据疾病的阶段而定，不仅要考虑超声心动图所确定的严重程度，还要考虑有无症状。表 11-2 总结了瓣膜置换的适应证。

表 11-2　AS 行 AVR 时机的推荐

I 级适应证
严重高跨瓣压差且既往或运动实验时出现症状的患者
LVEF ＜ 50% 的无症状的重度 AS 患者
需实行其他心脏手术的重度 AS 患者

IIa 级适应证
手术风险低的无症状极重度 AS（主动脉瓣流速＞ 5m/s）患者
活动耐量减低或活动时血压下降的无症状重度 AS 患者
低剂量多巴酚丁胺试验显示 LVEF 降低，在任何剂量多巴酚丁胺下，主动脉速度≥ 4 m/s（平均压差≥ 40mmHg），瓣口面积≤ 1cm^2 的无症状低流量、低压差的重度 AS 患者
临床、血流动力学和解剖学数据支持瓣膜梗阻是出现症状的最可能原因，而血压正常且 LVEF ≥ 50%，有症状的低流量 / 低压差的重度 AS 患者
需实行其他手术的中度 AS（主动脉瓣流速 3～3.9m/s）患者

IIb 级适应证
进展迅速的低外科风险的无症状重度 AS 患者

AVR. 主动脉瓣置换；LVEF. 左心室射血分数［改编自 Nishimura RA, Otto CM, Bonow RO, et al. 2014 AHA/ACC guideline for the management of patients with valvular heart disease: executive summary. JACC. 2014; 63（22）: 2444］

2. 由于猝死风险高，预期寿命短，有症状的患者应进行手术。无症状的严重 AS 患者可能需要密切监测，直到出现症状。然而，应仔细权衡等待与手术的风险。如无症状的严重 AS 患者在需要全麻或神经阻滞麻醉的择期非心脏手术之前，应考虑主动脉瓣手术。

3. 中度 AS 患者如果碰巧需要做其他心脏手术，如冠状动脉旁路移植术（CABG），则应同时做主动脉瓣手术。因为 AS 的进展速度大约是 0.1cm^2/ 年，不得不再次心脏手术的风险大大高于早期手术的风险。同样，如果一个正在接受主动脉瓣手术的患者，有严重的 CAD，CABG 应该同时进行。在 80 岁以上的患者中，单独 AVR 的风险与联合行 AVR 和 CABG 的风险大致相同。

4. 对于年轻的重度非钙化性主动脉瓣狭窄患者，即使他们没有症状，行交界切开或主动脉瓣球囊成形术通常是首选的手术方案[8]。这些手术经常导致一些残余的主动脉瓣狭窄和反流。最终，大多数患者需要后续的人工瓣膜置换。在更年老的钙化性的 AS 患者，瓣膜置换是首选手术。在年轻人中，一个可行的替代 AVR 的方法是 Ross（调转）手术。在 Ross 手术中，病变的主动脉瓣被患者正常的肺动脉瓣替换，肺动脉瓣则被同种肺动脉瓣移植物替换。这是一个更加复杂的术式，可避免全身抗凝，并且再次手术的时间可推迟几十年。

5. 无论患者的症状有多严重，都不应拒绝手术干预。因为紧随病情进展，会发生不可逆的左侧心力衰竭。

6. 主动脉瓣球囊成形术常导致疾病晚期的成人出现严重的主动脉瓣反流和早期再狭窄，适用于伴严重并发症的患者。

7. 经导管主动脉瓣置换术（transcatheter aortic valve replacement，TAVR）。虽然手术置换主动脉瓣是严重 AS 患者的治疗选择，但有些患者手术死亡率或主要并发症发生率非常高。TAVR 是一种非体外循环（CPB）下较低侵入性的替代方法，其通过导管引导，经主动脉或左心室心尖，在原来主动脉瓣的位置植入了生物瓣膜[10]。该技术需要在装置定位过程中，通过快速起搏短暂停止患者的心脏输出。常出现血流动力学不稳定，需要及时识别和处理。TAVR 手术 30d 死亡率为 7%，而在

术后 1 年，卒中发生率为 4.1%，总死亡率为 23.7%[11]。

(1) 目前可用的瓣膜有以下 2 种。

①爱德华 SAPIEN 瓣膜（Edwards Lifesciences, Irvine, CA）：经股或经心尖路径。该瓣膜要求在释放时行快速心室起搏和球囊扩张。因此，在部署期间心排血量是零。

② CoreValve ReValving 系统（Medtronic, Minneapolis, MN）：经股路径。该瓣膜可自动扩展，不需要快速心室起搏。左心室在部署期间继续射血。

(2) 禁忌证：迄今为止，临床试验中使用的禁忌证包括 1 个月内急性心肌梗死、先天性单叶或双叶瓣膜、混合主动脉瓣疾病（狭窄和反流）、HCM、左心室射血分数低于 20%、主动脉瓣环尺寸超出制造商推荐范围、严重的血管疾病致导管鞘不能安全放置（经股入路）、6 个月内发生脑血管事件及需要紧急手术。

(3) 杂交手术室[12, 13]：心血管杂交手术，包括 TAVR，是一个快速发展的领域，结合了微创手术方法与心脏介入技术。该手术需要心导管体系（透视、导航系统、后处理功能、高分辨率的有创监测、心脏内及血管内超声及超声心动图等）形成高质量的成像模式，另外需具备在全麻下实行开放手术、包括使用体外循环的能力。这些手术需要介入心脏病专家、外科医师、麻醉医师、灌注师、技术人员和护理人员等多学科团队之间的密切合作和沟通，其中一些团队可能与手术现场距离较远。在所有人都能看到的区域安装多个监护显示器和先进的通讯系统是至关重要的。杂交手术室需要非常大的空间，其房间布局需仔细规划，以便使所有设备都能随手可得，并且可以畅通无阻地接近患者，这些都是非常重要的（见第 10 章"心肌再血管化的麻醉管理"）。另外，必须同时满足心导管室的辐射安全要求和手术室的卫生标准。这些众多的要求催生了专门的杂交手术室（见图 10-7）。

(4) 手术路径（图 11-4）[14-16]

①逆行或经股入路

- 使用右股动脉置入装置展开系统。左股动脉和静脉用于血流动力学监测、经静脉起搏、造影和紧急体外循环的准备。

- 静脉注射肝素（100～150U/kg），滴定补充至活化凝血时间（activated clotting time, ACT）约 300s。

- 导丝前行穿过主动脉瓣，然后将球囊血管成形术导管沿导丝送入。

- 心室起搏速度约为每分钟 200 次，造成低心排血量状态（图 11-5）。在球囊充气过程中，结合呼吸暂停，获得静止的视野。充气后恢复通气，终止起搏。

- 使用透视和 TEE 引导瓣膜导管定位。在瓣膜展开期间，使用快速心室起搏并暂停呼吸。

- 使用透视和 TEE 评估瓣膜位置和功能，并检查有无瓣周漏。

②经心尖顺行入路

- 这种创伤更大的路径，适用于伴有外周动脉疾病，从而不适宜使用导入器和瓣膜展开系统的患者。

- 左股动静脉可用于前述用途。

- 经左前外侧胸廓切开术暴露左心室心尖。TEE 有助于识别心尖。

- 肝素按前述给予并达到相同的 ACT。

- 在左心室心尖处用针穿刺插入心室，经该针置入导丝，并在透视和 TEE 引导下穿过主动脉瓣。

- 将球囊瓣膜成形导管沿导丝置入于主动脉瓣上。与逆行路径相似，在球囊扩张时，启动快速心室起搏并暂停呼吸，创造一个静止的视野。

■ 经皮主动脉瓣置换术

经皮主动脉瓣置换术
经皮主动脉瓣置换可通过逆行、顺行或经心尖路径完成。每种路径都有各自的挑战。在三种路径中，人工瓣膜的位置是通过患者自身瓣膜的结构和解剖来决定，并由透视成像、主动脉上血管造影和经食道超声心动图引导。目前的人工瓣膜由马或牛的心包组织制成。

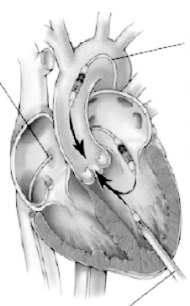

顺行技术
导管通过股静脉前进，穿过房间隔和二尖瓣，并置入病变的主动脉瓣内。

优势
股静脉可适应大型号的导管鞘
外周穿刺部位更容易管理

劣势
二尖瓣损伤和严重二尖瓣反流的风险
人工瓣膜的正确放置具有挑战性
此项技术已不再应用

逆行或经股动脉技术
导管通过股动脉进入狭窄的主动脉瓣

优势
更快，技术上比顺行路径更容易

劣势
可能损伤主动脉或股血管
穿过狭窄的主动脉瓣可能会具有挑战性

经心尖技术
瓣膜输送系统通过一个肋间小切口置入。穿刺左心室心尖，并将人工瓣膜置入狭窄的主动脉瓣内。

优势
更直接地通过狭窄的瓣膜
避免大的外周穿刺部位导致的潜在并发症

劣势
左心室穿刺相关的潜在并发症
需要全身麻醉和胸引管

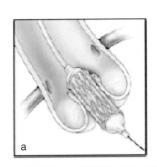
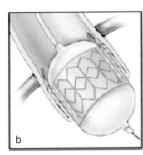
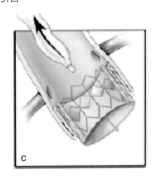

主动脉瓣人工瓣膜置入患者主动脉瓣中间位置，以避免侵犯冠状动脉开口或影响二尖瓣前叶活动（a）。人工瓣膜的放置步骤是充气（b）、迅速抽气和快速撤退输送球囊（c）。

Medical Illustrator: josepn Pangrace

▲ 图 11-4　经导管主动脉瓣置换（TAVR）术路径

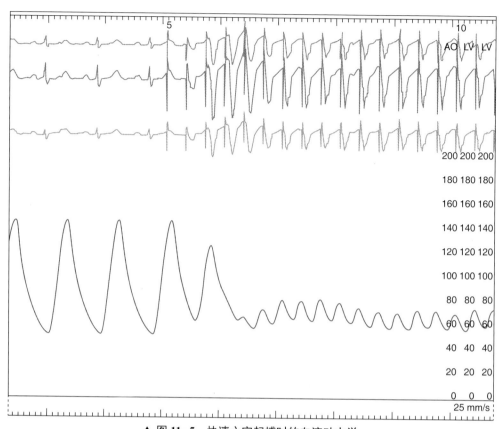

▲ 图 11-5　快速心室起搏时的血流动力学

底部波形取自动脉导管。Ao. 主动脉；LV. 左心室

– 然后将瓣膜成形鞘替换为装置引导鞘，假体瓣膜通过该装置以类似的方式展开。

③其他路径

– 经腋动脉入路是严重髂股动脉疾病患者的一种代替方案[17]。术前应进行 CT 成像确保血管系统适合该方法。通过手术切开获得入口，瓣膜的放置类似于逆行路径（经股入路）。

– 经胸骨小切口主动脉入路也有报道。在作者所在中心，当周围血管疾病不能使用经股动脉技术时，这是最常用的替代方法。

– 近期经颈动脉入路已被用于不适合其他入路的患者。

(5) 麻醉注意事项

①除了标准的监测，大口径静脉通路和有创血压监测是必不可少的。对于正在进行的临床试验，通常会放置肺动脉导管（pulmonary artery catheter, PAC）；然而，由于 PAC 会干扰

透视图像，因此在手术过程中会被拔出。TEE 在瓣膜置换术的监测和引导中是有益的，而对于逆行经股动脉入路、使用局部麻醉和镇静进行手术的患者，可单独使用经胸超声或透视。

②应备好血制品，以备动脉损伤可能导致的急性大出血。

③在铺巾前，应放置可透视除颤垫，以防需要进行心脏复律或除颤。

④经心尖和经主动脉入路，全麻是必需的。肺隔离可能有益于外科暴露，但不是必需的。对于逆行入路，MAC 下局部麻醉或区域阻滞可能是足够的，但每个患者都应根据个人情况进行评估。使用镇静下局部 / 区域麻醉的优势包括以下几点，即能够评估神志状态、避免气道操作和早期康复更加快速。然而，全身麻醉对患者可能更舒适，可在瓣膜展开时避免体动，并在出现并发症和紧急 CPB 时保证了

安全的气道[18-20]。全身麻醉尤其便于TEE的使用，一些临床医师将其视为是否选择全麻的"临界点"。任何一种麻醉方法的目标都是让患者迅速康复。短效麻醉药和其他辅助手段，如外科在直视下进行的肋间神经阻滞（经心尖入路），将有助于实现这一目标。

⑤手术期间，可能会有急剧血流动力学不稳定的时期：因装置阻挡已经狭窄的瓣膜，瓣膜成形术产生急性的反流，大血管切开处大量出血，损伤左心室或二尖瓣或急性的冠状动脉开口阻塞。当导丝和导管插入左心室时，常出现心律失常。为了处理适当和避免血管升压药的"过度使用"，与外科团队进行清晰的沟通是至关重要的。有时候，处理办法就是简单地调整一下导管的位置。

> 临床要点 急性、剧烈的血流动力学变化在TAVR中是常见的，无论是与患者相关的还是与手术相关的原因，与手术团队沟通都是必要的，以便他们能够对这些变化的诊断和处理提出建议。

⑥积极维持正常体温，如有需要，可使用暖风机毛毯和液体加温器。

⑦TEE用于评估整体心功能，测量主动脉根部以评估人工瓣膜大小，筛查主动脉疾病，便于正确定位瓣膜，以及识别手术并发症，如瓣周漏、心脏压塞或冠状动脉堵塞[11,21]。

（6）并发症[22,23]：TAVR的主要并发症包括卒中、血管损伤（包括夹层）、主动脉根部破裂、冠状动脉口堵塞、心脏传导异常、其他心脏结构如二尖瓣的损伤、人工瓣膜栓塞需紧急手术取出、血管损伤或左心室破裂导致的大出血。瓣周漏在TAVR术后比开放手术更常见，这可能是因为病变的钙化组织没有被移除，可能阻碍了瓣膜的最佳部署。主动脉瓣周漏的处

理可用球囊再次充气，以便更好地将支架嵌入主动脉瓣环。

（7）预后[9,24]：对于非外科手术候选人，与药物治疗相比，TAVR与症状改善和1年的死亡率降低有关。对于手术风险过高的AVR患者，TAVR已经改变了治疗方法，并显著降低了死亡率。TAVR在这一人群中的成功已经引起了人们对其用于低风险患者的极大兴趣。然而，对于TAVR，瓣周反流仍然是一个局限，即使术后轻微的瓣周残留反流也可能增加死亡率。此外，TAVR似乎有较高的传导阻滞、卒中和大血管并发症的发生率。随着经导管人工瓣膜的发展，这项技术很可能最终会应用于低风险人群。目前，TAVR只考虑应用于已纳入临床试验的高危患者或中危患者。随着手术更加普及，我们期待更多的长期结果数据。

8.外科（开放）主动脉瓣置换术

（1）需行AVR但不符合（或有时不选择）TAVR的患者需行传统的开胸主动脉瓣置换术，通常采用胸骨正中切开术和体外循环。第13章"体外循环或非体外循环心脏手术的替代术式"介绍了主动脉瓣置换术的微创手术方法。

（2）麻醉注意事项如上文对TAVR的讨论（见前文"麻醉注意事项"部分）。围术期管理的目标一般与TAVR相同（见下文"围术期管理的目标"部分）。

（3）瓣膜类型将在下文"九、人工瓣膜"中讨论。

（五）围术期管理的目标

1.血流动力学目标（表11-3）

（1）左心室前负荷：左心室顺应性下降导致左心室舒张末压力升高，左心室舒张末容积增大，因此足够的前负荷才能维持正常的每搏量。

表 11-3　主动脉瓣狭窄的血流动力学管理目标

病变	左心室前负荷	心率	收缩力	SVR	肺动脉阻力
AS	↑	↓（窦性）	维持正常	↑	维持正常

AS. 主动脉瓣狭窄；SVR. 体循环阻力

(2) 心率：患者对心动过速的耐受性差。心率过快可降低冠状动脉灌注，然而心率过慢，对于那些每搏量固定的患者将使心排血量降低。如果必须选择，慢心率（50～70/min）比快心率（＞90/min）好，以允许心脏射血有时间通过狭窄的瓣膜。因为左心室顺应性降低及舒张早期充盈能力下降，心房收缩约占左心室总充盈量的 40%，故对于这类患者，维持窦性心律尤为重要。我们应该积极处理室上性的心律失常，必要时采用同步直流电复律，因为心动过速和丧失心房有效收缩都将使心排血量急剧下降。

(3) 收缩力：这类患者的心肌收缩力应维持在较高水平才能维持正常的每搏量。β 受体阻断药耐受性差，可使左心室舒张末容积增大，心排血量降低，加重患者的临床症状。

(4) 体循环阻力（systemic vascular resistance, SVR）：狭窄的主动脉瓣膜本身是左心室后负荷的主要原因，因此这种后负荷是固定的。体循环阻力的减少并不能降低左心室后负荷。伴有明显血流动力学改变的主动脉瓣狭窄的患者，对体循环阻力下降并不能反射性地增加心排出量。因此大部分麻醉药物在这类患者中可迅速引起低血压。而这类患者的冠状动脉灌注主要依赖于体循环舒张期灌注压的维持，一旦出现低血压，其冠状动脉灌注不足，肥厚的心肌极易导致心内膜下缺血，因此早期使用 α 肾上腺素受体激动药如苯肾上腺素可以有效地预防由血压下降导致的猝死。

(5) 肺血管阻力（pulmonary vascular resistance, PVR）：若主动脉瓣狭窄未发展到终末期，其肺动脉的压力将保持相对正常，因此无需对这种稳定的肺血管阻力进行干预。

2. 麻醉技术

(1) 在麻醉诱导前，必须要一名经验丰富的心脏外科医师和体外循环灌注师到场并随时准备好，因为麻醉过程中可能随时出现循环衰竭而需要紧急转机。

(2) 放置好体外除颤垫，以便在麻醉诱导或锯开胸骨前发生循环衰竭时，可以随时电除颤。

(3) 很多医院常规在诱导前实行有创血压监测。患者在接受小剂量的术前药和局麻后一般能很好地耐受动脉穿刺。有创血压监测能够更好地识别和干预麻醉诱导期血流动力学波动。

(4) 为了保证血流动力学的稳定，麻醉诱导应当缓慢，并逐步在合适的麻醉深度和循环稳定中达到平衡。

> 临床要点　在对 AS（或任何其他瓣膜病变）患者进行全身麻醉诱导时，没有必要去重点关注特定的麻醉药物或血管升压药的使用，重点应在制定方案以实现和优化特定的血流动力学目标（如选择一个药物方案应基于心率 / 节律、SVR、收缩力的全面优化。）

(5) 麻醉维持阶段，任何麻醉药物的不当使用引起心肌抑制、血压下降、心动过速及心律失常，会使循环状况快速恶化，因此使用以镇痛药为基础的麻醉较为合适，而低浓度的吸入麻醉也是较安全的。

3. 如果患者存在心肌缺血的症状和体征，硝酸甘油需谨慎使用，因为其降低前负荷以及血压，可能会加重病情。

4. 热稀释法测量心排血量：在行瓣膜手术之前，用肺动脉导管来测量患者的心排血量是有用的，然而在左心室顺应性降低的情况下，肺毛细血管楔压将高估前负荷。用肺动脉导管的氧饱和度电极监测混合静脉血氧饱和度可以被用于连续监测心排血量指数。然而一般的主动脉瓣狭窄患者在转机后出现心力衰竭和低心排血量的概率并不大，故这项技术最好应用于预计转机后将出现血流动力学不稳定的高风险患者。

5. 在肺动脉导管置入通过右心房右心室时，可能引起危及生命的心律失常。尽管这种并发症的发生率很低，可是一旦发生会导致难治性低血压。对于术前没有左束支传导阻滞或快速性心律失常的患者，要在持续的心电监测下，甚至需放置经皮起搏电极后才能置入肺动脉导管。而对于术前已经存在心律失常或传导阻滞的患者，安全保守的做法是先将肺动脉导管尖端放在中心静脉导管位置，等到开胸以后再完全置入导管，因为此时不仅能很快放置胸内除颤电极，必要时也能在几分钟内建立体外循环。

6. 多平面经食管超声心动图（TEE）在围术期不仅能有效地监测左心室功能、前负荷和后负荷，也能根据左心室流出道的直径来预测人工主动脉瓣的大小，而且在脱离体外循环机前可用于监测心腔内气体及指导排气。在脱机后，TEE 可用于评估人工瓣膜是否出现瓣周漏和瓣膜狭窄。这里要强调的是，在超声多普勒测量血流速度与跨瓣压差变化时，都必须结合患者在动态的手术室环境下随时变化的心脏负荷状态来分析。

7. 当患者存在心肌肥厚时，在体外循环中使用心脏停跳液来进行心肌保护变得更具挑战性。经冠状动脉入口的顺灌和经冠状静脉窦的逆灌相结合的方法更有利于心肌保护。

8. 如果术前没有心室功能异常和相关的冠心病，瓣膜置换术后心脏后负荷减轻，体外循环后往往不需要正性肌力药支持。

（六）术后监护

术后主动脉瓣的跨瓣压差将明显降低，肺毛细血管楔压和左心室舒张末压力也随之降低，每搏量会增加。心功能将得到迅速改善。最初肥厚的左心室仍需较高的前负荷才能维持正常功能，然而数月后，左心室肥厚也将逐步减轻。但应知道，人工主动脉瓣仍可引起平均压差升高（如 7～19mmHg）。

1. TAVR 全麻的患者通常在手术室或到达重症监护室不久后拔管。

2. 主动脉瓣置换术患者很少在手术室拔管，但如果条件允许，可以快通道拔管（见第10章"心肌再血管化的麻醉管理"）。

六、肥厚型心肌病

（一）自然病史

1. 病因和分类

肥厚型心肌病（hypertrophic cardiomyopathy，HCM）是一类较为常见的遗传性心脏疾病，其在普通人群中的发病率约为 0.2%。这相当于大约每 500 名新生儿中就有 1 名患有此病，现在一些预测表明，随着意识的增强和筛查的加强，HCM 的患病率甚至更高。在医学界之外，它与年轻健康运动员猝死之间的联系，已经引起大众对这种疾病的恶评和关注。历史上，与 HCM 相关的命名和分类方案一直有些争议，有几个不同的名称被用来描述这种疾病状态［如特发性肥厚性主动脉瓣下狭窄（IHSS）、不对称室间隔肥厚及肌性主动脉瓣下狭窄］。因为心室肥厚可能有多种类型，而不局限于室间隔肥厚，故目前使用 HCM 来描述这类疾病。尽管 HCM 可特征性地与收缩期左心室流出道血流受阻相关联，但只有 25% 的 HCM 患者具有这种瓣下梗阻，目前肥厚梗阻型心肌病（HOCM）特指这一亚类的 HCM 患者。

HCM 是一种家族性疾病，以常染色体显性遗传，外显率可变。许多不同基因的突变编码了心脏肌节蛋白的不同成分，这些基因的突变被认为是导致 HCM 的原因之一。最常见的突变包括 β 肌球蛋白重链、肌球蛋白结合蛋白 C、肌钙蛋白 T、肌钙蛋白 I 及原肌球蛋白 α_1 链。

2. 症状

HCM 患者临床症状表现多样，很多甚至无症状。最常见的症状是劳力性呼吸困难，运动耐量差，患者也出现晕厥、近乎晕厥、胸痛、乏力、心悸等症状。尽管左心室流出道梗阻可导致这些临床症状，但左心室流出道梗阻的程度与有无症状及症状的严重程度无确切关系。这些症状的产生还有一些同样重要的原因如舒张功能的异常、心律失常、二尖瓣反流（mitral regurgitation，MR）及心肌的氧耗和氧供不平衡。不幸的是，很多患者的首发症状是室颤引起的猝死。HCM 患者的猝死概率很高，而其中尤以有家族史或从事高强度体力活动的年轻人为甚。这提示我们应该重点加强对有 HCM 家族史的人群及年轻运动员人群进行 HCM 筛查。

（二）病理生理学

根据定义，HCM 指心肌细胞的异常增厚，但没有明确的肥厚原因（如慢性高血压、AS）。

其表现不伴有心腔扩大，大部分患者的左心室收缩功能正常或亢进。HCM 的心肌中也有多种组织病理学改变，包括细胞结构异常、心肌细胞排列紊乱、间质纤维化、结缔组织增多及斑片状心肌瘢痕。这些信息在术前很少获得。这些细胞异常导致舒张充盈的问题，包括心室顺应性下降和松弛功能受损。更重要的是，这些组织病理学异常会导致心脏电生理紊乱，从而诱发这些患者可能出现灾难性的心律失常。HCM 患者往往易发房性和室性心律失常，而室颤则是其猝死的最常见原因。

在某些流出道梗阻患者中，二尖瓣前叶（anterior mitral valve leaflet，AML）的收缩期前向运动（anterior motion，SAM）是动力型流出道梗阻的根本原因。严重的室间隔肥厚导致左心室流出道变窄，其边界由室间隔和二尖瓣前叶形成（图 11-6）。在收缩期，由于室间隔增厚和心室收缩，左心室流出道进一步缩窄。这导致血流通过狭窄的流出道时流速加快，压力梯度增加。这种情况和 AS 之间的重要区别如下，即 HCM 先存在心室肥厚，然后才有压力梯度的升高；相反，AS 先出现瓣口狭窄，然后才有心室肥厚。

室间隔基部肥大也会导致二尖瓣前叶和室间隔之间距离的缩短。此外，HCM 患者往往有乳头肌肥大和前移伴二尖瓣叶拉长。这使得二尖瓣装置向室间隔移动，导致在收缩期两个瓣叶对合时，二尖瓣后叶（posterior mitral valve leaflet，PML）更接近二尖瓣前叶的根部。这一改变的结果是过度松弛的二尖瓣前叶组织伸展超过了对合点。快速的血流产生液压（Venturi 效应），将二尖瓣前叶拉向左心室流出道。虽然 Venturi 效应长期以来被认为是 SAM 征的主要机制，但也很可能是前移和松弛的瓣叶组织在收缩早期被左心室收缩所产生的牵引力拉入左心室流出道。事实上，这个将二尖

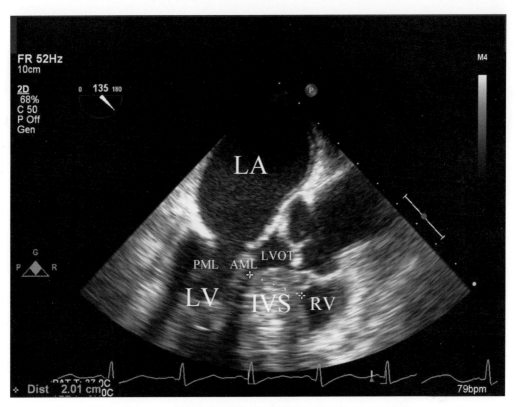

▲ 图 11-6　基部室间隔肥厚的肥厚型心肌病（HCM）患者

TEE 食管中段左心室长轴切面显示，基部室间隔（点状白线）径线测量为重度肥厚（2.01cm）。LA. 左心房；PML. 二尖瓣后叶；AML. 二尖瓣前叶；LVOT. 左心室流出道；LV. 左心室；IVS. 室间隔；RV. 右心室［引自 Hymel BJ, Townsley MM. Echocardiographic assessment of systolic anterior motion of the mitral valve. *Anesth Analg.* 2014；118（6）：1197–1201，Figure 11.1, p.1198］

瓣叶推/扫入左心室流出道的力量现在被认为是 SAM 征的主要原因。SAM 导致动力型梗阻，梗阻程度随心脏负荷和收缩力而变化。具体来说，左心室流出道的梗阻程度是二尖瓣瓣叶与室间隔物理接触，以致血流受阻的作用。因此，梗阻程度与二尖瓣和室间隔接触的开始、范围和持续时间直接相关。梗阻发生在收缩期中晚期主动脉瓣近端（主动脉瓣下），梗阻程度与左心室收缩力成正比，与左心室前负荷（舒张末期容积）和后负荷成反比。具体地说，SVR 和前负荷的降低，以及收缩力和心率的增加将促使或加重 SAM 征或左心室流出道梗阻。

SAM 征的另一个结果是由异常的二尖瓣瓣叶活动引起的二尖瓣关闭不全，导致反向喷射。在 SAM 征期间，二尖瓣前叶远端部分在收缩期仍位于左心室流出道内，而不是在收缩期与二尖瓣后叶对合。实质上这就创造了一个通道，由二尖瓣瓣叶的远端部分形成，引导反流向后通过这个通道。这种情况下，二尖瓣关闭不全发生在 SAM 征发作后，其严重程度主要与左心室流出道梗阻程度有关。因此，缓解梗阻的方法也会导致二尖瓣反流的改善或解决。除左心室流出道梗阻外，HCM 患者也可发生动力型腔内梗阻。这通常发生在患者向心性肥厚最明显的左心室中段水平。腔内压力/梗阻与 SAM 征/动力型左心室流出道阻塞受到相同的血流动力学因素的影响。

HCM 患者中只有部分人出现动力性 LVOT 梗阻，但绝大多数 HCM 患者都存在继发于心室肥厚（包括心肌细胞的肥大和排列紊乱）的舒张功能障碍。舒张期的顺应性下降，降低了舒张早期心室充盈，因此使心房收缩，维持窦性心律对于舒张期的充盈是至关重要的。HCM 患者中心肌的氧供和氧耗常常失衡，故极易发生心肌缺血。肥厚的心肌意味着肌肉体积增大，并且心室压力和室壁张力的增大都导致 HCM 的氧耗增加。

（三）术前评估和严重程度评估

超声心动图不仅可评估心肌肥厚的位置和程度，还能评估手术治疗的必要性和可行性。当肥厚型左心室流出道梗阻患者接受手术切除肌束时，术中基础的 TEE 检查是手术的重要组成部分。在食管中段长轴（midesophageal long-axis，ME LAX）切面下舒张末期时评估室间隔基部肥大的程度（图 11-6）。此外，也可以使用非标准的食管中段五腔心切面。正常的左心室厚度为 1cm，但许多患者往往会出现超过 2cm 的严重的室间隔基部肥厚。测量 LVOT 的直径，二尖瓣闭合点到室间隔的距离（C-sept 距离）。狭窄的 LVOT（≤ 2.0cm）和较小的 C-sept 距离（≤ 2.5cm）已被确定为发生血流动力学显著意义的 SAM 征的危险因素。上述两种切面都可用于评估 SAM 是否存在。在 SAM 征存在时，彩色多普勒在 LVOT 中将显示出高速湍流（混叠）。此外，由于 SAM 的存在，二尖瓣关闭不全的反向射流也经常被观察到，形成了一个特征性的 y 型彩色多普勒（color flow Doppler，CFD）模式。

无论是在经胃深部长轴或经胃长轴切面，CWD 都可测量 LVOT 峰值速度和压差，量化主动脉瓣下梗阻的严重程度。对于动力型 LVOT 梗阻，由于梗阻的发生，多普勒切面显示，在收缩中晚期高速血流的晚期峰值呈匕首状包络线（图 11-7）。平均压差不低于 30mmHg 被认为是明显梗阻。不仅 SAM 征可引起二尖瓣关闭不全，肥厚型心肌病患者的二尖瓣本身结构也可能异常，因此需要仔细检查二尖瓣。左心室收缩功能往往正常甚至亢进，而舒张功能却往往受损。

（四）手术干预的时机和类型

HCM 的主要药物治疗包括 β 受体阻断药（其负性肌力及减慢心率的作用可减轻 LVOT 梗阻）和钙通道阻滞药（主要用于改善心室舒张期的顺应性）。对于可能出现恶性心律失常的 HCM 患者，最重要的治疗是放置埋藏式自动复律除颤器。还有其他非外科治疗的方法来减轻流出道的梗阻，包括置入双腔起搏器及对室间隔进行乙醇消融。外科的治疗原则包括切除部分室间隔来拓宽左心室流出道，以及二尖瓣成形或置换术。部分室间隔切除术后，术中 TEE 检查可立即评估手术干预的效果。预期的结果是连续波多普勒（CWD）结果显示 LVOT 压差显著降低、室间隔变薄、LVOT 变宽和 SAM 征消除。

（五）围术期管理目标

1. 血流动力学目标（表 11-3）

（1）左心室前负荷：任何引起左心室腔变小的情况都将使 LVOT 梗阻更严重。因为左心室腔变小后，室间隔和二尖瓣的前叶相距更近，不仅使流出道变窄，还使 SAM 征及流出道梗阻出现的概率增高，因此要维持足够的前负荷以保持左心室的充盈。另外，类似于 AS，HCM 患者的左心室顺应性下降以及 LVEDP 升高会导致其舒张功能也受损，此时也需要足够的前负荷来维持相对正常的每搏量。硝酸甘油及其他血管扩张药物可明显降低心排血量，因此要避免使用。

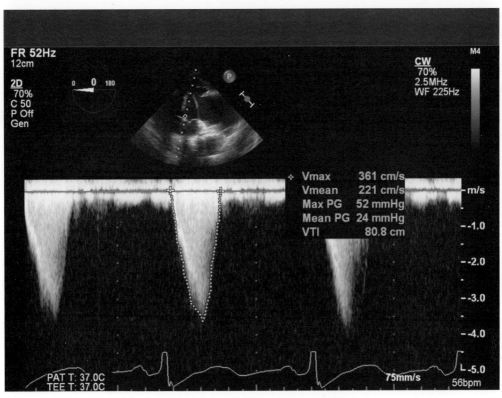

▲ 图 11-7　动力型左心室流出道梗阻

肥厚型心肌病（HCM）患者血流经 LVOT 的连续波多普勒血流追踪显示，在收缩中晚期出现与动力型 LVOT 梗阻高峰一致的延迟峰（匕首状）的高速多普勒血流剖面。峰值压差（最大 PG）显著升高达 52mmHg［引自 Hymel BJ, Townsley MM. Echocardiographic assessment of systolic anterior motion of the mitral valve. *Anesth Analg*. 2014; 118（6）: 1197–1201, Figure 11.2, p. 1199］

(2) 心率：HCM 患者要避免心动过速。因为心动过速不仅使左心室容量减少，加重了动力性 LVOT 的梗阻，而且增加氧耗。而减慢心率对 HCM 患者是有益的，因为其可以延长舒张期，进而延长心室充盈时间。由于左心室顺应性下降导致心室早期充盈受限，故心房收缩对于心室充盈变得更为重要，因此维持窦性心律对于 HCM 也是很重要的。

(3) 收缩力：降低心肌收缩力有助于减轻流出道梗阻。β 受体阻断药、吸入性麻醉药物、及避免交感神经兴奋药都是有益的。而在围术期要避免使用强心药物，因为心肌收缩力增强可使 LVOT 梗阻更严重，进而使血流动力学发生剧烈波动。

> 临床要点　HOCM 是少数几种使用正性肌力药物时可导致临床恶化的临床疾病之一。

(4) 体循环阻力：若 HCM 患者的后负荷降低，我们要积极采用血管活性药物进行治疗，如苯肾上腺素或血管加压素。这类患者尤其要注意避免低血压。因为 HCM 患者的舒张功能受损后左心室舒张末压升高，要维持足够的心脏灌注压（CPP）必须要有较高的血压：

心脏灌注压（CPP）= 主动脉舒张压 – 左心室舒张末压（LVEDP）　　　（公式 11-3）

(5) 肺循环阻力：这类患者的肺循环阻力是相对正常的，无须特殊处理。

2. 麻醉技术

(1) 术前用药：多数患者术前已使用 β 受体阻断药或钙通道阻滞药，因此在手术当日以及整个围术期都应维持使用。

(2) 麻醉的诱导和维持：麻醉诱导时，既要避免麻醉药物引起的后负荷降低，也要避免喉镜置入引起交感兴奋，导致心动过速和心肌收缩力增高。要积极补充丢失的血液和体液，维持足够的前负荷。吸入性麻醉药物对心肌的直接抑制作用在这类患者是有益的。

(3) HCM 患者术中有发生房性和室性心动过速的风险。心脏复律或除颤设备应随手可得。

(4) 术中的 TEE 监测与术前的经胸超声一样可以显示室间隔肥厚的位置和程度、SAM 征的程度、左心室流出道梗阻程度及二尖瓣关闭不全的程度。通常在与二尖瓣前叶接触的地方测量室间隔的厚度，因为该信息对外科医师很有帮助。中心静脉压（CVP）及肺毛细血管楔压（PCWP）会高估此类患者真实的容量状态，因此 TEE 是估测患者容量状态最准确的方法。这类患者的氧供和氧耗易失衡，极易发生心肌缺血，因此使用 TEE 监测左心室收缩功能和心室壁运动是有益的。TEE 还能用于评估手术质量并及时发现术后并发症。

(5) 术后监护：部分室间隔切除术术后早期潜在的并发症包括残余 LVOT 梗阻、残余 SAM 征、残余二尖瓣关闭不全、完全性房室阻滞及室间隔缺损等。

七、主动脉瓣关闭不全

（一）自然病史

1. 病因

主动脉瓣病变和（或）主动脉本身异常均可引起主动脉瓣关闭不全（aortic regurgitation，AR）。瓣叶问题可能发生于退行性变、炎症、感染、创伤、医源性或先天性等病因。具体的例子包括钙化性瓣膜病、风湿性疾病、心内膜炎、先天性二叶主动脉瓣、黏液样瓣膜病和全身炎症性疾病。主动脉根部扩张导致主动脉瓣瓣叶在舒张期分离和不完全对合，可由退行性主动脉扩张、梅毒性主动脉炎、马方综合征和主动脉夹层引起。急性主动脉瓣反流通常由主动脉夹层、创伤或主动脉瓣内膜炎引起。

一种基于二尖瓣关闭不全分类机制（Carpentier 分类法）的成熟分类方案进行修改的方法，有助于理解主动脉瓣关闭不全潜在原因。这种方法根据主动脉瓣叶的活动，描述了 3 种主动脉瓣关闭不全的形态：Ⅰ 型与正常的主动脉瓣叶活动有关；Ⅱ 型与过度的主动脉瓣叶活动有关；而 Ⅲ 型则与瓣叶活动受限有关，如瓣叶增厚和（或）钙化。根据主动脉根部和主动脉瓣的病理，Ⅰ 型 AR 可进一步分为 4 种亚型，即 Ⅰa 型包括窦管交界和升主动脉扩张，Ⅰb 型包括窦管交界和主动脉瓣窦扩张，Ⅰc 型包括主动脉瓣环扩张及 Ⅰd 型包括主动脉瓣叶穿孔[25]。

2. 症状

慢性主动脉瓣关闭不全的患者可以多年无症状，直至左心室显著扩张，左心功能明显受损时可能出现气促、心悸、乏力及心绞痛等症状。无症状的主动脉瓣关闭不全患者的 10 年死亡率为 5%～15%，一旦出现症状，患者的病情将迅速恶化，其预期生存期约为 10 年。急性主动脉瓣关闭不全的重症患者由于缺乏长期的代偿，不能维持足够的前向每搏量（FSV），容易出现突发性严重呼吸困难、严重肺水肿及难治性心力衰竭，并可因循环衰竭而迅速恶化。

（二）病理生理学

1.病理生理学与病程

(1) 急性主动脉瓣关闭不全：急性的主动脉瓣关闭不全可使左心室的容量负荷迅速增大。此时的代偿机制主要是通过增加交感张力引起心动过速、增强心肌收缩力以维持足够的前向血流。液体潴留增加了前负荷。然而这种左心室舒张末容积、每搏量及心率的增加联合起来也不足以维持正常的心排血量。患者的左心室功能将急剧恶化，需要急诊手术。

> **临床要点** 急性发作、严重 AR 患者是高危人群，围术期计划必须包括应对心搏骤停的准备工作。

(2) 慢性主动脉瓣关闭不全：长期的主动脉瓣关闭不全使左心室收缩期、舒张期的容量超负荷，继而引起左心室腔增大或左心室离心性肥厚。这导致心室壁厚度随左心室体积的增大而增厚，呈偏心性心室肥厚。由于左心室舒张末容积（LVEDV）是逐渐开高的，因此左心室舒张末压力（LVEDP）仍保持相对正常。轻度主动脉瓣关闭不全的患者外周血管代偿性的扩张有助于前向血流及每搏量增大。当左心室扩张和肥厚进一步发展时，会出现冠状动脉灌注不足，进而导致左心室心肌组织发生不可逆的损伤和功能障碍。一旦左心室发生功能障碍，患者肺动脉压力增高，出现呼吸困难、充血性心力衰竭等症状。而当出现低心排及冠状动脉低灌注后，机体将通过交感兴奋引起外周血管收缩来进行代偿，维持基本正常血压，而这代偿过程本身又将使心排血量进一步减少。

2.压力波形的异常

(1) 动脉压：主动脉瓣关闭不全时，主动脉的血流在舒张期会反流至左心室，此时主动脉舒张期血压会明显下降，即脉压增大。因此主动脉瓣关闭不全患者的动脉压波形特点是脉压大、升支陡、峰高和下降支低。脉压可达 $80\sim100$ mmHg，升支陡是因为每搏量大，而下降支陡是由于血流迅速从主动脉关闭不全至左心室和进入扩张的外周血管床。由于"潮汐"或反向波的存在，双峰脉搏波的出现也并不少见。正是由于脉压差大，衍生了许多与 AR 相关的临床症状的命名。

(2) 肺毛细血管楔压：二尖瓣瓣环的牵拉导致功能性的二尖瓣关闭不全，因此肺毛细血管楔压波形图上会出现一个明显的 V 波及快速下降的 Y 波。急性主动脉瓣关闭不全的患者合并左心室顺应性降低时，左心室压力会迅速升高，导致二尖瓣在舒张末期前就被迫关闭，此时关闭不全的血流持续反流入左心室，使左心室舒张末压（LVEDP）比左房压更高，此时肺毛细血管楔压（PCWP）将明显低估真实的左心室舒张末压。

3.主动脉关闭不全的压力－容积环（图 11-8）

（三）术前评估和严重程度的评估

主动脉瓣关闭不全的反流量传统上是通过心血管造影中向主动脉根部注射造影剂的清除率来评估，而现在，超声心动图则可对主动脉瓣关闭不全进行定性、半定量和定量的监测。

1. 超声心动图评估主动脉瓣关闭不全（表 11-4）：AR 的严重程度可以通过几种超声心动图技术来评估（表 11-5）。定性的评估包括二维超声观察主动脉瓣膜结构，尤其注意瓣叶是否存在结构异常，以及主动脉根部是否扩张，左心室腔是否增大等。彩色多普勒超声则可观察反流束起源于主动脉瓣，并在舒张期向左心室流出道（LVOT）反流。虽然经验丰富的超

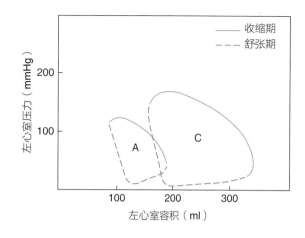

◀ 图 11-8　急性和慢性主动脉瓣关闭不全的压力 – 容积环

注意图中右移的环为慢性主动脉瓣关闭不全（C）的压力 – 容积环，反映左心室容量增加的同时左心室充盈压并未随之明显增高。而急性主动脉瓣关闭不全（A）的压力 – 容积环中，左心室容量也增加，但心室的代偿并不能在左心室容量增加下维持正常的左心室充盈压（改编自 Jackson JM，Thomas SJ，Lowenstein E. Anesthetic management of patients with valvular heart disease. *Semin Anesth*. 1982；1：247）

表 11-4　动力型主动脉瓣下狭窄的血流动力学管理目标

病变	左心室前负荷	心率	收缩力	SVR	肺血管阻力
动力型主动脉瓣下狭窄	↑	↓	↓	↑	维持正常

SVR. 体循环阻力

表 11-5　超声评估主动脉瓣反流严重程度

	轻度	中度	重度	
左心室大小	正常 [a]	正常或扩张	常为扩张 [b]	
反流束下降斜率 / 压力半降时间（ms）[c]	慢（> 500）	介于 500～200 之间	陡（< 200）	
胸降主动脉舒张期血流逆转	短暂的舒张早期逆转	介于之间	明显的全舒张期逆转	
缩流颈宽度（cm）	< 0.3	0.3～0.6	> 0.6	
级别	轻度（1+）[d]	轻中度（2+）	中重度（3+）	重度（4+）
反流束宽度 /LVOT 宽度（%）	< 25	25～45	46～64	≥ 65
反流口横截面面积 /LVOT 横截面面积（%）	< 5	5～20	21～59	≥ 60
反流体积（ml/beat）	< 30	30～44	45～59	≥ 60
RF（%）	< 30	30～39	40～49	≥ 50
EROA（cm²）	< 0.10	0.10～0.19	0.20～0.29	≥ 0.3

a. 除非有其他原因导致左心室扩张

b. 慢性 AR 患者左心室常扩张，急性 AR 患者因心室来不及扩张，左心室大小正常

c. 随着左心室舒张压的升高和血管扩张药的应用，压力半降时间缩短

d. 注：有几种超声心动图参数可以将反流的严重程度细分为轻度、轻中度、中重度和重度。这些细分类分别对应血管造影分级 1+、2+、3+ 和 4+。LVOT. 左心室流出道；RF. 反流分数；EROA. 有效反流口面积

［改编自 Zoghbi WA, Adams D, Bonow RO, et al. Recommendations for noninvasive evaluation of native valvular regurgitation: a report from the American Society of Echocardiography developed in collaboration with the Society for Cardiovascular Magnetic Resonance. *J Am Soc Echocardiogr*. 2017；30（4）：303–371］

声科医师仅凭目测就能准确地判断关闭不全的程度，然而要更精确则需要对关闭不全进行定量测量。反流束中的缩流颈宽度是最常用测量方法。缩流颈是指反流束中最窄的部位，与反流口大小相对应。这是一种相对较简单的测量方法，且不受前后负荷的影响（图11-9）。而反流束占左心室流出道的百分比也可作为评价主动脉瓣关闭不全程度的手段。心血管造影证实了无论是反流束宽度与左心室流出道宽度的比值或反流口面积与左心室流出道横切面积的比值都能准确地反映主动脉瓣关闭不全的程度（图11-10），连续多普勒超声可以测量反流束频谱下降的斜率，以及压力半降时间（PHT），而这些检查指标的原理则是基于主动脉和左心室压力达到平衡的速度。关闭不全越重（例如有效反流口面积增大），主动脉和左心室之间的压力会越快达到平衡。因此重度的主动脉瓣关闭不全的反流束频谱下降支会很陡，而且压力半降时间短。重度主动脉瓣关闭不全的患者

其胸主动脉的脉冲多普勒可能出现全舒张期血流逆转。

2. 定量地评估主动脉瓣关闭不全——计算反流量和反流分数（RF）。定量地评估主动脉瓣关闭不全的严重程度需要计算出反流量和反流分数（RF）。主动脉瓣关闭不全患者的总每搏量（TSV）包括实际进入体循环的前向每搏量（FSV）和反流量。反流量即主动脉血流在每个心动周期通过关闭不全的主动脉瓣而反流入左心室的血流量。用经过主动脉瓣的总每搏量（TSV）和经过另一参照瓣膜的前向每搏量（FSV）的差值来对主动脉瓣的反流量进行定量分析。参照瓣膜最常用的是二尖瓣，使用多普勒超声可以计算出经过二尖瓣的每搏量。左心室总每搏量可由多普勒超声测定左心室流出道血流或者心导管的左心室造影来测量。反流分数RF（即每搏量反流回左心室的部分），即为反流与过主动脉瓣的总每搏量（TSV）的比值。以下等式可以更好地解释这种关系：

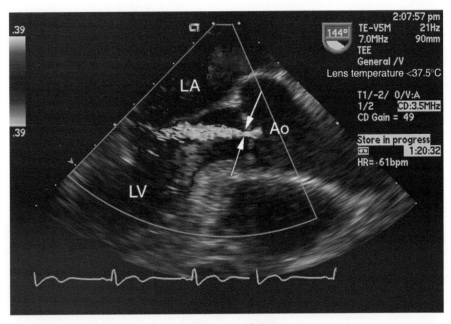

▲ 图11-9　缩流颈

测量反流束中最窄的宽度，而这种缩流颈的宽度与关闭不全面积相对应。Ao. 主动脉；LA. 左心房；LV. 左心室（引自 Perrino AC，Reeves ST，eds. A Practical *Approach to Transesophageal Echocardiography*. 2nd ed. Philadelphia，PA：Lippincott Williams & Wilkins，2008：232，Figure 11.4）（此图彩色版本见书中彩图部分）

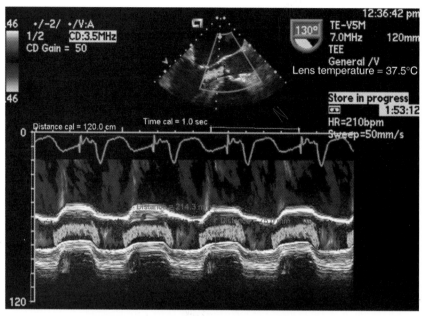

▲ 图 11-10　M 型彩超来评估主动脉瓣关闭不全

经食管中段主动脉长轴切面可以测量反流束及左心室流出道的宽度。反流束宽度与左心室流出道宽度的比值可以评估主动脉瓣关闭不全的严重程度（引自 Perrino AC, Reeves ST, eds. *A Practical Approach to Transesophageal Echocardiography*. 2nd ed. Philadelphia, PA: Lippincott Williams & Wilkins, 2008; 229, Figure 11.2）（此图彩色版本见书中彩图部分）

$$TSV= 反流量 + FSV（前向每搏量）$$
$$反流量 = TSV–FSV$$
$$RF = 反流量 / TSV \qquad （公式 11–4）$$

（四）手术干预的时机和类型

1. 急性主动脉瓣关闭不全

急性主动脉瓣关闭不全患者的血流动力学极不稳定而常需急诊手术，且常需强心药物来维持心排血量。

2. 慢性主动脉瓣关闭不全

无论左心室收缩功能如何，有症状的慢性、重度主动脉瓣关闭不全患者均推荐实行主动脉瓣置换手术。无症状的慢性 AR 和左心室收缩功能减弱（EF < 50%）患者也应手术。临床症状开始时应密切随访左心室功能正常的无症状患者，并进行系列的超声心动图检查。因为在心室功能恶化之前进行手术可显著改善整体预后，所以这些患者应在出现左心室功能障碍的最早迹象时进行手术干预。此外，即使在左心室功能正常的情况下，有心室扩张的证据（左心室舒张末期直径大于 65mm，左心室收缩末期直径大于 50mm）也应立即考虑手术治疗[1]。

3. 手术治疗

人工瓣膜置换术是治疗主动脉瓣关闭不全的最常见的术式。主动脉瓣成形术仅在少数几个高度专科化的中心施行，其耐久性仍有待证实。虽然对某些特定的患者群体（如二叶主动脉瓣）进行主动脉瓣修复促进了技术的进步，但美国心脏协会 /ACC 指南只推荐有经验和专业知识的专业中心才进行主动脉瓣修复[1]。如果主动脉瓣关闭不全继发于主动脉根部和（或）升主动脉扩张，而主动脉瓣没有明显的病理变化，那么保留瓣膜的主动脉置换可以有效地解决主动脉瓣关闭不全。

（五）围术期管理目标

1. 血流动力学管理（表 11-6）

（1）左心室前负荷：因为左心室容积增加，

表 11-6　主动脉瓣关闭不全血流动力学管理目标

病变	左心室前负荷	心率	收缩力	SVR	肺循环阻力
主动脉瓣关闭不全	↑	↑	维持正常	↓	维持正常

SVR. 体循环阻力

前向血流的维持依赖于前负荷的增加。这类患者若使用扩张静脉的药物将通过降低前负荷从而使心排血量明显下降。

(2) 心率：主动脉瓣关闭不全的患者心率增快时其前向血流明显增加。因为心动过速时，舒张期缩短会降低反流分数。当心动过速时，其体循环舒张压增加，而左心室舒张末压降低，将改善患者心内膜下供血，这也就解释了为什么这类患者在休息时有症状而在运动时症状反而改善。保持 90bpm 的心率能在增加心排血量的同时而不引起心肌缺血，因此是最佳心率。

(3) 心肌收缩力：必须维持左心室心肌收缩力。对于左心室功能受损的患者，使用纯 β 受体激动药或磷酸二酯酶抑制药可以扩张外周血管，同时增加心肌收缩力来增加每搏量。

(4) 体循环阻力：降低后负荷可以改善前向血流。后负荷增加不仅可导致每搏做功增加，而将显著增加左心室舒张末压（LVEDP）。

(5) 肺循环阻力：除外终末期主动脉瓣关闭不全出现严重左心室功能障碍的患者，患者肺循环阻力则保持相对正常。

2. 麻醉技术

(1) 术前用药：推荐使用小剂量的术前用药。

(2) 麻醉诱导和维持：与主动脉瓣狭窄的患者相比，主动脉瓣关闭不全的患者麻醉诱导时较少出现严重的血流动力学紊乱。因为大多数麻醉诱导药物就可使血管扩张，而血管扩张对于主动脉瓣关闭不全患者是有益的，这类患者也能够很好地适应一过性的低血压。然而麻醉医师仍应该高度重视逐步加量诱导药和适度补液结合的重要性，尤其在急性主动脉瓣关闭不全的患者其心室功能代偿不全时要特别注意。

麻醉诱导和维持的血流动力学目标应着眼于维持患者的前负荷和收缩力，维持外周动脉扩张，避免心动过缓。在主动脉插管和 CPB 开始后，应注意避免发生严重的心动过缓或停搏，因为在主动脉插管后，由于主动脉瓣反流的存在，左心室特别容易膨胀。因此，在外科置入引流前，左心室必须通过收缩射血来排空。

(3) 肺动脉导管对于评估患者在主动脉瓣成形术前的心排血量，以及体外循环后监测和调节前负荷和心肌功能都是有益的。

(4) 术中 TEE 在瓣膜成形前能有效地监测左心室功能并评估主动脉瓣关闭不全的严重程度。TEE 不仅可以容易地发现主动脉瓣叶和主动脉根部的病变，还能通过测量主动脉瓣瓣环和左心室流出道的直径来预测人工瓣膜的大小。当瓣膜修复术完成后，TEE 也能马上对瓣膜功能进行全面评估，如是否存在瓣周漏及跨人工瓣膜的压力梯度。

(5) 主动脉瓣关闭不全是主动脉内球囊反搏（IABP）的禁忌证，因为舒张压增加会加重关闭不全。

(6) 心肌保护欠佳和冠状动脉气栓导致的左心功能障碍可使体外循环停机困难。主动脉瓣瓣膜置换术后往往有轻度的跨瓣压差升高，因为大多数人工瓣膜都有内在狭窄。升高的跨瓣压差，加上明显扩张的左心室，可增加后负荷，降低心排血量，并可能导致左心室功能障碍。为维持正常的心排血量，避免左心室进一步扩大及左心室功能障碍，需要强心药物来支持。前负荷也要保持充足，以维持扩大左心室的充盈。

3. 术后管理

主动脉瓣置换术后，左心室舒张末压和左心室舒张末容积均迅速降低，然而左心室扩大和离心性肥厚却持续存在。术后早期，左心室功能的下降可能需要强心药或主动脉内球囊反搏支持。如果术前患者已经出现左心室功能障碍，患者的远期生存率不容乐观。若行瓣膜手术后 6 个月内心脏没有恢复至相对正常大小的患者，其 5 年生存率仅为 43%。若尽早进行手术治疗，则心脏将恢复至正常大小，其术后 6 年生存率可达 85%～90%[2]。

八、混合瓣膜病变

对于所有的混合瓣膜病变，管理决策应以最严重或血流动力学意义最大的病变为主。

（一）主动脉瓣狭窄合并二尖瓣狭窄

病理生理学上，该疾病的发展过程类似于单纯二尖瓣狭窄患者发展为肺动脉高压，最终导致右心室衰竭。症状主要与肺循环有关，包括呼吸困难、咯血和房颤。由于主动脉瓣血流降低，主动脉瓣跨瓣压差可能相对较低，因此合并二尖瓣狭窄可导致对 AS 严重程度的低估。由于两处血流受限，这样的联合病变后果可能非常严重。术中应注意保持足够的前负荷，维持窦性心律，避免快速心律失常，以优化心室充盈。为了避免心肌缺血，必须保持体循环阻力和全身灌注压力。

（二）主动脉瓣狭窄合并二尖瓣反流

在严重主动脉瓣狭窄的情况下，二尖瓣反流并不罕见。随着狭窄病变的进展，左心室收缩压升高以克服血流梗阻。二尖瓣反流在收缩期从左心室流入左心房。左心室收缩压升高导致左心室和左心房之间的压差增大，二尖瓣反流随之增加。左心室代偿性重构引起二尖瓣环扭曲，进一步加重了二尖瓣反流。主动脉瓣置换术后由于左心室收缩压的降低，二尖瓣反流可能会有所改善。因此，在重度主动脉瓣狭窄合并中度功能性二尖瓣反流时，是否需要外科处理是存在争议的。在处理这些患者时，对主动脉瓣狭窄和二尖瓣反流的血流动力学要求是矛盾的。由于 AS 更容易导致循环衰竭，因此在处理血流动力学变化时应被优先考虑。

（三）主动脉瓣狭窄合并主动脉瓣反流

合并这两种病变时，由于压力和容量都是严重超负荷，因此左心室不能很好地耐受。这些负荷可导致心肌耗氧量（MvO_2）的大幅增加，心绞痛可能会是这种混合病变的早期症状。一旦出现症状，预后与单纯 AS 相似。

（四）主动脉瓣反流合并二尖瓣反流

AR 合并 MR 的情况经常发生，这种混合可导致临床快速恶化。AR 和 MR 对血流动力学要求相似。主要的问题是向外周循环提供足够的前向流动。酸中毒的发展导致外周血管收缩，增加对左心室排出的阻力，可导致快速的临床恶化。因此，在 CPB 启动之前，我们的目标是保持体循环阻力相对较低，同时保持足够的灌注压力。

（五）多瓣膜手术

虽然多瓣膜疾病的外科治疗在不断改

善，但这些患者仍然比单瓣手术患者的风险高得多。

九、人工瓣膜

对于特定患者选择何种人工瓣膜需要考虑以下多个因素，包括患者的预期寿命（机械瓣使用时间更长）、患者进行长期抗凝治疗的依从性（机械瓣需要持续抗凝）、瓣膜疾病的解剖和病理特点及手术医师的经验[26]。

（一）人工瓣膜的基本特点

理想的心脏人工瓣膜有以下特点，即不产生血栓、化学惰性、保护血液成分并且允许生理性血流通过。虽然已经开发了多种人工瓣膜，但是迄今仍无完全理想的瓣膜[27]。

（二）人工瓣膜的类型

1. 机械瓣膜

目前的机械瓣膜经久耐用但是易产生血栓。所有换机械瓣膜的患者均需终身抗凝治疗。通常使用华法林进行抗凝，使用剂量为控制患者凝血酶原时间比对照长 1.5～2 倍。有 4 种基本的机械瓣膜，包括球笼瓣、笼盘瓣、单页斜碟瓣和双叶斜碟瓣。目前双叶斜碟瓣膜是最常用的，这种瓣膜设计较其前几代产品体积

更小，并能提供层流式中央血流。

双叶倾斜式碟瓣（图 11-11）：1977 年，St.Jude 双叶心脏瓣膜面市，它轮廓低，允许中心血流通过以支撑部位为轴的两个半圆形碟片。瓣叶张开时的开放角度在 75°～90° 之间。当瓣叶打开时，瓣架内有 3 个开口，即侧边是两个较大的半圆形开口，之间是较小的中间开口[27]。由于开口大小的差异，与瓣膜的两个较大的开口相比，较小的中间开口流速更高。特意设计的瓣内反流是为了提供一种"冲洗反流"，目的是减少血液淤滞和瓣膜部件血栓的形成[27]。St. Jude 瓣膜可用于主动脉瓣、二尖瓣和三尖瓣的置换。尽管仍需长期抗凝，这些瓣膜对血流产生的阻力小、出现血栓的并发症也少，St. Jude 仍是目前应用最广泛的双叶斜碟人工机械瓣膜。其他的一些双叶斜碟瓣包括 CarboMedics（Sorin Group，Milan，Italy）、On-X（MRCI，Austin，TX）及改进后的美敦力标准瓣膜（ATS）。

2. 生物瓣

Hancock 猪主动脉生物瓣于 1970 年面市（现为 Medtronic Hancock 支架猪生物瓣），随后出现的有 1974 年 Ionescu-Shiley 牛心包生物瓣和 1975 年 Carpentier-Edwards 猪主动脉生物瓣。生物瓣没有机械瓣那样经久耐用，但是产生血栓的风险小。生物瓣膜往往无须长期抗凝

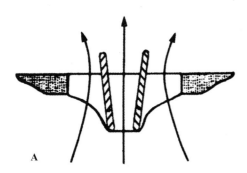
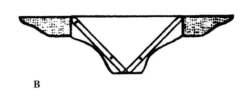

▲ 图 11-11　双叶斜碟人工瓣膜显示碟在开放（A）和关闭（B）位置

（引自 Hensley FA，Martin DE，Gravlee GR. *A Practical Approach to Cardiac Anesthesia*. 4th ed. Philadelphia, PA: Lippincott Williams and Wilkins；2008：344）

治疗。主动脉瓣位置的生物瓣膜比二尖瓣耐用的时间更长。由于生物瓣的耐用性不够好，而且在老年人中所换生物瓣的生存期更长，故生物瓣使用的适应证为年龄超过 60 岁的老年人及不宜抗凝的患者（如计划怀孕的患者）。生物瓣可分为 2 类，即带支架生物瓣膜和无支架的生物瓣膜。

(1) 带支架生物瓣膜：是将猪瓣膜或牛心包放置在聚丙烯支架上，而支架连接在覆盖有涤纶的硅树脂缝环上。这类瓣膜改善了瓣环的中心血流，减少了湍流，但是支架还是对前向血流产生了一定的阻力，可能引起置换术后残余的跨瓣压差。生物瓣的有效瓣口面积（设定的瓣环尺寸）通常小于双叶机械瓣的有效瓣口面积。大多数生物瓣都有少量的中心性反流。目前生产的瓣膜大多采用戊二醛处理，以降低抗原性和抗钙化 [27]。目前还应用于临床的支架瓣膜有 Carpentier-Edwards Perimount（图 11-12），Magna，S.A.V. 瓣膜（Edwards Lifesciences，Irvine，CA）、Epic（St. Jude Medical）、Biocor（St. Jude Medical）；Hancock Ⅱ（Medtronic）、Mitroflow（Sorin Group）、Mosaic（Medtronic）及 Trifecta（St. Jude Medical）。

(2) 无支架生物瓣膜：无支架瓣膜的开发是为了提供比带支架生物瓣膜更好的血流动力学特性和耐久性。这些瓣膜由完整的猪主动脉瓣或牛心包构成。无支架生物瓣膜在技术上更难以放置，而且几乎只用于主动脉瓣。现代无支架生物瓣常用于主动脉根部置换。第一代无支架生物瓣膜包括 Medtronic Freestyle、Toronto SPV（St. Jude Medical） 和 Prima-Edwards（Edwards Lifesciences）（ 图 11-13）。更 新 的 一 代 包 括 Super Stentless 主动脉瓣（Shelhigh Inc., Union，NJ）和 Sorin 软骨膜自由瓣（Sorin Group），由于它们只需要一层缝合即可植入，因此技术上更加容易 [27]。

3. 无缝合瓣膜

最近为 AVR 设计了一种支架式的无缝合瓣膜，可无缝合放置并锚定到植入位置。无缝合瓣膜既可用于替换本身病变的瓣膜，也可以替换功能失调的人工瓣膜。这些瓣膜的一个主要优势在于，它们可以比其他瓣膜更快地植入，明显减少了主动脉阻断和体外循环时间，如 Perceval（Sorin Group）、3F Enable valve（Medtronic）和 Intuity（Edwards Lifesciences）[27]。

4. 同种瓣膜

1962 年首次使用了来源于尸体的同种生物瓣。然而对这种早期同种瓣消毒和保存过程中使用的一些辐射或化学处理技术，大大缩短了其使用寿命。近来，使用抗生素溶液来消毒

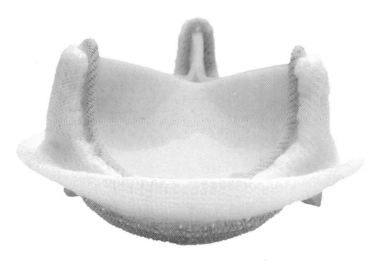

◀ 图 11-12　Carpentier-Edwards Perimount RSR 支架心包生物主动脉瓣

由 Edwards Lifesciences, Irvine, California 提供（引自 Hensley FA，Martin DE，Gravlee GR. *A Practical Approach to Cardiac Anesthesia*. 4th ed. Philadelphia，PA：Lippincott Williams and Wilkins；2008：345 ）

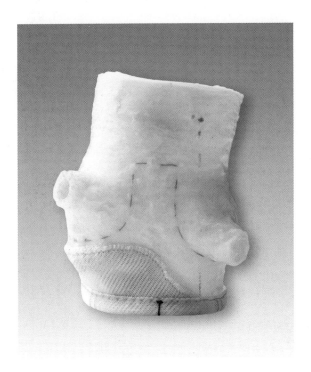

▲ 图 11-13 Edwards Prima Plus 无支架生物主动脉瓣

由 Edwards Lifesciences，Irvine，California 提供（引自 Hensley FA，Martin DE，Gravlee GR. *A Practical Approach to Cardiac Anesthesia*. 4th ed. Philadelphia，PA：Lippincott Williams and Wilkins；2008：345）

同种瓣膜，随后将同种瓣膜冷冻保存于液氮，直到手术。这项技术降低了同种瓣膜变脆弱导致瓣叶破裂的可能性，无论患者的年龄如何，75% 以上的同种人工瓣膜可使用超过 10 年。心内膜炎及血液流过同种瓣膜发生溶血的发生率都较低。使用此瓣膜通常无须抗凝。同种瓣膜移植主要用于主动脉瓣，尤其是在主动脉根部需置换时使用。Ross 手术肺动脉瓣置换中也可使用。在年龄小于 35 岁和有原发性瓣膜心内膜炎患者中同种瓣膜移植优势最大。

5. 经导管瓣膜

本章前面已经介绍和讨论了 TAVR 过程中使用的瓣膜。TAVR 瓣膜主要有 2 种类型，即球囊扩张型瓣膜和自膨胀型瓣膜。最初用于该手术的 Edwards 瓣膜是安装在钢架内的球囊扩张型瓣膜，有 23mm 和 26mm 两种尺寸可用。

新一代的瓣膜是 Edwards SAPIEN XT（Edwards Lifesciences）瓣膜，由牛心包制成，安装在钴铬框架内。该瓣膜有 20mm、23mm、26mm 和 29mm 口径，可使用 18F、19F 或 22F 导管植入。值得注意的是，与外科生物瓣膜相比，球囊膨胀型瓣膜通常具有更大的有效瓣口面积和更低的压差。然而，正如前面所讨论的，在 TAVR 瓣膜中，瓣周漏是一个较为常见的问题[27]。

美敦力公司（Medtronic）首次为这一手术发明的 CoreValve 瓣膜是自膨胀型瓣膜，由牛心包制成，置于镍钛合金自膨胀框架内。这种瓣膜已进行了后续的改进，最显著的是使得瓣膜能准确放置到瓣环上。目前，第三代 CoreValve 瓣膜有 26mm、29mm 和 31mm 的尺寸，可使用 18F 导管植入。与 SAPIEN 瓣膜相比，CoreValve 瓣膜似乎具有更大的有效瓣口面积和更低的压差，但更有可能在植入后出现瓣周漏[27]。

（三）超声心动图评价人工瓣膜在主动脉瓣的位置

1. 人工主动脉瓣狭窄的评估

（1）二维超声检查应重点检查缝合环和瓣叶。多普勒超声检查应确定人工瓣膜的平均压差、峰值速度、射流速度轮廓、加速度时间（AT）、多普勒速度指数（DVI）和有效瓣口面积。

（2）以下结果提示有明显狭窄：平均压差大于 35mmHg，峰值速度大于 4m/s，多普勒频谱呈圆形对称轮廓（与早期峰值的三角形相反），AT > 100ms，且 DVI < 25。

（3）正常的人工瓣膜偶尔也有峰值速度升高。图 11-14 提供的算法用于确定矛盾的数据是由于高流量状态、测量错误，还是患者人工瓣膜不匹配造成的（图 11-14）。

2. 人工主动脉瓣反流的评估

（1）判断主动脉瓣反流严重程度的标准可

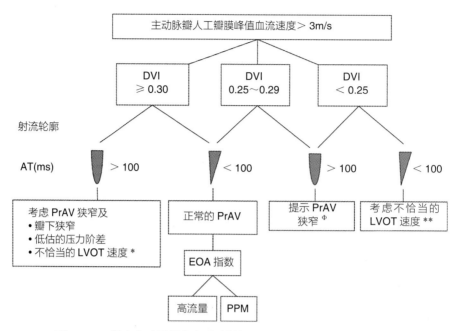

▲ 图 11-14　超声心动图评价主动脉瓣位置人工瓣膜峰值速度升高的算法

DVI. 多普勒速度指数；AT. 加速时间；PrAV. 人工主动脉瓣；LVOT. 左心室流出道；PPM. 患者人工瓣膜不匹配

*. 脉冲波多普勒采样太靠近瓣膜（特别是当连续多普勒血流速度 ≥ 4m/s 时）

**. 脉冲波多普勒采样距离瓣膜太远（尤其是当血流速度为 3～3.9m/s 时）

Φ. 如果已知瓣膜类型和口径，则可通过将推导的有效的瓣口面积与参考值进行比较，进一步明确狭窄

［引自 Zoghbi WA，Chambers JB，Dumesnil JG，et al. Recommendations for evaluation of prosthetic valves with echocardiography and Doppler ultrasound. JASE. 2009；22（9）：975–1014, Figure 11.10, p.990］

以应用于人工主动脉瓣。

(2) 二维超声评价主要针对缝合环和瓣叶的活动。多普勒超声检查可以测定 LVOT 的反流束宽度、压力半降时间、降主动脉全舒张期血流逆转的出现，以及反流容积和反流分数的计算。

(3) 经胸超声心动图对瓣周漏的评估能力有限，TEE 可以提高可疑病变部位的诊断阳性率。

> 临床要点　当对 TAVR 手术行 TEE 时，评估瓣周漏的存在和位置尤其重要，因为这是该手术的常见并发症，可能需要在瓣膜释放后早期立即进行外科干预。

十、细菌性心内膜炎的预防

瓣膜性心脏病患者进行侵入性操作时其发生细菌感染的风险增高。因此要特别注意预防在人工或异常的瓣膜上种入细菌，因为这种感染一旦出现，则很难清除。实际操作过程中要做到以下 3 点：①瓣膜性心脏病患者的所有手术均需严格无菌操作；②在植入人工瓣膜前，清除已经存在的感染源；③在特定患者中预防性使用抗生素。美国心脏协会指南推荐只对感染性心内膜炎高风险的心脏病患者预防性使用抗生素，这些患者包括行人工心脏瓣膜手术或心脏瓣膜修复术中置入了材料、复杂先天性心脏病、有过感染性心内膜炎及移植心脏的瓣膜疾病。而仅对以下操作推荐进行心内膜炎的预防，包括口腔手术操作涉及牙龈组织、牙根周围区域或口腔黏膜穿孔。指南并不推荐对胃肠道和泌尿生殖道操作使用抗生素以预防心内膜炎。表 11-7 显示了在手术前 1h 开始的抗生素预防指南。

表 11-7　预防细菌性心内膜炎的抗生素推荐

患者类型	药物	成人剂量（术前 30 ～ 60min）	儿童剂量[a]
标准的一般预防	阿莫西林	2g 口服	50mg/kg 口服
患者不能口服药物	氨苄青霉素	2g 静脉注射或肌内注射	50mg/kg 静脉注射或肌内注射
青霉素和阿莫西林过敏	头孢氨苄[b]/克林霉素/阿奇霉素/克拉霉素	2g 口服 600mg 口服 500mg 口服	50mg/kg 口服 20mg/kg 口服 15mg/kg 口服
青霉素和阿莫西林过敏且不能口服	克林霉素/头孢唑林/头孢曲松	600mg 静脉注射或肌内注射 1g 静脉注射或肌内注射	20mg/kg 静脉注射或肌内注射 50mg/kg 静脉注射或肌内注射

a. 儿童总剂量不应超过成人剂量

b. 头孢菌素类药物不能用于对青霉素有速发型超敏反应患者（荨麻疹、血管神经性水肿或过敏）

［改编自 Nishimura RA, Otto CM, Bonow RO, et al. 2017 AHA/ACC focused update of the 2014 AHA/ACC guideline for the management of patients with valvular heart disease. *J Am Coll Cardiol*. 2017; 70（2）: 252–289］

第 12 章
二尖瓣和三尖瓣心脏病手术治疗的麻醉管理
Anesthetic Management for the Treatment of Mitral and Tricuspid Valvular Heart Disease

Rabia Amir　Yanick Baribeau　Feroze U. Mahmood　著

张　重　王　锷　译

潘　伟　黄佳鹏　校

本章要点

- 在心脏瓣膜成形和置换术中使用经食管超声（transesophageal echocardiography，TEE）能使心脏麻醉医师更加游刃有余。

- 二尖瓣狭窄（mitral stenosis，MS）的患者尤其要注意避免任何可能升高肺动脉压（pulmonary artery pressure，PAP）的情况，如麻醉过浅、酸中毒、高碳酸血症或低氧血症。

- 二尖瓣关闭不全（mitral regurgitation，MR）患者应避免心动过缓，其心率应该维持到正常或偏快的水平，因为心动过缓可使左心室（LV）容量增加，反流分数（regurgitant fraction，RF）增加，从而降低前向心排血量。

- 二尖瓣关闭不全的严重程度在全麻这种负荷状态改变的情况下往往会被低估，因此，在术前进行二尖瓣反流的严重程度的分级。

- 三尖瓣关闭不全的患者尤其要避免使用可能增加肺动脉压力的药物，且在机械通气时要避免气道压过高。这类患者的强心药物宜使用多巴酚丁胺、异丙肾上腺素或米力农这类可以扩张肺动脉的药物。

一、概述

1. 尽管心脏介入治疗的持续发展导致心脏外科的手术量有所减少，但是在美国心脏瓣膜的手术量仍占到所有心脏手术的 10%~20%。

2. 在工业化国家，心脏瓣膜病的发病率约为 2.5%，其发病率随着患者年龄的增加而明显增高。

3. 心脏瓣膜病在术中尤其要注意的是血流动力学参数（如心率、节律、前负荷、后负荷及心肌收缩力）的改变，要尽量精准调控以保证最佳生理状态。

4. 在瓣膜成形和置换术中，心脏麻醉医师通过应用围术期食管超声，动态显示解剖结构的变化，提供更丰富的生理学视角，从而发挥更重要的作用。

5.围术期 TEE 的应用能够实时诊断和评价，帮助外科进行决策。

6.肺动脉瓣膜病的管理请查阅 16 章"成人先天性心脏病的麻醉管理"。

二、狭窄与关闭不全病变的区别

（一）瓣膜狭窄

1.瓣膜狭窄相关的病理改变主要与上游心腔压力负荷增加有关。

2.瓣口面积变窄最终导致流经瓣膜的血流受阻（主动脉瓣和肺动脉瓣是在收缩期，二尖瓣和三尖瓣则是在舒张期），这种阻塞可使近端压力增高。当血液流经狭窄瓣膜时，血液汇聚并流速加快，而当血液从狭窄的瓣口射出的同时压力会降低，跨瓣压差会随之增高。

3.有两种类型的瓣膜梗阻

(1) 固定型：血流受阻的程度在整个心动周期中是固定的。

(2) 动态型：血流受阻往往仅发生在心动周期的某一时期。

（二）瓣膜关闭不全

1.瓣膜关闭不全相关的病理改变主要与容量负荷增加有关，导致心室腔扩大和偏心性肥大。

2.心室最初通过增加每搏量来代偿增加的容量负荷，但最终心室功能将受损并产生不可逆的衰竭。

3.这类患者的血流动力学管理主要是增加前向血流量，降低反流量。

三、瓣膜性心脏病的结构和功能的变化

（一）心脏重构

1.心脏重构包括急性或慢性心脏损伤引起的心脏大小、形态和功能改变。

2.心脏瓣膜病中的心脏损伤主要是由于心室负荷发生改变。由于容量和（或）压力的超负荷，心室发生了包括心腔扩张和心室肥厚的心脏重构。

3.神经体液因子、某些酶如血管紧张素Ⅱ、离子通道和氧化应激均可诱发心脏重构。

4.心脏重构最初是心脏的一种代偿反应，然而发展下去心脏会失代偿，最终导致心室功能衰竭。

5.心室肥厚，定义为心室质量的增加，包括向心性肥厚和偏心性肥厚。

6.压力超负荷主要引起心室向心性肥厚，这种心室质量增加主要由室壁肥厚引起，而心室容积并未增加。

7.与之相反，容量超负荷则引起心室偏心性肥厚，这种心室质量的增加是由心室容积增加引起，而室壁厚度并未改变。

（二）心室功能

心室功能可分为收缩功能和舒张功能。

(1) 收缩功能

①收缩功能代表心室收缩和射血能力。

②心肌收缩力是指心肌内在的，不依赖于前、后负荷的，收缩和产生力的能力。

③前负荷是指在心肌收缩前由舒张末容积和充盈压共同作用于心肌产生的张力，生理学上以舒张末张力来表示。

④后负荷是指在心肌收缩时由收缩末容积和收缩压共同作用于心肌产生的负荷，生理学

上以收缩末张力来表示。

(2) 舒张功能

①舒张功能即心室接受回心血液的能力。

②舒张功能包括心室舒张和顺应性。

③当心室需增加心室充盈压以维持正常的舒张期容量时，即存在心室舒张功能异常。

④心室收缩和舒张的过程均需耗能，心肌缺血时，这两种功能均将受损。

（三）压力 – 容积环（PV 环）

压力 – 容积环经常用于说明左心室的功能和表现，其记录的是一个完整心动周期内心室的压力（y 轴）和容积（x 轴）的变化（图 12-1）。无论是瓣膜狭窄还是瓣膜关闭不全都有特征性的 PV 环改变。认识这些 PV 环的特征性改变有助于鉴别瓣膜的病变并更好地理解心室生理和功能的相应改变。

四、心脏瓣膜病

（一）二尖瓣

解剖

(1) 二尖瓣装置主要由瓣环和瓣下结构组成，包括瓣叶、腱索和乳头肌（图 12-2）。

(2) 左心房（LA）和左心室（LV）在解剖上是通过二尖瓣瓣环相连接，而二尖瓣瓣环是一种三维（3D）、非平面的、马鞍形且动态的结构，在心动周期中，它的大小和形态均会发生变化。

(3) 前叶根部附着于瓣环的 1/3，而后叶则附着在瓣环的剩下的 2/3。后叶被 2 个凹陷分割成 3 个小扇面，从外侧到内侧分别命名为 P_1、P_2 和 P_3。而前叶也相应地分为三个部分 A_1、A_2 和 A_3，分别与后叶的小扇面相对应。

(4) 前后叶在后内侧和前外侧联接处汇合，其下方分别有乳头肌。在瓣叶的游离缘上，瓣叶与乳头肌通过腱索相连。

(5) 腱索通过其与瓣叶的相对位置分为初级、次级和三级腱索。

（二）二尖瓣狭窄

1. 病因

(1) 二尖瓣狭窄（mitral stenosis, MS）是风湿性心脏病最常见的瓣膜损害，在欧洲风心病引起的二尖瓣狭窄约占所有二尖瓣狭窄患者的 10%。

(2) 引起二尖瓣狭窄的其他原因还包括退行性（钙化）和先天性病变。然而，全球 99% 行外科手术切除的狭窄二尖瓣的病变为风湿性

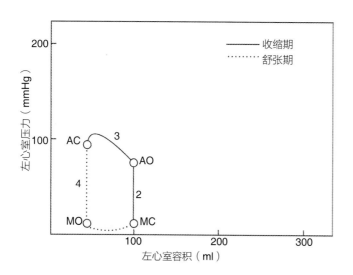

◀ 图 12-1 正常的压力容积环（PV 环）

心室的压力 – 容积环的第一部分（阶段 1）代表了左心室（LV）的舒张期充盈。而接下来的两个部分则代表着左心室收缩的两个时期：等容收缩期（阶段 2）和射血期（阶段 3）。而等容舒张期（阶段 4）和左心室充盈期（阶段 1）则构成了左心室的舒张期

AC. 收缩期末主动脉瓣关闭；MC. 舒张期末二尖瓣关闭；MO. 二尖瓣开放；AO. 主动脉瓣开放（改编自 Jackson JM, Thomas SJ, Lowenstein E. Anesthetic management of patients with valvular heart disease. *Semin Anesth.* 1982；1：240）

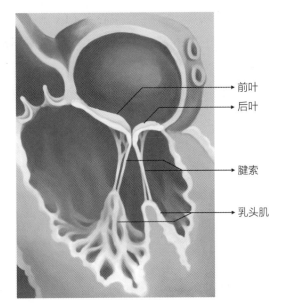

▲ 图 12-2 二尖瓣装置示意图：前叶和后叶及由腱索和乳头肌构成的瓣下结构

前叶
后叶
腱索
乳头肌

病变引起的纤维化和瘢痕化[1]。女性易感率是男性的 2 倍。

(3) 二尖瓣狭窄死亡率高。若不进行手术治疗，20% 的患者将在确诊后 1 年内死亡，50% 患者将在确诊后 10 年内死亡。

2. 症状

(1) 风湿性二尖瓣狭窄的患者在急性风湿热后可超过 20 年无症状。然而，当二尖瓣狭窄进一步发展，患者将在运动后或心排血量增大时出现症状。

(2) 二尖瓣狭窄的自然病程是一个缓慢但进行性加重的过程，其症状包括反复发作疲劳、胸痛、心悸、气促、阵发性夜间呼吸困难、肺水肿、咯血，以及左心房扩大和肺动脉扩张压迫左侧喉返神经导致的声嘶。左心房扩大也可压迫食管引起吞咽困难。

(3) 这些症状在房颤出现后更加明显。同时房颤也增加了左心房血栓形成及栓子脱落引起体循环栓塞和脑栓塞的风险。二尖瓣狭窄患者中 10%～20% 存在胸痛，这种胸痛与冠心病的相关性差，可能与冠状动脉血栓栓塞或肺动脉高压有关。

3. 病理生理学

(1) 自然病程

① 正常成人的二尖瓣瓣口面积（mitral valve area，MVA）为 4～6cm²（二尖瓣指数为 4～5cm²/m²）。二尖瓣狭窄患者表现为瓣口面积进行性减少，每年约减少 0.1cm²。当瓣口面积低至 2.5cm² 以下时，中等程度的运动将诱发呼吸困难，并伴有左心房扩大，左心房压力和容积增大，而这又将诱发房颤及肺循环血流量增加。肺动脉高压的程度是衡量二尖瓣狭窄患者整体血流动力学的标志，严重的肺动脉高压患者平均生存期小于 3 年。

② 当瓣口面积减少为 1～1.5cm² 时，轻到中度的运动就可使患者出现症状。在二尖瓣狭窄患者中，由于心房收缩占左心室充盈的 30%，因此房颤所致左心房收缩受损可诱发严重充血性心力衰竭。其他一些高心排血量状态（心脏输出需求增加导致左心房压和肺动脉压迅速升高）也可以诱发充血性心力衰竭。

③ 当瓣口面积小于 1cm² 时，患者为重度二尖瓣狭窄，即使休息时也会出现症状。高左心房压增加肺静脉阻力，进一步导致慢性肺动脉高压、右心室扩大和衰竭。当右心室扩大且压力也增加时，可引起室间隔左移，进一步导致左心室变小，每搏量受限，心排血量降低。右心室扩张也可导致三尖瓣关闭不全（tricuspid regurgitation，TR），并进一步加剧右心室扩张。

④ 当瓣口面积小于 0.4cm² 时，患者将很难存活。

(2) 心内血流动力学和心肌重构：严重的二尖瓣狭窄患者的特点是左心房流进左心室的血流受限，导致其左心室舒张末压（left ventricular end-diastolic volume，LVEDV）和左心室舒张末容积（left ventricular end-diastolic pressure，LVEDP）均降低。左心室的充盈受限也减少了每搏量。当左心室长期处于低充盈失用状态，左心室的收缩力也可能降低。

(3) 压力波形紊乱

①二尖瓣狭窄的患者保持窦性心律时其肺毛细血管楔压（PCWP）波形上会出现一个巨大的 A 波。如果二尖瓣狭窄患者合并二尖瓣关闭不全，还会出现一个明显的 V 波。重度二尖瓣狭窄可使左心房收缩力下降，此时 A 波可能变小，如果出现房颤，则 A 波彻底缺失。

②二尖瓣狭窄的压力 – 容积环（图 12-3）。左心室充盈压降低和舒张末和收缩末容量降低可以使每搏量降低。

4. 超声图像的改变

(1) 经胸心脏超声是用于观察二尖瓣形态及评估二尖瓣狭窄程度的最常见方法。然而对于很多获得性和先天性的二尖瓣病变需要外科手术的时候，TEE 则是术中观察二尖瓣的更好选择。手术之前的常规 TEE 评估包括明确病变的机制、程度及主要病变的部位，以及评价手术的效果。

(2) 近年来，三维超声已经开辟了一个新的成像领域，因为其可以更快速采集图像，更清楚地显示瓣膜解剖结构，更准确地诊断各类病变的病理机制。实时三维食管超声能更好地

理解瓣叶的病变。

(3) 当症状和静息状态下多普勒超声结果不相符合的时候，可以考虑做负荷试验。

① TEE 检查：传统的二尖瓣的检查包括以下切面（加和不加彩色血流多普勒 CFD），即食管中段（midesophageal，ME）四腔心、食管中段交界区、食管中段长轴（long-axis，LAX）及经胃（transgastric，TG）基底短轴（short-axis，SAX）（图 12-4）。风湿性二尖瓣狭窄的患者的超声心动图有很多特点，如进行性的瓣叶增厚、钙化、腱索和（或）乳头肌融合导致的运动受限。二尖瓣前叶的瓣体部分运动受限在舒张期出现"圆顶样"改变，也称为"曲棍球棒样改变"。后叶运动受限则在超声中表现为不活动（图 12-1）。左心房增大并伴有自发显影则表明局部血流速度缓慢，需排除血栓形成，尤其是在左心耳区域。二尖瓣反流也可能存在，可用于 TEE 进行定性和定量的评估。

②使用二维超声可对瓣叶的形态学改变如瓣叶增厚、活动度、钙化、交界区和瓣下结构的融合程度采用多种评分系统进行定量分级，其中最常用的是 Wilkins 评分，该评分对每一个特征性改变进行分级，分为 1~4 级，总分最高为 16 分 [2]。

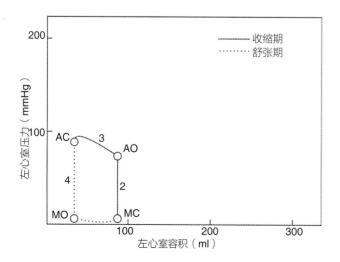

◀ **图 12-3 二尖瓣狭窄的压力 – 容积环**
二尖瓣狭窄患者的舒张末容积、收缩末容积以及左心室充盈压均降低，导致每搏量减少。AO. 主动脉瓣开放；MC. 二尖瓣关闭；MO. 二尖瓣开放；AC. 主动脉瓣关闭。
阶段 1. 心室充盈；阶段 2. 等容收缩期；阶段 3. 心室射血期；阶段 4. 等容舒张期（改编自 Jackson JM, Thomas SJ, Lowenstein E. Anesthetic management of Patients with valvular heart disease. *Semin Anesth*. 1982; 1: 244）

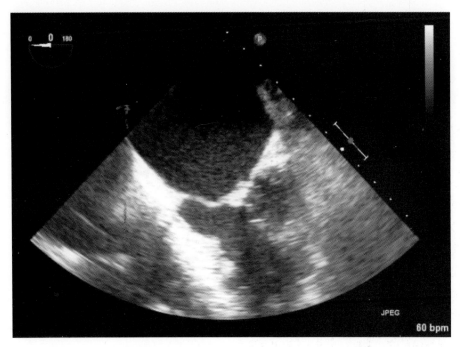

▲ 图 12-4　二尖瓣狭窄患者的食管中段四腔心切面的心室舒张期的超声表现

③通过超声心动图和 X 线透视（钙化评价）可对瓣膜活动度、瓣下结构的融合及瓣叶钙化数量进行评估，还可对二尖瓣病变进行分类（表 12-1）[2]。

④这些评分系统用于二尖瓣病变的分级，决定合适的术式，如是否行经皮二尖瓣球囊扩张术，还可预测手术修复的成功率[4]。

5.严重程度的评估

（1）二尖瓣狭窄的严重程度并不利用某个单纯的指标来评估，而是要多方法结合起来评估如肺动脉压力，瓣口面积，平均多普勒血流速（表 12-2）。这些数据可以使用超声进行计算，也可以通过心导管技术进行瓣口面积的测量和跨二尖瓣的舒张期压差。表 12-2 总结了这些用于二尖瓣狭窄程度分级的各种方法。

（2）二尖瓣狭窄的严重性的评估方法包括综合使用压力半降时间（pressure half-time，PHT）/ 或心脏超声直接描记的瓣膜面积。而平均跨瓣压差和收缩期肺动脉压（PAP）不能作为评估二尖瓣狭窄严重程度的标准，只能作为

一种辅助诊断的措施。

（3）评估二尖瓣最常使用的方法是使用连续多普勒方法测量压力半降时间（PHT），压力半降时间延长越多，意味着二尖瓣瓣口面积越小。正常的压力半降相对较短，因为左心室舒张早期将迅速充盈，左心房到左心室的压差会迅速下降。而二尖瓣狭窄时，左心房到左心室压差下降缓慢，压力半降时间也将延长。

（4）瓣口面积的描记方法是在舒张中期，调低增益后清晰显示整个瓣口面积时直接描记，二维超声常规使用胸骨旁左心室短轴切面，从心尖部到基底部连续扫查切面确定最小瓣口面积。还可通过三维超声更确切地选择切面。

（5）连续方程测定瓣膜面积是质量守恒原理的应用，但是其需要一系列的测量，而这些数据在测量过程中若出现错误，则可能对结果产生较大的影响。另外，心房颤动或者严重的二尖瓣和主动脉瓣反流的患者也不能用此方法，因此其应用于评估二尖瓣狭窄的程度上有

表 12-1　基于超声和 X 线透视（钙化）对瓣膜活动度，瓣下结构融合，瓣叶钙化数量评估的超声分类

	第一组	第二组	第三组
二尖瓣结构	瓣叶柔韧，前叶无钙化，瓣下结构轻度病变（未增厚的腱索≥10mm）	瓣叶柔韧，前叶无钙化，瓣下结构重度病变（增厚的腱索<10mm）	无论瓣下结构如何，持续 X 线透视显示二尖瓣存在任何程度的钙化

表 12-2　二尖瓣狭窄程度的定量评估

方法	轻度	中度	重度	局限性
压力半降时间（ms）	$> 1.5cm^2$	$1.0\sim1.5cm^2$	$< 1.0cm^2$	主动脉瓣关闭不全，心房缺损，既往行开放或经皮二尖瓣成形术
平面法直接描记（cm^2）舒张中期描记二尖瓣口的内缘	—	—	—	可能因为增益过大而低估
连续方程（cm^2）$\pi(D^2/4)$ [VTI 主动脉（cm）/ VTI 二尖瓣（cm）]	—	—	—	准确性及可重复性不高，房颤，主动脉瓣 / 二尖瓣关闭不全
PISA（cm^2）$MVA=\pi(r^2)(V_{aliasing})$ / 峰 $V_{mitral} \cdot \alpha/180°$	—	—	—	技术难度大
平均压差（mmHg）描记二尖瓣舒张期多普勒频谱	< 5	$5\sim10$	> 10	影响因素包括跨二尖瓣血流和心率
收缩期肺动脉压力（mmHg）= 三尖瓣反流压差 + 右心房压力	< 30	$30\sim50$	> 50	可能由于测量不准确而低估，右心房压力的评估不准确

V. 速度；VTI. 速度时间积分；MVA. 二尖瓣瓣口面积，PISA. 近端等速表面积法

［改编自 Bonow RO, Carabello BA, Chatterjee K, et al. 2008 Focused update incorporated into the ACC/AHA 2006 guidelines for the management of patients with valvular heart disease: a report of the American College of Cardiology/American Heart Association Task Force on Practice Guidelines（Writing Committee to Revise the 1998 Guidelines for the Management of Patients With Valvular Heart Disease）: endorsed by the Society of Cardiovascular Anesthesiologists, Society for Cardiovascular Angiography and Interventions, and Society of Thoracic Surgeons. *Circulation*. 2008；118（15）：e523–e661］

局限性。

(6) 近端等速表面积法（proximal isovelocity surface area，PISA）可以估测通过二尖瓣血流量，然后除以连续多普勒测量舒张期峰值流速，来评估二尖瓣瓣膜面积。这种方法对技术要求高，但是与患者血流量的负荷情况无关，并且在严重反流时也可以应用。

(7) 跨瓣压差与跨瓣血流量和心率密切相关，因此在评估二尖瓣狭窄程度时准确性不高。

6. 手术的时机和类型

(1) 当患者出现严重症状之前就应该考虑手术，如果手术时机延迟太久，心室功能将出现不可逆的损伤。如果患者没有症状，则不推荐手术。

(2) 当患者虽无症状，却有轻到中度二尖瓣狭窄（MVA 为 $1\sim1.5cm^2$）时，考虑保守治疗，需每 2 年行门诊和超声复查；有重度狭窄

时（MVA < 1m²），则需每年复查。

(3) 患者手术的决策要个体化，需考虑患者的情况、围术期的危险因素、二尖瓣口面积大小、体循环栓塞的风险、肺动脉高压的出现和严重程度及预期生活方式等。

(4) 一旦肺动脉收缩压超过 30mmHg，就可考虑手术[4]。

对于风湿性二尖瓣狭窄，有 4 种术式可供选择：①二尖瓣置换术；②二尖瓣开放分离术；③二尖瓣闭合分离术；④二尖瓣球囊扩张成形术。

(5) 患者在没有左心房血栓、无明显瓣膜钙化或无腱索融合时可在非体外循环下行闭合二尖瓣分离术，然而这类手术在美国已经被二尖瓣球囊扩张成形术取代。

(6) 在心导管室，二尖瓣球囊扩张成形术由心内科介入医师在全麻或清醒镇静下完成。这种术式是采用一根带套囊的导管通过房间隔进入二尖瓣瓣口并扩张，从而增加二尖瓣的瓣口面积。TEE 是 X 线片显影的有效补充，可以引导导管进入并且评估可能形成的血栓。

(7) 除了需要进行旁路移植手术的冠心病及伴随其他严重的瓣膜疾病，二尖瓣球囊扩张成形术的禁忌证还包括二尖瓣瓣口面积超过 1.5cm²、中到重度二尖瓣反流、严重的钙化、存在左心房血栓及交界区无融合。非交界区融合导致的二尖瓣狭窄是相对禁忌证[5, 6]。

(8) 二尖瓣球囊扩张成形术在大多数患者术后即可产生明确的效果，二尖瓣瓣口面积可达 1.9～2.0cm²。

(9) 然而二尖瓣球囊扩张术可能的并发症包括严重的二尖瓣反流、医源性房间隔缺损和体循环血栓。

(10) 无论是二尖瓣分离术还是球囊扩张术，都仅能降低狭窄的程度，推迟手术的时间，最终解除狭窄还是依赖于手术治疗。在行

手术治疗之前的阶段，患者无须抗凝，死亡率也较换瓣术后低，但再狭窄的风险很高。

(11) 当二尖瓣分离术或球囊扩张术治疗效果不满意时，则需要进行瓣膜置换术。如果出现慢性房颤，在心脏手术中，还可以通过手术造成左心房产生瘢痕组织，从而破坏房颤的折返回路，该术式称为"迷宫手术"。

7. 围术期管理目标

(1) 血流动力学管理

①左心室前负荷：一方面，前向血流要通过狭窄的二尖瓣有赖于足够的前负荷。而另一方面，二尖瓣狭窄的患者左心房压升高，肺血管处于充盈状态，如果此时使用过多液体，极易使本身就处于临界充血性心力衰竭的患者产生肺水肿。围术期的 TEE 是监测容量状态的最佳手段，当然，其他的有创监测手段（如肺动脉导管）也是有效的。

②心率：在心室舒张时血流通过二尖瓣，理论上心率偏慢有利于维持血流动力学稳定，然而由于每搏量相对固定，心率过慢无法维持足够心排血量。当患者需房室起搏时，将 PR 间期设置为较长的 0.15～0.2ms 更为理想，因为此时可使血流在心房收缩后有足够的时间通过狭窄的二尖瓣。PR 间期缩短，将使舒张期心室充盈血流下降，从而降低心排血量。

③收缩力：在二尖瓣狭窄的终末期，左心室长期收缩力降低可导致严重的充血性心力衰竭。而右心室收缩力的下降，限制了左心房充盈。这些因素均能导致心排血量下降，增加手术风险。建议在体外循环开始之前及停机后使用正性肌力药物支持。

④体循环阻力：二尖瓣狭窄的患者心排血量有限，往往需要增加体循环阻力以维持血压。降低后负荷并不会改善前向血流，因为这类患者的心排血量降低是由于二尖瓣狭窄所致，因此应维持正常的后负荷。

⑤肺血管阻力：这类患者的肺血管阻力通常是升高的，并且在缺氧时极易诱发肺血管收缩。应尽量避免任何增加肺动脉压的因素，如麻醉过浅、酸中毒、高碳酸血症或低氧血症。

(2) 麻醉技术

①术前药物使用应是小剂量以避免前负荷的急剧下降或镇静过度导致的低氧血症和高碳酸血症，使已经存在的肺动脉高压恶化。推荐使用电复律治疗新发的房颤。

②肺动脉导管对于围术期的管理是有益的。然而，由于肺动脉已经存在扩张，在置入肺动脉导管时应考虑到这可能导致肺动脉破裂的风险增高。对于二尖瓣狭窄的患者，其肺动脉楔压仅能估测左心房压，由于跨瓣压差的存在，并不能准确反映左心室充盈压，而测量肺动脉楔压又存在肺动脉破裂的风险，故我们通常无须将肺动脉导管放置到楔压的位置。

③TEE 检查在二尖瓣修复术中尤为重要。二尖瓣置换术的并发症如瓣周漏、二尖瓣前叶前向运动（SAM）征等也能通过 TEE 及时发现并处理。TEE 也能有效地评估心室功能。

④术前左心室功能看似正常的患者，在体外循环结束时，其心肌收缩力可能明显降低，因为心脏停搏导致的缺血加重了心肌功能的异常。体外循环结束后的容量治疗也需谨慎，以避免左心室和右侧心力衰竭。为避免容量超负荷，心排血量可依靠正性肌力药物和血管收缩药来维持。慢性房颤患者，尤其是迷宫手术后，可预防性使用胺碘酮。

> **临床要点** 二尖瓣重度狭窄患者，尽管其左心室舒张末压是降低的，但肺动脉楔压往往是升高的。

(3) 术后病程：在人工瓣膜置换术后，仍存在 4～7mmHg 的跨二尖瓣压差。如果手术成功，患者在术后第一天就可出现肺循环阻力下降、肺动脉压降低和左心房压下降，心排血量增高。绝大多数的患者其后肺血管阻力将持续下降。若术后肺动脉压仍未下降则提示患者存在不可逆的肺动脉高压和（或）不可逆左心功能障碍，这类患者预后不佳。

（三）二尖瓣关闭不全

1. 自然病程二尖瓣关闭不全的临床表现多样，有急性起病的情况，也可有慢性隐匿的病程。二尖瓣瓣叶病变、二尖瓣环扩张、腱索断裂、乳头肌病变、左心室功能障碍或者左心室不成比例增大均可致二尖瓣关闭不全。

(1) 急性二尖瓣关闭不全：心肌缺血使乳头肌功能失调或导致心肌梗死及钝性胸壁损伤导致的乳头肌断裂，这些都可引起急性二尖瓣关闭不全。而二尖瓣黏液瘤样退行性变或者风湿热也可导致腱索断裂。感染性心内膜炎、球囊瓣膜成形术或胸部贯穿伤可导致二尖瓣瓣叶的急性损伤。

(2) 慢性二尖瓣关闭不全

①缺血性或扩张性心肌病及主动脉瓣关闭不全可引起左心室增大，导致二尖瓣瓣环扩张。一些舒张功能障碍的患者如主动脉瓣狭窄，原发性高血压等都可引起左心房扩大，进而引起二尖瓣瓣环扩张。最终，二尖瓣瓣环扩张将进一步加重左心房左心室扩大或者瓣环牵拉等其他因素引起的二尖瓣关闭不全。

②二尖瓣瓣叶病变包括二尖瓣脱垂（可能由特发性、风湿性或黏液瘤样退行性变引起）、感染性心内膜炎导致瓣叶损害、炎症或退行性变引起瓣叶增厚或钙化等限制性病变。限制性改变也可因为左心室相对腱索和乳头肌不成比例的扩张导致二尖瓣瓣叶关闭不全。大多数缺血性二尖瓣关闭不全患者均有此病变。

③瓣下结构异常。黏液瘤样退行性变往往

引起腱索的断裂或冗长。风湿性心脏病则可引起腱索断裂、增厚及瓣下结构钙化。根据腱索断裂的数量和类型，二尖瓣关闭不全可表现为急性或慢性，轻度到重度。

④功能性二尖瓣关闭不全。当二尖瓣的瓣叶和腱索结构都正常时，此时出现的二尖瓣关闭不全往往是功能性的。这种现象目前尚未有明确的解释，最可能的原因可能是左心室整体功能受损引起二尖瓣瓣叶、乳头肌和左心室的空间关系发生改变。左心室功能障碍引起心室扩大及左心室形状改变（变成更像球形），最终将损害二尖瓣正常的结构和功能。而缺血性心脏病引起的缺血性二尖瓣关闭不全就是一种功能性二尖瓣关闭不全。

(3) Carpentier 分类标准：目前已在临床上广泛应用。此分类根据瓣叶的运动情况来描述二尖瓣关闭不全的不同机制（表 12-3）[7]。

2. 病理生理学

(1) 一般病程

①急性：急性二尖瓣关闭不全往往表现为双心室衰竭。急性二尖瓣关闭不全时由于左心房顺应性降低，左心房压和肺动脉压迅速升高，从而导致肺淤血、肺水肿和右侧心力衰竭。机体为维持心排血量而加快心率，同时使左心室不能完全排空，左心室容量及舒张末压力增加，进一步导致心肌缺血和左心室功能

障碍。

②慢性：慢性二尖瓣关闭不全时，左心房扩张，左心室出现偏心性肥厚。起初，左心室扩张能够维持左心室舒张末期压稳定，尽管左心室舒张末容积增加，但是因为左心室的总每搏量增加，故其前向搏出量也能够维持基本正常。然而当左心室扩张和偏心性肥厚这种代偿不能维持心排血量时，则会出现左心室功能障碍和心力衰竭。持续的左心房扩大会牵拉二尖瓣环而导致反流量进一步加大。反流量的不断增加，导致肺动脉压升高、肺淤血，最终导致右侧心力衰竭。左心房扩大也会引起房颤，以及增加血栓形成的风险。

(2) 心内血流动力学和心肌重构：在急性二尖瓣关闭不全时，左心室舒张末压迅速升高引起左心房扩张，以维持每搏量。而在慢性二尖瓣关闭不全时，左心室舒张末压常维持正常，到后期才会逐渐增高。

(3) 压力波形的异常：在肺动脉毛细血管楔嵌压的波形中，左心房的顺应性、肺血管床顺应性、肺静脉回流量及反流量的大小，决定了关闭不全波（巨大的 V 波）的形状。急性二尖瓣关闭不全患者，其左心房顺应性差，故产生了巨大 V 波。而慢性二尖瓣关闭不全患者的左心房扩大且顺应性好，故反流量可以缓冲到左心房，而不把压力传导至肺循环。1 例二尖

表 12-3　根据瓣叶的运动情况来描述二尖瓣关闭不全的机制

Carpentier 分类	二尖瓣运动	常见原因
I	正常	二尖瓣环扩张 瓣叶损害（感染性心内膜炎） 瓣膜穿孔或开裂
II	过度	瓣叶脱垂 连枷样瓣叶
III a	瓣叶收缩期舒张期均活动受限	风湿性瓣膜病
III b	瓣叶仅在收缩期活动受限	功能性二尖瓣关闭不全 缺血性二尖瓣关闭不全

瓣关闭不全的压力 – 容积环见图 12-5。

（4）TEE：术中最初的 TEE 检查主要是要确定病变的机制。不仅瓣叶的结构和功能是检查的重点，瓣下结构和左心室功能及形状也要仔细评估。（图 12-6 和图 12-7）术中 TEE 的检查结果还可以帮助手术医师制定最终手术方案，如决定该二尖瓣是否适合行瓣叶修复术。如果决定行二尖瓣修复术，TEE 检查的下一个重点是预测修复术后的 SAM 征（修复术后一种严重的并发症，能导致术后严重的血流动力学不稳定）。以下多种因素可能与术后 SAM 相关，包括二尖瓣黏液样变瓣叶冗长；尤其是左心室本身无扩张且处于高动力学状况的情况，前叶组织过多；修复术后瓣叶对合点与前间隔的距离（C-sept）过短也可引起 SAM[8]。

> **临床要点** 全身麻醉状态可导致前负荷明显改变，从而往往低估了二尖瓣关闭不全的严重性，因此在麻醉前使用超声对患者行二尖瓣关闭不全程度的评估更为恰当。

3. 严重程度的评估

（1）用心导管造影剂清除来评估二尖瓣关闭不全已被超声心动图所取代。

（2）超声评估二尖瓣关闭不全（表 12-4）。

（3）定量评估二尖瓣关闭不全。

①术中首先可使用 PISA 法或者测量反流束面积来对二尖瓣关闭不全进行定量评估，然后根据 Carpentier 分类来确定病变的机制[9]。

②下一步则需进行几何定量，包括确定瓣环直径，瓣叶长度，心室大小，瓣叶对应瓣环的指数及是否发生心室重构。在体外循环开始前，就要分析是否存在二尖瓣修复术可能失败的预测因素：包括二尖瓣瓣环钙化，瓣环严重扩张，以及存在术后收缩期前向运动的危险因素。一旦患者体外循环脱机，就要马上做术后评估，包括采用直接描记法和压力半降时间来评估是否存在狭窄，以及是否存在中度以上的反流。

③评估二尖瓣关闭不全严重性最常用的方法还是使用二维 TEE 加上彩色多普勒。反流束最常用于诊断二尖瓣关闭不全而非二尖瓣关闭不全的定量，一般认为反流束面积越大，二尖瓣关闭不全程度越重。然而有很多技术上因素影响这种评估，包括负荷及反流束偏心等情况。

④反流缩流颈是指反流束起始部最窄的地方，可通过调整尼奎斯特极限来更好地显示，并且可用于二尖瓣关闭不全的分级。缩流颈宽

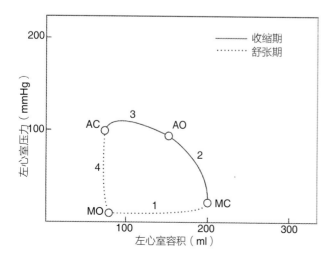

◀ **图 12-5　急性和慢性二尖瓣关闭不全的压力-容积环**

在慢性二尖瓣关闭不全中，左心室舒张末容积升高而左心室充盈压并未明显升高；相反，在急性二尖瓣关闭不全中，左心室舒张末容积升高的同时左心室充盈压也相应的增加。AO. 主动脉瓣开放；MC. 二尖瓣关闭；MO. 二尖瓣开放；AC. 主动脉瓣关闭；阶段 1. 心室充盈；阶段 2. 等容收缩期；阶段 3. 心室射血期；阶段 4. 等容舒张期（改编自 Jackson JM, Thomas SJ, Lowenstein E. Anesthetic management of patients with valvular heart disease. *Semin Anesth.* 1982；1：248）

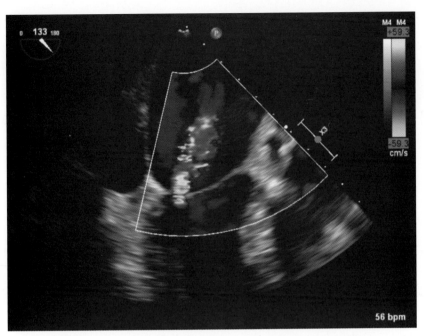

▲ 图 12-6　TEE 中彩色多普勒显示心室收缩期二尖瓣关闭不全

（此图彩色版本见书中彩图部分）

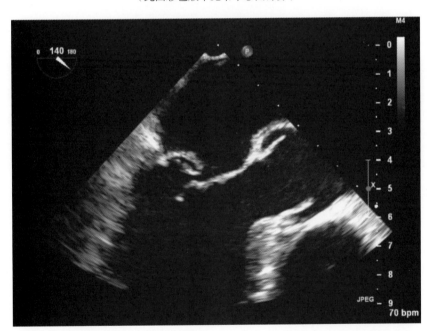

▲ 图 12-7　经食管中段左心室长轴切面上显示重度二尖瓣关闭不全时后瓣连枷样改变

度小于 3mm 说明轻度反流，而缩流颈宽度在 7mm 及以上则意味着重度反流[8]。由于这种方法不能准确地区分轻度和中度反流及中度和重度反流，故其使用受到一定的限制。如果患者刚好处于这种难以区分的情况，则有必要使用第二种方法来辅助诊断。这种方法还有一个局限性就是假设反流口是一个圆形，当反流口形状不规则时，则不准确。

⑤血流汇聚法是一种定量评估二尖瓣关闭不全的推荐方法。可采用逐渐降低尼奎斯特极限来显示 PISA，并在收缩中期来测量半径，通过这些测量可以得到反流容积及有效的

表 12-4　二尖瓣关闭不全的超声评估

	轻度	中度	重度
左心房大小	正常	正常或扩张	通常扩张
左心室大小	正常	正常或扩张	通常扩张
瓣叶形状	正常 / 异常	正常 / 异常	瓣叶脱垂，乳头肌断裂
反流束面积	小	中等	较大或者偏心性撞击心房壁的反流束
缩流颈宽度	< 3mm	—	≥ 7mm
PISA	无或小	中等	大
EROA	> 20mm^2	20～29mm^2，30～39mm^2	40mm^2
反流量	> 30ml	30～39mm^2，40～59mm^2	≥ 60ml

PISA. 近端等速表面积法；EROA. 有效反流口面积

反流口面积（effective regurgitant orifice area, EROA）。而得到这些数据以后，则可对二尖瓣关闭不全进行分级，即轻度、中度和重度。并可能对一些亚分级进行分类，如轻到中，或中到重。这种方法尤其适用于偏心性反流，但是其仍然依赖于反流口形状的几何假设。同时也受血流动力学的影响，且对于多处反流无法评估。

4. 手术治疗

（1）只要有瓣膜修复的可能性，就尽量行瓣膜成形术。二尖瓣成形术比二尖瓣置换术的优势包括：避免了长期抗凝治疗（对于机械瓣而言）；避免了需再次置换劳损的人工瓣膜（对于生物瓣膜而言）。更重要的可能是，瓣膜成形术能更好地保留左心室的功能。二尖瓣环的支撑结构是左心室的结构和功能的极其重要组成部分，一旦在瓣膜置换术中损伤了二尖瓣环的支撑结构，将可导致左心室功能损伤；而瓣膜成形术可以保持其结构完整，从而可避免损伤左心室功能。对于二尖瓣关闭不全患者中已经有症状的纽约心脏协会（NYHA）分类 Ⅱ 级的心力衰竭者和（或）二尖瓣关闭不全引起的慢性或再次发作房颤者，强烈建议手术治疗。对于无症状的患者，应仔细权衡手术和等待的风险和效益，这类患者是否手术主要取决于是否存在左心室扩大、功能障碍、肺动脉高压，而其中左心室是否出现功能障碍是最重要的因素。一旦怀疑该患者左心室功能可能有潜在的障碍，可采用运动负荷超声进一步评估。一旦瓣膜成形的手术机会适宜，宜尽早手术，因为成形术无须长期抗凝而且远期预后良好。拟行冠状动脉旁路移植的患者，出现中度以上缺血性二尖瓣关闭不全，同时行二尖瓣成形 / 置换术是有益的，这种情况下二尖瓣的成形往往只需要置入成形环即可获得满意的疗效。

（2）当患者不适合行手术治疗时，采用经导管的二尖瓣夹修复术可以降低二尖瓣关闭不全的程度和症状。

（3）二尖瓣成形术的可行性

①一般情况下，相对较容易成形的二尖瓣病变包括瓣叶穿孔、瓣环扩张、瓣叶活动过度；而修复困难的情况包括瓣叶活动受限、严重的钙化、活动性的感染。二尖瓣后叶的单个病变成功修复的可能性最大。

②三维超声可以获得动态的左心房面的

二尖瓣外科视野切面来更好诊断二尖瓣关闭不全，同时还可从其他切面中观察到类似的左心室面观。这些切面可在体外循环建立前就能对病变进行 Carpentier 分类。瓣膜病变的进一步精确诊断有赖于彩色多普勒下瓣膜结构的显示。退行性病变引起的二尖瓣关闭不全可通过实时三维超声图像提取的二尖瓣几何参数，尤其是瓣叶脱垂的高度和容积来进行确诊[9]。

③退行性变导致的二尖瓣关闭不全：70%的二尖瓣关闭不全都是退行性变引起的，这类瓣膜具备行二尖瓣修复术极佳的适应证。然而是否能行二尖瓣修复术还取决于一系列临床和超声的因素。退行性二尖瓣关闭不全在以下情况下不适合行修复术，包括病变累及两个瓣叶中的多个分区（≥3）、严重的二尖瓣瓣环钙化尤其是前瓣、存在大的中央性反流束及二尖瓣极度扩张（>5cm）；与之相反，若后叶及相应腱索长度较长，患者相对年轻则是倾向行瓣膜修复术的预测因素[9]。而患者因感染性心内膜炎或风湿性瓣膜疾病导致瓣膜有较大穿孔，瓣膜组织较少都是瓣膜修复术失败的重要的预测因素。

④缺血性功能性二尖瓣关闭不全：如果二尖瓣交界区病变或后叶出现裂（>50%的凹痕）或沟（<50%的凹痕），即使二尖瓣结构外观正常，也会产生明显的二尖瓣关闭不全。三维超声能够区分这类病变与缺血导致牵拉，以此来明确二尖瓣关闭不全的病因。这种牵拉最终会使反流口面积增大，瓣膜对合点向二尖瓣瓣环平面以下移动，导致二尖瓣在外观上呈现出一个被拉紧的状态。瓣叶内或瓣叶间对合不良会引起二尖瓣关闭不全，牵拉的程度可以作为评估二尖瓣关闭不全病程长短及严重程度的一个指标。在标准二维 TEE 中的经食管中段四腔心和左心室长轴切面可以在收缩期测量二尖瓣瓣环平面和对合点之间的距离，这个距离被称为"幕状区高度"。幕状区高度与二尖瓣关闭不全程度直接相关，当其大于 0.6cm 的时候，则视为异常[9]。三维超声能够测量一些其他的关于牵拉程度的指标如幕状区面积（缺血性心肌病患者评估二尖瓣关闭不全程度很好的指标）和幕状区容量（在扩心病引起的功能性二尖瓣关闭不全中相关性好）。

⑤如果其术中 TEE 有以下特征，如收缩期幕状区面积为 1.6cm² 及以上、严重的功能性缺血性二尖瓣关闭不全及舒张期瓣环直径为 37mm[8]，约半数缺血性功能性二尖瓣关闭不全的患者行二尖瓣修复术后，可能会出现修复失败。术前 TTE 也可以预测某些情况下瓣膜修复术可能会失败，如收缩期幕状区面积大于 2.5cm²，后叶活动受限明显，后叶角度大于 45°，对合缘距离大于 1cm。如果出现巨大中央性反流，多处中央及后内侧复杂的反流，严重的左心室扩张都会降低二尖瓣关闭不全修复的成功率。

5. 围术期管理目标

(1) 血流动力学管理

①左心室前负荷：应根据每一个患者对补液的临床反应及血流动力学变化，来个体化维持患者的前负荷水平。当然，常规测定前向每搏量是十分有益的。

> **临床要点**　对于二尖瓣关闭不全的患者，其前负荷的增加和维持需要个体化，通过患者对容量负荷的临床反应和血流动力学变化进行仔细评估后再做精准治疗。

②心率：很多二尖瓣关闭不全的患者，尤其是慢性关闭不全患者，在入手术室时常常伴有房颤。心率过慢对这类患者尤其不利，因为此时左心室容量增加会加重反流，降低心排血量。

③心肌收缩力：前向每搏量取决于偏心性肥厚的左心室收缩功能。心肌收缩力的下降将导致左心室功能进一步下降，并使临床症状恶化。而正性肌力药物能增加心肌收缩力并增加前向血流量，并使二尖瓣环收缩，减少反流量。

④体循环阻力：后负荷增加可使反流分数增加，并降低体循环的心排血量，故可以适当降低后负荷。

> **临床要点** 重度二尖瓣关闭不全的患者肺动脉压力增高且左心房压力增高，因此其肺血管阻力是增加的。

⑤肺循环阻力（pulmonary vascular resistance, PVR）：采用以下公式可以计算肺血管阻力，从这个计算过程可以了解每个可能升高肺动脉压力因素的重要性。

PVR=80 ×（平均肺动脉压 – 肺毛细血管楔嵌压）/ 心排血量

PVR= 肺血管阻力

80=dyn.s/cm^5 的转换因子

PAP= 肺动脉压力

PCWP= 肺毛细血管楔嵌压

CO= 心排血量　　　　　　（公式 12-1）

对于肺动脉高压的患者，应避免高碳酸血症、缺氧、笑气和浅麻醉等可能引起肺血管收缩的因素。

(2) 麻醉技术

①术前用药：可应用小剂量术前用药。

②全麻的诱导和维持：麻醉诱导和维持的血流动力学目标是维持外周动脉扩张、保证心肌收缩力并将每分钟心率维持在 90 次左右。患者可以很好地耐受少量多次的滴定法给予镇痛药、镇静药及吸入麻醉药。若在浅麻醉下行气管插管会使动脉压突然上升、反流分数急剧

增加并继发肺水肿。

③肺动脉导管：a. 左心室功能障碍（可能由左心室缺血或浅麻醉下血管收缩诱发）和肺血管收缩可引起肺动脉压的急剧增加。因此肺动脉导管不仅能指导液体治疗，还能及时诊断并管理这些突然发生的情况，其价值较大。b. 对于可逆转的肺动脉高压治疗措施包括：使用一氧化氮、在尽量不引起胸内压增加及维持体循环压的情况下进行过度通气。吸入性的米力农和前列腺素 E$_1$ 可作为替代治疗方法。

④ TEE：a. 体外循环后 TEE 检查对于评估瓣膜修复术的效果至关重要，此时如果 TEE 检查发现较大的瓣周漏、明显的残余反流等并发症要及时与手术团队沟通。b. 二尖瓣修复术后的评估涉及重大手术决策，且时效性强。术后立即评估可以及时发现二尖瓣前叶过长所致的收缩期前向运动而引起的左心室流出道梗阻，严重的反流，狭窄。无论是自身的瓣膜还是人工瓣膜，术后 TEE 评估的原则是一致的，都需要从经食管和经胃多个切面进行观察修复的瓣膜及评估其功能。c. 二尖瓣关闭不全修复术成功的标准是脱机后二尖瓣的关闭不全程度不超过轻度。体外循环转机后评估二尖瓣反流最常用的方法是采用彩色多普勒实时观察反流束来直观地进行定量。对于成功的修复术，会马上显示无瓣膜狭窄或反流，而且形态正常。其他的定量方法包括有效反流瓣口面积和缩流颈宽度，其在修复术后难以测量且相当费时，其原因可能是二尖瓣的解剖结构在术后发生了改变。三维超声能增强定量评估的准确性，且能提供有关瓣膜结构完整的信息，为其长期耐用性提供依据。d. 人工瓣膜瓣叶的正常活动及装置结构的稳定可以通过二尖瓣的左心房和左心室面来观察。而如果存在收缩期前向运动现象，则可以通过经食管中段左心室长轴图来记

录或排除。收缩期前向运动的二维超声表现有二维超声下观察到前叶的运动、左心室流出道流速大于2m/s、彩色多普勒下观察到左心室流出道的湍流同时伴有前向偏心性二尖瓣反流束及M超声下主动脉瓣提前关闭。在某些更复杂的情况下，收缩期前向运动造成部分或全部左心室流出道梗阻，三维超声可以为其提供更准确的依据。e.二尖瓣成形术后，其瓣口面积往往缩小。在体外循环刚结束的阶段，左心房/左心室的顺应性、血流动力学都有一定的波动，因此，术后采用压力半降时间来计算二尖瓣瓣口面积是有争议的。术后对二尖瓣进行完整的二维和彩色多普勒的检查后，可通过跨瓣血流的多普勒来计算二尖瓣的瓣口面积。三维超声的测量说明二尖瓣的瓣环并非平面结构，并且也可准确描记二尖瓣瓣口面积。然而，这些方法都有一定局限性，必须要结合特定的临床情况来解释，如压力半降时间取决于左心室舒张末容积，而跨瓣压差则与心排血量密切相关（跨瓣血流）。

⑤体外循环的脱机：二尖瓣置换术切除了较多的瓣下组织，导致这类患者术后左心室功能会明显变差，因此二尖瓣置换术的患者比二尖瓣成形术患者更需要正性肌力药物的支持。体外循环停机后是否需要正性肌力药物支持还应考虑以下因素，即左心室射血分数、关闭不全的严重程度、主动脉阻断时间及是否存在肺高压。某些患者可能需要置入主动脉内球囊反搏来预防左心室扩大和衰竭。在停机时，常常会使用胺碘酮以维持患者的窦性心律。在行二尖瓣手术联合迷宫手术时，应常规使用胺碘酮治疗。

(3) 术后病程：对于二尖瓣关闭不全患者，即使术后左心房压和肺动脉压会下降，但仍需要高的左心房压来维持足够的心排血量。

（四）二尖瓣狭窄伴关闭不全

1. 风湿性二尖瓣狭窄（mitral stenosis，MS）往往合并关闭不全（mitral regurgitation，MR）。

2. 当二尖瓣狭窄和关闭不全同时存在时，主要通过血流动力学变化来确定主要病变并做出手术决策。

3. 最佳的稳定状态则需要正常的后负荷、心率及心肌收缩力，维持足够的前负荷，避免一些会使肺动脉收缩的药物或情况。

4. 多瓣膜病变的患者往往较单瓣膜病变患者有更高的风险。

（五）三尖瓣狭窄

1. 自然病程

(1) 病因：三尖瓣狭窄的病因可以有先天性，类癌，最常见的还是风湿性的瓣膜炎。风湿性三尖瓣狭窄很少见，且几乎不独立存在，经常合并三尖瓣反流，其中大部分的患者也伴有二尖瓣病变。其他引起三尖瓣狭窄的原因包括心内膜弹力纤维增生症、右心房肿瘤、系统性红斑狼疮和类癌综合征。

(2) 症状：三尖瓣狭窄患者主要表现为右侧心力衰竭的症状和体征，包括外周水肿、肝功能障碍、腹水、肝大、颈静脉怒张。

2. 病理生理学

(1) 自然病程：成人的三尖瓣是所有心脏瓣膜中最大的，其正常的瓣口面积为7～9cm²，由三个瓣叶构成，分别为前瓣、后瓣和隔瓣。正常的三尖瓣跨瓣压差仅为1mmHg。在瓣口面积小于1.5cm²之前，其前向血流仍可保持正常，故在三尖瓣狭窄的发展过程中，有很长的无症状期。当瓣口面积为1.5cm²时，其对应的跨瓣压差为3mmHg。随着狭窄的进一步发展，将出现右心房压增加、右心房扩大和前向血流减少。

(2) 严重程度的评估：三尖瓣狭窄的严重程度可通过心导管或超声心动图测得的瓣口面积及跨瓣压差来评估。跨瓣压差超过 5mmHg 和三尖瓣瓣口面积小于 1cm^2 提示有重度狭窄。

(3)TEE：风湿性三尖瓣狭窄的患者通常表现为瓣叶增厚、活动受限及舒张期圆顶样改变，交界区融合也很常见。功能性三尖瓣狭窄往往可见引起右心室流入道狭窄的右心房肿块。连续多普勒测定跨瓣压差来评估狭窄的严重程度。

3. 手术治疗

对于重度三尖瓣狭窄的患者，可通过低盐饮食、使用洋地黄和利尿药减轻肝脏淤血，改善肝功能，延迟手术，以降低严重三尖瓣狭窄患者的手术风险。大多数的三尖瓣狭窄患者均合并其他瓣膜病变而需要手术治疗。三尖瓣的跨瓣压差超过 5mmHg 或瓣口面积小于 2cm^2 是三尖瓣的手术指征，而三尖瓣连接部切开（三尖瓣狭窄分离术）是常见的术式。但三尖瓣瓣膜钙化严重时，可能需要行人工瓣膜置换术。一般情况下，三尖瓣狭窄分离术就足够了。

4. 围术期管理目标

(1) 血流动力学管理

①右心室前负荷：维持通过狭窄三尖瓣的前向血流，就必须要维持足够的前负荷。

②心率：三尖瓣狭窄的患者需要维持窦性心律。室上性心动过速和心动过缓都是有害的。前者将使患者临床状况迅速恶化，应通过电复律或药物治疗进行控制。而后者则因为降低了前向血流，需要进行药物或者起搏器治疗。

③心肌收缩力：需增加右心室的心肌收缩力以维持合适的心排血量。三尖瓣狭窄会影响右心室早期充盈。心室收缩力的突然下降会使心排血量明显下降并使右心房压升高。

④体循环血管阻力：由于三尖瓣狭窄的患者通过三尖瓣的血流受限，外周血管扩张药可加重低血压。

⑤肺血管阻力：因为三尖瓣狭窄患者前向血流受限主要是由狭窄的三尖瓣所致，故降低肺血管阻力对于改善前向血流并无作用。只需将肺血管阻力维持在正常范围即可。

(2) 麻醉技术

①可使用小剂量术前用药。

②如果患者只有单纯的三尖瓣狭窄，麻醉的首要任务是维持高前负荷、高后负荷及足够的心肌收缩力。患者同时合并二尖瓣疾病时，需根据二尖瓣的病变的类型来制定麻醉方案。

③在三尖瓣狭窄的患者置入肺动脉导管不一定合理且很困难。多数情况下，可将肺动脉导管留置上腔静脉（superior vena cava, SVC），在手术医师完成成形或置换的三尖瓣手术后将其再置入肺动脉，或等完全脱机后再漂浮到位。在手术开始前，就需要与手术医师进行这方面的详细讨论。

④体外循环期间，右心房内没有血液，上腔静脉压力完全取决于上腔静脉插管的引流，因此要特别注意上腔静脉的引流以避免上腔静脉压力过高、脑灌注压下降及不可逆的脑损害。因此有必要监测上腔静脉阻断上方的中心静脉压及间断评估患者头部是否出现水肿。肺动脉导管的侧孔不能给药，因为体外循环期间此处无血流经过。

⑤在体外循环结束后，仍要继续增加前负荷并且在右侧心力衰竭时及时辅用正性肌力药物。

> **临床要点** 在体外循环过程中，肺动脉要与循环血流分离，需防止从肺动脉导管侧孔进行药物输注。

（六）三尖瓣关闭不全

1. 自然病史

单纯的三尖瓣关闭不全并不常见，一般常见于药物滥用相关的心内膜炎、类癌综合征、Ebstein 畸形、结缔组织病引起的瓣膜脱垂或者胸部创伤。然而，继发于右侧心力衰竭、肺高压、左心异常（如主动脉瓣或二尖瓣狭窄的终末期）的三尖瓣关闭不全更为常见。严重的主动脉瓣或二尖瓣病变，使右心室张力增加，最终导致合并三尖瓣关闭不全的右侧心力衰竭。此种功能性三尖瓣关闭不全是由于三尖瓣瓣环扩大，或者右心室扩大后限制了三尖瓣瓣叶活动所导致。

2. 病理生理学

(1) 自然病程：因为右心室可代偿容量超负荷，所以患者能很好地耐受单纯的三尖瓣关闭不全。许多三尖瓣关闭不全的症状与右心室后负荷增加相关。因此当三尖瓣关闭不全合并肺动脉高压时，右心室射血阻力的增加导致了心排血量的减少。三尖瓣关闭不全患者常合并有房颤。

(2) TEE 评估及对三尖瓣关闭不全的严重程度分级：功能性三尖瓣关闭不全患者行 TEE 检查可发现右心室扩张和三尖瓣环的扩大，同时三尖瓣瓣叶被牵拉，活动受限。不同的合并症，其病变有着不同的特征，包括瓣膜赘生物和瓣膜穿孔常见于心内膜炎患者中；交界区融合，并伴有二尖瓣和（或）主动脉瓣受累常见于风湿性疾病患者中；弥散性瓣叶增厚则常见于类癌性心脏病，往往导致三尖瓣和肺动脉瓣的狭窄和关闭不全；在 Ebstein 畸形患者中，三尖瓣瓣叶在右心室腔内的位置发生改变，使右心室变小，三尖瓣瓣叶向右心室心尖部位移位。彩色多普勒下测量反流束大小是评估三尖瓣关闭不全严重程度的最常用方法。然而，与二尖瓣关闭不全类似，全身麻醉下其负荷条件发生改变，因此，三尖瓣病变的严重程度很可能被低估。脉冲多普勒下肝静脉血流的改变也可以用来辅助评估三尖瓣关闭不全的严重程度。

(3) 压力波形异常：中心静脉压波形可能出现巨大 V 波。然而，其他因素（包括右心房的顺应性、右心房的充盈及反流量）决定了反流波的大小。

3. 围术期管理目标

(1) 血流动力学管理

①右心室前负荷：为保证足够的前向血流，必须要保证足够的前负荷，中心静脉压的下降将严重影响右心室的每搏量。

②心率：正常至偏快的心率对这类患者有利，因为这样不仅能维持前向血流还能预防周围血管床淤血。

③心肌收缩力：上文提及，三尖瓣关闭不全往往继发于右侧心力衰竭。由于右心室在空间结构上更适应容量负荷而不是压力负荷，因此当正压通气、肺血管阻力升高或心肌收缩力的抑制均可导致右侧心力衰竭。

④体循环阻力：除非三尖瓣关闭不全的患者合并有主动脉瓣或二尖瓣的病变，否则体循环后负荷改变对三尖瓣关闭不全患者并无明显影响。

⑤肺循环阻力：降低肺循环阻力有助于改善右心室功能和前向血流。过度通气可产生低碳酸血症，降低肺血管阻力，对患者有益，但是要注意避免正压通气时产生的高气道压及一些可能升高肺动脉压的药物。如果需要正性肌力药物支持，应选用多巴酚丁胺、异丙肾上腺素或米力农这些可以扩张肺血管床的药物。此外，吸入一氧化氮或前列环素，可能有助于此类患者的病情。

(2) 麻醉技术

①术前用药剂量最小化。

②与三尖瓣狭窄患者类似，如果患者合并有二尖瓣疾病，则应根据二尖瓣病变的情况来制定麻醉方案。

③肺动脉导管通过关闭不全的三尖瓣可能会遇到困难，因为关闭不全血液会对导管有反向作用力。三尖瓣关闭不全时，使用肺动脉导管测量心排血量并不准确，因为测量时使用的冷盐水将部分反流回右心房而不是进入肺动脉。

④与三尖瓣狭窄时类似，三尖瓣关闭不全患者在体外循环期间要注意上腔静脉的引流。

⑤人工瓣膜一般比患者自身瓣膜要小，因此一旦人工瓣膜置换上去，就可能有三尖瓣狭窄，故体外转机结束后应特别注意增加前负荷。另外，在刚停机时，每搏量都将全部通过阻力增高的肺血管，而不能进入低压的左心房，右心室室壁张力可能增加，因此可能出现右侧心力衰竭并需要正性肌力药物支持。

五、人工瓣膜

对于特定患者选择何种人工瓣膜需要考虑以下多个因素如患者的预期寿命（机械瓣使用时间更长）、患者进行长期抗凝治疗的依从性（机械瓣需要持续抗凝）、现有瓣膜疾病的解剖和病理特点及外科医师的经验。

（一）基本特点

1. 理想的心脏人工瓣膜的特点有如下，即不产生血栓、化学惰性、保护血液成分并且允许血流以生理性方式通过。

2. 虽然已经开发了多种人工瓣膜可替代三尖瓣或二尖瓣，但是都有发生并发症的可能。

（二）人工瓣膜的类型

机械瓣

(1) 目前的机械瓣膜经久耐用，但是易产生血栓。所有换机械瓣膜的患者均需终身抗凝治疗。

(2) 通常使用华法林进行抗凝，使用剂量为控制患者凝血酶原时间为对照的 1.5～2 倍。

(3) 有 4 种基本的机械瓣膜，包括球笼瓣、笼盘瓣、单页斜碟瓣及双叶斜碟瓣。其中双叶斜碟瓣因其设计的改进及血液层流的改善，是目前最为常用的机械瓣。

①双叶斜碟人工机械瓣膜

a. 1977 年，St.Jude 双叶心脏瓣膜面市。它的轮廓较低，允许中心血流通过以支撑部位为轴的两个半圆形碟片。St. Jude 瓣膜可用于主动脉瓣、二尖瓣和三尖瓣的置换。

b. 尽管这些瓣膜对血流产生的阻力小且出现血栓的并发症也少，但仍需要长期抗凝。

c. St. Jude 仍是目前应用最广泛的双叶斜碟人工机械瓣膜。其他的一些双叶斜碟瓣包括 CarboMedics、Edward Tekna、Sorin Bicarbon 及 Advancing the Standard（ATS）。

②人工生物瓣

a. Hancock 猪主动脉生物瓣于 1970 年面市（现为 Medtronic Hancock Ⅱ 支架猪生物瓣），随后出现的有 1974 年 Ionescu–Shiley 牛心包生物瓣和 1975 年 Carpentier–Edwards 猪主动脉生物瓣。

b. 生物瓣的优势是无须长期抗凝治疗且血栓形成的风险较机械瓣小，但它不如机械瓣经久耐用。

c. 由于生物瓣的耐用性不够好，而在老年人中所换生物瓣的生存期更长，故生物瓣使用的适应证为年龄大于 60 岁的老年人及不宜抗凝的患者。

d. 生物瓣膜置换在主动脉瓣比在二尖瓣更为耐用。

e. 生物瓣可分为两类，分别是有支架生物瓣和无支架生物瓣。

i. 支架生物瓣膜

－支架生物瓣膜是将猪瓣膜或牛心包放置在聚丙烯支架上，而支架连接在覆盖有涤纶（Dacron）的硅树脂缝环上。

－这类瓣膜改善了瓣环的中心血流，减少了湍流，但是支架还是对前向血流产生了一定的阻力，可能引起换瓣术后残余的跨瓣压差。

－目前还应用于临床的支架瓣膜是Carpentier-Edwards perimount、Medtronic Mosaic、Carpertier-Edwards porcine、Hancock porcine 与 Medtronic intact porcine。

ii. 无支架生物瓣

－无支架生物瓣膜的一种类型是将猪瓣膜在无张力戊二醛溶液中固定，无须支架固定。

－目前临床上使用较多的这种类型的瓣膜是 St.Jude Medical Toronto SPV 猪无支架瓣膜、Edwards Prima Plus 猪无支架瓣膜和 Medtronic Freestyle 猪无支架瓣膜。

－无支架的生物瓣膜几乎仅用于主动脉瓣的置换，当主动脉根部也需置换时，常用无支架的生物瓣。这类瓣膜的血流动力学特性良好，但是置入技术相对要求更高。

③同种瓣膜

a. 1962 年首次使用了来源于尸体的同种生物瓣。然而对这种早期同种瓣消毒和保存过程中使用的一些放射或化学处理技术，大大缩短其使用寿命。

b. 近来，使用抗生素溶液来消毒同种瓣膜，随后将同种瓣膜冷冻保存于液氮，直到手术。这项技术降低了同种瓣膜变脆弱导致瓣叶破裂的可能性，无论患者的年龄如何，75% 以上的同种人工瓣膜使用超过 10 年。

c. 使用此瓣膜通常无须抗凝。出现人工瓣膜性心内膜炎及血流通过同种瓣膜发生的溶血概率都较低。

d. 同种瓣膜移植主要用于主动脉瓣或者肺动脉瓣的置换。

e. 在年龄小于 35 岁和有原发性瓣膜心内膜炎的患者中行同种瓣膜移植的优势最大。

致谢

本章节的这个版本是在前一版基础上改写，作者衷心感谢上一版作者如 Jelliffe Jeganathan, MBBS 和这一版作者 Yannis Amador, MD 的重要贡献。

第 13 章
体外循环或非体外循环心脏手术的替代术式
Alternative Approaches to Cardiothoracic Surgery with and without Cardiopulmonary Bypass

Anand R. Mehta　Peter Slinger　James G. Ramsay　Javier H. Campos　Michael G. Licina　著

李龙艳　王　锷　译

潘　伟　黄佳鹏　校

本章要点

- 非体外循环冠状动脉旁路移植术（off-pump coronary artery bypass grafting，OPCAB）已成为占外科冠状动脉重建 33% 的主流技术。

- 尽管 OPACB 能减少围术期的失血和输血，但它并没有降低神经和肾脏并发症的发生率。

- 辅助治疗，如冠状动脉分流、缺血和（或）麻醉预处理及主动脉内球囊反搏（intraaortic balloon pumps，IABPs）可能有助于减少 OPCAB 术中心肌缺血。通常需要血管收缩药和（或）正性肌力药物支持循环。

- 在 OPCAB 期间，经食管超声心动图（transesophageal echocardiography，TEE）监测可以迅速识别急性心肌缺血，然而，远端冠状动脉吻合时心脏位置的变动会经常影响经胃切面的超声影像。

- 快通道麻醉技术常用于 OPCAB 手术，通常涉及一种均衡方案包括联合使用吸入麻醉药，适量的阿片类药物和中效肌肉松弛药。需避免使用过多的苯二氮䓬类药物和长效药物。

- OPCAB 期间有技巧地搬动心脏可以减少对静脉回流的影响，从而降低血流动力学紊乱，尤其是在行右冠状动脉和左回旋支冠状动脉吻合时。维持足够的血管内容量是至关重要的。

- 微创心脏瓣膜手术通常需要体外循环（cardiopulmonary bypass，CPB），但切口小且有时偏离中线，并采用小孔径入路技术建立 CPB 管路。机器人辅助技术可用于微创二尖瓣置换术或成形术。

- 微创瓣膜手术中，体外循环管路建立及评价瓣膜的结构和功能方面 TEE 是关键。

- 经皮路径治疗二尖瓣关闭不全（MitraClip）、治疗二尖瓣狭窄（二尖瓣球囊成形术）及治疗主动脉瓣狭窄（经导管主动脉瓣植入）等方法正在迅速普及。对麻醉医师而言，每一种方法都面临着独特的挑战；这些操作可以采用镇静麻醉或采用全身麻醉，各自都有其自身的利与弊。

- 机器人辅助微创技术可用于体外循环或非体外循环下冠状动脉旁路移植术。

一、概述

在过去的 20 年中，"微创"和腔镜技术在其他外科领域发展的同时，微创心脏外科手术也获得了重大发展[1]。微创心脏外科手术的两个主要目标是减少体外循环（cardiopulmonary bypass，CPB）在血管重建手术中的应用和降低手术引起的创伤。总体目标是保持和提高手术质量，同时加速康复，降低手术成本，降低并发症发病率和死亡率。麻醉及护理团队的贡献是为患者和外科医师提供安全和良好的手术条件，同时促进经济有效的早期康复。麻醉技术和监测方式需要随着外科手术的变化而发展，而且麻醉医师对于在心脏操作和冠状动脉阻断期间如何支持循环，已经积累了丰富的经验。因此，在外科医师行小切口手术时我们担负着术中监护和支持的重要责任，并促进术后早期康复和出院。本章讨论的手术技术及麻醉要点包括以下内容，即非体外循环下冠状动脉旁路移植术（off-pump coronary artery bypass grafting，OPCAB）和微创直视冠状动脉旁路移植术（minimally invasive direct coronary artery bypass，MIDCAB）；微创瓣膜外科手术（minimally invasive valve surgery，MIVS，经导管主动脉瓣植入术见第 11 章）；计算机增强的内镜下机器人 CABG；机器人非心脏胸科手术。由于急速且频繁的血流动力学波动和需要经常进行血液指标评估［如动脉血气、活化凝血时间（activated clotting times，ACTs）和凝血功能检查等］，我们推荐对所有上述提及的操作均行动脉内血压监测。

二、非体外循环下冠状动脉旁路移植术和微创直视冠状动脉旁路移植术

（一）历史回顾

1. 早期血管重建手术

(1) 早期不使用 CPB 的冠状动脉手术尝试包括 20 世纪 50 年代加拿大的 Vineberg 手术［将乳内动脉（internal mammary artery，IMA）引入缺血心肌］和 20 世纪 60 年代俄国的 Kolessov 的乳内动脉冠状动脉吻合术。

(2) 来自美国的 Sabiston 和来自南美的 Favolaro 在同一时期报道了非体外循环下使用大隐静脉行主动脉-冠状动脉旁路移植术。

(3) 自 20 世纪 50 年代以来，CPB 使先天性心脏病修复和心脏瓣膜手术成为可能。20 世纪 60 年代末，冠状动脉旁路移植术（coronary artery bypass grafting，CABG）的出现扩大了 CPB 的适应证。20 世纪 70 年代，使用心脏停搏液成为 CPB 的标准治疗，既提供了静止不动的手术野，又通过停搏和低温提供心肌"保护"。

2. 20 世纪 90 年代早期的报道

(1) 资源有限的南美外科医师继续发展了 CPB 情况下的手术技术，并发表在 20 世纪 80 年代和 90 年代初的北美期刊上。1991 年，Benettir 等[2]报道了 12 年内完成的 700 例非体外循环下 CABG，患者的并发症发病率和死亡率很低。

(2) 20 世纪 90 年代，北美和欧洲心脏外科医师对非体外循环下 CABG 兴趣增加，期待发展比血管成形术更具有吸引力的外科手术，同时也为了降低手术费用和患者住院时间。他们探寻替代切口，并改进在跳动的心脏上进行手术的技术和设备。"OPCAB"和"MIDCAB"

这些术语开始出现。

3. 小孔径入路手术（"Heartport"）术式

(1) 在尝试不使用 CPB 进行 CABG 的同时，斯坦福大学的一个研究小组引进了一种技术，允许通过 1～2cm 的小孔和一个小的开胸切口进行内镜手术。该术式被命名为小孔径入路手术（port-access surgery），或采用商品名 Heartport（Johnson and Johnson，Inc.，New Brunswick，NJ，USA）命名。该技术需要静止的术野，因此必须行体外循环，并使用 TEE 来帮助放置和监测各种管路和主动脉内球囊的位置（见下文）。

(2) 小孔径入路心脏手术在新技术上的贡献有两方面，包括经皮及血管内建立 CPB 的技术和胸壁小切口心脏手术技术。后者进一步的发展和改良，为部分胸骨切开或经胸壁的微创瓣膜手术（MIVS）创造了条件。

4. 微创直视冠状动脉旁路移植术

许多胸骨正中切开术的替代切口有助于接近特定的冠状动脉分布，从而使 CABG 不需要 CPB。最常用的路径是左胸前切口。该切口易于分离乳内动脉并移植到左前降支动脉区域，该术式通常称为微创直视冠状动脉旁路移植术（minimally invasive direct coronary artery bypass，MIDCAB）。

5. 1998 年后北美和欧洲的经验

(1) 尽管最初被大多数人认为是实验性的，现在 OPCAB 被认定为体外循环下 CABG 的可接受的替代方案，据报道，OPACB 的应用比例高达 33%[3]，其实际应用范围很广。部分外科医师几乎所有的血管重建手术都是 OPCAB，通常是指非 CPB 下胸骨正中切口多支血管 CABG 手术。大多数大型的心脏外科团队至少有一位外科医师做过大量的 OPCAB。Chassot 等最近对 OPCAB 的生理学和麻醉管理进行了综述[4]。

(2) 因为需要专门的仪器设备和通过小切口进行操作，MIDCAB 比 OPCAB 的技术需求更为苛刻，进行 MIDCAB 的机构也相对较少。有些外科医师在行小切口冠状动脉吻合前会先在内镜下分离乳内动脉。

（二）避免胸骨切开和 CPB 行冠状动脉手术的基本原理

1. 减少并发症

(1) 在跳动的心脏上缝合冠状动脉在技术上具有挑战性，不一定适合所有的外科医师[5]。与体外循环 CABG 对比，OPCAB 是否有益一直是争议的热点。几项已发表的随机试验[6-10]证实了 OPCAB 可以减少酶释放和出血，以及缩短拔管时间和住院时间。虽然有长期的随访研究表明两组之间的生存率和移植通畅率相似[11, 12]，但另有研究表明，非体外循环 CABG 移植通畅率更低[9, 13]。一项大型随机对照试验发现，非体外循环组 1 年死亡率更高[13]，值得注意的是，该项研究来自于对心脏不停搏（off-pump）经验不足的外科医师。术中从心脏不停搏（off-pump）转为体外循环（on-pump）与死亡率增加有关[14, 15]。虽然降低脑卒中风险是该技术可能的优点（由于避免主动脉插管和阻断），但这些并没有得到研究证实。类似的，降低肾功能损害也是该技术设想的优点，但也没能在上述研究中及最近的研究中[16]得到证实。2004 年 8 月，由美国心脏病学研究会和美国心脏协会颁布的更新 CABG 手术指南承认避免 CPB 的潜在益处，但仍缺乏随机对照试验的证据，需要进一步的数据来证实[17]。

(2) 避免主动脉操作和插管可能会减少脑卒中等栓塞并发症的发生，但是在行多支血管 OPCAB 时常需部分或侧壁钳夹主动脉以进行近端移植静脉吻合。如果乳内动脉是唯一的近端血管而其起始端完整无损或采用专为弃用主动脉钳而设计的装置（如 Heartstring），则无须钳夹主动脉壁。

(3) 采用 MIDCAB 和 OPCAB 可避免体外循环引起的全身炎症反应，这些方法可以降低液体需求量，减少凝血障碍。相应的是，在一些与体外循环下 CABG 的对照研究中，OPCAB 失血量和输血量更少。

2. 与血管成形术的竞争

尽管多支冠状动脉疾病的长期预后在冠状动脉旁路移植术后稍好于支架，但介入心脏病学的改进和术后再狭窄的减少使得越来越多的患者在导管室接受冠状动脉病变的治疗。如果效果相近，患者往往选择创伤性小的介入治疗而不是外科手术。改善外科技术，提供更好的疗效，同时减少生理上干扰，这对于冠状动脉外科的生存是必需的。

3. 向真正的"微创"手术发展

(1) 避免 CPB 比避免胸骨切开术对患者生理功能更为重要，但胸骨切开术的术后恢复在患者心目中更重要。手术瘢痕越小越好，MIDCAB 就是强调这一理念，但这一手术方式仅能解决左前降支和对角支问题。

(2) 心脏外科医师接受内镜技术较慢，部分原因是当前的技术不能提供冠状动脉吻合时所需的手术活动范围和控制条件。

(3) 小孔径入路将内镜技术引入心脏手术；外科医师现在使用计算机辅助仪器在跳动的心脏上进行手术（见下文）。非体外循环手术技术的进步可能会促进内镜手术的实施。

（三）外科手术方式的改进

1. 现代心外膜固定器的发展

(1) 早期文献报道采用压迫装置（如固定于胸骨拉钩的金属撑开器）来减少心动周期和呼吸周期时冠状动脉血管的移动。这些装置常

常干扰心功能，也不能用于左回旋支的吻合。

(2) 现代装置应用温和的压力或心外膜吸引，减少对心功能的影响，使冠状动脉吻合部位周围组织固定良好。这些装置也易于吻合心脏膈面和后表面的冠状动脉血管分支（图 13-1）。

2. 调整心脏位置的技术（通过正中胸骨切口）

(1) 心脏前壁（左前降支和对角支）的手术仅需稍微调整心脏位置，如心尖下放置棉垫。这种方法对心功能的影响很小。

(2) 右冠状动脉（right coronary artery，RCA）或回旋动脉（circumflex artery，CX）及其边缘分支的手术需要转动或扭转心脏。手动操作（如由助手操作）很难处理，而且会影响血流动力学。

(3) 使用后心包牵引缝线和轻柔的"袜状"牵引网兜包裹（用网兜状布料缠绕心尖使其吊起，将心脏拉向两侧）大大提高了这些异常位

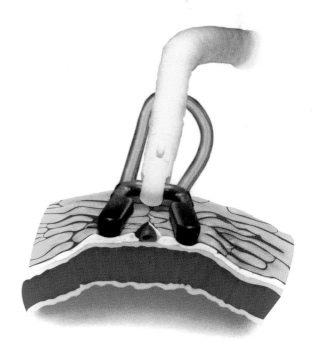

▲ 图 13-1　**Octopus 2 组织固定器（Medtronic Inc.，Minneapolis，MN，U.S.A.）**

通过温和的吸引，该装置提升并牵拉组织，使组织绷紧，从而固定目标区域（由 Medtronic 公司提供）

置的血流动力学耐受性。

(4) 回旋支分布区域手术，分离右侧心包以防止右心室（right ventricle, RV）被压而导致血流动力学功能紊乱。

3. 手术辅助措施减少缺血

(1) 在跳动的心脏上进行 CABG，每条冠状动脉远端吻合期间需强行阻断该动脉的近端。

(2) 冠状动脉内分流能够维持冠状动脉血流，但可能会损伤血管内皮细胞。

(3)"缺血预处理"是指在血管吻合前短暂的阻断（如 1～4 个持续 5min 的阻断周期），然后以相同的时间再灌注。在心肌梗死的动物模型上，该技术可以减少坏死面积。1 个 MAC 的呼气末异氟烷[18]或其他吸入麻醉药也有类似生理效果，这被称为麻醉药或药物预处理。缺血预处理在 OPCAB 和 MIDCAB 手术仅阻断 7～10min 情况下，可能不能提供与长时间阻断相同的益处，但这种技术被一些外科医师采用。

(4) 可以首先进行静脉的近端吻合，以便在远端吻合完成后立即提供灌注。

(5) 有报道在冠状动脉阻断期间使用局部低温技术。

(6) 心室功能受损的患者，需要行多支血管的 OPCAB 时，可在术前放置主动脉内球囊反搏（intra-aortic balloon pump, IABP）。

（四）患者的选择：高风险与低风险

1. 早期的 OPCAB 通常报道为低风险患者行单支或两支血管旁路移植，使患者能够早期康复和出院。

2. 现在 OPCAB 的应用侧重于有不良结局危险因素的多支血管旁路移植患者。通常选择有卒中风险的老年患者，合并严重的肺部疾病、严重的血管病变或肾功能不全的患者。如

前所述，科学研究尚未证实 OPCAB 能降低这些患者人群中不良事件的发生率。

3. Zenati 等[19]报道了联合 MIDCAB（如乳内动脉到左前降支）和血管成形 / 支架术治疗高危患者。

4. 如前所述，小部分外科医师不管术前风险状态如何，几乎所有的 CABG 都采用 OPCAB。

（五）麻醉管理

1. 术前评估

(1) 应评估患者的心导管造影结果，并和外科医师讨论手术过程，包括预计冠状动脉旁路移植血管的顺序和可能用到的特殊装置（如分流或灌注辅助的直视下冠状动脉旁路移植（perfusion-assisted direct coronary artery bypass grafting, PADCAB）。对于麻醉医师来说，熟悉冠状动脉解剖和其相关术语是必需的，这将有助于麻醉医师预见每支冠状动脉阻断后的可能后果（图 13-2）。

(2) 血管、位置和狭窄程度决定了术中冠状动脉阻断的心功能反应。即使近端狭窄，重要血管（如 LAD）也可为大面积心肌提供足够的静息血流。大片区域急性血流缺失（外科阻断）可能导致心室衰竭。远端血管狭窄对于整体心室功能来说重要性较低。

(3) 即使在静止状态下，通过狭窄的血流也可能不足，因此高度狭窄（如 90%）的血管常伴有一些来自邻近区域的侧支血流。由于侧支循环的关系，这些血管 10min 的阻断对局部功能和血流动力学的影响可能会非常小。较轻程度的狭窄（如 75%～80%）可能不会影响静息血流，因此可能很少或没有侧支循环，这种血管的阻断可能导致血管分布的心肌严重功能障碍。

(4) 如果采用胸骨切开以外的切口进入特

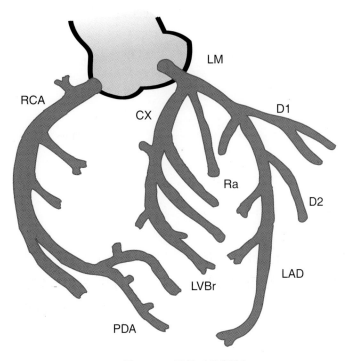

▲ 图 13-2　冠状动脉解剖

从回旋支（circumflex artery，CX）发出的主要分支为边缘支或钝圆支

D1. 第一对角支；D2. 第二对角支；LAD. 左前降支；LM. 左主干；PDA. 后降支；RCA. 右冠状动脉；LVBr. 左室支；Ra. 中间支（＜ 40% 的个体）

定的冠状动脉区域，患者的体位、手臂的摆放、单肺通气的需求和血管通路建立的部位均需考虑。部分医师即便在胸骨正中切开行OPCAB 时也喜欢采用单肺通气麻醉。

2. 避免低体温的方法

(1) 不同于体外循环 CABG，出现低体温的 OPCAB 患者很难复温。为了维持凝血功能和促进早期康复，预防体温丢失应从患者进入手术室前开始考虑。

(2) 在手术开始前，患者应该用毯子保暖。

(3) 手术室的室温应升至手术团队所能承受的最大温度（如 24℃或更高）。一旦放置了加温装置，且患者完全被加温装置所覆盖，手术室温度就可以降低。

(4) 未铺单的术前操作（如导尿）、外科皮肤准备及铺单的时间应尽可能缩短。对此麻醉医师应保持警惕并经常提醒手术团队。

(5) 用于保温的各种措施包括加温床垫或毯；空气加温毯，包括取完静脉后放置的"下半身"无菌毯；环形加热管。更昂贵也可能更有效的选择是使用一次性表面凝胶加热装置[20]。

(6) 如果不能将除静脉注射药物以外的所有静脉输液管路加温，液体加温器应至少用于主要的容量治疗静脉通路。

(7) 新鲜气体低流量和闭环 CO_2 重吸收回路有助于防止热量流失。

3. 监测（表 13-1）

(1) 术前心室功能评估

①术前左心室功能是决定是否需要大量监测措施的主要因素。左心室功能正常或接近正常的患者不太需要有创监测指导诊断和治疗。

②心导管检查提示左心室舒张末压力（left ventricle end-diastolic pressure，LVEDP）升高

表 13-1　OPCAB 和 MIDCAB 的监护措施

监测	优点	缺点	小结
ECG	通用 简单 便宜 公认的标准	不敏感 位置依赖性（导联和心脏） 切口依赖性 缺少 V$_{4-5}$（MIDCAB）	最好多导联 应校准 ST 段趋势是有帮助的
中心静脉压	简单 便宜	压力 - 容积关系不确切 对 LV 功能障碍不敏感 无 CO	对药物输注很重要 受患者体位和心脏位置影响 使用鞘管有助于快速置入 PAC
PAC	左心室充盈压 CO 其他选项可能有益（混合静脉血氧饱和度、连续 CO 或起搏）	压力 - 容积关系不确切 价格昂贵 对急性节段性功能障碍不敏感	有争论的监测 可能由于"不正常数值"延长 ICU 滞留时间
TEE	急性心肌缺血的金标准 确认心功能恢复 指导外科导管置入	价格昂贵 使用者依赖性 分散注意力 可能缺乏好的心脏图像	需实时解读
生物阻抗（BE） CO；ED；AW	比 PAC 创伤小 AW 提供每搏量变异分析	不能测量 LV 充盈 ED 位置依赖性 AW 受血管张力影响	开胸时 BE 和 AW 测算的搏出量变异有疑问 ED 可能受 TEE 干扰 反之亦然）

OPCAB. 非体外循环下冠状动脉旁路移植术；ECG. 心电图；MIDCAB. 微创直接冠状动脉旁路移植术；LV. 左心室；CO. 心排血量；PAC. 肺动脉导管；ICU. 重症监护室；TEE. 经食管超声心动图；ED. 食管多普勒；AW. 动脉波形分析

的患者可能有"僵硬"的心室或舒张功能障碍。这通常是由于心肌肥厚或缺血。术中获得的充盈压必须在此背景下加以解释（如充盈压可能高估前负荷）。在这种情况下，TEE 对前负荷的容量评估可能更有价值。

③心室功能不好的患者对冠状动脉阻断的耐受能力差，最好在监测心排血量（cardiac output，CO）和充盈压或 TEE 监测指导下处理更恰当[21, 22]。

④反复阻断心肌多个区域（如多支血管 OPCAB）可能会对血流动力学产生累积的不利影响。即使患者左心功能正常，在术中某个阶段也可能出现心肌功能失常，需正性肌力药支持。心室功能下降和需多支血管旁路移植的患者可能更加需在肺动脉导管（pulmonary artery catheter，PAC）和（或）TEE 指导下输注正性肌力药和（或）缩血管药。

⑤术前放置 PAC 鞘管并放入某种填塞器如单腔或双腔中心静脉导管，而不是放置 PAC 可能是大多数患者合理的首选。这避免了在病情不复杂的患者中使用 PAC，同时也为围术期任何阶段需要快速置入 PAC 提供了保证。

(2) 特殊监测

①在所有 12 个心电图（electrocardiogram，ECG）导联中，V$_5$ 导联能够发现 75% 的心肌缺血。如果手术切口允许，所有的 OPCAB 或 MIDCAB 患者均应监测 V$_5$ 导联。Ⅱ 导联的 P 波明显，但是对发现缺血不敏感。

②OPCAB 术中 PAC 的作用大小不一。对于左心功能良好的一根或两根血管旁路移植的患者，不必行 PAC 监测[23]。心室功能越差、预计移植旁路血管越多，PAC 提供的信息就越

有可能有用。

③从 PAC 或其他设备获得的连续心排血量或连续混合静脉血氧饱和度对于评估心功能是否正常可以提供更多的信息。使用这些设备通常是因医院而异，甚至是因外科医师或麻醉医师而异。

④ TEE 监测能提供冠状动脉阻塞和再通恢复的详细信息，并在急性恶化和干预期间提供最早、最具体的信息。当大面积心肌缺血时，可发生急性心室扩张和二尖瓣反流，TEE 可立即检测到。此外，TEE 可以监测到由于异常的心脏位置导致的二尖瓣环扭曲所产生的二尖瓣反流[24]。但是获取足够的图像可能分散临床监护的注意力。当心脏处于异常的位置时，TEE 图像可能很难或不能获得。随着血流的恢复而消除的可逆性心室壁运动异常令人安心，然而，这并不能保证血管移植或吻合的质量好。

⑤正常的二氧化碳（carbon dioxide，CO_2）排出依赖足够的 CO。在通气不变的情况下，CO 的急剧下降会导致呼气末 CO_2 浓度急剧降低。

(3) 特殊手术的监测

①对于 MIDCAB 或其他限制性入路手术，必须准备体外除颤和起搏设备。在不开胸手术中，除颤前应考虑膨肺，使除颤电流通过组织而不是空气[25]。

②对于小孔径入路手术（Heartport 或相关手术）。需 TEE 引导和监测引流管放置和功能。

4. 麻醉技术

(1) 我们通常希望早期康复。术毕即刻或短期内拔管是目标。

(2) 吸入为基础的麻醉技术，其有利于早期康复。预防苏醒延迟的关键在于以下几点，包括尽量减少苯二氮䓬类药物的用量；使用适量的阿片类药物；避免术后肌松残留。部分临床医师使用速效阿片类药物如瑞芬太尼以实现早期拔管，但这种方法要注意在拔管时和拔管后需要有效且持久的镇痛。使用脑电双频指数（bispectral index，BIS）监测可以指导镇静药物的使用。

(3) 使用短效镇静药物，如丙泊酚或右美托咪定，有助于将带气管插管但清醒的患者转移到重症监护室（intensive care unit，ICU）并促进早期 ICU 管理。

(4) 有些人支持在非体外循环手术中辅助使用胸段硬膜外或腰段蛛网膜下腔麻醉和镇痛。也有报道在非全身麻醉下行 OPCAB。但绝大多数中心不愿意冒险在 CPB 全量肝素化前即刻行椎管内阻滞。使用这些技术不能缩短术后住院时间，也没有被证实有明显的益处。

(5) 对于 MIDCAB（胸廓切开），应用术后硬膜外镇痛[26]、椎旁阻滞或肋间神经阻滞有助于控制疼痛。

5. 缺血的预判和管理

(1) 麻醉医师有必要了解冠状动脉解剖和手术方案，从而可以在缺血发生前合适的时间给予药物或其他干预措施。如前所述，使用异氟醚（或其他吸入麻醉药）麻醉可提供药物性缺血"预处理"。必须避免与缺血相关的血流动力学紊乱如心动过速（尤其是在低血压时）。静脉注射 β 肾上腺受体阻断药可能有益，但这必须与冠状动脉阻断期间会引起心肌受损的可能性相平衡。

(2) 维持足够的冠状动脉灌注压力对侧支循环血流进入缺血区域非常重要。容量负荷、合适的心脏位置（见下文）、调节麻醉深度和（或）使用 α 肾上腺受体激动药等方法均可使用。

(3) 预防性使用硝酸酯类药物可能干扰前负荷（见下文）。

(4) 早期经验表明，在没有现代固定器的情况下，心动过缓（减少运动）将有利于外科医师操作。现在这已经不是问题了。右冠状动脉供血区域（供应窦房结和房室结的血流）旁路移植可能和心动过缓有关。β肾上腺受体阻断药可以预防和治疗心动过速，缺血诱发的心动过缓常需使用心外膜起搏器。

(5) 心功能受损的患者，接受多支血管手术时，"预防性"使用正性肌力药物可能有益。

6. 血管内容量负荷

(1) 搬动心脏可能扭转或部分阻断静脉回流和（或）压迫右心室。增加血管内容量和头低位（Trendelenburg 卧位）可以减少这种影响（图 13-3）[27]。密切观察心脏、充盈压和血压并反馈给手术医师是很重要的。

(2) 静脉注射血管扩张药（如硝酸酯类）可以加剧心室充盈不足。通常情况下，心脏处于异常位置时需静脉注射血管收缩药物（去氧肾上腺素、去甲肾上腺素）。

7. 手术 – 麻醉相互影响

基于以上所有考虑，应该明确的是，对于 OPCAB 或 MIDCAB，外科医师和麻醉医师之间必须有良好的沟通。麻醉医师对问题的预判和计划可以使之及时地处理问题。外科医师应提前告知麻醉医师他打算做什么。同样，心脏功能的变化和需要干预时必须不断地与外科医师沟通。麻醉师必须观察手术野，观察手术步骤及心脏的位置、大小和功能。一支善于观察、善于沟通、具备基本监控能力的团队，其手术效果往往比使用昂贵监护设备但缺乏交流的团队更好。

（六）抗凝

1. 肝素管理

(1) 肝素抗凝方案因不同中心而异。同体外循环手术一样，很少有数据可推荐激活凝血时间（activating clotting time，ACT）应达到的目标值。

(2) 有些外科医师要求与体外循环手术一样全量肝素化（即 ACT > 400s）；有些外科医师则要求较低剂量的肝素，参考非心脏血管手术（ACT > 200s）；有些则介于两者之间。无论采用哪种方案，效果都没有差异，这意味着非体外循环手术设定与 CPB 相当的 ACT 目标值是没有必要的。

2. 鱼精蛋白拮抗

(1) 体外循环导致术后多因素凝血障碍，可减少早期移植血管血栓形成。当 OPCAB 或 MIDCAB 术后给拮抗抗凝药物后，却不存在这种低凝状态；甚至，有证据证明，与其他大型手术类似，凝血系统可能会被手术应激激活[28]。

(2) 为了使凝血功能逐渐恢复正常且保留少量肝素残留，可以通过逐步递增鱼精蛋白的剂量来实现拮抗。如果采用全量肝素化，50mg 的鱼精蛋白可使 ACT 下降约 200s，此后少量的追加（10～25mg），使 ACT 值超过对照值 25%～50%（即 150～180s）。

(3) 如果患者临床出血且伴有 ACT 增高，肝素应当被完全拮抗。一些心脏外科医师在没有临床出血的情况下，仍倾向于完成移植后就完全拮抗肝素。

(4) OPCAB 手术如时间延长，可能导致大量血液丢失，因此往往会使用血液回收装置（即清洗回收的血液、去除凝血蛋白和血小板）。时间过长也会出现类似体外循环后常见的稀释性凝血功能障碍。

3. 抗血小板治疗

(1) 血管吻合处血栓形成初始于由血小板聚集和黏附。与血管成形 / 支架手术中使用的策略类似，抗血小板治疗可能有助于减少 CABG 的早期移植血管血栓形成，无论是否进行体外循环。

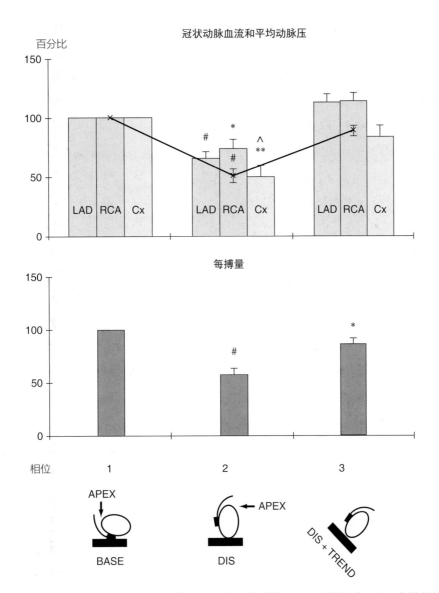

▲ 图 13-3　Medtronic Octopus 组织固定器和头低位对跳动猪心室垂直移位时血流动力学参数的影响

BASE. 心包控置位置；Cx. 回旋支；DIS.Octopus 使心脏移位；DIS+TREND.Trendelenburg 操作（头低位 20° 并保持心脏牵引 90°）；LAD. 左前降支；RCA. 右冠状动脉；x. 平均动脉压；APEX. 顶端

与对照组统计学比较：*. $P < 0.05$；**. $P < 0.01$；#. $P < 0.001$；^. $P = 0.046$ 与相应的 LAD 和 RCA 血流值比较（经允许引自 Grundeman PF，Borst C.van Herwaarden JA.et al Vertical displacement of the beating heart by the Octopus tissue stabilizer：influence on coronary flow. *Ann Thorac Surg* 1998；65：1348–1352）

（2）通常的做法是术前给予一定剂量的阿司匹林。如果患者已经麻醉了，可使用栓剂。

（3）体外循环 CABG 术后 4h 内使用阿司匹林可降低移植血管血栓形成率。该方法也应用于 OPCAB 和 MIDCAB。

（4）尚无此类情况下使用新型抗血小板药物的发表数据。当使用所有这些抗血小板治疗（包括阿司匹林）时，必须平衡防止出血和防止移植血管血栓形成两个方面的作用。

4. 抗纤溶治疗

使用赖氨酸类似物抑制纤维蛋白溶解已成为体外循环下 CABG 的常见做法，因为它们已被证明可减少围术期失血。最近的研究也支持在 OPCAB 期间使用这些药物[29]。

（七）康复

1. 手术室内拔管

(1) 对于不复杂的 OPCAB 或 MIDCAB 手术，患者不需术后机械通气和镇静，可快速苏醒。

(2) 确保患者体温正常、凝血功能正常和血流动力学稳定。

(3) 避免长效药物导致的麻醉和肌松残余（如泮库溴铵、大剂量吗啡）。

(4) 手术室内滞留等待拔管，费用上可能高于术后数小时镇静通气。

2. ICU 管理

(1) 对大多数患者，早期术后管理可采用"快通道"技术，机械通气可在术后数小时内撤除，并拔除气管插管，患者术后当天白天或者傍晚可在床旁活动。

(2) ICU 停留时间受制度和实践的影响。但对于手术顺利且没有其他并存疾病的患者，没有必要在加强护理区（如麻醉后监护病房或 ICU）滞留超过数小时。

(3) 对于 OPCAB 或者 MIDCAB 患者，如果住院时间缩短，费用肯定会下降。但如果住院时间没有显著缩短，使用特制手术牵开器的价格可能超过了使用一次性体外循环耗材的价格（指 OPCAB 或 MIDCAB 的住院费用超过体外循环下 CABG 的住院费用）。

(4) 有些医师坚信 OPCAB 有利于他们的患者；可能随着时间的推移和更多随机化研究的进行，所期望的神经系统并发症、肾功能障碍和其他不良事件发生率的下降会出现。

三、微创瓣膜手术

（一）概述

胸科医师国家数据库协会将心脏微创手术定义为"任何没有行胸骨完全切开和体外循环支持的手术。其他一些手术，如体外循环或非体外循环下小切口手术，非体外循环下胸骨完全劈开的手术也认为是微创手术"[30]。与 MIDCAB 类似，微创瓣膜手术（minimally invasive valve surgery，MIVS）也是对于瓣膜手术而言，切口越小越好。与标准正中胸骨切开相比，部分胸骨切开手术或小的胸壁切口加打孔术可能有些优点。类似于 OPCAB，20 世纪 90 年代后期开始寻找新的手术方法，1998 年有论文首次公开发表。这些术式提出但尚未被证实的优点如下[31, 32]。

(1) 减少住院时间和住院费用。

(2) 更快恢复正常活动。

(3) 房颤发生率较低（有报道为 26% vs. 38%[33]）。

(4) 输血较少。

(5) 相同的预后（死亡率、瓣膜功能）。

(6) 疼痛更轻。

(7) 更早期下床活动。

此外，外科观点认为 MIVS 后再次手术会容易些，因为右心室流出道上方的心包未被打开。这些可能的益处并没有经严格或随机化的研究证实，只是在某些中心某些外科医师身上观察到。现有的有限数据表明，小切口手术不能改善术后急性肺功能受损。微创再次主动脉瓣手术是一种成功的新技术，尤其是曾经行胸骨完全切开的患者（如既往行 CABG），手术入路不会损伤移植的静脉桥或乳内动脉。

（二）手术方式（图 13-4）

1. 小孔径入路术式（Heartport）：这种方法包括通过小切口（小孔）直接实现手术可视化和操作，以及一个小的右侧胸廓水平切口进入二尖瓣或房间隔。为了避免胸骨切开，孔路系统采用替代的插管位置和管道。通过长的股

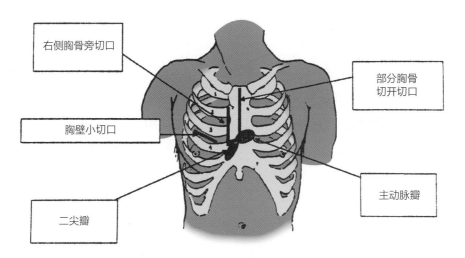

右侧胸骨旁切口

部分胸骨切开切口

胸壁小切口

主动脉瓣

二尖瓣

▲ 图 13-4　微创瓣膜手术切口

最常用的入路是部分胸骨切开，从胸骨切迹朝向剑突劈开，但是在第 3 或第 4 肋间转向右，使胸骨下段保持完整（主动脉瓣手术）。二尖瓣手术入路可通过右侧胸壁小切口（引自 Clements F, Glower DD. Minimally invasive valve surgery. In: Clements F, Shanewise J, eds. *Minimally Invasive Cardiac and Vascular Surgical Techniques. Society of Cardiovascular Anesthesiologists monograph.* Philadelphia, PA: Lippincott Williams & Wilkins; 2001: 30）

动脉导管或较短的胸主动脉导管实现主动脉插管。此装置可被引入升主动脉，包括"主动脉内钳"或充气球囊装置，以实现血管内阻断主动脉（"cross-clamp"），管道内还有可以灌注停搏液的开口。静脉插管可通过一根长的股静脉导管来实现，如果需要，加行肺动脉引流。冠状窦插管以灌注停搏液。放置这些管道可能非常耗时，需要在 X 线片和（或）TEE 监测下进行。少数机构仍在使用这种方式行 MIVS 手术。有些报道提出了与此相关的担忧：机械相关的主动脉夹层、主动脉内球囊破裂和移位[35]。

2. 视频辅助下孔径入路手术（使用孔路导管和小切口，通过视频设备来观察和施行瓣膜手术）。目前世界上仅少量中心使用该术式。

3. 机器人手术（见下文）。这是一项在不断发展的技术，特别是二尖瓣修复，报道有良好的结果。

4. 直接入路（多种类型的小切口：前外侧胸廓小切口，部分胸骨上段或下段切口，右侧胸骨旁切口等）。有些外科医师偏好右侧胸骨旁切口（尤其是进入主动脉瓣），因为这个切口没有破坏胸骨，而且美观。胸骨旁入路避免了胸骨切开后出血进入心包腔，以及伴有的纤维蛋白原的消耗，使围术期出血量减少、疼痛减轻且易于控制。尽管胸骨旁入路需分开两根或更多肋软骨也会造成相当大的术后疼痛。如前所述，避免切开右心室流出道上方心包使再次心脏手术更容易和更安全。该入路的一个问题是牺牲了右侧乳内动脉。

5. 目前使用微创入路的主动脉瓣手术的标准入路是一种延伸至第 3 或第 4 右侧肋间隙的"倒 L"形胸骨部分切开切口。为了使整个心脏更靠前，用 3～4 针经过心包边缘的固定线将心包固定在皮肤切口上，这可能导致右心房（right atrium，RA）受压和心脏静脉回流减少。CPB 的动脉插管插在升主动脉，静脉引流通过右心耳直接插管或经皮股静脉插管至 RA 来完成，后者通常采用双级插管，远端末端位于上腔静脉（superior vena cava，SVC）和 RA 的交界处，并由 TEE 确认（上下腔静脉切面）[36]。

6. 微创二尖瓣手术可以采用胸壁右前外侧小切口，患者仰卧位，右胸略抬高（通常使用折叠毯子），右臂伸展。需要萎陷右肺以获得理想的心脏手术视野，可以通过双腔支气管插管来实现。经股动静脉建立体外循环，也可以通过经皮行右颈内静脉（internal jugular vein, IJV）置管到 SVC。通过单独的右腋后线小切口可放置经皮经胸主动脉阻断钳[35]。手术入路经左心房进入二尖瓣。另一个入路是右侧胸骨旁切口，通过右心房及房间隔暴露二尖瓣。

7. 与胸骨正中切口相比，缩短的皮肤／软组织切口能获得更美观的效果。

（三）术前评估

除了了解瓣膜病变和相关的心脏病变外，麻醉医师必须对手术方案有很好的认识。非胸骨切开和孔径入路手术需要特殊的体位，包括手臂外展或用吊带挂在头侧或放置于"飞机"式手臂支架上，这将可能影响外周静脉、中心静脉和动脉导管的放置。孔路手术需准备 X 线片和 TEE 来指导和监测导管放置。

（四）监测

1. 中心静脉导管和肺动脉导管。由于心包牵拉和（或）压迫 RA、肺动脉或右心室流出道，中心静脉或肺动脉导管记录的压力与心室容积之间的关系可能改变。此外，由于直接触摸心脏受限制，外科医师无意间将肺动脉导管缝进外科缝线的风险增加。这些顾虑必须与指导围术期液体治疗和正性肌力药治疗的潜在需要相权衡。

2. TEE。毫无疑问，TEE 监测是 MIVS 不可或缺的一部分[36]。受切口的限制，外科医师不能直视判断心脏的大小和容量状态。因此，TEE 有以下方面的用途：

(1) CPB 前评估：①瓣膜功能；②心脏容量和功能；③动脉插管的位置；④特殊插管的放置，尤其是孔径入路手术。

(2) 在孔径入径手术和机器人手术的 CPB 期间，TEE 用来监测"主动脉内夹"放置的位置是否恰当和发现在 MIVS 手术中有可能出现的心内气体。

(3) CPB 后，TEE 通常用来辅助诊断和处理新出现的心室功能障碍，这可能发生在高达 20% 的 MIVS 患者中，尤其是在心腔内有明显气体的患者中更为常见。TEE 也用于评估瓣膜功能和检查有无主动脉夹层。

（五）特殊的麻醉关注点

无论采用何种 MIVS 手术方式，都有几个常见问题需要提高认识。

1. 外科医师需要较长时间学习：在该阶段应准备好一切。

2. 受限的手术入路（小切口）

(1) 紧急心脏起搏和直流电复律可能需要经胸进行。手术开始前必须放置好合适的皮肤电极或贴片。

(2) 大的手指、纱布或器械可能压迫血管，引起大幅度的血流动力学波动。

(3) "盲视"缝合可能导致较后部位难以控制的出血。有时需正中开胸来控制出血。

(4) 瓣膜修复或置换不当：可能发生瓣周漏或因缝合引起的瓣叶粘连而继发的瓣膜功能障碍。

(5) 缝合位置不正确可能会导致冠状动脉受损导致心肌缺血，或影响传导系统导致心脏传导阻滞或心律失常。

(6) 即使有 TEE 的引导，排气也是非常困难的。残留的空气可能栓塞冠状动脉，导致急性心功能失代偿。二氧化碳气体普遍用于术野以减少空气栓塞，但效果不一。

(7) 心脏压塞：关胸后，在小切口区域，即使少量出血也可能导致心脏压塞样生理变化。

（六）术后管理

目标是早期康复和拔管。在 MIDCAB 和 OPCAB 中，这是由一系列因素决定的，包括患者血流动力学的稳定性、体温、手术时间和是否使用短效麻醉药。手术室内拔管是可以实现的，但并不常见。某些切口（如胸壁开口）可行椎旁阻滞或肋间神经阻滞来缓解术后疼痛。

（七）经皮瓣膜成形 / 置换

经皮治疗二尖瓣反流、二尖瓣狭窄和主动脉瓣狭窄正在迅速普及。每种手术都对麻醉医师提出了独特的挑战。

1. 二尖瓣夹（MitraClip）[37, 38]

以发明一种夹子用于治疗二尖瓣反流，夹住二尖瓣两个瓣叶的游离缘，使瓣膜形成双口，类似于 Alfieri 外科成形术。全身麻醉后，在透视和 TEE 引导下，装置经股静脉沿导丝通过房间隔到达二尖瓣反流部分，在此处释放。必要时可使用多个夹子。早期的研究表明，虽然操作是安全的，但它可能更有益于高风险手术的功能性二尖瓣反流的患者，而在非高风险手术患者中传统手术方法能更有效地减少二尖瓣反流的严重程度。潜在的并发症包括心包积血导致心脏压塞、二尖瓣瓣叶损伤、设备故障需要外科手术修复、装置栓塞、造成二尖瓣狭窄及房间隔穿刺造成的持续房间隔分流。此手术有待进一步研究。

2. 经皮二尖瓣球囊成形术[39]

一些有症状或重度二尖瓣狭窄患者可行经皮二尖瓣球囊成形术，作为开放二尖瓣联合部切开术的有效替代术式。在手术前，TEE 检查左心房和左心耳是否有血栓，血栓可能在扩张过程中脱落并导致全身栓塞。麻醉可采用局部麻醉加镇静或全身麻醉。在透视引导下，导丝经股静脉进入 RA，然后穿过房间隔。球囊导管沿着导丝前进，并到达二尖瓣内，一旦定位准确，就可膨胀球囊，从而使瓣膜扩张，可重复扩张，直到左心房和左心室之间的压力梯度得到改善，出现明显的二尖瓣反流，或超声心动图评估发现瓣膜联合处充分分离。并发症包括损伤心脏结构、心包积血导致填塞、栓子脱落、二尖瓣反流出现或恶化、瓣下结构损伤和持续的房间隔缺损。早期成功率和远期再狭窄率与外科手术二尖瓣联合部切开术相当。

3. 经导管主动脉瓣置入术（transcatheter aortic valve implantation，TAVI）[40]

这项技术已在第 11 章中讨论，还包括第 10 章中介绍的复合手术室。

四、机器人心脏手术

（一）历史回顾

1. 最初考虑将机器人技术用于外科手术，是为了在缺乏外科医师的地方（如战场、发展中国家）提供外科专业技术。

2. 随着远程操作技术、内镜仪器和可视化工具及外周插管技术的进步，机器人心脏手术已经得到发展[41]。

3. 1999 年，Loulmet 等[42] 和 Reichenspurner 等[43] 首次报道了对患者实施计算机辅助的机器人心脏手术。1997 年，Carpentier 和同事使用达芬奇系统原型进行了第一次机器人辅助的二尖瓣手术，随后 Chitwood 等在美国进行了第一例机器人二尖瓣手术[44]。2002 年以来，美国食品药品监督管理局（Food and Drug Administration，FDA）已经批准在心脏手术中使用达芬奇系统[45]。

4. 此后，从体外循环或非体外循环下多血管的全内镜冠状动脉旁路移植术（totally

endoscopic coronary artery bypass grafting，TECAB），到机器人血管重建和 PCI 相结合的杂交手术，都取得了令人满意的结果[46]。其他可以使用机器人系统进行的心脏手术包括二尖瓣手术、三尖瓣手术、房间隔缺损 / 卵圆孔未闭修补术及心房肿块切除术（黏液瘤）。此外，还进行了先天性心脏病矫治、房颤的导管技术和手术及左室电极植入。Suri 等在尸体上使用无缝线牛心包人工瓣膜（Perceval 自膨胀瓣膜），提供了机器人辅助主动脉瓣置换术的概念性验证[47]。

（二）概况

1. Taylor 等[48] 描述了外科医师和机器人的功能互补。

(1) 外科医师灵巧、快速、适应性强并且可以在大空间范围进行操作，不断累积临床判断和经验。外科医师的局限性包括空间定位和用力的不准确，局限的空间和不良术野暴露影响操作，外科医师会感到疲倦，而且随着年龄的增长视力和技术会下降。

(2) 机器是精确和不会疲劳的，计算机控制的仪器可以通过控制的力量在精确定义的轨迹上移动，便于在受限空间工作。

2. 内镜手术是一种微创手术，因为减少了与开放手术相关的手术应激和疼痛而具有优势。其他优点包括早期康复，减少住院时间、并发症发生率和死亡率，手术切口美观，减少出血和提高早期生活质量[49, 50]。

3. 机器人心脏手术避免了切开胸骨，保留了胸廓的完整性和功能，并且为再次手术提供了一个完好的胸部。

（三）促进内镜手术的技术进展

1. 电荷耦合器件（charge-coupling device，CCD）的发展使得高分辨率视频图像可以通过光学镜传输给外科医师。目前的系统利用 3D（与内镜手术中的 2D 相比）1080i 和 10 倍放大率的成像显示器为外科医师提供更好的深度感知。

2. 高强度氙气和卤素光源使手术野更清晰。

3. 改进的机器手器械使先前只能通过开放切口进行的手术现在可通过微创完成[51]。

4. 内镜器械的主要局限性是精细操作的控制，有限的手术操作空间，和组织阻力感和硬度感反馈的下降，这在组织切开和打结过程中变得非常重要，外科医师只能依靠视觉来确定组织张力[45]。

5. 在外科医师的手和外科器械尖端之间放置微处理器显著地增强了控制能力和精细操作。表 13-2 列出了增强计算机灵巧性解决传统内镜局限性的方法。

6. 动态心房牵开器的加入提供了持续和快速的牵开，在狭窄的空间内提供了持续暴露，确保了器械设备真正的灵巧度。

7. 其他的缺点包括需要在短时间内学习很多新技能、体外循环时间和手术时间延长及花费增加[52]。这项技术对患者的高选择性也限制了自身的发展，禁忌证包括以下几项，即有明显主动脉、髂动脉、股动脉疾病[53]、明显二尖瓣环钙化（mitral annular calcification，MAC）[54]、严重的肺部疾病、胸壁及胸腔内心脏位置异常、既往行胸腔手术（粘连增加导致暴露困难）、严重的肺动脉高压和严重的心室功能降低[55]。

（四）内镜机器人辅助系统

1. 机器人系统由 3 个主要部分组成。

(1) 外科医师控制台。医师坐在控制台前，控制专门设计的器械手柄。外科医师的动作被传送到计算机处理器，计算机处理器将手的动作数字化。

表13-2 内镜和计算机增强设备系统

参　　数	传统内镜设备	计算机增强辅助系统
自由度[a]	4	7
颤动过滤器[b]	无	有
动作传递[c]	1 : 1	1 : 1～5 : 1
手 - 眼校准[d]	差	自然
支点效果[e]	反向运动	无效
力度比（手 / 顶端）[f]	大 / 不正常 / 非线性关系	程序化 / 线性
指数化[g]	不可能	可能
人体工程学	不适宜	适宜

a. 不同运动方向的数目。如果某物能够移动 x、y 和 z 方向，那么它有三个自由度。达芬奇可能在 x、y、z 方向移动，而且它可以旋转和像镊子一样活动

b. 图像过滤器，过滤掉摄像机振动或控制台上外科医师手的震颤

c. 位移放大器使精细操作成为可能，在 5 : 1 情况下外科医师在控制台上每移动 5cm，机器人移动 1cm

d. 评估手 - 眼协调性

e. 支点是指杠杆在上面转动的点或支撑，传统设备被称为反向运动是指如果外科医师朝一个方向移动，那么仪器的实际运动方向是相反的

f. 反馈外科医师在控制站操作时感受到的力度

g. 指数化表示增强用手操作灵巧性的能力

（2）计算机控制系统。计算机控制系统的数字化信息实时地与连接在手术室手术台上的机器人操作器关联。

（3）机器人操作器。这些操作器握住内镜装置的前端，通过小孔进入患者体内。

2. 目前，市面上只有一种机器人系统，即达芬奇系统（intuitive surgical，mountain view，CA，USA）。

3. 为了使机器人系统得到更广泛的接受，需要进行一些改进。

（1）内镜多普勒超声的发展可能有助于分离胸内动脉，尤其是当血管被脂肪或肌肉覆盖时。

（2）虽然有关节结构，内镜固定器需改进，以便易于放置。

（3）多模式三维图像可视化和操作系统可以根据单个患者数据集［计算机断层扫描（computerized tomographic，CT）、ECG 门控磁共振成像］对机械臂的运动范围进行建模。这可能有助于优化手术入路的位置，并将后续发生碰撞的风险降至最低。

（4）"仿真的"心脏手术方案平台允许外科医师检查患者胸部结构以设计入路位置和内镜手术。

（五）机器人手术相关的麻醉管理

机器人手术中患者稳定的血流动力学和心律可能因局部缺血和心脏操作而迅速变化，麻醉医师应前瞻性地和外科医师、机器系统进行交流以提供理想的手术条件及稳定的血流动力学和心率。当机器人器械已被放置好、机器人手术在进行时，直接进入手术野的机会非常有限并可能延迟，外科的快速干预几乎不可能，在这样的情况下，预判和良好的沟通尤其重

要。一般来说，手术切口越小，手术需更多团队合作以弥补不能直视带来的不足。

> **临床要点** 在挑选的患者中，机器人辅助心脏手术提供了一种微创选择，具有同等的手术效果和更快的恢复时间。

1. 术前准备

(1) 与 OPCAB 或 MIDCAB 一样，麻醉医师必须与外科医师讨论手术步骤，以了解冠状动脉解剖、手术计划和特别需注意的地方（见上文）。

(2) 对于机器人手术来说，应考虑到机器人的操作的特殊点（如入路的位置、机械臂的位置和电流干扰）。

(3) 外周插管和远程灌注需要额外的影像学检查，如多普勒超声和 CT 血管造影，以确定外周血管和主动脉的大小及钙化（逆行插管时动脉粥样硬化斑块可能导致栓塞）[53]。

2. 监测必须考虑患者的疾病状态（即潜在的心室功能）、外科医师对机器人技术的熟悉程度、预期的问题及手术的时长。

3. 麻醉诱导和维持

(1) 麻醉技术类似于其他心脏手术，要求麻醉后快速苏醒（快通道）。

(2) 体位对于确定合适的打孔位置和机械臂的进入非常重要。对于 TECAB 手术，需抬高左胸。二尖瓣手术的体位包括患者仰卧，右胸垫高，并避免颈部和肩部承受过大的压力。

(3) 是否需要单肺通气（one-lung ventilation, OLV）以获得更好的手术视野取决于做什么手术。对于 TECAB，左肺塌陷；而对于二尖瓣手术，右肺塌陷[55]。OLV 可以通过双腔管或支气管封堵器来实现。

(4) 在暴露、评估和控制出血及关胸过程中，肺塌陷至关重要。单肺通气的替代方法是间断停呼吸和暴露前建立体外循环[56]（图 13-5）。

(5) 在机器人 CABG 手术中，单肺通气时 CO_2 充入左侧胸腔，充气压力应为 6~8mmHg。持续的胸腔内正压可能会机械性地压缩导致心肌收缩力降低和（或）妨碍心脏充盈，这些在胸腔内 CO_2 排出后可迅速恢复[57]。CO_2 过度吸收会导致呼吸性酸中毒及其伴随的心动过速、心律失常和肺动脉高压，这些作用在一定程度上可以被逐渐充气、补液、使用缩血管药物和（或）强心药物所抵消。降低充气压力可以立即逆转胸腔内正压引起的严重的血流动力学紊乱[69]。

> **临床要点** 肺隔离对于更好地显露没打开的胸腔内的心脏结构和器械至关重要。

(6) 体外除颤 / 起搏电极应当在术前贴在患者身上，因为这类手术中直接接近心脏，进行这些操作受限并会延误。

(7) 与 OPCAB 和 MIDCAB 一样，应采取多种方法防止热量丢失。尽管与 OPCAB 或 CPB 下 CABG 术相比，机器人手术减少了胸腔内表面暴露的面积，但手术时间可能很长，所以低体温的风险依然很高。

(8) 机器人心脏手术的其他需要考虑的因素包括手术时间长；对患者的接触有限；如果需要心肺复苏，只有在移除所有机械设备后才能进行，以防止患者受伤[55]。

> **临床要点** 在手术过程中接触患者可能会受到限制，导致复苏困难。

4. 抗凝和拮抗同 OPCAB 和 MIDCAB（见本章二、（六）"抗凝"部分）。

5. TEE 是所有机器人心脏手术中必不可少

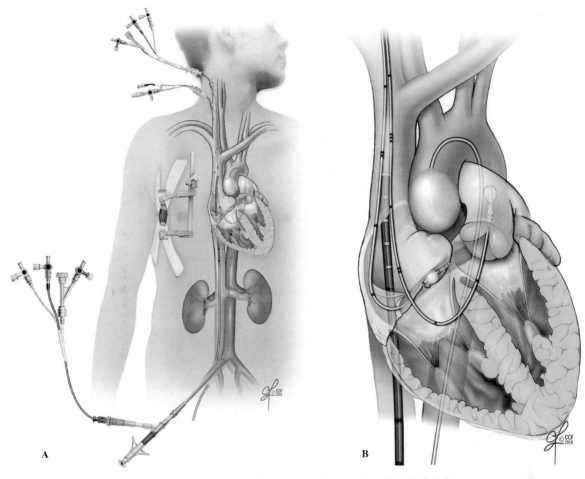

▲ 图 13-5　使用主动脉内球囊和肺动脉引流的外周插管技术

的工具。手术暴露有限使得 TEE 在手术过程中非常重要[55-57]。其用处在于以下几个方面。

(1) 确认术前诊断。

(2) 检查可见的主动脉是否存在严重的动脉粥样硬化，动脉粥样硬化增加了股动脉逆行插管时中风的风险。

(3) 检查主动脉根部和（或）升主动脉有无扩张，这会限制经皮动脉内球囊的使用。

(4) 评估是否存在主动脉瓣反流及严重程度，主动脉瓣反流的患者需要使用经皮逆行置入冠状窦导管和肺动脉引流管。严重的主动脉瓣反流可能不适合机器人手术，因为 CPB 过程中会出现心室排空不足而限制心肌保护。

(5) 影像学在远程灌注和外周插管及其相关并发症（包括主动脉夹层和心脏压塞）中至关重要，并确认导丝和插管的位置。尽管外周动脉插管在 TEE 显示的降主动脉中看不到，但在我们的机构中，我们在插管前会确定主动脉腔内的导丝。

(6) 气胸期间的心功能和容量状态。

(7) 排气和 CPB 脱机。

(8) 外科手术效果。

> **临床要点**　TEE 在确定手术诊断、监测血流动力学、确定外周插管位置、经皮心脏停搏装置和并发症方面具有重要价值。

6. 插管、阻断、停搏液灌注和排气技术[41, 45, 55]

(1) 静脉引流

①负压辅助（增加 20%～40% 的流量）静脉引流是通过经皮放置股静脉导管（22～28F）实现的，导管尖端位于 SVC。

②补充的静脉引流可通过经皮经右颈内静脉置入 SVC 导管（17F）。

③或者，可以通过较大的切口直接静脉插管。

(2) 动脉插管。经股动脉或锁骨下动脉插管。

(3) 阻断

①经皮经股动脉或锁骨下动脉放置主动脉内球囊。主动脉根部扩大，股动脉直径不足，升主动脉钙化可能限制其使用。

②主动脉根部球囊的定位及放置需 TEE 辅助，并需在充气前直接通过装置注射腺苷。

③未完全停止的心脏收缩产生的近端血流或顺行灌注的停搏液与动脉插管流入的逆行血流之间的良好平衡决定了球囊在主动脉根部和升主动脉内的移动，球囊向远端移动可能会导致头部血管灌注不足和心肌灌注不足。球囊位置可以通过 TEE 监测（在胸腔有空气和 CPB 心脏引空时作用受限）和追踪双侧动脉压来监测。右侧动脉压明显下降（由于无名动脉闭塞）提示球囊向远端移位。

④动脉内球囊置入术的其他并发症包括放置和（或）近端移位时主动脉瓣损伤。

⑤或者，可以在右侧腋后线经皮经胸廓切口放入主动脉阻断钳，同时通过这个切口放置主动脉根部引流插管。

⑥某些手术可在不停搏的心脏或诱发心室颤动的情况下进行。

> **临床要点** 由于遥控操作、外周插管和心脏停搏技术的进步，机器人心脏手术已经成为可能。

(4) 停搏液灌注

①顺行灌注

– 直接使用主动脉根部插管。

– 通过动脉内球囊。

②逆行灌注 [58, 59]

– 经皮逆行灌注停搏液的适应证包括再次手术、复杂的长时间的手术、通畅的左乳内动脉冠状动脉旁路移植、严重的主动脉瓣反流和左心室肥厚。

– 通常经皮经右颈内静脉置入灌注管，在透视或 TEE（改良的双腔静脉切面、经胃深部四腔心切面、食管中段二尖瓣结合部切面）引导下通过指引导管置入。球囊充气后压力曲线心室化提示它位于冠状窦。

– 对于冠状静脉窦发育不全或血栓形成及冠状窦瓣（besian valve）明显的患者，可能很难放置。对于冠状窦扩张或导管放置不当（太深）的患者，心脏停搏液可能无效。

– 它可能因为静脉插管和（或）动态心房导管置入而移位。

– 在放置、导管球囊过度充气、停搏液灌注压力过高或导管就位时心脏被牵拉过度的过程中发生冠状窦损伤。

(5) 左心室排空

①排空可以通过腔内球囊、经胸主动脉钳夹时直接通过升主动脉引流、经皮放置 PA 引流或二尖瓣手术时直接经二尖瓣放置左心室引流。

②PA 引流管是一种易受损的非肝素涂层导管，其远端尖端在 TEE 的帮助下置于主肺动脉内，并以 50 ml/min 的速率引流（图 13-6 和图 13-7）。

(6) 术后管理

①手术室内拔管是可以实现的（见上文 OPCAB 和 MIDCAB 中所述）。

②如果术后需通气支持，双腔支气管导管

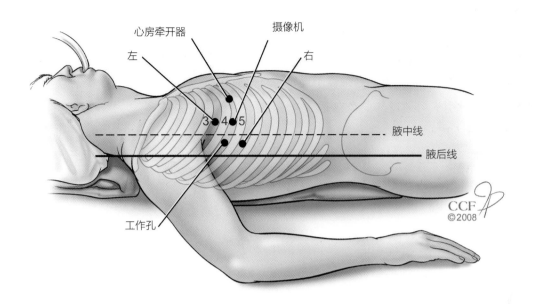

▲ 图 13-6 机器人二尖瓣成形的手术入路

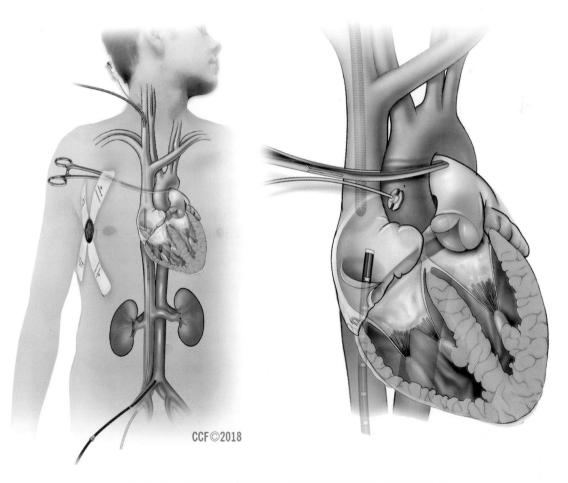

▲ 图 13-7 使用主动脉阻断钳和直接停搏液灌注的外周插管技术

应更换成单腔气管导管。

③术后疼痛管理取决于切口的数目和大小。如果胸壁切开，可考虑肋间神经阻滞、椎旁阻滞、硬膜外镇痛、胸神经阻滞和前锯肌阻滞。

（六）中转开胸手术

放弃机器人手术转为传统开胸手术的原因包括体外循环流量不足、外周入路和（或）远程灌注入路发生并发症、暴露不足、成形失败、IMA 损伤、吻合问题、移植血管扭曲、术中缺血、心室衰竭、以及由于冠状动脉的心肌内走行导致目标暴露不足。

（七）小结

机器人辅助心脏手术技术的持续发展给麻醉医师提出一系列挑战。麻醉医师和外科医师一样必须适应技术的快速创新，不断努力改善临床预后。

五、机器人非心脏胸科手术的麻醉

（一）概述

机器人手术通常由两名外科医师操作，一名医师在控制台，一名医师在床旁操作管鞘（trocar）并将其与机械臂连接，并在必要时通过其他小孔更换机械器械。双目机器内镜需要 10mm 机械 trocar，机械臂需要 8mm 的机械 trocar。胸科手术适用机器人系统的潜在优势在于缩短住院时间、减轻疼痛、减少出血和输血、缩小伤口、加快恢复及使患者更早恢复正常活动[60]。表 13-3 展示了机器人胸科手术的利与弊。表 13-4 列出了达芬奇手术系统用于胸科手术的外科操作。

表 13-3 机器人手术的优点与缺点

优点
缩短住院日
减轻疼痛
减少出血和输血
缩小伤口
加快恢复
更早恢复正常活动

缺点
增加手术时间
增加手术间工作人员数量
潜在的中转开胸手术的风险
花费与效果（需要与其他技术比较）

表 13-4 使用达芬奇机器手术系统的胸科手术

胸腺切除术
纵隔肿物切除术
Nissen 胃底折叠术
食管肌层切开术
食管切除术
肺叶切除术

（二）机器人胸科手术对麻醉的影响

机器人辅助胸科手术的基本原则与视频辅助胸科手术（video-assisted thoracic surgery，VATS）的基本原则相同（见第 26 章"体外循环期间的脑保护"）。患者的体位、OLV 技术的管理和外科操作通力改变了通气侧、非通气侧或萎陷肺的通气和血流。机器人胸科手术的肺隔离技术通常选用左侧双腔管（double-lumen endotracheal tube，DLT），因为左侧双腔管安全性更强，并能更加快速地提供确切的肺萎陷。另外，左侧双腔管还能在外科切除时，提供现成的支气管镜评估通道。

总而言之，必须要谨慎对待气道工具，因为体位改变可以造成导管移位。机器人胸科手术中，OLV 通气管理更具挑战，机器人支架系统会置于在患者上方，患者的气道通常也远离麻醉操作区。有时因为机械臂的阻挡，气道内操作可能会有困难。除此之外，持续 CO_2 气胸可以改善机器人胸科手术的视野，但也会增加气道压力。如使用 CO_2，胸内压不得超过 10～15mmHg。胸内压力增加（如＞25mmHg）会阻碍静脉回流并降低心脏顺应性；另外导致通气侧肺部的气道压力增高，通气困难。手术过程中，FiO_2 应维持 100%，气道峰压应保持小于 30cm H_2O。呼吸参数应调整至维持 $PaCO_2$ 40mmHg。

（三）纵隔肿物的机器人辅助手术和麻醉

目前，使用达芬奇机器手术系统最常见的胸科手术之一是胸腺切除术[61]。拟行机器人辅助胸腺切除术的患者中，有一部分因有胸腺瘤而诊断为重症肌无力。这些患者的术前准备包括神经系统的评估以了解患者的神经功能和优化神经系统状态；一些患者可能还需要持续抗胆碱酯酶治疗和血浆置换[62]。麻醉管理的预防措施包括合理的肌肉松弛药剂量，以及巨大纵隔肿物对供氧及通气的潜在影响。

对于使用机器人系统行胸腺切除术的患者，需对其体位更加关注。患者会被摆成"不完全一侧向上"的姿势，即用体位垫摆成 30° 左侧或右侧的侧卧位。上抬的手臂尽量向后放置，为外科医师操作机械臂提供足够的空间。使用机器人的过程中，须考虑保护所有压力点并避免对于抬高手臂不必要的拉扯，以防损伤臂丛神经。并且，由于机械臂在胸腔操作，手术全程必须保证肺完全萎陷。使用达芬奇机器人的手术，一旦机器锁定，手术床上的患者体位就不能再更改了。机器人胸腺切除术需旋转手术床 90° 远离麻醉医师视野，这就使得术中调整 DLT 极具挑战。有时，双侧可能均需手术；这种情况下，手术就分为两个阶段，当外科医师做到第二阶段手术时，手术床需要旋转 180° 以暴露对侧胸部。在旋转过程中，麻

醉医师必须注意气道以防出现问题，并保证监护仪的连线和各种导管足够长且不会在体位变化时被拉扯到。麻醉医师还应警惕对侧胸膜受损的可能，尤其是使用 CO_2 气胸的情况下，因为胸腔管故障可能导致对侧半胸胸内压增高，进而通气困难，并造成心血管衰竭或张力性气胸。还应特别关注患者上抬的手臂及头部，避免机械臂的碰撞。1 例病例报道[63] 显示，一名 18 岁男性患者行机器人辅助胸腔镜胸腺切除术后，出现了臂丛损伤。在此病例中，左上肢被过度外展。必须谨记于心的是为了提供更好的机器人操作空间而将上抬手臂过度外展，可能会导致神经损伤。外科医师与麻醉医师必须随时沟通体位及机器人功能，并且应尽量（如使用软枕）避免手臂过度外展。必须使用悬吊装置保护上抬的手臂。手术室工作人员还应警惕镜头光源，因为当更换窥镜和相机时，这些设备与外科无菌巾或患者皮肤直接接触可快速造成严重烧伤。

Bodner 等[64] 在早期报道了 13 名患有纵隔肿物的患者使用达芬奇机器人手术后，未出现围术期并发症及外科死亡。这些患者行完全性胸腺切除术，且肿块周围纵隔脂肪被全部切除。在此报道中，纳入标准严格控制肿瘤直径小于 10cm。

Savitt 等[65] 的报道中，纳入了 14 名行机器人辅助胸腺切除术的患者，所有患者都使用 DLT 行选择性肺通气；并且还置入了动脉导管及中心静脉导管。14 名患者均行完全性胸腺切除术。使用选择性肺通气使右肺放气，CO_2 气胸压力维持在 10～15mmHg 以保持肺组织远离术野。麻醉医师必须要十分了解 CO_2 气胸的影响。该报道中无转开放手术，无围术期并发症及死亡，平均住院日为 2d（范围为 1～4d）。

Rückert 等[66] 在另一篇报道中阐述，106 例行机器人辅助胸腺切除术的患者中无死亡病

例，术后并发症发生率为 2%。因此，机器人胸腺瘤切除能显著缩小伤口。与传统胸骨切开手术方式相比，机器人胸腺瘤切除术的住院时间缩短。

近期的一项系统回顾 Meta 分析[67] 比较了机器人辅助微创手术与开放性胸腺切除术，结果发现与行开放性胸腺切除术的患者相比，行机器人胸腺切除术的患者住院时间缩短、围术期出血减少、胸腔引流管留置时间更短且术后并发症更少。

相反地，另一项 Meta 分析[68] 对比了机器人辅助胸腺切除术与腔镜辅助胸腺切除术，结果发现两者在手术效果的对比并无显著的统计学差异（转开放手术比率、平均手术时间及住院时间）。

另外，机器人使用的适应证已扩展至后纵隔肿物的患者，该路径虽具有挑战性，但也有报道称取得了良好的治疗效果[69]。

（四）机器人辅助的肺叶切除术

自从达芬奇机器手术系统投入使用，人们就对其在包括胸科在内的微创手术的应用充满兴趣。肺叶及淋巴结切除仍旧是早期肺癌外科治疗的基石。然而，由于低剂量 CT 扫描的应用，每年诊断为早期癌症的患者逐年增加；这些患者可以通过肺叶切除或者肺段切除进行治疗。为了给患者提供更加微创的选择，腔镜辅助肺叶切除术 / 肺段切除术及后来的机器人辅助肺叶切除术 / 肺段切除术应运而生[70]。

机器人辅助肺叶切除术 / 肺段切除术自2002 年出现以来，就吸引了胸外科医师的注意。与传统开胸手术相比，机器人辅助肺叶切除术 / 肺段切除术的优势包括伤口更小、术后疼痛减轻、恢复加快及生存率更高。

Park 等[71] 报道，机器人辅助肺叶切除术更加灵活安全。在报道中，34 名患者中有 30

名在机器人系统下完成手术。剩余的 4 名患者中转为开胸手术。Anderson 等[72] 报道了 21 名肺癌患者行机器人肺切除术。在此篇报道中，30d 死亡率及中转率为 0。手术时间及出血量中位数分别为 3.6h 和 100ml。并发症率发生为27%，包括房颤和肺炎。Gharagozloo 等[73] 报道了连续 100 例行机器人辅助肺叶切除术的肺癌病例，并总结称，在视频辅助的胸腔镜肺叶切除术中，机器人手术可应用于纵隔、肺门及肺血管的游离。

机器人肺叶切除术患者的体位摆放，应将患者放在体位垫上，使其处于最大限度弯曲的侧卧位，上抬的手臂稍微伸展，以便在操作机械臂时可以进入胸腔，并且不会对手臂造成损伤。机器人肺叶切除术的患者必须使用肺隔离装置以达到 OLV。在多数病例中，通常使用左侧 DLT，并使用纤维支气管镜确定理想位置。少数困难气道的病例中，可以使用支气管封堵器并通过支气管镜确定最佳位置。先使用传统胸腔镜进行胸腔探查以确定肿瘤位置。在机器人辅助肺叶切除术中，必须有效地实现肺萎陷，使得外科医师获得最佳视野，避免对血管和肺实质造成不必要的损伤。

所有接受机器人辅助肺叶切除术的患者都应有动脉置管。麻醉医师必须做好中转为开胸手术的准备。Park 的报道中[71]，4 名中转开胸手术的患者中，3 名有轻微出血，另外一名肺隔离失败，需要开胸手术。参与这类手术的麻醉医师必须有放置 DLT 的经验，且能保证通过纤维支气管镜辅助下将导管放置到最佳位置。术中使用纤维支气管镜调整 DLT 位置极具挑战，因为手术台旋转了 180°，远离麻醉医师视野。机器人支架系统通常位于患者头部上方，为麻醉医师气道内操作留下一个非常狭小的空间。

Gharagozloo 等[73] 报道中，仅有 1 例非急诊中转为开胸手术。在该报道中，术后镇痛使用局麻药（0.5% 布比卡因，4ml/h）并通过放置在 2～8 肋间隙胸膜下隧道的导管进行持续输注。所有患者均在手术室内拔除气管导管。手术间逗留时间的中位数为 216min（范围为 173～369min）。30d 总体死亡率为 4.9%，平均住院日为 4d。术后并发症包括 4 例房颤，2 例漏气时间延长，2 例需要引流的胸腔积液，这些并发症与视频胸腔镜手术的并发症并无区别。

2015 年的一项 Meta 分析[74]评估了早期肺癌的机器人辅助胸腔镜手术的围术期效果。结果发现，两组的患病率和 30d 围术期死亡率相似。近期的一个 Meta 分析[70]对比了肺癌的机器人与视频辅助的肺叶切除术 / 肺段切除术，机器人肺叶切除术的 30d 死亡率更低，术后并发症发病率相似，是视频胸腔镜手术的可行且安全的替代方案；此研究还报道了机器人手术的开胸手术中转率更低，但是手术时间更长以致手术费用增加。机器人手术的手术时间必须缩短、费用降低且发病率得以改善，才能成为其他手术技术的替代手段。

开胸手术后的急慢性疼痛问题仍有待解决。微创手术可以减少组织损伤，加快恢复，并改善外观[75]。一项最近的研究[76]评估了机器人辅助、视频辅助的胸腔镜手术及开放行肺切除术术后的急慢性疼痛，结果发现与开胸手术相比，机器人辅助、VATS 的术后急性疼痛和慢性麻木发生率更低。但是，机器人辅助与 VATS 相比无差异。该研究指出，在疼痛控制方面，手术团队选择何种微创手术方式并无差别，没有哪种术式存在优势。

（五）机器人手术中的二氧化碳充气

在微创胸腔手术中，持续低流量充入 CO_2 可以协助手术暴露，在 VATS 手术双肺通气时用作胸腔手术暴露视野的唯一方式，或更经常地与 DLT 或独立的气管堵塞器和 OLV 联合使用。CO_2 对肺实质的压迫起到了牵开器的作用。

Ohtsuka 等[77]对 38 名在心脏手术中接受微创乳内动脉分离患者的研究发现，患者的平均静脉压、肺动脉压及肺动脉楔压均显著升高。研究人员还发现，右侧半胸充气后，平均动脉压及心脏指数会略有下降，而左侧无该现象。研究得出的结论为，尽管对右侧的影响更大些，但是压力在 8～10mmHg 以内充入 CO_2 30～40min，对两侧半胸的血流动力学影响甚微。另一项研究支持该结论[78]，该研究调查了 20 名胸腔交感神经切除术的患者，并得出结论，即与左侧半胸相比，右侧半胸充入 CO_2 对腔静脉和 RA 的影响与静脉回流减少、心脏指数及心搏量降低有关。研究人员还研究了 CO_2 的充入对呼吸系统的影响。El–Dawlatly 等发现气道峰压呈显著压力依赖性增加及动态肺顺应性降低，但是在容量控制通气期间，潮气量和分钟通气量并无差异。

必须在胸腔镜初步评估并排除充气口没有血管组织或肺实质损伤后，方可充入 CO_2 气体。此外，外科医师、麻醉医师及手术室人员之间的沟通也至关重要。理想情况下，应以 4～5mmHg 的压力开始充气，并在监测患者生命体征的同时逐步增加充气的压力。麻醉医师应时刻注意发生气体栓塞的可能性。如发生心搏骤停，应立即停止 CO_2 的充入。CO_2 充入期间的肺通气应随时根据情况调整，以保持足够的氧供和正常的 $PaCO_2$ 及 PH。另外，对侧胸膜的损伤可能导致 CO_2 流入对侧胸腔，造成通气困难，并导致血流动力学紊乱，同时可能发展为皮下气肿。此外，还有可能发生静脉回流受阻或持续性动脉压降低[79]。

（六）机器人辅助的食管手术和麻醉影响

经胸食管切除加扩大淋巴结清扫术的发生

率高于经胸食管切除术。食管切除术是一种姑息性的、潜在的食管癌的治疗方法。微创食管切除术可以用于减少手术的生物学影响并减轻疼痛。达芬奇机器人手术系统最初应用在食管切除术，是在一名施行胸段食管切除并广泛腹腔轴淋巴结清扫手术的患者身上实施的。该病例由 Kernstine 等报道[80]，并获得了空前的成功。此后，另一篇报道使用达芬奇手术系统为 6 名患者行食管切除术，且无术中并发症[81]。该报道中的手术入路为右侧进胸，采用左侧 DLT 选择性的右肺萎陷，同时维持左肺通气。

在 van Hillegersberg 等[82] 的报道中，21 例机器人辅助胸腔镜食管切除并淋巴结清扫术的患者内有 18 例完成了胸腔镜手术，3 例因粘连或术中出血需要转开放手术。在这个病例系列报道中，所有的患者均行左侧 DLT 插管，使用胸段硬膜外导管作为麻醉管理的一部分。患者的体位为左侧卧位，并俯卧倾斜 45°。机器人胸腔镜阶段结束后，患者转为仰卧位，通过中线行剖腹手术。最后行颈部食管胃吻合术以完成手术。值得注意的是，在前 10 例患者（60%）发生了肺部并发症，主要由左侧肺炎导致，其中 3 例发生了相关的急性呼吸窘迫综合征。这些并发症可能与高潮气量和高吸气峰压导致的左肺（通气肺）气压伤有关。在随后的 11 例患者中，作者将 OLV 呼吸参数进行调整，对未通气侧肺和压力控制的 OLV 给予持续正压通气（5cm H_2O）；通过该方法，呼吸系统并发症发生率下降至 32%。

Kim 等[83] 的报道描述了 21 名使用 Univent® 支气管阻塞器的患者采用俯卧位接受了行机器人辅助胸腔镜食管切除术。所有的胸腔镜手术均由机器人辅助完成后，再进行颈部食管胃吻合术。在 Kim 的报道中，主要并发症包括 4 例吻合口瘘，6 例声带麻痹和 1 例腹腔内出血。俯卧位致使中心静脉压及平均肺动脉压升高，静态肺顺应性降低。该报道的结论为，俯卧位机器人辅助食管切除术在技术上是安全可行的。另有人报道机器人辅助经裂孔食管切除术亦安全可行[84]。

另一项研究[85] 纳入了 14 名在不同手术阶段使用达芬奇机器人手术系统行食管切除术的患者。结果表明，对于包括腹腔镜胃管在内的全机器人食管切除术而言，手术室时间平均为 11h，外科医师操作台时间为 5h，估计平均失血量为（400±300）ml。在该报道中，患者侧卧位，待机器人胸腔镜部分完成后，将患者转为仰卧位并重新插管，用单腔气管导管代替 DLT。患者头部向右上方偏转，露出左颈部行颈部手术部分。在 14 例出现术后肺部并发症的患者中，有 5 例发生房颤。在此报道中，提高这些病例手术效率的建议为"使用经验丰富的麻醉医师，可以高效地插管、管理单肺通气，并在手术中为患者提供血流动力学支持"。这也与 Nifong 和 Chitwood[86] 在其关于麻醉和机器人技术的编辑意见中所表达的一致，即需要一个在这些方面具有专业知识的团队，包括护士、麻醉医师和对机器人手术感兴趣的外科医师。

机器人辅助食管切除术的数据表明，该手术是安全可行的，与其他开放式及其他微创食管切除术的术后效果相似。然而，没有证据显示，该手术在手术发病率、疼痛、手术时间和总费用方面有所改善。表 13-5 展示了纵隔、肺和食管机器人辅助胸科手术的并发症。

尽管机器人辅助微创食管切除术与胸部微创食管切除术的疗效相当，但使用机器人技术的优点之一在于其降低了声带麻痹的发生率。三维图像加强了对喉返神经的辨别，减少了损伤喉返神经的概率。一项研究[89] 报道，当使用机器人辅助技术时，声带麻痹的发生率降低了约 50%（6/38 vs. 15/20）。其他报道的并发

表 13-5　机器人辅助胸科手术的并发症

参考文献	n = 例数	手术名称	术中并发症	术后并发症
Rea 等[87]	33	胸腺切除术	0	乳糜胸, n = 1 血胸, n = 1
Savitt 等[65]	15	纵隔肿物切除术	0	房颤, n = 1
Kernstine 等[85]	98～103	食管切除术	中转开放手术, n = 1	胸导管漏, n = 3; 声带麻痹, n = 3; 房颤, n = 5
Rückert 等[66]	106	胸腺切除术	出血, n = 1	膈神经损伤, n = 1
Pandey 等[63]	1	胸腺切除术	—	臂丛损伤
Bodner 等[81]	14	纵隔肿物切除术	0	左侧喉返神经损伤导致术后声嘶
Cerfolio 等[69]	153	前纵隔下/后病检	0	中转开胸, n = 1; 食管瘘, n = 1; 房颤, n = 4; 气胸, n = 2; 漏气时间延长, n = 1
Park 等[71]	34	肺叶切除术	中转开胸, n = 3; 肺隔离不足, n = 1	室上性心律失常, n = 6; 出血, n = 1; 漏气, n = 1
Gharagozloo 等[73]	100	肺叶切除术	0	房颤, n = 4; 漏气, n = 2; 出血, n = 1; 胸膜积液, n = 2
Van Hillegersberg 等[82]	21	食管切除术	中转开放手术, n = 3	前 10 个病例, 肺部并发症 60%; 后 11 个病例, 肺部并发症 32%
Kim 等[83]	21	食管切除术	出血, n = 1	吻合口瘘, n = 4; 声带麻痹, n = 6
Suda 等[89]	16	食管切除术	—	声带麻痹, n = 6; 吻合口瘘, n = 6; 肺炎, n = 1
Dunn 等[88]	40	食管切除术	—	吻合口瘘, n = 10; 喉返神经损伤, n = 14
Cerfolio 等[90]	22	食管切除术	腹腔镜中转开腹, n = 1	吻合口瘘, n = 1; 房颤, n = 1

症包括吻合口瘘、出血、心律失常和急性肺损伤[90]。

（七）小结

达芬奇手术系统在胸外科和食管手术中持续获得认可。虽然它的使用缩小了疤痕并缩短住院时间，但在该领域使用的适应证仍有待商榷。迄今为止的所有报道都使用了肺隔离装置，最常见的是左侧 DLT，是胸外科患者术中管理的一部分，有助于手术暴露。此外，由于手术入路因手术而不同，故无标准的最佳体位，而是因具体手术操作而异。需要对患者上抬的手臂提高警惕，以避免机械臂造成神经损伤或挤压伤。在微创胸科手术中，持续低流量 CO_2 充入用作外科暴露的辅助手段。外科医师和麻醉医师必须为转开胸手术做好准备。达芬奇机器人手术系统的使用预计在近些年持续升温。还需要进行前瞻性的研究以确定机器人系统的具体优势。

第 14 章
胸主动脉瘤和夹层的麻醉管理
Anesthetic Management for Thoracic Aortic Aneurysm and Dissection

Amanda A. Fox　John R. Cooper, Jr　著

翁莹琪　王　锷　译

周少凤　彭勇刚　校

本章要点

- 主动脉夹层的发生是由于血流穿透主动脉内膜，主动脉壁内扩张形成主动脉壁内血肿，或者在主动脉壁中层形成单纯的假性管道。
- 主动脉瘤指 3 层主动脉壁均发生扩张。
- 夹层主动脉瘤这一常用名词是被误用，因为主动脉可能没有发生扩张。
- 使用强效的动脉扩张药，如硝普钠、尼卡地平及 β 受体阻断药，对降低左心室射血速度以防止主动脉夹层继续扩大、受损主动脉破裂和胸主动脉瘤渗漏至关重要。
- 修补主动脉夹层或主动脉瘤时常常需要同期修补或置换主动脉瓣，采用哪种手术方法取决于病变是否累及主动脉瓣窦和主动脉瓣环。
- 修补胸降主动脉瘤或主动脉撕裂时，左心转流体外循环的管理对心脏外科麻醉医师极具挑战性（见表 14-11）。TEE 对指导容量管理很有帮助，因为必须保持自主循环心输出量以提供足够的脑血流灌注。
- 随机对照研究显示脑脊液引流能显著降低胸降主动脉手术患者术后截瘫和下肢轻瘫的发生。

胸主动脉手术的麻醉医师：由于主动脉病变部位和病因的不同和手术个体患者之间存在较大的个体差异性，麻醉医师需充分理解这些差异的影响因素，这对提供最佳的围术期治疗方案是一种挑战。美国麻醉医师协会和心血管麻醉医师协会成员共同参与了 2010 ACCF/AHA/AATS/ACR/ASA/SCA/SCAI/SIR/STS/SVM 胸主动脉疾病患者诊断和治疗指南的多学科合作[1]。本章将简要介绍胸主动脉手术的病理生理学特点、手术方法、预后、以及怎样对胸主动脉手术患者进行合理的管理。胸主动脉手术，特别是胸降主动脉和胸腹主动脉手术需要复杂的麻醉管理。因此，团队的每一位成员都要清楚地了解治疗计划。通常来说，术前外科医师和麻醉医师、护理团队及灌注师的简短交谈足以明确特定手术步骤的确切要求。

> **临床要点** 胸主动脉瘤的麻醉管理需要麻醉医师掌握主动脉的解剖，了解计划的手术方式和所需的辅助方法，并且与术者进行良好的交流。

一、分类及自然病程

（一）夹层

主动脉夹层通常发生在血流穿透主动脉内膜时，可在主动脉壁内形成扩张性血肿（也被称为夹层血肿），或者在主动脉中层形成单纯的假性通道。通常出现夹层主动脉的真腔并未扩大，相反，它经常受到夹层的挤压而缩小。因为夹层并不一定累及主动脉的全周，分支血管可能未受累，可能闭塞，也可能起源于假腔。相反，主动脉瘤则累及全部 3 层主动脉壁，和主动脉夹层有着不同的病理生理和处理方式。尽管临床上经常使用夹层动脉瘤的称谓，但由于主动脉壁可能并未扩张，因此该术语并不恰当。

1. 发病率和病理生理

(1) 发病率：在美国主动脉夹层的发病率并不清楚，主要是由于没有完全上报。但是欧洲的研究报道每 100 000 例尸检中有 3.2 例主动脉夹层，并且随着时间的推移这个数字还在增加。同时，主动脉夹层导致的死亡率比主动脉瘤破裂高[2]。

(2) 诱因：表 14-1 按照重要性列出了诱发主动脉夹层的医学情况。有意思的是，动脉粥样硬化本身可能并不具有导致主动脉夹层的风险。

表 14-1 主动脉夹层的诱发原因

高血压病史	存在于约 90% 的患者
高龄	> 60 岁
性别	男性 60 岁以下占多数
蜘蛛指	结缔组织疾病（如马方综合征）
先天性心脏病	主动脉缩窄、主动脉瓣双瓣叶畸形
妊娠	少见
其他因素	毒素与饮食

(3) 诱发事件：主动脉夹层的发生和体力活动增加或情绪激动相关，另外，也和胸部钝性伤有关，但是胸部钝性伤和继发夹层的时间关系并不明确。夹层可在没有任何身体活动的情况下发生。在建立体外循环插管时，不管是升主动脉顺行插管还是股动脉逆行插管，都可能诱发夹层。

(4) 主动脉撕裂的机制：主动脉内膜撕裂是主动夹层的始发事件。主动脉内膜撕裂通常发生在主动脉壁相对薄弱的地方，通常累及中层和外层。在薄弱处，主动脉壁更易受到主动脉内搏动性血流产生的剪切力冲击。如表 14-2 所示，在承受机械性剪切力最大的地方为最常发生内膜撕裂的部位，即升主动脉和峡部（左锁骨下动脉稍远端）由于相对固定，是内膜撕裂的好发部位。

然而，在大宗尸检报道中，高达 4% 的夹层没有可以辨认的内膜破裂。在这些病例中，向主动脉壁供血的滋养血管破裂成为夹层的另一原因。壁薄的滋养血管位于主动脉壁的外 1/3，其破裂将导致动脉中层血肿并在已有病变的血管内扩大为夹层，而不会造成主动脉内膜的撕裂。

(5) 扩张：主动脉夹层的扩张能在数秒内发生，造成夹层扩张的因素包括搏动血流固有的血流动力学作用力，脉压和血流的射流速。

表 14-2 急性主动脉夹层内膜撕裂的原发部位
（389 例尸检）

部 位	发生百分比（%）
升主动脉	61
降主动脉	24
峡部	16
其他	8
主动脉弓	9
腹主动脉	3
其他	1

［改编自 Hirst AE Jr, Johns VJ Jr, Kime W Jr. Dissecting aneurysm of the aorta: a review of 505 cases. *Medicine*（*Baltimore*）. 1958; 37（3）: 243］

表 14-3 主动脉夹层累及的主要分支动脉

动 脉	发生率（%）
髂动脉	25.2
颈总动脉	14.5
无名动脉	12.9
肾动脉（左或右）	12.0
左锁骨下动脉	10.9
肠系膜动脉	8.2
冠状动脉（左或右）	7.5
肋间动脉	4.0
腹腔干动脉	3.2
腰椎动脉	1.6

［改编自 Hirst AE Jr, Johns VJ Jr, Kime W Jr. Dissecting aneurysm of the aorta: a review of 505 cases. *Medicine*（*Baltimore*）. 1958; 37（3）: 243］

（6）夹层出口：出现夹层出口的病例相对较少，夹层出口通常发生在内膜破口的远端，在此处假腔内的血流重新进入主动脉真腔。是否有夹层出口并未显示对临床病程有影响。

（7）累及分支动脉：主动脉夹层可以累及包括冠状动脉在内的主动脉主要分支血管的起始部位。包括分支血管受假腔机械性压迫而阻塞或者是夹层血肿扩张至受累动脉分支内。表 14-3 列出了一项从大宗尸检报道所得夹层累及不同分支动脉的发生率[3]。

2. 主动脉夹层的 DeBakey 分型（图 14-1）根据内膜撕裂的位置和主动脉累及的节段，该分型包括 3 种不同类型的主动脉夹层。

（1）Ⅰ型：内膜破口位于升主动脉，但夹层累及胸主动脉全程（升主动脉、主动脉弓和降主动脉），并可能扩张至腹主动脉。

（2）Ⅱ型：内膜破口位于升主动脉，但夹层仅累及升主动脉，在无名动脉发出前终止。

（3）Ⅲ型：内膜破口位于主动脉降部，如果夹层仅累及胸主动脉降部，从左锁骨下动脉起始部位远端开始，终止于横膈肌之上，被称为ⅢA 型。如果夹层扩大超过横膈肌，被称为ⅢB 型。根据定义，Ⅲ型夹层可逆行扩大累及

主动脉弓，但这种情况很少见。

3. 主动脉夹层的 Stanford（Daily）分型（图 14-2）该分型比 DeBakey 分型更简单，可能更具临床相关性。

（1）A 型：任何累及升主动脉的夹层都被称为 A 型夹层，不论内膜破口位置如何，也不管夹层扩大到什么范围。在临床上，A 型夹层的病程更加凶险，常被看作紧急或急诊病例。常常需要开胸手术修复。

（2）B 型：累及左锁骨下动脉起始处远端的主动脉夹层被称为 B 型夹层。许多病例可以用药物控制或采用腔内介入治疗手段。

4. 自然病程

（1）未经治疗患者的死亡率：未经治疗的升主动脉夹层患者的生存率很低，一些数据显示，2d 的死亡率高达 50%，3 个月的死亡率接近 90%[3]。死亡的常见原因是假腔破入胸膜腔或心包腔。DeBakey Ⅲ型或者 Stanford B 型夹层的死亡率较低。其他的死亡原因包括进展性的心力衰竭（主动脉瓣受累）、心肌梗死（冠

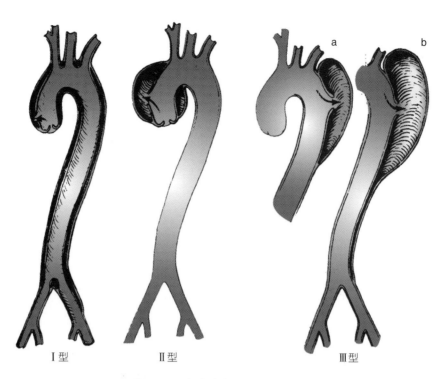

▲ 图 14-1　主动脉夹层的 DeBakey 分型

Ⅰ 型 . 内膜破口位于升主动脉，夹层延伸累及降主动脉；Ⅱ 型：内膜破口位于升主动脉，夹层仅累及升主动脉；Ⅲ 型：内膜破口位于左锁骨下动脉远端，但夹层可扩张至不同的距离，终止于横膈之上（a），或者到达髂动脉（b）（引自 DeBakey ME，Henly WS，Cooley DA，et al. Surgical management of dissecting aneurysms of the aorta. *J Thorac Cardiovasc Surg*. 1965；49：131）

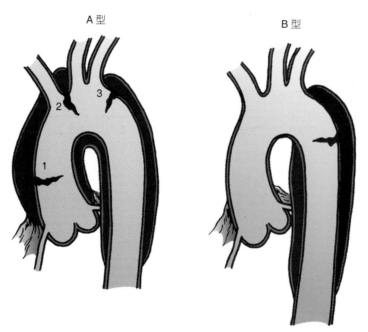

▲ 图 14-2　主动脉夹层的 Stanford（Daily）分型

A 型 . 夹层累及升主动脉，不论内膜破口位于何处（1. 升主动脉；2. 主动脉弓；3. 降主动脉）；B. 内膜破口及夹层扩展都位于左锁骨下动脉起始处远端（引自 Miller DC，Stinson EB，Oyer PE，et al. Operative treatment of aortic dissections. Experience with 125 patients over a sixteen-year period. *J Thorac Cardiovasc Surg*. 1979；78：367）

状动脉受累）、脑卒中（脑血管闭塞）和肠坏疽（肠系膜动脉闭塞）。

(2) 手术死亡率：总死亡率在 3%～24%，根据累及主动脉部位的不同而异。累及主动脉弓的夹层死亡率最高[2]。

（二）动脉瘤

1. 发病率

上文引用的欧洲研究报道，在每 100 000 例尸检中大约发现 460 例胸主动脉瘤。一项研究显示，45% 的胸主动脉瘤累及升主动脉，10% 累及主动脉弓，35% 累及降主动脉，10% 累及胸腹主动脉[4]。

2. 根据位置和病因分类

总的来说，主动脉瘤的病因和病理生理学特点取决于病变的位置（表 14-4）。通常来说，中层退化导致升主动脉瘤，而降主动脉和胸腹主动脉瘤则多由粥样硬化相关的退行性病变导致。

3. 根据形状分类

(1) 纺锤样：纺锤样主动脉瘤扩张累及主动脉壁整个周径。

(2) 囊样：囊样主动脉瘤扩张只累及主动脉壁周径的一部分。孤立的主动脉弓部动脉瘤常常属此类型。

4. 自然病程

主动脉瘤的自然病程就是一个进行性扩张的过程，最终有超过一半的主动脉瘤发生破裂。未经治疗的胸主动脉瘤患者 5 年生存率为 13%～39%[2]。其他胸主动脉瘤的并发症包括霉菌感染、外周血管动脉栓塞和夹层。最后一种并发症很少见，发生率可能低于 10%。提示预后不良的一些因素有动脉瘤体积较大（最大横截面直径超过 10cm）、有出现症状及相关的心血管疾病，特别是冠状动脉疾病、心肌梗死或脑血管意外。

（三）胸主动脉破裂（撕裂）

1. 病因

绝大多数胸主动脉破裂发生在创伤后，并且基本上为机动车事故中的减速性损伤。突然减速将巨大的机械性剪切力作用于相对固定的主动脉壁。主动脉破裂导致许多患者立即大量

表 14-4 按病变位置划分的主动脉瘤病因

升主动脉	
中层坏死	在主动脉壁外 1/3 弹性成分之间累积黏液样物质，最终累及整个主动脉中层
梅毒	1950 年之前的主要病因，特点为主动脉壁被梅毒螺旋体侵犯
先天性因素	继发于先天性的代谢异常（马方综合征、Ehlers-Danlos 综合征）导致的广泛的结缔组织缺陷
狭窄后扩张	继发于长期的主动脉瓣狭窄
动脉粥样硬化	不是升主动脉病理主要的病因
主动脉弓	
孤立性	动脉粥样硬化
升主动脉病变相关	与升主动脉病变同样病因
降主动脉	
动脉粥样硬化	开始为内膜疾病；为胸腹主动脉和腹主动脉瘤的主要病因
先天性	见升主动脉，同上
创伤	因果关系很难证实；可能有钝性创伤史，且发生时间久远
感染	梅毒、沙门菌、结核分枝杆菌

病因是按发生频率的顺序排列的

失血和死亡，只有 10%～25% 的患者能保持覆盖主动脉腔的主动脉外膜的完整性，并存活至急诊室。这类患者的外科手术通常能成功。

2. 位置

大多数胸主动脉破裂发生在左锁骨下动脉起始处的稍远端（峡部），因为动脉韧带使得此处主动脉相对固定（图 14-3）。主动脉破裂第二个最常见部位在主动脉瓣稍远端的升主动脉处。

二、诊断

（一）临床症状和体征（表 14-5）

1. 夹层

主动脉夹层通常症状表现为剧烈发作，呈暴发性病程。Stanford A 型和 B 型的临床表现列在表 14-5 中。

2. 动脉瘤

升主动脉、弓部和降部的动脉瘤通常无症状，直到病程进入晚期才出现症状。在许多情况下，动脉瘤的诊断是在进行与动脉瘤无关或与动脉瘤并发症有关的医学检查时确定的。

3. 外伤性破裂

破裂常发生在左锁骨下动脉的稍远端。如果患者在最初的创伤中存活，患者的症状和体征同降主动脉瘤的患者相似。

（二）诊断性检查

1. 心电图（ECG）

由于主动脉疾病的患者高血压发生率较

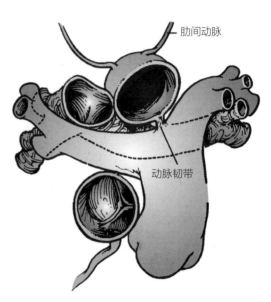

肋间动脉

动脉韧带

▲ 图 14-3　在心包内心脏和大血管相对活动，而降主动脉因为它的解剖关系位置相对固定。附属的动脉韧带增强了其固定性并增加了减速伤造成主动脉撕裂的风险（引自 Cooley DA, ed. *Surgical Treatment of Aortic Aneurysms*. Philadelphia, PA: WB Saunders, 1986: 186）

表 14-5　按主动脉病理分型和部位显示临床症状和体征

	主动脉瘤	主动脉夹层	主动脉撕裂
一般表现	慢性症状，但动脉瘤破裂或渗漏时可呈暴发性病程（见主动脉撕裂的症状和体征）	剧烈发作与暴发性病程；症状取决于部位（A 型或 B 型）患者表现为休克、焦虑、大汗	减速性损伤史；通常暴发性病程（如果患者赶到治疗中心有较高的可能性存活）；患者表现为低血容量性休克
症状和体征			
升主动脉和弓部		A 型夹层[a]	
疼痛部位	前胸疼痛继发于压迫到冠状动脉、纵隔感觉神经	前胸疼痛继发于夹层扩张（剥离或撕裂感觉）、心绞痛，由冠状动脉夹层导致	胸痛继发于扩大的主动脉外膜（唯一的维持主动脉完整的结构）压迫组织结构

（续表）

	主动脉瘤	主动脉夹层	主动脉撕裂
心血管系统	继发于主动脉瓣瓣环扩大的心力衰竭症状包括脉压增大、舒张期杂音 继发于上腔静脉压迫的面部和上肢静脉充血 血压改变 通常血压慢性升高	心力衰竭症状包括主动脉瓣关闭不全杂音、真腔狭窄（增加后负荷）引起的收缩期射血杂音 血压改变 ①低血压继发于夹层破入腹膜后、腹腔内、胸腔内或心包间隙 ②继发于疼痛、焦虑的高血压 脉搏不对称或肢体无脉搏	血压改变 ①低血容量引起的低血压 ②疼痛引起的高血压
呼吸系统	继发于喉返神经受压的声音嘶哑 因气管压迫导致的呼吸困难或喘鸣 因侵蚀气管引起的咯血 继发于心力衰竭的啰音	继发于喉返神经受压的声音嘶哑 因气管压迫导致的呼吸困难或喘鸣 因侵蚀气管（慢性）引起的咯血 继发于心力衰竭的啰音	如果胸部创伤严重，可能有肺挫伤
胃肠系统	不常累及	见降主动脉	不常累及
泌尿系统	不常累及	见降主动脉	继发于低血压的肾损伤
神经系统	可能因从主动脉瓣或动脉瘤节段内脱落的碎片栓塞到颈动脉（见右，夹层）	继发于一侧颈动脉受累的轻偏瘫或偏瘫 可逆或进行性的昏迷	与低灌注有关的症状
降主动脉		B 型夹层	
疼痛部位	可发生慢性背痛	位于背部肩胛间区	位于背部肩胛间区
心血管系统	血压通常正常或升高（慢性高血压）	血压 ①继发于疼痛的血压升高（常见） ②低血压见于发生夹层破裂	血压 ①继发于疼痛的血压升高（特别是合并其他创伤时） ②如有低血容量可见低血压
呼吸系统	因左主支气管阻塞引起的呼吸困难 因侵蚀左支气管引起的咯血 血性胸腔积液	因左主支气管阻塞引起的呼吸困难 血性胸腔积液	肺挫伤或肋骨骨折的后遗症
胃肠系统	通常正常	类似急腹症 ①疼痛、板状腹、恶心呕吐 ②胃肠道出血 肠缺血继发于压迫或夹层累及肠系膜动脉或腹腔动脉	通常正常
泌尿系统	如果发生闭塞性主动脉疾病，则表现为肾功能不全或肾血管性高血压	因为夹层累及肾动脉导致缺血 ①肾梗死或肾衰竭 ②肾功能不全	因为低灌注或低血容量导致的肾功能低下
神经系统	通常不受累	继发于关键脊髓血流受阻的偏瘫或截瘫	可能截瘫

a. A 型夹层可累及主动脉全程，所以升主动脉或降主动脉病理的症状都可能出现；CHF. 充血性心力衰竭

高，心电图有左心室肥厚的表现。在主动脉夹层时，如累及冠状动脉，心电图可能出现心肌缺血改变，如有心包积血，心电图可出现心包炎的表现。

2. 胸部 X 线片

胸主动脉病变的典型 X 线表现是纵隔增宽。常见主动脉结节增宽，并且升主动脉和降主动脉的直径截然不同。由于假腔的显像，在主动脉夹层患者的胸片可见重影。

3. 实验室血清学检查

无症状的主动脉瘤没有特异性的实验室检验结果。主动脉夹层或破裂可引起血红蛋白减少。夹层如引起冠状动脉阻塞可引起心肌酶升高，如累及肾动脉可引起血中尿素氮和肌酐升高，可因低心排或肠缺血引起代谢性酸中毒。伴有弥散性血管内凝血时患者纤维蛋白原含量减少。

4. 计算机断层扫描（CT）和磁共振成像（MRI）

通常情况下，静脉造影 CT 是确定动脉瘤大小和位置的有效工具，已发展成为主动脉夹层和动脉瘤诊断及制订手术计划的标准程序。CT 同样也能有效追踪主动脉疾病进展。数码影像能进行三维重建，使得评估病变和制订修复计划更为方便。MRI 在鉴别主动脉夹层入口位置、判断是否存在假腔、是否伴发主动脉瓣反流和心包积液方面具有高度的灵敏度和特异性[5]。

5. 血管造影

该技术已经大部分为 CT 和 MRI 所取代，但它对描述冠状动脉受累情况，识别升主动脉疾病患者是否并发严重冠心病仍然有效。胸主动脉疾病患者常伴发冠状动脉疾病，为患者建立冠状动脉旁路移植术可预防围术期心肌梗死，并改善体外循环脱机后的心室功能。

6. 经食管超声心动图（TEE）

TEE 对诊断主动脉夹层有着高灵敏度和高特异度。对许多病例，脉冲波和彩色血流多普勒能协助确定是否存在夹层、其范围如何及何种分型。确定漂浮摆动的内膜片能在床旁迅速诊断夹层，挽救患者生命。另外，TEE 可定位夹层的入口和折返撕裂，能判断并量化主动脉瓣反流及反流程度、评估左心室功能、发现心室壁运动异常、心包积液及可能的心脏压塞，并在治疗干预后对假腔进行随访。

TEE 还能用来评估胸主动脉瘤。特别是能很好地评估升主动脉或降主动脉动脉瘤的位置、直径、范围，以及瘤内是否含有明显的粥样斑块。TEE 还能用来确定动脉瘤的形状是囊状还是纺锤形。TEE 很少用来确诊主动脉弓部和升部远端的累及范围，这主要是因为 TEE 检查时气管会遮蔽其后方组织，并且通常 TEE 不能显像整个主动脉弓。如果外科医师需要在术前详尽地了解主动脉弓图像，应和放射医师就患者的 MRI 和 CT 图像交换意见。

因为创伤性主动脉横断常发生在左锁骨下起始处稍远端，TEE 通常能早期快速地予以诊断。另外，主动脉横断是急诊手术的指征，TEE 因其操作迅速，并可在医疗中心的绝大多数地点实施而具有优势。

（三）外科矫治的指征

1. 升主动脉

(1) 夹层：急性 A 型夹层应该行外科手术矫治，因为其呈恶性病程，如果不手术治疗有很高的死亡率。

(2) 动脉瘤：外科手术切除的指征如下。

①动脉瘤较小但存在持续疼痛。

②累及主动脉瓣产生主动脉瓣关闭不全。

③动脉瘤累及主动脉瓣或者冠状动脉，影响左心室应变性，出现心绞痛。

④快速扩大的动脉瘤或动脉瘤直径大于 5.5cm。因为随着动脉瘤体积增大，其发生破裂的概率也随之增加。

2. 主动脉弓

(1) 夹层：局限于主动脉弓的夹层较少见，但其是外科手术的指征。

(2) 动脉瘤：单发的主动脉弓动脉瘤少见。然而，升主动脉瘤常累及弓部（降主动脉瘤较少累及），在修复升主动脉病变时可一并处理。手术指征包括以下方面：①有持续症状；②动脉瘤横径大于 6cm；③动脉瘤进行性扩张。

3. 降主动脉

(1) 夹层：关于急性 B 型夹层的最佳治疗方案仍存在一些争论。因为院内死亡率的统计显示药物治疗优于手术干预，并且与腔内治疗的死亡率相近[6]，B 型夹层常在急性期进行药物治疗，特别是对那些有合并症的患者，合并症可能使外科手术的预期死亡率过高以致不宜手术。但是，有以下并发症的 B 型夹层可进行手术或腔内修复治疗：①无法通过药物治疗控制的高血压；②持续疼痛（表明夹层不断进展）；③胸部 X 线、CT 或血管造影提示夹层增大；④出现神经功能异常；⑤有肾或胃肠缺血的证据；⑥出现主动脉瓣关闭不全。

(2) 动脉瘤：手术治疗或腔内修复胸降主动脉瘤的指征如下。

①动脉瘤直径大于 6cm。对明确患有结缔组织病的患者，进行修复的直径阈值可能要更低一些[1]。

②动脉瘤扩张。

③动脉瘤渗漏（导致更剧烈的症状）。

④慢性动脉瘤引起持续疼痛或其他症状。

三、胸主动脉手术患者的术前管理

下面将讨论主动脉夹层急诊手术的术前管理。与胸主动脉瘤渗漏或胸主动脉破裂急诊手术的术前管理相似，它们都是急性主动脉综合征。

（一）优先选择：做出诊断还是控制血压

在怀疑患者有主动脉夹层、主动脉撕裂或者主动脉瘤渗漏时，总是要优先控制血压和心室射血速率，以防止加速主动脉夹层恶化或者破裂。如果强烈怀疑夹层，要在适当监护、建立静脉通路、稳定血流动力学、控制血压和心率后（如果可能的话）再使用放射影像学检查确诊。在诊断过程中，医师应当对患者密切监测。必要时，麻醉医师应该及早介入，以便提供更有经验的监护、气道和血流动力学管理，防止患者抵达手术室之前病情恶化。当怀疑胸主动脉夹层或胸主动脉破裂时，使用 TEE 进行快速诊断可节约时间，便于尽早进行确切的手术治疗。

（二）控制并获得血流动力学稳定

理想的控制血压的药物是通过静脉给药，这样起效迅速、半衰期短，即使有不良反应也较少。应该降低收缩期和舒张期血压及左心室射血速度，因为这些因素会使主动脉夹层进一步发展恶化。

1. 监护

必须监测患者心电图以检查心肌缺血和心律失常的情况，置入两根大孔径静脉输液导管以便进行容量复苏，在合适部位置入一根动脉测压导管（下面将讨论），另外，如果时间允许的话，置入一根中心静脉导管或者肺动脉导管以监测充盈压，并可以通过中心静脉给药。

2. 降压药

(1) 血管扩张药

①尼卡地平：是一种钙通道阻滞药，阻止钙流入血管平滑肌和心肌。可以单次静脉推注 0.5～2mg 或者以 5～15mg/h 的速率滴定注射以达到预期效果。

②硝酸甘油：是一种较硝普钠弱的血管扩张药，舒张静脉的作用强于动脉。它在升主动脉病变伴随心肌缺血时选用，因为硝酸甘油能通过扩张冠状动脉改善冠状动脉血流。输注剂量通常为 $1\sim4\mu g/(kg\cdot min)$。

③硝普钠：起效和失效迅速使得其作用迅速，易于调节，能很好地控制危重主动脉病变患者的血压。硝普钠用于静脉输注，能扩张动脉和静脉平滑肌，从中心静脉给药最为理想，但从外周静脉给药同样具有良好效果。通常起始剂量为 $0.5\sim1\mu g/(kg\cdot min)$，滴定剂量至起效。$8\sim10\mu g/(kg\cdot min)$ 的剂量可致氰化物中毒（见第 2 章）。

(2) β_1 受体阻断药：减少左心室射血速率对降低主动脉夹层进展的风险很重要。降低心率的药物可能缓解尼卡地平或硝普钠引起的反射性心动过速和心室收缩力增加。血管扩张药会增加 dP/dt 和心率，从而增加左心室射血速率。基于这个原因，β肾上腺素阻断药应该和扩血管药物合用以减少心动过速和心肌收缩力（见"第 2 章 心血管药物"内容）。

①普萘洛尔：非选择性 β 受体阻断药，多年来一直被用作降低左心室射血速率的一线治疗，可以 1mg 静脉推注给药，但可能需要 $4\sim8mg$ 的剂量才可以充分控制心率。目前普萘洛尔在少数情况下已被选择性 β_1 受体阻断药所替代。

②拉贝洛尔：α 受体阻断药和 β 受体阻断药，可作为硝普钠 - 普萘洛尔联合用药的替代用药。给药时应首先给予 $5\sim10mg$ 的负荷剂量，一旦评估了其效果，剂量加倍，药物将在数分钟内起效。重复该过程直至血压达目标值或者总剂量达到 300mg。如果给予负荷剂量后血压和心率达到了目标值，就可以从 1mg/min 的剂量开始持续输注，或者每隔 $10\sim30min$ 以小剂量推注以维持血压。

③艾司洛尔：一种半衰期很短的 β 受体阻断药。给药时以 $500\mu g/kg$ 的负荷剂量在 1min 内静脉推注，接下来以 $50\mu g/(kg\cdot min)$ 的起始速率持续输注并调节至起效，最大剂量不超过 $300\mu g/(kg\cdot min)$。艾司洛尔的快速耐受现象很常见。

④美托洛尔：另一种选择性 β_1 受体拮抗药，使用时可在数分钟内从 $2.5\sim5mg$ 的剂量开始滴定至起效，最大剂量 $15\sim20mg$。该药的作用时间更长，可能很实用。

3. 预期终点

为减少主动脉夹层的进展或破裂的可能，通常将收缩压降至 $100\sim120mmHg$，或者平均动脉压降低到 $70\sim90mmHg$。心率应该控制在 $60\sim80/min$。如果置入了肺动脉导管，应将心脏指数控制在 $2\sim2.5L/(min\cdot m^2)$ 的范围内，以降低左心室高动力状态下的射血速率。

（三）出血和输血

胸主动脉手术患者常遇到凝血功能障碍问题。在修复主动脉期间，许多患者需要行左心转流或全心肺体外循环（CPB），以维持足够的终末器官灌注，因此需全身肝素化。CPB 可引起消耗性凝血功能障碍和纤溶增强，导致失血增多。主动脉弓部手术患者需要深低温停循环，极度低温可能导致严重血小板功能障碍。在腹主动脉手术患者，血小板消耗也引起了人们的关注。在进行胸腹主动脉瘤修复的患者，肋间血管的"逆向出血"可增加失血，当有大量失血时，患者需要输注多个单位的血液制品。

1. 术前应进行血型和交叉配血检查，准备 $8\sim10U$ 的浓缩红细胞。通知血库，如有持续失血，除了已经完成配血的浓缩红细胞，接下来还可能需要输注更多的血液制品。

2. 使用血液清洗 / 回收技术能减少库存血

的输注，但是大量失血和有效的自体血回收的工作流程决定了术中仍经常需要输注浓缩红细胞和促凝血的血液制品。需要注意，自体血缺乏凝血因子，因此还需要输注新鲜冰冻血浆或者给予其他补充凝血因子的治疗。

3. 主动脉手术中抗纤维蛋白溶解治疗是一种常用但有争议的治疗方法。这些药物还没有在主动脉手术患者中进行有足够效力的临床试验，因此还不完全清楚抗纤溶药物是否对他们有显著的益处，特别是在那些使用左心转流或不使用心肺体外循环且不需要进行全身肝素化的患者[7]。

(1) 氨甲环酸或 ε- 氨基乙酸：一项回顾性研究纳入了 72 例在左心转流下接受胸主动脉降部手术的患者，结果发现接受氨甲环酸或者 ε- 氨基乙酸治疗的患者与没有接受抗纤溶治疗的患者相比，两者的输血概率和胸腔引流量没有差异；但是这些患者在术中给予了甲泼尼龙，在主动脉修复前都接受了富含血小板的血浆置换治疗[7]。作者发现术中低体温能独立预测胸腔引流量，并且术前低血红蛋白含量、高龄和主动脉阻断时间长是决定是否需要输血的独立预测因子。要确定在胸主动脉手术中使用氨甲环酸或 ε- 氨基乙酸是否能有效地减少出血并且不导致血栓形成或其他并发症，还需要进行大规模前瞻性随机研究。

(2) 在现有研究数据的基础上，我们既不能推荐也不能反对对胸主动脉手术患者进行抗纤溶治疗。医师应该考虑到包括神经认知功能障碍和肾功能不全在内的潜在血栓风险，并权衡这些风险和减少输血的可能益处。

（四）评估其他脏器系统功能

1. 神经系统

术前应密切监测患者神经系统的状态改变，因为这是立即外科手术的指征。

> **临床要点**　夹层累及根髓动脉会导致下肢瘫痪，夹层扩张至颈部血管会导致意识状态的改变或脑卒中。

2. 肾功能

应监测尿量，当患者容量正常而出现无尿或少尿时表明需要立即进行外科干预。

3. 胃肠系统

应进行一系列腹部检查，常规行血气分析以评估酸碱平衡状态。肠缺血可引起显著的代谢性酸中毒。

（五）止痛药的使用

主动脉夹层患者可能会出现焦虑及严重疼痛。止痛治疗不仅使患者舒适，也有助于控制血压和心率。在应用时应该避免过度镇静，以便对患者进行持续评估。另外，除了神经系统或腹部症状，背部疼痛加剧可能提示动脉瘤扩张或者夹层进展，被许多外科医师视为紧急情况。

四、手术和麻醉要点

（一）外科手术治疗的目的（主动脉夹层、动脉瘤或主动脉破裂）

> **临床要点**　治疗急性主动脉病变最重要的目标是控制出血。一旦出血得到控制，急慢性病变的治疗目的就转变为修复病变的主动脉，恢复其与主要分支动脉的关系。

胸主动脉瘤的修复通常是用人工血管替换病变节段的主动脉，然后按需要将主动脉分支重新移植在人工血管上。然而，在修复主动脉夹层时，目标是切除含有撕裂内膜的主动脉节段。当这个病变节段切除后，就可以消除假腔的起源并植入人工血管。

> **临床要点**　通常不可能也没必要替换主动脉的整个夹层节段，因为如果能控制夹层的起始处，重新扩张的真腔通常能挤压并消除假腔。当有包裹性主动脉破裂时，治疗目的是切除破裂的主动脉，然后将自身的主动脉端端吻合，或者在其间插入人造血管以完成修复。

（二）术中麻醉管理概述（主动脉夹层、动脉瘤或主动脉破裂）

1. 关键原则

(1) 维持血压稳定：从术前向手术过渡期间就应该着手控制血压。鉴于外科和麻醉操作将对血压产生巨大的影响，故血压控制十分重要。

(2) 监测脏器缺血：如果有条件，应监测中枢神经系统、心、肾和肺的情况，以确定灌注是否充分。肝和肠道无法进行连续监测，但是可以定期检查它们的代谢功能。

(3) 治疗并存疾病：主动脉病变患者常合并相关的心血管疾病或全身疾病（表 14-6）。

(4) 控制出血：主动脉手术患者通常对外源性移植物材料、体外循环或左心旁路转流产生炎性反应。这种炎性反应可以和凝血级联反应相互作用，导致显著的围术期凝血功能异常。此外，由于急性夹层患者可能已经历假腔内血凝块形成所致的消耗过程，这导致纤维蛋白原含量和血小板计数降低。凝血异常及其治疗见第 21 章"体外循环期间和之后的凝血功能管理"。

表 14-6　主动脉病变手术患者合并疾病的概率

冠心病	66%
高血压	42%
慢性阻塞性肺疾病	23%
周围血管病	22%
脑血管病	14%
糖尿病	8%
其他动脉瘤	4%
慢性肾病	3%

［改编自 Romagnoli A, Cooper JR Jr. Anesthesia for aortic operations. *Cleve Clinic Q.* 1981; 48（1）: 147–152］

2. 诱导和麻醉用药

许多胸主动脉手术是急诊手术，建立气道时要防止误吸。但传统的对饱胃患者进行快速诱导和插管的做法对胸主动脉病变患者可能并不合适，因为这样会造成血流动力学的剧烈波动。可采取改良的快速序贯诱导，滴定麻醉诱导药以在放置喉镜时更好地控制血压（如避免高血压）。麻醉诱导前应考虑使用抗酸药、H_2 受体拮抗药和甲氧氯普胺。其他麻醉要点和药物在下文"升主动脉手术的麻醉管理"部分中做了更全面的阐述。尽管事先预防，但在建立安全的气道时血流动力学的显著波动仍然十分常见，因此应事先准备好血管活性药物（硝酸甘油、艾司洛尔等），以迅速处理插管造成的血流动力学不良反应。

3. 病变部位的重要性（表 14-7）

尽管对所有主动脉病变而言，麻醉的诱导和维持的原则是相似的，但是了解胸主动脉病变的位置对术中管理仍然很重要。

（三）升主动脉手术

1. 手术入路

升主动脉手术采用经胸骨正中入路。

表 14-7　胸主动脉麻醉和手术的管理

	手术部位		
	升主动脉	主动脉弓	降主动脉
外科入路	胸骨正中切开	胸骨正中切开	左侧开胸
灌注	CPB：主动脉病变远端插管或股动脉或右腋动脉插管	CPB—股动脉或右腋动脉插管	单纯阻断，肝素化 Gott 分流，用左心转流或股股转流（股静脉 – 股动脉）行体外循环
累及以下结构 主动脉瓣 冠状动脉 心包	 有时 有时 有时	 有时 有时 有时	 无 无 无
有创监测	左侧桡动脉或股动脉导管 肺动脉导管[b]	动脉导管 – 任一侧上肢或股动脉[a] 肺动脉导管[b]	近端动脉（右侧桡动脉或肱动脉） 远端动脉（股动脉）[b] 肺动脉导管[b]
特殊技术	肾保护 脑电图	深低温停循环 大脑保护（深低温停循环，深低温停循环 + 逆行脑灌注，或顺行脑灌注） 肾保护 脑电图	运动诱发电位[b] 单侧肺通气 肾保护 脑脊液引流[b]
常见并发症	出血 心功能不全	出血 神经保护剂量的硫喷妥钠引起低血压 神经功能损害	出血 瘫痪 肾衰竭 心功能不全

a. 依赖于病理过程是否累及左锁骨下动脉或无名动脉，或是否使用腋动脉插管。如术前不确定，使用股动脉导管
b. 可选，依赖于医师的偏好
CPB. 心肺体外循环

2. 心肺体外循环

因为累及近端主动脉，需要行体外循环。

(1) 如果动脉瘤终止于升主动脉近端或中部，体外循环的动脉插管可以置于升主动脉远端部或者主动脉弓近端。

> **临床要点**　许多升主动脉瘤扩张至主动脉弓近端。在主动脉暴露之前病变可能不被发现，因此可能需要进一步的主动脉弓手术治疗。

(2) 如果整个升主动脉受到累及，因为在病变远端的主动脉插管时无法保证不会影响弓部大血管灌注。在这种情况下，可行股动脉插管，体外循环的动脉血流从股动脉逆向流入大血管。另一个较新的方法是行右侧腋动脉、无名动脉或者有时也选用右颈动脉插管，使血流逆向灌注入无名动脉然后顺行进入主动脉。

(3) 通常通过右心房进行静脉插管，但是，如果动脉瘤很大并遮挡心房时，可能需要进行股静脉插管。

3. 累及主动脉瓣

修复升主动脉夹层或者动脉瘤时常常需要进行主动脉瓣成形或瓣膜置换术。选择哪种手

术取决于主动脉窦和主动脉瓣环的受累程度。

4. 累及冠状动脉

升主动脉夹层或动脉瘤可能累及冠状动脉。主动脉夹层发生时扩张的假腔可能压迫冠状动脉开口，引起冠状动脉阻塞。这时需要进行冠状动脉旁路移植术以恢复心肌血供。近端主动脉瘤导致冠状动脉移位，远离主动脉瓣环时，常需要将冠状动脉再植至重建的主动脉人工血管或进行冠状动脉旁路移植术。

5. 外科技术

图 14-4 描述了升主动脉手术中常用的主动脉钳夹位置。请注意，远端钳夹位置要比行冠状动脉旁路移植术时的钳夹位置更远，钳夹的节段可能包括部分无名动脉。如果存在主动脉瓣关闭不全，注入主动脉根部的大部分心脏

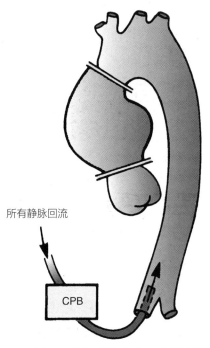

▲ 图 14-4　循环支持与升主动脉手术中的钳夹位置（如使用股动脉插管）；远端钳夹位必须比病变节段更远，这可能是 **CPB** 心肺体外循环过程中唯一需要的钳夹

（经允许引自 Benum of JL. Intraoperative considerations for special thoracic surgery cases. In：Benumof JL，ed. *Anesthesia for Thoracic Surgery*. Philadelphia，PA：WB Saunders，1987：384）

停搏液将通过关闭不全的主动脉瓣进入左心室，而不是进入冠状动脉。这会引起左心室膨胀，增加心肌氧耗，并且由于停搏液分布的减少而降低其心肌保护效果。基于以上原因，主动脉钳夹后通常会直接切开主动脉，然后将停搏液直接灌注每根冠状动脉。许多医学中心也使用冠状动脉逆行灌注的方法给予停搏液来替代顺灌技术或者与顺灌技术结合使用。

如果主动脉瓣和瓣环的大小都正常，未被升主动脉病变累及，则手术仅限于用人造血管替换主动脉病变部分。如果主动脉瓣环的大小正常，但主动脉瓣关闭不全，可以行主动脉瓣重新悬吊成形或者瓣膜置换。如果主动脉瓣关闭不全与主动脉瓣环扩张同时存在，可以进行复合植入（完整人造瓣膜的人工血管）或者在主动脉瓣置换的同时将人工血管缝在原有的主动脉瓣环上。如果置换了主动脉根部，冠状动脉必须再植入人工血管的管壁。但是，如果分别进行了主动脉瓣置换和冠状动脉上方管腔移植的手术，主动脉窦得以保留，则可不行冠状动脉再植（图 14-5）。原有的动脉瘤后壁可以用来包裹移植物材料，原位缝合以帮助止血。

在升主动脉夹层患者，需要打开主动脉根部以确定内膜撕裂的起始部位。切除包含内膜撕裂起始部位的主动脉，然后将真腔和假腔的边缘缝在一起，用人工血管替换切除的部分主动脉。

6. 并发症

包含需要心肺体外循环和打开心室的手术中可能发生的所有并发症。

(1) 空气栓子。

(2) 粥样硬化栓子或血凝块栓子。

(3) 主动脉钳夹期间心肌保护不足引起的左心室功能不全。

(4) 继发于冠状动脉再植技术问题的心肌梗死或者心肌缺血。

(5) 肾衰竭或呼吸功能衰竭。

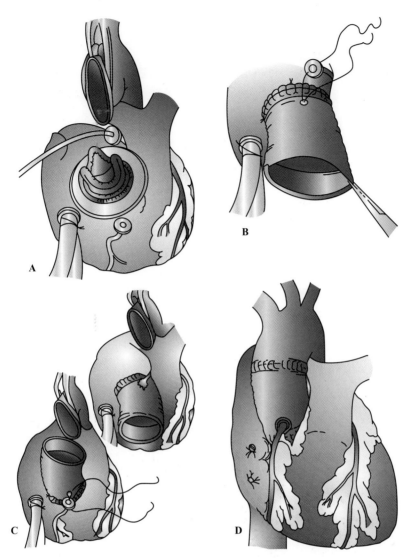

▲ 图 14-5　手术修复升主动脉瘤或夹层

A. 置换主动脉瓣，在原瓣环位置横断主动脉，在主动脉壁上留下冠状动脉开口"纽扣"；B. 人工血管与主动脉瓣环吻合，左冠状动脉再植；C. 完成左冠状动脉再植，开始右冠状动脉再植；D. 完成远端人工血管吻合（引自 Miller DC，Stinson EB，Oyer PE，et al. Concomitant resection of ascending aortic aneurysm and replacement of the aortic valve—operative results and long-term results with "conventional" techniques in ninety patients. *J Thorac Cardiovasc Surg*. 1980；79：394）

(6) 凝血功能异常。

(7) 出血，特别是缝线处的出血，在某些部位可能特别难以控制。

（四）升主动脉手术的麻醉要点

1. 监测

(1) 置入动脉导管：升主动脉病变或行修复手术可能累及无名动脉，所以需要在左侧桡动脉或者股动脉放置动脉导管直接监测血压。

在右侧腋动脉插管的情况下，如果在右桡动脉置入动脉导管，测得的动脉压力会由于血流增加呈现假性增高（见下方）。

(2) 心电图：应该使用五导联、校准基线的心电图监测 II 和 V_5 导联以监测缺血改变。

(3) 肺动脉导管：这类患者多为高龄，并且存在严重的全身疾病，可能导致肺动脉高压或者低心排血量，因此肺动脉导管可能对这些患者有帮助，特别是在围术期使用时。

（4）经食管超声心动图：TEE 除了在术前诊断方面非常重要，对患者的术中管理也十分有帮助，甚至成为必要的辅助手段。TEE 可用来发现低血容量、低心肌收缩力、心肌缺血、心内积气、定位内膜破口和判断瓣膜功能障碍的程度。在巨大的升主动脉瘤患者放置探头时要多加小心，因为理论上存在瘤体破裂的风险。

（5）神经功能监测

①脑电图：在体外循环期间，无论是原始的还是处理过的脑电图数据都可以帮助判断体外循环期间脑灌注是否充分。脑电双频谱指数监测可能有助于评估手术中的麻醉深度，但这些监测的益处尚未得到证实。

②脑近红外光谱或脑氧饱和度测定：也用于许多病例中，详见主动脉弓动脉瘤章节。

③温度：如果正确地放置于口咽后方，大体上鼻咽或口咽温度探头可为麻醉医师提供最接近脑部的温度。

（6）肾功能监测：和所有涉及心肺体外循环的手术一样应该监测尿量。

2. 诱导和麻醉用药

见表 14-8。

3. 降温和复温

大多数升主动脉瘤手术使用低温体外循环。如果使用股动脉插管而股动脉较小，则可能需要使用管径更小的插管。此时需降低心肺体外循环的血流量以防滚动泵和动脉插管之间的管路压力过高，因而可能会延长降温和复温的时间。

（五）主动脉弓手术

1. 手术入路

主动脉弓手术采用经胸骨正中入路。

2. 体外循环

在大多数病例，需要行股动脉或右侧腋动脉插管，以及右心房静脉插管进行体外循环（Cardiopulmonary bypass，CPB）。

3. 技术

术中典型的主动脉钳放置方法见图 14-6。

表 14-8　主动脉手术麻醉要点与麻醉药物的选择

患者情况	阿片类药 [a]	吸入麻醉气体 [b]	其他静脉药物
饱胃	快速起效（特别是舒芬太尼、阿芬太尼）	延长诱导时间	如果可以耐受，选择快速起效的药物
血流动力学不稳定	最小心肌抑制强效镇痛药有助于治疗术中高血压	剂量依赖的心肌抑制血压高且心输出量足够时适用	T，P：心肌抑制 M，E：最小心肌抑制 K：加剧高血压
心室功能	心室功能差时适用	用于在心室功能好患者	M，E，K 维持心室功能 如心室功能差避免使用 T，P
神经功能	降低脑氧耗代谢率	降低脑氧耗代谢率，特别是异氟醚；体内的保护效果不明确	T，P 降低脑氧耗代谢率，可能是保护性的，在低温停循环或打开心室时使用
心肌缺血（冠状动脉受累）	氧平衡：增加供/需比，因此在高血压情况下使用会有不利影响	降低供/需比，在低血压情况会有负面作用	T，P：因为低血压会对氧供产生不利影响 K：增加氧的需求，减少供给（继发于心动过速）

a. 指芬太尼、舒芬太尼、阿芬太尼
b. 氟烷、七氟烷、地氟烷、异氟烷
T. 硫喷妥钠；P. 异丙酚；M. 咪达唑仑；E. 依托咪酯；K. 氯胺酮

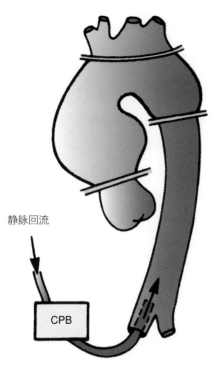

静脉回流

CPB

▲ 图 14-6　主动脉弓手术如果采用股动静脉转流，图中代表插管和钳夹的放置

近端钳夹以停止心脏跳动，远端钳夹以孤立主动脉弓来进行远端吻合，中间在主要大动脉分支的钳子分离头部血管以整块吻合在人造血管上。在深低温停循环下远端及弓的吻合也可以不使用钳夹。CPB. 心肺转流（引自 Benumof JL. Intraoperative considerations for special thoracic surgery cases. In：Benumof JL, ed. *Anesthesia for Thoracic Surgery*. Philadelphia, PA：WB Saunders, 1987：384）

注意在切除主动脉弓的瘤体或夹层部分时，供应无名动脉、左侧颈动脉和左锁骨下动脉的血流被阻断，因此需要深低温停循环。

　　通常将主动脉弓的附属血管整块离断下来，3 根血管附着在同一块"纽扣"样主动脉壁上（如图 14-7 所示）。这样有利于快速血管再植，重新建立经主动脉弓血管的血流。一旦主动脉弓远端的吻合完成，外科医师将包含主动脉弓分支血管的"纽扣"和替换病变部分的人工血管壁上缝合。此时阻断钳可以置于主动脉弓血管近端的移植物上，此后排出主动脉移植物弓部的空气，重建经体外循环动脉插管至脑血管的血流，最后完成近端主动脉弓的吻合。

4. 脑保护

　　如上所述，重建主动脉弓需要阻断或者改变脑部血流，这可能会导致术后脑卒中和神经认知功能障碍，两者都是导致主动脉弓手术患者发生并发症和死亡的重要原因。尽管有多种手术方法减少脑部缺血，但都包含体外循环期间施行低体温策略，这样能减少脑代谢率，减少与之相应的氧需求和毒性代谢产物的产生。

　　(1) 主动脉弓手术采用深低温停循环（DHCA），因为深低温停循环可以停止主动脉到脑部的血流，以最大限度的暴露术野。根据预期的手术复杂程度、手术时间及运用的辅助技术［顺行脑灌注（antegrade cerebral perfusion，ACP）或逆行脑灌注（retrograde cerebral perfusion，RCP）］，深低温停循环需要将患者的核心温度降至 15～22℃。暂停体外循环并将患者的部分血液引流入静脉贮血器以提供无血的术野，还可有效保护脑和其他脏器（如肾）的功能约 40min 或更长时间[8]。深低温停循环改善了主动脉弓手术的预后，但是为达到充分的降温和复温会延长体外循环时间。动物研究提示深低温停循环后保持相对缓慢的复温十分重要，并且脑部复温不应超过 37℃，因为这可能会增加脑损伤的风险[9]。

　　临床要点　由于患者耐受深低温停循环而不发生脑损伤的时间有限，一些外科医师在深低温停循环的同时辅助使用选择性逆行脑灌注或顺行脑灌注，并且停止身体其他部位循环，延长"安全时间"，以完成复杂的主动脉弓及其分支血管的重建。

　　(2) 逆行脑灌注需要单独的腔静脉置管：当循环停止时，体外循环的动脉管路与上腔静脉插管相连，通过低流量维持中心静脉压在 20mmHg

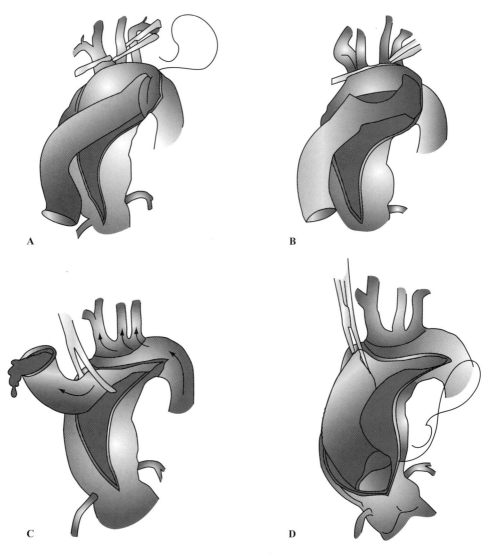

▲ 图 14-7 主动脉弓置换

A. 先完成远端缝合；紧接着 B. 重新连接主动脉弓的分支血管；C. 把钳子移到更近端，重新恢复主动脉弓分支血管的
建立血流；D. 近端吻合完成（引自 Crawford ES, Saleh SA. Transverse aortic arch aneurysm—improved results of treatment
employing new modifications of aortic reconstruction and hypokalemic cerebral circulatory arrest. *Ann Surg*. 1981；194：186）

左右，尽管这个压力并不一定与更好的临床预后相关。逆行脑灌注的优点包括相对简单、脑部降温一致、有效排出脑血管内的空气（因此可减少栓塞的风险），以及为大脑提供氧气和能量底物。临床研究结果确定了与深低温停循环期间逆行脑灌注的并发症发病率和死亡率相关的 3 个危险因素，包括体外循环时间、急诊手术与患者年龄[10]。目前存在的争议是实际有多少血流进入了大脑，而有多少血流是流经颅外血管的。

(3) 顺行脑灌注：这项技术是通过无名动脉或者颈动脉给大脑进行选择性灌注。如图 14-8 所示，顺行脑灌注的一种方法是使用体外循环滚轴泵之外的另一个单独的滚轴泵驱动，将体外循环回路中氧合器内的血液经由动脉通路输送至脑部。许多中心使用同样的技术给予顺灌或者逆灌心脏停搏液。

图 14-8 描绘了双侧颈动脉直接插管进行顺行脑灌注的情况，但是如前所述这种技术

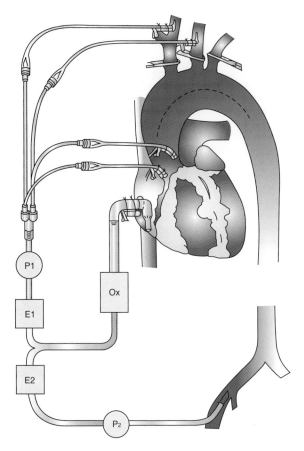

▲ 图 14-8　主动脉弓手术顺行脑灌注的灌注回路图

静脉血从右心房引流到氧合器（Ox），通过热交换器（E2）冷却到 28℃，再通过主滚轴泵（P2）输送到股动脉（FA）。从氧合器发出的第二个环路包括热交换器（E1）和滚轴泵（P1），将 6～12℃的血液输送给头臂干和冠状动脉（引自 Bachet J, Guilmet D, Goudot B, et al. Antegrade cerebral perfusion with cold blood: a 13 year experience. *Ann Thorac Surg*. 1999; 67: 1875）

在许多实践中被简化为右腋动脉或其他动脉插管，而股动脉插管则被用于建立体外循环的回路。通常将人工血管与腋动脉进行端侧吻合，用动脉管路连接泵和移植血管。当患者行体外循环降温，在循环停止时夹闭无名动脉基底部，用较低的流速［如 10ml/（kg·min）］进行顺行脑灌注，灌注血流经由从腋动脉插管上行至右侧颈动脉（图 14-9）。这样，在 Willis 环完整的前提下，双侧脑部得到灌注。如果不能确定通向左侧脑半球的侧支血流是否完好，也可以如图所示经术野行左颈总动脉直接插

管。使用这种方法进行顺行脑灌注，可以通过右侧桡动脉置管监测压力，但是压力监测和维持一定的压力能否改善预后尚不清楚。一些中心使用近红外光谱监测经右侧颈动脉顺行脑灌注时单侧的脑灌注情况。一项小样本研究结果表明这样可能是有效的[11]。

与股动脉插管相比，在停循环前后行右腋动脉置管建立心肺体外循环能减少全身粥样硬化栓塞的风险。因为右腋动脉插管提供顺行血流，股动脉插管产生的是流经降主动脉的逆向血流，而降主动脉常发生动脉粥样硬化[12]。

此外，只有在完成远端主动脉和主动脉弓的吻合时需要深低温停循环，此后可以钳夹主动脉人工血管的近端。在进行近端吻合及伴随的主动脉瓣操作时可以重启完全的体外循环，灌注身体其他部位。

许多手术小组认为在主动脉弓部手术顺行灌注是脑保护最安全的方法[13]。顺行灌注可以利用脑血流自动调节功能，现在普遍认为，在低温 α- 稳态血气管理下，脑血流自动调节功能仍然保持完好。当自动调节功能完好时，对抗缺血的过度灌注生理保护是激活的。然而，pH 稳态血气管理的支持者认为伴随 PCO_2 升高的脑血管扩张使得脑部的降温和灌注更加均衡（见第 26 章 "体外循环期间的脑保护"）。这在不同的中心之间存在很大的差异。

5. 并发症

主动脉弓手术的并发症包括了所有使用心肺体外循环手术的并发症。不可逆脑缺血是这类手术可能出现的独有的并发症。由于多处缝合、体外循环时间长及术中低温时间延长，止血的难度可能增加。

（六）主动脉弓手术麻醉管理

1. 监测

(1) 动脉血压：根据从主动脉弓发出的头

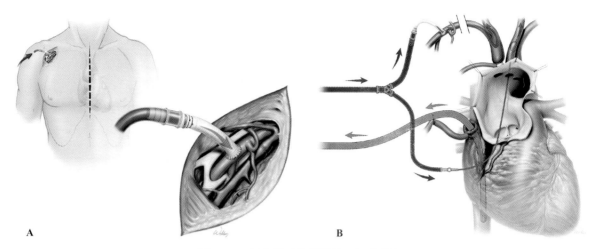

▲ 图 14-9　经右腋动脉插管的顺行脑灌注

A. 手术切口与右腋动脉管道吻合的细节图，显示与胸骨切口之间的关系；B. 使用腋动脉进行顺行性脑灌注时的血流方向。一根尖端带球囊的导管经术区插入右颈动脉和左颈动脉（可选）的基底部，对大脑进行灌注。回流至泵的静脉通过右心房。注意无名动脉基底部被阻断以容许升主动脉和主动脉弓开放（引自 Baylor College of Medicine）（此图彩色版本见书中彩图部分）

颈部动脉受累的不同，可以在左侧或右侧桡动脉置入动脉导管。如果左右两侧的动脉都受累，可以在股动脉置管。如前所述，如果在右侧腋动脉置入了体外循环插管，体外循环时右侧桡动脉血压则不能准确反映全身血压。相反，一些中心主张监测右侧桡动脉或肱动脉的血压，以评估经右侧腋动脉或无名动脉进行顺行性脑灌注的血流。在这一点上，目前尚未达成共识。此外，许多医师发现在深低温复温的过程中桡动脉不能提供准确的血压，因此他们选择性地预先置入股动脉导管。

(2) 神经系统监测

①通常使用脑电图来确认患者在深低温停循环已经充分降温，这时脑电图呈等电位状态。一些麻醉医师会使用异丙酚来达到或维持这种等电位状态。

②鼻腔或口咽温度都可用于监测脑部降温。但是，鼻咽温通常能更准确地估计脑温度[14]。

③近红外区域光谱（near-infrared regional spectroscopy，NIRS）技术通过透光率测量额部脑氧饱和度。尽管技术复杂，但使用简单，并且似乎是升主动脉和主动脉弓手术中最有效的监测手段，特别是在使用顺行性脑灌注时。当左侧传感器数值较右侧传感器数值显著降低时，可能表明 Willis 环不完整。我们发现单独采用左颈动脉灌注时，这个数值常常得以恢复。但是，目前尚缺乏清晰的预后结论。在深低温停循环时 NIRS 显示脑氧饱和度下降持续时间较长与术后住院时间延长相关，但是还需要设计完善的大样本前瞻性研究来验证这种技术的有效性[15, 16]。

(3) 经食管超声心动图（TEE）：同升主动脉手术一样（见本节"升主动脉手术的麻醉管理——检测"部分），TEE 能提供有用的信息

2. 麻醉药物的选择

见表 14-8。

3. 深低温停循环的管理

这种技术需要将核心温度降至 15～20℃，目前这种低温的使用较原来减少，近期一些大的中心使用 24℃作为目标温度，将头放在冰袋中，使用其他辅助药物协助脑保护，避免输注含糖溶液，并且采用适当监测来进行选择性脑灌注。更多的细节见第 26 章"体外循环期间的脑保护"相关内容。

4. 并发症

同麻醉直接相关的主动脉弓手术并发症，并不常见。

（七）降主动脉和胸腹主动脉手术

1. 手术入路

降主动脉瘤常常延续至腹腔累及主动脉全程。通常根据 Crawford 分型方法进行分型（图 14-10）。可通过单纯左侧开胸切口或者通过胸腹联合切口暴露主动脉受累节段。Ⅳ型动脉瘤累及上腹部腹主动脉，但仍然需要低位胸主动脉钳夹。对所有程度的主动脉瘤，患者被置于完全右侧卧位，髋部稍向左侧转，以便必要时进行股动脉插管，满足左心转流或心肺转流的需求。摆放患者体位时保护受压点很重要，可以采用腋窝卷、在两膝间放置枕头，以及将头和肘部垫起来等措施。保持枕部和胸段脊柱在一条线上也十分重要，可防止臂丛牵拉。左臂的摆放有多种方法。

2. 外科技术

不论患者是否有降主动脉瘤、胸腹主动脉瘤、夹层还是破裂，外科修复通常都包括在病变上方和下方阻断主动脉，然后打开主动脉，用人工血管置换病变节段。

（1）单纯阻断：许多外科小组报道在病变部位上方和下方实施单纯主动脉阻断，不采取任何措施对主动脉病变远端进行灌注而成功完成手术。这种技术的优点在于简化手术过程，减少肝素需要量（图 14-11），因为如要建立旁路循环则需要更多的肝素。然而，这种方法的明显缺点是在阻断主动脉时，可能损害远端主动脉的血流及灌注的器官。这种方法更常用于病变节段较局限的情况，如仅限于胸降主动脉的动脉瘤及Ⅲ型和Ⅳ型胸腹主动脉瘤。

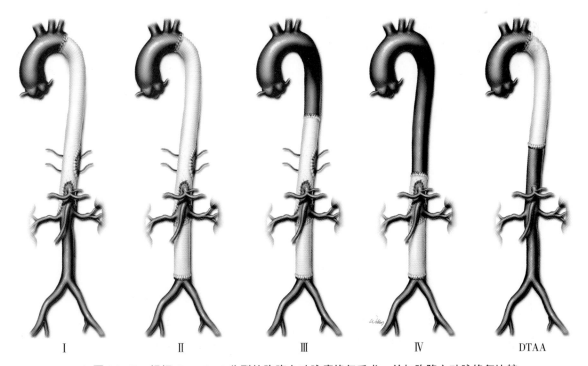

| I | II | III | IV | DTAA |

▲ 图 14-10　根据 Crawford 分型的胸腹主动脉瘤修复手术，并与胸降主动脉修复比较

降主动脉修复没有超过膈肌，而所有其他手术都超过膈肌。Ⅰ型动脉瘤累及的区域从左锁骨下动脉稍远端开始延伸至大多数或全部的腹腔内脏血管，但是未累及肾下腹主动脉；Ⅱ型动脉瘤也从左锁骨下动脉稍远端开始，累及腹主动脉分叉以上的主动脉；Ⅲ型开始于胸主动脉部中段，累及不同长度的腹主动脉；Ⅳ型动脉瘤起始于腹腔干以上延伸到肾动脉以下；这些动脉瘤有必要采用胸腹入路进行近端主动脉阻断。DTAA. 胸降主动脉瘤（引自 Baylor College of Medicine）

阻断降主动脉会带来血流动力学的明显波动，通常是近端主动脉血压极度增高，而阻断处远端出现低血压。当大多数的心输出量只流向灌注头部和上肢的动脉时，心脏后负荷的增加会导致左心充盈压急性增高，以及心输出量相应的进行性下降。如果这种后负荷增加维持较长一段时间，则很可能发生左心力衰竭。此外，近端主动脉的血压增高可以导致灾难性的脑血管事件，尤其是患者有未诊断的脑动脉瘤时。主动脉阻断处远端的平均动脉压可能降至患者基础血压的 10%～20% 以下。这将显著减少肾脏的灌注，并有可能减少脊髓的灌注。主动脉阻断时的生理根据实际阻断部位的不同而发生变化，并且受到许多因素的影响，这些因素不在本章讨论的范畴，Gelman 关于这方面的综述是很好的参考材料[17]。

主动脉缩窄修复手术经常采用单纯主动脉

阻断。主动脉缩窄时会发生主动脉远端血流的慢性梗阻，通常导致侧支血管发育良好，从而减少胸降主动脉阻断时血流动力学的改变。这种情况通过对比一系列主动脉缩窄和降主动脉瘤患者在主动脉阻断部位近端和远端的血压后得到证实（表 14-9）[18]。

另一种简单的主动脉阻断的方法是使用一种"开放"技术，即主动脉病变部位远端不加以阻断。这种方法可以直接检查远端主动脉是否有血栓和粥样斑块的碎片存在，移植血管可以用一种斜行吻合的方式同尽可能多的肋间动脉吻合。

(2) 分流：放置一根肝素涂层（Gott）的体外分流管连接左心室、主动脉弓或者左锁骨下动脉与股动脉（图 14-12），可以给近端主动脉减压并给远端主动脉提供灌注。通常不需要全身肝素化。然而，引流管放置困难及引流管扭

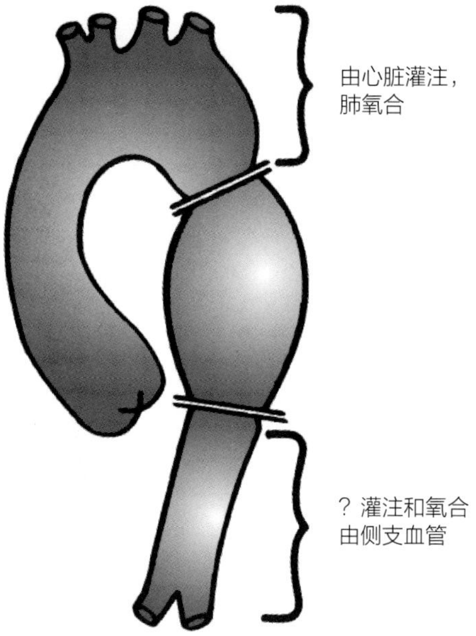

▲ 图 14-11 采用单纯主动脉阻断以修复降主动脉瘤或夹层的示意
远端阻断钳放置意味着流向脊髓和主要器官的血流来自于侧支循环（引自 Benumof JL. Intraoperative considerations for special thoracic surgery cases. In：Benumof JL，ed. *Anesthesia for Thoracic Surgery*. Philadelphia，PA：WB Saunders，1987：384）

表 14-9　单纯主动脉阻断近端与远端的血压对比

	近端收缩 / 舒张压；平均动脉压（mmHg）	远端平均动脉压（mmHg）
主动脉缩窄	160/85；110	23
	145/80；102	54
	150/85；107	18
	155/80；105	36
平均	152/82；106	33
胸主动脉瘤	260/160；194	12
	240/135；170	8
	245/150；182	24
	235/140；172	4
	240/155；184	10
	255/160；192	6
平均	245/150；182	10

[引自 Romagnoli A，Cooper JR Jr. Anesthesia for aortic operations. *Cleve Clinic Q.* 1981；48（1）：147–152]

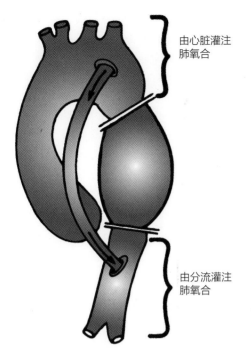

▲ 图 14-12　在修复降主动脉瘤或夹层时放置从近端到远端主动脉的肝素涂层血管分流管

（引自 Benumof JL. Intraoperative considerations for special thoracic surgery cases. In：Benumof JL，ed. *Anesthesia for Thoracic Surgery*. Philadelphia，PA：WB Saunders，1987：384）

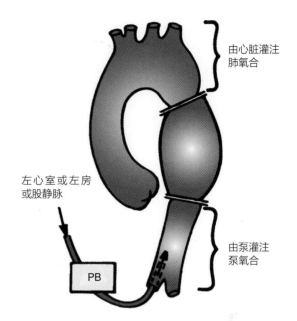

▲ 图 14-13　部分分流（PB）或体外循环的方法维持远端灌注压和防止近端高压

氧合血可以直接从左心室、左心房或主动脉弓引出通过滚头或离心泵泵入股动脉。或者，未氧合血也可从股静脉引流通过一个单独的氧合器，然后泵入股动脉。使用氧合器意味着需要全身肝素化（引自 Benumof JL. Intraoperative considerations for special thoracic surgery cases. In：Benumof JL，ed. *Anesthesia for Thoracic Surgery*. Philadelphia，PA：WB Saunders，1987：384）

曲等技术问题可能导致远端血流不足。此外，分流管的内径相对较小，可能会限制血流，从而限制其对近端左心室的减压，降低远端主动脉灌注的效果。

（3）体外循环（extracorporeal circulation，ECC）：在历史上，胸降主动脉病变修复时最先使用的增加主动脉远端灌注和近端减压的方法就是应用体外循环技术。实施体外循环的方法有多种，但都包括将患者的血液引流入体外泵，以及重新输入股动脉或者其他部位，为主动脉阻断远端提供灌注（图 14-13）。另一种替代的技术是在行近端吻合的时候使用体外循环灌注瘤体，然后打开动脉瘤，分别灌注各主要内脏血管，直到它们的吻合完成。

也可以将患者血液从股静脉引入体外泵，在胸降主动脉手术中股静脉是技术上最容易使用的部位。但是，使用静脉引流需要在体外循环回路中接入氧合器，以便为全身再灌注提供氧合血液。在修复累及远端主动脉弓的降主动脉瘤时可能需要将这种技术同深低温停循环联合应用。

此外也可以应用左心转流。可以通过（肺静脉）左心房、左心尖或者左腋动脉插管将患者的氧合血液引流入体外循环泵，然后将血液通过远端主动脉、动脉瘤瘤体或者股动脉回输。该技术不需要在左心旁路中接入氧合器（图 14-14）。

这两种体外循环技术都有不足之处。使用氧合器需要全身肝素化，导致出血风险增加，特别是左肺出血的风险。通过左心房或左心室插管的左心转流无须氧合器，可能使用的肝素较少，但是会增加全身气栓的风险。此外，在

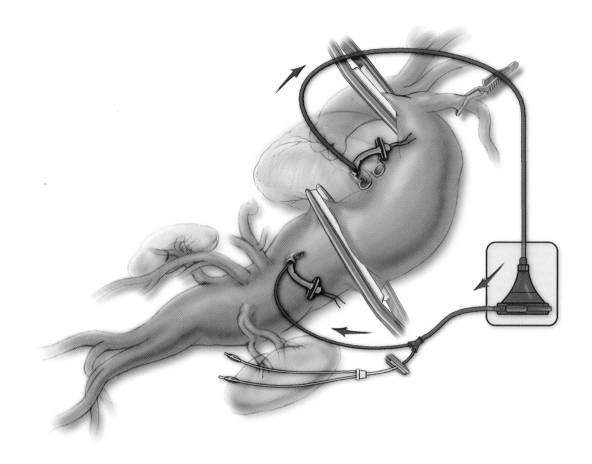

▲ 图 14-14　左心转流（Left heart bypass, LHB）

灌注动脉瘤允许完成近端吻合的同时维持远端灌注。动脉瘤打开后单独插管灌注腹腔干动脉、肠系膜上动脉和肾动脉，直到这些动脉与移植血管吻合（引自 Coselli JS, LeMaire SA. Tips for successful outcomes for descending thoracic and thoracoabdominal aortic aneurysm procedures. *Semin Vasc Surg*. 2008; 21: 13–20）

静脉至动脉体外循环技术中，回路中包含了热交换器，可以帮助避免严重的围术期低体温及伴随而来的凝血功能障碍，尽管一定程度的低体温可能有利于脊髓保护。使用左心转流时，体外循环回路中通常不包含热交换器。表 14-10 总结了采用肝素化分流或者体外循环实施主动脉阻断部位远端灌注时可能采用的插管部位，以及两种方法的主要区别。

3. 降主动脉修复手术的并发症

(1) 心源性：一项胸腹主动脉瘤修复手术的大样本研究发现主要心源性并发症的发病率和死亡率约为 12%[19]。

(2) 出血：显著的围术期出血是常见并发症。

(3) 肾衰竭：在大样本的病例研究中，肾衰竭的发生率为 13%～18%[19, 20]。术后发生肾衰竭的患者死亡率大幅增加[19]。肾衰竭发生原因可能是主动脉阻断期间肾脏血流减少。但是，那些灌注显然很充分的患者（使用肝素深层分流管或体外循环）仍然可发生肾衰竭。术前已有肾功能不全会增加患者术后发生肾衰竭的可能性。

(4) 截瘫：据报道，胸降主动脉瘤或胸腹主动脉瘤开放性修复手术截瘫的发生率为 0.5%～38%[19-21]。原因是从脊髓前动脉供应脊髓的血流完全阻断或者低灌注时间较长（超过 30min）。脊髓前动脉是由椎动脉汇合形成的，它是供应脊髓前部的主要血管。由于从头端至尾端贯穿脊髓，脊髓前动脉接受肋间动脉根支的侧支血供（图 14-15）。大多数患者有一支根动脉分支被称为大根动脉（Adamkievvicz 动脉），是脊髓中部血供的主要来源。它可能

在 $T_5 \sim L_1$ 以下的任何位置发出。然而这根血管在造影或者术中探查时很难发现，阻断其血流可能会导致截瘫，这取决于其他侧支血管对

表 14-10 降主动脉手术增加远端灌注的方法

血液引流部位	血液输入部位	肝素涂层分流管	灌注设备		体外循环	
			滚轴泵	离心泵	氧合器	肝素 ACT [a]
左心室、主动脉弓、左锁骨下	股动脉、降主动脉	有	无	无	无	无
股静脉	股动脉、降主动脉	无	两者皆可	两者皆可	有	全（＞480）
左心房、主动脉弓、左锁骨下、左心室	股动脉、降主动脉	无	无	有	无	最小（正常 -250）[b]

a. ACT 指活化凝血时间（s）；如果使用，最适当的 ACT 尚有争议

b. 一些小组使用离心泵时不使用肝素

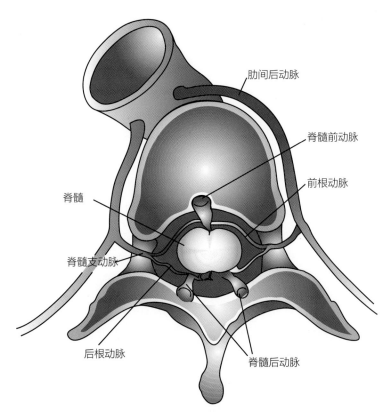

肋间后动脉

脊髓前动脉

前根动脉

脊髓

脊髓支动脉

后根动脉

脊髓后动脉

▲ 图 14-15 解剖图显示根动脉对脊髓血流的供应

如果肋间后动脉被夹层累及或为了易于修复主动脉病变而被损伤，脊髓可能会由于失去关键的血供而发生缺血（引自 Cooley DA，ed. *Surgical Treatment of Aortic Aneurysms*. Philadelphia，PA：WB Saunders；1986：92）

脊髓灌注的贡献程度。脊髓前动脉低灌注可导致脊髓前动脉综合征，此时运动功能完全丧失（前角受损），但一些感觉功能可保持完好（后柱）。

(5) 其他相关的并发症：胸降主动脉手术期间还可能发生其他严重并发症。其中一些与主动脉的特异病理变化相关。如对那些最初从创伤性主动脉破裂中幸存下来的患者来说，多器官创伤和衰竭是引起死亡的主要原因。此外，相对于仅有腹主动脉疾病的患者，胸主动脉手术患者更容易死于呼吸衰竭或者多器官功能衰竭。接受胸腹主动脉修复手术的患者可能发生术后膈肌功能不全。在这些患者中，有一小部分可能会发生脑血管意外。由于神经靠近动脉瘤的位置，胸降主动脉手术中常常发生喉返神经损伤，引起左侧声带麻痹。

> **临床要点** 所有的胸降主动脉和胸腹主动脉瘤都可能引起严重的并发症，但是 Crawford Ⅱ型病变累及的主动脉更多，其潜在危害可能更大。

（八）降主动脉手术的麻醉管理

1. 一般注意事项

由于血流动力学的急剧变化和主动脉阻断远端脏器的灌注不良，胸降主动脉手术的麻醉要求极高。有几篇综述对胸降主动脉手术的麻醉进行了很好的总结[22, 23]。

2. 监测

(1) 动脉血压：因为左锁骨下动脉可能在阻断主动脉时被阻塞，故需要行右侧桡动脉或者肱动脉置管以监测近端阻断钳以上的血压。为了评估远端阻断钳以下的灌注情况，许多中心除在右桡动脉或肱动脉置管之外，还会在股动脉置管以监测远端阻断钳以下的血压。若使

用左心转流体外循环技术，左侧股动脉一般会进行插管以灌注远端主动脉，右侧股动脉可用于监测血压。

(2) 心室功能：一些手术小组在近端主动脉阻断期间监测左心功能。TEE 可用于直接评估左心功能和容量，但是食管中的探头有时会干扰外科的拉钩或钳子的放置。在这种情况则不能使用 TEE 监测。如果右心和三尖瓣功能完好且患者没有肺动脉高压，肺动脉导管可以间接评估左心充盈情况和心输出量。但如要实时监测患者的术中情况，肺动脉导管不如 TEE 有效。

(3) 其他监测：由于手术入路的原因，心电图 V_5 导联无法使用，限制了对前壁心肌缺血的评估。但是，TEE 能够很好地评估左心室前壁的运动。

3. 单肺通气麻醉

在胸降主动脉和胸腹主动脉手术时使用双腔支气管导管可以将左肺放气以提供很好的手术入路。这不仅改善了术野的暴露，还保护左肺免于手术操作引起的创伤。此外，如果左肺创伤引起出血并进入气道，双腔管可分离保护右肺不受出血的影响。通常左侧双腔气管导管更容易放置，在胸降主动脉手术中最常用。然而，一些患者的动脉瘤使气管或左主支气管扭曲，无法放入左侧双腔管。主动脉破裂的患者也可能发生左主支气管扭曲。此时可以使用右侧双腔管，但是需要使用纤维支气管镜检查确保其与右上叶支气管开口的对位。当无法置入双腔管，或者预计双腔管换成单腔管困难时（如患者有插管困难史，而手术预计需要进行大量输血和液体复苏），也可以考虑使用单腔气管导管和支气管封堵器替代。关于放置双腔插管和支气管阻塞器以及单肺通气的详细描述见第 15 章 "肺和纵隔手术的麻醉管理" 部分。

4. 主动脉阻断前及阻断中的麻醉管理

在主动脉阻断前，由于在主动脉阻断时肾脏可能发生低灌注，通常会给予甘露醇（0.5g/kg）以试图在主动脉阻断时提供一些肾脏保护作用。即使使用了分流管或体外循环，肾脏血流分布的变化可能会需要我们谨慎地采取措施保护肾脏功能。

当主动脉阻断后，连续测量动脉血气以密切监测酸碱状态很重要，因为重要脏器血管床的低灌注常导致代谢性酸中毒。发生酸中毒时，应该使用碳酸氢钠积极治疗，如果已使用了左心转流或分流方法，应试图提高远端动脉的灌注压（特别是患者温度正常时）。如果患者单纯进行主动脉阻断而没有使用分流管或者体外循环，应该控制近端高血压，并意识到远端脏器血流可能会减少。在治疗近端高血压时，对局部血流的研究显示输注硝普钠会剂量依赖性地减少肾脏和脊髓的血流。理想情况下，主动脉阻断的时间（不论采用何种技术）应该在30min以内，超过这个时间并发症特别是截瘫的发生率开始显著增加。

如果使用了肝素涂层分流管，在不造成远端低血压（<60mmHg）的前提下无法控制近端高血压时，外科医师应该意识到分流管路的放置可能存在技术问题。如果使用左心转流，可以增加泵速以将血容量从近端引向远端主动脉，从而降低近端高血压，这样也会同时增加下半身的灌注。通常左心转流期间仅需要很少或者不需要药物干预，因为改变泵速能够快速控制近端和远端的主动脉压。表14-11列出了处理几种体外循环时的临床情况的治疗选项。

在外科医师移除主动脉阻断钳之前患者应得到足够的容量复苏，并且应当备好血管升压药，以防主动脉开放时发生严重低血压。

> **临床要点**　麻醉医师必须随时清楚手术的进程，以便预计主动脉阻断、开放等主要事件。

5. 主动脉开放后休克

当单纯进行主动脉阻断时，随后的开放可能导致严重的甚至威胁生命的后果，这通常包括严重的低血压或心肌抑制。主动脉开放症候群有几个理论上的病因，包括酸性代谢产物和血管扩张物质释放、血液滞留在肠道或下肢及反应性充血。

表14-11　降主动脉手术体外循环的管理

近端动脉压	远端动脉压	肺楔压	处理
↑	↓	↓	补充容量；增加泵流量
↑	↓	↑	增加泵流量
↑	↑	↓	补充容量；扩血管药
↑	↑	↑	扩血管药；利尿；维持泵流量，将血液留存在泵储血器内（如果使用了储血器）
↓	↓	↓	补充容量；寻找动脉输出管道的部分梗阻（如果使用了储血器）
↓	↓	↑	增加泵流量；正性肌力药
↓	↑	↑	降低泵流量；正性肌力药；利尿
↓	↑	↓	降低泵流量；可能需要增加容量

> **临床要点** 但通常的原因为相对或绝对的低血容量。

当主动脉阻断时，麻醉医师可能受到近端高主动脉压力的误导而没有对患者进行充分的容量复苏。为了减少主动脉开放的影响，应在开放主动脉前 10～15min 优化患者的血容量。这包括输注血制品、胶体或者晶体液来增加充盈压。一些人主张在主动脉开放前预防性应用碳酸氢钠，以尽量减少酸性产物洗出造成的心肌抑制。建议外科医师在 1～2min 内缓慢开放主动脉，这样机体有足够的时间进行血流动力学的代偿变化，也有助于麻醉医师评估是否需要进一步容量复苏。

主动脉开放后可能需要血管加压药来治疗低血压，但是麻醉医师应该谨慎使用，避免血压超过目标值，因为即使短暂的高血压也可能导致主动脉缝线部位显著出血。通过对患者进行容量复苏和缓慢开放主动脉，显著的开放后低血压通常会比较短暂并较易耐受。如果发生严重低血压，最简单的干预方法是重新阻断主动脉并进一步补充容量。

如果使用了肝素涂层分流管或者体外循环，开放后低血压通常是轻微的，因为阻断远端的血管床不那么"空"，主动脉开放后，从主动脉近端至远端的容量转移也较少。如果循环回路中使用容量储血器的话，通过体外循环也可以在主动脉开放后进行快速容量输注。对这些患者，使用一些快速输注的设备是最有效的。

6. 液体治疗和输血

与主动脉破裂或夹层相比，即使是接受择期胸降主动脉瘤修复手术的患者，也可能存在相对低血容量。

尽管对手术修复主动脉部分的近端和远端进行了控制，由于肋间动脉的逆向出血也可导致可观的出血量，这些肋间动脉常在主动脉切开时结扎。术中常用的血细胞清洗回收装置，减少了库存血输注。但是，在这些手术中可能发生大量快速失血，因而经常仍需输注库存血。只要肝脏灌注充分，即使大量失血，在肝脏快速的"首过"代谢下，通常不会发生枸橼酸盐中毒。

> **临床要点** 然而，在修复胸部动脉瘤时，特别是使用主动脉单纯阻断时，可出现较长时间肝动脉血流受损的特殊情况。在这种情况下，输注库存血可能迅速导致枸橼酸中毒，引起心肌抑制并需要及时输注氯化钙。

7. 脊髓保护

除了体外循环、分流和加快手术之外，目前已发展出多种方法在主动脉阻断期间保护脊髓。

(1) 维持灌注压：一些小组选择维持远端主动脉的灌注压力在 40～60mmHg 以增加供应中段或下段脊髓的血流。由于目前关于预后的数据极少，这种做法尚存在争议。没有哪种用来维持远端主动脉血流的方法（如分流管或部分旁路）能保证脊髓的血流，从而保全其功能。钳夹病变近端和远端，隔离病变主动脉时可能会包含了向脊髓供血的重要肋间血管，远端主动脉灌注不能代偿这些肋间血管的损失。另外，腹主动脉存在动脉粥样硬化时可能会妨碍远端灌注，这种情况也可能会危及肾脏和脊髓的供血。为了获得更好的术野暴露，这些关键的血管可能会受到损伤。

(2) 体感诱发电位（somatosensory-evoked potentials，SEPs）：SEPs 是一种在可能发生缺血的阶段用来评估脊髓功能状态的方法。简要的说，刺激外周神经后 SEPs 在脑干和大脑皮质被诱发。SEPs 正常似乎表示后柱（感觉）功能完整。但是，SEPs 存在一些缺点。首先，在主动脉手术期间，前角（运动）损伤的风险更大。也许是因为这个原因，有报道显示一些患者在动脉阻断期间 SEPs 正常，但随后发生了截瘫。其次，要记住许多麻醉药，包括所有的卤素族药物、氧化亚氮和多种静脉药物（如硫喷妥钠、丙泊酚）等，会改变诱发电位的振幅和潜伏期。因此麻醉医师和进行术中神经监测的评估人员之间必须不断交流，以制定合适的麻醉计划来兼顾 SEPs 监测（如给予一半的最小肺泡浓度吸入麻醉药等）。此外，如果单纯阻断主动脉，外周神经的缺血将干扰 SEPs 的判读。

SEPs 作为一种术中监测工具，用于帮助确定是否需要重新吻合肋间动脉以保证脊髓灌注。但 SEPs 并没有降低术后截瘫的发生率。

(3) 运动诱发电位（motor-evoked potentials，MEPs）：由于认识到 SEPs 监测的不足，现在提倡使用 MEPs 作为更佳的脊髓缺血监测方法，因为 MEPs 可以精确地监测脊髓前角功能的完整性。然而由于在胸部手术中不可能进行中枢神经根直接刺激，现在使用经颅刺激运动皮质的方法。除了方法烦琐，有报道称这种方法在易感患者可以触发癫痫发作。但是一些研究组已经成功地应用这种方法，特别是作为 SEPs 的辅助手段，探测接受胸主动脉或胸腹主动脉瘤修复手术患者的脊髓损伤。尽管有研究表明在胸主动脉手术中使用神经监测技术有助于预测脊髓损伤，但这些监测方法不能确切地排除造成截瘫的术中脊髓损伤。因此，这些方法能补充而不能替代术中脊髓保护策略，如脑脊液引流及其他维持脊髓动脉灌注的策略 [24-26]。同 SEP 监测一样，MEP 监测需要麻醉医师和神经监测人员的良好沟通，特别是在需要进行 MEP 评估时不能使用神经肌肉阻滞药。

(4) 低温：手术中允许核心温度被动地降至 32～34℃ 可以降低脊髓组织的代谢率，这可能为脊髓在血供减少或阻断时提供一些保护作用。可以将患者暴露于温度较低的手术室来充分降温。其他方法，如表面降温（降温毯、装碎冰块的冰袋）和冷生理盐水洗胃等也可以使用。要实现对温度的精确控制很困难。在温度低于 32℃ 时，心肌更易出现室性心律失常，凝血功能障碍的风险增加。尽管有这些潜在问题，也不建议采取激进的方法对患者进行复温，因为对可能缺血的神经组织快速加温存在风险。

(5) 脑脊液引流：主动脉阻断经常伴随脑脊液压力（CSFP）增高，可能介导脊髓的损伤。脑脊液压力可以升高至与远端主动脉平均压相当的水平。患者平均动脉压（MAP）和脑脊液压力 / 中心静脉压（CVP）（取较高者）之间的差值与脊髓灌注压（SCPP）成正比。主动脉阻断期间脊髓灌注压可能降到零。一种改善灌注的方法是放置一腰部脊髓引流管，这不仅可以用来测量脑脊液压力，而且可以引流脑脊液以降低脑脊液压力，增加脊髓灌注压，从而明显降低截瘫的风险 [27]。一项纳入了 145 名接受 I 型或者 II 型胸腹主动脉瘤手术修复患者的随机对照研究发现，脑脊液引流能显著降低术后截瘫和轻瘫的风险，对照组和脊髓引流组患者术后截瘫或轻瘫的发生率分别为 13% 和 2.6% [21]。一项 Meta 分析纳入了 10 个临床研究，分析脑脊液引流对开放性胸腹主动脉修复手术患者脊髓损伤发生率的作用，发现脑脊液引流能降低短期脊髓损伤率，但是其对长期脊髓损伤的影响没有统计学意义（其中 5 个研究有长期数据）[28]。

①放置脑脊液引流管的潜在并发症：在椎管内压力增高的情况下引流脑脊液，可以形成压力梯度，可导致脑组织疝出。并且，脑脊液引流，特别是较快的引流脑脊液以降低脑脊液压力时可以导致颅内出血，这可能是由于脑对脑膜的牵拉、桥静脉撕裂或硬膜下血肿形成 [29, 30]。

脑脊液引流期间将脑脊液压力维持在 10cm H₂O（7.4mmHg）以上，可以降低颅内出血的风险[29]。为了降低颅内出血和硬膜下血肿的发生率，一些中心最近调整了对没有脊髓损伤征象（如术中 SEP 或 MEP 监测的改变、围术期截瘫）的患者使用围术期脑脊液引流的指征。对这些患者，脑脊液引流的目标脑脊液压力最低阈值更高，如 10～15mmHg，即使脑脊液压力高于最低阈值，脑脊液的引流速度也不超过 15ml/h。如果患者出现截瘫，则放宽脑脊液引流的限制以改善瘫痪。如果患者出现硬膜下血肿，而脑脊液在引流管拔除后仍然从穿刺部位渗漏，可以使用硬膜外血补丁治疗[29]。另外，置入脊髓引流管后全身肝素化可以导致穿刺部位形成硬膜外血肿[30]，同时接受主动脉弓和胸降主动脉修复的患者更应注意这种情况，这些手术需要全身肝素化下的心肺体外循环和深低温停循环，因此，这些患者的出血风险增高。放置引流管的另一个风险是导管在蛛网膜下腔折断。

②脑脊液引流管的放置及监测技术：尽管有多种商品化的脑脊液引流管可用，但是它们的置入技术相似。放置脑脊液引流管时，通常根据解剖标志在腰段间隙（通常选择在 L₃～L₄ 间隙或者 L₄～L₅ 间隙）用 14G 的 Touhy 针穿入蛛网膜下腔。一旦导管进入蛛网膜下腔并且移除了穿刺针，就将导管和一个三通阀门相连，阀门切换可行脑脊液压力的测量和引流液收集（图 14-16）。一些操作者会间断引流脑脊液以降低脑脊液压力，而另一些人选择一旦脑脊液压力超过预定值，就进行持续引流。

> **临床要点** 尽管许多人试图将脑脊液压力维持在 8～10mmHg 以平衡脊髓灌注压增加带来的益处和脑脊液压力降低引起幕上脑出血的风险，但是关于脑脊液压力的最佳目标值是多少或者应该在一段设定的时间内引流多少脑脊液量，在文献中并没有公认的结论。

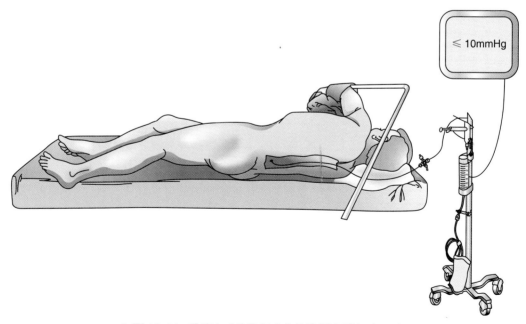

▲ 图 14-16 胸腹主动脉修复术中的脑脊液引流（CSF）

（经允许引自 Safi HJ, Miller CC Ⅲ, Huynh TT, et al. Distal aortic perfusion and CSF drainage for thoracoabdominal and descending thoracic aortic repair: Ten years of organ protection. *Ann Surg*. 2003; 238: 372–380）

③术后脑脊液引流的管理：关于脑脊液引流管何时拔除，目前也没有一致意见，要注意 30% 或更多的神经系统损伤会延迟发作[31]。术后脑脊液引流管常保留 48～72h[21]，如果引流管拔除后出现神经系统损害可以重新放置。除了在术后要维持脑脊液压力在 10～15mmHg，还须努力避免全身低血压和与之相关的脊髓灌注减少。如果出现迟发的截瘫或轻瘫，应该治疗全身低血压并引流脑脊液，这种联合措施可以恢复部分神经功能。与其他接受硬膜穿刺的患者一样，与残余脑脊液漏相关的头痛也可能发生，有些患者还需要硬膜外血补丁治疗。回顾得克萨斯心脏研究所的经验，我们发现患有结缔组织疾病，如马方综合征的患者，其硬膜穿刺后头痛的发生率及需要硬膜外血补丁治疗的情况增加[32]。

④其他脊髓保护方法：其他"保护"措施，如静脉给予皮质激素、静脉或鞘内给药抑制脊髓功能、局部低温和使用自由基清除药等并没有得到广泛应用，或者被认为是试验性方法。

8. 镇痛

胸主动脉或者胸腹主动脉手术的患者可静脉使用阿片类药物及口服止痛药来缓解术后疼痛。麻醉医师也可以考虑使用胸段硬膜外麻醉作为围术期镇痛的辅助方法，不过根据手术切口的长度，硬膜外镇痛可能覆盖不全。尽管胸段硬膜外镇痛可能增强围术期疼痛控制，我们仍要考虑到胸段硬膜外置管可能增加患者发生相关严重并发症的风险。对接受部分甚至完全肝素化及可能发生严重术中及术后早期凝血功能障碍的患者，硬膜外腔的操作可能增加硬膜外血肿的发生概率（如同放置脑脊液引流管一样）。这种可能性特别令人担忧，因为这些患者已经有了发生严重神经系统并发症的主要风险。此外，有报道称使用胸段硬膜外麻醉可能掩盖拔除脑脊液引流管相关的神经系统并发

症[33]。胸段硬膜外可能延误脊髓缺血的诊断和治疗，如当患者术后不能移动腿时，需要考虑硬膜外血肿或者局麻药相关的运动阻滞的可能性。

9. 肾衰竭的预防

许多需要进行胸腹主动脉修复手术的患者已有肾功能不全。因此在阻止急性或慢性围术期肾衰竭的发展十分重要。一般认为引起肾衰竭的原因是主动脉阻断期间血流中断导致的肾脏缺血，另一种可能的原因是栓塞。使用心肺体外循环或者分流技术可能有保护作用，但是缺乏改善预后的确切数据，并且即使应用了这些手术的辅助方法还是可能会发生肾衰竭。保持足够的容量负荷可能对肾脏保护很重要，有的医师也使用甘露醇。一些中心在胸腹主动脉瘤修复手术中会采用冷晶体或冷的血液灌注肾脏。如果在术中可以暴露肾动脉开口，则可以在肾血流被阻断时使用灌注泵通过插入肾动脉的灌注管输入灌注液[34]。

（九）胸主动脉腔内支架修复术

据报道，首例成功的腹主动脉瘤腔内支架修复手术是在 1991 年完成[35]。从那时起，腔内支架的设计不断改进，使得支架在胸主动脉的高脉压区域内可靠地展开，让腔内支架修复术可以用于以前只能通过开放性手术修复的胸主动脉瘤或夹层。器材设计的进步持续至今，包括导引器和植入物尺寸的缩小，以及更多的人采用经皮血管封堵器而不是通过外科手术切除血管。并且，结合了腔内治疗与辅助外科操作的"杂交"手术递增，与纯粹的手术修复相比，这类手术的范围更小（如使用腔内植入物治疗胸主动脉瘤加上建立颈动脉至锁骨下动脉的分流，因为腔内植入物会封闭左锁骨下动脉的开口）。这样可以将腔内修复术用于治疗更复杂的主动脉弓和胸降主动脉病变。

1. 手术入路

在胸主动脉内放置腔内支架一般需经股动脉入路，在透视引导下通过股动脉置入导丝和导管以便腔内支架到达最佳位置。可经皮建立股动脉入路，或者通过腹股沟的小切口暴露并游离股动脉。如果股动脉太小或太狭窄，无法容纳相对较大的胸部腔内支架输送系统，则可能需要行后腹膜解剖以进入髂动脉。有通过其他入路如腋动脉向胸降主动脉置入腔内支架的报道，但是经股动脉仍然是输送腔内支架的典型入路。通过 X 线透视将输送系统放置到预定的植入位置，当退出输送装置时，腔内支架会在这个最终的主动脉位置打开。当腔内支架打开后，通常进行 X 线透视和 TEE 检查以评估支架周围的血液渗漏情况。整个手术过程中，患者仰卧于透视床上。

2. 外科技术

(1) 患者必须全身抗凝，术中通常使用肝素。

(2) 患者在血管造影过程中保持静止很重要，特别是在腔内支架打开的时候。有时介入医师会要求麻醉医师在操作过程中停止患者呼吸，这样他们可以更仔细地评估腔内支架打开处的主动脉节段。这也是胸降主动脉腔内支架植入手术通常在全麻下进行的原因之一。

(3) 腔内支架在设计上能经得起主动脉内血流的连续前向和搏动性的冲击。随着研究进展还出现了自动扩张支架，这种支架打开后能可靠地贴附在主动脉壁上，不需要在主动脉内进行暂时阻断血流的球囊充气。这就消除了与胸主动脉阻断相关的近端高血压的风险。

(4) 腔内支架的设计进展迅速，因此不适合进行腔内支架植入的患者越来越少。但是在胸降主动脉内植入腔内支架仍然有一些限制。理想的情况下，患者的主动脉病变近端必须有至少 10~15mm 长度的"锚定区"，并且"锚定区"直径不能超过可用的最大腔内支架的直径。许多胸降主动脉瘤和夹层累及远端主动脉弓，包括左锁骨下动脉的发出部位。现在腔内支架置入后会覆盖左锁骨下动脉的开口，但是如前所述，常常进行预防性的左锁骨下动脉移位或者左锁骨下至左颈总动脉的旁路手术以预防腔内支架植入后并发症，包括左臂缺血、卒中和脊髓缺血 [36, 37]。这些并发症的发生是由于左锁骨下动脉不仅是左臂血供的主要来源，也发出分支至椎动脉（椎动脉向 Willis 环的后部供血）、左乳内动脉和肋颈干 [36]。左锁骨下动脉开口被腔内支架覆盖时，进行了左乳内动脉旁路移植的患者也可能发生心肌缺血 [36]。要注意脑卒中也是左锁骨下动脉移位或左锁骨下至左颈总动脉旁路手术的并发症，所以在进行左锁骨下动脉血供重建之前要先考虑患者的脑血流解剖及机体是否能耐受手术 [38]。腔内支架远端连接血管的部位必须没有瘤样扩张，并且有足够的长度。此外，为了适应主动脉侧方分支可以使用带侧孔的支架，但是在选择和放置这种腔内支架时，需要仔细评估并考虑这些主动脉分支的位置。另外，在决定患者是否适合放置腔内支架时还要考虑主动脉扭曲、钙化和粥样硬化等情况。

3. 腔内支架修复的优点

(1) 减少死亡率：随机对照研究显示，在腹主动脉瘤修复时使用腔内支架可以显著降低患者死亡率 [39, 40]。关于胸降主动脉修复的非随机研究显示与开放手术相比，血管内支架修复后 30d 死亡率显著较低；但是，这种获益并没有持续到修复手术后 1 年 [41]。对主动脉夹层支架修复（INSTEAD）的随机对照试验报道与单纯药物治疗相比，腔内支架修复并没有改善非复杂 B 型夹层患者的 2 年死亡率 [42]。但是在 INSTEAD 纳入患者的 5 年随访研究中发现，与理想的药物治疗相比，采用腔内修复术的患者其主动脉特异性的死亡率更低，主动脉疾病的进展更慢[43]。

（2）降低并发症发生率：接受腔内支架修复的患者失血量明显减少，也避免了巨大胸腹部切口相关的恢复时间延长和肺部并发症。同开放手术相比，接受腔内支架修复术患者的血流动力学更平稳，心脏和其他脏器缺血风险减少。一些患有肺部或心脏合并疾病不适于进行开放手术的患者通常可以接受胸主动脉腔内支架置入。一项 Meta 分析纳入了 42 个非随机研究，分析了 5888 位进行了胸降主动脉瘤、创伤或者夹层患者，发现与开放手术相比接受腔内支架修复的患者术后截瘫、心脏并发症、输血、再次手术止血、肾功能不全和肺炎的发生率明显减少，住院时间缩短[41]。并且许多接受腔内支架修复的患者在 ICU 的停留时间明显缩短[44,45]。

4. 腔内修复手术的并发症

（1）需要紧急转变为开放手术：在放置腔内支架操作时发生主动脉破裂或夹层，或者腔内支架位置不良有引起内脏缺血的重大风险时需要紧急转变为开放手术。

（2）出血：尽管同开放手术相比，胸主动脉血管内修复手术的失血量显著降低（大约为 500ml）[45]，但是在介入手术期间导丝和导管穿过股动脉时，血液会经导引器流出。由于许多胸主动脉疾病患者还合并其他疾病，使贫血对患者不利，严重出血时必须进行围术期输血。在取出大管径的支架展开装置时，如果损伤髂内动脉也会造成大量失血。如果发生主动脉破裂，也会有大量失血。

（3）内漏：内漏是指在置入腔内支架后仍然有血液持续进入动脉瘤囊腔。这使得主动脉破裂的风险持续存在，需要尽早识别并干预。如果确认存在内漏，处理方法包括从观察数月看内漏能否自然消除，到再次进行腔内支架植

入以封堵内漏，在某些情况下甚至需要开放性手术修复。干预的程度取决于内漏的类型。Ⅰ型内漏是由于支架的近端或远端同附着部位主动脉壁之间密封不良，这样会有血流持续进入原有的动脉瘤。Ⅱ型内漏是由于本该被腔内支架修复取代的那段主动脉节段内有侧支血管，如腰椎动脉或若肠系膜下动脉的反向血流逆行灌入。Ⅱ型内漏没有确切的解决方法，观察和侧支栓塞的方法都可以使用。Ⅲ型内漏是由于腔内支架本身失败造成的，需要转变为开放修复手术，以免血管移植物移位。

（4）脑卒中：围术期的脑卒中发生率大约为 5%[41]，如果腔内支架放置于包含了左锁骨下动脉开口的远端主动脉弓，患者的脑卒中发生率最高。当腔内支架需要跨过左锁骨下动脉时，如果患者先接受了分阶段的颈动脉至锁骨下动脉分流手术，卒中的风险可能会降低，因为这预防了可能的椎基底动脉供血不足及随之而来的大脑后部梗死[36]。有卒中病史的患者、CT 扫描发现严重主动脉粥样硬化、腔内支架放置于远端主动脉弓的患者发生卒中的风险增加[46]。因此，在腔内支架定位和打开时，主动脉或颈动脉内操作引发的栓塞似乎是引起脑卒中的原因。

（5）截瘫：尽管一些数据表明，同胸主动脉开放修复手术相比，接受腔内支架手术的患者下身轻瘫或者截瘫的风险降低，但是后者的发生率仍有 3%～4%[41,45,47]。因此，许多外科医师和介入放射医师选择术前给患者放置腰部脑脊液引流管，这样和开放性胸腹部手术一样可以引流脑脊液，见（八）.7.（5）脑脊液引流部分。

（6）造影剂肾病（contrast nephropathy, CN）：接受开放主动脉修复手术的患者，由于主动脉阻断造成肾脏缺血，容易发生术后急性肾衰竭，接受腔内支架修复手术的患者也容易

发生造影剂肾病。已有肾功能不全的患者，特别是那些糖尿病肾病患者，尤其容易发生造影剂肾病[48]。高龄、高血压、短时间反复暴露于造影剂、使用高渗性造影剂和术前用药，如非类固醇抗炎药和血管紧张素转化酶抑制药物，都会增加患者发生造影剂肾病的风险[48]。尽管造影剂肾病的发病机制还未完全明确，但似乎和肾髓质灌注减少及相关的缺血有关，还可能和造影剂对肾上皮细胞的直接毒性作用有关。关于造影剂肾病更详细的讨论，我们为读者推荐两篇优秀的综述[48, 49]。

（十）胸主动脉腔内支架修复手术患者的麻醉管理

1. 一般注意事项

(1) 尽管胸主动脉腔内支架置入是微创手术，但在选择手术部位、考虑麻醉方法时，麻醉医师应考虑到有动脉破裂、夹层或者腔内支架位置不当的可能性，因为这些并发症都可能需要紧急转为开放性手术。如果由于缺乏具备血管造影设备的手术间，手术必须在造影间完成时，参与手术的整个治疗小组必须熟悉抢救计划和向手术室的转运计划。即使腔内支架置入术不是由心脏外科或者血管外科医师施行，在需要转为开放手术时，他们也应该立即到位。

(2) 虽然有局麻下放置胸主动脉腔内支架的报道，但同全麻相比这种方式有以下缺点。

①如果出现了需要转为急转开放性主动脉修复手术的情况，需要先控制气道再摆放患者的手术体位，这延缓了手术转换。

②如果在手术开始前给患者插管，而外科医师觉得患者转为开放手术的风险很高，麻醉医师可以在左主支气管内放入支气管堵塞器而气囊不充气。如果需要急转开放手术，支气管堵塞器可以迅速充气，提供单肺通气。

③许多胸主动脉腔内支架置入手术时间过长，不适合局部麻醉。

④全身麻醉和气管内插管便于麻醉医师或心脏科医师进行术中 TEE 评估。TEE 对评估内漏及区分由于腔内支架多孔引起的缓慢渗漏和支架周围内漏的高速血流特别有效[50, 51]。对复杂 B 型夹层患者放置腔内支架时，TEE 也有助于将导丝从假腔重新放置入真腔，以及发现支架置入后胸主动脉新发生的内膜撕裂[50]，这种新发生的远端主动脉撕裂可能需要放置另外的腔内支架。

2. 监测

所有的患者都应该进行标准的 ASA 监测，并在桡动脉置管监测血压以帮助维持血流动力学平稳。大多数行胸主动脉腔内支架置入的患者伴发有严重心血管疾病，必须对血流动力学进行严密控制。此外，在支架打开期间，外科医师可能需要轻度短暂的低血压以帮助防止支架移位。在需要紧急转为开放手术时，动脉导管对指导容量复苏和可能的心肺复苏非常有帮助。麻醉医师应该和外科小组讨论输送支架的动脉入路，因为如果股髂血管不足以完成手术，外科医师还可以通过肱动脉置入支架。由于可以监测远端主动脉弓近端的动脉压，右桡动脉置管是血流动力学监测的理想方法。对大多数患者应该置入中心静脉，以监测右心房压和有效的注入血管活性药。在置入胸主动脉腔内支架的过程中，一些中心还监测体感诱发电位和（或）运动诱发电位及脑脊液压力。手术时间通常较长，应该监测尿量以协助评估液体输注是否足够。如果可能，应该使用液体加热器和加热毯来预防低体温，并且应该监测口咽温度。

3. 液体治疗和输血

(1) 应建立大孔径静脉通路，以备快速容量复苏。

(2) 准备好交叉配型的浓缩红细胞。

(3) 如果需要容量复苏，快速输血和输液的系统应当立即可用。

4. 脑脊液引流

如前所述，腔内支架置入后发生截瘫或轻瘫的风险为3%～4%，特别是在长节段的胸降主动脉内植入支架时，或者患者曾经接受过腹主动脉瘤修复手术时[52, 53]。因此，在腔内支架置入手术时，许多外科医师和麻醉医师选择置入腰段脑脊液引流管。应当给予静脉补液和血管活性药以维持较高的平均动脉压。同接受胸降主动脉开放修复手术的患者一样，腔内支架置入手术的患者也可能发生迟发性截瘫或轻瘫[52, 53]，所以患者术后应当接受频繁的神经功能检查，如果发现脊髓缺血或损伤的征象，需要积极地升高平均动脉压和引流更多的脑脊液。

5. 造影剂肾病

因为在胸主动脉进行腔内支架植入术通常耗时很长，需要使用大量静脉造影剂，麻醉医师应考虑减轻造影剂肾病风险的方案，特别是对已有肾功能不全的患者。

(1) 水化：研究提示，术前用0.9%生理盐水进行水化能降低造影剂肾病的风险[48]。关于术前或术后静注0.9%生理盐水的持续时间还没有共识，但是建议避免患者在术中发生低血容量[49]。

(2) N-乙酰半胱氨酸（NAC）：N-乙酰半胱氨酸具有抗氧化和血管舒张作用。一些研究显示，在需要使用静脉造影剂的手术，术前预先给予N-乙酰半胱氨酸24h是有益的，而其他研究则显示没有益处[48, 49]。

(3) 利尿药：使用利尿药似乎并不能预防造影剂肾病。一些研究者称，考虑到利尿药可能增加造影剂肾病的风险，在需要使用造影剂的手术前24h最好停用利尿药[48]。

(4) 多巴胺和非诺多泮：在人体研究中，这两种药物都不能预防造影剂肾病的发生[48]。

（十一）未来趋势

在过去数十年，主动脉疾病治疗的麻醉和手术技术已取得了显著的创新和优化，未来也将是如此。近期最有前景发展仍然是出现在胸腹主动脉瘤、夹层及创伤横断的主动脉腔内支架领域。腔内支架技术很可能会继续发展，产业将会专注于开发更新的有孔支架，这样就不会阻断主动脉重要分支的血流，并且专注于其他可以附着于主动脉弯曲部分如主动脉弓的移植物。也可能会有创新，开发置入腔内支架打开装置的其他动脉入路。希望在发现更好的器官保护（如脊髓、肠道和肾脏）策略上将有大踏步的前进，包括减轻终末器官缺血再灌注损伤的新措施。麻醉领域的发展将集中于加强理解器官保护的生理机制和达成这一目的的药理机制。这些进展应该能持续改善胸主动脉疾病患者的生存状况。

第 15 章
肺和纵隔手术的麻醉管理
Anesthetic Management for Surgery of the Lungs and Mediastinum

Peter Slinger   Erin A. Sullivan   著

张登文   王　晟   译

赵曼旭   彭勇刚   校

本章要点

- 术前呼吸功能应对 3 个相关但各自独立的领域进行评估：呼吸力学、气体交换和心肺相互作用。
- 胸部 X 线片是术前预测气管插管难度最有用的方法。
- 侧卧位双肺通气时的动脉血氧分压（PaO_2）可以有效预测单肺通气时的 PaO_2。
- 肺隔离的绝对适应证：脓性分泌物、大量肺出血、支气管胸膜瘘、肺小疱和肺大疱（血液、脓液和空气）。
- 双腔管（DLTs）导致的医源性肺损伤发生率为 0.05%～0.2%。
- 单肺通气（OLV）后 PaO_2 快速下降预示随后有氧饱和度下降的风险。
- 考虑到增加依赖侧肺的分流和肺水肿的风险，开胸手术时不需补充第三间隙损失量。
- 低氧饱和度是双肺手术第二阶段单肺通气（OLV）时一个十分棘手的问题。
- 单肺切除术后发生心律失常的患者术后死亡率达 17%，而无心律失常的患者为 2%。
- 气道阻塞是前纵隔肿物患者在全麻诱导时最常见和最可怕的并发症。
- 带有肺动脉导管（PA）的患者发生咯血时需首先考虑肺动脉导管所致肺血管穿孔，除非证实为其他原因所致。其死亡率可大于 50%。
- 肺动脉高压患者使用前列腺素类似物治疗时突然停药会导致潜在灾难性的反弹性肺动脉高压。
- 肺减容手术（LVRS）对于特定的肺气肿患者是一个可行的选择。治疗目标包括改善呼吸困难、运动耐力、生活质量和延长患者生存。

一、术前评估

（一）概述

随着麻醉管理，手术技术和围术期护理的进步，患者手术适应证进一步扩展。本章所讨论的原则适用于所有的肺切除术及其他胸科手术。对于恶性肿瘤患者取消或延迟手术等待其他检查或治疗的期间，总是伴有肿瘤进一步扩散的风险。

1. 风险评估

麻醉医师有责任进行术前评估以鉴别高风险患者，并根据风险分层进行围术期管理，然后集中资源改善高风险患者的预后，这是麻醉前评估的主要功能。

2. 最初和最终评估

患者的最初评估通常是在门诊进行的，而不是由负责其麻醉的麻醉医师进行。患者和麻醉医师进行交流的时间仅限于麻醉诱导前 10～15min。因此，以下 2 个时间点必须对患者进行规范化的术前评估：最初（门诊）和最终（入院当天）评估。

3. "肺保留" 手术

术后呼吸功能与功能性肺实质的保存量成正比。为了评估肺功能有限的患者，除了常规全肺切除和部分肺叶切除术以外，麻醉医师还须了解外科术式选择。

4. 开胸手术

术前评估包括全方面的完整麻醉评估：既往史、过敏史、用药史和上呼吸道。胸科手术患者围术期发病和死亡的主要病因是呼吸系统并发症。有 15%～20% 的患者会发生肺不张、肺炎和呼吸衰竭。而心脏并发症（心律失常和缺血等）的发生率为 10%～15%。

（二）风险因素分类

1. 呼吸功能的评估

生活质量状况是呼吸功能评估的最佳指标。对于无症状并且活动无限制的 ASA Ⅰ～Ⅱ级的患者无须进行心肺功能筛选测试。呼吸功能评估的 3 个相关独立的因素：呼吸力学，气体交换，心肺相互作用。这 3 个因素构成了呼吸功能评估的 "3 大支柱"（图 15-1）。

(1) 呼吸力学：预测开胸术后呼吸系统并发症最有效的单次测试是术后一秒用力呼气

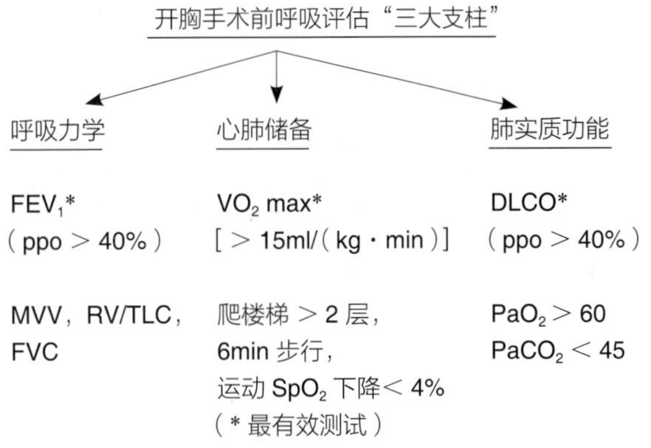

开胸手术前呼吸评估 "三大支柱"

呼吸力学	心肺储备	肺实质功能
FEV_1* （ppo > 40%）	VO_2 max* [> 15ml/(kg·min)]	DLCO* （ppo > 40%）
MVV，RV/TLC，FVC	爬楼梯 > 2 层，6min 步行，运动 SpO_2 下降 < 4% （* 最有效测试）	PaO_2 > 60 $PaCO_2$ < 45

▲ 图 15-1 开胸手术前呼吸评估的三大支柱

ppo. 术后预测；FEV_1. 一秒用力呼气容积；MVV. 最大通气量；RV/TLC. 残气量 / 肺总量；FVC. 用力肺活量；VO_2 max. 最大耗氧量；SpO_2. 脉搏血氧饱和度；DLCO. 一氧化碳弥散量；PaO_2. 动脉血氧分压；$PaCO_2$. 动脉血二氧化碳分压

容积预测值（ppo FEV_1%）[1]，其计算公式如下。

$$ppoFEV_1\% = FEV_1\% \times （1- 切除的功能肺组织 \% /100） \quad （公式 15-1）$$

要考虑到右上叶和中叶总合与另外三个肺叶的任何一叶肺大致相当，且右肺比左肺大 10%。

低风险　ppoFEV_1 > 40% 术前 FEV_1 预测值

中风险　ppoFEV_1 = 30%～40% 术前 FEV_1 预测值

高风险　ppoFEV_1 < 30% 术前 FEV_1 预测值

(2) 肺实质功能：过去认为，肺切除术动脉血气（ABG）的临界值是 PaO_2 < 60mmHg 或者 $PaCO_2$ > 45mmHg。尽管现在这仍然作为预示风险增加的指标，但是超过这一标准的患者也可以成功进行肿瘤切除甚至复合肺减容手术。检测肺气体交换能力的最佳方法是一氧化碳弥散量的测定（diffusing capacity for carbon monoxide，DLCO）。DLCO 与参与气体交换的肺泡毛细血管膜总面积有关。术后一氧化碳弥散量预测值（ppoDLCO）少于 40% 会增加呼吸系统和心脏的并发症[2]。

（3）心肺联合作用：过去常用爬楼试验进行患者心肺功能测试。能够爬三层及以上楼梯的患者死亡率较低。现在评估心肺功能的"金标准"是实验室正规的运动试验。最大氧耗量（maximal oxygen consumption，VO₂max）是预测胸科手术预后的最有效运动指标。最大氧耗量可以通过 6min 内行走的距离（6MWT）除以 30 来估测［如 450m/30=15ml/（kg·min）］。

低危　　VO₂ max > 20 ml/（kg·min）

中危　　VO₂ max = 15～20 ml/（kg·min）

高危　　VO₂ max < 15 ml/（kg·min）

> **临床要点**　能够连续攀爬至少三层楼梯或在 6min 内能够行走至少 600m 的患者肺切除术后围术期死亡的风险较低。

（4）通气灌注显像：对肺切除患者特别有用，尤其考虑应用于任何 ppoFEV₁ < 40% 的患者。如果患者切除的肺无功能，应增加评估 ppoFEV₁、DLCO 和 VO₂max。

（5）分段肺功能研究：因这些检查没有充分预测有效性，故无法在潜在的肺切除患者中普遍使用。

（6）组合检查（图 15-2）：如果患者的 ppoFEV₁ > 40%，并术后清醒、温暖、舒适，则可以在手术室拔管。如果 ppoFEV₁ > 30%，运动耐量和肺实质功能检测好于危险阈值，手术室拔管则取决于相关疾病的情况。如果患者

ppoFEV₁ 在 20%～30%，且具良好的心肺功能预测值，在有胸部硬膜外镇痛（TEA）的情况下可以考虑早期拔管。

2. 伴有的病况

（1）年龄：年龄大于 80 岁的患者，其呼吸系统并发症的发生率（40%）是年轻人群的 2 倍，而心血管并发症的发生率（40%），特别是心律失常的发生率是年轻人群的 3 倍。其肺切除术的死亡率很高（超过 70 岁的患者约为 22%），尤其是行右肺切除术。

> **临床要点**　相较于中年患者，80 岁以上患者其肺部并发症风险增加 1 倍，心脏并发症风险几乎是 3 倍。

（2）心脏疾病

①缺血：肺切除术常被认为存在中等程度的围术期缺血风险。除了标准的病史、体格检查和心电图，对于胸科手术患者心脏疾病的常规筛查并没有显示出更多的价值。对于心脏有重度（不稳定性心肌缺血、近期心梗、失代偿性心力衰竭、严重瓣膜病及显著心律失常）或中度（稳定性心绞痛、陈旧性心梗、充血性心力衰竭史、糖尿病、肾功能不全及脑血管疾病）危险因素或高龄的患者，建议行无创检查。理想情况下，肺切除手术应在裸金属冠状动脉支架植入术后 4～6 周后进行，药物洗脱支架则需延迟 6～12 个月后。若心梗后患者病情稳

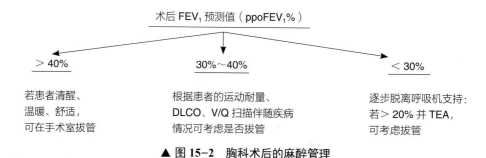

▲ 图 15-2　胸科术后的麻醉管理

FEV₁. 1 秒末用力呼吸量；ppo. 术后预测值；DLCO. 一氧化碳弥散量；TEA. 胸部硬膜外镇痛；V/Q. 通气 / 血流比

定并做好优化的情况下，可以把推迟的手术限制在 4~6 周后进行。

②心律失常：房颤是肺切除术常见的并发症（10%~15%）。使心律失常发生率增加的相关因素有切除肺组织的大小、年龄、术中失血量、食管切除和心包内剥离。美国胸外科协会指南建议已经接受 β 受体阻断药治疗的患者继续使用 β 受体阻断药，镁储备量低的患者补充镁剂。对于心律失常风险增加的患者，应考虑围术期应用地尔硫草和术后应用胺碘酮预防[3]。

(3) 慢性阻塞性肺疾病（Chronic obstructive pulmonary disease，COPD）：COPD 严重程度的评估基于 FEV_1% 预测值，具体如下：Ⅰ期：> 50%；Ⅱ期：35%~50%；Ⅲ期：< 35%。COPD 患者还需要考虑以下因素。

①呼吸动力：大多数Ⅱ期或Ⅲ期 COPD 患者静息 $PaCO_2$ 增高。通过病史、体格检查、肺活量测定很难将 CO_2 蓄积者与非 CO_2 蓄积者区分开来。此时需术前行动脉血气分析。CO_2 蓄积者吸氧会进一步增加 $PaCO_2$，因为它降低了呼吸动力并增加死腔。

> **临床要点**　对于晚期 COPD 患者，无论是病史、体检还是 FEV_1 均无法预测慢性 CO_2 蓄积。

②夜间缺氧：与正常患者相比，COPD 患者在睡眠期间发生缺氧的频率更高，且病情更重。这是由于患者快速动眼睡眠期间的浅快呼吸模式所致。

③右心功能不全：FEV_1 < 1L 的成年 COPD 患者肺源性心脏病的发生率约为 40%，FEV_1 < 0.6L 则约为 70%。静息状态下 PaO_2 < 55mmHg 的 COPD 患者和运动状态下 PaO_2 < 44mmHg 的患者应该接受家庭氧疗，将 PaO_2 维持在 60~65mmHg。ppoFEV_1 < 40% 的肺切除术患者需做经胸超声心动图检查以评估右心功能。右心压力增高的患者手术风险很大。

3. 术前治疗

COPD 在最初术前评估时需积极地发现并治疗 COPD 的 4 种并发症：肺不张、支气管痉挛、胸部感染和肺水肿。术前的围术期胸部理疗可以降低 COPD 患者术后肺部并发症的发生率。不吸烟的胸外科患者与手术前一直吸烟的患者相比，肺部并发症减少。

4. 肺癌的考虑因素

肿瘤患者在最初评估的时候应注意与恶性肿瘤相关的"4M"征：肿物效应（mass effects）、代谢异常（metabolic abnormalities）、转移（metastases）及用药（medications）。值得注意的是一些药物（如博来霉素）可能会加重氧诱导的肺毒性反应（表 15-1）。

5. 术后镇痛

最初进行麻醉前评估时需告知患者不同形式的术后镇痛带来的风险和获益。需注意特殊镇痛方法的禁忌证，如凝血问题、败血症和神经系统异常。如果患者将接受预防性抗凝治疗并选择硬膜外镇痛，需合理安排抗凝药的给药

表 15-1　肺癌患者的麻醉关注事项（"4M"征）

肿物效应（mass effects）：阻塞性肺炎、上腔静脉综合征、气管支气管变形、Pancoast 综合征、喉返神经或膈神经麻痹
代谢异常（metabolic effects）：兰伯特 – 伊顿综合征、高钙血症、低钠血症、库欣综合征
转移（metastases）：特别注意脑、骨、肝、肾上腺转移
用药（medications）：化疗药、肺毒性（博来霉素 / 丝裂霉素）、心脏毒性（多柔比星）、肾毒性（顺铂）

时间和置管时机。美国区域麻醉协会指南建议在置入导管前 2～4h 或置入 1h 内不允许预防性给予肝素。低分子肝素应用并不是十分明确，但建议置入导管前至少需间隔 24h。

6. 术前用药

并存疾病的治疗药物（支气管扩张药、抗高血压药及 β 受体阻断药）应避免停用。食管反流病手术治疗时，术前应常规口服抑酸药和 H_2 受体阻断药。放置有创监测管和导管前，可静脉给予短效苯二氮䓬类药物以轻度镇静。分泌物很多的患者应用止涎药物（如格隆溴铵 0.2mg，静注）有助于纤维支气管镜对双腔管（DLT）或支气管封堵器（BB）的定位。

> **临床要点** 对于分泌物多的患者，预防性应用格隆溴铵有助于纤维支气管镜对双腔管或支气管封堵器的定位。

7. 术前最终评估

在患者进入手术室前应立即进行术前麻醉最终评估。需回顾最初评估的记录（表 15-2）和所有检查的结果。胸科麻醉时还需要评估以下两项：①潜在的单肺隔离困难；②单肺通气时低氧血症的风险（OLV）。

表 15-2 麻醉前评估总结

肺切除术的麻醉前初次评估
- I. 所有患者：运动耐量、ppoFEV₁%、术后镇痛方案、戒烟
- II. ppoFEV₁ < 40% 的患者：DLCO、V/Q、VO₂ max
- III. 肿瘤患者："4M"征：肿物效应、代谢异常、转移、用药
- IV. COPD 患者：ABG、物理治疗、支气管扩张药

肺切除术的麻醉前最终评估
- I. 回顾初次评估和检查结果
- II. 评估肺隔离困难程度：胸部 X 线片、CT 扫描
- III. 评估 OLV 期间低氧血症的风险

DLCO. 一氧化碳弥散量；ppoFEV₁. 术后一秒用力呼吸量预测值；V/Q. 通气 / 血流比；VO₂ max. 最大耗氧量；COPD. 慢性阻塞性肺疾病；ABG. 动脉血气；OLV. 单肺通气

（1）支气管插管困难的评估：预测支气管插管困难最有效的方法是胸部 X 线片检查。胸部平片（CXRs）可以检测到肿瘤或既往手术导致的临床上重要的气管或支气管变形及受压。胸部 X 线片无法检测到的远端气道（包括远端气管和近端支气管）问题可能会在胸部 CT 影像上显示。放射科医师或外科医师通常不会以书面或口头报告的形式提醒注意这些异常情况，因此麻醉医师必须在双腔管或支气管封堵器置入前核查患者胸部影像。

（2）单肺通气（OLV）时缺氧的预测：胸科手术时可以判定哪些人是单肺通气时缺氧的高危患者。表 15-3 中列出了单肺通气时缺氧的相关因素。侧卧位双肺通气时的 PaO_2 是单肺通气时 PaO_2 最重要的预测因素。术前通气 / 血流比（V/Q）扫描显示的非手术肺的通气或血流的比值与单肺通气时 PaO_2 相关。手术从哪侧开胸也对其有影响。由于左肺比右肺小 10%，肺塌陷时分流也相对较少。阻塞性肺疾病的严重程度与单肺通气时 PaO_2 成负相关。术前肺功能检查发现有严重气流限制性疾病的患者在单肺通气时反而有更好的 PaO_2，这与此类患者在单肺通气时出现的自动呼气末正压有关。通过对围术期的危险因素分层，麻醉医师可以对这些患者制定系统的方案以指导麻醉管理（图 15-2）。

表 15-3 增加 OLV 时缺氧风险的相关因素

- I. 术前 V/Q 扫描显示手术侧肺的高比率通气（V）或血流（Q）
- II. 双肺通气时 PaO_2 不佳，尤其是在侧卧位手术时
- III. 右肺手术
- IV. 术前肺活量测量良好（FEV₁ 或 FVC）

V/Q. 通气 / 血流比；FEV₁. 一秒用力肺活量；FVC. 用力肺活量；OLV. 单肺通气

二、术中管理

（一）肺隔离技术

肺隔离有 3 种方法：单腔支气管内导管（single-lumen endobronchial tubes，EBTs）、双腔管（DLTs，左或右侧）（图 15-3 和图 15-4）和支气管封堵器（BBs）。在 20 世纪后半叶双腔气管导管从 Carlens 导管发展到一种手术中专用，D 形管腔，更大，且没有气管隆突沟的 Robertshaw 导管。现今使用的一次性聚氯乙烯双腔管带有高容量 / 低压力套囊。最近，由于支气管封堵器以下的优点人们重新恢复了对其兴趣，即新设计（图 15-5 和图 15-6）[4]，以及麻醉医师更加熟练使用纤维支气管镜放置 BBs（图 15-7）。

1. 肺隔离的适应证

肺隔离的绝对适应证包括脓性分泌物、大量肺出血、支气管胸膜瘘及肺大疱（血性、脓性及气性）。更多的时候肺隔离是为了便于外科显露。

2. 肺隔离技术

表 15-4 列举了肺隔离的方法。由于无法选出可适用于所有单肺通气适应证最好的一种技术，所以不同的适应证应分别考虑。

（1）择期右肺切除术：首选左侧双腔支气管内导管。放置左侧双腔支气管内导管最安全，回旋余地大。盲插时有超过 20% 的导管位置不良，但通过纤维支气管镜基本都可以得到纠正。单腔通气时可以对非通气肺进行吸

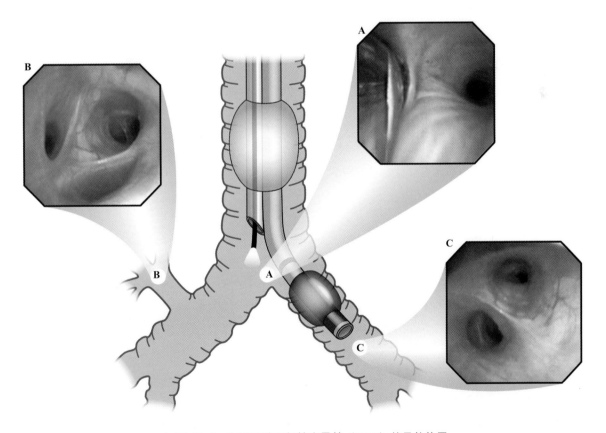

▲ 图 15-3　左侧双腔支气管内导管（ETT）的最佳位置

A. 通过支气管腔看到右主支气管；B. 右上肺叶的三个肺段；C. 通过支气管腔看到左上肺支气管和左下肺支气管（引自 Campos J. Lung isolation. In：Slinger P，ed. *Principles and Practice of Thoracic Anesthesia*. New York：Springer；2011, with kind permission of Springer Science +Business Media）

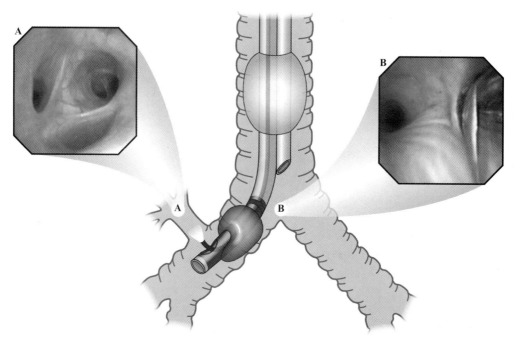

▲ 图 15-4　纤支镜下看到的右侧双腔支气管内导管（ETT）的最佳位置

A. 可以通过右支气管内导管的侧孔看到右肺上叶的开口；B. 显示了从气管腔看到的隆突及左主支气管，和右支气管内导管在右主支气管内（引自 Campos J. Lung isolation. In：Slinger P，ed. *Principles and Practice of Thoracic Anesthesia*. New York：Springer；2011，with permission of Springer Science + Business Media）

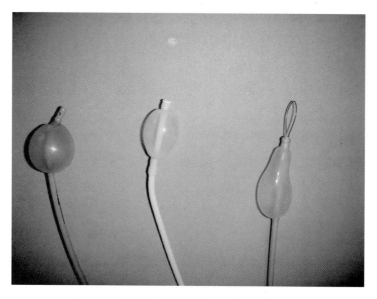

▲ 图 15-5　当前在北美使用的 3 种支气管内封堵器

左侧：尖端弯曲的 Cohen 型支气管内封堵器（Cook Critical Care，Bloomington，IN，USA），麻醉医师可以在纤支镜的引导下使用封堵器近端导轨装置可以直接将可活动弯曲的尖端插入左侧或右侧主支气管，从而行单肺通气。中间：Fuji Uniblocker 型支气管内封堵器（Fuji Corp.，Tokyo，Japan）. 远端有一固定的弯度，可以在纤支镜引导下通过旋转将封堵器插入合适的位置。与上一代的 Univent 封堵器不同，Uniblocker 可以使用标准的气管内导管。右侧：是 1999 年起采用的线导支气管内封堵器（Arndt® bronchial blocker；Cook Critical Care），其内部有一线圈，在纤支镜引导下可作为一圈套器直接置入。随后可移除圈套器，其 1.4mm 的内腔可用于吸引或者给氧通道（引自 Campos J. Lung isolation. In：Slinger P，ed. *Principles and Practice of Thoracic Anesthesia*. New York：Springer；2011，with kind permission of Springer Science+Business Media）

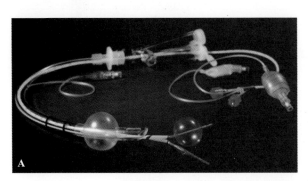
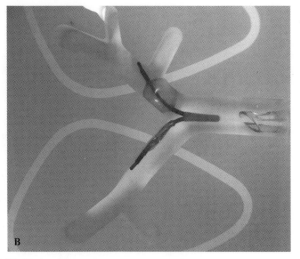

▲ 图 15-6　A 和 B. 最近推出的 EZ 封堵器（Teleflex, Wayne, PA, USA）

这种支气管封堵器（BB）有两个封堵套囊，在纤支镜引导下放置在隆突处。需要时，可将手术侧的套囊充气

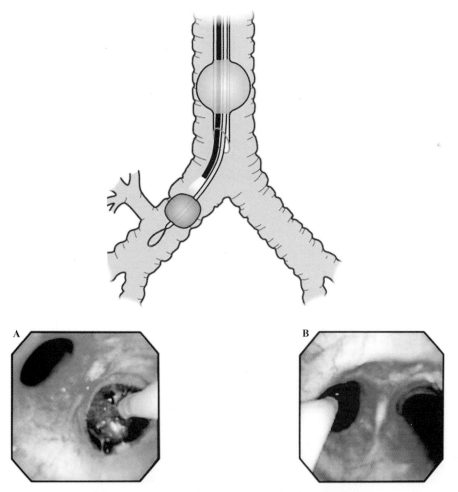

▲ 图 15-7　麻醉医师更加熟练使用纤维支气管镜放置 BBs

顶部的图：在纤支镜引导下经单腔支气管内导管在右主支气管内放置 Arndt 封堵器。底部的图：通过纤支镜观察到支气管内封堵器在右（A）或者（B）左侧主支气管内的最佳位置。注意右侧的放置故意离隆突很近以避免堵住右上叶支气管的开孔（引自 Campos J. Lung isolation. In: Slinger P, ed. *Principles and Practice of Thoracic Anesthesia*. New York: Springer; 2011, with kind permission of Springer Science+Business Media）

表 15-4　肺隔离时气道装置的选择

手　术	首　选[a]	次选（按喜好程度）
右肺切除术	左侧 DLT	BB，EBT
左侧非全肺切除术	左侧 DLT	BB，右侧 DLT
左侧全肺切除术 / 左主支气管手术	右侧 DLT	BB，左侧 DLT
胸腔镜检查	左侧 DLT	右侧 DLT，BB，EBT
肺出血手术	DLT/BB/EBT	—
支气管胸膜瘘 / 脓肿	左侧 DLT	右侧 DLT，BB，EBT
食管，胸主动脉，经胸脊柱手术	左侧 DLT/BB	右侧 DLT，EBT
双侧 / 右侧肺移植	左侧 DLT	EBT，BB
左肺移植术	右侧 DLT	BB，左侧 DLT
上呼吸道异常，左侧胸廓切开术	BB	右侧 DLT/ 左侧 DLT，EBT
上呼吸道异常，右侧胸廓切开术	EBT/BB	左侧 DLT/ 右侧 DLT

a. 斜杠（/）隔开的选项地位相同
BB. 手术侧的支气管封堵器；EBT. 单腔导管置入手术对侧的支气管内导管；DLT. 双腔气管导管

引、纤支镜检查定位和持续气道正压通气。另外还有 2 个备选方案：①单腔支气管内导管：直径 7.5mm，长度 32cm 的标准支气管内导管可以顺利通过纤支镜并进入左主支气管；②支气管封堵器：支气管封堵器可以放在气管导管的外面或管腔内。

(2) 择期左肺切除术

部分肺切除术：目前没有证据表明 BB 和左 DLT 谁更有优势。左侧开胸手术使用左双腔管有可能会使气管侧壁阻塞气管腔出口，进而影响到右侧肺气体交换。因此，右双腔气管导管是替代方案。

左肺切除术：预计全肺切除时，右侧 DLT 是最佳选择。右侧 DLT 可以使得外科医师在单肺通气期间触诊肺门时不受左主支气管内的导管或封堵器的干扰。在北美地区由于制造厂商（Mallinckrodt，Rusch，Kendall）的不同，一次性右侧双腔支气管导管在设计上差别很大。目前 Mallinckrodt 的设计最可靠。以上

3 种设计都在远端支气管导管末端侧壁留一右上肺通气的侧孔。理想的位置是用支气管镜确认侧孔与右上肺开孔一致。如果右侧 DLT 套囊施加很高的压力仍无法完全隔离左肺，可将 Fogarty 导管插入左主支气管当封堵器使用。作为一种替代方法，左侧 DLT 和 BB 之间没有明显的优势。在夹闭左主支气管时，需对以上位置重新定位。

(3) 胸腔镜：借助影像的胸腔镜手术（video-assisted thoracoscopic surgery，VATS）可用于肺组织活检，楔形切除术，肺大疱切除术和一些肺叶切除术。开胸手术时，外科医师可以在支气管封堵器套囊膨胀前压缩肺以助肺塌陷。而对于胸腔镜手术，左侧 DLT 更常用。

(4) 肺出血：许多原因都可以引起危及生命的肺出血，如曲霉菌病、肺结核和肺动脉导管损伤。这类患者最主要的风险是窒息，因此首要治疗方法是肺隔离并行下呼吸道吸引。可以使用 DLT、BB 或者单腔管 EBT 进行肺隔离，

这主要取决于当时可用的器械及临床情况。至于胸部钝器伤引起的气管支气管出血，吸引就可以解决问题，很少需要肺隔离。

（5）支气管胸膜瘘：麻醉医师需注意3个方面的问题：避免张力性气胸、保证足够的通气及保护健侧肺免受患侧肺液体侵袭。气道管理取决于瘘管的位置和临床情况的紧急程度。情况稳定的周围支气管胸膜瘘患者，可以使用BB。大的中央型瘘管的患者情况紧急下，最快速可靠单肺隔离和通气的方法是使用DLT。在危急情况下，可以使用纤支镜行清醒双腔管插管。

> **临床要点**　由于正压通气会使支气管胸膜瘘患者出现张力性气胸（并且在胸管存在时会出现大量空气泄漏），因此强烈建议保留自主通气直至肺隔离或快速达到肺隔离。

（6）脓性分泌物（肺脓肿、包虫囊肿）：最好进行肺叶或肺段隔离。这种情况下若肺隔离失败不仅给外科带来不便，而且可能是致命的。一般选用左侧DLT。

（7）非肺部的胸科手术：胸主动脉和食管手术都需要进行单肺通气。由于没有污染通气侧肺的风险，因此左侧双腔管和BB都是不错的选择。

（8）支气管手术：肺叶切除时因支气管内肿瘤、支气管损伤或支气管袖状切除，外科医师需有通路进入同侧的主支气管干，此时选择通气侧肺的单腔支气管内导管或双腔管更有利。

（9）左侧双腔管是单肺灌洗、单肺通气及肺移植的最佳选择。

3. 上呼吸道异常

偶尔需要在由先前手术、创伤导致的上呼吸道异常的患者或者已知的困难插管史患者进行单肺通气。此时有4种基本选择：①纤支镜引导插入双腔管；②先行气管内插管保护气道，然后通过导管交换器置入双腔管；③使用支气管封堵器；④使用单腔管进行支气管内插管。

根据患者及手术情况作出最佳选择。在有血性或脓性分泌物时不要盲目行事，保持自主通气无论在何时都是最好的方法。经纤支镜行清醒双腔管插管时需要进行充分的气道表面麻醉。使用导管交换器换管时需第2个人用直接喉镜尽可能地显露声门。直接喉镜可以减少口咽和气管之间的角度，并且减少双腔管损伤气道的机会。此时也可以使用可视喉镜。

支气管封堵器通常是此类患者的最佳选择。若气管导管太窄，而无法同时通过支气管镜和封堵器，此时可以在纤支镜引导下在支气管导管外经声门单独放入支气管封堵器。双肺部分切除可使用双向支气管封堵器，或者术中可以将一个封堵器从一侧支气管移至另一侧。两侧的单腔支气管内导管或者支气管封堵器可用于气管隆突部位的气管瘘、创伤，或其他异常时的肺隔离。另外还可以使用小号双腔管（32F、28F和26F号），但是定位时直径3.5～4.0mm的纤支镜将很难通过。在纤支镜定位下可将一种为显微喉镜设计的气管内导管（内径5～6mm，长超过30cm）作为支气管内导管使用，但如果放置在右主支气管上，需注意右上叶阻塞。如果患者气管可以插入7.0mm的气管内导管，那么可以在纤支镜引导下将Fogarty导管（带10ml套囊的8F静脉血栓取出术导管）作为支气管封堵器置入支气管内导管。

4. 胸部外伤

无论是开放性还是闭合性胸部外伤，常常有因肺泡出血导致的咯血。此时，大多数患者经支气管镜检查和吸引后可不需进行肺隔离。此类患者死亡的主要原因不是气道出血或空气栓塞，而是其他创伤所致。肺隔离技术可能对此类患者中的某些病例有益，但是在资源和时间受限的情况下，更应该首先对患者进行复苏。

5. 避免医源性气道损伤

据统计，使用双腔管导致的医源性损伤在每 1000 例患者中有 0.5～2 例[5]。

(1) 胸部 X 线或 CT 检查：可以预测大多数的支气管困难插管。

(2) 选择合适型号的导管：导管太小会导致肺隔离困难，太大则会容易导致损伤。成人双腔管选择指南如下。

①身高低于 1.6m（63inch）的女性：35F 导管（＜1.5m 可能需要 32F 导管）。

②身高高于 1.6m 的女性：37F 导管。

③身高低于 1.7m（67inch）的男性：39F 导管（＜1.6m 可能需要 37F 导管）。

④身高高于 1.7m 的男性：41F 导管。

> **临床要点**　注意避免选择偏小的 DLT，因为这会导致导管定位、肺隔离及吸引复杂化。

(3) 双腔管插入深度：气管支气管的维度与身高有关。以左双腔管为例，170cm 的成人平均插入深度是离门齿 29cm，身高每增高或降低 10cm 插入深度增加或减少 1cm。

(4) 避免氧化亚氮：术中使用 70% 的氧化亚氮可以使支气管导管套囊的容积增加 5～16ml。

(5) 尽量将支气管套囊或封堵器膨胀至肺隔离所需最小容积并持续最短时间。DLT 套囊容积一般小于 3ml，封堵器套囊小于 7ml。当患者体位变为侧卧位时，套囊充气并不能固定

双腔管的位置。

支气管内插管时若遇到阻力，必须在纤支镜引导下轻柔操作。气道损伤的大量病例报道来自食管手术，其中弹性支撑组织可能变得薄弱（如术前放射治疗），插入 DLT 时容易破裂。

6. 肺隔离的其他并发症

(1) 导管异位：双腔管盲插时有超过 30% 的患者出现初次插管异位。由于调整患者体位会导致导管移位，因此在单肺通气前必须使用纤支镜对导管位置进行调整和确认。单肺通气开始后，支气管封堵器比双腔管更容易发生体位导致的导管移位。

(2) 气道阻力：双肺通气期间 37F DLT 的阻力小于 8mm ID ETT 但高于 9mm ETT 的阻力。术后短时间通气后拔管的患者，双腔管的气道阻力问题通常可以忽略。

7. 肺隔离技术应用 ABC

(1) 熟悉气管支气管解剖[6]。

(2) 使用纤维支气管镜（见图 15-8）[7]。

(3) 事先查看胸部 X 线片和 CT 结果。

（二）体位

胸科手术时患者体位大多是侧卧位，但这取决于外科技术，有时半仰卧位或半俯卧位也可能被采用。侧卧位麻醉诱导很不方便，因此，常在仰卧位时麻醉诱导，然后根据手术需要重新摆放体位。侧卧位麻醉诱导是可行的，如果能够承受半侧卧位会更可取。一般仅在单肺疾病（如支气管扩张或咯血）时可能会采用，直至完成肺隔离。尽管如此，这类患者仍然需要重新摆放体位，以将患侧肺转向非依赖侧。由于麻醉状态下静脉血管张力降低，当患者在一种体位和侧卧位之间变化时容易出现低血压。

体位变换时要固定好管线和监护设备，并且体位变换后需重新评估它们的功能。在体位变换时，麻醉医师需保护好头部、颈部及气

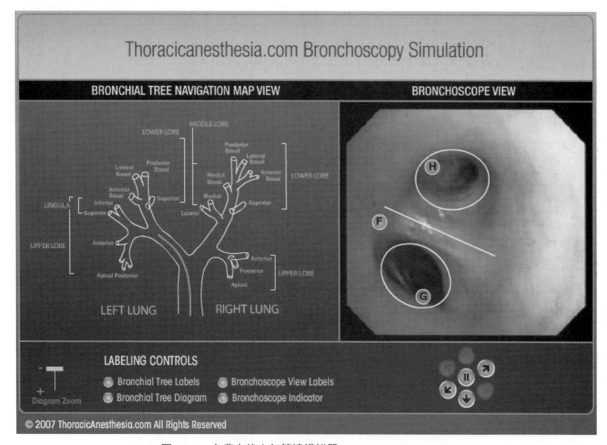

▲ 图 15-8　免费在线支气管镜模拟器 www.pie.med.utoronto.ca

用户可以通过点击在"支气管镜视图"（右）下方的带亮箭来使用实时视频导航气管支气管树。点击"支气管视图"标签可以浏览解剖细节。"支气管树导航图"（左）通过橙色线显示了支气管镜在气道内的位置，以辅助操作（Springer Science +Business Media 允许引自 Campos J. Lung isolation. In：Slinger P，ed. *Principles and Practice of Thoracic Anesthesia*. New York：Springer；2011）

道，并指挥和协调手术团队变换体位。在诱导和插管后，对患者进行"从头到脚"的初步检查是十分必要的，包括氧合、通气、血流动力学、管线、监护仪和潜在的神经损伤等。体位变换后需重复这些检查。体位变换期间双腔管或支气管封堵器移位是难以完全避免的。体位变换时患者的头颈及气管导管需和胸腰椎一同翻转。气管内导管或者封堵器的误差容许度很窄，很小的移位就可能产生显著的临床影响。因此，体位变换后需听诊和纤支镜重新检查气管内导管／封堵器的位置及通气是否足够。

1. 神经血管并发症

术中侧卧位相关的神经损伤最常见的是臂丛神经损伤。臂丛在两个位置是固定的：近端在颈椎的横突孔，远端在腋筋膜。这两点的固定加上附近骨骼肌肉组织过度活动性使得臂丛极易损伤。应该在患者的胸部下面垫枕以防上方身体重量压在臂丛上。但是垫枕若移至腋部将会加重臂丛的受压。在患者转向一侧后，应从手术台一侧确认患者脊柱是否排成一直线。

轻度屈曲非手术侧下肢并在其膝盖下面垫枕，以保护腓神经。手术侧下肢置于自然伸展位，并在两腿之间垫枕。需观察非手术侧下肢血管受压情况。过紧的安全带压住手术侧臀部会致坐骨神经受压。表 15-5 列出了与侧卧位相关的神经血管损伤的监测措施。总的来说，这项措施的目标是避免拉伸或压迫神经及压迫动脉或静脉。

表 15-5　避免侧卧位相关的神经血管损伤

"从头到脚"的常规检查
Ⅰ. 受压侧眼睛
Ⅱ. 受压侧耳廓
Ⅲ. 颈椎脊柱是否一条直线
Ⅳ. 受压侧手臂：① 臂丛，② 循环
Ⅴ. 非受压侧手臂 [a]：① 臂丛，② 循环
Ⅵ. 非受压侧腿部坐骨神经
Ⅶ. 受压侧腿部：① 腓神经，② 循环

a. 如果将手臂悬吊或将其固定至独立摆放的靠手，更易发生神经血管损伤

2. 侧卧位的生理改变

(1) 通气：患者侧卧位时肺部通气发生显著的变化。由于两肺大小不同，其顺应性曲线也不同。侧卧位、麻醉、肌肉松弛和打开胸腔都能够放大两肺的这些差异。

自主呼吸的患者侧卧位时依赖侧（依赖侧指的是血流和重力的关系，下面血流多的是依赖侧，上面血流少的是非依赖侧）肺通气将增加约 10%。而麻醉并肌肉松弛后依赖侧肺的通气将减少 15%。当非依赖侧肺胸腔打开后，整个呼吸系统的顺应性增加，胸腔镜手术时胸腔内充气会降低顺应性。

如果侧卧位时双肺应用 PEEP，正压通气会优先到达并过度膨胀顺应性较好的肺即非依赖侧肺，这无利于气体交换的改善。侧卧位时出现肺不张平均达到 5% 的肺容积，全部在依赖侧。

(2) 灌注：患者侧卧位时，由于重力的原因非依赖侧肺血流将减少大约总肺血流的 10%。同仰卧位相比，侧卧位时通气／血流比值下降，肺内动静脉分流由 5% 增加至 10%～15%。

（三）术中监护

1. 所有肺切除术的总体要求

无论是人工气胸（VATS）还是开放手术大多是侧卧位下进行，需要 2～4h 完成。对于

这类患者需考虑进行监护，维持体温和液体容量。所有的患者应该进行标准的 ASA 监测。是否需额外监护则取决于可能会发生并发症的情况（表 15-6）。

2. 特殊类型的肺切除术

某些类型的肺切除术容易发生并发症，如胸膜外全肺切除术引起的出血，肺囊肿或支气管扩张引起的对侧肺污染，漏气引起的肺通气不足，支气管胸膜瘘引起的张力性气胸。

3. 氧合

单肺通气时，大约有 1% 的手术患者在吸入高浓度的氧（FiO_2 1.0）后氧饱和度仍然低于 90%，脉搏血氧监测并没有免去对大多数胸科手术患者进行血气分析以测定动脉氧分压的必要性。动脉氧分压比脉搏血氧 SpO_2 可以更加有效地估计氧饱和度降低的安全范围。单肺通气后氧分压迅速降低提示随后氧饱和度降低的危险。所以建议在单肺通气前和单肺通气 20min 后行动脉血气分析以监测氧分压。

4. 二氧化碳水平测定

单肺通气时，通过呼吸末二氧化碳分压（$P_{et}CO_2$）预测动脉二氧化碳分压的可靠性不如双肺通气，而且动脉血与呼吸末二氧化碳分压差（$P_{a-et}CO_2$）增加。当患者变为侧卧位时，由于依赖侧肺血流灌注增加和非依赖侧肺

表 15-6　胸科手术期间发生率增加的术中并发症

并发症	病因
Ⅰ. 低氧血症	单肺通气时肺内分流
Ⅱ. 突发严重低血压	手术压迫心脏或大血管
Ⅲ. 通气压力或容积突然改变	支气管内导管／封堵器移位，漏气
Ⅳ. 心律失常	心脏受到直接机械刺激
Ⅴ. 支气管痉挛	直接气道刺激，反应性气道疾病的发作频率增加
Ⅵ. 大量出血	大血管或胸膜炎症部位的手术失血
Ⅶ. 低体温	胸腔开放导致热量丢失

死腔通气增加，此时非依赖侧肺的 $P_{et}CO_2$ 低于依赖侧肺。单肺通气后，主要由依赖侧肺通气，$P_{et}CO_2$ 先短暂降低，然后由于非依赖侧肺塌陷和肺血管收缩，依赖侧肺血流灌注增加，$P_{et}CO_2$ 随之增加。如果没有调整分钟通气量，$PaCO_2$ 和 $P_{et}CO_2$ 基值增加且差值更大。$P_{et}CO_2$ 严重（> 5mmHg）或持续降低提示通气肺和不通气肺血流分布不均，这可能是单肺通气时氧饱和度降低的早期征兆。

5. 有创血流动力学监测

(1) 动脉导管：胸科手术期间由于心脏和大血管受压导致的一过性严重低血压发生率较高，再加上需要间断进行动脉血气分析，因此大多数胸科手术期间进行直接动脉血压监测是很有用的。对于进行肺楔形切除和（或）胸腔镜肺切除术的一些年轻 / 健康患者则可以例外。大部分胸科手术时可以在任意一侧手臂放置动脉导管。

(2) 中心静脉压（CVPs）：术中打开胸腔后测得的 CVP 数据并不是右心房压力或 RV 预负荷的可靠指标。我们的经验是，单侧全肺切除患者常规放置中心静脉导管，但是对于比其小的切除术可不放置，除非伴有其他显著的疾病。若无禁忌证，我们选择超声引导下行右颈内静脉穿刺（相对于与锁骨下静脉）测量 CVP 以减少气胸的风险。

(3) 肺动脉导管：肺切除术常规使用肺动脉导管的风险 / 获益率仅支持其在特殊病例使用，例如患有危及生命的心脏病或活动性败血症的患者。最近开发的一些无创心排量监测系统可能会提供同等的效果（如 Flowtrac®，Edwards Life- sciences, Irvine, CA, USA）。

6. 纤维支气管镜

左侧或右侧双腔管明显移位会导致单肺通气期间低氧血症，但听诊或其他传统检查方法往往没有发现。由于许多患者在变换体位期间易发生导管或封堵器移位，因此当患者变换体位后必须再次确认双腔管或支气管封堵器的位置。

> **临床要点**　在摆放患者体位过程中，头部和颈部的伸展或旋转有可能导致先前位置完美的 DLT 移位。

7. 连续呼吸量监测

旁气流呼吸量监测法能监测麻醉期间吸气 / 呼气压力、容量和气流相互作用。通过比较每次吸入和呼出的潮气量可以判断肺隔离是否充分，同时也可判断通气肺的漏气程度。此外，压力容量环的变化还可以反映出双腔管位置的改变。

（四）麻醉技术

任何可以为大手术提供安全、平稳的全身麻醉技术都可以应用于肺切除术。也有很多中心将区域麻醉（如硬膜外麻醉、椎旁阻滞）和全身麻醉联合应用于胸科手术。常用的神经肌肉阻滞药，对胸腔切开术的安全进行或 DLT 管理并不是必需的。

1. 静脉液体

由于流体静力学效应，静脉输液过多将增加分流，并导致依赖侧肺发生肺水肿。由于单肺通气期间依赖侧肺承担全部气体交换的功能，故最好谨慎补液。肺切除术麻醉期间，只需补充缺失量和维持量。理论上的第三间隙损失量则无须补充（表 15-7）。

2. 氧化亚氮

吸入氧化亚氮 / 氧气的混合气比单独吸入氧气更易使肺部通气不足的区域发生肺不张。避免通气侧肺发生肺不张的最佳方法是在双肺和单肺通气期间吸入空气和氧气的混合气，并逐步调整吸入氧浓度以免发生低氧血症。另

表 15-7 肺切除术液体管理

Ⅰ. 围术期第一个 24h 液体总量正平衡不超过 20ml/kg
Ⅱ. 成人患者第一个 24h 内的晶体液平均输入量应＜ 3L
Ⅲ. 肺切除术中无须补充第三间隙损失量
Ⅳ. 无须尿量＞ 0.5ml/（kg·h）
Ⅴ. 若术后需增加组织灌注可使用有创监测和血管活性药物，而不是使液体超负荷

外，氧化亚氮还可以使肺动脉高压患者的肺动脉压进一步升高。

3. 温度

胸科手术期间，由于打开胸腔导致热量丢失，使得如何维持体温成为一个难题，尤其是高龄和幼小的患者。低体温可以抑制身体的大部分生理功能，包括缺氧性肺血管收缩。预防术中低体温的最佳方法有提高室内温度和使用上肢和下肢加温毯。

4. 预防支气管痉挛

胸科手术患者并存反应性气道疾病的发生率很高，应使用麻醉技术降低支气管敏感性。由于置入双腔管或者支气管封堵器是支气管收缩的潜在触发因素，因此浅麻醉时需避免气道操作，并使用有支气管扩张作用的麻醉药，而有组胺释放作用的药物应避免使用。

静脉麻醉诱导时，丙泊酚和氯胺酮都可减少支气管痉挛。麻醉维持期间，丙泊酚和（或）任何一种吸入麻醉药可以减少支气管反应性。在吸入麻醉药物中，七氟烷的扩张支气管作用最强。

5. 冠状动脉疾病

由于大多数肺切除术患者存在高龄、吸烟等因素，因此冠状动脉疾病的发生率很高。这将成为胸科患者选择麻醉技术时所需考虑的主要因素。这些麻醉技术通过维持动脉血氧和舒张压，并避免心肌收缩力和心率不必要的增加，以使心脏氧供/氧耗达最佳状态。胸部硬膜外麻醉/镇痛的应用会帮助达到此目的。

（五）单肺通气（one-lung ventilation, OLV）的管理

1. 低氧

胸科手术时单肺通气期间低氧（动脉氧饱和度小于 90%）的发生率小于 4%。仰卧位单肺通气时更易发生低氧。

2. 缺氧性肺血管收缩（hypoxic pulmonary vasoconstriction, HPV）

缺氧性肺血管收缩可以使非通气侧肺的血流减少 50%。肺泡氧分压降低是 HPV 主要诱发因素，它通过抑制一氧化氮（NO）和（或）环氧合酶途径使前毛细血管收缩，进而使肺血流重新分布离开缺氧区域。所有的吸入麻醉药都可以抑制 HPV，并且具有剂量依赖性，其中异氟烷、七氟烷与地氟烷的抑制作用要弱于其他较旧的吸入麻醉药比如氟烷[8]。与 1MAC（最低肺泡浓度）或更低浓度的异氟烷麻醉相比，全凭静脉麻醉并没有明显的临床获益。所有的血管扩张药，如硝酸甘油和硝普钠，都可以使 HPV 减弱。总之，血管扩张药可能会使单肺通气期间动脉氧分压恶化。

3. 心排血量

单肺通气期间增加心排血量可以提高动脉氧分压。然而，当心排血量增加超过生理需要量时，则会抑制 HPV，并导致动脉氧分压降低。

4. 单肺麻醉期间的通气

对于不同的患者，麻醉医师可以通过调整通气参数以尽可能地改善气体交换，如潮气量、呼吸频率、吸气/呼气比、$PaCO_2$、气道峰压和平台压和呼吸末正压（PEEP）（表 15-8）。

(1) 呼吸性酸碱平衡：HPV 的最理想的效应状态是在正常的 pH 和 $PaCO_2$。

(2) 潮气量：单肺通气期间，潮气量可以从 5～6ml/kg 理想体重开始调节，使气道峰压小于 35cm H_2O，平台压小于 25cm H_2O。

表 15-8 单肺通气的通气参数

参 数	推 荐	注 释
潮气量	5～6ml/kg（理想体重）	维持气道峰压 < 35cm H_2O，气道平台压 < 25cm H_2O
呼吸末正压	5cm H_2O（单肺通气开始时或随时需要时行肺复张法）	对于有自发 PEEP 的中到重度 COPD 患者，避免使用 PEEP
呼吸频率	每分钟 12 次，根据 $PaCO_2$ 调整	单肺通气期间动脉血与呼气末二氧化碳分压差值将增加 1～3mmHg。可维持轻度的高碳酸血症（$PaCO_2$ 50～55mmHg）
模式	容量或压力控制	有肺损伤风险的患者（全肺切除术、肺移植、肺大疱）使用压力控制模式更好
吸入氧浓度 FiO_2	开始时 0.8～1.0	单肺通气平稳 20min 后，在氧饱和度的指导下增加吸入空气，降低吸入氧浓度

PEEP. 呼吸末正压；COPD. 慢性阻塞性肺疾病；$PaCO_2$. 动脉血二氧化碳分压；FiO_2. 吸入氧浓度

临床要点 一个常见的误区是，当从双肺通气转换为 OLV 时，潮气量应该大大减少。

(3) 呼吸末正压（PEEP）：无论是肺弹性回缩力是正常或超正常（限制性肺疾病），单肺通气期间使用低水平的 PEEP（5cm H_2O）将有益于患者。单肺通气开始时对通气侧肺行肺复张法（如持续膨胀肺使气道压 20cm H_2O，并维持 20s，需注意低血压）是有益的。肺弹性回缩力降低的患者会出现自发 PEEP，如肺气肿，而现有的麻醉机很难检测到这种自发 PEEP，但可以通过手动施加延长呼气期达到零呼气末压力来估测。因此，难以预测设定的 PEEP 和自发 PEEP 可能的共同作用。

(4) 容量控制和压力控制：对于严重的梗阻性肺疾病患者和一些需要限制气道压力的患者如肺大疱、新近肺切除，以及具有急性肺损伤风险的患者（全肺切除、肺移植），单肺压力控制通气可能更有利。当使用压力控制 OLV 而没有设定保证的最小潮气量时，设置最小潮气量的警报（如 3ml/kg 理想体重）尤为重要。

(5) 吸入氧浓度 FiO_2：开始单肺通气时，

FiO_2 应增加到 80%～100%，然后可在其后 20min 将 FiO_2 逐渐减少至耐受值。

5. 单肺通气期间的低氧处理（见表 15-9）

表 15-9 单肺通气期间低氧的处理策略

严重 / 急剧下降: 恢复双肺通气
氧饱和度逐渐下降:
保证 FiO_2 =1.0
纤维支气管镜检查双腔管或者支气管封堵器的位置
改善心排血量
通气侧肺行肺复张法
通气侧肺进行 5cmH_2O 的 PEEP（COPD 患者除外）
非通气侧肺进行 1～2cm H_2O 的持续正压通气（首先行肺复张法，避免胸腔镜时应用）
间断膨胀非通气侧肺
非通气侧肺进行局部通气 　经纤支镜至肺段吹入氧气 　重新膨胀肺叶 　塌陷肺叶 　氧气吹入 　高频通气
机械方式限制非通气侧肺血流

FiO_2. 吸入氧浓度；PEEP. 呼吸末正压；COPD. 慢性阻塞性肺疾病

出现急性和（或）严重的氧饱和度下降时，立即恢复双肺通气，排空支气管套囊或封堵器，然后检查双腔管或者支气管封堵器的位置。当出现氧饱和度下降但未危及生命的情况时：

(1) 增加 FiO_2：增加 FiO_2 是一线治疗，基本上适用于所有的患者，但那些接受博来霉素或类似治疗的患者除外，因为这些治疗可能会增强肺氧毒性。

(2) PEEP：在肺呼吸力学正常和因限制性肺疾病导致肺弹性回缩力增加的患者，通气侧肺应用 PEEP 可以改善氧合。在应用 PEEP 前应对通气侧肺进行手控通气行肺复张。

(3) 药物处理：若心排血量降低时，应用药物增加心排血量可在临床上轻度改善 PvO_2 和 PaO_2。单肺通气期间，停用血管扩张药物（如硝酸甘油和氟烷）可以改善氧合。目前尚无证据表明选择性肺血管扩张药 NO 有效。

(4) 持续正压通气（CPAP）：CPAP 必须用于完全膨胀或者复张的肺，方可获得最佳效果。当 CPAP 应用于完全膨胀的肺时，可用小到 $2 \sim 3cm\ H_2O$ 的压力。这一切需要 CPAP 活瓣和氧源就可完成。理想的回路应允许 CPAP 波动并包括一个便于非通气侧肺复张的储气囊和一个可实时测量 CPAP 压力计。这种回路在商业上有售或快速组装。当手术侧肺的支气管有阻塞或者被切开通向空气中，CPAP 将不会改善氧合。胸腔镜手术时，CPAP 会明显干扰手术视野。

> 临床要点 当 CPAP 应用于非依赖侧，手术侧肺以处理低氧血症时，必须首先进行肺复张。

(5) 其他通气方式：其他几种可以改善非通气侧肺局部通气的方法可以增加单肺通气期间的氧合。这些技术方法尤其对那些有低氧饱和度风险的患者（如既往对侧肺做过肺切除术）是有效的。

①通过纤支镜吸引通路，向远离手术部位的非通气侧肺段（如上叶手术时的下叶基底段）短时间吹入氧气（5L/min）。这种方法在借助影像的胸腔镜手术中尤为有用[9]。外科医师的直视观察有助于防止肺过度膨胀。

②对于单侧胸腔开放手术，在手术侧的肺叶支气管内放置封堵器选择性塌陷肺叶。

③通过部分闭塞手术侧双腔管管腔实现差分肺通气。

④通过 CPAP 回路定期间断地膨胀手术侧非通气肺。

⑤非手术侧肺常规单肺通气，手术侧肺高频喷射通气。

(6) 人为机械方式限制肺血流：外科医师可直接压迫或夹闭非通气侧肺血流。该方法可临时性在氧饱和度急剧降低或者确定性全肺切除术或者肺移植时采用。另一种方法是膨胀手术侧肺主干肺动脉内的肺动脉导管套囊以阻断血流。

6. 预防低氧

上面列出的低氧处理策略可以用在有缺氧高风险的患者中预防单肺通气期间发生低氧。在双肺手术中，氧饱和度降低在第二阶段单肺通气中尤为明显，气体交换功能较好的一侧应先行手术。对于大多数人来说这意味着先行右肺手术。

三、具体手术

（一）胸廓切开术

1. 手术

(1) 肺叶切除术：肺叶切除术是肺癌最常见的肺切除方式。早期的肺功能损失将大于切除的肺组织，但 6 周后可恢复，因此最终损失的肺功能就是切除的有功能的肺组织部分。胸廓切开后肺功能的恢复是比较独特的，术后72h内是肺功能难以恢复的平台期。大多数胸廓切开术后的呼吸系统并发症（肺不张、肺炎）也发生在这一时期，这也是肺切除术后患者死亡的主要诱因。

这些并发症与肺叶切除术密切相关，可能是由于保留的肺组织发生了短暂的功能异常。右上肺叶切除后右肺中叶更容易发生这些并发症，当肺中叶向胸廓尖部扩张时，可致支气管血管蒂扭转或肺叶支气管的屈曲。

(2) 袖形肺叶切除术：袖形肺叶切除术是将肺叶和邻近的部分主支气管一并切除，然后对支气管进行端端吻合成形，从而保留远端肺实质功能。当肿瘤侵犯支气管口不超过2cm时，使单纯的肺叶切除不可能，可采用此方法保留肺功能。这种术式通常用于右肺上叶肿瘤手术，但也可以用于其他肺叶手术。麻醉时需注意不能在手术侧主支气管内放置气管导管（单腔或双腔管）或者封堵器。但有些术者做左上叶袖形切除术时更喜欢使用左侧DLT来谨慎放置。袖形切除术后，支气管吻合口处的黏液清除功能可能会受损，还可能会有肿瘤复发的问题。

(3) 双肺叶切除术：若右肺肿瘤侵犯超过肺裂或支气管的中间部位（远于右上叶开口的右主支气管），可行双肺叶切除，保留有功能的上叶或者下叶。其术后并发症的发生率略高于单纯肺叶切除术，但是要低于全肺切除术。与单肺叶切除术相比，其术后心律失常的发生率增加，然而呼吸系统并发症的发生率却相同。由于残留的肺叶不能填充单侧胸腔，因而所有患者都有一定程度的气胸，但可逐步消退。

(4) 单肺切除术：当肺叶切除术或其改良术式不能切除局部病灶，或者有同侧淋巴结转移时，需要行单肺切除术。同肺叶切除术一样，单肺切除术后也会发生肺不张和肺炎。但由于不存在术侧残余肺实质的功能障碍，该问题并不棘手。单肺切除术后更容易发生并发症，使得其术后死亡率高于肺叶切除术。

①单肺切除术后肺水肿：其临床症状为术后第2天或第3天呼吸困难和肺泡-动脉氧梯度增加[10]及高死亡率。影像学改变要比临床症状约早24h。与该并发症相关的因素列在表15-10。围术期过多输入晶体液或者胶体液会加重术后肺水肿。目前没有证据显示限制性输液会导致肺水肿。单肺切除术后会出现剩下的非手术侧肺组织毛细血管通透性增加，而肺叶切除术后的非手术侧肺则没有。血管通透性增加可能与手术造成的淋巴管损伤、血流增加所致的毛细血管应力损伤，以及单肺通气时气道压力增加或者过度膨肺有关。很多肺叶切除术可能会改为单肺切除术，因此必须重视这类胸科手术术中液体的管理。

表 15-10 单肺切除术后肺水肿

单肺切除术后发生率2%～4%
病例死亡率大于50%
右肺侧肺切除术发生率高于左侧[（3～4）∶1]
单肺切除术后2～3d出现临床症状
与肺毛细血管通透性增加有关系
与肺动脉压力升高没有关系
液体负荷过量导致加重

②心房颤动：超过50%的单肺切除术患者在术后第一周会出现室上性心律失常，其中以心房颤动最为常见。发生心律失常的患者围术期死亡率达17%，而无该并发症的患者只有2%。心律失常的病因似乎与两个因素有关：右心室张力过高和交感神经活性增加。小部分肺组织切除术后此类心律失常的发生率较低。预防性给予地高辛并不能阻止这类心律失常的发生[11]。

③机械效应：全肺切除术后可能会发生多种胸腔内潜在致命的机械性心肺功能紊乱。其中最重要的一种是由于心包膜未完全缝闭而形成的心脏疝，尤其在右侧单肺切除术后更为危险，表现为术后突发严重低血压。唯一有效的治疗方法是紧急开胸将心脏纳回心包腔内。左侧单肺切除术后可发生亚急性心脏疝，表现为心肌缺血，这是由于心包缺损心尖部形成疝压迫冠状动脉血流的缘故。单肺切除术后纵隔移位压迫大血管或气道则可能出现次亚急性心血管或呼吸系统症状。

> **临床要点**　如果肺切除术后早期突然出现严重低血压，除非另有证据，否则应假定心脏疝的诊断。

(5) 袖状单肺切除术：肿瘤侵犯到近端主支气管和隆突则可能需要行袖状单肺切除术。此方法常用于右肺肿瘤切除，可在非体外循环下经右侧胸腔完成。在吻合时，可将一根长支气管内导管插入左主支气管内，或者经术野放置无菌气管内导管和回路，插入远端支气管进行临时通气。此类手术也可以使用高频正压通气。

由于手术上从右侧更容易接近气管隆突，因而左侧袖状肺切除术时分两步进行。首先左侧开胸行肺切除术，然后右侧开胸切除隆突。其并发症及死亡率高于其他的肺切除术，且 5 年生存率也较低。

(6) 局部肺切除术（肺段切除术，楔形切除术）：高龄或者心肺功能较差的患者通常实施此类手术，以保留肺实质功能。由于肿瘤易复发，其 5 年生存率较肺叶切除术低。局部肺切除术肺功能（FEV_1）下降程度与切除的肺组织量相关。在治疗肺良性病变时，更易采用局部肺切除术。

(7) 扩大切除术：与肺肿瘤邻近的胸壁、横膈、左心房、腔静脉、臂丛或椎体等组织可能也需要切除。切除上述部位对麻醉有重要的影响，需考虑到术中监测仪器、导管的选择和放置及术后的管理。

(8) 再次肺切除术：既往肺切除后再次行肺切除术日益增多。良性和恶性疾病都可以行此类手术。10% 的肺癌患者会出现第 2 个原发肿瘤。通过对术前肺功能进行评估（肺机械力学、肺换气及心肺功能储备）并预计术中切除有功能肺组织的量，则可以精确预测此类患者的术后肺功能（图 15–1）。如果预测的肺功能可以达到允许的最低标准，则可以安全地实行一侧全肺切除术后的肺叶切除术。术中不可能将同侧的肺全部塌陷，但可以选择性阻断肺叶或肺段的支气管，或者使用高频正压通气。

既往肿瘤切除后该侧再次进行单肺切除术的患者 5 年生存率可达 40% 以上。术中麻醉医师特别需要关注的问题是术中出血，有超过 50% 的患者术中出血超过了 1000ml。一些良性肺疾病（肺脓肿、支气管扩张症及肺结核）再次开胸进行单肺切除术时尤其需要注意出血的问题。炎症性肺疾病会破坏肺门周围组织，使手术剥离更加困难，伴随着围术期死亡率增高。

(9) 不完整切除术：总体来说，肺癌不完整切除术的预后并没有改善。但有一些例外，如对有纵隔直接浸润或肺上沟肿瘤行不完整切除术，并辅以置入的内放射或外部放射治疗，可能对患者有益。此外，如果镜下仅见残余肿瘤局限在所累及的支气管黏膜切口边缘，患者行不完整切除术比未做手术 5 年生存率要高。在晚期患者有气道梗阻或咯血症状时，如果内镜或放射科的介入治疗无效，姑息性不完整切除术可以减轻症状。

(10) 辅助及新辅助治疗：对于肿瘤完全切除的患者，术前和（或）术后预防性化疗和（或）放疗的效果并不明确。N_2 期淋巴结转移的肿瘤切除患者通常进行胸部放疗。肺腺癌晚期患者肺切除术后化疗可能会有益。对于边缘可切除的Ⅲa期或Ⅲb期病变，以顺铂为基础的新辅助化疗方案的治疗效果目前仍在研究中。术前放疗似乎并不能提供任何的生存获益，而且还加大外科手术的难度。

2. 手术入路

任何肺切除术都有不同的手术入路。每个患者采用何种入路取决于多种因素，包括病变的部位和病理、手术团队的经验和训练水平。每种入路对麻醉都有特定的影响。普通胸科手术入路及其优缺点见表15-11。

(1) 后外侧开胸术：为胸科手术几十年传统的切口。患者需被置于侧卧位。胸部入路常经第5肋或第6肋间隙。食管裂孔疝手术可能需经左侧第7或第8肋间入路。术中需部分切断前锯肌、背阔肌和斜方肌，可能会导致术后疼痛和功能障碍。可直接从肋间隙或者切除一根肋骨以获得胸部入路。同侧胸廓内的所有结构暴露良好。

(2) 保留肌肉的侧切口开胸术：目前提倡保留肌肉的侧切口开胸术以减轻传统的后外侧开胸引起的疼痛和功能障碍。这种入路皮肤切口可能并不小，但该入路需要广泛剥离皮下组织来移动前锯肌和背阔肌。

(3) 前外侧开胸术：此入路对创伤患者尤为有用，它方便于复苏治疗，并且不需为剖腹手术或对侧胸腔探查术重新摆体位。相对于后外侧开胸术该入路对胸廓后部显露有限。由于此入路只需切开胸肌，疼痛和肩部功能障碍轻于标准的开胸术。

(4) 腋下切口开胸术：经腋路探查只能达到同侧胸腔尖部。同侧消毒后的手臂须被放置在自然或悬吊的位置，术中此手臂的使用性受到限制。因此，最好在对侧手臂放置血管通路及进行监测。其术后疼痛和功能障碍轻于标准的开胸术。此入路可以为切除第一肋、肺尖部肺大疱或者胸交感神经提供合适入路。

(5) 正中胸骨切开术：该切口是心脏手术的标准切口，对一些胸科手术也有潜在的益处。该入路便于切除双侧转移灶或者肺大疱。该入路术后呼吸功能和疼痛均好于胸廓侧切开术。大多数肺切除可经胸骨正中入路进行，心

表 15-11　肺切除手术的手术入路

切　口	优　点	缺　点
后外侧开胸术	整个手术侧胸廓暴露良好	术后疼痛；±呼吸功能障碍（短期和长期）
保留肌肉的侧切口开胸术	减少术后疼痛	伤口血肿发生率增加
前外侧开胸术	更容易行剖腹术、心肺复苏或者对侧胸廓切术，尤其在创伤时	进入胸廓后方受限
腋下切口开胸术	减少疼痛；为切除第一肋骨、交感神经、肺尖部肺大疱提供合适入路	暴露受限
胸骨切开术	减轻疼痛；双侧入路	后方结构暴露欠佳
经胸骨双侧切口开胸术（蛤蟆式）	双肺移植时暴露良好	术后疼痛；胸壁功能障碍
电视胸腔镜手术（VATS）/机器人手术	减少术后疼痛和呼吸功能障碍	肺粘连时技术操作困难

脏和胸部复合手术时避免了额外的切口（见后述）。但某些手术经此入路会较困难，包括肺上沟瘤、浸润到后胸壁的肿瘤和左下叶肿瘤。在手术显露时，此入路比胸廓侧切口更需要单肺通气，因为仰卧位比侧卧位更易发生手术显露不清和氧饱和度降低的情况。

(6) 经胸骨双侧切口开胸术（"蛤蚌式"切口）：双肺移植时经常采用该切口。由于术后疼痛和胸壁功能障碍严重，该切口并不常用于其他胸廓手术。此切口还可用于双侧肺转移灶切除、心包切除、后室壁瘤切除和气管切开患者的心脏手术。

（二）借助影像的胸腔镜

原则上说，任何经胸廓切开的术式都可以通过借助影像的胸腔（video-assisted thoracoscopic surgery, VATS）手术进行。目前对于肺功能储备有限的患者，已提倡使用 VATS 行肺癌切除，因为 VATS 术后疼痛轻，术后早期肺功能影响小，大约只是开胸手术的一半。VATS 应是良性肺部疾病（肺大疱、肉芽肿）肺切除术的主要路径，并可能成为大多数肿瘤切除的最常用的手术。VATS 还可用于治疗手汗症的交感神经切除术和食管胃切除术的胸廓部分手术。双侧 VATS 可采用仰卧位来切除肺尖部病变，但大多数双侧 VATS 手术术中需要从一侧侧卧位变换成另一侧。由于胸科机器人手术可以提供更好的视野，正越来越多地应用于微创手术中（关于机器人胸外科的进一步讨论，另请参见第 13 章）。

有些手术开始时用 VATS，但如果操作困难，手术可以转换成开胸手术。和开胸手术比，VATS 手术时手术侧肺完全塌陷显得更为重要，而且非通气侧肺应用 CPAP 后更不利于手术。为了有助于肺塌陷，特别是 COPD 和肺弹性回缩较差的患者，肺塌陷前双肺通气最好使用纯氧而不是空气和氧气的混合气体。单肺通气开始时需对非通气侧肺以 $-20cm\ H_2O$ 的压力进行吸引直至肺完全塌陷。术后管理原则上与胸廓切开术相同，大多数患者术后早期会有胸腔引流。VATS 术后疼痛的程度取决于手术操作。简单的楔形切除术疼痛仅局限于几个肋间小切口和胸腔引流口，口服药物即可控制。使用胸膜机械磨损法或注射胸膜硬化药物治疗复发性气胸和胸腔积液时疼痛非常严重，可能需要对这些肺功能受限的患者进行完善的术后镇痛，包括胸部硬膜外镇痛。

临床要点 对于 VATS 而言，手术侧肺的完全塌陷比开胸手术更为关键，并且 CPAP 在肺部的应用是相对禁忌的，因为它严重妨碍手术显露。

（三）支气管胸膜瘘

在某些病情下可使气道和胸膜腔之间出现持续通道，如肺大疱、感染与恶性肿瘤。支气管胸膜瘘也可能以肺手术术后并发症出现。大多数的肺持续性漏气可通过引流和保守治疗而愈合。

外科手术指征是保守治疗不能满足气体交换（易发生于手术术后，特别是全肺切除术）、胸管引流不能复张肺、同侧肺再发气胸、对侧肺新发气胸。

1. 支气管胸膜瘘患者 3 个特殊的麻醉目标。

(1) 必须保护健康肺不受患侧肺胸膜外引流液（如脓胸）的污染。

(2) 必须避免患侧肺出现张力性气胸。

(3) 在低阻力空气泄漏状况下，必须保证肺泡有足够的气体交换。

2. 为了达到上述 3 个目标，应遵循以下两条原则。

（1）麻醉诱导前放置胸腔引流管，并与没有吸引的水封瓶连接。

（2）用肺隔离技术将瘘管隔离开，以便术中处理。

3.放置胸腔引流管后，麻醉诱导3种选择[12]。

（1）诱导前以表面麻醉插入单腔管、双腔管或封堵器，并用纤支镜定位。此方法对于气体交换功能严重低下的患者并不是最佳选择。因为清醒插管期间很难对低氧的患者维持足够的氧合。

（2）麻醉诱导时维持自主通气，直至肺安全隔离。但若存在误吸的风险或者血流动力学不稳定，保留自主呼吸诱导并不是最好的选择。

（3）充分预给氧后行静脉全麻诱导及肌肉松弛药，以小潮气量和低气道压手控通气，直到完成肺隔离。插管时可以通过支气管镜引导DLT置入，可提高插管效率。

支气管胸膜瘘的空气泄漏取决于瘘管和胸膜腔之间平均气道压的压力梯度。对于某些患者可采用高频通气，而不一定需要阻断肺或肺叶。相对于传统的机械通气，高频通气可让近端平均气道压力相对较低，对于大量中央部位漏气可能更加有效。

（四）肺大疱

肺大疱（bullae and blebs）患者正压通气时，有可能发生病变破裂并发展为张力性气胸，需要胸腔引流，并可能发展成为支气管胸膜瘘。其麻醉注意事项同支气管胸膜瘘相似，但不用预防性放置胸腔引流，因为不用担心支气管胸膜瘘的胸膜外液体会污染健侧肺组织，并且放置胸管可能会进入肺大疱并形成窦道。最佳麻醉诱导方案是保留自主呼吸直至含肺大疱的肺或者肺叶隔离。当存在误吸风险，以及患者的气体交换或者血流动力学不容许行自主呼吸下诱导时，麻醉医师可选择小潮气量和低气道压进行正压通气，直到完成肺隔离。氧化亚氮可以弥散进入肺大疱使其扩大，须避免使用。

（五）肺脓肿、支气管扩张、肺囊肿和脓胸

和支气管胸膜瘘一样，这些疾病的健侧肺组织有受到来自患侧肺无法控制的感染液体污染的风险。肺隔离是麻醉的基本需求，麻醉处理原则同支气管胸膜瘘相似。胸廓内的占位性病变切除后，肺组织复张后有发生复张性肺水肿的潜在风险。缓慢、逐步地复张可以减轻该并发症。

（六）纵隔镜检查术

颈部纵隔镜检查可对纵隔淋巴结诊断性采样，以评估肺切除术是否能改善预后。由于手术的获益与肺肿瘤分期密切相关，因而纵隔镜检查的主要目的是区分肺癌是Ⅰ期、Ⅱ期和Ⅲ期。纵隔镜检查可以部分避免（但不是全部）不必要的开胸探查。如果纵隔CT扫描结果阴性（纵隔淋巴结短轴小于1cm），通常不需要做纵隔镜检查。由于CT扫描确定肿瘤分期有显著的假阳性，故CT扫描显示纵隔淋巴结阳性的患者须行纵隔镜检查。

纵隔镜检查可在肺切除术前进行门诊手术，需要独立的麻醉，或者作为肺切除术的一部分，可在麻醉诱导后进行。除了纵隔镜检查特殊麻醉注意事项外，还需考虑的是纵隔镜检查作为诊断性操作，其检查结果可能会导致取消肺切除术。因此，如麻醉诱导前放置硬膜外导管，必须要考虑到不做肺切除术的可能性并对每个具体患者做风险/效益的评价。

纵隔镜检查常从颈部胸骨上切迹进入，上胸部的任何结构都有可能在术中受到损伤，包括大血管、胸膜（气胸）、神经（喉返神经）和气道。

出血是最常见的重要的并发症，尤其是不慎做了肺动脉活检。因而必须慎重考虑血管通路、监测手段和可能的复苏方式。幸运的是，纵隔镜检查期间发生出血时外科医师通常可以通过填塞止血。只有少数纵隔镜检查引起的出血需要开胸止血。

颈部纵隔镜检查的常见并发症之一是纵隔镜对头臂动脉（无名动脉）的暂时压迫。外科医师通常意识不到它的发生，这需要麻醉医师注意连续监测右臂的脉搏（脉搏氧、动脉波形或触诊），以便提醒外科医师，避免脑部侧支循环不良的患者发生脑缺血。

> **临床要点** 在纵隔镜检查期间，右臂的连续脉搏监测对于早期识别无名动脉压迫至关重要。

由于左上叶的淋巴回流途径特殊，左上肺叶肿瘤常从胸骨旁左前入路行纵隔镜检查或者正中胸骨切开术，以代替或联用颈部路径的纵隔镜检查。颈部纵隔镜检查相关的严重并发症在胸骨旁纵隔镜检查时并不常见。

支气管内超声（EBUS）引导经纤支镜纵隔淋巴结活检越来越多地用于替代传统的纵隔镜检查以进行肺癌的分期。这些操作可在清醒气道局麻或全麻下进行。

（七）前纵隔肿瘤

前纵隔肿瘤患者对麻醉医师来说是个挑战。相当多的前纵隔肿瘤患者需要在麻醉下行纵隔镜检查或者胸腔镜检查取组织活检，或需胸骨切开术或胸廓切开术做最终的肿瘤切除。

前纵隔肿瘤包括胸腺瘤、畸胎瘤、淋巴瘤、囊性淋巴管瘤、支气管源性囊肿和甲状腺肿瘤。前纵隔肿块可压迫主气道、肺动脉主干、心房、上腔静脉引起梗阻，其中任何一种并发症都可危及生命。此类患者在全麻诱导时，气道梗阻是最常见和最棘手的并发症。

值得注意的是受压迫气道的位置常发生在气管内导管的远端。若患者有仰卧位呼吸困难或者咳嗽的病史，常提示全麻诱导时气道梗阻的可能性。无症状的患者也可能发生致命的并发症。另外一个主要并发症是心脏或者大血管受压引起的心血管衰竭。出现仰卧位晕厥提示血管受压。前纵隔肿瘤全麻诱导时有死亡的风险。麻醉死亡的报道主要在儿童，原因可能是儿童的气道软骨结构易被压迫，或难以发现与体位性症状相关的病史。

前纵隔肿瘤最重要的诊断性检查是气管和胸部的 CT 扫描。CT 上显示气管、支气管压缩大于 50% 的儿童便无法安全地接受全麻[13]。流速 – 容量环并不能准确预测哪些患者将在术中发生气道并发症，因为仰卧位时会加重变化不定的胸廓内梗阻情况（呼气平台期）。若出现血管受压的症状，应行超声心动图检查。

管理：全麻至少可以通过 3 种方式加重胸廓内的外源性气道压迫症状。第一，全麻时肺容积减少；第二，全麻时支气管平滑肌松弛，增加大气道的可压缩性；第三，肌肉松弛消除了自主通气期间的横膈尾向运动，减低或消除了跨胸膜压力梯度。正常的跨胸膜压在吸气时可扩张气道，减轻胸廓内的外源性气道压迫程度。

患者的管理则取决于其临床症状（表 15-12 至表 15-14）和 CT 扫描结果。这类患者需要在连续监测气体交换和血流动力学的基础上逐步诱导麻醉。

表 15-12 前纵隔肿瘤患者症状的分级

无症状
轻度：平躺时少许咳嗽／压迫感
中度：只能短时间平躺
重度：不能仰卧位

表 15-13 NPIC 全麻患者安全性分级

A. 安全	无症状成人患者
	CT 扫描气管支气管最小直径大于正常值 50%
B. 不安全	症状严重的成人或儿童
	CT 扫描气管支气管直径小于正常值 50% 的儿童患者
C. 不确定	症状轻到中度的成年患者
	CT 扫描气管支气管直径小于正常值 50% 的无症状成年患者
	CT 扫描气管支气管直径大于正常值 50%，有轻、中度症状的儿童患者
	缺乏病史的儿童或成人

NIPC（noli pontes ignii consumere）. 留有退路

**表 15-14 所有 NPIC 全麻安全性
不确定患者的管理**

如果可行，在患者清醒时建立狭窄下方的安全气道
诱导时准备硬质支气管镜，外科医师在场
喉罩备用
决定患者的最佳体位
维持自主呼吸能力直到证明能承受正气压呼吸
术后监测气道塌陷情况。"NPIC"

NIPC（noli pontes ignii consumere）. 留有退路

这种"NIPC"的麻醉诱导方法包括吸入麻醉（如七氟烷），或者静脉滴注丙泊酚（加或不加氯胺酮）。这样可以维持自主呼吸直至建立安全气道或完成手术[14]。如果 CT 扫描显示远端气管没有受压而且气管内导管可以在诱导前被置入此区域，对于这些成人患者可行清醒气管内插管。如需肌肉松弛药，须首先逐渐手控通气以确保正压通气可行，然后再给予短效肌肉松弛药。如出现气道或血管受压的症状，须使患者尽快苏醒，然后再研究其他的手术方法。对于术中出现的危及生命的气道受压，可采取的方法为重新摆放体位（诱导前应清楚何种体位能减小压迫），或使用硬质支气管镜给梗阻的远端通气（具有丰富的支气管镜操作经验的医师和相关设备必须在手术室待命）。

> **临床要点** 在诱导一个前纵隔肿瘤的患者出现气道损伤时，大部分情况下需要通过硬质支气管镜来快速抢救。

对于 NPIC 全麻不安全的患者，可在麻醉诱导前行股静脉－股动脉体外循环。麻醉诱导时，体外循环处于待机状态是比较危险的，因为气道突然塌陷梗阻后，在低氧脑损伤发生前没有足够的时间建立体外循环[15]。NPIC 全麻不安全的患者的其他选择包括局麻下性纵隔肿瘤组织活检，或者活检其他部位的淋巴结（如锁骨上淋巴结）、非放疗窗口期行术前放疗后活检、术前化疗或者短期甾体类药物治疗、CT 引导下肿块活检或囊肿引流。

（八）气管和支气管支架

气管或支气管局部狭窄的患者可放置临时或永久性的气管或支气管支架[16]。过去治疗这类疾病的方法只有扩张、激光切除或手术切除。当纵隔肿瘤患者等待其他治疗方案时，气道支架是缓解患者症状的一种选择。目前主要有 2 种类型的支架，包括金属支架和硅胶支架（Dumon）。尽管通过软纤支镜可以放置自动扩张的金属支架，但是以上 2 种支架常用硬质支气管镜放置。金属支架更加稳固，不易在气道移位，但一旦放置好后很难摘除（通常不可能摘除），因此，金属支架常只用于姑息性地缓解恶性肿瘤的气道梗阻症状。

气道支架置入的麻醉管理和纵隔肿瘤患者的麻醉管理相似。最好使用全身麻醉和肌肉松弛药，但是在气道梗阻症状严重的患者，麻醉的诱导应遵循前面讨论的分步实施的 NPIC 方案。

（九）气管切除术

解剖学上，气管有一定的结构硬度和节段性供血的特点，因而气管的切除和修复相当复杂。目前已有研究对多种不同材料和设计的人工气管进行评估。但由于人工气管存在破坏解剖、愈合不良和感染等问题，气管端端吻合仍然是理想的修复方法。

气管内插管引起的气道狭窄是气管切除术的首要原因，但自从使用较小刺激材料的气管内导管并限制气管内插管的持续时间后，该并发症已明显减少。气管切除术的其他指征有良性和恶性肿瘤（如腺癌和管状瘤）。

要可控、有序地完成气管手术，就必须全程完全控制气道。外科医师和麻醉医师之间的合作至关重要，术前应清楚病变的情况（CT 和纤支镜检查）。术前相近讨论、制订计划，可避免不必要的仓促手术所致的不良预后。气道良性病变术前可扩张气管，以便较细的气管内导管能通过病变组织。手术中应先着重于病变部位以下的安全气道建立。如果梗阻程度加重，可直接在术野放置无菌的气管导管。在手术结束时，应保持自主呼吸以便顺利拔管。一些外科医师会在吻合口远端临时放置 Montgomery "T" 管，然后将 T 管的侧支通过颈部切口引出，以防在气管声门梗阻或水肿时能保证气体交换。一些外科医师还会留下一根临时的下颌牵引线，并保留几天。这条在下颌和胸骨之间的牵引线能限制头部外展和减少新缝合气管的张力。体外循环显著增加手术的复杂程度，很大程度上并没有必要。

（十）肺出血

大咯血的定义是 24～48h 内咯血量超过 200ml。最常见的原因是肺癌、支气管扩张和创伤（钝挫伤、穿透伤或继发于肺动脉导管的损伤）。患者可因窒息迅速死亡。处理需要序贯的 4 个步骤，即肺隔离、复苏、诊断和明确的治疗。麻醉医师常被呼叫到手术室外处理这类患者。这类患者肺隔离最佳方法目前还没有一致意见。采用何种方式进行肺隔离取决于手边可用的设备和对气道的评估。双腔管、单腔支气管内导管和支气管封堵器 3 种肺隔离方法均可使用。大量肺出血的情况下，纤支镜对支气管内导管或封堵器的定位没有帮助，肺隔离须靠临床体征判断（主要是听诊）。双腔管能快速、安全地进行肺隔离，即使左侧双腔管进入右侧主支气管，也仅仅只会出现右肺上叶阻塞。但双腔管管腔较窄，很难吸引出大量的血和血凝块。一种选择是先放入单腔管以满足氧合和吸引，插入右主支气管，或逆时针旋转 90° 插入左主支气管。支气管封堵器很容易放入右主支气管，并对右侧的出血很有效（肺动脉导管引起的出血 90% 的是右侧的）。完成肺隔离并复苏后，无论诊断还是确定的治疗方案通常都由放射科医师执行[17]（除了钝挫伤和穿透伤）。

1. 肺动脉导管引起的出血

放置肺动脉导管的患者出现咯血，必须先假定咯血是由导管导致肺血管穿孔所致，直至确诊为止。导管致肺血管穿孔引起的咯血的死亡率可超过 50%。目前这种并发症的发生率较以前明显减少，这可能是由于现在肺动脉导管的使用指征更加严格及肺动脉导管的管理更加恰当，且很少地依赖肺动脉楔压的测量。肺动脉导管所致出血的治疗应按照一定的规程进行，并根据严重程度进行适当的调整（表15-15）。

2.停体外循环期间的出血

停体外循环时是肺动脉导管引起肺出血最常发生的时机之一。在体外循环期间，肺动脉导管的管理措施包括将导管从嵌顿位回撤2~3cm，从而降低此种并发症的风险。如发生咯血，有以下几种方式进行管理（图15-9）。麻醉医师切勿快速拮抗抗凝状态，匆忙停机，否则会引发更严重的后果。重新开机可以保证氧合，同时吸出气管支气管的血，并用纤支镜检查。肺动脉引流或全流量CPB可以减少肺血流，以便找到出血点（通常位于右肺下叶）。打开胸膜腔可以探查肺实质的损伤。避免肺切除的肺隔离保守治疗是一个最佳的治疗方式。如果肺出血持续不止，而又不适合肺叶切除，那么用血管封堵器暂时阻塞肺叶动脉也是一种选择。

表 15-15 肺动脉导管所致出血的管理

首先调整患者的体位将出血侧肺置于重力依赖位置（侧卧位下方肺）
气管内插管，维持氧合，清洗气道
肺隔离；支气管内双腔或单腔管，支气管封堵器
将肺动脉导管撤出几厘米，留置在肺动脉主干内。不要充气囊（除非在透视下）
将患者隔离好的出血侧肺置于非重力依赖位置（侧卧位上方肺）。出血侧肺尽可能行 PEEP
如有可能将患者转送至医学影像中心进行诊断和栓塞

PEEP. 呼吸末正压

（十一）气管造口术后出血

气管造口术后立刻出血经常是由于周围的血管损伤所致，如颈前静脉或者甲状腺下静脉。术后 1~6 周大出血最常见的是由气管无名动脉瘘造成的[18]，且大多数患者大出血前有少量出血征兆。气管无名动脉瘘的管理方案见表 15-16。

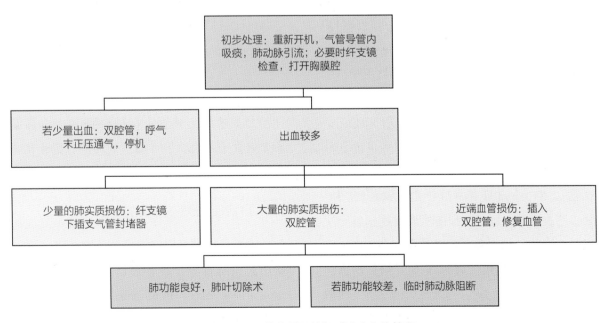

▲ 图 15-9 体外循环停机时肺出血的管理

表 15–16 气管无名动脉瘘出血的管理措施

如果失败，膨胀气管造口下面的套囊进行压迫止血
用经口气管内导管代替气管切开套管，在纤支镜定位下使套囊位于在气管隆突上方
如果失败，使用手指通过气管造口的气孔向后方胸骨压迫无名动脉
慢慢向外移动气管导管，膨胀气管导管套囊来压迫止血
然后行确定治疗：开胸结扎无名动脉

四、肺动脉血栓内膜剥脱术

（一）概述

肺动脉血栓内膜剥脱术（PTE）是一种慢性肺动脉栓塞性肺动脉高压（CTEPH）的确定性治疗方法。肺动脉栓塞是较常见的心血管事件，在少数情况下会出现微血栓反复发生及进行性炎症反应导致结缔组织和弹性组织在肺血管表面上堆积，并最终因肺动脉高压导致终末期肺病[19]。肺移植和肺动脉血栓内膜剥脱术（PTE）是这类疾病仅有的治疗选择，其中首选 PTE，因为 PTE 术后有较好的长期发病率和死亡率结果。其手术的死亡率波动在 3%～6%[20]。CTEPH 最常见的临床症状是劳力性呼吸困难。其他临床症状包括胸闷、咯血和外周性水肿。

术前评估包括：拍胸部 X 线片、肺功能检查、右心导管、肺动脉造影、高分辨率的 MRI、血气分析、通气 / 灌注扫描及超声心动图。一氧化碳弥散量（DLCO）下降可能是唯一能检测出来的肺功能异常。肺动脉压升高（平均大于 25mmHg），有时可超过体循环。静息心排出量常常减少。很多患者表现出组织缺氧，尤其运动的时候。尽管无效腔通气增加，但 $PaCO_2$ 常轻微减少。通常可以通过超声多普勒检测三尖瓣反流外层来估测肺动脉收缩压。超声心动图的结果包括右心室增大、室间隔左移和增大的右心室侵占左心室。

肺血管造影是确定肺动脉解剖结构的金标准，它可以明确栓塞性疾病的诊断和手术可行性。很多 CTEPH 患者接受扩张肺动脉血管的药物治疗。如 5 型磷酸二酯酶抑制药（如西地那非）、内皮素 –1 抑制药（波生坦）、前列环素类似物（如伊洛前列素、依前列醇、曲前列尼尔钠）。谨慎的做法是术前继续使用这些药物，以及当术后手术效果未达预期时也继续使用。突然中断前列环素类似物治疗可能导致致命的反弹性肺动脉高压。

（二）手术过程

PTE 是通过正中开胸进行肺血管树内膜切除术，需要体外循环及深低温停循环。多伦多总医院的麻醉及体外循环管理细节见表 15–17 和表 15–18。正中开胸后，升主动脉及上下腔静脉插管建立体外循环。停循环时间限定在 20min 以内，如果还需要再次停循环，可以在 18℃的中心温度下进行最少 10min 的再灌注。

> 临床要点 在慢性肺血栓栓塞疾病中，大的支气管动脉侧支的形成要求在肺血栓栓子切除术中使用停循环。

（三）麻醉管理

大多数管线和监测都是诱导前置入以避免诱导过程中血流动力学崩溃。由于右心压力增大，右心室的冠状动脉血供受到威胁。因此维持适当的体循环平均压、外周血管阻力、正性肌力状态、正常的窦性心律是至关重要的。以下征象表示诱导后即将发生失代偿：肺动脉收缩压大于体循环收缩压的 2/3、右心室舒张末压大于 14mmHg、重度三尖瓣反流及术前肺血管阻力大于 1000 dyn.s /cm⁵。为了确保右心室冠状动脉的灌注，在诱导前使用升压药 / 正

表 15–17 血栓动脉内膜切除术的麻醉要点

诱导前

手术床上铺降温 / 保温毯，仰卧头高位

外周大血管静脉通路，动脉测压（桡动脉 + 诱导后股动脉）

右颈内静脉通道，可血氧定量的肺动脉导管置入，且体外校准

术前血气分析、ACT 测定、静脉血氧饱和度、心脏指数、肺血管阻力、除颤垫

麻醉诱导 [a]

插入单腔气管导管

带体温探头的导尿管

加压气流保温毯放在腿部（不连接上）

诱导后放置三腔中心静脉管便于术后使用（首选锁骨下）

鼻或口咽温度探头的置入

与其他 CPB 一样，根据各医院自己的常规进行神经功能监测

药物运用

咪达唑仑 + 芬太尼（或舒芬太尼）+ 氯胺酮（或依托咪酯）

丙泊酚输注 ± 挥发性气体麻醉药

诱导时 1g 甲强龙（有些手术中心使用量为 30mg/kg）

先锋霉素 1g（体重＜ 80kg）；2g（体重＞ 80kg），q4h 重复；或者予以万古霉素 1g（体重＞ 80kg）

氨甲环酸负荷量 30 mg/kg，CPB 过程中 16mg/（kg·h）维持 [b]

肝素 400U/kg 以维持 ACT ＞ 480s

TEE

评估右心室 / 左心室功能，卵圆孔未闭，心腔内和肺动脉栓子

评估主动脉和二尖瓣功能

监测撤离 CPB 时的心腔内气体栓子

停 CPB 后再次评估

停 CPB 后

压力控制通气，潮气量为 6～7ml/kg，呼气末正压通气 5cmH2O，若能耐受，减少 FiO2

应用小剂量的速尿（5～10mg）使 CPB 过程中尿量大于 1L，整个手术过程中总尿量有 1.5～2L（一旦患者复温须避免过度利尿）

停体外循环时使用去甲肾上腺素 ± 加压素，最大心脏指数限制在 2.0～2.5L/（min·m²）范围，以减轻肺再灌注损伤

如必要使用肾上腺素提高心脏指数，使混合静脉血氧饱和度大于 60%

用鱼精蛋白中和肝素，血小板和凝血因子根据指征使用（这些患者通常有血栓形成的倾向 [b]）。体外循环后出血并不常见，即使体外循环时间较长

食管超声探头取出后置入鼻胃管，术毕可以用纤支镜检查气道情况

a. 非常严重的肺动脉高压患者：有麻醉诱导致血流动力学崩溃的风险，应在诱导前插好导尿管及消毒铺巾
b. 由于血栓形成的倾向，有的中心不预防性使用抗纤维蛋白溶解的药物
ACT. 活化凝血时间；CPB. 心肺转流；FiO2. 吸入氧浓度

性肌力药物（去甲肾上腺素）和正性肌力药物（如多巴胺、肾上腺素）。由于机械性梗阻，慢性血栓栓塞性肺动脉高压患者的肺血管阻力是固定的。然而低氧、高碳酸血症、酸中毒、疼痛和焦虑等因素，仍会使肺血管高阻力进一步加重，因此，在诱导时和体外循环前尽可能使这些不利因素减到最小。应避免用药物（硝酸甘油，硝普钠）减小肺血管阻力，因为药物治疗慢性血栓栓塞性肺动脉高压的效果差，且还可能有降低右心室心肌的冠状动脉灌注压的危险。直接舒张肺血管的药物如 NO、前列腺素，对其他类型的肺动脉高压有效，但在围术期间

表 15-18　肺动脉血栓内膜剥脱术的体外循环

要点
开始
常规体外循环液预充，如果血流动力学稳定可行自体血逆预充技术
降温过程中血液稀释至红细胞压积 28%～30%
灌注指数：2.4～2.5L/（min·m²），低体温过程中约 1.7L/m²
体外循环期间平均动脉压尽可能维持在 70～90mmHg
主动脉阻断前在体外循环回路中加入硫喷妥钠 10mg/kg（如有可能）
每 30～45min 灌注心脏停搏液
一旦开始全流量循环，就开始降低温度（直肠）至 18～20℃
用冰或凉毯包裹头颈，保护眼睛
当肺动脉内来自支气管动脉的回血会妨碍手术视野时停止循环
循环停止前，患者所有的麻醉监测仪 / 通路管线应关闭
泵关闭时行肺复张策略
间断停二次循环，每次不得超过 20min
复温
缓慢复温至 37℃，复温速度 1℃ /3min（体外循环水浴 - 直肠温度差低于 8℃）
开放左心室和肺动脉的引流
通气参数为：5cm H₂O 的 PEEP，压力控制模式，总潮气量 6ml/kg，FiO₂ 21%，呼吸频率 15/min
停机
一旦体温达 37℃，即采取以下措施
缓慢停体外循环
力争心脏指数达到最大值 2.0～2.5
力争混合血氧饱和度超过 60%
力争在复温结束时红细胞比容到 30%
力争手术结束时总尿量达到 1.5～2L

a. 也可使用丙泊酚（5mg/kg）

PEEP. 呼吸末正压

对肺动脉内膜切除术患者效果有限。

呼吸末二氧化碳不足以评估这类患者体外循环前后通气是否足够，因为死腔通气是这类疾病病程中不可缺少的一部分。PTE 期间，经食管超声心动图（TEE）可以可靠地监测和评估心脏的功能和灌注。

体外循环撤离的过程和其他体外循环手术类似。由于长时间的低体温和主动脉阻断，适

当的血管加压和强心支持［如去甲肾上腺素 0.01～0.05μg/（kg·min）和（或）肾上腺素 0.02～0.05μg/（kg·min）］是十分必要的。由于小血管病变使得手术仅部分成功，可考虑吸入前列腺环素或 NO 以扩张肺血管。最常见的是，伴随大幅度的肺动脉压力及肺血管阻力的下降，心脏指数也得以明显的改善。

（四）体外循环后

如果出现泡沫痰，表明可能发生了再灌注肺水肿。在这种情况下，行气管导管内吸引，并用纤支镜评估肺内出血源，从 5cm H₂O 开始增加 PEEP。如果出血较轻且为外周出血，可在适当的肺叶支气管内放置 BB。如果严重出血持续存在且主要是单侧的，则应考虑肺隔离（双腔 EBT）和独立的肺通气，以及其他干预措施，如局部血管加压药。

五、肺减容手术

根据国家心、血、肺研究院，美国大约有 13 500 000 人诊断为 COPD，其中有 3 100 000 人以肺气肿为原发症状（Cure Researchtm.com，http://www.cureresearch.com），由于肺和胸壁弹性回缩力的退化，可发生慢性支气管炎或肺气肿相关的气流阻塞。随着疾病的进展，患者变得越来越虚弱。表现出严重呼吸困难，需要辅助吸氧和运动耐受性差。部分人群行肺减容手术可改善运动耐量，减少呼吸困难的发作，改善生活质量并延长寿命。有人认为肺减容手术可为此类患者提供肺移植术以外其他治疗方案无法提供的益处。

（一）肺减容手术的历史

1. 1957 年，Otto Brantigan 医师描述了一种用于治疗终末期肺气肿的外科手术，该手术的

设计旨在减轻严重肺气肿患者呼吸困难和运动耐量不足。另外，通过切除无功能的肺组织，可以消除对正常肺组织的压缩进而改善通气 / 血流比值。不幸的是，该手术的死亡率高，而且没有客观的获益体现。因此，早期的肺减容手术作为一种可能治疗终末期肺气肿的方案就这样被抛弃了，直到 1993 年才被重新使用。

2. 在 1996 年，Joel Cooper 医师发表评论提倡肺减容手术技术，认为该手术是一种"符合逻辑的、生理学上合理的手术，可为没有其他治疗选择的患者带来实际益处" [21, 22]。他还进一步指出，成功应用肺减容手术需要"增加对肺生理的理解，改良麻醉和外科技术，从肺移植手术中不断学习"。尽管 Cooper 医师极力宣扬肺减容手术对特定患者的益处，但他没有弱化外科手术的风险。另外，他提倡对那些可以获得肺移植的 COPD 患者同时进行肺减容手术评估，以便这些患者能接受最合适的手术。Cooper 医师的建议推动了国家肺气肿治疗试验（national emphysema treatment trial，NETT）的设计和实施。

（二）国家肺气肿治疗试验

该试验从 1998 年 1 月开始到 2002 年 7 月结束，共有 3777 名患者接受评估，其中 1218 名患者最终随机接受了肺减容手术或内科治疗。

1. 国家肺气肿治疗试验（NETT）的主要目的是在已有医学治疗的基础上判断肺减容手术能否改善患者生存率并增加其运动耐量。

2. 次要目的包括定义哪些人群可能从肺减容手术中获益，并判断肺减容手术是否能改善生活质量，减少体弱症状，改善全肺功能。

3. 手术成功的定义是术后 3 个月的 FEV_1 增加 60%～70%，持续最少 1 年；肺总容量和残气量减少；运动耐量改善；显著减少对辅助供氧的需求。

（三）结果

在 608 名计划进行肺减容手术的患者中，580 名接受了手术（其中 406 名接受胸骨正中切开术，174 名接受电视辅助胸腔镜手术）。在 610 名计划进行单纯内科治疗的患者中，33 名接受了试验计划外的肺减容手术，另外还有 15 名接受了肺移植手术 [23]。两个治疗组的死亡率都是每人年 0.11%。24 个月后，手术组运动耐量改善超过 10 个星期的患者比例是 15%，而在单纯内科治疗组为 3%。在根据间断分析排除 140 名存在死亡高危因素的患者后 [21]，手术组总死亡率是每人年 0.09，内科治疗组是 0.10。对于那些主要问题是上叶肺气肿和基础运动耐量较低的患者，手术组的死亡率比单纯内科治疗组要低。

（四）结论

该试验的数据表明，和单纯医学治疗组相比肺减容手术可以增加运动耐量，但是生存率提高上并没有显示出优势。对那些主要问题是上叶肺气肿和基础运动耐量较差的患者，肺减容手术可提高患者生存率。那些非上叶肺气肿而基础运动耐量较好的患者，不推荐进行肺减容手术，因为其手术死亡率增加，而功能改善却微不足道 [24]。

（五）Cochrane 气道组

最近公布了一份文章包括所有随机临床试验对比 LVRS 与非手术标准治疗的有效性对严重弥漫性肺气肿患者的预后改善 [25]。该评价纳入了 11 项研究和 1760 名参与者。其结果认为，LVRS 可能对特定的严重肺气肿患者（尤其是具有低运动能力的上肺叶主导型肺气肿患者）改善肺功能及健康状况。该手术需注意早期死亡和不良事件［持续性空气泄漏，肺部疾病（如肺炎）和心血管疾病发病率〕的风险。尽管 LVRS 改善了生活质量，但费用较昂贵。

（六）肺减容手术的麻醉管理

麻醉的专业技能是保障那些接受肺减容手术成功患者的必需因素。麻醉具备较好的心肺生理学，药理学知识及疼痛管理方面的经验，可将术后并发症发生率降到最低。

1. 术前评估

所有将进行肺减容手术的患者接受以下评估：①标准肺功能试验；②肺容量描记；③ 6 分钟行走测试；④动脉血气测定；⑤定量核素肺灌注扫描；⑥放射性核素心血管造影和（或）多巴酚丁胺负荷超声心动图检查。

2. 术前肺康复计划

在进行了最初的术前评估后和手术前，所有患者都需要参与一个为期至少 6 周的术前肺康复计划以减少术后并发症可能性。

3. 术中监测

除基本的麻醉监护外，建议使用大孔径静脉通路及动脉穿刺置管测压，是否使用中心静脉导管与肺动脉导管应基于患者的个人情况进行判断。

4. 术中与术后适当选择胸部硬膜外麻醉（TEA）

TEA 具有以下优点：① 保持患者自主咳嗽及清除分泌物的能力，减少肺不张和肺部感染发生率；② 降低气道阻力；③ 改善膈神经功能；④稳定冠状动脉内皮功能；⑤ 改善心肌灌注；⑥ 早期恢复肠道功能；⑦保持免疫功能；⑧通过减少围术期并发症以降低围术期医疗费用。通过 T_4–T_5 节段或 T_5–T_6 节段置管即可获得最佳效果。

(1) 术中胸部硬膜外麻醉：胸部硬膜外麻醉可作为全麻补充。局部麻醉药，如 2% 的利多卡因或 0.5% 的罗哌卡因或 0.25% 的布比卡因可提供良好的手术条件。给药方式可选择间断推或持续泵注。

①因为术后气道漏气的问题，而且会被正压通气加重，患者最好手术结束时或在术后尽早拔管。

②若通过椎管内应用了阿片类药物应多加注意阿片类的严重呼吸抑制不良反应。

(2) 术后胸部硬膜外麻醉：无论是正中开胸术式抑或双侧腔镜术式，术后 TEA 都可提供良好的镇痛，推荐持续输注低浓度局麻药复合少量阿片类药物（如 0.2% 的罗哌卡因与 0.01mg/ml 的氢吗啡酮）。

(3) 椎旁神经阻滞（PVNB）可作为术后 TEA 的替代：可采取多次注射或局部置管连续泵注的方式。可联合应用多模式止痛，包括阿片类与非甾体抗炎药。椎旁神经阻滞对胸部手术，特别是肺减容手术预后的影响尚未被证实。

5. 使用左侧双腔支气管内导管

应该用来保护病人的气道。

6. 全身麻醉

麻醉诱导应选用对患者血流动力学影响不大的药物，如依托咪酯 0.2mg/kg 复合容易拮抗的非去极化肌肉松弛药如罗库溴铵。在复合胸部硬膜外麻醉的基础上，麻醉维持可联合应用低剂量吸入麻醉（如 0.2%～0.4% 的异氟醚）加氧。麻醉计划应根据患者情况实施个体化。

7. 术后管理

术后可能出现包括：①过度镇静；②气道分泌物蓄积；③气胸；④支气管痉挛；⑤肺动脉栓塞；⑥肺炎；⑦持续气道漏气；⑧心律失常；⑨心肌梗死；⑩肺栓塞等。再次插管与机械通气会增加术后发病率与死亡率。以下几种措施可以用来减少这些不良反应。

(1) 合理的肺部健康。

(2) 应用支气管扩张药。

(3) 应用胸段硬膜外或者胸段椎旁阻滞及多模式的镇痛。

(4) 避免系统应用皮质激素。

（七）支气管内瓣膜和封堵器在肺减容手术中的应用

虽然肺减容手术对多种肺气肿患者都有益，但是只有 20% 的患者符合此种手术治疗。气管镜下 LVRS 术式已经应用于同种和非同种肺气肿患者的治疗。支气管内治疗已经研究了十多年，并在世界上几个国家得到批准；然而，它仍然是美国的一种研究性治疗。这个微创术式的基本原理是通过支气管内阻塞肺气肿的肺节段，导致区域塌陷后，从而减少过度膨胀和减轻症状而无须手术。目前存在的支气管内镜技术包括支气管内封堵器和瓣膜，生物胶

和气道旁路。虽然支气管内瓣膜或封堵器已经取得明显进展，但是其结果并未获得与手术 LVRS 相媲美的效果。

（八）结论

对于选择性的肺气肿患者来说，LVRS 是一种切实可行的治疗手段，并且支气管内瓣膜和封堵器已经开始临床研究，并被视为是一种前景很好的肺气肿患者的备选治疗方法。不管选择何种治疗方法，其目的都是：改善呼吸困难、运动耐量、生活质量和延长患者生存时间。麻醉医师必须积极地参与到这类患者的围术期管理。当制订患者的治疗计划时，应仔细考量患者的病史、术前状态及胸部 X 线片、高分辨率 CT 和右心导管的评估结果。

第 16 章
成人先天性心脏病的麻醉管理
Anesthetic Management for Adult Patients with Congenital Heart Disease

Laurie K. Davies   S. Adil Husain   Nathaen S. Weitzel   著

叶颖娴   王 晟   译

屈振生   彭勇刚   校

本章要点

- 成人先天性心脏病（adult congenital heart disease，ACHD）的临床分类：①"完全的"外科矫治；②部分外科矫治或姑息；③未矫治的先天性心脏病（congenital heart disease，CHD）。
- 在美国，超过 1 000 000CHD 患者到达成年。CHD 成人患者现在已经明显超过儿童患者人数。
- 外科技术的进步已经使得 90% CHD 儿童以相对正常的功能存活至成年。
- 房性心律失常和室性心律失常在成人 CHD 中非常常见，占急诊住院患者的 50%。
- 在成人 CHD 患者中，高达 10% 的患者患有肺动脉高压（pulmonary artery hypertension，PAH）。
- PAH 患者的外科死亡率高（4%～24%）。
- 对发绀（右向左分流）和左向右分流的患者，都需要遵循麻醉管理的一般原则。
- 复杂残余病变需要中—高难度手术的患者应该在有经验的医院，由受过成人先天性心脏病训练的医师进行管理。

一、概述

1938 年，Robert Gross 实施了第一例动脉导管未闭（patent ductus arteriosus，PDA）结扎术，从而推动了先天性心脏病治疗的巨大发展，并为现代外科技术的发展铺平了道路[1]。随后至 20 世纪 80 年代，技术的巨大进步使死亡率持续下降。2000 年美国心脏学会第 32 届 Bethesda 会议报道指出，在接受手术治疗的先天性心脏病（congenital heart disease，CHD）患者中，85% 存活至成年[2]。该报道预计在 2000 年美国共有 800 000 成人先天性心脏病（adult congenital heart disease，ACHD）患者。更多近期的数据提示，美国成人先天性心脏病患者现已接近 1 500 000[3]（图 16-1）。这些报道凸显了我们医疗系统出现的问题重要性，就是建立一个将 CHD 患者的医疗从儿童转至成人心脏中心的无缝链接模式。目前需要更多的医师能够在门诊及围术期为这些患者提供持续的医疗服务。本

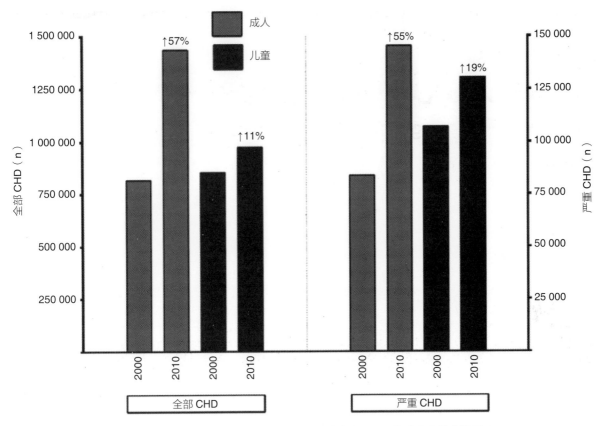

▲ 图 16-1　美国 2000 年至 2010 年估计患有 CHD 的成人和儿童数量

合并 CHD 的成人患者有明显增加，而儿童只有更小幅度的增长。数据是由 2000 年和 2010 年加拿大魁北克省和美国人群预计的流行人群推断得出（引自 Alshawabkeh LI，Opotowsky AR. Burden of heart failure in adults with congenital heart disease. *Curr Heart Fail Rep.* 2016；13：247–254）

章将重点关注 ACHD 患者围术期麻醉的特定问题。

二、流行病学

（一）ACHD 定义

建立 ACHD 发病率和死亡率的数据库依赖于应该纳入哪些患者这一问题，Mitchell 等提出了严格的 ACHD 定义："实际上或可能在功能上有显著意义的心脏或胸内大血管解剖结构的异常"[4]。这个定义排除了永存左侧腔静脉、大动脉异常、二叶主动脉瓣及二尖瓣脱垂等[5]。

（二）分类

根据病例特征把 CHD 患者分为 3 类：非常复杂、中度复杂和简单[6, 7]（表 16-1）。这些分类在新生儿疾病中尤其有用。在 ACHD 中，另一个分类系统可能和临床更相关。这 3 类列出如下[8]：

1. 外科"完全"矫正

(1) 包括修补后无血流动力学后遗症的房间隔缺损（atrial septal defect，ASD）、室间隔缺损（ventricular septal defect，VSD）和 PDA。

(2) 因为大部分 ACHD 患者有长期的后遗症，很少能将心脏外科修补视为治愈。

2. 外科部分矫正或姑息

包括姑息性修复的 Fontan、法洛四联

表 16-1　成人先天性心脏疾病分类 [7]

简　单	中度复杂	非常复杂
• 小 ASD • 小 VSD • 轻度的 PS • 先天性瓣膜疾病 • 主动脉瓣或者二尖瓣疾病	• 肺静脉异位引流 • 房室间隔缺损 • 法洛四联症 • 三尖瓣下移畸形 • 主动脉缩窄 • 右心室流出道梗阻 • 房间隔缺损： 　– 原发孔型 　– 静脉窦型 • 持续性 PDA • PV 疾病： 　– 狭窄性或者反流性病变 • 瘘： 　– 主动脉 – 左心室 　– Valsalva 窦 • VSD 相关病变： 　– 瓣膜异常（二尖瓣、三尖瓣） 　– 主动脉瓣关闭不全 　– RVOTO 　– 狭窄性病变（AV、RVOT） • AV 疾病： 　– 主动脉瓣下狭窄 　– 主动脉瓣上狭窄	• 单心室疾病和 Fontan 生理： 　– 三尖瓣闭锁 　– 二尖瓣闭锁 • 艾森门格生理 • 发绀型 CHD • 伴或不伴瓣膜的管道存在 • 心内阻隔： 　– Jatene 手术 　– Mustard 手术 • 永存动脉干 / 半共干

ASD. 成人房间隔缺损；VSD. 室间隔缺损；AV. 主动脉瓣；PS. 肺动脉瓣狭窄；CHD. 先天性心脏疾病；PV. 肺动脉瓣；RVOTO. 右心室流出道梗阻；PDA. 动脉导管末闭［经允许改编自 Warnes CA, Williams RG, Bashore TM, et al. ACC/AHA 2008 Guidelines for the management of adults with congenital heart disease: executive summary: a report of the American College of Cardiology/American Heart Association Task Force on Practice Guidelines.Circulation. 2008; 118（23）: 2395–2451］

症（tetralogy of Fallot, ToF）和大动脉转位（transposition of great arteries, TGA）（如 Mustard 或 Senning 修复），留下血流动力学或生理上的缺陷。

3. 未矫正的 CHD

包括小 ASD、小 VSD、三尖瓣下移畸形或医疗资源受限导致儿童时期未诊断的 ACHD。

（三）发病率

1. 每 100 个婴儿中几乎就有 1 个出生时患有 CHD。患有 CHD 的成人患者的实际数量很难获取。近期的研究提示欧洲的 ACHD 患者人群预计有 2 300 000。根据加拿大的一项纵向研究报道，2000 年至 2010 年，患有 CHD 的成年存活患者增加了近 70%。从他们的发现推断出美国 CHD 的成人患者大约有 1 500 000 人 [3, 5, 9]。外科技术的显著进步使得很多患者（高达 90% 患有 CHD 的儿童）以相对正常的功能存活至成年 [3, 5, 9]。

2. 选择人群

（1）加拿大近期的研究 [3] 报道 CHD 的发病率为每 1000 位儿童中有 13.11 例，每 1000 位成人中有 6.12 例。剔除复杂 CHD 后（表 16-1），这些数据减少为每 1000 名儿童有 1.76 例，每 1000 名成人中 0.62 例。从 2000—2010 年，成人和儿童的全部 CHD 和严重 CHD 发病率均有上升；但是，成人比儿童的增长要多很多。

CHD 患者中成人患者的比例从 2000 年的 54% 升至 2010 年的 66%。

(2) ACHD 在特定人群如产科患者中已经成为一个显著的问题，因为 CHD 患者占据了大部分（60%～80%）妊娠合并心脏病患者。因为产科人群多为年轻和健康，因此可以理解 CHD 患者到达生育年龄时会占据妊娠合并心脏病患者的很高比例。

3. 生存数据

(1) 预计 96% 第一年存活的新生儿可存活至 16 岁[5]。

(2) 自 2000 年，中位生存期已经显著增加，目前预计 ACHD 的中位死亡年龄为 57 岁[5]。

(3) 虽然这些患者的预后已经改善，更多复杂疾病的患者存活至成年。他们的医疗仍然具有挑战，因为 20—70 岁以上 ACHD 人群死亡率比非 ACHD 人群高出 2～7 倍[10]。

（四）卫生医疗系统注意事项

2018 年 ACC/AHA 关于 ACHD 的指南强调了儿童心脏中心有充分的基础设施支持 CHD 患者，而这些在成人医疗系统中大量缺失。其中包括具有 ACHD 训练的医师、高级临床护理、病例管理和熟悉这些患者需求的社工[11]。此指南呼应了 Bethesda 会议的建议和 2010 年加拿大心血管学会的会议共识[2, 12-17]。此外，CHD 成人患者在日常生活的一些方面会存在困难，如就业和保险[18]。目前，平价医疗法案规定禁止对已经存在的疾病（包括心脏病）拒绝承保。但是，患者应确保他们选择的保险计划涵盖一名具有 CHD 经验和资质的医师。

1. 这些报道提出的整体建议是把重点放在改善 ACHD 医疗保健服务上，具体事项如下。

(1) 为接近成年期的青少年改善过渡诊所。

(2) 教育患者和家属关于疾病的关键事项

的外展项目。

(3) 加强在 ACHD 管理中受过训练的成人看护人员的教育。

(4) 通过优秀的区域医疗中心来协调医疗服务。

(5) 建立初级保健医师向这些优秀的区域中心转诊的途径。

2. 优秀的医疗中心根据 2008 年 ACC/AHA 指南，这些中心所要求的服务和供给总结在表 16-2 中。也提及关键领域所需的 ACHD 专业医师。

> **临床要点**　患有中等或非常复杂病变的患者，应当在优秀医疗中心进行外科干预和管理。

三、ACHD 的关键麻醉注意事项

为了评估 ACHD 外科术前患者，麻醉医师必须了解患者的病史、目前功能状态、外科修复的状态和整体健康状况。关键内容讨论如下。

（一）病史

虽然获取一份完整而准确的手术史和病史非常重要，但也是具有挑战的，因为只有一半 ACHD 患者可以准确描述他们的诊断[19]。ACHD 患者的功能状态会不断变化，使得真正的心功能评估更具挑战。需要记住的是，CHD 成人患者一直以这种状态生活，并不知道会有任何不同。这就使得 ACHD 的自我叙述并不准确，因为患者通常会低估他们病变的严重程度。另外一个需要考虑的事实是，ACHD 人群症状表现非常的多样。有些患者到成年期才初次诊断，有些患者既往姑息手术后反复出现症

表 16-2　成人先天性心脏病（ACHD）的区域优秀中心资格总结

专攻 ACHD 的心脏病专家	1 或多个 24/7
先天性心脏病外科医师	2 或多个 24/7
护士 / 医师助理 / 护师	1 或多个
心脏麻醉科医师	多个 24/7
超声心动图 [a] 包括 TEE，术中 TEE	2 或多个 24/7
诊断性导管置入术 [a]	是，24/7
非冠状动脉导管介入治疗 [a]	是，24/7
电生理 / 起搏器 /AICD 植入 [a]	1 或多个
运动试验	超声心动图
	放射性核素
	心肺
	代谢
心脏影像 / 放射学 [a]	心脏磁共振
	CT 扫描
	核医学
多学科小组	高危产科
	肺动脉高压
	心力衰竭 / 移植
	遗传学
	神经内科
	肾病科
	心脏病理科
	康复服务
	社会服务
	职业服务
	财务顾问
信息技术	数据收集
	数据库支持
	质量评估评审 / 协议

a. 这些模块必须在 CHD 方面受过培训的专业人士来监督 – 执行和解释
ACHD. 成人先天性心脏病；24/7. 每天 24h，每周 7d；TEE. 经食管超声心动图；AICD，自动植入式心脏除颤仪；MRI. 磁振成像；［引自 Warnes, CA, Williams RG, Bashore TM, et al. ACC/AHA 2008 Guidelines for the management of adults with congenital heart disease: executive summary: a report of the American College of Cardiology/American Heart Association Task Force on Practice Guidelines.*Circulation.* 2008；118（23）：2395-2451］

状，还有些患者被认为"完全"矫治后现在出现迟发的病理表现。此外，在过去 50 年里外科策略发生了明显改变，需要了解患者接受的特定（可能现在废用的）手术方式和它相关的后果。

（二）ACHD 的症状和体征

下列全身检查结果可能会提示 ACHD[20]。

1. 持续的心脏杂音：获得性心脏病很少会产生持续的杂音。

2. 右束支传导阻滞（right bundle branch block，RBBB）：这可以出现在普通人群；但是，如果合并持续性心脏杂音，可能提示先天性缺损。

3. 存在发绀，而无肺部疾病。

4. 若有上述发现，在外科治疗前应行心脏超声检查。

（三）如何评估 ACHD 患者的围术期风险

麻醉评估应重点关注预测此类患者人群的手术风险。影响 ACHD 手术（心脏及非心脏的）的关键预后指标列出如下[8, 11, 19, 21]（表 16-3）。

1. 肺动脉高压（PAH）。

2. 发绀或残余 VSD。

3. 需要再次手术（心脏手术）。

4. 心律失常。

5. 心室功能障碍。

6. 生理性单心室或体循环性右心室。

四、ACHD 相关的常见后遗症有哪些

和新生儿 CHD 相比，ACHD 患者在管理计划中有需要纳入考虑的额外医疗并发症。这类患者常见的并发症如表 16-3 所列，在术前

表 16–3　ACHD 患者的常见医疗问题 [16]

ACHD 合并症	常见非 ACHD 相关合并症
• 心律失常	• 体循环高血压
• 肺动脉高压	• 冠状动脉疾病
• 心室功能障碍	• 糖尿病
• 发绀	• 肾功能不全
• 瓣膜异常	• 慢性肺疾病
• 动脉瘤	• 胆石症
	• 肾结石

ACHD 相关并发症	与手术风险增高相关事件
• 红细胞增多症	• PAH
• 发育延迟	• 发绀或者残余 VSD
• 中枢神经系统缺陷：	• 需要再次手术
– 既往缺血 / 血栓事件	• 心律失常
– 癫痫	• 心室功能障碍
– 颅内脓肿	• 单心室或者体循环右心室
• 感染性心内膜炎	

ACHD. 成人先天性心脏病；PAH. 肺动脉高压；VSD. 室间隔缺损

评估应该纳入考虑。心律失常、肺动脉高压、心室功能障碍、发绀（或残余 VSD）、瓣膜异常和动脉瘤是 ACHD 相关的常见严重并发症，会增加整体的围术期风险，需要严密的处理方案 [4]。获取一份包含这些问题的详尽病史会有助于更充分的麻醉处理计划。这里将讲述两个最常见和关键的问题，即心律失常和肺动脉高压。

（一）心律失常

室性心律失常和房性心律失常在 ACHD 患者中非常常见，占了急诊住院患者的近 50% [8]。心律失常的类型主要取决于病变种类和外科修补的方式。表 16–4 和表 16–5 根据病变类型区分了缓慢型心律失常和快速型心律失常。

表 16–4　与 ACHD 相关的快速型心律失常 [4, 7, 20]

病变 a	VT	IART	AF	WPW
法洛四联症				
• 修复后的	++	++	+	–
• 未修复的	+	–	–	–
三尖瓣下移畸形	+	+	–	++
大动脉转位				
• Mustard/Senning	++	++	–	–
• Jatene	–	–	–	–
• cc	+	–	–	+
单心室 Fontan	–	++	+	–
先天性 AV 狭窄	+	–	+	–
LVOT 梗阻	++	–	+	–
• ASD	–	+	+	–
• 静脉窦	–	–	+	–
VSD	+	–	–	–
AVSD	+	–	–	–

a. 所有列在这里的病变除非指明为原发病变，都被认为需要外科纠正或者姑息治疗，并且按照心律失常的严重程度列在这里；– 代表罕见；+ 代表普通发生频率；++ 代表频繁发生

ACHD. 成人先天性心脏病；VT. 室性心动过速；IART. 心房内折返性心动过速；AF. 房颤；WPW. Wolff-Parkinson-White 综合征；cc. 先天性矫正；AV. 主动脉瓣；LVOT. 左心室流出道；ASD. 房间隔缺损；VSD. 室间隔缺损；AVSD. 房室间隔缺损

表 16–5 与 ACHD 相关的缓慢型心律失常 [4, 7, 20]

窦房结功能障碍	AV 阻滞
单心室病变（Fontan 生理）	VSD
ccTGA	AVSD
	LVOT 梗阻
	TGA（Senning/Mustard）

ccTGA. 先天性矫正；LVOT. 左心室流出道；VSD. 室间隔缺损；AVSD. 房室间隔缺损；TGA. 大动脉转位

> **临床要点** ACHD 患者心律失常的风险高，尤其是中度或非常复杂病变修补后的患者。

1. 整体而言，具有中等至复杂类别病变的患者心律失常风险更高。法洛四联症（图 16–2）和 Fontan 病变发生心律失常的风险极高 [22, 23]。此外，有心室修补史的患者发生室性心律失常的风险更高，而心房修补或心房隔断等的患者更容易发生房性心律失常 [23]。

2. 有右心病变的患者发生心律失常的概率更高，尽管左右两侧病变的长期并发症发病率和死亡率类似 [24]。

3. 外科修补时年龄更大的患者似乎发生心律失常的概率更高。

4. ASD 或 VSD 的患者都可能存在正常传导通路的中断，或异常节点（如重复的房室结）（图 16–3），并导致折返性心律失常 [23]。在年龄较大的 ACHD 患者中最常见的心律失常是房内折返性心动过速（intra–atrial reentrant tachycardia，IART），发生的通常原因是心房组织内的大折返通路，被补片，心房切开的切口及瘢痕中断。

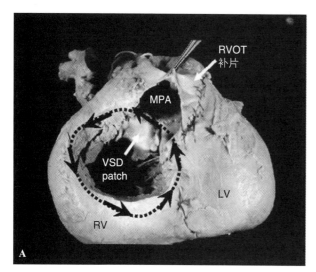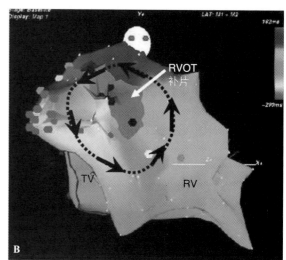

▲ 图 16–2 法洛四联症中的大折返 VT

A. 修补后的法洛四联症尸检标本，从 RV 前壁打开展示 VSD 补片和扩大修补的 RVOT（此例中流出道补片是跨瓣环的）；这张图上标记了一个假设的折返（黑色箭），环路的上缘进入圆锥间隔（VSD 的上缘）；B. 成人法洛四联症患者发生 VT 时的实际电解剖图，均显示几乎一样的电路。传导方式由黑色箭头所示并反映在彩色方案上（红＞黄＞绿＞蓝＞紫）。在流出道修补瘢痕的右侧边缘和三尖瓣的上缘之间发现一个狭窄的通道。用在这个位置的一组射频关闭了这个通道并永久地消除这个 VT 电路

LV. 左心室；MPA. 主肺动脉；TV. 三尖瓣；VSD. 室间隔缺损；VT. 室性心动过速［引自 Walsh EP, Cecchin F.Congenital heart disease for the adult cardiologist：arrhythmias in adult patients with congenital heart disease. *Circulation*. 2007；115（4）：534–545］（此图彩色版本见书中彩图部分）

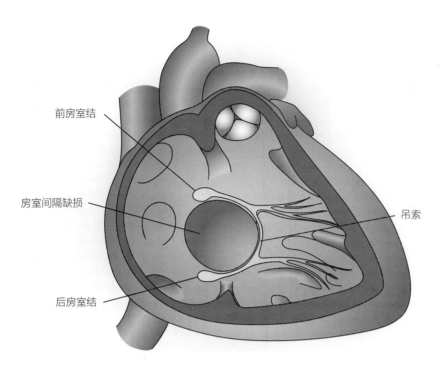

▲ 图16-3　双房室结和 Mönckeberg 吊索的示意

这张心脏解剖草图包括了一个大的房室通道缺损，以右前斜位投影显示。图中前后房室结（每个都有各自的希氏束）通过一条"吊索"连接两个系统。这种传导排列会产生两个不同的之前并不存在的 QRS 形态（取决于哪个房室结先被前方的心房激动波捕获），并产生一系列的折返性心动过速［引自 Walsh EP, Cecchin F. Congenital heart disease for the adult cardiologist: arrhythmias in adult patients with congenital heart disease. *Circulation*. 2007; 115（4）: 534–545］

5. 处理

(1) 抗心律失常药：虽然在很多情况下，如心房内折返性心动过速，即使用胺碘酮这类强效的药物后结果往往不理想，但是药物治疗仍是多数患者的主要治疗方案[23]。

(2) 消融手术：电生理最近的进展使得这些节律紊乱的处理取得了显著进步。电生理学家可以在心脏中标记传导通路，并消融不良通路（图16-2和图16-4）。这对房性心律失常最有用，短期成功率接近90%[23]。消融后的长期结果不太理想而且未被广泛报道。De Groot 等报道初始消融后的患者复发率为59%，并且除了1位患者外，其他患者的复发路径都与之前不同。第5年的时候，58%的患者维持窦性心律，33%的最初患者维持抗心律失常的药物治疗[25]。对已知节律紊乱的患者来说，电生理测试和消融作为 I 类推荐[11]。

(3) 植入式装置：对具有室性心律失常风险的患者，安装植入式心脏除颤器（AICD）可以挽救生命并且对 ACHD 患者来说是 Ⅱ 类推荐[11]。室性心动过速（ventricular tachycardia, VT）在几岁和十几岁罕见，但随着患者年龄增长会越来越普遍，尤其是有心室治疗史的患者风险最高[23]。VT 通路可以形成类似 IART 的大折返特征（图16-4）。法洛四联症患者的风险很高，需要获取一个详细的病史，询问症状和任何门诊检查。有缓慢型心律失常风险的患者通常会放置一个起搏器，并需要调整灵敏度限值来适应外科手术[21]。

①麻醉管理：根据最新关于植入心脏装置的实践咨询（2011）建议，需要术前关闭 AICD 以防止电刀所致意外的电除颤，然而这只适用在可能存在电磁干扰步骤的情况下[21]。如果 AICD 失去作用，患者有必要进行持续监

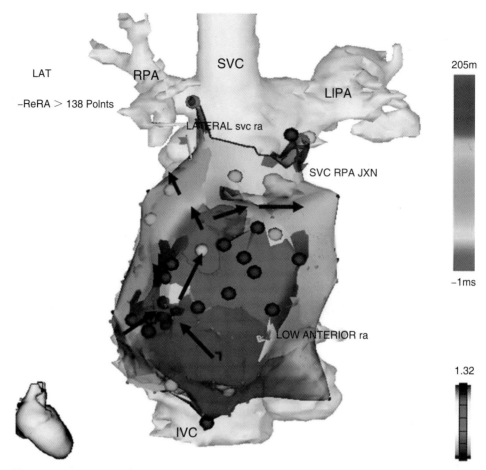

▲ 图 16-4　Fontan 术（腔静脉 - 肺动脉连接）后患者的右房前外侧表面的 IART 回路的电解剖图

通过将高分辨率计算机断层扫描与三维标测导管收集的实时数据融合而产生了一个详细的消融过程的解剖外壳。IART 回路的传播模式由黑色箭显示并由配色方案反映出来（红＞黄＞绿＞蓝＞紫）。电路的关键组成部分似乎是通过瘢痕区域（中央灰色区）的一个狭窄的传导通道。一簇射频装置（栗色点）被放置在通往狭窄通道的路口并永久地消除这个 IART 回路。IART. 心房内折返性心动过速；IVC. 下腔静脉；JXN. 接连处；LAT. 侧面；LPA. 左肺动脉；RA. 右心房；RPA. 右肺动脉；SVC. 上腔静脉［经许可转载自 Walsh EP, Cecchin F. Congenital heart disease for the adult cardiologist: arrhythmias in adult patients with congenital heart disease. *Circulation*. 2007；115（4）：534–545］（此图彩色版本见书中彩图部分）

测，并放置体外除颤垫，并且在 PACU 时能再次启用装置。

②复杂患者：给具有复杂程度病变的患者置入 AICD 电极往往是困难甚至不可能的[23]。异常静脉的回流、手术产生的分流或分隔及之前手术造成的瘢痕都使得良好的放置具有挑战。虽然瘢痕和再次手术会带来风险，患者偶尔会需要外科操作放置心脏表面的起搏 / 除颤电极（见下文"九、处理再次开胸患者的方法"相关内容）。

（二）肺动脉高压（pulmonary arterial hypertension，PAH）

PAH 的定义是平均肺动脉压力在静息状态下大于 25mmHg，或运动时大于 30mmHg[26]。ACHD 患者 PAH 的发生率高达 10%，其中 1% 合并艾森门格综合征（Eisenmenger syndrome，ES）[5]。PAH 的病因通常归类于世界卫生组织的 Ⅰ 类或 Ⅱ 类。第 Ⅰ 类是原发性 PAH 包括先天性分流，第 Ⅱ 类是由于肺静脉高压（即病因包括瓣膜病变、容量过剩和左心室功能障碍）。

1. 手术风险

PAH患者行手术风险很高。发表的系列文章指出手术死亡率从4%的低值到24%的高值，这取决于疾病的严重程度和外科手术的种类[27]。应该明确告知患者手术和麻醉的风险，特别是对择期手术的病例。合并ES的患者应被认为是高危，应给予这类患者最大程度的关注。见下文中"十二、未矫正CHD患者的关键细节"第二部分。

> **临床要点** ACHD患者合并PAH应视为高危，并推荐前往优秀的医疗中心进行治疗。

血流动力学漩涡：急剧恶化是有可能的因为右侧心力衰竭会减少肺血流，导致低氧，随后增加肺血管阻力（pulmonary vascular resistance，PVR）。升高的PVR最终会加重右心室负荷。这会引发一个灾难性的血流动力学事件链，右心每搏输出量减少会降低左心室的前负荷和输出量，并且左心室和右心室的冠状动脉血流会减少。已经衰竭的右心可能不能承受这种打击，导致心搏骤停。这个"死亡漩涡"一直潜在于PAH患者中，麻醉医师应该意识到并采取措施预防[26]。

> **临床要点** 右侧冠状动脉灌注发生在整个心动周期，维持体循环压力在优化右心室功能中很重要。

2. 治疗PAH状态下的右侧心力衰竭

治疗急性右侧心力衰竭应着重减少PVR（见下一节"术中快速降低PVR的方法"部分），使用β肾上腺素受体激动药（如多巴酚丁胺）和（或）磷酸二酯酶抑制药（如米力农），因为这些药物可以提供强心支持并中度适当减少PVR和体循环阻力（systematic vascular resistance，SVR）。体循环低血压时考虑应用收缩血管药（如去甲肾上腺素），以增加冠状动脉灌注压。严重的情况下，主动脉内球囊反搏可以用于增加冠状动脉灌注压，从而支持右心室[9]。

3. 术中快速降低PVR的方法[8,9]

(1) 考虑适度的过度通气（$PaCO_2$ 25~30mmHg），同时供给100%氧气。

(2) 因为高胸内压力会机械性压迫肺泡外血管，减少心输出量，因此应尽可能使用低压通气。

(3) 使用一氧化氮（utilize nitric oxide，iNO）快速降低PVR，如果可能的话考虑使用吸入前列腺素（伊洛前列腺素）。

(4) 静脉硫酸镁可能会暂时降低PVR。

> **临床要点** PVR深受通气设置的影响，因此应严密关注氧合、通气和胸内压力。

（三）PAH患者的基本血流动力学的控制目标[26]

肺动脉高压的麻醉和血流动力学目标

1. 避免PVR上升：避免低氧血症、酸中毒、高碳酸血症和疼痛。持续提供充足的氧气。考虑吸入iNO快速降低PVR。

2. 维持SVR：由于"固定的"PVR，SVR的下降会显著减少CO，因此会限制右心室适应LV后负荷减少造成CO增加的能力。由于体循环舒张压降低导致的冠状动脉灌注压减少，从而引起的LV和RV缺血同样会导致CO的减少和"死亡漩涡"。要记住右心室的冠状动脉灌注发生在收缩和舒张期，这会帮助解释右心室对足够的体循环血压的依赖。

3. 避免心肌抑制并维持心肌收缩力。

4. 维持长期的前列腺素治疗，不改变剂量。

5. 可能的话使用低压机械通气（或自主呼吸维持正常的 $PaCO_2$）。

五、实验室和影像学检查

术前实验室和影像学检查的整体目标是帮助医师了解所有合并症的严重程度。

1. 术前实验室和影像学检查

应取决于疾病的严重程度。具有正常功能的患者和其他需要手术的成年患者无异，而由于心脏疾病导致严重功能受限的患者则需要额外的检查。实验室检查可包括全血细胞计数、凝血功能检查和基本的代谢检查。

2. 心导管和（或）超声心动图检查

上述检测手段对具有症状的患者特别有用，可提供心脏结构、心室功能和 PAH 程度的信息。很多患者同样会接受磁共振成像（magnetic resonance imaging，MRI）或电脑断层扫描（computed tomography，CT）的重建影像作为标准检测的一部分，这会极大地帮助理解目前的病理生理状态。

3. 基线水平心电图

由于经常存在异常，应该事先获得基线水平心电图（ECG）。这也可以提醒医师是否有心脏起搏器或者其他异常的节律紊乱。

4. 胸部 X 线片

帮助判断基线水平心脏和肺部疾病的严重程度。

六、ACHD 手术的监测包括哪些

美国麻醉医师协会（American Society of Anesthesiologists，ASA）标准监测应该用于每一个病例。此外，大多数中度—复杂 ACHD 患者都需要应用某种特殊的有创性监测设备，一些关键的考虑因素包括如下 [28] 几个。

1. 如果需要动脉置管的话，其位置的选择应该考虑之前手术，如 Blalock–Taussig 分流因使用锁骨下动脉，会影响到同侧上肢的血流。

2. 由于增加血栓和脑卒中的风险，中心静脉导管（central venous catheters，CVC）应该只用于最有指征的患者。

3. 对于发绀型心脏病变的患者，由于解剖上的原因，肺动脉（pulmonary artery，PA）导管通常放置困难或不可能放置成功，对这些患者少有帮助。

4. 经食管超声心动图（transesophageal echocardiography，TEE）可能是评估心血管状态最有用的实时监测，尤其在全身麻醉时。强烈建议用于功能状态受损的患者行中—高危手术时。

5. 近红外光谱（near–infrared spectroscopy，NIRS）已经被建议作为一种工具来监测大脑和外周氧合。这项技术的概念是能够鉴别氧传输的变化，也许对心输出量的变化更敏感。心脏手术相关的中枢神经系统损害仍然是一个未解决的问题。脑损伤可能由于整体的缺氧—缺血或局灶血栓。NIRS 可提供大脑氧合的数据，大家对这项技术的热情在增加，希望可以减少神经功能障碍。很多中心已经将 NIRS 作为常规监测。现有的数据表明多模式监测，包括 NIRS，可能是有用的补充。然而，目前的文献指出单独使用 NIRS 并不能改善神经系统预后。NIRS 的发现和神经系统预后的间接指标或死亡率相关连的数据很有限。虽然 NIRS 有望测量局部组织的氧饱和度，但由于缺乏可以改善预后的证据，所以限制了此技术广泛的实施 [29]。

七、AHCD 患者术中麻醉的一般关注点

虽然 CHD 的病理分类（简单、中度复杂和复杂）有用，但是一个基于临床的方法也许会在术中管理时更有用。这个方案是根据外科纠正的类型对患者进行分类，如下。

（一）完全外科矫治（即修补后的 ASD、VSD 和 PDA）

具有完全外科矫治病变，以及具有良好功能的姑息病变患者，通常会表现出血流动力学的稳定和正常的生理状态。因此，这些患者会被认为是非常低风险的，并与其他健康成年患者的管理无异。

（二）部分外科矫治或姑息［即 Fontan、ToF 和 TGA（Mustartd 或 Senning 修补）］

复杂病变的姑息患者或病变导致功能储备减少的患者应得到更多的关注，这将是下面主要的关注点。

（三）未矫治的病损（即小 ASD、小 VSD 和 Ebstein 畸形）

由于病变较小，通常到了成年期不会出现任何医疗或功能问题；但是，未矫治的患者应接受全面检查，明确病变种类和目前的功能状态。

（四）一般方法

对发绀型病变（右向左分流）和左向右分流，下述的概念可以有助于制定详细的麻醉计划。

1. 发绀型病变[28]

(1) 发绀型病变经常在外科修复后仍然有一些右向左分流的因素存在。这种分流的程度决定了目前发绀的水平。因为通气不足会增加 PVR 并且增加右向左的分流而加重发绀，应谨慎应用镇静药。

(2) 右向左分流会减少吸入麻醉药的摄取并且会延长吸入诱导。相反，静脉诱导的起效可能会加速。

(3) 笑气可能会提高肺动脉压力，应该避免或谨慎应用。

(4) 空气栓塞：极度小心避免空气栓塞。在用药过程中，所有静脉通道都要彻底排气和监测。硬膜外导管放置时应使用生理盐水而不是空气来检测阻力消失，因为空气进入硬膜外静脉可以进入体循环。

(5) SVR：SVR 的变化会打破肺循环和体循环之间的压力平衡，从而改变分流方向。无论是区域还是全身麻醉，麻醉药物应缓慢滴定，防止 SVR 的快速变化。

(6) 一般来说，因为机体对腰交感神经阻滞的快速起效耐受性很差，单次腰麻是禁忌的。

(7) 抗生素（万古霉素）的应用。如果快速给药，可能降低 SVR 并有临床不良影响。

(8) 麻醉诱导药物的选择并没有麻醉医师控制血流动力学的手法和警惕重要。

(9) 鼓励可以降低 PVR 的疗效终点，如增加混合静脉 O_2（通常是通过高 FiO_2）和适度的呼吸性碱中毒。

> **临床要点** 具有分流病变的患者，无论是发绀型或者左向右分流，都适应了由此造成的生理状态，因此麻醉药物应该小心滴定，避免严重扰乱这种脆弱的平衡。

2. 慢性左向右分流

SVR 和 PVR 之间的平衡决定了分流量和分流的方向。慢性左向右分流会导致下列

情况。

(1) 过多的肺血流导致肺水肿和肺高压。增加的肺血流随着时间导致 PVR 增加，减少左向右分流，以致最终左右心室压力的平衡。最终，这个过程会把左向右分流转变为右向左分流，即所谓的艾森曼格综合征（Eisenmenger syndrome，ES）。

(2) 一旦发展为 ES，发绀伴随着不同程度的心力衰竭，使患者的外科手术风险处于最高危级别。

(3) 即使没有艾森门格综合征，这些患者可能会经历心力衰竭，因为高 RV 和肺血流可能会是体循环血流的 4 倍。

(4) SVR：SVR 由于麻醉药物或疼痛引起的急剧变化可导致分流的改变或逆转，导致心力衰竭或发绀，取决于患者处于从大的左向右分流转变至右向左分流的艾森门格生理的哪个阶段。总的麻醉目标应该是保持患者的平稳，避免突然改变。

(5) 高浓度的氧气可以降低 PVR 并且加剧左向右分流的量。另外，低氧血症应该避免因为这也许能转变分流，变成右向左并出现发绀。当管理这类患者的氧供时需要找到良好的平衡点。

(6) 空气栓塞：在发绀性病变中，应小心避免出现空气栓塞。即使左向右为主的分流也可以变成双向分流，把患者置于体循环空气栓塞的风险当中。

(7) 单次腰麻：在接近或达到艾森门格生理的患者属于禁忌证。对大量左向右分流，PVR 正常或轻度升高但仍远低于 SVR 的患者，腰麻理论上有益处。

(8) 吸入麻醉药：摄取不会受左向右分流的影响。右向左分流会延长吸入诱导，但如果能维持心输出量，很少造成明显的临床差别。

八、ACHD 患者术后管理的理想方法

术后管理应该考虑所有上述在麻醉计划中的危险因素，并尝试让患者维持其已经适应的血流动力学状态。

（一）疼痛管理

有姑息病变的患者常常有某程度的残余分流，甚至单心室生理。因此，整体的心脏表现很大程度上取决于 PVR。应该尝试减少通气不足对该类患者的损害，因为高碳酸血症会增加 PVR，并且潜在加重发绀，或者增加易感患者心室衰竭的风险。

区域麻醉：可能是术后患者疼痛管理的理想选择，因为这可以大大降低全身阿片类药物的使用水平，从而降低发生呼吸道并发症的风险。在椎管内和神经阻滞之前，应了解有抗凝药物治疗或明显的肝功能不全患者有关凝血功能的实验室指标。

（二）心律失常

对于风险升高的患者（表 16-4 和表 16-5），如果没有置入 AICD，应使用遥测装置进行围术期监测。对于有 AICD 或起搏器的患者，如果术中有明显的电刀干扰，或设备应用了磁铁，考虑术后检查设备。此外，如果 AICD 在术中被停用，在其重新打开之前，应保证有立即可用的除颤设备。

（三）容量考虑

合并姑息术后病变的 ACHD 患者，其容量管理的容错空间很窄。液体过多容易导致心力衰竭，反之则可能导致心输出量的明显不足。没有一个理想的、适用于所有患者的容量管理策略，但是容量管理必须紧密结合每个人

的生理状态。正如上面所讨论的，有创性监测可能未用于很多这类患者，或者可能并没有准确地反映真实的容量状态，所以容量管理可能很复杂。对复杂患者来说，术中使用 TEE 并且密切监测尿量可能是最好的方法。

九、处理再次开胸患者的方法

（一）再次开胸手术的准备中，关键的手术注意事项

对于 ACHD 的患者，再次开胸通常是外科干预的第一步。这些患者往往之前做过多次胸部手术，心包腔内瘢痕程度的增加对手术提出更高要求。再次开胸的总体死亡率增加 3%～6%。有报道对于某些疾病来说，再次开胸的损伤大大提高了其死亡风险，可能接近 18%～25%。然而，有其他报道表明死亡率并不增加，但是手术时间明显增加[30-33]。围术期死亡风险显示与开胸次数的增多、单心室生理和 RV-PA 管道有关。

1. 术前准备

术前有几个因素非常重要，并对计划再次开胸很有价值。PA 和胸部侧位片非常有帮助，应该在手术干预前检查。胸部 X 线可以提供关于胸骨钢丝的数量、位置和目前状态等重要信息；而胸部侧位片可以特别提供胸骨后表面与心脏之间的距离。另外，许多患者术前做了心导管检查。外科医师可以通过这个检查和侧位胸部 X 线片的图像获取解剖分析，对评估再次开胸时所需的关注程度很有帮助。这些图像可以提供很多信息，如哪部分的胸骨与心脏结构粘连，以及哪些钢丝离这些区域最近。

2. 插管选择

如果对再次切胸骨损伤心血管有明显顾虑，应该考虑股动静脉插管。灌注和麻醉团队应在术前一起探讨插管的替代策略并在开始或结束再次开胸前决定是否使用胸外插管技术启动体外循环（cardiopulmonary bypass，CPB）。

3. 再次开胸手术的细节

进行再次开胸时有几个重要的技术。手术床的体位摆放对胸骨后的视野非常重要，因为外科医师可以从下方进行再次开胸。此外，使用特定的牵开器（如乳内动脉牵开器）在进行缓慢且有序的分离和抬高胸骨方面都很有帮助。这阶段的目标是安全移除之前置入的钢丝并且将胸骨和心脏分离开。

4. 粘连松解

一旦完成再次开胸，就要进行明显的粘连松解。和外科团队的良好沟通在这一环节非常重要。外科的主要目标应该是明确并把插管位置从瘢痕组织中分离（假设患者并没有在再次开胸前从股动静脉及其他方式插管）。这些部位包括升主动脉，右心房（单根静脉插管），和（或）上腔静脉（SVC）和下腔静脉（如果需要双腔静脉插管）。一旦 CPB 所需要的插管到位后，进一步解剖心脏及之前放置的分流管会更加安全。

5. 开始 CPB

重要的是，在开始 CPB 之前让体循环至 PA 的导管 / 分流装置充分分离和固定。一旦体外循环开始，这些连接管道必须要结扎（或钳住），避免环路引起肺循环超灌注和体循环低灌注。

（二）准备再次开胸时关键的麻醉注意事项

大部分进行心脏手术的 ACHD 患者都会需要再次开胸。通常这些患者已经进行过几次开胸手术，增加了心包腔的粘连程度，从而对外科的要求更高。再次胸骨切开的麻醉关键点应以再次手术可能造成的损伤和增加的输血需

求为中心。

1. 大口径的静脉：通道是再次手术损伤事件的关键。需要考虑患者的血管解剖并且评估任何可能的中心静脉血栓 / 狭窄，因为这些患者以前可能有多个中心静脉通路或异常的静脉解剖连接到心脏。中心静脉（及可能的外周静脉）放置时建议使用超声来帮助评估血管的解剖和通畅程度。谨慎的做法是大口径的中心静脉导管（8.5F 引导鞘）加上一到两条大口径的外周静脉通道并连接到高流量液体加温器。

2. 要放置体外除颤电极，因为开胸体内除颤会延迟。

3. 交叉匹配的包装红细胞（PRBCs）应该在切皮时在手术室的冷藏器中并已双重核对。很多患者既往有多次输血史，因此可能会有独特的抗体谱，使得交叉配型延误。通常，需要备用 2～4 单位 PRBCs。

4. 应该与手术团队一起讨论再次开胸过程中的通气管理。Asghar 等建议轻度的肺过度充气，在撑开胸骨的时候用肺复张手法，这实际上会尽可能减少再次开胸的损伤。因为这样可以通过增高胸内压力，减小右室的大小来减少静脉回流，从而降低再次损伤的风险 [34]。

5. 术前应和外科团队进行完整的风险讨论。在讨论的基础上，外科团队可能会选择股动静脉或腋动脉插管，以备再次损伤时可紧急启动体外循环。

（三）抗纤溶治疗的作用

众所周知，体外循环过程中会发生纤维蛋白溶解，并且与心脏手术的失血和输血需求增加相关。因此，最近更新的 2011 版心胸外科和心血管麻醉医师协会（STS/SCA）指南已经推荐使用抗纤溶药物 [35]。尽管许多试验证明会减少出血量 [35, 36]，但会增加死亡率因此抑酞酶

已从世界市场中退出。目前 STS/SCA 建议包括在所有心脏手术中常规使用 6- 氨基己酸或氨甲环酸，典型方案是切皮之前开始静脉滴注并在手术过程中继续使用 [36-40]。

十、心脏移植的作用

1. 对发展为严重心力衰竭的患者来说，心脏移植或心肺联合移植是一项挽救生命的措施。ACHD 患者是移植名单上最常见的，包括未矫正或部分姑息的病损，如下所列 [11]。

(1) 合并肺血管病变的单心室生理（心 / 肺移植）。

(2) 由于肺血管病变导致的心室功能障碍的病变（心 / 肺移植或单独肺移植）。

(3) 无明显肺血管病变的单纯心力衰竭（在单心室生理中更常见，或曾接受心房调转术的 TGV 患者）（心脏移植）。

(4) 临床上达到移植标准的患者应该接受全面的移植前评估，评估患者的解剖和 PVR。持续升高的 PVR 容易导致供心的右侧心力衰竭，在这些患者中一定要预计到。有时候可能达到心肺联合移植的标准。

对于 PVR 升高的患者单独接受心脏移植，推荐采取措施避免移植的供体心脏出现急性右侧心力衰竭。通常包括联合应用 iNO 和输注血管活性药物（多巴酚丁胺、米力农），提供正性肌力支持和肺血管扩张。见第 17 章的全面讨论。

2. 移植的预后：ACHD 患者占心脏移植名单全部患者的接近 3%[41]。Davies 等调查了 1995—2009 年接受移植患者的名单。这项研究指出接受心脏移植的 ACHD 患者早期死亡率更高，可能由于这组患者再次开胸的比例增加。长期死亡率和非 CHD 心脏移植患者相似（两组 10 年生存率均为 53%）。

十一、部分矫正或姑息修补病变的患者管理的具体细节

（一）Fontan 修补

Fontan 姑息手术是复杂病变的主要外科术式，包括三尖瓣闭锁（tricuspid atresia, TA）、左心发育不全、左心室双入口、右心室双出口、严重的房室间隔缺损和内脏异位综合征[42]。这些病变的新生儿和成人管理一直是麻醉管理的最大挑战之一[43]。患者选择是决定 Fontan 手术成功极其重要的因素。理想状态下，PVR 应该小于 4Wood 单位，平均 PA 压力低于 15mmHg。足够大的 PA、无体循环房室瓣失功能、稳定的窦性心律和保留的左心室功能也同样重要。选择合适的患者可以使这项姑息手术后 10 年的生存率接近 90%；因此，越来越多的 Fontan 患者会接受成人手术[44]。成人管理涉及的要素如下所列。

1. 病理生理

TA 导致了血液必须通过 ASD 从右心房流入左心房，然后混合了肺静脉的回流血液。血液然后通过不同的路线流向 PA 和主动脉。无论何种类型的修复，血流量完全取决于左心室的心输出量[28, 42]。更详细的综述，请参见 Eagle 医师和 Daves 医师在 2011 年提供的成人 Fontan 生理的广泛讨论[42]。

2. 手术矫正

Fontan 手术是明确的姑息手术方式，通过腔静脉肺动脉的解剖吻合创建一个单心室循环。Fontan 手术步骤包括建立一个经典的或者双向的 Glenn 分流（SVC 连接到 PA），关闭 ASD，结扎 PA 近端，建立一个右心房或者 IVC 到 PA 的连接。Fontan 手术方式变化多样（图 16-5）；然而，相同的一般生理原则适用于大多数情况[28]。

3. 关键的生理和麻醉管理的注意事项

（1）流向 PA 的血流是被动的：因此 PVR 的升高会减少肺血流，从而通过降低腔静脉和 PA 之间的压力梯度来降低心输出量。

（2）血流动力学的稳定很大程度上依赖于维持合适的高循环静脉压力和右心房前负荷，如右心房前负荷减少会显著减少肺血流和心输出量。由于体循环静脉高压力可引起外周水肿，使得充分和过多的体循环静脉前负荷之间的容错空间会小得很危险。

（3）自主呼吸通过维持低 PVR 有助前向血流：肺功能的任何损害都可能是很危险的，因为会增加 PVR。术前镇静应小心使用，因为有高碳酸血症的风险从而使 PVR 升高。如果需要使用正压通气，使用达到足够通气的最小压力。

（4）单心室容易发生心力衰竭导致肺水肿：心房对血流的贡献很明显，然而心律失常对这种贡献的损害很常见。因此可以预见，这些心律失常的耐受性很差。

（5）由于体循环静脉压力上升，肝循环改变，进行性的肝衰竭很常见。这可能表现为出血倾向、血栓倾向或混合情况。肺栓塞和脑卒中是常见的晚期并发症。

（6）有创监测：除非是血流动力学不稳定的患者，有创监测会存在问题，可能是不必要的。

① CVC 置入很可能会导致更高的血栓栓塞事件风险，但短期使用是合适的。不应该轻易决定放置 CVC，因为这种情况下 SVC 血栓形成会是致命的。25～30mmHg 的 CVP 是可以预计的，而且可能是驱动血流通过肺循环所必需的。由于 CVP 反映 PA 压力，PA 导管并不必要。

②建议放置动脉压力监测，但位置应该考虑到外科分流管道。

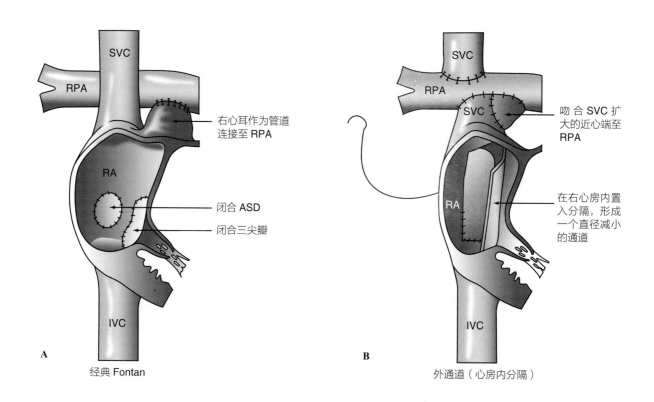

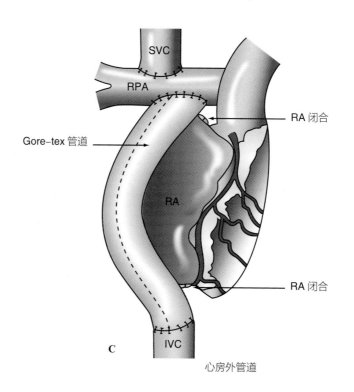

▲ 图 16-5 Fontan 手术步骤

图为经典的右心房 - 肺动脉连接手术（包括未显示的 SVC 至 RPA 的吻合）A. 外通道；B. 心脏外管道；C. 房间隔缺损（atrial septal defect，ASD）RPA. 右肺动脉；SVC. 上腔静脉；IVC. 下腔静脉；RA. 右心房［引自 d'Udekem Y, Iyengar AJ, Cochrane AD, et al. The Fontan procedure：contemporary techniques have improved long-term outcomes. *Circulation*. 2007；116（Suppl I）：I157–I164］

③强烈建议全麻期间应用 TEE 作为术中监测。

（7）全身麻醉：应小心选择诱导药物，维持稳定的血流动力学特征。

①依托咪酯和氯胺酮是很好的诱导药物，适当剂量的阿片类药物如芬太尼、舒芬太尼或瑞芬太尼会减少应激反应。

②推荐使用对血流动力学影响小的肌肉松弛药（如琥珀酰胆碱或罗库溴铵）。

③特定麻醉药物的选择重要性不如对血流动力学目标的理解和小心的药物使用。

（8）区域麻醉可以用于合适的外科病例。然而，滴定式的硬膜外麻醉可能会优于单次腰麻，因为交感张力的突然降低可能会急剧减少 SVR，患者会难以耐受。

> 临床要点 存在 Fontan 生理的患者在麻醉中需要非常强调合适的前负荷，通过足够的通气策略最小化 PVR 和对单心室的正性肌力支持。

4. Fontan 生理的患者麻醉和血流动力学目标

（1）避免压迫主动脉腔静脉，维持前负荷。

（2）预防酸中毒、低氧血症和高碳酸血症，避免 PVR 上升。

（3）维持窦性心律。

（4）尽可能维持自主呼吸，这在提供足够麻醉和镇痛的前提下是个巨大的挑战。

（5）避免心肌抑制。

（二）法洛四联症——灰婴综合征

法洛四联症（tetralogy of Fallot，ToF）的特征是 VSD、肺动脉瓣狭窄或右心室流出道梗阻（right ventricular outflow tract obstruction，RVOTO）、主动脉骑跨和右心室肥厚。这些缺陷的程度有很大的变化，从小 VSD、主动脉骑跨合并小肺动脉狭窄（pulmonary stenosis，PS）到严重的 PS 和大 VSD。目前手术修补预后很好，36 年生存率接近 86%[45]。

1. 体循环动脉（主动脉或锁骨下动脉）到 PA 吻合的姑息分流（Blalock-Taussig、Waterston 或 Potts）是最初的解决方法。这些姑息分流会提供暂时的症状缓解，但代价经常是明显的长期后遗症[28]。

2. 明确的外科修复包括 VSD 闭合和通过切除来解除 RVOTO，使用 Gore-Tex 补片跨过 RVOTO 重建或管道绕过 RVOTO（图 16-6）。

3. 再次手术的常见原因包括 VSD 残余或 VSD 复发（10%～20%），残留 RVOTO 或狭窄导致右侧心力衰竭，以及 RVOT 补片引起的肺动脉瓣反流（pulmonic insufficiency，PI）导致的进行性 RV 扩张 / 功能障碍。

4. 其他问题包括，有发生比同龄人高的心脏性猝死的风险，心律失常的风险升高（尤其是房颤），右束支传导阻滞，肺动脉瓣反流和右心室动脉瘤。

5. 有 PS 或明显的肺动脉瓣反流的患者更容易发展为右侧心力衰竭。避免 PVR 升高和维持高—正常灌注压对肺动脉瓣反流的患者十分重要[43]。见下面 RV-PA 管道的讨论。

6. 全身麻醉：诱导药物的选择应该根据基础心功能，并实现以下的血流动力学目标。

（1）如果需要放置动脉管路，有 Blalock-Taussig 分流的患者需要置管在对侧上肢或任何一侧的下肢。

（2）全麻中应考虑使用 TEE。

7. 区域麻醉可用于合适的手术病例。然而，取决于姑息的程度和现有的症状，对特定的患者，滴定式的硬膜外麻醉可能优于单次腰麻。

8. ToF 的麻醉和血流动力学目标

（1）避免 SVR 改变（尤其是下降）以避免

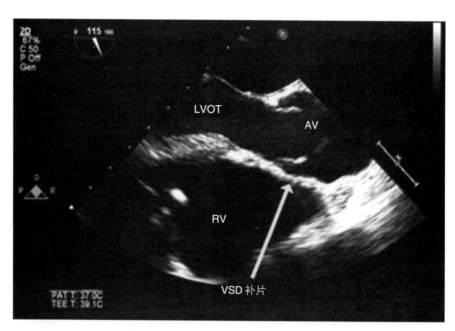

▲ 图 16-6　ToF 修补后的成人患者 VSD 修补补片在经食管超声心动图中的图像

图为食管中段长轴切面显示骑跨的主动脉和原位补片

AV. 主动脉瓣；LVOT. 左心室流出道；RV. 右心室；ToF. 法洛四联症；VSD. 室间隔缺损（由 Bryan Ahlgren DO, University of Colorado Denver 提供）

改变任何现有的分流。

(2) 避免低氧血症、高碳酸血症及酸中毒，并提供足够的氧气，避免增加 PVR。

(3) 维持正常和升高的心脏灌注压，尤其是右心室功能减损的患者。避免压迫主动脉腔静脉。

(4) 由于房性和室性心律失常的高发生率，持续的 ECG 监测尤为重要。

(5) 若有残留 RVOTO，应避免心动过速和增加心肌收缩力，因为这会加重梗阻和导致右向左分流。

（三）右（肺循环）心室到肺动脉管道

RV-PA 管道是一项外科技术，用于多种病变的姑息治疗，包括肺动脉闭锁、ToF、大动脉共干、TGA 合并 VSD、PS 和 RV 双出口[46]。已经有各种类型的管道被用于最初的修补，从同种大动脉移植（Ross 手术），同种肺动脉移植，心包补片 / 重建，到各种有瓣膜或者没瓣膜的人造管道（Dacron，Gore-Tex 等）。这一节主要讨论肺循环心室（即供血 PA 的心室）或体循环心室（即供血主动脉的心室）。

1. 导致再次手术的危险因素

管道故障在置入 10 年后发生率为 50%，20 年后发生率为 70%。管道故障通常源于患者生长，导致一个功能上"小的"管道，导致肺动脉瓣（PV）关闭不全和（或）不同程度的钙化。管道故障有许多定义方式，这取决于管道的类型，但一般包括以下几类[45-48]。

(1) 有 RV 衰竭症状（如呼吸困难、疲劳、胸痛、心悸、晕厥和运动耐量下降）的患者，合并肺动脉瓣（pulmonic valve，PV）峰值压差大于 40mmHg。

(2) 无症状的患者，肺循环心室压力接近体循环压力，肺循环心室扩张，合并逐渐增加的 PV 和（或）三尖瓣关闭不全。

(3) 具有重度 PI 和 NYHA Ⅱ级或Ⅲ级的患者，无论是修补管道与否，应该考虑 PV 置换[48]。

(4) 运动试验或者心功能耐量恶化。

(5) 置入管道时很年轻、管道直径小、诊断为永存动脉干或 TGA 和接受同种移植物的患者发生管道故障的风险升高。

2. 肺循环心室 – PA 管道置换的麻醉主要注意事项

(1) 这是需要再次开胸的手术，因此所有在本章"九、处理再次开胸患者的方法"部分提到的注意事项都应该跟进。肺循环心室 – PA 管道是一个前置结构，因此在再次开胸时损伤风险高。

(2) 血流动力学的注意事项应该考虑患者目前的生理和功能状态。这些患者大部分会承受不同程度的右侧心力衰竭，因此首要的考虑应该是小心控制 PVR。此外，PI 很常见，通常会有中至重度。这会导致右（或肺循环）心室扩大，并可能恶化 RV 衰竭。

(3) 如果 PVR 或 SVR 有显著变化，VSD 的残余患者分流量会有改变的风险，这会使右心功能恶化或出现发绀。

(4)PAH 的情况下，右（或肺循环）心室容易衰竭，导致肺血流减少，低氧血症，继而增加 PVR。这最终会触发一系列灾难性血流动力学事件链，减少的 RV（或肺循环）每搏量导致 LV 输出量及 LV 和 RV 的冠状动脉血流都减少。

> **临床要点** 有 RV–PA 管道故障的患者在再次开胸手术时，损伤风险特别高。

3. 肺循环心室 – PA 管道故障的患者血流动力学目标

管理应该基于导管故障的病因学，通常分为两种基本的分类，即狭窄或反流。狭窄性病变在"肺动脉瓣（pulmonary valve，PV）异常"节关于 PV 狭窄的章节讨论。PI 通常是由治疗

肺动脉瓣狭窄的球囊瓣膜成形术导致。在 ToF 相关的 RVOTO 成功修补后也很常见。合并 PI 的患者，一些基本的血流动力学建议可以帮助制订麻醉计划。

(1) 整体的管理目标包括维持相对的心动过速（每分钟心率 80～90 次）和最小化 PVR。这会帮助减少反流分数，增加通过管道的前向血流。

(2) 有一定程度 RV（或肺循环心室）衰竭的患者，慎重使用有直接心肌抑制作用的药物如丙泊酚。依托咪酯是理想的选择。

(3) RV（或肺循环心室）衰竭的患者考虑早期正性肌力支持。多巴酚丁胺是一个好的选择，因为这种 β– 肾上腺素能药物可以提供相对的心动过速及降低 PVR/SVR。PAH 的指南通常适用于这些患者（见前文"四、ACHD 相关的常见后遗症有哪些——PAH 患者的基本血流动力学的控制目标"）。

（四）肺动脉瓣（pulmonary valve，PV）异常

通常 12% 的 ACHD 病变伴有 PV 异常[47]。这些 PS 的原因从瓣膜特异的异常到 RV 发育本身的问题（表 16-6），并且而几乎所有都来源于先天性病变。PS 可能存在于具有姑息疾病的患者（如 ToF 修补后），或未修补的病变，但在这里讨论是因为它和 RV–PA 管道异常的关系。

1. 如何诊断 PS，哪些是典型症状? 严重 PS 的患者通常有劳力性呼吸困难。诊断通常通过超声心动图检查。单独的 PV 疾病，很少需要心导管。

2. PS 如何分类

(1) 轻微 PS：峰值压差 < 25mmHg。

(2) 轻度 PS：峰值压差 25～49mmHg。

(3) 中度 PS：峰值压差 50～79mmHg。

表 16-6　成人患者 RVOTO 的病因

未手术的

- 瓣膜
  - 拱顶形 PV
  - 发育不良的 PV
  - 单瓣或双瓣的 PV
    - 漏斗部狭窄，常与 ToF 相关
- 肥厚性漏斗部狭窄
  - 与 PS，肥厚型心肌病相关
- 漏斗部梗阻
  - 三尖瓣组织
  - 下腔静脉或者冠状静脉窦的纤维组织
  - 主动脉窦瘤
  - 间隔膜部瘤
- 近漏斗部梗阻
  - 双腔 RV
- 瓣上狭窄
  - 瓣膜沙漏样变形
  - PA 隔膜
  - PA 狭窄
  - PA 动脉瘤
  - 远端 PA 狭窄
    - 相关：Rubella 综合征、Alagille 综合征、Williams 综合征、Keutel 综合征

已行手术的

- 瓣膜
  - 自体瓣膜再狭窄
  - 人工瓣膜狭窄
- 管道狭窄
- 双腔 RV 再狭窄
- 外周或者分支 PS
  - 在先前体肺分流的吻合口位置
  - 其他复杂手术修复后
- RV 双出口隧道修补后的漏斗部狭窄

PV. 肺动脉瓣；PS. 肺动脉瓣狭窄；RV. 右心室；PA. 肺动脉；RVOTO. 右心室流出道梗阻；ToF. 法洛四联症［引自 Bashore TM. Adult congenital heart disease: right ventricular outflow tract lesions. *Circulation*. 2007; 115（14）: 1933–1947］

（4）重度 PS：峰值压差＞ 80mmHg。

3. PS 的可用治疗选项根据现有的预后研究，轻微或轻度 PS 的 10 年无须手术的生存率预计分别为 96% 和 77%。这些患者通常每 5～10 年通过超声心动图随访或根据症状的发展更频繁的随访[48]。

（1）球囊瓣膜成形术是以下患者的治疗首选（Ⅰ级推荐）：有症状的压差大于 50mmHg

的 PS，合并小于 2+PI 或压差在 30～40mmHg 合并劳力性呼吸困难的患者。并不推荐用于大部分发育不良的瓣膜疾病患者（特点是瓣膜活动不佳但无交界处融合）及压差小于 30mmHg 或中至重度 PI 的患者。球囊瓣膜成形术短期和长期的效果都很好，再狭窄率小于 5%[50, 51]；和外科交界切开的效果本质上是一致的。

（2）外科干预同样有效：对不适用于球囊瓣膜成形术的患者可进行直视下操作。通常在外科交界切开后会有残余 PI，这取决于瓣膜的形态，偶尔需要 PV 置换。生物瓣在肺动脉瓣的位置上使用寿命很长，是瓣膜置换的首选[48, 49]。

4. PS 患者的麻醉管理关键注意事项：PS 患者右心室的病生理特点和主动脉瓣狭窄患者的左心室特点相似，虽然导致的症状不同。随着时间推移，RV 收缩压的增加会克服梗阻性病变导致的 RV 肥厚；如果不加处理，会导致 RV 衰竭。理想状态下，这些病变应该在 RV 衰竭发生前进行处理，以获得最佳效果。

5. 麻醉管理期间的血流动力学注意事项应遵循所有狭窄性病变的指南。

（1）维持相对的心动过缓（每分钟心率维持在 60～80 次），使心室有时间完成射血。较慢的心率同样可以增加冠状动脉灌注的时间。

（2）PS 表现为流出道固定的梗阻，因此改变 PVR 并不会改变梗阻情况。应维持前负荷促进前向血流。

（3）SVR 应该维持在患者的正常水平，因为舒张压的下降会减少冠状动脉灌注压，导致 RV 缺血。正常而言，RV 在舒张期和收缩期都接受血流；然而，RV 肥厚的情况下会转移至舒张期为主。

（五）大血管转位（TGV）

TGV 相对罕见，占 1%～5% 的先天性心

脏缺损。两种主要类型包括先天性矫正性TGV（L-TGV）和完全性TGV（D-TGV）。没有外科干预的情况下，D-TGV的6个月生存率小于10%[8, 11, 28]。L-TGV可以生存，虽然通常代价是成年早期的心力衰竭。

1. D-TGV如何缓解及生理后遗症

D-TGV被描述成血流在一个平行系统中流动，即腔静脉回流至右心房和右心室，然后射血至主动脉[9, 28]。肺静脉留置左心房（LA）、LV，然后进入PA。没有房间隔缺损或PDA的额外交通，肺里的氧合血和体循环动脉之间并无连接，因此存活是不可能的。

(1) 心房调转手术如Mustard或Senning术式产生了一个心房分隔，使得静脉血穿过心房水平进入合适的心室。由于形态右心室继续射血至主动脉，患者心力衰竭的风险会更高，因为心室长期抵抗体循环动脉压力泵血的能力不足[8]。

(2) 大动脉调转，称为Jatene术式，调转了PA和主动脉，并再植冠状血管。这需要LV足够大以提供体循环血流。这些患者通常在手术修补后有相对正常的生理，应视为外科矫正的类型[8]。应该注意到有两种长期并发症，包括新生主动脉瓣膜的关闭不全（发生在25%的患者上）及冠状动脉开口处病变导致的心肌缺血[8]。

2. TGV患者的关键麻醉注意事项

(1) 接受动脉转位（Jatene）治疗的D-TGV患者通常有正常的心功能，因此管理应关注并存的问题。相比之下，Mustard或Senning术式（心房调转）的患者由于体循环右心室，发展为心力衰竭的风险更高，同时心房的分隔偶尔会阻塞血流。

(2) 同前文所述，L-TGV患者同样心力衰竭风险增高，因此评估应着重确定功能状态和心力衰竭的症状。

(3) 接受Mustard或Senning修补术后的患者心律失常非常常见。最常见的是VT和IART（表16-4）。

(4) 选择性应用有创性监测。对于血管通路和心脏衰竭的监测，中心静脉导管可能是有用的，但是不建议在已行心房转位手术的患者用PA导管。从最近的超声心动图中获得的术前信息对有症状的患者是有价值的。

3. 应如何进行全身麻醉的诱导

诱导应着重关注患者所表现的心力衰竭程度。选择心肌抑制效果最小的药物；依托咪酯、氯胺酮、咪达唑仑或者芬太尼可能是理想的选择。由于后负荷的减少会改善前向血流，患者通常可以很好耐受适当剂量吸入药物的额外（扩张血管）作用。

4. TGV的麻醉和血流动力学目标

(1) 考虑放置动脉导管和（或）CVC，有心力衰竭症状的患者避免过多的液体。

(2) 避免负性肌力药物。

(3) 按指示监测和治疗心律失常。

5. 区域麻醉能否用于TGV患者

和全身麻醉一样，椎管内麻醉产生的交感阻滞所引起的后负荷减少，会改善轻至中度心力衰竭患者的前向血流。应该关注的是有重度心力衰竭症状的患者。单次腰麻可能不能耐受，因为前负荷和SVR会快速下降。相反，应考虑使用硬膜外置管和局麻药的缓慢滴定。

十二、未矫正CHD患者的关键细节

由于这些患者大部分到成年期都没有症状，成年患者中未经纠正的先心病变通常是同种病变中病情轻的一类。例子包括ASD、VSD、Ebstein畸形或者由于在儿童时期医疗保健受限而未诊断的ACHD。对于因医疗保健受限而未纠正的复杂先心病患者往往会表现出更加复杂的状况，其治疗应针对现有病变的病理生理。这一节主要关注成人患者的房间隔缺损。

（一）成人房间隔缺损（atrial septal defect，ASD）

ASD 占成人先天性心脏病的近 1/3，女性比男性更多见[52]。小的缺损（＜5mm）无明显的血流动力学意义，但大缺损（＞20mm）会导致明显的分流，最终 RV 超负荷或衰竭[28, 53]。ASD 通常不会自动闭合，常见合并其他的心脏缺损。成人房间隔缺损的解剖通常和儿童类似（图 16-7）。常见的缺损类型包括原发孔型、继发孔型、静脉窦型和卵圆孔未闭。这些缺损经常和更复杂的 CHD 有关，在初次检查时应考虑到。原发孔型房间隔缺损经常与二尖瓣裂或者其他房室瓣膜异常有关，而静脉窦缺损与部分肺静脉异位引流有关。ASD 左向右分流的血流动力学后果如前所述，严重程度取决于分流比例（肺循环∶体循环或 Qp∶Qs 比例）。

1. 成人 ASD 的临床症状

未修补的 ASD 的自然病程是，随着患者年龄增长，会导致 LV 舒张功能障碍，LV 舒张末压力增加，加重左向右分流。这会导致分流量增加，RV 扩张，通常会在 30 多岁或 40 多岁时出现临床症状[53]。典型的临床症状如下。

(1) 劳力性呼吸困难，可能因为慢性的 LV 前负荷减少，伴随肺循环超负荷。症状通常会在 ASD 闭合后改善。

(2) 由于心房扩大和传导系统拉伸引起的心律失常（心房颤动）。成人修补后心房容量仍然会维持升高，因此心律失常会在修补后持续。

(3) 栓塞卒中——通常由于反常栓塞。

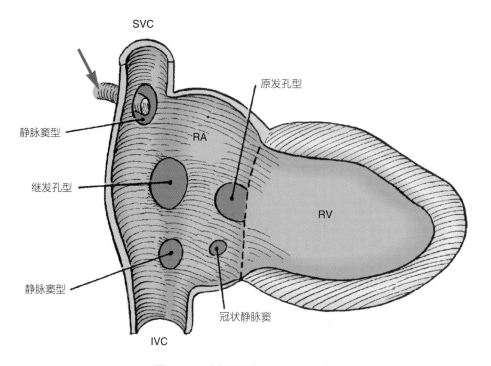

▲ 图 16-7 房间隔缺损（ASD）的位置

IVC. 下腔静脉；RA. 右心房；RV. 右心室；SVC. 上腔静脉（引自 Rouine-Rapp K, Miller-Hance WC. Transesophageal echocardiography for congenital heart disease in the adult.In：Perrino AC Jr, Reeves ST, eds. *A Practical Approach to Transesophageal Echocardiography*. 2nd ed. Philadelphia, PA：Lippincott Williams & Wilkins；2008：372 ）

(4) 可能会出现运动诱发的发绀（见下文）。

2. 修补的指征是什么 [52, 53]

通常联合运用超声心动图和基于导管的诊断测试决定是否有修补的资格。修补（外科或经导管）后的预后提示有益于整体生存率，成人患者修补后的 10 年生存率超过 95%，而单纯的药物治疗 10 年生存率是 84%[54]。在更早的年龄时修补结果看起来会更好（40 岁之前），而年龄大一些的患者药物治疗的效果可能会更好 [54, 55]。修补的指征包括以下几个。

(1) 成人患者的肺 - 体循环分流（Qp∶Qs）比例大于 1.5∶1.0。

(2) 超声心动图证实 RV 容量超负荷。

(3) 由于心房扩大导致心律失常。

(4) 不伴有肺动脉高压的运动后发绀。

(5) 栓塞卒中。

3. ASD 和肺动脉高压如何相关

PAH 很少由 ASD 引起，只在不到 10% 的 ASD 患者中发现，如果 ASD 到成年没有诊断 PAH，很少会进展。此外，艾森门格生理很少由 ASD 发展而来。关于 PAH 与 ASD 的相关机制还存在争议，但是许多人认为 ASD 是 PAH 的标志，而不是其原因 [53, 54]。无论如何，ASD 合并中至重度 PAH 有重要的注意事项。ASD 的存在使得血流从右向左，绕开 PAH 下高阻力的肺血管床，从而减压了 RV。这以发绀为代价，减轻了经典的心力衰竭症状，这种患者不应该闭合 ASD。有些时候，打开 ASD 是一项临时的措施用于严重 PAH 患者到移植的过渡。事实上，PAH 合并 PVR 大于 4wood 单位可能是闭合 ASD 的禁忌证。

4. 修补 ASD 应选择外科修补还是经导管封堵

外科闭合 ASD 是一项安全且有效的手术，如上所述死亡率低于 1.5%，长期生存率大于 95%[51]。经导管入路近期的进展显示出良好的

效果，其和外科修补相同且明显避免了开胸手术相关的并发症 [54-58]。通常而言，经导管封堵和更短的住院时间、更少的整体并发症和更低的费用相关。

5. 病损的什么特点会增加经导管修补的困难

一旦具备了上述闭合的指征，为了经导管充分的封堵，应考虑特定的解剖特点。关键的解剖特征包括下列几点。

(1) 缺损的大小：小于 26mm 的 ASD 被认为是正常大小，而大于 26mm 被认为是大缺损。大 ASD 并不是封堵器封堵的禁忌证，但使用大封堵器时移位或侵蚀的风险升高 [54]。

(2) 中央型病损：即继发孔型缺损，最适合经导管治疗。原发孔型和静脉窦病变往往解剖上不适合经导管技术，因此推荐手术修复 [11]。

①前上边缘不足的病变：这类病损常见于大 ASD，使得封堵器的放置在技术上更具挑战。尽管如此，在多项研究中指出移位或侵蚀等并发症的发生率远低于 1%[54]，而且显示最相关的是封堵器过大。因此，封堵器的大小应该限制在 TEE 下 ASD 直径的 1.5 倍。

②后下边缘不足的病损：这类病损在技术上比前上边缘不足的更具挑战。然而，这类病损所占比例也更低，因此缺乏数据去判断这些病损总体的并发症。

(3) 多个缺损 / 有孔的缺损：这类病变通常是技术挑战。不同的方案包括房间隔球囊扩张创造单一的 ASD 及置入多个小的封堵装置。

(4) 房间隔膨胀瘤：标准的封堵装置一定程度上依赖于间隔结构，用于封堵房间隔膨胀瘤会有难度。补片或者双盘封堵器会更加合适，技术上更具有挑战性。

6. 导管室通常使用的装置

目前，在经过多个研究使用不同的封堵器后，两种主要的封堵器已成为标准。在美

国，Amplatzer（St. Jude 医疗公司）和 Helex（W.L.Gore 公司）是目前 FDA 批准的两种封堵器。一个植入到位的 Amplatzer 封堵器三维（3D）TEE 成像可见于图 16-8。

7. 外科或导管闭合 ASD 的麻醉注意事项

具有分流的患者整体注意事项如本章七、（四）所述，这些全都适用于这类患者。通常，需要闭合 ASD 的成人患者即使出现上述的临床症状，血流动力学是稳定的。在术前评估，尤其是目前功能状态的基础上，麻醉医师可以预计一个相对正常的诱导计划，达到总体平顺的血流动力学。麻醉计划中的一些关键部分包括以下几点。

(1) 和心内科团队讨论装置的操作计划，因为很多时候介入心内科医师会想在患者自主呼吸下放置右心导管，获取基于导管的 RA、RV 和 PA 的压力数值。通常，这部分的操作会在轻度镇静和吸空气的状态下完成，避免氧气供给导致 PVR 改变。

(2) 封堵器封堵通常使用超声心动图和 X 线图像在导管室完成。总共的操作时间差别很大，但通常在 1～4h。由于手术时长和 TEE 评估时间延长的需要，经常需要使用全身麻醉。通常需要 ASA 标准监测。然而对于有严重血流动力学障碍的患者，可能需要有创动脉血压监测。

(3) 全身麻醉通过各种方法在几乎所有患者上都可以安全诱导，药物如丙泊酚或依托咪酯都是可接受的。肝素通常会在封堵器手术中给予以维持活化凝血时间（activated clotting time，ACT）大于 250s。外科修补需要在 CPB 下完成并需要更高的 ACT。

(4) 间隔缺损的患者有脑栓塞的风险。所有的 IV 通路应该彻底的排气，同时需要特别注意避免注射任何气体通过 IV 管道。

（二）室间隔缺损（ventricular septal defects，VSDs）

VSD 是儿童最常见的先天性心脏病变，虽然接近 90% 在 10 岁时可自行闭合[52, 53]。出生

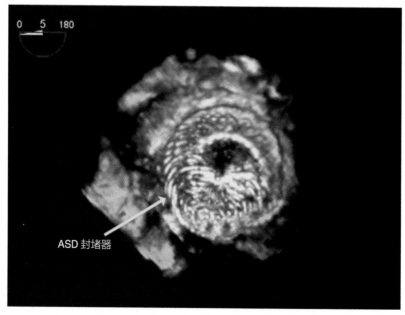

▲ 图 16-8　三维（3D）TEE 图像显示放置在一个中央型大 ASD 中的 Amplatzer 装置

ASD. 房间隔缺损；TEE. 经食管超声心动图（由 Nathaen Weitzel, MD, University of Colorado Denver 提供）（此图彩色版本见书中彩图部分）

时就有症状的大病变通常已经外科矫治，而无症状的患者经常会严密监测有无自行闭合的证据。外科修补通常包括右心房切开或右室切口，这会带来心室内或房室传导异常的明显风险。VSD 可出现在室间隔的多个区域，其中 80% 会在膜周部（图 16-9），肌部室间隔是第二高发部位，而干下型或双出口型则相当少见。和 ASD 相比，未修补的 VSD 有明显的后果，如果不治疗可能会发展为艾森门格生理。

1. 经导管封堵可以用于治疗 VSD 吗

这个问题的答案不像闭合 ASD 那样清晰。然而，VSD 装置封堵过去 10 年取得了明显的进展。效果数据青睐于这项技术，最常见的相关并发症是心律失常。多个研究显示，超过 95% 置入成功，6 年的随访表明超过 85% 未发生不良事件 [59-64]。ASD 封堵的注意事项在这里同样适用。重要的是在操作前和心内科团队建立良好的沟通，讨论可能影响麻醉计划的具体诊断和治疗方案。

2. 如果出现 ES 呢

ES 代表了成人中最常见的发绀型心脏缺损 [65]。慢性左向右分流导致右心室肥厚、PVR 上升及右心室和右心房的重构。妊娠期间，ES 的母体死亡率波动在 30%～70% 且胎儿死亡率很高，因此这类患者不建议妊娠 [65]，

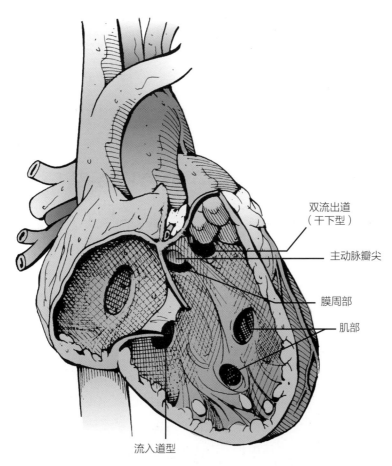

双流出道
（干下型）

主动脉瓣尖

膜周部

肌部

流入道型

▲ 图 16-9　室间隔缺损（VSD）的常见位置

（引自 Rouine-Rapp K，Miller-Hance WC. Transesophageal echocardiography for congenital heart disease in the adult.In：Perrino AC Jr, Reeves ST, eds. *A Practical Approach to Transesophageal Echocardiography*. 2nd ed. Philadelphia, PA：Lippincott Williams & Wilkins；2008：377）（此图彩色版本见书中彩图部分）

手术风险属于极高危。猝死很常见，原因可能是卒中、心律失常、脓肿或心力衰竭。没有怀孕的情况下，诊断 ES 的 25 年生存率据报道是 42%[52]。

(1) 病理生理：ES 定义是 PVR 大于 800dyn·s/cm⁵ 伴随右向左或双向分流。矫正分流可能会解决肺动脉高压，但一旦肺小血管重塑（如内膜肥厚）发生，升高的 PVR 变得不可逆，将 ES 和原发性肺动脉高压区分开。

(2) 症状：乏力、呼吸困难、发绀、水肿、杵状指和红细胞增多症。

(3) 右向左分流，红细胞增多症引起的血液黏滞过高，心力衰竭促使血栓形成并可能增加卒中风险。

3. ES 的麻醉管理

曾经区域麻醉被认为是禁忌而全身麻醉是标准。一篇包括分娩和剖腹产等非心脏手术的病例综述提出，区域麻醉对这些患者实际上是安全的[66]。Martin 等指出死亡率和外科手术种类有关，独立于麻醉的选择。尽管如此，无论采取何种麻醉方式，麻醉的实施都需要高度地警觉维持血流动力学目标。

(1) 区域麻醉：缓慢滴定局麻药。使用去氧肾上腺素积极治疗任何 SVR 降低（如体循环低血压）都是有效的。小心进行容量输注维持血管内容量状态，并用去氧肾上腺素治疗 SVR 下降，预防发绀的发作或加重。单次腰麻考虑为禁忌。避免 PVR 升高是关键；因此，额外的镇静药物需要慎重使用，因为通气减少会导致高碳酸血症和 PVR 升高。

(2) 全身麻醉：推荐滴定给予诱导药物，因为快速序贯诱导会有 SVR 改变继而血流动力学崩溃的高风险。这会使患者误吸风险增加，因此严格遵循 NPO 指南，用药物预防误吸（枸橼酸钠、H₂ 受体阻断药等），面罩通气时考虑压迫环状软骨。氯胺酮和依托咪酯可能是最好的诱导药物，而避免使用异丙酚和硫喷妥钠，因为 SVR 或者心输出量会明显降低。谨慎应用吸入性麻醉药物因为它们倾向于降低 SVR。应该避免使用氧化亚氮因为它倾向于升高 PVR。麻醉维持可通过小心滴定静脉药物如非去极化神经肌肉阻滞药、阿片类药物和镇静催眠药物如咪唑安定或者氯胺酮，加上小于 0.5MAC 的强效吸入麻醉药。

(3) 监测：脉搏血氧饱和度可能是最重要的监测，因为饱和度的变化和分流的改变直接相关[28]。动脉监测一般用来密切关注血压。中心静脉导管的使用有争议。置入 CVC 有发生空气栓塞、血栓和气胸的风险，这些对这类患者来说是毁灭性的，尽管心脏充盈压力的信息是有用的。PA 导管是 ES 患者的相对禁忌证，这有许多原因[28]。ES 患者的解剖异常会导致 PA 导管血流定向漂浮困难或者不可能，而且发生心律失常、PA 破裂和血栓栓塞的风险提高。由于巨大的分流，心输出量的测量是不准确的。TEE 可以提供心脏前负荷和右向左分流状态最佳的实时监测。

4. ES 的麻醉和血流动力学目标

(1) 避免 PVR 上升。预防低氧血症、酸中毒、高碳酸血症和疼痛。一直提供充足的氧气。

(2) 维持 SVR。SVR 下降会导致右向左分流。

(3) 避免抑制心肌的药物，维持心肌收缩力。

(4) 维持前负荷和窦性心律。

5. iNO 可以用于 ES 吗

iNO 是一个直接作用于肺血管的扩张药，这避免了体循环血管扩张，从而减少分流和低氧。总体的观点认为，ES 的患者对大部分肺血管扩张药并无反应，包括 iNO。但是有证据支持 iNO 用于艾森门格患者的分娩，一些病例报道指出可以改善氧合并降低肺动脉压力[67]。患者到达手术室时往往长期口服肺动脉血管扩张药。术后可能需要静脉使用肺血管扩张药以防止肺动脉压力的反弹升高。

十三、ACHD 患者预防性应用抗生素的注意事项

感染性心内膜炎有很高的并发症发生率和死亡率，因此有心脏缺损的患者建议使用之前推荐的预防性抗生素方案。目前的推荐所围绕的中心概念是，感染源的暴露最常发生于日常活动中，提示对易感患者的感染性心内膜炎迹象保持高度怀疑[68]。良好的口腔卫生是这些患者预防感染的关键，预防性使用抗生素仅建议在选择性病变中使用，具体见表 16-7。

十四、总结

ACHD 涵盖许多不同种类的患者并伴有不同的表现、症状和疾病的严重程度。一些最常见和关键的病变已经在这章里介绍；然而由于病变的表现范围广泛，所有这些病变的变化都有可能被发现，而且许多其他诊断还没有覆盖。ACHD 管理过程中的基本概念是尽可能地获取患者的药物和手术史及目前的心功能耐量，因为这会提供关于目前心功能分级最有用的信息。在这些信息的基础上，考虑之前讨论的病变分类，然后根据个体生理功能为你的患者制定一个麻醉管理计划。与先天性心脏病医师或者心胸外科医师讨论是非常有价值的。伴有复杂残余病变且需要中到高危手术的患者应该在优秀医疗中心接受治疗，这些中心需要有在先天性心脏疾病方面受过培训的医师和护士。

表 16-7　感染性心内膜炎引起最高风险的不良结果所相关的心脏状况，在口腔手术中需合理预防

情　况	特殊先天性情况 [a]
• 既往感染性心内膜炎 • 人工心脏瓣膜或者用于心脏瓣膜修复的人工材料	• 未修复的发绀型 CHD，包括姑息性分流和管道 • 完全修复的先天性心脏病伴人工材料或者封堵器，通过手术或者导管置入，在术后 6 个月内 [b] • 修复后的 CHD 伴有残余缺损，缺损在抑制内皮化的人工补片或者人工封堵器处或者旁边 • 有心脏瓣膜病的心脏移植后患者

a. 除了上述情况，预防性应用抗生素不再推荐用于其他形式的 CHD
b. 预防性应用抗生素是合理的，因为人工材料的内皮化发生在术后的 6 个月内
CHD. 先天性心脏病
（改编自 Wilson W, Taubert KA, Gewitz M, et al. Prevention of infective endocarditis: Guidelines from the American Heart Association: a guideline from the American Heart Association Rheumatic Fever, Endocarditis, and Kawasaki Disease Committee, Council on Cardiovascular Disease in the Young, and the Council on Clinical Cardiology, Council on Cardiovascular Surgery and Anesthesia, and the Quality of Care and Outcomes Research Interdisciplinary Working Group. *Circulation.* 2007; 116: 1736–1754）

第 17 章
心脏移植与肺移植手术的麻醉管理
Anesthetic Management of Cardiac and Pulmonary Transplantation

James M. Anton　Anne L. Rother　Charles D. Collard　Erin A. Sullivan　著

韦锦锋　王　晟　译

赵曼旭　彭勇刚　校

第一节　心脏移植

本节要点

- 非缺血性心肌病（49%）是全球最常见的移植前诊断。
- 在美国，85% 的心脏移植受体需要某种形式的移植前生命支持。如移植前使用心室辅助装置（ventricular assist devices，VADs）的患者明显增加（从 2008 年的 29%，到 2015 年的 45%）。
- 受体术前肺血管阻力（pulmonary vascular resistance，PVR）的升高可以预测移植心早期的功能障碍及右心功能不全发病率的增加。右心衰竭占移植后早期死亡率的近 20%。
- 原位心脏移植时，心脏的自主神经丛被切断，移植心脏失去了自主神经支配。去神经移植心脏能对如儿茶酚胺等直接作用于心脏的药物起效，体外循环后常需要使用此类药物。
- 非心脏移植的患者可以通过交感神经介导的心率增快迅速增加心排血量，相比之下，心脏移植的患者，其心脏的交感神经支配被切断，常需要增加前负荷来增加心排血量。

　　尽管使用机械循环支持（mechanical circulatory support，MCS）装置进行"终末治疗"已逐渐成为一种可行的选择，同时 MCS 装置的发展也令患者的生存率得以提高，但心脏移植手术依然是难治性心力衰竭治疗的金标准[1]。自 1967 年 Christiaan Barnard 医师完成首例人类心脏移植手术以来，全世界已累计完成心脏移植手术 118 000 余例[2]。目前每年大约有 4500 例心脏移植手术，其中有 2700 例是在美国完成的[2]。尽管高风险患者越来越多，但由于免疫抑制、手术技术、围术期管理及同种异体移植排斥反应和同种异体血管病变的诊治水平的进步，患者术后生存率持续提高[3]。在美国，心脏移植仅限于器官共享联合网络（United Network for Organ Sharing，UNOS）的会员中心可以开展。相应地，

UNOS 管控着器官获取和移植网络（organ procurement and transplantation network, OPTN），该网络维护着美国唯一的全国候诊患者名单。

一、心力衰竭

美国有超过 6 500 000 成年患者被诊断为心力衰竭（HF），新发病例为 960 000 例/年[4]。美国心脏病学会（American College of Cardiology，ACC）和美国心脏协会（the American Heart Association，AHA）将 HF 定义为任何心脏结构或功能的病变导致心室充盈和射血功能损害而引起的一种临床综合征。绝大多数心力衰竭患者的临床症状是由于左心室心肌功能损害而引起[5]。由于并不总是伴随着容量超负荷，现在更倾向于使用"心力衰竭"的概念，而不是过去"充血性心力衰竭"的概念了。

心力衰竭患者的心功能受限程度可以用纽约心脏协会（New York Heart Association，NYHA）分级标准来进行量化评级。然而，大多数的心力衰竭患者的病情并未按照 NYHA 分级表现为连续的不可阻止的进程[5]。

2005 年，ACC/AHA 制定了一个分期方案，反映了以下事实，即 HF 已经确定了每个阶段的风险因素、明确的进程及特异性治疗手段，有助于减少发病率和病死率（图 17-1）。准备接受心脏移植的患者总是处在 D 期难治性心力衰竭阶段中。

（一）病因学

非缺血性心肌病（49%）是全球最常见的移植前诊断[2]，此外缺血性心肌病占 35%，成人心脏移植的其余病因则为瓣膜性心肌病、限制性心肌病、肥厚性心肌病、病毒性心肌病、再次移植及先天性心脏病等。

（二）病理生理学

神经激素模型将 HF 描述为一种由多因素事件触发的进行性疾病，这些因素可以直接损害心肌或者扰乱心肌肌力的产生[6]。HF 进展的特点是心室功能减退、肾上腺素能系统代偿性激活及水钠潴留。射血分数（ejection fraction，EF）在心力衰竭初期可以通过左心室舒张末期容积的增加、心肌纤维变长，以及肾上腺素能介导的心肌收缩力增强等机制而得以维持。左心室重构在这期间开始发生，最初是适应性的，却可以独立地促进心力衰竭的发展[6]。代偿性的分子介质（如去甲肾上腺素、血管紧张素 Ⅱ、内皮素、钠尿肽、醛固酮及肿瘤坏死因子等）长期过度表达，导致心肌细胞和细胞外基质破坏[6, 7]，并最终导致进行性左心室扩张、射血分数和心排血量（cardiac output，CO）降低，从而引起乏力、呼吸困难及液体潴留等症状。其他脏器系统如肝脏、肾脏因 CO 持续降低和静脉压升高而功能受损。随着心力衰竭持续进展，每搏量（stroke volume，SV）不再随前负荷的增加而增加，并且心脏对增加的后负荷的耐受能力变差（图 17-2）。循环血液中持续的高儿茶酚胺水平会导致心肌 β_1 肾上腺素受体下调，从而导致心脏对正性肌力药的反应减弱。

> **临床要点** 终末期心力衰竭患者的循环血液中持续的高儿茶酚胺水平会导致心脏对正性肌力药物的反应减弱。

（三）心力衰竭（HF）的治疗

心力衰竭的治疗目标是减慢或阻止病情由 A 期向 D 期发展。对于 A 期和 B 期的患者，

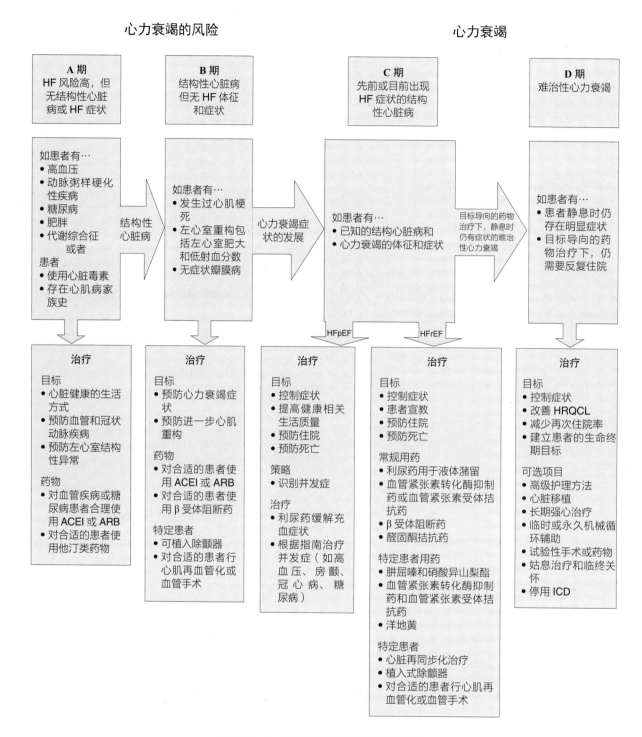

▲ 图 17-1　HF 发展分期及推荐治疗方法

ACEI. 血管紧张素转化酶抑制药；ARB. 血管紧张素受体拮抗药；HF. 心力衰竭；HFpEF. 射血分数保留型心力衰竭；HFrEF. 射血分数减少型心力衰竭；HRQOL. 健康相关生活质量；ICD. 植入式除颤器 [引自 Yancy CW, Jessup M, Bozkurt B, et al. ACCF/AHA guideline for the management of heart failure：executive summary：a report of the American College of Cardiology Foundation/American Heart Association Task Force on practice guidelines. *Circulation*. 2013；128（16）：1810–1852]

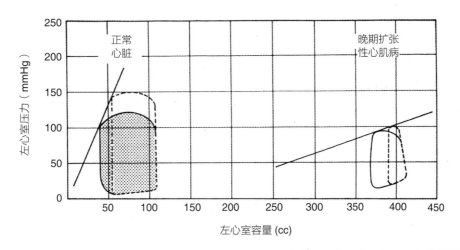

▲ 图 17-2　正常心脏和终末期扩张性心肌病（DCM）患者的压力－容量（P-V）曲线图

显示正常心脏和终末期扩张性心肌病在后负荷增加时的左心室（LV）P-V 环（虚线）。斜率描述 LV 收缩末期 P-V 变化关系。注意心肌病心脏的每搏量（SV）随后负荷增加而显著降低（引自 Clark NJ，Martin RD. Anesthetic considerations for patients undergoing cardiac transplantation. *J Cardiothorac Anesth*. 1988；2：519–542）

改变生活方式和选用适当的药物是其主要的治疗方法。如果发展到了 C 期，则需要联合药物治疗，包括利尿、阻断肾素－血管紧张素反射轴和 β 受体等。同时可选用直接作用的血管扩张药和正性肌力药。推荐使用心脏再同步化治疗（cardiac resynchronization therapy，CRT）和（或）可植入性除颤器。即使经过最佳的医学治疗，仍有部分患者的病情会发展到 D 期，变成难治性心力衰竭。此时只有采取长期静脉滴注（intravenous，IV）使用正性肌力药、安装机械心脏辅助装置和心脏移植等姑息或治疗手段。

1. 正性肌力药：正性肌力药常用于心力衰竭的治疗，包括洋地黄类、儿茶酚胺类及磷酸二酯酶Ⅲ抑制药（phosphodiesterase，PDE）等。洋地黄制剂与 β 受体阻断药联合应用是治疗心力衰竭合并房颤的有效措施，但并不能提高生存率[8]。类似的，近期的证据表明洋地黄可能对窦性心律的心力衰竭患者有一定的疗效，但目前并无文献表明其能降低死亡率[9]。口服洋地黄可通过抑制心肌细胞钠泵和增加胞浆钙离子浓度而产生正性肌力作用。此外，洋地黄还

可延长房室传导时间而导致 PR 间期延长和可能的心脏传导阻滞。为避免发生房性或室性心律失常等严重的不良反应，尤其在低血钾情况下，应监测洋地黄的血药浓度。

静脉给予儿茶酚胺类药物如肾上腺素、去甲肾上腺素、多巴酚丁胺或多巴胺等可激活心肌 β₁ 肾上腺素受体，常用于改善心功能、利尿和维持临床病情稳定。也可选用磷酸二酯酶Ⅲ抑制药（PDE）如米力农和依诺昔酮。PDE 抑制药通过抑制环腺甘酸（cAMP）代谢而兼具正性肌力和血管扩张作用。在少数情况下，患者经过反复尝试后仍无法脱离静脉正性肌力药的支持。此时可以选择植入静脉留置导管以便于等待移植的患者持续输注正性肌力药或进行居家姑息治疗。然而，长时间使用正性肌力药并未被证明可提高生存率[10]。

2. 利尿药：利尿药比其他类药物更加迅速地减轻心力衰竭患者的临床症状，是唯一一类能够充分控制心力衰竭患者体液潴留的药物。利尿药包括襻利尿药（如速尿、布美他尼、托拉塞米）、噻嗪型利尿药（如氢氯噻嗪）及噻嗪样利尿药美托拉宗。利尿药的不良作用包括

电解质紊乱（尤其是钾和镁）、低血压、血管内容量减少及氮质血症。

3. 肾素 - 血管紧张素 - 醛固酮系统抑制药：血管紧张素转化酶抑制药（angiotensin-converting enzyme inhibitors，ACEIs），血管紧张素受体阻断药（angiotensin receptor blockers，ARBs）及醛固酮受体阻断药均可抑制肾素 - 血管紧张素 - 醛固酮系统。已证实，联合应用 β_1 受体拮抗药时，ACEIs 可以通过干扰调节左心室重构的神经体液途径而减慢心力衰竭的进程。ACEIs 可以减轻心力衰竭患者症状，增强患者的舒适感，降低住院和死亡风险 [11, 12]。ACEIs 的不良反应包括低血压、肾功能恶化和高钾血症等。如果患者不能耐受 ACEIs 的不良反应，可以选用 ARBs 进行治疗。ARBs 已被证实可以减少心力衰竭患者的发病率及死亡率 [12]。ARBs 升高血钾水平的倾向限制了其在肾功能受损患者的使用。目前有一种新型用药，血管紧张素受体抑制药和脑啡肽酶抑制药（angiotensin receptor blocker neprilysin inhibitors，ARNIs）联合使用，与 ACEIs 相比可明显降低住院率和死亡率。现有指南已经推荐在适合的患者中使用 ARNIs 代替 ACEIs 或者 ARBs 治疗 [11, 12]。醛固酮会对心脏结构及功能产生不依赖于血管紧张素 Ⅱ 的不良作用 [13]。尽管已经进行了依普利酮用于心肌梗死后心力衰竭患者的研究，但螺内酯依然是心力衰竭患者最广泛应用的醛固酮拮抗药。

4. 血管扩张药：血管扩张药用于心力衰竭的急性期治疗，以降低心肌前负荷和后负荷，进而减少心肌做功和需氧量。硝酸甘油通过优先扩张静脉而减少前负荷，可用于缓解肺水肿症状。β- 钠尿肽（奈西利肽）可有效用于失代偿心力衰竭的医疗管理 [10]。奈西利肽作为一种动静脉扩张药，通过增加 cGMP 而产生作用 [10]。住院患者使用奈西立肽后，可以观察到剂量依赖性的肺毛细血管楔压（pulmonary capillary wedge pressure，PCWP）、右心房压和平均肺动脉压（pulmonary artery，PA）降低，同时伴随着心指数和临床预后的改善 [14]。一项近期的 Meta 分析发现，与多巴酚丁胺治疗相比，使用奈西利肽可降低急性失代偿的心力衰竭患者的再入院率与院内死亡率 [14]。

5. β 肾上腺素受体阻断药：联合应用肾素 - 血管紧张素 - 醛固酮轴阻断药、利尿药和 β 肾上腺素受体阻断药的方法是目前治疗心力衰竭的标准方法。卡维地洛、比索洛尔及美托洛尔缓释药已被证实可以有效降低慢性心力衰竭患者的死亡率 [11]。慢性肾上腺素能刺激能在初期对衰竭心脏可以起到支持作用，但却导致神经激素介导的进行性的左心室重构。β 受体阻断药可能通过削弱这一影响而产生有益作用。β 受体阻断药用于心力衰竭患者的不良反应包括体液潴留、乏力、心动过缓、心脏传导阻滞及低血压。

6. 抗凝药：心力衰竭患者心排血量低且多合并有房颤，发生血栓栓塞的风险增加。通常使用药物如华法林等进行长期的预防性抗凝治疗，然而这将增加心脏移植手术时围术期的出血风险。

7. 心脏植入式电子设备（cardiac implantable electronic devices，CIEDs）：CIEDs 泛指用于控制慢速性心律失常（起搏器）、快速性心律失常（植入式心脏除颤器）及心室不同步（双心室起搏/CRT）的设备。这些设备可用来降低心脏性猝死的发生和延缓心力衰竭的进展 [15]。它们的存在可能会使中心静脉导管放置复杂化，而且需要电生理团队咨询和调试 [16]。

（四）机械循环辅助（mechanical circulatory support，MCS）装置

在美国，大约 85% 的心脏移植受体在移

植前需要接受某种形式的生命支持[17]，包括静脉用药、机械通气、主动脉内球囊反搏（intra-aortic balloon pump，IABP）、体外生命支持（extracorporeal life support，ELS）、全人工心脏（total artificial hearts，TAHs）及心室辅助装置（ventricular assist devices，VADs）等。静脉用药、IABPs、ELS及体外VADs能有效地为心源性休克的住院患者争取时间。体内MCS装置使患者出院回家成为可能，并最大程度改善等待心脏移植手术的D级心力衰竭患者的生活质量。

在美国，移植前已安装VAD的心脏移植患者数量显著升高（由2008年的29%，升高至2015年的45%）[17]。VADs使用的增加降低了心脏移植等候名单上患者的死亡率，尽管这类移植前桥接治疗措施延长了患者的等待时间[17, 18]。安装VADs后的一年生存率已上升至85%[19]。然而，VADs对心脏移植后生存率的影响还存在争议，有些研究提示其会增加移植术后6个月的死亡率，而另一些研究又提示并不增加死亡率[19, 20]。

> 临床要点　使用VADs可降低心脏移植等候患者的死亡率，然而VADs对心脏移植后生存率的影响还存在争议。

二、心脏移植受体的特点

2004—2015年，美国的移植候选人的数量增加了90%[17]。1999年，UNOS将其名单系统修改成两层式的系统（表17-1）。在2006年，UNOS又修改了供体心脏分配方法，以扩展器官在地理区域内的共享。2014—2015年，等待移植的时间中位数为12.4个月。在成年患者中，65岁以上的移植候选人数量也由2008年的

14%增加到2015年的18%[17]。在所有年龄组中，心肌病为主要诊断的移植患者数量由2005年的44.7%增加到2015年的57.5%；而主要诊断为先天性心脏病（2005年5.6% vs. 2015年3.7%）或者冠心病（CAD）（2005年41% vs. 2015年33%）的移植患者均减少[17]。最后，评级为1A或1B的患者百分比显著升高，由2005年的13.2%增加到2015年的53.8%[17]。这种等待移植患者的死亡率下降和1A和1B类候选人数量增加的情况可能与VADs的使用有部分关系。

表17-1　器官共享联合网络（UNOS）列出的心脏移植标准

1A：收住人名单内的移植中心医院，且至少具备以下1条：
a. MCS辅助及任意1条：
全人工心脏（TAH）
主动脉内球囊反搏（IABP）
体外膜肺氧合（ECMO）
b. 持续机械通气
c. 持续静脉使用单种大剂量正性肌力药或多种正性肌力药，且需要连续血流动力学监测左心室充盈压
1A：收住或未收住于名单内移植中心医院，且至少具备以下1条：
a. 使用以下其中1种MCS装置
左心室辅助装置（LVAD）
右心室辅助装置（RVAD）
左右心室辅助装置（BiVAD）
b. 使用MCS装置并伴有装置相关并发症
1B：已采取了以下至少1种装置或治疗措施
a. 左心室辅助装置（LVAD）、右心室辅助装置（RVAD）或左右（BiVAD）心室辅助装置
b. 持续正性肌力药静脉输注
2：未达到1A或1B级别标准但适合心脏移植的患者
7：考虑暂不适合接受胸腔内器官移植者

（引自OPTN policy 6.1 at https://optn.transplant.hrsa.gov/media/1200/optn_policies.pdf#nameddest=Policy_06；Accessed 27 May, 2017）

（一）心脏移植的适应证

心脏移植的适应证见表17-2[21]。潜在的心脏移植候选人必须排除所有可逆的HF的病因，并优化其医疗管理。

表 17-2　心脏移植的适应证

难治性心力衰竭 / 心源性休克需要持续静脉正性肌力药支持或 MCS
持续性 NYHA Ⅳ级心力衰竭症状对最大化药物治疗无效［LVEF 低于 20%；使用 β 受体阻断药时 VO$_2$ 峰值小于 12ml/（kg·min）；不使用 β 受体阻断药时 VO$_2$ 峰值小于 14ml/（kg·min）］
CAD 患者出现难治的或严重的心绞痛症状，经皮或外科血管再生术无法修复
难治的危及生命的心律失常，药物和导管射频消融治疗无效和（或）已安装了心内除颤器

（引自 Mancini D, Lietz K, Selection of cardiac transplantation candidates in 2010. *Circulation*. 2010；122：173–183）
MCS. 机械循环辅助；NYHA. 纽约心脏协会；LVEF. 左心室射血分数；VO$_2$. 耗氧量；CAD. 冠状动脉疾病

（二）心脏移植的禁忌证

治疗经验随着越来越多复杂病例的治疗而增长，心脏移植的排除标准逐渐放宽[2]。绝对排除标准已被简化（表 17-3）[21]。

术前肺血管阻力（PVR）升高预示着早期移植心功能障碍和死亡率增加[21-23]，这是由于有心功能障碍的发生率增加。量化肺动脉高压［heart–lung transplantation，HTN）严重程度的方法包括计算 PVR 和跨肺梯度压（平均肺动脉压－肺毛细血管楔压（PCWP）］。大多数医疗中心认为，PVR 大于 5 Wood 单位或跨肺梯度压大于 15mmHg 并且药物治疗不能逆转者，不考虑原位心脏移植[23]。肺动脉高压的可逆程度可通过给予血管扩张药来评估，如静脉给予硝普钠、吸入 NO（inhaled nitric oxide，iNO）及吸入依前列醇（PGI$_2$）等。在使用 VADs 以后，"固定"升高的 PVR 可能会下降，因而可以改善移植手术后的转归，或者使之前被排除的患者有资格接受心脏移植[21-23]。对于严重不可逆性肺动脉高压患者，唯一可选择的移植方案只有异位心脏移植或心肺联合移植。

表 17-3　心脏移植的禁忌证

绝对禁忌证
- 全身性疾病即使接受心脏移植预期寿命依然＜2 年，包括下列情况：
  - 近 5 年内活动性的或近期出现的实质性器官或血液恶性肿瘤
  - AIDS 且经常伴有机会性致病菌感染
  - 系统性红斑狼疮、结节病或淀粉样病变已累及多个脏器而且处于活动期
  - 仅考虑心脏移植的患者中不可逆的肾或肝功能障碍
  - 严重的阻塞性肺疾病（FEV$_1$ ＜ 1L/min）
- 固定性肺高压：
  - PA 收缩压高于 60mmHg
  - 平均跨肺梯度压高于 15mmHg
  - 肺血管阻力大于 6 Wood 单位

相对禁忌证
- 年龄＞ 72 岁
- VAD 患者中除器械相关感染外的活动性感染
- 严重的外周或脑血管病变
  - 有症状的颈动脉狭窄
  - 未矫治的腹主动脉瘤大于 6cm
  - 严重糖尿病伴发终末器官受损（神经病变、肾脏病变或视网膜病变）
  - 周围血管病变无法用经皮导管或外科方法治疗的
- 病态肥胖症（BMI ＞ 35kg/m^2）
- 近期肺梗死（6～8 周）
- 不可逆的神经或神经肌肉疾病
- 近 6 个月内有药物、烟草或酒精滥用的
- 活动性精神病或社会心理不稳定者
- 难治性高血压
- 活动性胃溃疡病
- 近 100d 内发生的肝素诱发的血小板减少症
- 肌酐大于 2.5mg/dl 或肌酐清除率小于 25ml/min
- 胆红素大于 2.5mg/dl，血清转氨酶大于 3 倍正常值，停用华法林后 INR ＞ 1.5

（引自 Mancini D, Lietz K. Selection of cardiac transplantation candidates in 2010. *Circulation*. 2010；122：173–183）
AIDS. 获得性免疫缺陷综合征；FEV$_1$. 第一秒用力呼气量；PA. 肺动脉；VAD. 心室辅助装置；BMI. 体重指数；INR. 国际标准化比值

三、心脏移植供体

（一）供体的选择

心脏移植最主要的"瓶颈"问题就是供体短缺。供体选择标准是在 20 世纪 80 年代初步

形成，导致供体器官相对于能从心脏移植获益的患者数目较少。为了增加供体数量，放松了心脏器官捐献标准。相较于未接受移植，临界的心脏移植候选者接受"边缘供体"移植能获得良好的结果[24]。"边缘供体"特征包括年龄较大（＞55岁）、植入 CAD、供体 / 受体大小不匹配、供体有药物滥用史、心肌缺血时间增加及供体肝炎病毒血清学检查阳性[24-26]。不管怎样，供体的年龄增加、左心室肥厚及合并的疾病均会增加移植失败的概率[26]。为了进一步扩大供体库，最近已有相关报道可通过离体灌注进行循环死亡（DCD）捐献用于心脏移植。早期证据表明，通过严格限制及使用体外灌注系统，DCD 捐献用于心脏移植或许是可行的[25, 27]。心脏捐献的禁忌证见表 17-4。

表 17-4　心脏捐献的禁忌证

绝对禁忌证
- 梅毒血清学、HTLV-4、HIV 检查阳性
- 可能有颅外转移风险的恶性肿瘤
- LVEF＜40%
- 严重的瓣膜畸形
- 严重的冠心病

相对禁忌证
- 败血症
- 乙肝表面抗原阳性
- 丙肝抗体阳性
- 反复需要心肺复苏的患者
- 大剂量正性肌力药支持＞24h 的

HTLV-4. 人类 T- 淋巴细胞病毒 -4 型；HIV. 人类免疫缺陷病毒；LVEF. 左心室射血分数

在获取供体心脏之前，必须要得到捐献许可，必须要确定心脏是否适合捐献，并且一定要有脑死亡的诊断。对于潜在供体，应当使用心电图和经胸超声初步评估心脏功能和结构。左心室功能正常预示着适合进行移植，接下来需要通过其他有创监测如 PA 导管或连续超声心动图检查等指导对供体进一步管理[24]。年龄大于40岁的供体可行冠状动脉造影术[24]。供

体 - 受体因素如器官大小、ABO 血型相容性及抗人白细胞抗原（HLA）- 抗体相容性等都需要进行评估。后勤因素包括器官缺血时间等必须予以考虑。最后，摘取器官的外科医师将直接检查供体心脏[24]。

（二）脑死亡的判定

美国《统一死亡判定法案》将死亡定义为不可逆的循环和呼吸功能停止或不可逆的全脑（包括脑干）功能停止。对死亡的判定必须依据公认的医学标准。在做脑死亡诊断时，必须保证患者中心体温高于 32.5℃，并且没有应用任何可影响神经功能和神经肌肉功能的药物。

（三）脑死亡的病理生理学

当严重脑损伤导致脑死亡时，增高的颅内压会引起进行性的脑疝和脑干缺血。随后出现血流动力学不稳定、内分泌和代谢紊乱破坏体内稳态，这可能导致器官受影响进而不适合用作移植（表 17-5）。

表 17-5　脑干死亡后病理生理改变的发生率

低血压	80%
尿崩症（diabetes insipidus, DI）	46%～86%
弥漫性血管内凝血（DIC）	28%～55%
心律失常	25%～32%
肺水肿	13%～18%
心肌收缩功能障碍	42%
血小板减少症	56%

（引自 Maciel CB, Greer DM. ICU management of the potential organ donor: state of the art. *Curr Neurol Neurosci Rep.* 2016; 16: 86）

1. 心血管功能

机体为了维持脑血流向缺血逐渐加重的脑干，血压（BP）和心率会升高。这种短暂的肾上腺素能介导的"交感风暴"，可能会突

然导致符合心肌缺血的心电图和超声心动图表现[28, 29]。有时严重的系统性高血压可能会持续存在并需要处理[28, 29]。低血压会影响大部分脑死亡患者，并且可能对血管活性药不敏感[28, 29]。低血压可能是由于创伤性失血、中枢性尿崩症（DI）或采用渗透疗法处理颅内压增高所引起的低血容量所致。交感张力丧失导致血管运动反射减弱、血管扩张和心肌收缩力受损等都可能导致低血压[28, 29]。由于失去了下行通路的抑制，伤害性刺激可能会通过完整的脊髓交感反射引发过度的高血压反应。尽管对供体进行了最优化的处理，终末期心律失常仍可能发生在脑死亡后 48～72h 内。

2. 内分泌功能障碍

大部分脑死亡的器官捐献者都会出现垂体后叶功能障碍。抗利尿激素缺乏会导致尿崩症（DI），表现为多尿、低血容量和高钠血症[28, 29]。尿崩症也会导致其他电解质如钾离子、镁离子和钙离子代谢紊乱。垂体前叶功能障碍的描述尚不一致，其血流动力学和电解质紊乱部分归因于促甲状腺激素（thyroid-stimulating hormone，TSH）、生长激素（growth hormone，GH）和促肾上腺皮质激素（adrenocorticotropic hormone，ACTH）水平变化[28-30]。由于血清皮质醇水平的改变、儿茶酚胺类药物治疗、渐进性的胰岛素抵抗及含糖液体的使用，血糖的变化不确定（常为升高）[29]。

3. 肺功能

脑死亡后，由于肺损伤、感染或肺水肿等可能导致低氧血症。这种情况下发生肺水肿原因通常是神经源性、心源性或源于感染[28]。

4. 体温调节

脑死亡后下丘脑的体温调节功能丧失。由于血管丧失收缩功能和机体代谢率降低，体热丢失增加，导致脑死亡的器官捐献者面临低体温的风险。低体温的不良影响包括心功能障

碍、心律失常、组织供氧减少、凝血功能障碍及冷利尿等[28]。

5. 凝血功能

低体温及由于大量输血或液体复苏后凝血因子稀释等均可引起凝血功能障碍。由于脑缺血会导致组织凝血活酶的释放及凝血级联反应的激活，有 28%～55% 的脑死亡的供体会发生弥漫性血管内凝血（DIC）[29]。

（四）心脏移植供体的管理

移植后移植心的功能在一定程度上取决于器官摘取前对供体的最佳管理。脑死亡器官捐献者的管理策略旨在通过积极的复苏维持供体生理功能稳定，以保证待移植器官的功能完整性[28, 29]。

1. 心血管功能

应用动脉和中心静脉导管持续监测供体的全身血压和中心静脉压（central venous pressure，CVP）[26]。目标包括动脉平均压大于 60mmHg、CVP 6～10mmHg、尿量大于 1ml/（kg·h）及左心室射血分数（LVEF）低于 45%[28, 29]。维持血流动力学稳定的初步治疗方案是使用晶体液和胶体液积极补充容量，如果血红蛋白（Hgb）浓度低于 10g/dl 或红细胞压积小于 30% 则给予浓缩红细胞（pRBC）输注[26, 28]。

如果血流动力学稳定不能通过液体复苏恢复，应该放置肺动脉导管、行心脏超声心动图或连续 CO 监测等以测定左右心内压、CO 及全身血管阻力（systemic vascular resistance，SVR）[28, 29]。应在这些附加诊断的指导下使用正性肌力药和血管加压药。推荐多巴胺和血管升压素作为一线药物，肾上腺素、去甲肾上腺素、去氧肾上腺素和多巴酚丁胺则用于严重休克[29]。然而，应该避免长时间大剂量使用儿茶酚胺类药物，这样可能会导致供体心脏 β 受体下调，这会对移植后供体心脏的功能产生负面

影响[28]。大剂量的α肾上腺素受体激动药应谨慎应用，因为外周和内脏血管收缩会导致其他可移植器官血流量减少和代谢性酸中毒。血管升压素有减弱儿茶酚胺的作用而不会损害移植器官的功能[26, 28]。

脑死亡供体出现难治性血流动力学不稳定，对液体、儿茶酚胺类药及血管升压素等治疗无反应时可应用激素治疗；然而其疗效并未被完全证实[29]。激素治疗方案并不统一，但是联合应用甲状腺素、皮质类固醇、抗利尿激素及胰岛素可能可以最大化器官产量[29]。这些都是UNOS供体标准化管理的一部分。

2.液体及电解质

供体高钠血症（血钠大于155mmol/L）与原发性移植器官衰竭较高的发生率有密切关系，尤其是肝脏移植[28, 29]。建议积极使用1–去氨基–8–D–精氨酸加压素（ddAVP）治疗尿崩症（DI）。并及时静脉补液以补充尿量损失和维持尿量[29]。通过使用含糖液体和（或）胰岛素输注来维持血糖正常（120～180mg/dl）[29]。应纠正代谢性酸中毒和呼吸性碱中毒，目标pH为7.40～7.45[29]。

3.肺功能

如果同时考虑切取供体的肺脏则应采用肺保护管理方案，包括较低的潮气量（6～8ml/kg），较高的呼气末正压（positive end–expiratory pressure，PEEP）8～10cm H_2O 及调整患者的体位（床头角度＞30°）。最佳的容量管理目标位CVP 6～8mmHg及PCWP在6～10mmHg可改善供体的肺功能而不增加其他器官（心脏/肝脏/肾脏）的功能障碍[29]。

竭力防止误吸、肺不张和感染发生。在合适的供体上可通过呼气末正压（PEEP）、谨慎利尿及吸入一氧化氮来治疗神经源性肺水肿[29]。

4.体温

由于低体温对凝血功能、心律失常及氧输送产生不良影响，所以必须监测核心体温。使用加温输液、保温毯和加湿器可预防低体温的发生。

5.凝血功能

每个移植中心都有各自的成分输血防治凝血功能障碍的指南。一般来说，成分输血治疗应该在反复测定供体血小板、凝血因子指标的指导下进行。目前普遍认为应维持国际标准化比值（INR）＜1.5，血小板计数大于100 000/mm³ [29]。因为有发生微血管血栓的风险，通常不建议使用抗纤溶药物控制供体的出血。

（五）供体的麻醉处理

器官摘取期间供体的麻醉管理是术前管理的延展。如果需要摘取肺脏，应采用肺保护性通气策略及精准的液体管理，维持CVP水平小于10cm H_2O [31]。术中应继续使用血管收缩药维持足够的血压水平，使用激素治疗及根据各机构的方案进行输血以维持Hb＞8g/dl并治疗凝血功能障碍[31]。虽然完整的脊髓反射可能导致高血压、心动过速和肌肉的运动，但这些迹象并不表明脑功能的存在或有疼痛的感知。非去极化肌肉松弛药可用于预防脊髓反射介导的肌肉运动。

> 临床要点　供体器官的麻醉管理包括使用血管收缩药维持足够的血压、肺保护性通气策略及根据机构的方案进行输血以维持Hb＞8g/dl。

（六）器官摘取技术

经过初步的解剖分离后，患者完全肝素化。摘取心脏前应先切取对灌注敏感的器官（如肾脏和肝脏）。经胸骨正中切口，剥离心包附着体后将心脏整体切下。先行结扎上下腔静脉以便放血。主动脉阻断钳阻断并给予冷心肌停搏液。横断主动脉和肺动脉，尽可能保留供体心本身的动脉血管长度。最后，将心脏从胸腔移出并单独分离肺静脉。目前大多数供体心脏都是用专门的冷胶体液来保存［如 UW（University of Wisconsin）液、HTK（histidine–tryptophan–ketoglutarate）液或（Celsior）液］，并冷藏于 4℃[32]。如果供体心脏缺血时间在 4h 以内，采用这样的保存技术可保证移植后的最佳心肌功能[32]。

四、心脏移植的外科技术

（一）原位心脏移植

98% 的心脏移植都采取的是原位移植。对受体进行标准的体外循环（CPB），如果有 PA 导管，需要将其退到上腔静脉内。如果是再次开胸手术，通常选用股动脉股静脉行

CPB 插管。否则，就在升主动脉远端插入动脉插管，静脉插入双腔静脉插管并放置约束带，把心脏排除在自然循环之外。随后，阻断并分离主动脉和肺动脉。根据不同移植技术（见图 17-3），既可以保留自体心房或仅保留连带肺静脉的部分自体左心房。因为术后会有血栓形成的风险，要切除自体的左心耳。

对供体心脏要检查是否存在卵圆孔未闭。如果有，需要手术将其封闭，因为移植后右心室压力升高时可能导致心房水平的右向左分流和低氧血症。供体和受体的左心房要先吻合，接着吻合右心房或腔静脉（如果采用的是双腔吻合技术）。接下来的吻合顺序要取决于供心缺血时间长短及术者的经验。当供体心脏和受体的主动脉吻合完毕后，开放主动脉阻断钳，将患者置于头低脚高位（Trendelenburg 位）以减少空气栓塞。肺动脉吻合完毕后，放置临时心外膜起搏导线，排出心内气体，然后逐渐脱

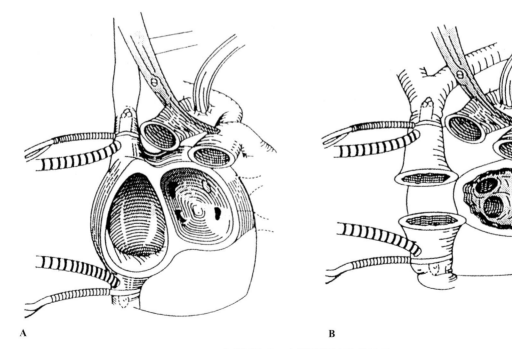

A   B

▲ 图 17-3　心脏移植的手术技术

A. 双心房技术。供心与受体自身左右心房吻合。B. 双腔技术。供心左心房与受体单个左心房袖（包括了肺静脉）相吻合（经许可引自 Aziz TM, Burgess MI, El Gamel A, et al. Orthotopic cardiac transplantation technique：a survey of current practice. *Ann Thorac Surg*. 1999；68：1242–1246）

离体外循环。

1. 双心房移植技术

双心房移植技术是 Barnard 医师最早描述的方法。该方法保留了受体自体的心房，移植时进行心房对心房的吻合（图 17-3A）。双心房原位心脏移植术曾经成功实施了 40 多年，优点是相对简单和操作速度更快 [33]。然而，现在这种技术不再受欢迎。双心房移植技术很容易损伤窦房结，多余的心房组织也可能导致房性心律失常，并且右房扭曲可能很容易导致三尖瓣反流的发生 [33]。虽然采用了双心房移植的患者需要安装永久起搏器的比例（2.0% vs. 9.1%）及三尖瓣反流的发生率更高，但仍没有确切的证据表明长期生存率有差异 [33-35]。

2. 双腔静脉移植技术

双腔静脉移植技术是从双心房移植技术改良而来。术中仅保留受体连接肺静脉的很小的一部分左心房结构。术中需要吻合左心房及上下腔静脉（图 17-3B）。双腔静脉移植法现已逐渐流行起来，尤其在大型移植中心 [33]。该技术已证实的优点包括术后窦性心律恢复率较高、右心房压更低、需要永久起搏的概率及三尖瓣反流的发生率更低 [33-35]。同时，围术期死亡率也可能降低 [33]。

（二）异位心脏移植

每年异位心脏移植大概不到 1%。使用这种方法，受体的心脏不需要切除，而供体心脏被移植在右前胸腔内，并与受体自体的心脏相吻合，相当于建立了一个并行循环。受体和供体心脏先吻合心房，再吻合主动脉。通常需要使用人工管道来连接肺动脉，这样自体心和供体心的右心室都向受体的肺动脉内射血。同样，自体心和受体心的左心室都向受体的主动脉内射血。这样，已适应肺动脉压升高的受体右心室将提供右侧心室的大部分心排血量；而供体心脏的健康左心室将贡献大部分左侧心室心排血量。异位心脏移植的优势在于可应用在如受体存在重度肺动脉高压、供体 - 受体心脏大小比值过小及边缘供体心脏等 [36]。该技术的缺点包括相对较高的手术死亡率、需要持续对衰竭的自体心脏进行药物治疗、自体心脏可能成为潜在的血栓来源、移植心占据右侧胸腔可能影响肺功能，以及可能增加自体心脏与异位心脏心动过速的发生率 [36]。

五、心脏移植患者的术前管理

（一）手术时机和协调

在做心脏移植手术计划时一定要考虑到供体心脏运输所需时间和受体可能遇到不能按时插好动静脉插管的情况（如再次开胸手术）。由于心脏移植手术的进程主要取决于何时获得供体心脏，因此移植手术可以在一天内的任何时间。最理想的情况是合理安排受体的麻醉诱导时间，使得供体到达时受体已经开始体外循环，这样使供体心脏缺血时间控制在最短时间内。然而，由于受体往往存在着严重的心力衰竭，其全身麻醉的风险相对较高，因此麻醉诱导最好选在接收到摘取供体心脏的团队发来明确的"可以开始"的信号后再开始。

（二）术前评估

通常情况下，留给麻醉医师对心脏移植受体患者进行术前评估的时间都非常有限。而且此类患者病情轻重不一，从不需要正性肌力药物或者机械通气的门诊患者到需要心脏支持包括正性肌力药物、IABP 或者 ECMO 的重症患者 [37]。这些患者往往有一个对心力衰竭处理很有经验的医疗团队负责，对他们的治疗往往已经是最优化的了。当受体患者入住 ICU 病房以后，需要去了解有关其所有情况包括肺的状况、呼吸机参数设置情况、已有的有创监测和静脉通路、正性肌力药和（或）血管加压药的使用及 MCS 装置的使用情况等。在任何情况下，术前麻醉评估都要包括完整的病史了解、体格检查、复习患者的医疗记录及患者功能状态的评估[37]。心电图、超声心动图、胸部 X 线片、心导管检查结果，以及查看全套的血液、肝肾功能结果。

1. 并存的器官功能障碍

长期体循环灌注不良和静脉淤血会造成受体患者可逆性的肝肾功能障碍。轻到中度升高的肝脏酶谱和胆红素，以及凝血酶原时间延长等都很常见。术前肝功能异常和抗凝药的使用常常可以导致心脏移植受体患者的凝血指标异常。由于长期的低灌注状态及大剂量利尿药的肾前效应，终末期心脏病的患者血尿素氮通常会升高。

2. 术前用药

术前正性肌力药应持续应用至体外循环开始前。应用洋地黄类药和利尿药的患者在低血钾会增加心律失常发生的风险。抗凝药如华法林、肝素和阿司匹林等可能增加围术期对血制品的需要。

3. 围术期监测

要注意检查有创监测导管的位置、功能状态和持续时间。IABPs 和 VADs 的设置和功能状态也要查看。如果患者带有 CIED，要仔细询问使用情况，当患者进入手术室安置好体外除颤电极贴片后，就将 CIED 的抗快速性心律失常 / 心率反应功能暂时关闭[37]。对安装了有创监测和（或）MCS 的患者，在从 ICU 转送至手术室的过程中需要有专门的人员陪同并保持足够的警惕以策安全。

4. 心肺联合移植

需要行心肺联合移植的受体患者常需要特别的术前评估。患有囊性纤维化（CF）的患者在列入等候名单前就应请耳鼻喉科评估。许多这样的患者都需要行内镜上颌窦造口术开放窦口及每月进行抗生素冲洗。这种方法可以减少这类患者移植术后严重的细菌感染的发生。既往吸烟者必须进行筛查以排除恶性肿瘤。需要阴性的痰细胞学检查、胸部 CT 扫描、支气管镜检及耳鼻喉科评估。此外，对既往吸烟者还需要进行左心导管术、冠状动脉造影和颈动脉多普勒扫描。

六、心脏移植受体的麻醉管理

（一）术前用药

心力衰竭患者的循环儿茶酚胺水平升高，并且处于前负荷依赖状态。即使很小剂量的镇静药也可能导致血管扩张和血流动力学失代偿。因此应避免或谨慎滴定使用镇静药并给予吸氧。

拟行心脏移植的患者应该按照饱胃患者来对待，因大多数是临时通知。如果术前口服过环孢素或硫唑嘌呤，胃排空时间将会延长。口服枸橼酸钠和（或）静脉给予甲氧氯普胺对提高胃内 pH 和减小胃容量有效。

> **临床要点** 需要心脏移植的心力衰竭患者循环儿茶酚胺水平升高，并且处于前负荷依赖状态，即使很小剂量的镇静药也可能导致血管扩张和血流动力学失代偿。

（二）无菌技术的重要性

围术期免疫抑制药的使用使心脏移植受体存在更高的感染风险。所有的有创操作都要在消毒或无菌条件下进行。

（三）监测

无创监测包括标准五导联心电图、无创血压、脉搏氧饱和度、二氧化碳图及鼻咽温等。如果之前没有，则需要建立大口径的外周和中心静脉通路。有创监测包括体循环动脉血压、中心静脉和（或）肺动脉压及留置导尿。术中经食管超声心动图（TEE）是标准的监测手段[37]。肺动脉导管对体外循环后患者的管理可能有帮助，可以用来测定心排血量（CO）、心室充盈压及计算 SVR 和 PVR 等。对于部分患者可能需要使用额外的监测手段（如脑氧监测）。传统上应避免经右侧颈内静脉放置导管，而是将这条路径留作心肌活检术（EMBs）的通路来常规筛查心肌排异的情况。尽管如此，当右侧颈内静脉通路被用来放置中心静脉导管后，选用其他通路行 EMBs 是否会增加操作难度尚未有报道。

（四）再次开胸手术注意事项

不少心脏移植受体患者都曾做过心脏手术，这使得再次手术开胸时意外损伤大血管或先前的冠状动脉桥血管的风险大大升高。行再次开胸手术的患者应该在麻醉诱导前放置体外除颤电极板，并且在开胸前手术室已准备好已行交叉配型的、放射线照射处理过的浓缩红细胞。"再次开胸"患者的手术剥离时间可能会延长，为了协调供体心脏到达时间，麻醉诱导可能比平时要提前。此外，还要考虑到再次开胸时可能会导致出血及需要股或腋动静脉插管进行体外循环。

（五）麻醉诱导

1. 血流动力学目标

心脏移植受体患者通常伴有心室运动能力减退并且顺应性很差，对心肌前后负荷的改变很敏感。麻醉诱导时要维持心率（HR）和心肌收缩力，避免前后负荷的急剧改变，并预防 PVR 升高。在麻醉诱导和整个体外循环前期，常常需要给予正性肌力药。由于对后负荷的敏感，使用肾上腺素和去甲肾上腺素来维持血压可能优于使用去氧肾上腺素或者血管加压素。

2. 防止误吸

可考虑快速顺序诱导配合持续环状软骨施压的方法。

3. 麻醉药选择

由于终末期心力衰竭患者循环时间减慢，麻醉诱导用药起效时间通常都会延长。静脉麻醉药常用于心脏移植受体的麻醉诱导，包括依托咪酯（0.1～0.3mg/kg）联合芬太尼（2.5～10μg/kg）或舒芬太尼（5～8μg/kg）。大剂量药物的麻醉方案（如芬太尼25～50μg/kg）也已成功用于临床。大剂量麻醉药物引起的心动过缓要及时处理，因为终末期心力衰竭患者的 CO 是心率依赖型的。小剂量的咪唑安定、氯胺酮或东莨菪碱可确保记忆消失，但要小心使用，因为这些药的协同作用会降低 SVR 和导致低血压。

4. 肌肉松弛药

通常使用对心血管影响较小的肌肉松弛药（如罗库溴铵、顺式阿曲库铵或者维库溴铵）。额外的优势在于它们快速起效的优点可用于有误吸风险的患者进行快速顺序诱导。

（六）麻醉维持

在 CPB 转流前期，麻醉管理的目标是维持血流动力学的稳定和保证终末器官灌注。大多数麻醉维持方案都是以麻醉药物为基础，辅以吸入麻醉药和苯二氮䓬类药物。虽然大多数吸入麻醉药有负性肌力作用，但低剂量使用时通常可以耐受，而且可以降低术中知晓的风险。通常这类患者的交感神经系统对麻醉减浅的反应很迟钝，麻醉深度的评估非常困难。使用麻醉药物为基础的麻醉方案可能也会增加术中知晓的风险。

麻醉诱导后可开始给予抗纤溶药物如氨甲环酸或 6- 氨基己酸以减少术中出血。

（七）体外循环

心脏移植的体外循环（CPB）与常规心脏手术的体外循环相似。对再次开胸手术的患者常选择股动静脉插管。CPB 期间通常采用中度低温（28～30℃）来改善心肌保护。心力衰竭患者通常血管内容量较大并存在肾功能损害，因此在 CPB 期间常会使用血液滤过和（或）甘露醇。虽然各个移植中心免疫抑制药的使用方案各不相同，但通常都会在主动脉阻断钳开放前静脉应用大剂量糖皮质激素如甲波尼龙，以预防可能的超急性排斥反应。在2009—2014 年，超过 50% 的心脏移植受体使用了白介素 –2 受体（IL-2R）拮抗药或多克隆抗淋巴细胞抗体来进行免疫抑制诱导治疗以降低 T 细胞排斥[2]。然而，诱导治疗的安全性及有效性目前并无相关共识[37, 38]。免疫抑制药的获取和用药时间等问题都要与心脏移植团队提前沟通好。

七、体外循环后

停止 CPB 之前，需复温至正常，纠正电解质和酸碱紊乱。在松开主动脉阻断钳之前必需将心腔彻底排气。TEE 对于心脏排气效果的评估特别有用。正性肌力药可在停止 CPB 之前开始应用。停止 CPB 后，通常需要调整心率为 90～110bpm，平均动脉压 BP ＞ 65mmHg，维持心室充盈压为 CVP12～16mmHg、PCWP

14～18mmHg。虽然正性肌力药常常需要持续到术后数日，但患者通常可以在 24h 内拔除气管导管，术后第 3 天即可转出 ICU 病房。术后即刻需要考虑的临床问题包括以下几点。

（一）移植心去自主神经支配

在原位心脏移植过程中，移植心脏因为自主神经丛被切断而失去自主神经的支配。因此，移植心对直接刺激自主神经系统或使用通过自主神经系统发挥间接作用的药物（如阿托品）都是没有反应的，而直接作用于心脏的药物如儿茶酚胺类药对去神经化的移植心脏是有作用的。主动脉阻断钳开放后，通常会有短暂性心动过缓和缓慢的结性节律。在体外循环停机之前，常常选用直接作用的 β 肾上腺能受体激动药如异丙肾上腺素或多巴酚丁胺输注，并调节每分钟心率至大约 100 次。刚移植的心脏如果对药物刺激没有反应，则需要安装心外膜临时起搏器。尽管这种早期的心律失常大多数可以处理，还是有一部分心脏移植受体需要安装永久起搏器。

（二）右心功能不全

右心衰竭是早期发病率和死亡率的主要因素，也是 CPB 停机失败的最常见原因之一[37]。心脏移植术后急性右心衰竭可能与供体心缺血时间过长、肺动脉吻合口处机械性梗阻、肺动脉高压（术前存在或鱼精蛋白诱发）、供体 –受体心脏大小不匹配及急性排斥反应等原因有关[37]。右心室扩张和运动能力减弱可通过 TEE 或术野直接观察来诊断。其他提示右心衰竭的监测包括升高的 CVP、肺动脉压或跨肺梯度压（＞ 15mmHg）。

右心功能障碍的治疗目标是维持体循环血压、降低肺血管阻力及减轻右心室扩张。保持房室同步对优化右心室前负荷非常重要。纠正电解质和酸碱平衡紊乱、使用正性肌力药支持等均可改善右心室功能。优化呼吸机设置及使用吸入性肺血管扩张药或可降低右心室后负荷。有效的正性肌力药包括肾上腺素、多巴酚丁胺、异丙肾上腺素及米力农；后3种药物或能降低肺血管阻力[37]。吸入性肺血管扩张药包括前列环素（PGI_2）、前列腺素 E_1（PGE_1）及一氧化氮（NO）[37]。NO可通过激活血管平滑肌细胞内的鸟苷酸环化酶而促进 cGMP 生成和平滑肌松弛，从而选择性地降低肺血管阻力。由于NO会被血红蛋白灭活且其半衰期仅为6s，所以该药几乎没有全身效应。使用NO会产生有毒的代谢物二氧化氮和高铁血红蛋白。如果患者存在严重左心室功能不全，使用NO选择性扩张肺血管后，可能导致PCWP升高并引发肺水肿。PGI_2 是花生四烯酸的衍生物，半衰期3～6min，其与前列腺素类受体结合促进细胞内 cAMP 增加进而产生血管扩张作用。在20多年来的心脏移植患者中的应用表明 PGI_2 是有效的。与NO相比，PGI_2 价格稍便宜，给药方便且不产生毒性代谢产物。然而由于半衰期较长，PGI_2 可导致一定程度的全身低血压，并且因抑制血小板功能而可能导致出血增加[39]。右心功能衰竭对药物治疗无效时，可能需要安装右心室辅助装置（右心 VAD）或使用体外膜肺氧合（ECMO）。

> **临床要点**　右心功能不全是心脏移植术后早期发病和死亡的重要原因之一，处理包括维持体循环血压、降低肺血管阻力及最大限度减少右心室的功能障碍。

（三）左心功能不全

体外循环后出现的左心功能不全可能是由于供体心脏缺血时间过长、心肌灌注不足、心腔内气体造成的冠状动脉栓塞或手术操作损伤等原因造成的。供体在器官获取前长时间大剂量使用正性肌力药，会增加体外循环后左心功能不全的概率。术后可能需要继续使用正性肌力药如多巴酚丁胺、肾上腺素或去甲肾上腺素。

（四）凝血功能

心脏移植术后凝血功能障碍很常见，对围术期出血应尽早治疗和积极处理。可能的病因包括慢性肝淤血导致的肝功能不全、术前抗凝治疗、CPB 诱发的血小板功能紊乱、低体温及凝血因子稀释等。排除外科出血原因后，应在反复测定血小板计数和凝血因子的指导下使用血制品治疗。由于可能增加感染和移植物抗宿主疾病的风险，所有使用的血制品都要保证巨细胞病毒阴性，并且要进行放射性照射或去白细胞处理。输入红细胞和血小板时要使用白细胞滤器。去氨加压素（DDAVP）已被证实可减少部分手术患者术后出血，但暂无证据表明其能减少体外循环后的输血需要[40]。

（五）肾功能不全

以少尿和血肌酐升高为表现的肾功能不全在术后即刻出现很常见。常见原因有术前存在的肾功能损害、环孢素的肾毒性、围术期低血压及CPB。对肾功能不全的处理包括优化心排血量和体循环血压，并谨慎地使用利尿药以避免容量负荷过高。

（六）肺功能不全

术后肺部并发症如肺不张、胸腔积液及肺炎等很常见，采取 PEEP 通气、定时支气管内吸引、胸部理疗等或许能降低其发生率。使用支气管镜清除肺内分泌物会有积极效果。使用免疫抑制药的移植受体发生肺部感染应尽早积极治疗。

（七）超急性同种异体移植物排斥反应

对同种异体移植心脏的超急性排斥反应是由受体预先形成的 HLA 抗体引起的。对这种预先存在的可导致超急性排斥反应的抗体有几种不同的解释。首先，先前输过血的受体，可能会对所输血液中的主要组织相容性复合物（MHC）抗原产生抗体。其次，多次怀孕也可使女性暴露于胎儿父系抗原从而产生相应的抗体。最后，之前接受过移植的受体可能已经对其他 MHC 抗原产生了抗体，结果再次接受移植时就表现出排斥反应。综合来说，我们可以使用群体反应抗体（PRA）评分来表示不同受体可能发生排斥反应的比例。PRA 评分越高，则需要更长的时间去寻找不存在抗体的供体，因此等待移植的时间也越长。超急性排斥反应虽然极少发生，一旦发生就会导致严重的心功能障碍，并且在移植后数小时内死亡。唯一的治疗选择就是安装机械循环辅助（MCS）等待再次心脏移植。

八、术中 TEE 的应用价值

术中 TEE 是评估和处理心脏移植受体病情非常有价值的工具。除了监测心室功能外，TEE 在 CPB 前可用来发现心腔内血栓、估测受体肺动脉压、评估主动脉插管和阻断位置是否存在动脉粥样硬化病变。TEE 还可用于体外循环后期评估心腔排气的效果、心功能及外科吻合情况。腔静脉、左心房和肺静脉吻合口情况需要进行评估，以确定没有梗阻和扭曲[41]。通过使用连续波多普勒测定跨吻合口压差来排除主肺动脉狭窄的情况。原位心脏移植后，左心房长轴常会显得比正常要长，这是因为供体左心房和受体左心房连接造成的。有时候多余

的供体左心房组织可能会阻塞二尖瓣瓣口进而导致肺动脉高压和右心室功能衰竭。在 CPB 停机即刻 TEE 常常可以发现心室收缩功能受损、舒张期顺应性降低、室间隔运动障碍及急性轻到中度的三尖瓣、肺动脉瓣和二尖瓣反流。在对健康状况良好的心脏移植受体进行长期超声心动图随访时发现，虽然其左心室大小和功能通常都很正常，但却有 33% 的患者持续存在右心室增大和三尖瓣反流的情况。持续存在的三尖瓣反流可能是右心房或心室几何形状的改变、供体和受体心房收缩不同步或心肌活检（EMB）过程中瓣膜受损造成的。

九、心脏移植的生存率和并发症

2008—2010 年美国心脏移植的 1 年、3 年和 5 年生存率分别为 89.6%、82.9% 和 77%[17]。这些数据在成年患者各年龄段均保持一致，但不包括 65 岁及以上的受体（1 年生存率为 85%）[17]。心脏移植 1 年后，18—35 岁的非裔美籍患者及再次移植患者的生存率要比其他群体低（5 年生存率分别为 73.8%、72.2% 和 74.5%）。整体来看，心脏移植的半年、1 年、3 年和 5 年生存率自 2004 年（图 17-4）开始改善。影响发病率和死亡率的重要因素是感染、急性排斥反应、移植器官功能衰竭、移植心脏血管病变（CAV）、肾功能不全（RI）和恶性肿瘤。影响心脏移植后长期发病率的其他因素主要有高血压、糖尿病和高脂血症。

（一）感染

术后早期（< 30d）感染实质上主要是院内感染和细菌性感染，占死亡的 14%[2]。常规使用细菌和病毒预防措施后，肺孢子菌肺炎和疱疹病毒（包括 CMV）感染已显著减少[42]。术后 30d 以后，感染依然是影响死亡率的重要

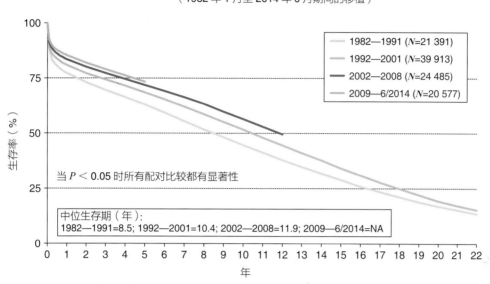

成人心脏移植
按年代 Kaplan–Meier 生存分析
（1982 年 1 月至 2014 年 6 月期间的移植）

▲ 图 17-4　1982 年 1 月至 2014 年 6 月间成人心脏移植手术的生存率（按移植年代分层）

[引自 Lund LH, Edwards LB, Dipchand AI, et al；International Society for Heart and Lung Transplantation. The registry of the International Society for Heart and Lung Transplantation：thirty–third adult heart transplantation report—2016. *J Heart Lung Transplant*. 2016；35（10）：1158–1169]（此图彩色版本见书中彩图部分）

因素，其作为死亡的原发病因，在移植术后 31d 到 1 年期间达到峰值（32%）[2]。

（二）急性排斥反应

2009—2015 年，管理的改进已使心脏移植的急性排斥反应成为了非主要死亡原因（< 9%）[2]。然而，高达 30% 的受体会在第一年内经历排斥反应[17]。女性受体比男性受体发病率高，随着年龄的增大排斥反应发生率逐渐下降[17]。心肌活检（EMB）依然是确诊急性排斥反应的金标准。但反复的 EMB 与三尖瓣反流的发生率升高相关。

（三）移植心脏功能衰竭和移植心脏血管病变（CAV）

原发性移植心功能衰竭是移植后最初 30d 内最主要的死亡原因（40%）[2]。30d 以后，移植心力衰竭的主要原因多为一些慢性病变过程如抗体介导的排斥反应和 CAV。移植心力衰竭在术后 1 年后仍是导致死亡的主要原因，占死因的 17%[2]。移植术后 1~3 年期间，CAV 成为导致移植心力衰竭的主要原因，26% 的死亡归因于此[2]。术后 5 年内 CAV 发生率为 27%，10 年内发生率为 47%[2]。血管造影显示狭窄度超过 50% 即可确定为显著 CAV。与动脉粥样硬化性冠心病不同，CAV 的主要特征是弥漫性血管内膜增生[42]。导致 CAV 的非免疫性危险因素包括高血压、高脂血症、糖尿病、突发性脑死亡、同型半胱氨酸血症及供体高龄。免疫性危险因素包括供体 - 受体 HLA 不匹配、复发性细胞排斥反应及抗体介导的排斥反应（高 PRA 评分）。积极处理危险因素是 CAV 首要防治策略。由于 CAV 的血管病变是弥漫性的，因此很难通过经皮或外科手术再血管化的方法进行治疗。

（四）肾功能不全

肾功能不全（RI）是移植后生存率降低的重要预测因素，其定义为血肌酐大于 2.5mg/dl 或需要透析治疗或肾移植。重度 RI 是很多死亡病例明确的主要致死原因[43]。移植术后 1 年内发生的早期 RI 的危险因素包括供体和受体的老龄化、移植手术中受体血肌酐升高、VAD 的使用、女性受体、出院时仍在使用雷帕霉素及 IL-2R- 拮抗药诱导治疗等[43]。值得庆幸的是，心脏移植术后的肾功能损害发生率正在降低，在 1994—2005 年，有 86% 的患者术后 5 年未发生严重的 RI[2]。

（五）恶性肿瘤

可能与使用长效免疫抑制药有关，实质性器官移植的受体发生恶性肿瘤的风险比普通人群要高。皮肤癌是心脏移植受体最常见的恶性肿瘤，术后 1、5 和 10 年发生率分别为 1.7%、9.3% 和 18.1%[2]。淋巴组织恶性肿瘤比皮肤癌要少见，但其更难治愈，其术后 1、5 和 10 年的发生率分别为 0.5%、1.1% 和 1.9%[2]。恶性肿瘤导致的死亡率与移植后时间长短相关，术后 10 年可以高达 21%[2]。

（六）免疫抑制药的不良反应

心脏移植受体需要终身服用免疫抑制药。不同医疗中心用药方案不同，但大多数方案都包括糖皮质激素、钙调磷酸酶抑制药和抗增殖药组成的三联治疗[3]。免疫抑制药增加感染的风险且具有很多不良反应（表 17-6）[44]。此外，长期使用免疫抑制药会增加恶性肿瘤发生的风险，如皮肤癌、淋巴组织恶性肿瘤、各种腺癌、肺癌、膀胱癌、肾癌、乳腺癌、结肠癌及卡波西肉瘤。

十、小儿心脏移植

2015 年美国心脏移植手术中 13% 为小儿心脏移植[2]。小儿心脏移植的主要适应证是复杂先天性心脏病和特发性扩张型心肌病(dilated cardiomyopathy，DCM)[17]。目前，大于 1 岁小儿心脏移植手术主要在高度专业化的儿童医疗中心完成[17]。1 岁以下、1—5 岁、6—10 岁、11—17 岁患者的 5 年生存率分别为 71.2%、78.4%、87.5% 和 77.4%[17]。与成人心脏移植项目情况相似，小儿心脏移植项目同样面临供体不足的困境。小儿移植候选人因体型小限制了可植入 VADs 的使用以实现移植前的桥接治疗，只有 21% 的小儿心脏移植候选人能使用 VAD 支持[17]。

十一、心肺联合移植（HLT）

2004 年，美国仅完成了 27 例联合心肺移植手术（heart–lung transplantation，HLTs）[2]。供体器官摘取技术是手术成功的关键，尤其在肺保护方面。而目前技术可以做到的器官安全摘取缺血时间为 6h。

手术需要单腔或双腔气管插管，患者为仰卧位。手术一般选经胸骨正中切口，尤其强调要保护膈神经、迷走神经和喉返神经[45]。受体全量肝素化以后，在升主动脉接近无名动脉根部的位置行主动脉插管，上下腔静脉分别侧面插管并放置阻断带。CPB 全身降温至 28~30℃，在心房中部水平切下心脏，在主动脉瓣上方切断主动脉及在肺动脉分叉处切断肺动脉。然后，在距离左右肺静脉口等距离的位置垂直切开左心房残端。在切断肺韧带后，将左肺移至术野，以便完全分离左肺门，小心操作以防损伤后侧的迷走神经。下一步分离左肺动脉和左主支气管。用同样的方法分离切除右

表 17-6　免疫抑制药

药　名	作用机制	不良反应
环孢素（cyclosporine）	抑制 T 细胞增殖 抑制白细胞介素 -2 的表达	肾毒性、高血压、震颤、头痛
硫唑嘌呤（azathioprine）	抑制核酸合成 抑制淋巴细胞增殖	白细胞减少、血小板减少、贫血、感染、肝毒性、胰腺炎、恶心、呕吐、腹泻
皮质类固醇激素 （corticosteroids）	降低 T 细胞活性 抑制细胞因子产生 抑制白细胞趋化	感染、高血糖、高血压、骨质疏松症、肾上腺抑制、肌病、消化性溃疡病、高脂血症、心理障碍
霉酚酸酯（mycophenolate mofetil）	抑制 DNA 合成 抑制淋巴细胞增生	恶心、腹部绞痛、腹泻、中性粒细胞减少、少见肝和骨髓毒性
他克莫司（Tacrolimus, FK506）	抑制 T 细胞活化	肾毒性、贫血、高钾血症、高血糖、高血压、恶心、呕吐
OKT3	调理和裂解 T 细胞	发热、寒战、低血压、支气管痉挛、肺水肿、无菌性脑膜炎、癫痫、恶心，呕吐、腹泻
抗淋巴细胞球蛋白 （antilymphocyte globulin）	调理和裂解 T 细胞	过敏反应、白细胞减少症、血小板减少症、低血压、感染、发热、寒颤、肝炎、血清病
雷帕霉素（rapamycin）	促进 T 细胞凋亡	腹部疼痛、虚弱、背部疼痛、头痛、胃部不适及手、脚、脚踝或小腿部肿胀、关节痛、失眠、震颤、皮疹、发热
巴利昔单抗或赛尼哌 （basiliximab or daclizumab）	IL-2R 阻滞药 抑制 IL-2 依赖性 T 细胞激活	过敏性休克、腹部疼痛、背部疼痛、发热或寒战、乏力或虚弱、喉痛、呕吐、口腔或喉头白斑、震颤

肺，将双肺移出胸腔。支气管血管要仔细止血，因为移植完成后这部分将被遮挡在后面无法暴露。完成支气管血管止血后，即可从隆突部切断气管。

供体心肺整体从运输容器中取出，修剪完毕，放入胸腔，将右肺放于右侧膈神经蒂下。小心操作将左肺放于左侧膈神经蒂下。然后吻合好气管，开始使用空气以正常一半的潮气量对移植肺进行通气，以膨胀肺叶防止肺不张。然后前文所述吻合心脏。体外循环停止以后，呼吸参数设置为 FiO_2 40%、PEEP 3～5cm H_2O，小心避免吸气压力过高以免气管吻合口撕裂。

十二、移植后患者的麻醉

许多心脏移植后的患者在其有生之年还可能行其他手术。心脏移植后患者常常要面临的手术见表 17-7。这些手术很多都是移植术本身或动脉粥样硬化或免疫抑制药等造成的后续手术。全面理解心脏移植后患者不断变化的生理学和药理学特点，对确保为该类患者提供最佳的麻醉管理至关重要。

（一）移植后患者的生理学特点

原位心脏移植过程中，移植心的自主神经丛被切断，因此移植心脏是没有自主神经支配的 [46]。由于没有副交感神经支配窦房结，移植

表 17-7　心脏移植后患者常见的手术

- 纵隔出血再探查术

- 感染性并发症
  - 开腹手术
  - 开颅手术
  - 开胸手术
  - 脓肿引流
  - 支气管镜检查

- 激素相关并发症
  - 髋关节置换或内固定
  - 内脏穿孔修补手术
  - 白内障摘除术
  - 玻璃体切除术
  - 巩膜扣带术

- 主动脉或外周血管手术和截肢术

- 胰腺与胆道手术

- 再次移植手术

心的每分钟静息心率通常会在 90～110 次，而且不会出现反射性心动过缓。由于仅依赖于循环血液中的肾上腺激素，移植心对应激所导致的心率（HR）增快、每搏量（SV）增加的反射是迟钝的。尽管大多数的移植心静息时的心肌收缩力接近正常，一旦遇到应激情况，心功能储备不足的状态就可能会表现出来。但是心脏的 Starling 容量 - 压力关系却表现完好。

由于副交感神经张力的缺失，加上心脏传导的异常，心脏移植后的患者出现心律失常的风险很高。一度房室传导阻滞很常见，30% 的患者会伴有右束支传导阻滞 [46]。

（二）心脏移植后患者的药理学特点

移植心去自主神经化会改变很多药物的药效学表现（表 17-8）。那些通过自主神经系统而影响心脏的药物将不能引起移植心的心率和心肌收缩力的改变，但直接作用于心脏的药物会依然有效。移植心对直接作用的肾上腺素等儿茶酚胺类药物的 β 肾上腺素反应通常是增强

的。体循环动脉压的变化将不会引起反射性的心动过缓或心动过速。阿片类药物减慢心率的作用对移植心脏无效，具有多重作用的药物如多巴胺、麻黄碱等也只能产生其直接作用的那部分效应。作用于副交感神经系统的药物（如阿托品和格隆溴铵等）不能改变移植心的心率，虽然其外周抗胆碱能作用没有受到影响。但是肌肉松弛药拮抗时依然需要复合应用抗胆碱能药以对抗新斯的明和腾喜龙的非心脏毒蕈碱作用。

（三）术前评估

术前要完整了解病史，进行全面的体格检查，并复习病历资料，注意当前用药情况。应特别注意对移植心的功能状态进行评估，了解排异和感染的情况和免疫抑制药的并发症情况及终末器官的疾病。体循环高血压很常见，而且相当一部分患者会在移植后 1 年内出现移植心血管病变（CAV）。没有心绞痛症状并不能排除 CAD，因为移植心是去神经化的。患者的活动水平和运动耐力是移植心功能很好的评价指标。呼吸困难和心力衰竭的症状往往提示严重的 CAD 或心肌排斥反应。接受免疫抑制药治疗的患者发生感染时症状可能很不典型，因为通常不会表现出发热和白细胞升高。由于淋巴组织增生和皮质醇的应用，患者的呼吸道的软组织可能会发生变化。环孢素可以引起牙龈增生且脆弱。红细胞压积、凝血指标、电解质及肌酐等都需要检测，因为免疫抑制药治疗通常都会伴发贫血、血小板减少、电解质紊乱和肾功能不全。需查阅最近检查的胸部 X 线片、ECG 及冠状动脉造影资料等。心电图出现 2 个 P 波则提示患者采用的是双心房移植技术（图 17-5）。虽然自体心房的 P 波可以在心电图上显示出来，但它并不能通过吻合口传导下去。

表 17-8 药物对去神经支配心脏的作用

药 名	作 用	心 率	血 压
阿托品（atropine）	间接	—	—
地高辛（digoxin）	直接	—/↓	—
多巴胺（dopamine）	间接 + 直接	↑	↑
麻黄碱（ephedrine）	间接 + 直接	—/↑	—/↑
芬太尼（fentanyl）	间接	—	—
异丙肾上腺素（isoproterenol）	直接	↑	—/↓
新斯的明（neostigmine）	间接	—/↓	—
去甲肾上腺素（norepinephrine）	直接	↑	↑
泮库溴铵（pancuronium）	间接	—	—
去氧肾上腺素（phenylephrine）	直接	—	↑
维拉帕米（verapamil）	直接	↓	↓

↑. 增加；↓. 下降；—. 无效

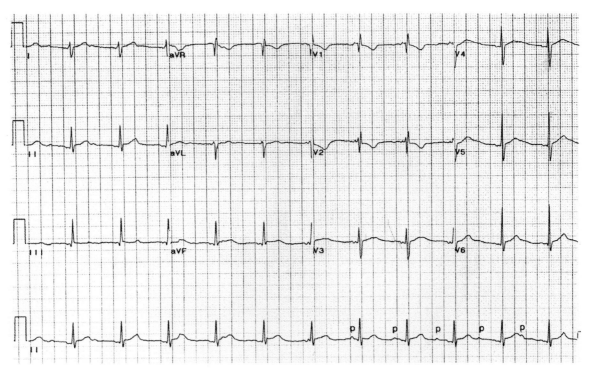

▲ 图 17-5　移植心脏的心电图（ECG）

通常移植心脏的心电图的特点是有两套 P 波、电轴右偏及不完全性右束支传导阻滞（双心房技术）。供心的 P 波小且先于 QRS 波群出现，而受体心房起源的 P 波（以 p 标示）与 QRS 波群无关联（经许可引自 Fowler NO. *Clinical Electrocardiographic Diagnosis*. Philadelphia，PA：Lippincott Williams & Wilkins；2000：225）

（四）麻醉管理

1. 免疫抑制治疗的临床意义

所有心脏移植患者都要接受免疫抑制药治疗，所以感染风险增加。因此，所有血管穿刺操作都要在严格消毒或无菌的条件下进行。所有可能导致细菌感染的操作都要预防性使用抗生素。口服免疫抑制药一定要持续服用或静脉给予以维持血药浓度在治疗范围内。硫唑嘌呤的静脉用药量与口服剂量几乎相同。大量静脉补液后免疫抑制药的血药浓度会降低，因此需要每天监测血药浓度水平。免疫抑制药的肾毒性可能会因合并使用其他具有潜在肾毒性的药物如非甾体抗炎药或庆大霉素而加剧。长期使用皮质醇预防排斥反应可能导致肾上腺功能抑制。对重症患者或接受大的手术治疗时要补充额外的"应激"类固醇药。

2. 监护

必须使用标准的麻醉监护项目，如五导联心电图可用于发现心肌缺血和心律失常。由于长期使用皮质醇治疗，心脏移植患者常常存在皮肤脆弱和骨质疏松的情况。在使用胶布、自动血压计袖带及体位摆放时都要非常小心，以防止皮肤和肌肉骨骼损伤。所有患者麻醉中只有利益大于风险时才能使用有创监测。心脏移植的患者容易发生导管相关感染，而且发病率和死亡率都很高，这一点非常重要。术中 TEE 可以迅速评估血容量、心功能和心肌缺血，是有创监测很好的替代方法。当需要建立中心静脉通路时，要考虑避免右侧颈内静脉以保留其用于心肌活检（EMB）。心脏移植后患者使用非去极化肌肉松弛药时，要用外周神经刺激器仔细监测肌松作用，因为环孢素能够使其肌松作用延长。相反，使用硫唑嘌呤则可能使非去极化肌肉松弛药的药效减弱。

3. 麻醉技术

无论是全身麻醉还是局部麻醉都已安全用于心脏移植的患者。如果患者不存在心肺功能、肾功能或肝功能不全的问题，选择哪种麻醉方法都没有绝对的禁忌证。无论选择何种麻醉技术，维持心室充盈压都是非常重要的，因为移植心主要是通过增加每搏量来提高心排血量。

(1) 全身麻醉：对心脏移植后的患者，优先选择全身麻醉而不是局部麻醉，因为全麻下更容易预测心肌前后负荷的改变。环孢素和他克莫司通过血栓素介导的肾血管收缩降低肾血流量和肾小球滤过率。因此，使用这些药物的患者使用经肾脏排泄的麻醉药和肌肉松弛药时要小心谨慎。环孢素和他克莫司也会降低癫痫发作阈值，因此应注意避免过度通气。心脏移植受体静息心率较快且对伤害性刺激的交感反应延迟，使得麻醉深度的判断比较困难。

(2) 局部麻醉：许多免疫抑制药都会引起血小板减少而改变凝血状态。如果选择硬膜外麻醉或蛛网膜下腔阻滞麻醉，血小板计数和凝血指标都要求在正常范围内。在椎管内麻醉发挥作用时要注意保持心室充盈压以免出现低血压，因为去神经化的移植心脏对迅速下降的交感张力的反应是延迟的。通过监测容量负荷、心室充盈压并小心滴定局麻药用量可以防止血流动力学不稳的情况发生。低血压应该用直接作用于目标受体的血管加压药物来治疗。

4. 输血

心脏移植受体使用血制品发生相关并发症的风险很高。输血的不良反应包括感染、移植物抗宿主病及免疫调节。使用照射处理过的去白细胞和 CMV 阴性的血液制品，以及使用白细胞滤器输血等措施都可降低输血的不良反应发生率。如果预估需要用血制品，要事先提早通知血库，因为反应性抗体的存在而延缓交叉配血的情况并不少见。

（五）心脏移植后妊娠

尽管先兆子痫和早产的发生率增加，但还是有越来越多的心脏移植受体成功妊娠至足月。一般情况下，移植心脏能够胜任妊娠带来的生理改变。由于保胎药如特布他林和利托君对β肾上腺素效应的敏感性提高，因此可考虑使用替代药物如镁剂和硝苯地平等。虽然怀孕对移植心脏并没有不利影响，但产后发生急性排斥反应的风险会升高。所有免疫抑制药都会通过胎盘，虽然大多数并不认为会产生致畸作用。

十三、发展前景

随着心力衰竭治疗的进步，患者对最终治疗心脏移植的需求可能会延迟或减少。从过去几十年的趋势看，可以预见准备做心脏移植的患者存在合并症的数量及严重程度都会增加[3]。MCS装置用于终末期治疗的兴起也将影响未来心脏移植的发展[1]。对干细胞和生物工程器官的深入研究可能会在未来某个时候消除目前器官短缺的状态。随着我们对排斥反应机制越来越深刻的了解，很可能改进免疫调节方法而延迟移植器官的衰竭。监护方面的发展如血管内超声，可能会淘汰常规的心肌活检（EMB）。然而在短期内，心脏移植仍将会继续为严重心力衰竭患者提供最佳机会来提高生存质量和延长生命。

第二节　肺移植

本节要点

- 终末期肺病（end-stage pulmonary disease，ESPD）是造成美国成年患者发病率与死亡率的五大原因之一。ESPD是由于肺实质或肺血管破坏导致的。肺移植是他们的最终治疗方案。
- 由于合适供体肺的严重短缺，其他替代治疗技术也随之发展，否则患者可能会在等待肺移植的过程中死亡。
- 由于右心功能衰竭而导致的心源性休克或者呼吸衰竭恶化（低氧血症，高碳酸血症及酸中毒）的ESPD患者，可以考虑桥接治疗［比如体外膜肺氧合（extracorporeal membrane oxygenation，ECMO）、Novalung或Decap］。
- 因为肺移植受体的数量远超于合适的肺供体，高达1/3的候选者会在等待移植的过程中死亡。最近，肺分配方法的改善缩短了受体的移植等待时间。
- 根据患者的病理生理学改变，有以下几种手术方式：单肺移植（SLT）、序贯式双肺移植（BSLT）、整块双肺移植（DbLT）、心肺联合移植（HLT）及活体肺叶移植（LRT）。

终末期肺病（end-stage pulmonary disease, ESPD）是造成美国成年患者发病率与死亡率的五大原因之一。ESPD 是由于肺实质或肺血管破坏导致的。肺移植是他们的最终治疗方案。根据患者的病理生理学改变，有以下几种手术方式，即单肺移植（single-lung transplantation, SLT），序贯式双肺移植（bilateral sequential lung transplantation, BSLT），整块双肺移植（double-lung transplantation, DbLT），心肺联合移植（heart-lung transplantation, HLT）及活体肺叶移植（living-related lobar transplantation, LRT）。在 1989 年以前，最常用的肺移植手术是 HLT。目前，BSLT 已经成为最常用的术式。由于合适供体肺的严重短缺，其他替代治疗技术也随之发展，否则患者可能会在等待肺移植的过程中死亡。某些特定患者的管理方案有了新的改善，比如对肺气肿患者行肺减容术（lung volume reduction surgery, LVRS），囊性纤维化（CF）患者使用新的抗生素，肺高压的患者长期使用前列环素治疗已被报道是可行的治疗方案。同样的，由于右心功能衰竭而导致的心源性休克或者呼吸衰竭恶化（低氧血症、高碳酸血症和酸中毒）的 ESPD 患者，可以考虑桥接治疗 [比如体外膜肺氧合（extracorporeal membrane oxygenation, ECMO）、Novalung 或 Decap]。

一、流行病学

1. 候选者数量在美国，有超过 1 000 000 终末期肺疾病患者需要等待肺移植。

2. 候选者的生存率由于肺移植候选者的数量远超于合适的肺供体数量，等待肺移植期间死亡的患者高达 1/3。最近，肺分配方法的改善缩短了受体的移植等待时间。2005 年 5 月，美国正式使用肺移植分配评分（lung allocation score, LAS）[47]，该系统是根据受体疾病的严重程度及需要肺移植的医学紧急程度设定的。LAS 尝试去平衡等待移植的死亡风险与移植后的生存率。自从 LAS 的使用，受体等待名单的数量减少了 50%，总体等待时间的中位数也从 2004 年的 792d 到 2005—2008 年的 200d 或更短 [48]。2017 年 8 月的统计数据表示有 1763 例肺移植受体与 40 例心—肺移植受体在等待名单中（器官获取和移植网络，https://optn.transplant.hrsa.gov/data）。

3. 移植手术例数根据国际心肺移植学会（international society of heart and lung transplant, ISHLT）的最新数据，至 2015 年 6 月 30 日，肺移植的总例数为 55 795 例，心肺联合移植的总例数为 3879 例。

二、终末期肺疾病的病理生理学

1. 肺实质终末期肺疾病（end-stage pulmonary disease, ESPD）可分为阻塞性、限制性或感染性。

(1) 阻塞性疾病的特点为气道阻力升高、呼气流速减少、严重的通气 / 血流（V/Q）比例失调及严重的空气滞留，最常见的病因是吸烟导致的肺气肿；然而，其他原因也包括哮喘和一些较罕见的先天性疾病。其中，α_1 抗胰蛋白酶缺乏与严重的大疱性肺气肿相关，在患者 40—50 岁的时候发病。

(2) 限制性疾病的特点是肺间质纤维化导致肺弹性及顺应性缺失。大部分纤维化过程是特发性的，但它可能由免疫机制或吸入性损伤所导致。间质性肺病也可影响肺血管，因此患者通常伴有肺高压。从功能角度来讲，此类患者尽管表现为气体流速正常，但其肺容量与弥散功能是减退的。这类患者由于呼吸做功增加，呼吸肌肌力通常是足够的。

（3）常见的感染病因与囊性纤维化（cystic fibrosis，CF）和支气管扩张有关。

①囊性纤维化产生的外周气道黏液栓会导致肺炎、慢性支气管炎及支气管扩张的发生。在美国，活婴患囊性纤维化的概率为 0.2%。

②吸烟、α_1 抗胰蛋白酶缺乏及环境因素暴露均可导致支气管扩张的发生。

2. 终末期肺血管疾病的病因：a. 弥漫性动静脉畸形；b. 先心病伴有艾森曼格综合征；c. 肺动脉高压（PAH）。PAH 较少见，通常为特发性，它的特点是肌性肺动脉增生合并最小微动脉纤维化与阻塞而导致肺血管阻力（PVR）严重升高。

三、受体选择标准：适应证与禁忌证

1. 受体选择标准与适应证见表 17-9[50]。潜在候选者的推荐与是否列入名单是根据患者病情的进展、等待时间段的死亡风险及移植后的生存率综合考虑的；然而，必须根据每个患者的基础情况进行考虑并根据标准化的选择标准进行筛选。

2. 相对和绝对的禁忌证见表 17-9。尽管需要器官移植的患者通常伴有异常的体征与实验室检查结果，必须辨别这些异常结果是否由于原发器官衰竭还是系统性疾病所导致的，否则患者将失去候选资格。由于对潜在候选者的医疗管理技术的提高，肺移植的相对禁忌证也有所改变。如冠状动脉疾病（CAD）、既往冠状动脉旁路移植手术和皮质类固醇的使用都曾是绝对禁忌证，现已不再是禁忌，尤其是左心室功能保留和糖皮质激素剂量中等的患者[51, 52]。另一充满争议的是患者伴有多种或泛耐药菌感染，尤其是患有囊性纤维化同时诊断为洋葱伯克霍尔德菌感染[53]。尽管国际指南并不认为洋

表 17-9　肺移植的适应证与禁忌证 [a]

适应证

- 如果不做肺移植手术，2 年内死于肺部疾病的风险很高（> 50%）
- 在肺移植后有很大的可能（> 80%）能生存起码 90d
- 从一般医学的角度来看，只要移植器官功能良好，移植后的 5 年生存率很高（> 80%）

相对禁忌证

- 年龄 > 65 岁，同时生理储备较低或者伴有其他禁忌证
- 危重的或者不稳定的临床情况（比如休克、机械通气或者 ECMO）
- 进行性的或者严重的营养不良
- 伴有肺切除的既往广泛性胸腔手术史
- 高度耐药或致命的细菌、真菌或者分枝杆菌定植
- Ⅰ型肥胖症，定义为 $BMI > 30kg/m^2$
- 严重的或有症状的骨质疏松
- 会导致候选者肺移植后出现终末器官疾病风险的动脉粥样硬化疾病
- 其他不会导致终末器官损害的医疗状况（如糖尿病、高血压、癫痫、中心静脉梗阻、消化性溃疡或者胃食管反流）

绝对禁忌证

- 无法被治愈的其他重要脏器功能障碍晚期（如心脏、肝脏、肾脏或者脑）
- 两年之内有活动性的恶性肿瘤
- 未被矫治的动脉粥样硬化疾病伴有怀疑的或确诊的终末器官缺血或功能障碍，和（或）无法再血管化治疗的冠心病（CAD）
- 急性不稳定病情，包括急性的败血症、心肌梗死及肝衰竭
- 未被矫正的出血性疾病
- 不可治愈的慢性肺外感染
- 乙肝、丙肝及 HIV 病毒慢性活跃期
- 严重的胸廓 / 脊柱畸形
- Ⅱ型或者Ⅲ型肥胖症（$BMI \geqslant 35kg/m^2$）
- 依从性差或者无法遵医嘱进行治疗、门诊随访
- 无法合作或无法接受药物处理而无法治疗的精神疾病或心理疾病
- 缺少稳定的可依赖的社会支持
- 目前或者 6 个月之内有药物滥用史（如酒精、烟草或者阿片类药物）

a. Weill D, Benden C, Corris PA, et al. A consensus document for the selection of lung transplant candidates: 2014-an update from the Pulmonary Transplantation Council of the International Society for Heart and Lung Transplantation. *J Heart Lung Transplant.* 2015；34：1-15

ECMO. 体外膜肺氧合；BMI. 体重指数；CAD. 冠状动脉疾病；HIV. 人类免疫缺陷病毒

葱伯克霍尔德菌是肺移植的绝对禁忌证，许多移植中心都限制此类患者的器官分配与治疗。有文献报道，使用三联抗菌药物能杀死多重耐药洋葱伯克霍尔德菌[54, 55]。由于之前的数据表明对于洋葱伯克霍尔德菌感染的囊性纤维化患者，其肺移植前后的发病率与死亡率都很高，最终是否进行肺移植取决于移植中心的决定。

四、肺移植候选者的医学评估

所有肺移植候选者均进行病史、体格检查及实验性检查的系统性评估。此外，移植前评估还包括胸部 X 线片检查、CT 扫描、动脉血气分析、肺活量与呼吸流量测定、通气和灌注扫描、6min 步行试验、右心导管检查及超声心动图检查。以患者 ESPD 的病史为基础，目前已制定了特定疾病的实验室检查结果标准，并用于将患者推荐到大部分肺移植项目［如伴有肺动脉高压且心脏指数小于 2L/（min·m²）的患者，$FEV_1 <$ 30% 预测值的 COPD 或 CF 患者］。大部分中心在很短的时间内即可提供评估结果的总结表格给麻醉团队。

五、肺移植术式的选择

肺移植术式的选择主要根据：①受体肺脏留在原位的后果；②根据病理生理的进展，最可能获得最佳功能性结果的术式；③不同术式所产生围术期并发症的相对发生率。目前，绝大多数的肺移植都是序贯式双肺移植技术（BSLT）。

1. 单肺移植（SLT）

(1) 对于肺部病理生理为非感染性的受体可选择 SLT。因为围术期风险较低，SLT 常用于伴有终末期肺纤维化或肺气肿的老年患者[56]。然而，对于伴有严重的大疱性肺气肿的患者，

SLT 可能令受体肺过度膨胀，压迫移植肺导致肺不张，造成严重的急性或慢性移植肺功能障碍。术前通过测定受体静态时的肺顺应性以决定行单纯 SLT、SLT 伴肺减容术或 BSLT 哪种最为有利。

(2) SLT 与不太常用的整块双肺移植术相比有几个方面的优势：① SLT 可以将供体器官的有限供应扩大至更多患者，但功能储备不足以缓解并发症，同时预后更差[49]；②大部分患者可在非体外循环下完成 SLT 手术，因此由于凝血功能障碍导致的并发症更少；③使用支气管吻合的 SLT 手术出现吻合口裂开的发生率比使用主气管吻合的整块双肺移植术低。

(3) SLT 手术操作包括肺切除术和移植肺的植入。根据术前评估选择切除哪一侧的肺脏。根据 V/Q 扫描所示肺功能最差的肺通常被同种异体肺替代。如果双侧肺功能差异不大且无胸膜粘连，则选取左侧肺以便于手术操作：①左侧肺静脉比右侧更好暴露；②左侧胸腔更能适应过大的器官；③受体的左主支气管更长。

2. 序贯式双肺移植（BSLT）

(1) 从 1996 年开始，除了 CF 患者（目前 100% 使用 BSLT 术式），成年患者使用 BSLT 术式进行肺移植的比例一直在升高。在 2015 年，BSLT 占所有肺移植术式的比例为 78%。

(2) 尽管 SLT 仍常应用于伴有终末期特发性肺纤维化和肺气肿的高龄患者（> 65 岁）中，BSLT 术式的采用已经在逐渐增加。

(3) BSLT 是感染性肺疾病（广泛性支气管扩张）、CF、COPD 的年轻患者及肺动脉高压患者的首选术式。与整块双肺移植术不同，BSLT 具有以下的优势：①可以不通过体外循环移植双肺；②其减少支气管吻合并发症的发生率；③操作难度更低。

(4) 在某些情况下，BSLT 对终末期肺动脉高压的治疗效果可能更好。

3. 心肺联合移植（HLT）

（1）由于单独的肺移植的发展，HLT 的适应证已缩窄。在出现不可逆心力衰竭之前，或者同步心内修补简单先心病的时候，单肺移植能满足大部分患者的需求。由于向 ISHLT 登记的中心不断增加，实行 HLT 的中心总数从 2003 年的 37 家增长到 2015 年的 177 家。参与的中心在 2015 年共实行了 58 例成人和小儿的 HLT 手术[49]。

（2）HLT 适用于伴有不可逆心力衰竭的 ESPD 患者或者是终末期先心病伴有继发性肺血管受累的患者（艾森曼格综合征）。接受者的特定病理诊断包括特发性肺动脉高压、伴有右心衰竭的 COPD / 肺气肿、获得性心脏病、CF 及肺的纤维化和肉芽肿性疾病。先天性心脏病和 PAH 仍然是成人 HLT 的主要适应证。

4. 活体肺叶移植（LRT）

（1）截至 2006 年 5 月，美国已进行了 243 例活体肺叶移植术。虽然成人受体 LRT 的预后与尸体器官移植相似，但据报道，儿童受体 LRT 的预后优于接受尸体器官移植的人群[57, 58]。目前发现活体移植的器官功能有所改善，且闭塞性细支气管炎的发病率有所降低，但 LRT 仍很少进行。

（2）尽管肺叶捐赠被认为是一种相对安全的手术，但一个研究小组指出，活体供者的术后并发症发生率为 61%，其并发症包括胸膜炎，支气管残端瘘，膈神经损伤和支气管狭窄。

六、供体肺的选择标准

1. 合适的肺供体的特征包括机械通气时设置 FiO_2 为 1.0、呼气末正压（PEEP）为 5cm H_2O 的情况下 PaO_2 > 300mmHg；ABO 血型兼容；无胸外伤或心肺手术史；无吸入性肺炎败血症；痰培养结果为革兰染色阴性；无脓性分泌物。

2. 理想情况下，器官捐献者年龄应小于 55 岁、无吸烟史或吸烟史小于 20 包 / 年[59]。

3. 扩展的器官捐献标准：年龄大于 55 岁；非一致但兼容的 ABO 血型；胸部 X 线片有局灶性或单侧异常；机械通气时设置 FiO_2 为 1.0、呼气末正压（PEEP）为 5cm H_2O 的情况下 PaO_2 < 300mmHg；吸烟史大于 20 包 / 年；没有广泛的胸部创伤；既往心肺手术史；上呼吸道分泌物；血清检查结果阳性（如乙型或丙型肝炎）[60]。

4. 为了提供更多合适的肺供体，已有受体接受无心搏供体肺（心源性死亡后捐献）移植的报道，且结局良好[61]。

5. 随着基因治疗技术的不断发展，细胞因子分析已成为鉴定器官是否适合捐献或移植的重要方法。根据 Fisher 等人的[62] 报道，供体肺中白细胞介素 – 8 水平升高与早期移植的失败和受体存活率的降低有关。这些数据表明，细胞因子谱可能是判断受体预后的早期指标。

6. 器官摘取流程：由于心脏和肺通常都是从同一个供体中获取，随后配置给不同的受体，因此一种新的方法已被开发用于心脏切除术同时降低肺损伤的风险。在心脏切除时，将残留的心房袖附着在供体肺上。将气管在其中部钉合并进行分离，并将整个肺部移除。随后，冲洗肺血管并浸入低温保存剂中［最常见的是 Euro–Collins 或 UW 液 ± 前列腺素 E1（PGE1）］。

7. 移植肺的保存

（1）目前围绕供体肺的保存有几个相关的问题；然而这些问题均集中在提供现成能量来源和冷冻保护，预防血管痉挛、细胞肿胀和毒性代谢物积累的方法上。如可以添加自由基清除剂如超氧化物歧化酶和过氧化氢酶，以防止再灌注后所产生的氧源性自由基损伤重要的细胞内成分，同时可以添加 PGE1 以促进保护液的均匀冷却和分布。

(2) 根据报道，目前标准的保存技术能允许移植器官最长的缺血时间为 6～8h；然而，使用不同的保存溶液可使器官耐受 10～12h 的缺血时间。

(3) 常温离体肺灌注（EVLP）是一种较新的保存技术，旨在修复和改善边缘供体肺的功能。在体温下通气模拟生理条件的同时，使用无细胞常温灌注液在离体回路中灌注已摘取的供体肺。Cypel 等[63] 证明，与对照组相比，高危供体肺在 EVLP 的 4h 内若生理稳定，在移植 72h 后其原发的移植肺功能障碍发生率较低。

8. 器官匹配的临床免疫学：移植前匹配 ABO 血型是必需的，因为供体特异性主要血型的同种凝集素已被认为是器官移植超急性排斥的原因。器官一旦摘除，6～8h 供体肺缺血时限的实际问题严重限制了组织相容性抗原的前瞻性匹配、群体反应性抗体（PRA）的筛选及器官捐赠地理位置。一项研究表明，单独的总缺血时间并不能预测移植后的不良预后。相反，供体年龄的增加（超过 55 岁）加上移植器官的缺血时间的延长（超过 6～7h），是移植后存活率差的更可靠预测指标。

七、麻醉前考虑

1. 由于可用于移植的肺脏长期短缺，许多患者需经历长达数月至数年的等待期。完成初步的医学评估后，等待期间病情可有间断变化。具体而言，需要术前进行探讨的最常见的问题包括：①患者活动耐量降低；②新的药物治疗或对氧和类固醇的需求；③出现脓痰；④出现了提示右心衰竭的体征或症状（如肝肿大、外周性水肿）；⑤发热等。

2. 由于移植肺的安全缺血时间相对较短，肺移植总是作为紧急手术进行。按照紧急外科手术的惯例，在进行全身麻醉之前应确定患者的禁食禁饮时间。

3. 接受肺移植的患者可能会出现焦虑症状和体征。在到达手术室之前，通常不会给予患者使用抗焦虑的术前用药。当给这些患者服用抗焦虑药物时，需保持警惕，防止呼吸中枢驱动进一步受损。

> **临床要点** 给肺移植受体使用抗焦虑药物时应该保持警惕，防止呼吸中枢驱动进一步受损。

4. 在进行全身麻醉之前可置入胸段硬膜外导管，以用于术中及术后镇痛。导管应置于与手术切口一致的脊柱水平（如 $T_4 \sim T_5$、$T_5 \sim T_6$）以提供适当的麻醉和镇痛[65]，也可使用双侧椎旁置管代替。如果 CPB 预期使用抗凝治疗时，放置胸段硬膜外导管或双侧椎旁导管仍有争议。

> **临床要点** 区域阻滞是围术期镇痛的一种选择，可在全身麻醉之前进行。胸段硬膜外置管或双侧椎旁置管均能达到此目的。肺移植行 CPB 预计使用抗凝治疗时，导管的使用仍存在争议。

5. 长期的发绀患者通常伴有红细胞增多症（红细胞比容大于 60%），可能会有凝血异常的表现。在这些情况下，静脉取血或者血液稀释或许能减少终末器官梗死的发生。

6. 通过对胸部 X 线片纵横向尺寸的比较，可有助于供体和受体的尺寸匹配。由于组织相容性匹配的价值暂不明确，并且需要的时间超过同种异体肺可耐受的缺血时间，移植器官通常基于 ABO 血型的兼容性进行匹配。

7. 移植手术需要一些特殊的输血方案：如

为避免 CMV 败血症，必须给血清阴性的患者输注 CMV 阴性的血制品；当 CMV 阴性的供体与受体进行移植时，应使用白细胞过滤器以减少输注血制品时 CMV 的暴露；同样，为避免白细胞抗原的同种免疫，移植候选患者（尤其在器官移植前需要输血的患者）必须使用去白细胞的血制品。

8. 为了避免移植器官缺血时间延长，移植团队与器官获取团队之间密切的合作和有效的交流尤为重要。

9. 对于严重肺疾病的患者，应为术中安排多模式呼吸机。有用的呼吸机设置包括可提供超过 15L/min 的分钟通气量（对于有气道泄漏的情况尤为有效）；可调节的压力阀（对顺应性不好的肺脏施加高通气压力）；可调节的呼吸周期波形及可调节的高水平 PEEP（如再灌注肺水肿时使用 15~20cm H_2O）。

10. 吸入一氧化氮和吸入雾化前列环素已被证实能有效治疗部分患者的肺高压及早期再灌注损伤。

> **临床要点**　吸入一氧化氮和吸入雾化前列环素已被证实能有效治疗部分患者的肺动脉高压及早期再灌注损伤。

八、麻醉诱导与维持

1. 术前实验室检查

这些检查能有效地预测全身麻醉诱导时可能遇到的困难。如气体潴留和呼气流速减少可能会加重高碳酸血症，导致面罩通气期间或气管插管后血流动力学不稳定。肺动脉压力升高提示可能需要进行体外循环。

2. 术中监测

(1) 肺移植术中体循环与肺动脉压力监测尤为重要。呼吸困难、心律失常、右心室扩张及肺动脉高压都会使全麻诱导前置入肺动脉导管变得困难。能监测血氧的肺动脉导管可有效评估心脏情况不稳定患者的组织氧供情况。也有人建议右心室射血分数导管或许能有助于右心功能衰竭的诊断。使用右桡动脉置管伴或不伴股动脉置管监测体循环血压都是合适的。股动脉置管可能阻碍股部体外循环管道的置入；但是，当需要建立静脉 - 动脉 ECMO 时，股动脉置管能提供快速的通道。

(2) 在单肺通气（one lung ventilation，OLV）开始或肺动脉阻断时，压力会变得很大，使用脉搏血氧饱和度监测仪连续监测 SpO_2 特别重要。

(3) 近红外光谱分析（near infrared reflectance spectroscopy，NIRS）已被证实能有效地监测在 ECMO 或 CPB 期间脑部的氧供是否足够，同时能检测出由于股动脉置管所导致的下肢缺血。

(4) TEE（transesophageal echocardiography）可能是最有效的监测手段。TEE 可用于：①直接观察右心室和左心室的室壁运动与功能，同时评估心脏瓣膜的功能；②评估肺动脉和肺静脉的吻合情况与血流情况；③吻合肺血管时会导致心脏进气，TEE 可用于评估心内气体排出情况；④可根据彩色多普勒的血流速度评估肺动脉压力。

> **临床要点**　TEE 可能是最有效的评估工具。TEE 可用于：①直接观察右心室和左心室的室壁运动与功能，同时能评估心脏瓣膜的功能；②评估肺动脉和肺静脉的吻合情况与血流情况；③吻合肺血管时会导致心脏进气，TEE 可用于评估心内脏的气体排出情况；④可根据彩色多普勒的血流速度评估肺动脉压力。

3. 静脉通路的建立

当预测肺移植手术需要大量输血时（如伴有艾森曼格综合征的先心病患者行 HLT、伴有胸膜疤痕的 CF 患者行 BSLT），通常在外周和中心静脉置入大口径的套管（如外周静脉使用 14 号套管、中心静脉选用 8.5～9.0F 的管道），同时使用快速输液装置。对于有严重肺动脉高压或者右心室功能障碍的患者，应考虑在麻醉诱导前行股动脉置管以便于快速建立 ECMO 和 CPB 的管道。

4. 体位

单肺移植时，即使考虑需要建立 CPB（肺动脉高压的患者行 SLT），也通常采用完全的侧卧位。通常会备一侧腹股沟区域以便建立 CPB 时可选择股部置管。BSLT 时通常采用仰卧位，其有助于正中胸骨切开、蚌壳式切开以及双侧胸前切开术。

5. 备好体外循环机

对于肺动脉高压或边缘性 ABG 结果的患者，即使计划行 SLT，体外循环的准备也是必要的保障措施。

6. 麻醉药物的选择

(1) 麻醉的诱导通常选用促进血流动力学稳定的药物（如依托咪酯）和可用于改良快速顺序诱导插管的非去极化的肌肉松弛药物（如罗库溴铵）。为控制气管插管的心血管反应，可静脉注射适量的芬太尼（5～10μg/kg）。

(2) 如果不打算术后早期拔管，我们推荐使用大剂量的阿片类药物（如 20～75μg/kg 的芬太尼）、小剂量的强效吸入麻醉药（如 0.2%～0.6% 的异氟烷）及肌肉松弛药进行麻醉维持。胸段硬膜外麻醉除了能提供良好的术后镇痛外，可用于增加术中的全身麻醉效果。持续输注局麻药，如 0.2%～0.5% 的罗哌卡因可提供理想的术区麻醉与镇痛，也能减少阿片类药物和吸入麻醉药物的剂量。

(3) 通常应避免使用氧化亚氮，原因包括：①单肺通气时，基本需要 100% 的氧气来维持足够的动脉氧饱和度；②肺大疱会扩大并且压迫剩余的正常肺组织，因为加剧 V/Q 比例的不平衡；③可能会出现无法解释的气胸。

7. 气道保护

为了良好的术野显露，通常需要肺隔离术。双腔气管导管（EBTs）或支气管封堵器均能有效地达到此目的。这些选择的综合讨论可见第 15 章 "肺和纵隔手术的麻醉管理"。

(1) 肺移植时使用双腔支气管导管（EBT）有以下优点：①有助于肺部隔离；②可为非通气侧肺进行吸引；③可对非通气侧肺使用 CPAP；④可提供术后非依赖肺通气。

(2) 无论是右侧还是左侧的 SLT，或者是 BSLT，均推荐使用左侧 EBTs（如 Broncho-Cath）（有些中心做左侧的 SLT 时仍使用右侧 DLTs）。由于右上肺叶开口与右主支气管较近，如果使用右侧 EBT，可能会增加右上肺叶阻塞的发生率。

(3) 选择合适的 EBT 大小。为了方便术中和术后使用纤支镜治疗，通常选择不会造成气道损伤的最大尺寸的 EBT。男性受体通常选用 39F，女性受体通常选用 37F。CF 患者通常气道结构偏小，可能需要 35F 的 EBT。

(4) 许多肺移植受体肺代偿功能有限，气管插管时可能会迅速出现低氧。在纤支镜的帮助下，可迅速且准确地完成 EBT 的初步定位。

> **临床要点** 许多肺移植受体肺代偿功能有限，气管插管时可能会迅速出现低氧。在纤支镜的帮助下，可迅速且准确地完成 EBT 的初步定位。

8. 机械通气的管理

(1) 根据潜在的肺部病理生理改变，侧卧位可能造成氧合与通气的显著改变。有时候，根据患者术前的 V/Q 扫描结果可以预测体位改变对血气结果的改善或恶化作用。

(2) 单肺通气下（SLT 和 BSLT 手术期间）提高氧合的措施的讨论见第 15 章 "肺和纵隔手术的麻醉管理"。

(3) 对于单肺通气下的肺气肿患者，改变机械通气时的吸呼比可能有一定好处。延长呼吸循环里的呼气时间，允许患者充分地呼气，可以减少患者原肺过度膨胀（呼吸叠加）及随后移植肺受累的可能性。

(4) 肺气肿患者（尤其是 V/Q 比例严重失衡的患者）进行单肺移植时，通常采用单肺或差异通气。

(5) 当移植肺植入后，使用能维持足够氧合的最低 FiO_2，同时使用 $10cm H_2O$ 的 PEEP。对于肺气肿患者，单肺通气可令 PEEP 选择性地传递到移植肺上，避免了原肺空气滞留和过度充气。

(6) 对于 CF 患者行 BSLT 或者气道有出血和分泌物导致梗阻或阻碍气体交换时，经常使用纤维支气管镜进行吸引和灌洗可有效维持气道的通畅性。

九、手术操作与麻醉相关操作

1. 胸膜过度粘连、血管畸形、侧支血管存在或者既往心胸手术史均可令手术操作复杂化。

2. 肺移植时通常采用单肺通气以方便手术操作。开始单肺通气时，必须要预测到气体交换功能和血流动力学的急性恶化。出现这些情况时，可采用以下策略以改善氧合作用。

(1) 对没有肺大疱或肺气肿的非术侧肺（通气侧肺）使用 PEEP。

(2) 对术侧肺（非通气侧肺）使用 CPAP

或高频喷射呼吸机。

(3) 结扎术侧肺的肺动脉分支。

(4) 启动机械辅助循环。

3. 当肺动脉压力较低时阻断肺动脉分支，患者通常能耐受，而且 V/Q 比例和 ABG 参数都会有所改善。如果肺动脉压力的升高加重右心衰竭，可使用血管扩张药物和正性肌力药物改善体循环的血流动力学，然而选用某些药物（如硝普钠会加重 V/Q 比例失衡）会进一步损害气体交换功能。若患者在药物干预下状况仍持续恶化，应考虑建立 CPB 或 ECMO。

4. 植入供体肺之前，需修整肺门的结构以匹配受体的支气管、肺动脉及包含肺静脉开口的心房袖的大小。在严格保持移植物低温的情况下，支气管吻合、心房袖及肺动脉吻合依次进行。

5. 缺血间期，随着血管阻断钳的移除而结束，但在通气恢复之前，体循环动脉的氧饱和度仍保持不变。在移除阻断钳之前，应马上静脉给予甲泼尼龙（250～500mg）以减少超急性器官排斥反应的发生。再灌注后血管活性物质的循环可能会导致体循环低血压，需要提前给予血流动力学的支持。

6. 有时可使用可曲式纤维支气管镜清除气道分泌物，使移植肺重新膨胀。操作时可观察气道的吻合情况以确保气道的完整性。

7. 肺气肿患者行单肺移植后，必要时原肺可使用麻醉呼吸机（延长呼气时间，小潮气量，0 PEEP），移植肺可使用 ICU 级别呼吸机（增加呼吸频率，5～7ml/kg 的小潮气量，$10cm H_2O$ 的 PEEP，$FiO_2 \leq 0.3$）进行单肺通气。

8. 在移植肺再灌注的几分钟到几个小时之后，可能会出现再灌注损伤，其特点包括肺泡 - 动脉血氧梯度增加，顺应性变差及严重的肺水肿。最有效的治疗方法包括使用 PEEP 和严格限制晶体、胶体的补液量。在少数情况下，再灌注损伤可能会伴随肺高压。出现这种情况时，可选择吸入一氧化氮（每分钟心率 40~80 次）；而吸入前列环素也能有效地降低肺动脉压力 [39]。如果存在右心衰竭的证据，持续静脉输注去甲肾上腺素［0.05~0.2μg/（kg·min）］、米力农［0.375~0.5μg（kg·min）］或二者联用可能有一定效果。

> **临床要点** 对于再灌注损伤，最有效的治疗包括使用 PEEP 和严格限制晶体、胶体的补液量。在少数情况下，再灌注损伤可能会伴随肺高压。出现这种情况时，可选择吸入一氧化氮（40~80ppm）；而吸入环前列腺素也能有效地降低肺动脉压力。

9. 在手术结束时，EBT 可以换成标准的单腔气管导管，也可保留 EBT 以便于在 ICU 进行单肺通气。

10. 进行 BSLT 的患者与接受整块双肺移植术相同的患者范围。在许多中心里，BSLT 是首选术式。BSLT 通常可在不使用体外循环的情况下完成。它最大的缺点在于序贯式的植入会延长第二个移植肺的缺血时间。

十、术后管理与并发症

1. 即刻优先考虑的就是及时、强化的呼吸和循环系统支持。

(1) 早期呼吸功能不全通常由于再灌注损伤导致，其特点包括肺泡—动脉血氧梯度增加、肺顺应性差及肺实质浸润（即使心室充盈压低）。带有 PEEP 的机械通气是至关重要的，但是考虑到新的气管吻合口，需保持最低的充气压力。

(2) 在达到可接受的动脉氧饱和度水平时，

使用最低的 FiO_2。

(3) 15% 的肺移植受体可能会由于再灌注损伤和手术过程中淋巴系统的破坏而发展为严重的肺损伤。这种类型的肺损伤可使用 ECMO、NO 及选择性肺通气来治疗。

(4) 可出现急性的移植肺功能障碍，其死亡率高达 60%。

(5) 出血、肺动脉或肺静脉吻合口狭窄、张力性气胸或者心包积气可能会使心血管功能恶化。TEE 能有效诊断血管的阻塞性病变。出血通常出现在有胸膜疾病或者艾森曼格综合征的患者中。张力性气胸更多出现在伴有终末期肺气肿的患者中。

2. 已制定了免疫抑制药的药物方案（表 17-6）以控制受体的免疫反应及预防排斥反应 [66]。肺移植的临床免疫抑制治疗可根据以下几个方面考虑：①诱导治疗；②维持治疗；③抗排斥治疗。多部分中心会使用三联药物维持方案，包括皮质类固醇、钙调磷酸酶抑制药（如环孢素或他克莫司）和抗增殖药（如硫唑嘌呤）。尽管这些治疗方案能有效控制急性排斥反应，慢性排斥反应仍然是长期发病率和死亡率的重要因素。

(1) 环孢素是一种来源于土壤真菌的环状多肽。其主要作用是抑制巨噬细胞和 T 细胞产生白介素及阻止辅助 T 细胞的激活。

(2) 硫唑嘌呤阻断嘌呤的生物合成，这对 DNA 和 RNA 的产生都很重要，因此可以抑制 T 细胞和 B 细胞增殖。

(3) 泼尼松是可以抑制辅助 T 细胞增殖和抑制 T 细胞产生白介素的抗炎药物。

(4) 他克莫司是有免疫抑制作用的大环内酯抗生素，可阻断白介素的产生及 T 淋巴细胞的增殖。它可用于治疗急性的排斥反应，是环孢素的替代品。与环孢素相比，使用他克莫司发生排斥反应概率降低，感染率相似，新发的糖尿病发生率升高。它可有效减缓闭塞性支气管炎的进展。鉴于这些原因，有人建议使用他克莫司作为一线的免疫抑制药物。

(5) 大约 50% 的肺移植中心使用多克隆抗体（抗淋巴细胞球蛋白）和白介素 –2 受体拮抗药（达利珠单抗或巴利昔单抗）或阿仑单抗作为诱导治疗。

3. 与其他实体器官移植相比，肺移植患者术后感染性并发症发生率更高。因此，必须鉴别感染和移植的排斥反应。

(1) 以下几个因素会增加移植肺的感染风险：①暴露于外部环境；②肺部淋巴系统的破坏；③黏膜纤毛功能的损伤；④机械通气的延长容易导致患者院内感染及呼吸道细菌定植；⑤气道存在异物（如缝线等）。

(2) 正确的诊断对良好的预后十分重要，通常使用纤支镜进行支气管活检。有时需要进行开胸肺活检。

(3) 在术后的 2 个月内，院内的革兰染色阴性细菌感染是导致肺炎的最常见原因。随后，CMV 局限性肺炎更为常见并与慢性排斥反应的进展有关。

4. 迷走神经、膈神经及喉返神经在肺移植时会受累及。这些神经的损伤会导致机械通气撤机困难。

5. 术后气道并发症包括支气管吻合口裂、支气管狭窄（最常见）、阻塞性肉芽肿、支气管软化及支气管瘘形成[67]。

十一、预后

1. 生存率：根据 ISHLT 注册中心最新的报道，中位生存期为 5.8 年。从 1990 年 1 月到 2014 年 6 月，未调整基准的生存率为 3 个月 89%、1 年 80%、3 年 65%、5 年 54% 和 10 年 32%。这比以前报道的稍高。

(1) 与受体 1 年内死亡率密切相关的分类危险因素包括男性受体、肺疾病类型（如 COPD）、移植前长期的激素使用、再次移植、早期年代的移植、移植时疾病的严重程度增加（需要机械通气或透析）、缺氧以外的供者死亡原因、CVA 或脑卒中或头部外伤、供体与受体 HLA 类型的高度不匹配、CMV 不匹配及供体受体的血型不一致。

(2) 与死亡率密切相关的持续性危险因素包括受体和供体移植时年龄较大、较小体量的移植中心、较矮的供体身高、供体与受体身高差值巨大、较低的供体 – 受体 BMI 比值、移植前高胆红素水平、静息状态时需要更大的氧气治疗、FVC 预测值较低及血清肌酐水平升高。

(3) 肺移植后发病率的危险因素包括高血压、肾功能不全、高脂血症、糖尿病、闭塞性细支气管炎及冠状动脉血管病变。

2. 目前已证实肺移植后存活者的活动耐量及生存质量均会改善。

十二、儿童肺移植的特殊考虑

1. 流行病学

(1) 从 1986 年开始，目前已有 2229 例 17 岁及以下的儿童肺移植报道。

(2) CF、特发性肺动脉高压、肺间质病变及增殖性闭塞性细支气管炎占据了几乎所有肺移植患儿的诊断。BSLT 是最常使用的手术。

2. 结局

目前 1 年生存率与成年患者相当[68]。

3. 病理生理学

单独的肺移植通常是伴有严重肺发育异常患儿（如伴有肺发育不良的先天性膈疝、囊腺瘤畸形）唯一的生存机会。极少数情况下，肺动脉高压、CF 及艾森曼格综合征患者可以行 HLT。

4. 供体肺

肺大小的考虑进一步限制了器官的匹配，因此供体更加缺乏。供体器官的缺乏导致了活体肺叶捐献的出现；然而，这种方法是否能成功仍然是未知的。另外，这个手术导致的供体与受体的发病率和死亡率已引起了很大的争议。

5. 气管插管

在较小的儿童患者中，无法使用双腔支气管导管。相反的，目前最常用的是使用传统带套囊的单腔管进行选择性支气管插管。

十三、肺移植后患者的麻醉

除了几点特殊的考虑，有几条一般原则适用于所有肺移植成功的患者，包括免疫抑制药的毒性、容易感染或进展为恶性肿瘤、其他药物（包括麻醉药物）与免疫抑制药的相互作用。

1. 整块双肺移植术后的患者，因为通常需要进行广泛的心脏后剥离，可导致心脏去神经化。

2. 气道的吻合可能与长期的气道狭窄及分泌物无法完全清除相关。

3. 免疫抑制药的全身毒性作用

(1) 环孢素具有很强的肾毒性，会导致血尿素氮和肌酐水平的增加，大部分患者会发展为高血压。环孢素可以导致肝细胞损伤、高尿酸血症、牙龈增生、多毛症、震颤或癫痫（高血清水平的时候）。

(2) 硫唑嘌呤抑制骨髓腔里的所有构成元素。贫血、血小板减少症，有时候再生障碍性贫血也会发生。硫唑嘌呤与肝细胞和胰腺功能受损、脱发及胃肠不适相关。对于此类患者，非去极化肌肉松弛药的用量要求可能更高。

(3) 泼尼松会导致肾上腺功能抑制、糖耐量异常、消化性溃疡、无菌性骨坏死及皮肤脆弱。对于长期肾上腺功能抑制的患者，是否需要术中给予糖皮质激素"应激剂量"仍存在争议。

(4) 他克莫司会产生与环孢素类似的一系列毒性作用（包括肾毒性）。

4. 感染

(1) 移植后的早期细菌感染通常与肺炎（肺炎链球菌；革兰阴性杆菌）、伤口感染（金黄色葡萄球菌）及留置尿管（大肠埃希菌）相关。由于患者特别容易获得肺炎，高度推荐全麻后尽早拔管。

(2) CMV 是肺移植受体最常见的病毒病原体，来自原发的感染（血清阴性的受体接受了 CMV 感染的器官移植或血制品治疗）或者是血清阳性的患者感染的再次激活。

(3) 在使用了免疫抑制药的几个月后，机会性感染的概率升高（CMV、卡氏肺孢子虫、带状疱疹）。如果诊断迅速和治疗得当，患者可得以存活。可以预防性使用抗生素，已被证实可以减少某些感染的发生率（例如使用复方新诺明预防卡氏肺孢子虫感染）。

5. 移植后淋巴增生障碍常发生在免疫抑制的患者中。移植后淋巴增生障碍是围术期以外的第三死亡原因，其发生率为 1.8%～20%。其他肿瘤与免疫抑制相关，包括：①非霍金奇淋巴瘤；②鳞状皮肤癌或唇癌；③ Kaposi 肉瘤；④外阴、会阴、肾脏及肝胆系统癌症。

6. 药物相互作用

(1) 环孢素与泼尼松均通过肝脏细胞的 CYP_{450} 酶系统代谢。抑制这些酶的药物（如钙通道阻滞药）会增加这两个药物的血清浓度，增加毒性不良反应。

(2) 其他药物（如巴比妥类药物与苯妥因）可能诱导 CYP_{450} 酶并降低环孢素水平至有效血药浓度范围以下。

十四、肺移植的未来

对于许多 ESPD 的患者，肺移植是一个可行的治疗选择。尽管随着手术技术、器官保存技术及围术期管理的进步，受体的生存率与生存质量得以提升，但是合适的供体器官短缺仍然是肺移植的绊脚石。通过使用来自年龄较大供体及心脏停跳后器官捐献，以扩大供体器官库的努力正在持续进行。这些努力加上器官分配方法的改善及优先选择标准的完善，应能理想地加快对最重症患者的移植。围术期的优化管理方案及更为广泛使用的机械生命支持（如 ECMO）的发展，已经成为提高患者移植前后生存率的重要工具。正在进行的关于闭塞性细支气管炎的机制、预防及治疗的研究，将为减少或者消除这种毁灭性的并发症带来希望。

第 18 章
心律失常、节律治疗装置及导管和外科消融方法
Arrhythmia, Rhythm Management Devices, and
Catheter and Surgical Ablation

Soraya M. Samii，Jerry C. Luck，Jr. 著

朱茂恩 王 锷 译

唐 越 彭勇刚 校

本章要点

- 中到重度左心室功能不全的患者发生持续性单形性室性心动过速（ventricular tachycardia，VT）的风险远高于左心室功能正常的患者。

- 室性心动过速通常会引起晕厥，合并结构性心脏病者有较高心源性猝死的风险。

- 存在窦房结功能障碍（sinus node dysfunction，SND）、二度或三度房室传导阻滞且有症状的患者，术前则常需安装永久起搏器。

- 对于室性心动过速的处理首选胺碘酮静脉注射，也可以选用利多卡因，特别是考虑存在心肌持续缺血的情况。对于尖端扭转型室性心动过速，要停止使用诱发 QT 间期延长的药物。

- 双束支传导阻滞合并周期性三度房室传导阻滞和晕厥的患者猝死率升高。因此，这类患者建议预防性植入永久起搏器。

- 急性心肌梗死后心律失常采用临时起搏治疗，并非意味着达到植入永久起搏器应用指征。

- 由于频率自适应起搏器能感知振动和阻抗变化，并可引起基于感应器的心动过速，因此建议在围术期关闭频率自适应起搏功能。放置一块磁铁在起搏器上能关闭频率响应功能，使其按非同步起搏工作。

- 目前大多数起搏设备对磁性设备的反应是单腔或双腔非同步起搏模式，磁性模式下频率自适应功能通常也被暂停。在非同步起搏模式下，起搏器不会因为感知心电活动而被抑制，不受患者心律影响，以固定频率起搏。

- 部分厂家，如 Biotronik、St. Jude Medical 和 Boston Scientific 生产的起搏器，具备可编程磁性模式，使其能对磁性装置做出不同的反应。尽管这个功能很少使用，但在有磁性装置的时候可以保留患者的自主心律，而不用恢复为非同步起搏。

- 5～100 Hz 的电磁干扰（electromagnetic interference，EMI）信号由于与心脏内电信号频率范围相互重叠而不会被滤过。所以这一波段的电磁干扰可能被当作心内来的信号，判断为异常心电。可

能的反应包括：①引起不适当的抑制或触发刺激；②非同步起搏（图18-5）；③模式重设；④直接损害脉冲发生器电路；⑤触发不必要的ICD电击。

- 室性心动过速（VT）的治疗包括抗心动过速起搏、心律转复或除颤。高达90%的单形性VT可以被危急起搏终止，从而减少疼痛的电击治疗，延长电池寿命。在抗心动过速起搏时，成串刺激是以VT周期的固定百分比传送的。

- 急性心肌梗死、严重急性酸碱或电解质失衡，或低氧可能增加除颤阈值，导致无效电击。任何以上情况都能影响VT的速率和波形及影响VT的诊断。

- 磁铁的应用不会影响ICD心动过缓的起搏或触发非同步起搏。磁铁在目前使用的ICD中的应用只在于抑制心动过速的感知及发放电击。只要磁铁与ICD保持接触就会抑制心动过速的感知，而一旦移开磁铁，ICD又会恢复感应快速心律失常的程序设置。

- CIED团队（心内科医师、电生理医师及管理起搏器设备的临床医务人员）应该了解手术相关的基本信息，如手术部位及类型、手术时的体位、手术电刀使用的需求和部位、使用直流电复律或除颤的可能及其他EMI来源。

- 起搏器依赖的患者在EMI存在时，发生心搏骤停的风险极高。如果可能存在EMI（如在脉冲发生器或电极附近使用单极电刀或脐上方手术），装置应设置程序为非同步模式。这种情形下可以使用磁铁使频率自适应起搏功能失活。

- 起搏器依赖的患者带有ICD或者由于手术部位不能放置磁铁时，推荐设置为非同步模式。

- 在手术室采用磁铁可以避免CIED重新设置的复杂工作。并且当出现自主心律与非同步起搏竞争时，移除磁铁即可。

一、概述

任何导致血流动力学不稳定的心脏节律或传导异常及心律失常都需予以关注。给予抗心律失常药物是紧急处理有症状心律失常的标准方案。器械治疗指征已经扩展到长期心律失常的处理。本章的重点是植入电生理装置患者的围术期管理，心律失常的概念、抗心律失常策略及药物选择的内容仅作简要描述。

二、心律失常的概念

（一）电生理基础

1. 动作电位

心室肌细胞的动作电位（action potential,

AP）根据细胞膜对Na^+、K^+及Ca^{2+}的通透性改变分为5个时相（图18-1）：0期表示快速去极化，其特点为Na^+快速进入细胞引起细胞膜电位迅速上升。而细胞阻抗从$-80mV\sim-85mV$的静息电位状态快速下降；1期是快速复极早期，由细胞内K^+外流引起；2期是平台期，表示缓慢复极时相，缓慢的Ca^{2+}内流被K^+外流抵消而平衡；3期是快速复极期，由于K^+快速外流而形成；4期是动作电位间的舒张期间期，也是心房肌、心室肌细胞膜的静息状态。

2. 离子通道

离子通过疏水脂质膜中的特殊蛋白通道形成跨膜电流，从而引起心肌细胞电活动。这些通道闸门的开闭取决于膜电位（电压依赖性）和电位变化持续的时间（时间依赖性）。细胞

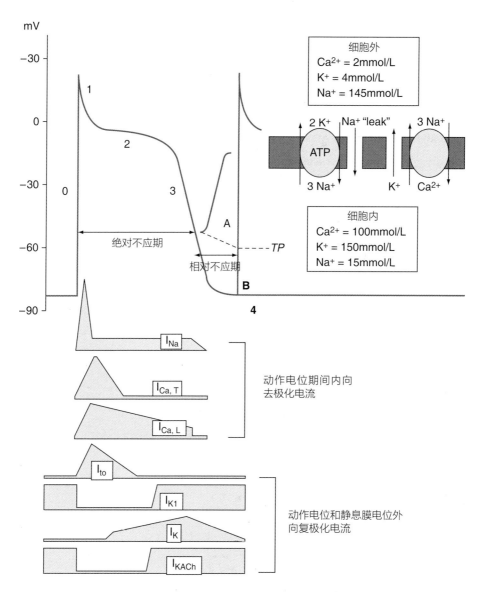

▲ 图 18-1 浦肯野纤维的动作电位（AP）和细胞膜静息电位（RMP）

动作电位示意图右侧显示动作电位 4 期细胞内外离子浓度、主动及被动离子交换及细胞内离子浓度恢复示意图。内向电流包括钠电流（I_{Na}），经 T 型和 L 型通道的钙电流（I_{Ca}）以及短暂外向的钾电流（I_{to}）。外向电流都是通过内向矫正通道（I_{K1}），钾通道（I_K）和 G 蛋白联合胆碱通道（I_{KAch}）的钾离子电流。

动作电位示意图下方是内向去极化电流和外向复极化电流，ATP 依赖性 Na^+-K^+ 泵维持大幅度 Na^+ 外流和 K^+ 内流差，从而形成小的净外向电流。被动 Na^+-Ca^{2+} 交换产生小的净内向电流。小的内向 Na^+ 渗漏使得静息膜电位轻度正向 K^+ 平衡电位（-96 mV）。动作电位 0 期是上扬期，1 期开始快速复极，2 期是平台期，3 期为复极末期。绝对不应期细胞对动作电位或细胞外刺激无反应。A. 小的电势差在相对不应期由扩散动作电位或细胞外刺激下可以产生，但不能自我扩散；B. 正常动作电位在相对不应期末产生，这时 Na^+ 通道已经从失活期中完全恢复，动作电位是可传播的，值得注意的是，相对不应期产生兴奋的阈值电位更趋向正值膜离子通道随着每个动作电位改变依次在"激活""失活"和"恢复"3种状态循环。Na^+和Ca^{2+}内流通过这种门控机制进入细胞。体表心电图中，快反应钠电流形成P波和QRS波群。另一方面，慢钙通道开放引起窦房结和房室结去极化。房室结内慢钙通道延迟了房室结内的传导，正常PR间期的2/3是由于此延迟引起，一系列K^+通道则主导心肌细胞复极化和"T"波形成。

如果异常通道蛋白取代正常通道蛋白，离子通道发生改变，则会引起心律失常。例如QT间期延长可能是编码了突变基因引起的，也可能是抗心律失常药物抑制了特殊离子通道引起的[1]。

3. 兴奋性

细胞跨膜电位差降低至阈电位水平会触发扩布性反应，这被称为"阈值电位"。自然电刺激和外加电流两个机制决定了扩布性动作电位的产生。外加刺激的阈值是指引起反应的最小刺激强度。使用外部电极时，仅仅穿透细胞膜的那部分刺激会引起兴奋。刺激电极的大小与阈值密切相关，减小刺激电极宽度（从3mm减小到0.5mm）可以增加小范围内的电流密度，从而降低达到阈值所需的能量。因此，起搏常用的方法是采用一个较小的刺激电极和较大的无关电极以降低阈值，诱导兴奋。

4. 传导性

心脏内部分细胞的一些区域具有向特定方向传导的特性，能够将动作电位通过优先方向由优先部位快速地向邻近细胞传导。这使得传导沿着有序的方向进行，如两个心房去极化发生在刺激到达房室结引起心室去极化之前。窦房结和房室结的"L"和"T"型钙通道是扩散电流之源[2]，而浦肯野纤维的扩散电流主要是源于钠离子通道。房室结的传导速度约为0.2m/s，远低于浦肯野细胞2m/s的传导速度。

这些细胞的不同特性可以解释某些抗心律失常药物的效应，如Ⅰ类抗心律失常药的主要作用为阻滞钠通道，因而该药物将优先降低浦肯野细胞内的传导速率，而不是房室结。

（二）心律失常发生的机制（表18-1）

表18-1 临床心律失常已证实或假定的电生理机制

机 制	心律失常
改变的正常自律性	窦性心动过缓和过速；游走性心房起搏点；房室交界和室性逸搏心律
异常自律性	慢性单形性VT；急性心肌梗死引起的交界性或室性自主节律；部分异位性房性心动过速
触发活动（DAD）	急性心肌梗死最初24h内发生的VT；地高辛中毒引起的房性或室性心动过速；儿茶酚胺介导的VT
触发活动（EAD）	伴有长QT间期多形性VT（如尖端扭转型室性心动过速）
自动折返	窦房结、心房、房室结或房室旁路折返引起的阵发性SVT；心肌梗死愈合后VT；房扑
功能性折返	心房颤动；急性心肌梗死引起的单形或多形性VT；心室颤动

DAD.延迟后去极化；VT.室性心动过速；EAD.早期后去极化；SVT.室上性心动过速

1. 自律性

自律性是可兴奋细胞独有的一种特性，可以在无外来电刺激的情况下自动去极化并产生电冲动。窦房结是心脏主要的自主起搏点。具有自律性的其他起搏点包括界嵴、冠状窦开口、房室交界和心室希氏－浦肯野系统。窦房结细胞节律异常时，其他起搏点可以控制心脏起搏。自律性可以是正常的，也可是异常的。因电冲动发生离子通道电流改变引起的自律性改变可认为是正常现象。自律性正常的例子包括儿茶酚胺引起窦房结细胞T型钙通道电流增加导致的窦性心动过速和交界性心动过速。通常不具起搏活性的心房和心室肌细胞因为非正常电冲动引起去极化则是自律性异常，如缺血损伤可以引起肌细胞的最大舒张电位上移，达到正向膜电位，从而引起自动去极化[3]。

2. 触发活动

继正常动作电位去极化之后膜电位异常震荡达到阈电位引起的动作电位，称为触发活动。这种后去极化可以发生在完全复极之前，称之早期后去极化（early afterdepolarizations，EADs），或者发生在复极后晚期，称之延迟后去极化（delayed afterdepolarization，DAD）。任何一种后去极化电位震荡超过阈电位可激发异常心动过速。

EADs 最常发生复极延迟和 QT 间期延长，获得性和先天性 QT 间期延长综合征容易出现 EADs，诱发尖端扭转型室性心动过速（有时也称多形性室性心动过速）及猝死。心动过缓和肾上腺素容易触发 QT 间期延长综合征导致尖端扭转型室性心动过速。遗传性 QT 间期延长综合征是由于编码钠通道和钾通道的基因缺陷，从而导致复极化时净外向正电流减少，引起 QT 间期延长。低钾血症、ⅠA、Ⅲ类抗心律失常药和一些抗生素如红霉素、抗真菌药、抗组胺药及吩噻嗪类药物，均能引起 EADs，从而导致获得性 QT 间期延长。

延迟后去极化电位可引起钙超载相关的心律失常。地高辛中毒是引起 DAD 最常见的因素，触发活动是地高辛引起快速性交界心律和双向室性心动过速的常见机制。儿茶酚胺也促进钙超载和 DADs 的形成。

3. 折返

无论是解剖性还是功能性折返，心电波前必须以一定速度环绕不可兴奋组织，以维持一个可兴奋的间隙。折返发生必须有以下条件。

(1) 单向传导阻滞的区域。

(2) 首尾相连的两条传导通道。

(3) 慢性传导区。

解剖性折返常见于几种室上性心动过速，包括 Wolff-Parkinson-White 综合征（预激综合征）、伴有旁路的室上性心动过速、典型及非典型的房室结性心动过速。经典的房扑在右心房解剖上存在环路，环绕三尖瓣峡部慢传导区域。病理性持续单形性室性心动过速常与瘢痕组织或纤维化有关，这构成了解剖性折返的机制。

功能性折返环由围绕非兴奋组织的小环形成，见于多种形式的房性心动过速，是心房颤动多重微波理论的机制。

（三）解剖基础和触发因素

1. 室上性

心房结构非常复杂，其心内膜下肌束中混杂着传导束分支网络，形成传导阻滞功能区域及优先兴奋部位。纵向连接纤维较横向或平行连接纤维传导快（所谓各向异性传导）。房扑时，右房界脊和欧氏脊组成解剖屏障形成单向折返环。三尖瓣环与下腔静脉之间的右房峡部常存在慢传导区，是射频消融治疗顺向和逆向房扑的部位。心房颤动是一种混乱节律，肺静脉开口通常是心房颤动的起源部位，这种混乱节律通常由位于肺静脉单一起搏点激发。一旦去极化提早发生，心房颤动多重微波则沿心房复杂的传导结构形成。

2. 室性

心肌缺血和心肌梗死都可形成室性心动过速和心室颤动的急慢性解剖基础，如前所述，心肌梗死后瘢痕形成可以形成解剖折返环，成为折返性室性心动过速的基础。急性事件如急性冠状动脉阻塞、代谢紊乱包括局部高钾、低氧、酸中毒及肾上腺素水平升高都会引起心肌细胞自律性升高、触发激动和功能性折返。急性冠状动脉阻塞时易发心室颤动，与交感神经张力增加直接相关。加速性特发室性心律常见于急性心肌梗死，形成异常自主节律。心肌梗死慢性期，心肌梗死区呈岛状分布，几周后存活细胞被电屏障的瘢痕组织包绕，于是出现慢传导和单向传导阻滞。这些因素引起的折返，是6%～8%心肌梗死幸存者发生持续性单形室性心动过速的机制。心肌梗死后心肌重构是心律失常形成的重要基础之一。中到重度左心室功能不全的患者发生持续性单形性室性心动过速的风险远高于左心室功能正常的患者。

（四）心律失常的神经调节

1. β肾上腺素调节

心肌梗死早期交感神经张力增加容易发生心室颤动，而在慢性期又容易引起持续性单形性室性心动过速。β肾上腺素受体阻断药如普萘洛尔、美托洛尔及纳多洛尔能显著降低急性心肌梗死期心室颤动的发生率及猝死的风险，然而，β肾上腺素受体阻断药不能预防再灌注性心律失常的发生。

2. 副交感活性

急性心肌梗死期间，迷走神经激活有助于防止心室颤动的发生，心动过缓对防止心室颤动很有必要，采用起搏器增快心率将削弱其保护效应，迷走神经刺激对预防再灌注心律失常作用甚微。

（五）心律失常的临床处理方法

1. 晕厥

晕厥是指短暂意识消失和肌张力降低，随后自行恢复。总体人群中约40%的人可能发生晕厥。青年人发生血管迷走性或神经源性晕厥最为常见，这类晕厥并不增加死亡的风险。75岁及以上老年人晕厥的年发生率为6%，而45岁以下人群仅为0.7%。诊断晕厥的目的主要是区分良性血管迷走改变还是较为危险

的心源性原因[4]。心源性晕厥1年死亡率高达18%～33%，而非心源性晕厥死亡率则为0～6%。血管迷走神经源性晕厥患者并不死于晕厥。心脏解剖结构引起的晕厥是因为主动脉瓣狭窄及肥厚型梗阻性心肌病所致的心脏排血受阻。心律失常导致心排血量突然减少和血压严重下降可引起晕厥。窦房结功能障碍和房室传导阻滞是引起心动过缓及晕厥的常见原因。室上性心动过速较少引起晕厥，而室性心动过速则是引起晕厥的常见原因，如果合并结构性心脏病则有较高猝死的风险。晕厥的患者应该行心电图检查看是否有心房颤动、心肌梗死证据及传导病变如束支传导阻滞等心律失常。其他重要表现如预激（delta波）、QT间期及异位节律。这些异常都预示更高的死亡风险和进一步评估的必要性。

2. 心动过缓

每分钟心率低于60次即为心动过缓。慢性心脏节律在老年患者常见，但通常无症状。年轻患者静息状态慢心率可能主要因为迷走张力增高，并非病理性的原因。每分钟心率大于50次一般可维持血流动力学稳定，而清醒患者每分钟心率小于40次则血流动力学难以维持。如果无症状性心动过缓的患者没有传导性病变的证据（QRS波形态正常）并且对运动、阿托品或异丙肾上腺素有变时性反应，则几乎没有安装起搏器的指征。相反，有症状的患者存在窦房结功能障碍、二度或三度房室传导阻滞，术前则常需安装永久起搏器。继发于神经心源性晕厥、用药或者迷走神经张力过高的心动过缓患者术前往往不一定需要安装起搏器，停用造成心动过缓作用的药物或者对因处理通常足以解决。

3. 心动过速

每分钟心率超过100次称为心动过速，包括窦性心动过速、病理性室上性心动过速及室

性心动过速。除了应激、休克、急性呼吸衰竭或甲状腺危象等情况，安静状态下窦性心动过速每分钟心率很少超过 140 次。因此，成人在非应激状态下，QRS 波窄且规则，每分钟心率超过 150 次的心动过速极少为窦性，通常是阵发性室上性心动过速或 2 ∶ 1 传导的房扑。QRS 波不规则的室上性心动过速多为心房颤动或多灶性房性心动过速。后者常见于患有严重慢性肺病的老年患者。

QRS 波宽大的心动过速可能是起源于室性或室上性，通常如果有潜在心脏疾病的患者出现 QRS 波复杂宽大的心动过速多为室性心动过速，除非另有证据证明不是。然而，以下几种情况可能是室上性心动过速引起的。

(1) 室上性心动过速伴潜在或功能性束支传导阻滞。

(2) 室上性心动过速伴非特异性室内差异传导。

(3) 预激综合征。

ECG 诊断室性心动过速取决于是否能够发现房室分离、房室融合或夺获心律。使用 I 类抗心律失常药或极度高钾血症时，可出现室内传导延迟。发生心房颤动和宽 QRS 波心律的青壮年应考虑 WPW（预激）综合征。功能性束支传导阻滞常见于年轻人，老年人少见。

三、治疗策略

（一）药物治疗

对室上性心动过速的紧急处理现在已有流程可循。阵发性室上性心动过速有症状患者的治疗通常可静脉注射腺苷。心房颤动处理的主要目标是控制心室率，紧急给药包括：静脉注射地尔硫䓬和 β 受体阻断药（美托洛尔及艾司洛尔），其中艾司洛尔半衰期很短。地高

辛很少用于心房颤动紧急处理而且其效果难以预测。对于心室功能差和心室率快的心房颤动患者现在更多地采用胺碘酮静脉注射作为紧急处理方式。应通过中心静脉置管注射给药以防渗漏引起组织坏死。室性心律失常血流动力学稳定患者的药物治疗应该包含病因治疗。对于室性心动过速的处理首选胺碘酮静脉注射，也可以选用利多卡因，特别是考虑存在心肌缺血的情况。对于尖端扭转型室性心动过速，要停止使用诱发 QT 间期延长的药物，静脉滴注镁盐和钾盐以纠正电解质低下，这对缩短 QT 间期尤其有用，同时要尽可能避免使用减慢心率的药物。胺碘酮用于尖端扭转型室性心动过速的患者可延长 QT 间期使病情恶化。对于持续室性心律失常且血流动力学不稳定的患者，用药处理应根据当前的高级心脏支持（advanced cardiac life support, ACLS）程序进行。

致／促心律失常

虽然有些药物用于正常心脏相对安全有效，但是用于结构异常的心脏则不一定。因为某些药物本身的致心律失常作用，结构性心脏病患者长期药物治疗会增加死亡率。充血性心力衰竭和左心室功能差（EF ＜ 0.3）的患者禁用 I A 类抗心律失常药。I C 类抗心律失常药应避免用于有心肌梗死病史的患者[5]，否则会增加猝死的风险。Ⅲ类抗心律失常药物能延长 QT 间期，增加尖端扭转型室性心动过速发生的风险。

（二）非药物治疗

慢性心律失常的治疗重点已由药物治疗转向电生理治疗，尤其是对于合并结构性心脏疾病的室性心律失常。由于技术的进步，心脏植入性电子装置体积越来越小，功能越来越强。装置功能增强使得治疗选择增多，但同时也增加了围术期出现干扰和故障的概率。除了婴幼

儿，心脏植入性电子装置不再需要开胸就能植入。

1. 体外心脏电复律及除颤

直流电心脏复律（DC）与除颤不同之处仅仅在于前者加入了延时电路，使得电击能与体表心电图 QRS 波群同步。当前除颤器普遍使用双相电击，可以降低直流电复律和除颤的电击能量。自动体外除颤器（AED）还可以自动分析和指导除颤。

(1) 适应证：同步电击可用于血流动力学不稳定的大多数病理性心动过速，除外心室颤动和 QRS 波与 T 波不能区分的室性心动过速。自主节律紊乱的心律失常（如快速性房室交界或心室自主节律）不适用直流电复律。

(2) 操作程序：与心电图中大的 R 或 S 波的同步电复律可以防止意外电击触发的心室颤动。束支传导阻滞 R 波增宽、T 波高尖及起搏器故障（如夺获失败）引起的起搏干扰都可能引起同步错误。每次放电后都应该检查是否同步。电极按照前 – 外侧、后 – 外侧或前 – 后的位置放置。电流应该经心脏长轴，使心肌主体去极化，减少电流流经高电阻骨骼组织。带黏胶的标准电极片经常用来保持有效皮肤接触和电极稳定性。导电膏或导电糊能减少经胸电阻。但是不能用导电膏或导电糊桥接两电极，因为这会减少传递到心脏的能量。目前最新的除颤器自动设置的放电能量为 200J，这是成人电除颤初始的电击能量。对电复律，能量递增方式（从最小能量开始使用）能减少能量的使用及并发症的发生。开始设定 20～50J 就可能成功终止房扑或单形性室性心动过速。直流电复律会使患者特别疼痛，任何能量设定使用时都应先给予深度镇静。通常可以由麻醉医师或麻醉护士静脉注射短效镇静药如丙泊酚或依托咪酯。联合使用咪达唑仑和芬太尼也是一种备选的镇静方法，但是因为其有效作用时间太长，结果并不太理想。

(3) 心脏植入电子装置与心脏电复律：心脏植入电子装置（cardiac implantable electrical devices，CIED）电极位置良好时使用体外电复律是安全的 [6]。使用前 – 后位放置电极片并且前方电极片距离心脏植入电子装置 8cm 以上时可以防止其故障或损坏发生。直接在 CIED 上放电可能导致装置电源开关重置。开放性心脏手术中直接对心室放电有时也会导致脉冲发生器重置。通常，电复律后要检查 CIED 系统，确认没有电路损坏。

2. 临时起搏

在治疗心律失常方式中，与药物治疗相比临时起搏器治疗具有许多优点，如起效迅速、控制精准并能减少意外事件的出现和降低致心律失常的风险。但采用临时起搏的风险包括植入起搏电极的手术风险和起搏器放置不稳固可能移位的风险。

(1) 适应证：临时起搏适用于为每分钟心率小于 40 次且有症状性的心动过缓或逸搏心律患者以保障心率。预防性或备用起搏适用于突发高度房室传导阻滞风险增高的患者。临时超速起搏可以压制或终止房扑和某些持续单形性室性心动过速等。其他适应证列于表 18-2。临时起搏器的治疗终点是心律失常问题得到解决或者继续使用永久起搏器。

(2) 技术：临时起搏器通常经静脉在心内膜或者在心外膜放置电极导线。经静脉途径可通过上面的颈内静脉和锁骨下静脉或者下面的股静脉实施，心外膜起搏电极导线常用于心脏外科手术的患者，也可采用非创伤性经皮和经食管途径。经皮起搏会对患者造成较强的不适感，有时还会存在捕获困难，故仅用于紧急情况下，在手术室也仅作为临时起搏备用。经皮起搏对房室传导正常的患者仅能捕获心室起搏，不能保持最优的血流动力学状态。经食管

表 18-2　临时起搏器的常规和不确定的适应证

常规适应证	不确定适应证
• 有症状或血流动力学受影响的窦性心动过缓及逸搏心律 • 任何原因引起的进展性二度或三度房室传导阻滞安装永久起搏器前的过渡 • 急性心肌梗死期间出现以下情况：停搏；新发的双束支传导阻滞伴一度房室传导阻滞；伴有药物治疗效果不佳性心动过缓的交替性束支传导阻滞；二度Ⅱ型房室传导阻滞 • 心动过缓依赖性快速性心律失常（如伴有长 QT 间期综合征的尖端扭转型室性心动过速）	• 急性心肌梗死期间：新发或时间不确定的右束支传导阻滞伴左前束支传导阻滞、左后束支传导阻滞；一度房室传导阻滞；左束支传导阻滞；反复发作且阿托品无反应的窦性停搏；持续性室性心动过速的超速起搏 • 急性心肌梗死期间：新发或时间不确定的双束支传导阻滞或单纯右束支传导阻滞 • 心脏手术：①对血流动力学有影响的房室交界和室性心律的超速抑制；②终止折返性室上性或室性心动过速；③预防停搏或心动过缓依赖性快速性心律失常；④左束支传导阻滞患者置入肺动脉导管

起搏只能起搏心房，因此这种方法不适合高度房室传导阻滞或心房颤动的患者。

3. 永久起搏

永久起搏器不再只是简单提供心率支持，已经与药物及其他治疗手段一起成为整体治疗的一部分，对心力衰竭患者具有预防心律失常和改善生活质量的作用[7]。

(1) 适应证：心动过缓出现症状与否对决定是否安装永久起搏器有重要影响。对结构性心脏病和心力衰竭的患者采用多位点起搏已逐渐成为趋势。以前起搏器也用来处理折返性心动过速，而今，这项功能作为"分层治疗"的一部分，被整合到埋藏式心律转复除颤器（internal cardioverter defibrillator，ICD）和部分起搏器的心房或心室起搏程序中去了。

①房室传导阻滞：心动过缓或室性心律失常及二者兼有的患者可以出现症状，也可能没有。没有证据证明起搏器能改善单纯一度房室传导阻滞患者的生存率。房室结传导延迟引起的二度Ⅰ型房室传导阻滞进展为高度房室传导阻滞的可能性较小。除非患者有症状，不然一般不需放置起搏器。希氏束或以下结构引起的二度Ⅱ型房室传导阻滞常有症状，且预后不良，常进展为三度房室传导阻滞。对于慢性二度Ⅱ型房室传导阻滞的患者建议行起搏器治疗。如果二度Ⅰ型房室传导阻滞的患者出现晕厥等症状也应安装起搏器。起搏治疗可以改善二度房室传导阻滞两种类型的患者的生存率。非随机研究显示三度房室传导阻滞且有症状的患者安装起搏器后生存率显著提高[7]。

②双束支传导阻滞和三束支传导阻滞：双束支传导阻滞常发生在三度房室传导阻滞之前，但是进展较为缓慢（以年计）[8]。并且也没有可靠的证据证实手术、麻醉可以导致双束支传导阻滞急性进展为三度房室传导阻滞。但伴有周期性三度房室传导阻滞和晕厥的双束支传导阻滞患者猝死率升高，因此，这类患者建议预防性采用永久起搏器治疗。

③急性心肌梗死后房室传导阻滞：急性心肌梗死后心律失常可采用临时起搏器治疗，但并没有达到使用永久起搏器的应用指征。心肌梗死患者长期预后主要取决于最初心肌损伤的范围和心室内传导损伤的性质，而不是房室传导阻滞本身。急性心肌梗死出现心内传导异常的患者近期及远期预后都不容乐观，猝死风险增加。虽然这些患者房室传导阻滞发生率较高，但是这些不良预后并不是主要因为高度房室传导阻滞。

④窦房结功能障碍（SND）：窦房结功能障碍可表现为窦性心动过缓、暂停、停搏或者

窦房传导阻滞，伴或不伴有逸搏节律，其发生与心房颤动或心房扑动相关（快慢综合征）。SND 的患者可以出现心动过缓、心动过速或二者都有。其症状与心律失常之间的关联至关重要，可通过便携式监测设备确定。SND 也可表现为变时性功能不全（心率无法适时增快），安装频率自适应起搏器对恢复这类患者的自主心率可能有用。虽然有症状的 SND 是安装起搏器的主要适应证，但是起搏器并不提高存活率，却可改善患者的生活质量。

⑤颈静脉窦高敏综合征或神经介导的综合征：颈静脉窦高敏综合征表现为对颈静脉窦刺激反应过度而引起晕厥，这种晕厥并不多见。如果是单纯心脏抑制因素（心脏停搏、心脏传导阻滞）引起，而没有血压下降（血管舒张）因素，可以采用起搏器治疗。颈静脉窦高敏反应定义为由于窦性停搏或心脏传导阻滞及血压急剧下降引起心脏停搏超过 3s，神经介导的反应可能更常见，注意这两种因素对于有效治疗都很关键。神经介导（血管迷走神经）的晕厥约占晕厥总数的 25%，永久起搏器的作用是存在争议的，但有效性可能也是有限的。

⑥起搏器在儿童和青少年中的应用：儿童与成人起搏器安装适应证相同，但是儿童还需要考虑一些其他的问题：如与患者年龄相适应的最佳心率；心室功能障碍或循环生理有改变的患者所需的最佳心率。因此，是否安装起搏器主要是根据心动过缓的相关临床症状，而不是武断地仅根据心率的标准来决定，还需要考虑以下情况。

a.排除其他原因引起的心动过缓，如癫痫发作、憋气、呼吸暂停或神经调节机制导致的心动过缓。

b.有症状的先天性三度房室传导阻滞。

c.心脏手术后顽固的高度二度或三度房室传导阻滞，但对于遗留的双束支传导阻滞和间歇性房室传导阻滞的患者则不一定需要。

d.使用 β 受体阻断药治疗的先天性长 QT 间期综合征患者，尤其是长间歇依赖性室性心动过速。

⑦其他安装起搏器的适应证

a.肥厚梗阻型心肌病：短房室延迟的双腔起搏器可以减轻肥厚型梗阻性心肌病的左室流出道梗阻，使得部分患者的症状和功能状态得到改善，但是这种永久起搏器并不能降低这类患者的死亡率或防止猝死的发生。

b.心脏移植后心动过缓：多归咎于窦房结功能障碍，目前心脏移植更加注意保护窦房结，因此，窦房结功能障碍发生率大大降低了。大部分患者术后 1 年心动过缓逐渐改善，所以长期起搏没有必要。

c.快速型心律失常的预防：起搏器与 β 受体阻断药联合治疗可用于先天性长 QT 间期综合征患者快速性心律失常的预防，不推荐单独用起搏器治疗。备用双腔起搏除颤器是目前治疗的首选。

(2) 技术：现代单腔、双腔及心脏再同步治疗起搏器是具有多种程序化功能的复杂设备，包括自动模式切换、心率自适应起搏、自动阈值起搏与可编程电极设置等。现代起搏器还可远程监控，使常规的设备相关随访可以在家通过专线进行。旧起搏器系统可能没这些新技术，仍然需要来院或者上门对设备进行常规跟踪检查。起搏器采用碘化锂电池，预期使用寿命在 5～12 年，主要取决于设备功能、所需起搏频率及刺激参数的设置。起搏器多数采用经静脉的电极，而且电极配置是可编辑的。在使用单电极配置时，起搏器外壳作为阳极，起搏导线远端作为阴极。而使用双电极配置时，起搏导线的近端和远端可分别作为阳极和阴极。如果双极起搏的导线出现绝缘或传导失败，则它也必须能切换为单极起搏。同时起搏器也应该在开发新的功能设置的同时完善自己的缺点（如单极导线的过度感知）。具有自动模式切换功能的双腔起搏器尤其适用于房室传导阻滞和阵发性心房颤动的患者，它的内在算法能识别非生理性快速心房率，并自动切换为起搏模式以避免出现心房主导的传导及由此产生的心室过快起搏。还有最近美国食品与药品监督管理部（FDA）核准的无导线心内起搏技术，虽然目前仅可用于单腔心室起搏，但它确实提供了契合心率的治疗[9]。这是迅速发展的技术，在未来几年中，上述技术的适应证和复杂程度很可能会不断扩大。

4. 埋藏式心律转复除颤器

现代心律转复除颤器（implantable cardioverter defibrillator，ICD）具备多种程序，主要包括经静脉导线，也可以整合所有现代双腔起搏器和心脏再同步治疗起搏器的所有功能。ICD 采用电池和电容联合供电，所有型号均有远程监控技术，使患者能通过专用线路随访 ICD 状态，从而避免患者每年甚至每半年就要来医院进行评估。另外，ICD 还能识别多种快速性心律失常，并对每种心律失常采用程序化诊断及"分级治疗"（抗快速心律失常起搏——心脏转复电击——必要时除颤电击）。ICD 也能保存心律失常事件和治疗结果的记录。另外，ICD 体积已经显著减小（50ml 甚至更小）。几乎所有 ICD 都是经前胸壁植入，但也有例外的，就是皮下植入无起搏功能的ICD，它的置入位置在左外侧胸壁，导线放置在胸骨下段并在其外侧平行走行。

(1) 适应证：ICD 用于猝死的二级或一级预防。

① 二级预防：ICD 用于持续室性心律失常导致心搏骤停后幸存者的二级预防。这些患者常合并心力衰竭和左室收缩功能减低。他们中心力衰竭的最常见病因是冠心病和缺血性心肌

病。ICD 也适用于有持续室性心律失常病史或电生理检查能够诱发持续室性心律失常的结构性心脏病患者的二级预防。ICD 被普遍认为能够预防心源性猝死，改善患者转归。ICD 用于二级预防的其他适应证包括：长 QT 间期综合征合并反复晕厥、持续性室性心律失常和药物治疗无效下的心搏骤停。ICD 联合 I A 类抗心律失常药适用于特发性心室颤动及合并反复室性心律失常的 Brugada 综合征患者。其他适应证包括以下几方面。

a. 肥厚型心肌病猝死存活者。

b. 预防心律失常型右室发育不良患者的晕厥和猝死。

c. 患有先天性心脏病、心肌病或原发性电生理疾病（如长 QT 综合征）和有恶性心律失常、猝死可能性的儿童[7]。

② 一级预防：ICD 可用于猝死高危人群的一级预防。主要包括射血分数低于 35% 及以下且药物治疗无效的心力衰竭患者。心力衰竭的原因可能为冠心病或其他非缺血性病因。一级预防的其他适应证包括先天性或后天性危及生命的室性心律失常发生风险增加的患者，如长 QT 间期综合征、肥厚型心肌病、致心律失常性右室心肌病、心脏结节病、Brugada 综合征及先天性心脏病患者[7]。

(2) 技术：ICD 脉冲发生器是一个自我供电的微型计算机，它带有 1～2 个电池，可以为脉冲发生器、回路及铝电容供电。不同厂家所用电池成分不同，通常为锂 – 银钒氧化物或采用其他复合技术。ICD 设计的主要挑战是要在一个非常小的盒子内容纳宽幅电压，其在心内信号可能低至 100μV，但治疗时电击能量可高达 750V。而且因为 ICD 电池携带的能量高达 20KJ，如果电能和热能在短期内集中释放，则患者有遭受损伤的风险。治疗时，每次心律失常的电击次数通常限于 5～6 次。ICD 的预

期使用寿命为5～12年。

四、装置的功能、故障及干扰 [11]

（一）起搏器

单腔起搏器以程序设定的时间间隔来刺激心房或心室，通过感应心房或心室去极化来避免起搏器发出不必要和不适当的刺激。双腔起搏器感应心房去极化后预设时间间隔再刺激心室，从而维持房室收缩同步化。图18-2显示起搏器可被设置的这种程序及其对SND或房室传导阻滞的患者实施起搏的过程。

在图18-2及本章中，起搏模式按照NASPE/BPEG（北美心脏起搏和电生理学会/英国心脏起搏和电生理学组）心脏起搏器编码（又称NBG编码）缩写进行描述（表18-3）。

1. 功能

现在美国多数起搏器是双腔（DDD或DDDR）起搏器，具有频率自适应功能，如果临床需要则该功能可被激活。单腔起搏器依据电极放置的位置可起搏心房或者心室，也可具有频率自适应功能。双腔起搏器也可由专职程控员设置成单腔起搏器功能，只起搏心房或心室。如心脏传导和窦房结功能正常的患者，双腔起搏器可设置为单腔起搏器的功能模式AAI（AAIR）或VVI（VVIR）（图18-2）。CRT（心脏再同步治疗）起搏系统的适应证还可扩展至心力衰竭合并起搏依赖的患者，以改善心脏的再同步 [12]。

(1) 单腔起搏器：单腔起搏器只设定了一个时间间隔，若起搏器没有在特定的房室间期内感应到去极化，则它会按照所设定程序发出刺激。在AAI或VVI模式下（图18-3），除非起搏器提前感知到心房或心室的自主去极化并随之重置这些时间间隔，否则起搏器会在所设定的心房或心室逸搏时间结束时起搏。如果起搏器的编程中有心率滞后选项，那么起搏器感知的自主去极化后的房室逸搏间隔可设置为长于起搏去极化后的逸搏间隔，这样可以激励自主节律的产生并延长电池寿命。

(2) 双腔起搏器：DDD（房室全起搏）起搏器可以起搏和感知心房和心室，有两个基本时间间隔，两者总和是起搏循环时间（图18-4）。首先是房室间隔，是从起搏或感知到心房去极化到发出心室起搏的时间间隔。某些起搏器可以设置房室间隔滞后，这样心房起搏后的房室间隔时间长于感知去极化后的间隔时间，从而房室去极化可以更加协调。另一个是室房间隔时间，是指从感应到或起搏的心室去极化到下一次心房刺激之间的时间间隔。在房室不应期（图18-4），感知事件不会重置装置的逸搏间隔。而在心室通道空白期（图18-4），心室感知会停止工作，以防信号放大电路被心房刺激的高电压过载而损坏，及由此引起的室房间隔时间不恰当地重置。心室空白期或房室不应期外的感知会引发新的房室或室房间隔时间（图18-4）。在操作上，依靠感知模式，DDD起搏器能够提供心房、心室及双腔序贯起搏或不起搏（图18-4）。多数双腔起搏器都有专利软件来提升其固有心室传导（恰当使用时）或者最小化不必要的右室起搏。此设计可出现异常表现且容易被误解为起搏器故障 [13]。在心律条或心电图上，这种起搏程序在恢复心室的起搏时可能会导致房室间延迟的变化和延长，以及在固有的房室间延迟过长时缩短房室阻滞节律。

(3) 心脏再同步化治疗（cardiac resynchronization therapy，CRT）起搏器：CRT起搏器适用于有收缩性心力衰竭和传导疾病的患者。它有额外的电极起搏左心室。可以被设定为在窦性心律时房室有序起搏，而顽固性心房颤动时只有心室被起搏。CRT起搏时，左右心室同时

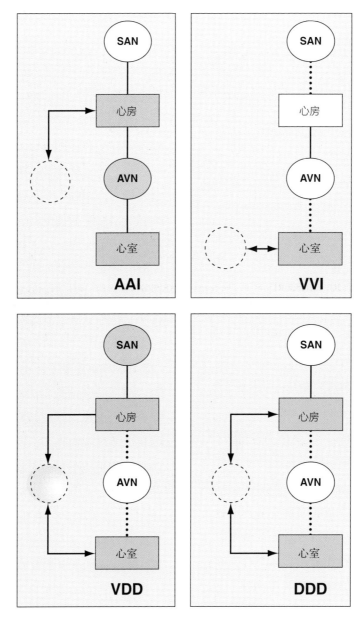

▲ 图 18-2　心动过缓的起搏模式

窦房结（sinoatrial node，SAN）、心房或房室结（atrioventricular node，AVN）功能失调分别以白色环形或矩形表示，实线表示冲动在这些结构和心室间正常的传导，虚线表示传导阻滞或无效传导。箭指向脉冲发生器（虚圆圈）表示感知，而箭指向心房或心室则表示起搏该心腔

左上图．窦性停搏或心动过缓的 AAI 起搏。图中心房电极同时用于感知和起搏。只要没感应到心房自主去极化就会发出心房起搏；右上图．心房颤动合并室传导阻滞时的 VVI 起搏。图中心室电极同时用于感知和起搏。只要没感应到心室自主去极化就会发出心室起搏；左下图．窦房结和心房功能正常者出现房室传导阻滞时 VDD 起搏。此处心房电极仅用于感应，心室电极既可感应也可起搏。除非起搏器在开始起搏之前就感应到心室去极化从而受到抑制（如 VDD 模式中的 VVI 功能），否则一旦起搏器感知到心房去极化就会在预设的房室间期后起搏心室［如心房触发心室起搏（VAT）］；右下图．窦性心动过缓合并房室传导阻滞的双腔房室有序起搏（DDD）。心房和心室电极均可感知和起搏。这种模式整合了上述所有的起搏模式（AAI、VVI 及 VAT）

SAN. 窦房结；AVN. 房室结

表 18-3　NASPE/BPEG（NBG）起搏器编码缩写

I	II	III	IV	V
起搏腔	感知腔	对感知信号的反应	可编程性 / 频率反应[a]	抗心动过速功能[b]
O= 无	O= 无	O= 无	O= 无	O= 无
A= 心房	A= 心房	I= 抑制	R= 频率自适应	P= 抗心动过速起搏
V= 心室	V= 心室	T= 触发	—	S= 电击
D= 双腔（房室）	D= 双腔（房室）	D= 双重（抑制和触发）	—	D= 双重（P+S）
S= 单腔[c]	S= 单腔[c]	—	—	

a. 按照目前命名方法，仅频率自适应反应（R）在第 4 个字母显示，目前所有起搏器都具有完全程控及通讯能力，因此已不再使用字母 P（可编程的）、M（多功能程控）和 C（通信）

b. 埋藏式心律转复除颤器（ICD）具有抗心动过缓和抗心动过速起搏功能

c. 心房或心室起搏的单腔起搏器

［引自 Bernstein AD, Daubert JC, Fletcher RD, et al. The revised NASPE/BPEG generic code for antibradycardia, adaptive-rate, and multisite pacing. North American Society of Pacing and Electrophysiology/British Pacing and Electrophysiology Group. *Pacing Clin Electrophysiol*. 2002；25（2）：260-264］

起搏，可以缩短心室内去极化的时间。左室内多个位置起搏被证实能进一步提高起搏器对心脏衰竭患者的治疗效果[4]。

(4) 频率适应性起搏（adaptive-rate pacing, ARP）：目前所有植入性装置（包括起搏器和 ICD）几乎都有频率适应性起搏这一程控功能。在心脏变时功能不全的患者中，频率适应性起搏已被证明能改善其运动耐量和生活质量。活动感应器最常用来确定起搏的心率。这些压电晶体可以感知震动（上下运动）或加速（前后运动）并把它作为生理活动的指标。分钟通气量感应器测量的是呼吸引起的经胸阻抗变化（如吸气增加、呼气降低），并且提供一个更符合运动代谢需求的估值。一些起搏器程序通过监测收缩力的变化来判断 ARP 的反应。相对于运动稳定状态，ARP 感受器在刚开始运行时的反应时间可能不太稳定，这时候双感应器或生理感应器或许能提供更合适的反馈。显而易见，应用多种生理感应器会使得设备更加复杂，围术期发生设备相互作用的可能性也越大。如对发生器的一个简单操作可能会不适当

地刺激 ARP 感应器，导致起搏心律加快。此外，如果每分通气量感应器被激活，呼吸的变化也可以导致 ARP 的变化。

2. 故障

起搏器本身的故障少见（在所有的起搏器相关问题中占比低于 2%）。起搏功能障碍可见于 ICD，因为所有的 ICD 都具有能至少起搏心室的功能。部分起搏器有模拟故障的程序设置，称为假性故障。如正常的起搏失败可能会被误以为是程序设置下的心律滞后。而且，电磁干扰导致明显的起搏器故障可能表现为起搏器运转正常。这将在本章后续部分进行描述。

起搏器故障分为：起搏失败、夺获失败、异常起搏频率、感知失败、过度感知及双腔起搏器特有的功能障碍（表 18-4）。其中不能夺获的原因是因为药物或其他因素影响了起搏阈值（表 18-5）。要诊断故障必须先综合考虑 12 导联心电图及胸片、检查设备的起搏和感知阈值、电极阻抗、电池电压和磁频率。

双腔起搏器特有的功能障碍有交叉感知抑制和起搏器介导性心动过速（PMT）。

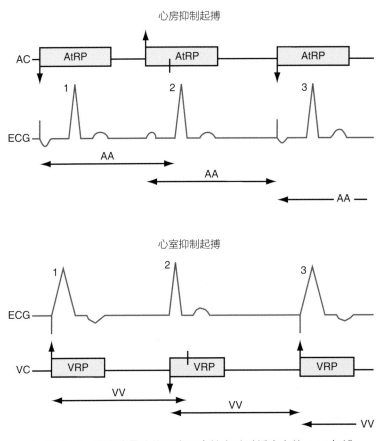

▲ 图 18-3　房室传导功能正常且窦性心动过缓患者的 AAI 起搏

上图 . 心房起搏（心搏 1 和心搏 3）——心房通路时序图中箭指向心电图；被感知的自发心房去极化抑制（心搏 2）——心房通路时序图中箭指向远离 ECG。设置心房不应期是为防止心房电极感知心室激动产生的 R 波和 T 波，从而不恰当地产生心房逸搏间隔重置。自发的心房去极化（心搏 2）发生在 AA 期结束之前，会导致 AA 间期重置。在心房通路时序图中，心搏 2 上的短垂直线表示刺激发生的位置在前一个房房（AA）间期的终点。在缺乏后续自发性心房去极化（心搏 3）时，原有的房房间期会随着刺激的发出而终止；下图 . 心房颤动和房室传导阻滞的患者适用 VVI 起搏。心搏 1 和心搏 3 是起搏心律，心搏 2 是自主心律。后者重新设定了心室的逸搏间期（VV），否则 VV 会在电刺激时结束，刺激表示为心室时序图心搏 2 上的短垂直线。因为没有感知到心室去极化而无法重设时间间隔，所以在给予刺激时上一个室室间隔就结束了（心搏 3）
AC. 心房通路；AtRP. 心房不应期；ECG. 心电图；ECG. 心电图；VC. 心室通路；VRP. 心室不应期

（1）交叉感知抑制：交叉感知是指心房刺激时，过度感知的心房信号出现在心室感知通道或双腔起搏器回路中，这些过度感知的信号可能会抑制心室的信号输出。而提高心室感知阈值、降低心房刺激输出量和设定更长的心室空白期，可以防止交叉感知出现，为心房夺获和心室感知提供较为安全的余地（图 18-4）。如果不能预防交叉感知的出现，许多双腔起搏器具有非生理性房室延迟或心室安全起搏的特征。在房室间期早期无论心室通路感知到任何事件，均会于一个短的房室间期后触发心室起搏，该刺激要么引起心室肌去极化，要么因为自发去极化处于不应期使心室不能去极化。提前触发的心室刺激可以防止起搏器在 T 波敏感期发出刺激。

（2）起搏器介导性心动过速：起搏器介导性心动过速（pacemaker-mediated tachycardia，PMT）是指起搏器本身或者与患者相互作用时所引起的不良快速起搏，包括感应器引起的心动过速、追踪肌电位或房性心动过速引起的心动过速、起搏器折返性心动过速及起搏器频率失控。

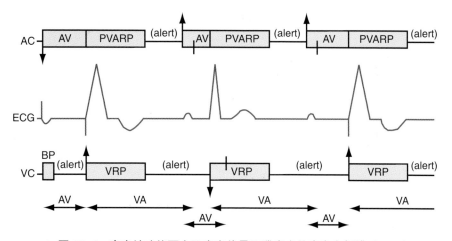

▲ 图 18-4　窦房结功能不全及房室传导阻滞患者的房室全起搏（DDD）

除非起搏器感知到心房的自动去极化（心搏 2 和 3：在 AC 时序图上背离心电图指向的）而被抑制，否则心房就会被起搏（心搏 1：在 AC 时序图上指向心电图的）。心房通道的不应期包括房室间期（AV）和从心室起搏刺激发出后到心室起搏后心房不应期（PVARP）的末期。这可以避免因逸搏间期重置引起的心房感知。心室通道（VC）空白期（BP）可以避免因感应心房起搏刺激后引起的房室间隔重设和心室刺激的给出延迟。然而，在心室不应期后的警觉期内感知到的心室去极化或干扰（例如电刀）也能抑制心室刺激的给出（VC）。如图所示，房室间隔随室性刺激而结束。心室不应期（VRP）可防止不适当的室间间隔重设导致的 T 波感知。但是，在 PVARP 或 VRP 后警觉期的感知将会重设基本时间间隔，分别重启新的房室和室房间隔。由于第 1 个心搏为完全起搏，表现为非同步室室依次起搏（DOO）。所以在下一个心搏中，起搏器感知到心房自主去极化后启动新的房室间隔时间，这抑制了起搏器本来应该给心房的刺激，由心房通道时间轴上的短垂直线表示。继而，在房室间隔时间结束前出现了自发性室性去极化。否则，起搏器将在房室间期结束时才会发出室性刺激，标于第 2 个心搏下 VC 时序图示的短垂直线。第 3 个心搏在感知到心房去极化时开始，与第 2 个心搏类似的也是发生在房室间期结束之前。由于没有感知到心室去极化（心搏 3），随着房室间期结束而发出了心室刺激。第 3 个心搏是心房被抑制、心室被触发起搏的一个例子（VDD）

AC. 心房通路；AV. 房室；PVARP. 心室后心房不应期；alert. 警觉期；ECG. 心电图；VC. 心室通路；BP. 空白期；VRP. 心室不应期；VA. 室房

表 18-4　起搏器功能障碍分类、心电图表现及可能原因

功能障碍分类	心电图表现	可能原因
起搏失败	单腔或双腔起搏器心电图上无起搏钉、起搏钉只出现在一个心腔	过度感知；电池耗尽；电极或系统元件故障导致回路断开；电极与组织接触面纤维化；电极脱位；记录干扰
夺获失败	心房和（或）心室起搏刺激存在，而持续或间断夺获失败	电极与组织接的触面纤维化；药物或其他因素使起搏阈值增高（表 18-5）
异常起搏频率	快速起搏频率（超过起搏上限） 慢速起搏频率（低于起搏心率下限） 无起搏钉、自身心率低于起搏心率下限	频率自适应起搏追踪房性心动过速、起搏器介导性心动过速、过度感知 设定频率滞后，或静息或睡眠心率；过度感知 电源故障、电极脱落、过度感知
感知失败	起搏钉位于正常 P 波或 QRS 波中段	心内信号强度弱、元件功能障碍、电池耗竭、正常功能的错误解读
过度感知	不规则起搏速率伴随暂停（规律的或随机的）	远场感知致不恰当的抑制或触发、起搏传导系统连接不良
双腔起搏特有的功能障碍	快速起搏心率（如超过起搏速率上限）	交叉抑制、起搏器介导性心动过速（见文中描述）

表 18-5　影响起搏阈值的药物及其他可能影响因素

效　应	药　物	其他因素
增加起搏阈值	溴苄胺、恩卡胺、氟卡胺、吗拉西嗪、普罗帕酮、索他洛尔	心肌缺血及梗死、进行性心肌病、高钾血症、严重酸中毒或碱中毒、低氧、低温、射线、心律转复或除颤后（埋藏式心律转复除颤器或体外转复除颤）
可能增加起搏阈值	β 受体阻断药、利多卡因、普鲁卡因、奎尼丁、维拉帕米	黏液水肿、高血糖
可能降低起搏阈值	阿托品、儿茶酚胺、糖皮质激素	嗜铬细胞瘤；甲状腺功能亢进或其他高代谢症
对起搏阈值无明显影响	胺碘酮、吸入和静脉麻醉药	高热

①感应器引起的心动过速：可发生于频率自适应起搏器，由于其感知振动、阻抗变化或 QT 间期的感应器受到机械性或生理性的干扰而引起高频起搏。因此，建议在围术期关闭频率自适应起搏功能。

②起搏器折返性心动过速：可发生于设定有心房追踪模式的起搏器中。由于通过房室结或房室旁路可以进行逆向传导（室房），高达 50% 安装双腔起搏器的患者容易发生起搏器折返性心动过速。当自主或起搏的心室节律折返到心房后又触发了心室起搏就称之为起搏器折返性心动过速。为预防起搏器折返性心动过速的发生，可设置更长的心室后心房不应期（图 18-4）。同样，把磁铁放在脉冲发生器上也可以使之丧失感知功能而终止起搏器折返性心动过速，然而移除磁铁后起搏器折返性心动过速仍可发生。

3. 起搏器对磁性装置的反应

目前大多数起搏设备对磁性设备的反应是切换至单腔或双腔非同步起搏模式，磁性模式下频率自适应功能通常也被禁用。在非同步起搏模式下，起搏器不会因为感知活动而被抑制，所以不管基础心率如何起搏器都会以固定频率起搏。最初几次磁铁干扰下所触发的心搏频率及输出幅度可能不同于之后所见的心搏。Biotronik、Boston 和 Medtronic 起搏器的起搏幅度会按照程序设置输出的保持恒定，而 ELA/Sorin 和 St. Jude 起搏器在磁场环境下的起搏幅度要高于程序设置的输出。多数情况下在手术操作之前就要根据起搏器的品牌确定起搏器对磁性环境的反应情况，然而 Biotronik、St. Jude 和 Boston 等部分起搏器厂家，具备可编程磁性模式，使其能对磁性装置做出不同于常规预期的反应。这个功能尽管很少被使用，但却可以在有磁铁的时候用来保留患者的自主心律，而不用把起搏器设置为异步起搏模式。通过向厂家咨询或查阅随附的说明书能确认标准的磁性反应是打开的。如果不确定，可以将磁铁放置在起搏器上用遥测心电监测去评估起搏器是否变为非同步起搏模式。磁铁触发的频率及持续时间在不同的厂家和电池状态下会有很大差异。例如 Biotronik 起搏器的磁性起搏频率为 90/min 并仅持续 10 次心搏，而其他厂家的起搏器只要与磁铁相接触，就会变成非同步起搏模式。Boston 起搏器磁性模式固定起搏频率为 100/min，St. Jude 起搏器为 98.6/min，ELA/Sorin 为 96/min，Medtronic 起搏器先以 100/min 的频率起搏 3 次，然后转为 85/min。假如电池能量即将耗竭，磁性模式频率则变为程序设置的电池耗尽或需要择期更换的频率，通常要慢于标准的磁性频率（表 18-6）。

表 18-6　可能影响额定起搏频率的择期更换指征（elective replacement indicators，ERI）

起搏频率逐步改变：起搏频率改变至预设的固定频率或减少百分比范围
磁性频率逐步改变：与电池寿命相关的磁性起搏频率逐步降低
起搏模式改变：DDD 和 DDDR 脉冲发生器自动转变为另一种模式，如 VVI 或 VOO，以减少电流消耗，延长电池寿命

当起搏器的起搏受患者自身心律抑制时，程控员不能在场解读心电信号时，使用磁铁可用于判断起搏器的设置模式。同样，当起搏器由于不正确的感知出现故障时，磁铁所导致的起搏器非同步模式或许可以暂时地纠正这个问题，以确定故障原因，是远场感知、交叉感知抑制、T 波感知还是起搏器介导性心动过速。最后，对于起搏器依赖的患者，如果是 EMI 抑制了刺激的给出（如术中电凝止血），应用磁铁或许能够确保起搏的进行。

4. 干扰

心脏植入电子装置（CIED）都易受到非生物电磁干扰。通常，当前使用的起搏设备是可以有效屏蔽 EMI 干扰的。但随着医疗技术和 CIED 的不断进步和改变，建议根据医疗方案和类型及 CIED 的适用证来为患者建立 CIED 管理计划[11]，这在择期手术中也是推荐的。下面介绍的一些场景是程序没有预先考虑到的，需要确定好相应的围术期 CIED 管理。EMI 频率超过 10^9 Hz（如红外线、可见光、紫外线、X 光及 γ 射线）一般不会干扰起搏器或 ICD，因为它们的波长比装置或电极的尺寸更短。而高强度的治疗性 X 光和射线能直接损害电回路，因此在 CIED 附近放疗的患者经常需要一个管理计划。通常 EMI 要通过传导（直接接触）或辐射（电极作为天线）才能进入设备。那么设备就可以通过以下方法防护电磁干扰：①屏蔽电回路；②采用双电极（与单电极相比）电极导线结构去感知能最小化天线效应；③通过过滤传入信号以排除非心脏信号的传入。如果 EMI 确实是进入了脉搏发生器，时间回路中的噪声保护程序也能减少其对患者的影响。然而因为会与心脏内信号频率范围相互重叠，5～100 Hz 的 EMI 信号不能被滤过。所以，这一波段的 EMI 可能会被当作心内信号，导致异常反应和起搏行为的出现，包括：①起搏刺激的不适当抑制或触发；②非同步起搏（图 18-5）；③模式重设；④直接损害脉冲发生器电路；⑤触发不必要的 ICD 电击（表 18-7）。

最后，对于 EMI 和设备异常，人们广泛认为只要在脉冲发生器上放置一个磁铁就一定会引起非同步起搏。然而，也并非总是如此。虽然很少用到，但是某些设备（见前面"四、装置的功能、故障及干扰——起搏器"相关内容）能关闭程序设置的磁性反应功能。与起搏器不同，ICD 对磁性环境的反应不会表现为转换起搏模式，也不会改变为非同步起搏模式（见后面）。因此，如有可能，在暴露于 EMI 之前就应该确认好患者安装了什么样的脉冲发生器，应该如何保护其不受干扰。如果术前不能做到这些，那么必须密切观察 EMI 期间的磁性反应以确定是否有防止 EMI 感知的保护措施。如果即使在应用磁铁的情况下，电刀还是引起了起搏器依赖患者起搏不恰当地被抑制或触发，那么电刀必须限制为短暂间断使用。

（二）埋藏式心律转复除颤器

埋藏式心律转复除颤器（internal cardioverter-defibrillator，ICD）由脉冲发生器和电极导线组成，用于识别快速性心律失常并治疗。当前 ICD 采用经静脉电极导线系统进行感知、起搏

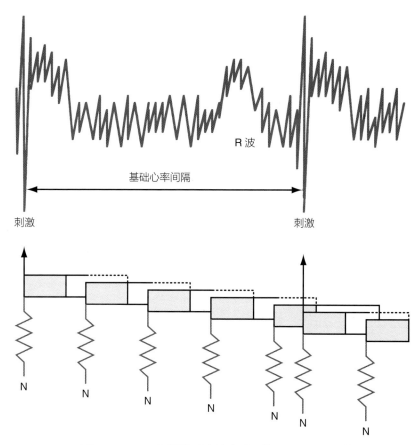

▲ 图 18-5　VVI 起搏器对连续电磁干扰（EMI）的反应

临时非同步起搏刺激（Stim）出现在程序设置的基础起搏心率间隔，心室不应期（矩形）起始于噪声（N）采样阶段（灰色矩形框），这一阶段无感知。在不应期的剩余时间阶段内，超过某个特定微小频率（如 7 Hz）的重复噪声（N）就会被感知并识别为 EMI。这使得心室不应期重新开始。虚线矩形表示被新出现的心室不应期抢先的前一个不应期的一部分。因此，只要干扰持续存在，起搏器将处于不应期，且逸搏时间完全由程序所设置的基础起搏心率间隔决定。本例中，第 2 个起搏的 R 波落在了噪声采样阶段，它并未被感知到，但却启动了新的心室不应期。自发 R 波没有被感知且并不影响逸搏时间

和双相电击治疗。心外膜电极仍可用于婴儿和儿童。使用双相电击较单相大大降低了电除颤所需能量，有助于研发更小体积的 ICD。

1. 感知心室去极化

准确可靠的感知很有必要。感知放大器必须对每分钟心率 30～360 次甚至更高的频率及在发生 VT 或 VF 时的各种波幅和波形的心内信号作出迅速、准确的反应。未滤过的心内心电记录图传送至感知放大器后，ICD 有一个带通滤波器可以滤过低频 T 波及高频杂音，还有一个自动增益控制装置，一个整流器以消除极性依赖，以及一个固定的或自动调整阈值的检测器。感知放大器产生的一套 RR 间期以供 VT/VF 识别算法使用。

2. 心室颤动的识别

ICD 仍然是以心率作为识别心室颤动的唯一标准。由于 VF 的特点，VF 的识别程序一定要是高灵敏性和低特异性的。如果诊断标准过于严格，ICD 可能过度感知窦性节律的 T 波，引起假性电击。如果标准太保守，有可能会感测不到一些心室颤动，但是在窦性节律时却工作良好。当感知到的 Y 个心室间期中有 X 个短于心室颤动识别间期时，ICD X/Y 探测器就会被触发。通常，70%～80% 的间期会落于

表 18-7　围术期 EMI 起源及其对植入式起搏器或植入式心脏转复除颤器的潜在影响

EMI 来源	脉冲发生器损坏	完全抑制	单次抑制	非同步起搏	频率增加	伪电击
电凝	是	是	是	是	是 [a,b]	是
体外 DC/DF	是	否	否	是	是	否
磁共振成像扫描	可能	否	是	是	是	是
震波碎石	是 [b]	是 [c]	是 [c]	是 [c]	是 [d]	是
射频消融	是	是	否	否	是	是
电休克治疗	否	是	是	是	是 [b]	是
经皮神经电刺激	否	是	否	是	是	不太可能
放射治疗	是	否	否	否	是	是
放射诊断	否	否	否	否	是	否

a. 电阻抗频率自适应脉冲发生器
b. 压电晶体频率自适应脉冲发生器
c. 可能干扰
d. 仅 DDD 模式
DC/DF. 直流电复律或电除颤；EMI. 电磁干扰

10~24 个滑动窗内。这一方法的优势在于，能忽略由心内小振幅的 VF 信号引起的少量弱感知事件所带来的影响。任何心动过速的周期短于心室颤动识别间期均可引起一次 VF 治疗。在电容器充电后、电击前，ICD 程序一定要确定心室颤动是存在的。电击后，也要进行再识别及发作终止算法确认 VF 是否终止、还在继续或者发生改变。

3. 心动过速的诊断和鉴别（单腔 ICD）

多数 ICD 的 VT 算法需要设定一定数量的 RR 间期持续短于 VT 诊断间期。如心房颤动时可能会出现的较长的 RR 间期，将会重置 VT 计数器。如果将心率作为 VT 治疗的唯一适应证，那么在室上性和室性心动过速的患者中，高达 45% 的 ICD 放电可能是不合适的。

为增加其特异性，单腔 ICD 在一个或多个 VT 区域设定了 VT 诊断识别增强算法，包括的标准有稳定的心率、发生的突然性及心内

QRS 的波形。

(1) 心率稳定性标准：用于鉴别持续性单形、基本无周期改变的 VT 和伴有较大周期变化的心房颤动。增强标准不被用于 VF 患者，因为 VF 的判断需要最大的敏感性。而且增强标准只是关于心率的，对应于 VT 其在血流动力学方面更能被患者承受。

(2) 发生突然性标准：被用于鉴别窦性心动过速与 VT，因为 VT 突然发生的概率更高。

(3) 波形算法：是根据心内心电图波形存在的差异来鉴别 VT 和 SVT。

4. 心动过速诊断和鉴别（双腔 ICD）

尽管单腔 ICD 的特异性已有所提高，但 VT 诊断程序特异性较低仍旧是它的缺陷。双腔 ICD 的心房电极可用于心动过缓的起搏、感知和鉴别心动过速。其诊断识别算法是用心房和心室的时序资料来鉴别 SVT 与 VT 的。如一个制造商的装置设备的程序算法包括几个关键

因素：①心房和心室活动的模式；②心房率和心室率；③RR 间期的规律性；④房室分离的出现和消失；⑤心房和心室模式的分析。

5. 逐级治疗

VT 的治疗包括抗心动过速起搏、心律转复或除颤。高达 80% 的单形 VT 可以用临界起搏顺序来终止，能减少对带来疼痛的电击治疗的需求，提高生活质量[15]。抗心动过速起搏时，是以 VT 周期的固定百分比来传送成串刺激的。重复的或更强的成串刺激可导致室性心动过速的终止，如失败则需接续电复律或者除颤。

6. ICD 功能障碍

ICD 功能障碍包括电击不当、发放电击失败、无效电击及同药物的相互作用影响了治疗效果。还会出现潜在的起搏功能障碍，因为所有的 ICD 都有起搏的功能。

(1) 电击不当：电极相关性功能障碍可能引起假性波，从而误诊为心动过速，引起不恰当的电击。电刀引起的假性心律失常可能引起相似的误判。快速的室上性心动过速或者非持续的 VT 可能被误诊为持续性 VT 或 VF，尤其是当心率作为诊断的唯一标准时。R 或 T 波过度感知可能会导致心动过缓时的双重计算，引起不恰当的电击。

(2) 不能或无效电击：在一个点击治疗周期内，ICD 大约放电 6 次就会终止发放电击。如果一个患者需要重复电击治疗心室颤动，电击能量可能会耗竭或者心动过速感知钝化，导致最后不能发出电击。暴露于诊断性的 X 射线或 CT 扫描下并不影响电击效果。急性心肌梗死、严重急性酸碱或电解质失衡或低氧可能增加除颤的阈值，导致无效电击。任何以上情况也都能影响 VT 的速率和波形及 VT 的诊断。最后，异氟烷和丙泊酚不影响除颤阈值。其他麻醉药或辅助用药的影响尚不清楚。

> **临床要点** 在 ICD 上放置磁铁通常会关闭探测器导致任何心律失常都不发放电击。因此建议患者在心电监测下放磁性装置。

(3) 药物 – 装置相互作用影响 ICD 治疗功效：抗心律失常药与 ICD 联合使用以处理如下情景：①反复发作的、需要进行电击治疗的持续性 VT；②非持续性的 VT 触发了不必要的电击；③心房颤动合并在不必要的电击刺激下导致的心室率过快。而且药物还可以用来减慢 VT 的心率，使机体更能耐受，使抗心律失常起搏更有效，并且在心房颤动时能减慢房室结传导速度。

药物 ICD 联合治疗可能的不良反应是：①减慢的 VT 心率低于程序设置的心率诊断阈值；②药物本身导致的心律失常，可能会增加电击的需要；③增加除颤阈值；④降低对 VT 的血流动力学改变的耐受力；⑤增加 PR、QRS 或 QT 间期，可能会引起多重计数和假性电击；⑥波形改变或心内心电图振幅降低导致不能很好地诊断 VT/VF。利多卡因、长期使用的胺碘酮，IC 类药物（如氟卡尼）和苯妥英会增加心室颤动阈值。但 IA 类药物（如奎尼丁）一般不会影响除颤阈值。

(4) 装置间的相互作用影响治疗功效：在过去，起搏器被用于有心动过缓和抗心动过速起搏的 ICD 患者。虽然现在的 ICD 包括起搏功能，但是仍然有个别患者会同时安装 ICD 和起搏器。植入起搏器或 ICD 的患者使用脑或神经刺激器的情况会越来越多。不管这两种装置脉冲刺激器的类型如何，其不良相互作用都包括：①感应到起搏或去极化伪像可能会引起多重计数，从而误诊为 VT/VF，并且进行假性电击；②ICD 电击可能会重设起搏器或者导致夺获、感知的失败。其他设备中使用的双极起搏能将这种干扰降至最低，但是在永久植入前必需先进行全面的评估。

7. ICD 对磁场环境的反应 [8]

磁铁的应用不会影响 ICD 心动过缓的起搏和触发非同步起搏，磁铁对目前使用的 ICD 的影响在于可能抑制心动过速的感知及发放电击。只要磁铁与 ICD 接触就会引起 ICD 被抑制，而一旦移开磁铁，ICD 又会恢复对感应快速心律失常的程序设置。Biotronik 生产的某些 ICD 有例外，接触磁铁后 ICD 受抑制的时间持续 8h，而 8h 后不管磁铁是否继续接触，程序设置的心动过速治疗功能参数都将恢复。不同厂家生产的 ICD 对磁性环境通常的反应并非完全一致，这会给术中对 ICD 的管理带来混乱。Scientific/Guidant Corp. 公司的老产品有可编程的磁性反应模式，通常设定为磁场可用，但是也有例外，目前这些老装置多数已经退市。

合理地放置磁铁后，Boston Scientific（Guidant）的 ICD 在发出与 R 波同步的嘟声后，会继续发出连续的声响，提示抗心动过速功能失活，而 Medtronic 的 ICD 则发出 20～30s 持续的声音提示快速心律失常感知失活。St. Jude、Biotronik 和 ELA/Sorin 的 ICD 在磁场环境不发出声音提示。这些 ICD 对磁场引起的不同声音反应也会引起混淆。但是，不管声音反应如何，磁铁接触 ICD 的脉冲发生器都会导致心动过速感知和治疗功能的关闭。

8. ICD 和干扰

由于过度感知 EMI 而导致不恰当电击的报道比较少见。EMI 开始可能会被误读为 VF，但除非它一直持续在电容器充电周期之外，否则也并不会启动伪电击（见前述和表 18-7）。磁铁的应用不影响心动过缓起搏，也不会触发 ICD 的非同步起搏。

五、安装心脏植入性电子装置患者的围术期注意事项 [11]

（一）术前评估

安装起搏器或心脏植入性电子装置（cardiac implantable electrical device，CIED）的患者，尤其是后者，通常心功能受损严重，许多患者身体虚弱且合并其他系统的疾病。术前评估要特别注意疾病的进展和功能状况、目前的药物治疗及患者治疗的依从性等。因为患者有植入性装置就不需要做额外的特殊检查了，但是确定装置是 ICD 还是起搏器并记下装置的随访情况在围术期管理中至关重要。建议择期手术前制定好围术期 CIED 管理计划。计划由 CIED 团队在了解手术的流程后撰写。CIED 团队（心内科医师、电生理医师及管理起搏器设备的临床医务人员）应该了解手术相关的基本信息，如：①手术部位及类型；②手术时的体位；③手术电刀使用的需求与否和部位；④使用直流电复律或除颤的可能；⑤ EMI 的其他来源。

在一些医疗中心，经过植入装置管理培训的麻醉医生在很多情况下充当了电生理医师的角色。

（二）CIED 团队评估

患者通常由 CIED 团队定期追踪随访。多数时候，定期随访患者的团队能提供围术期的 CIED 管理计划。如果不行，多数外科治疗中心能提供 CIED 围术期管理的临床咨询或服务。所有患者都应当携带一个卡片，记录起搏器型号及序列号、植入时间及植入医师或医院。除非安排的手术的确很紧急或者几乎没有 EMI 相关的设备功能障碍风险（如使用双极电凝、手术野远离起搏装置、电极及接地板），否则必须进行：①验明装置（厂家、型号、电极、电池状况）；②确定植入的时间和原因；③检查设备功能。如果近期（起搏器 12 个月内、ICD 6 个月内）没有进行过设备检查，则 CIED 团队应该加以查验。检查内容应该包括：①设备类型（单腔、双腔还是双心室）；②程控模式；③程控设置的频率、能量、感知、ICD 心动过速心律失常的设置；④起搏器依赖状态；⑤基本自主心律；⑥对磁铁反应的特性；⑦起搏器安全范围及电池可持续的时间。

如果 CIED 没有最近检查资料且不能加以查验，则应获取如下检查结果：① 12 导联心电图（起搏器在有和没有磁铁环境）；②包含脉冲发生器的 X 线片，其中特有的不透光编码就能找出厂家及起搏器类型特征（表 18-8）。如果手术确为急诊不能检查设备，就要让患者在心电监测下在装置上放置磁铁，关闭室性心动过速 / 心室颤动探测，以防所植入的装置是除颤器。因为如果是起搏器，就会引起非同步起搏。

（三）装置管理

要有一名具有装置相关专业知识的合格医师从事植入装置患者的术前管理，该项工作不应由厂家代表来负责。

> **临床要点** 起搏器依赖的患者在有 EMI 存在时，发生心搏骤停的风险极高。如果很可能有 EMI（如在脉冲发生器或电极附近使用单极电刀或脐上方手术），又不能保证只用电刀短时间点烙，那么应设置程序为非同步模式。对于起搏器，多数情况下可以通过放置磁铁来实现，同时也会使频率自适应起搏功能失活。不过，最好在术前确认起搏器的磁性反应。

> **临床要点** 起搏器依赖的患者有 ICD 或者手术部位不能放置磁铁时，可以考虑由专业程控员设置为非同步模式。在不能重设程控的情况下，另一种选择就是通过短时间使用电刀来限制 EMI，同时密切观察起搏器的反应，尽量减少停跳时间。

如果 EMI 可能导致不恰当的频率响应，则应当把起搏器（包括某些 ICD）频率自适应功能关闭。如上所述，对于起搏器，放置磁铁能关闭这个功能，而 ICD 则需要重新设置程序（表 18-7）。对于 ICD，心动过速感知和放电治

表 18-8 北美起搏器和 ICD 生产厂家

Biotronik Inc.
6024 Jean Road，Lake Oswego，OR 97035-5369，1-800-547-9001（24h 热线），1-503-635-9936（传真），www.biotronik.com
Medtronic Corporation
7000 Central Avenue NE，Minneapolis，MN 55432，1-800-328-2518（24h 热线），1-800-824-2362（传真），www.medtronic.com
Boston Scientific CRM（Guidant，CPI，Intermedics）*
4100 Hamline Avenue North St. Paul，MN 55112-5798（CPI，Intermedics）1-800-227-3422（24h 热线），1-800-582-4166（传真），www.bostonscientific.com
Abbott（St. Jude Medical）Cardiac Rhythm Management Division（Pacesetter，Ventritex）*
15900 Valley View Court，Sylmar，CA 91342，1-800-777-2237（24h 热线），1-800-756-7233（传真），www.sjm.com

*. 最近被母公司收购或者合并的公司

疗功能应当被关闭，这可以通过放置磁铁或者重新设定程序来实现。如果计划重新设定，患者必须进行持续的心电监护，直到 CIED 被重设回基本设定为止。如果应用了磁铁，患者必须保持心电监护直到移开磁铁为止。

发生急症时，可以从心电图上来判定是否有起搏。如果植入装置被判定为起搏器且正在起搏，那就要假定患者是起搏器依赖型。这种情况下需要进行连续血流动力学监测，如动脉血压和脉搏波形，因为它们不会因为 EMI 而受到干扰。也可考虑放置前后经皮起搏电极板作为备用起搏。假如手术在脐以上或很可能大量使用电刀，应当在植入装置上放置磁铁以强制进入非同步起搏模式。假如手术在脐以下，准备一个备用的磁铁，在见到起搏抑制时可用上。仅在短时间内使用电刀灼烧能减少起搏器抑制的可能性。

如果在 12 导联心电图上见到自主传导（如没有起搏），且确定植入装置是起搏器，则可以开始手术并准备一个磁铁备用。请注意，如果是 ICD 而不是起搏器，不管有没有起搏，都建议用磁铁关闭 VT/VF 探测功能。对于 ICD，磁铁不会影响起搏设定，但电刀可能会抑制其起搏，因此建议仅短时间电灼以减少起搏被抑制的风险。

临床要点　磁铁与程序重设：如果要重设 CIED，持续的心电监测是必须的。在手术室内，很难回退到重设前的状况。如果自发的心率超过了设定的非同步起搏心率，可能同时发生血流动力学和心律失常的不良事件。ICD 在手术结束后必须马上恢复抗快速心律失常的功能。否则可能会成为医疗差错的源头。而使用磁铁可以避免在手术室内重设 CIED 的复杂操作，当非同步起搏心律与自主心律发生竞争时，只要移开磁铁就行。当然术前应先了解 CIED 对磁铁的反应。

（四）预防：与装置无关的外科操作

主要问题是要降低由不恰当的抑制或触发输出（起搏刺激或电击）或起搏心率过快（频率自适应设备）引起的血流动力学不稳定的风险。如果 EMI 可能引起装置功能障碍并且患者自主心率过慢，起搏器应该设置为非同步模式，并且关闭 ICD 心动过速感知功能，如果具有频率自适应功能则应关闭。如果关闭 ICD 感知功能，一定要有持续心脏监测和备用体外心律转复除颤器。

1. 外科来源的 EMI

技术进步使得各种新手术器械可应用于不同手术，许多新的仪器设备都可产生 EMI。正是这些 EMI 可能引起起搏器和 ICD 的功能不稳定，任何使用电和磁场的器械靠近起搏装置或心脏时都可能产生干扰信号。接负极板时尽可能远离电刀，可以减少单极电刀带来的 EMI。脉冲发生器和电极也不应该放在电刀和接地板之间（如在电流路径中）。通过持续监测心音或脉搏波形可以确定设备的起搏功能。只使用最低可能的能量和短时间的电凝或者其他产生 EMI 的设备，如射频消融，尤其在装置功能障碍已经引起血流动力学不稳定的情况下。双极电刀也可以大大降低 EMI 的风险。如果一定要在起搏器或导联附近（＜ 15cm）使用电刀，而且 EMI 导致血流动力学极不稳定，那么在起搏器脉冲发生器周围直接放置磁铁是合理的。这样，除非磁铁模式被关闭，在磁铁移开前大多数起搏器将产生非同步起搏。如果植入的是 ICD 且设备信息不明，那么不能把磁铁放在 ICD 脉冲发生器上，除非 EMI 不可避免。如果 EMI 不可避免，就需要对患者进行心电监护，在使用电刀和射频治疗时也可以放置并保留磁铁在 ICD 发生器上。EMI 能够触发抗快速心律失常起搏或反复电击导致病情不稳定，放置磁铁在发生器周围后，设备就不能感知快速性心律失常，就不会对 EMI 或快速性心律失常产生反应。然而，如前所述，磁铁并不影响所设定的起搏程序，包括 ICD 的频率反应。

2. 体外心律转复或除颤

电击不一定会引起短暂的抑制和捕获功能丧失。现在使用的设备都有较好的屏蔽，并且都有备用心动过缓起搏功能和重置模式。脉冲发生器的损坏与体外除颤电极板同脉冲发生器的距离有关。所有厂家推荐都前后位置放置的除颤电极板，且放置位置距离脉冲发生器至少8cm，而且建议采用最低能量行心律转复或除颤。复律或除颤后，植入装置一定要检测确保其功能正常。

（五）装置植入或重新植入的管理

除了婴幼儿广泛采用心外膜电极导线外，多数 CIED 系统多采用经静脉通路放置电极导线。脉冲发生器和电极的植入常采用局麻辅以镇静，而心外膜电极放置需要在全麻开胸下才能完成。植入某些起搏器和 ICD 需要全麻或麻醉监护下深度镇静，特别是患者有严重合并症时。

1. 电极导线取除 [16]

拔除电极导线建议采用全身麻醉，特别是植入超过 10 年的电极。拔除电极的病例通常手术时间长，而且存在其他手术风险，最担心的是出现灾难性出血。拔除电极导线的适应证在近期的 HRS 指南中有所更新。I 类适应证主要是起搏器或 ICD 系统的感染及出现中心静脉梗阻的症状，其他重要的适应证包括移出无用电极导线以避免将来发生上腔静脉综合征等并发症，尤其是年轻患者。对于装置感染的病例，患者在拔除电极导线过程中可能有发生脓毒症的风险。可能的出血包括上腔静脉撕裂和

心脏穿孔或撕裂。这类手术也可以在锁骨下静脉或股静脉内用管径大致 18F 的中心静脉鞘管完成，但长时间应用中心静脉大鞘管来拆除电极导线，也可能有因为空气或血栓导致肺动脉栓塞或中风的危险。幸运的是，不断改进的工具可以帮助更加安全容易地拔除电极导线，包括准分子激光工具和切断鞘管。但即使采用这些先进的工具，致命性出血的风险依然存在，需要及时发现和处理。如果发生并发症，心胸外科医生和手术设施需要在几分钟之内能够准备就位。这种情况下，需要紧急开胸行外科修补。心包穿刺引流和放置胸腔引流管的器械必须随手可得。此外，处理起搏器依赖的患者更加复杂，因为心内操作可能引起电极导线移位从而需要采用临时起搏。由于拔除电极导线可引起严重并发症，因此必须要有连续血流动力学监测。血压骤降可能是电极导线拔除并发症导致循环衰竭的唯一警示信号，应予高度注意。

2. 全麻或麻醉监护下的装置植入管理的考虑因素

(1) 多数有症状的心动过缓患者需要安装临时起搏器，否则需备好变时药物（增快或减慢心率）及体外起搏装置，镇静可能抑制逸搏心律从而使情况更糟。

(2) 须有可靠的脉搏波形或者直接动脉测压。

(3) 选择最合适的体表心电图导联监测 P 波（II、V_1）和诊断心肌缺血（V_5）。

(4) 肺动脉导管现在已经极少被需要或使用，而且可能影响 ICD 电极的放置。

(5) 必须有体外心律转复除颤器备用，除颤电极板应该按前后位置放置，且距离 CIED 8cm 以上。

(6) 使用单极电刀时应采用磁铁或者重设程序关闭 ICD 的心动过速感知功能。

(7) 当前使用的吸入和静脉麻醉药是否增加除颤阈值尚不清楚，药物选用的出发点更多的是考虑其血流动力学稳定性。吸入麻醉药和丙泊酚可能会影响所感应到的心内心电图波形，也会诱导心动过速，电生理检测时要考虑以上情况。现代吸入麻醉药（如异氟烷、七氟烷、地氟烷）和静脉给予小剂量的利多卡因是否影响除颤阈值也不清楚。

(8) 植入电极导线手术必须谨慎使用肌肉松弛药，这是确保起搏过程不会刺激到膈肌或胸壁的常规操作。因为肌肉松弛药可抑制来自心外的刺激，一旦出现心外刺激的干扰，通常需要调整电极导线的位置。

六、导管或外科手术修正心律失常基础

射频导管消融已经取代许多治疗慢性或复发性快速心律失常的药物。适合消融治疗的快速性心律失常包括以下几种情况，电生理检查有局灶起源的（触发的或自发的）或通过固定折返通路维持的心律失常。如果导管消融不成功或不可行，则可采用外科手术消融治疗。另外，导管或外科迷宫手术可打断心房颤动相关的多种折返通路[17]。

（一）射频导管消融[18]

射频消融手术在电生理导管室进行，常采用轻到中度镇静（通常使用咪达唑仑、芬太尼、右美托咪啶及丙泊酚）。通常，快速心律失常的诊断和射频消融治疗可以同期进行。

3～5 个电极导管经皮穿过股静脉、颈内静脉、锁骨下静脉或经主动脉逆行或经房间隔，最后定位在心内，使关键部位能被起搏和记录。射频消融的效果取决于心律失常原发部位的定位，当这些部位能被准确找到并被射频导管紧贴固定住，射频能量通过导管释放后，就能消除心律失常的起源。房室结消融后，因为会出现完全性的房室传导阻滞，所以所有的患者都需要植入永久起搏器。射频或者冷冻环肺静脉消融通常用于伴有临床症状的反复发作或者永久性心房颤动[19]。基于手术时间长这部分原因，心房颤动消融术经常于气管插管全麻下进行。

CIED 患者行导管射频消融治疗的，射频能量可引起电重启、程序重置、过度感知或感知不足及不适当抑制。射频能量极少引起装置重置或电极 – 组织接触面损伤。

（二）心律失常的外科手术治疗[20]

开胸手术并发症多、费用高、住院时间长且功能恢复慢，促使经皮导管消融手术得以发展。尽管如此，对射频导管消融难治疗的或合并需要手术病变的患者，直接行外科消融仍有重要的作用[21]。

致谢

Jerry Luck，Jr.，MD，从此书第一版起就是有突出贡献的作者。他对教育的激情和对知识的珍视已成为传奇。Dr. Luck 是我的导师、同事和朋友，在他于 2015 年逝世后，我有幸接替他完成了此章的更新。

第 19 章
心包疾病患者的麻醉注意事项
Anesthetic Considerations for Patients with Pericardial Disease

Matthew S. Hull　Matthew M. Townsley　著

于春华　王　晟　译

汪　红　彭勇刚　校

本章要点

- 心包疾病的病因多种多样，但其主要的临床表现均为心包的积液、炎症和缩窄。常见的问题是心脏充盈受损，症状的严重程度取决于充盈受损的程度。
- 少量液体（50～100ml）在闭合的心包内迅速积聚，便足以显著增加心包内压并干扰心脏充盈。相反，心包积液的慢性增加只有在积液量很大时才导致血流动力学不稳定，其积液量可高达 1L。
- 与左心相比，右心壁较薄，心室压较低，更容易受到心包压迫的影响。
- 心脏压塞常被描述为 Beck 三联征：心音遥远、颈静脉扩张（JVD）和低血压。
- 奇脉（吸气时收缩压异常下降大于 20mmHg）继发于右心室（RV）充盈时室间隔移位导致的左心室（LV）受压，呼气时则相反。这种现象被描述为心室相互依赖性增强。
- 电交替是由于心脏在心包囊内液体中摆动，导致心电图（ECG）显示的电轴跳动变化。
- 超声心动图显示，持续时间超过舒张期 1/3 以上的舒张性塌陷对心脏压塞相当特异。
- 心脏压塞患者在全身麻醉诱导时可能很快发生心血管衰竭。血流动力学不稳定的患者术前如果不能行心包穿刺，应在麻醉诱导前进行充分的手术准备及铺巾，以便在插管后立即进行手术。全身麻醉诱导前的容量负荷、强心药和血管活性药支持通常是必需的。对正压通气后病情的进一步恶化需预估。
- 缩窄性心包炎（constrictive pericarditis，CP）是一种涵盖了多种疾病的诊断，从急性和亚急性疾病（可能自行或通过药物治疗好转）到典型的慢性进行性的 CP。
- 虽然慢性心包炎的血流动力学较心脏压塞稳定，但麻醉的诱导和维持必须关注并遵循同样的血流动力学管理的注意事项和原则。

一、概述

心包疾病在世界范围内都很常见，在心脏手术室内也经常发生，其临床意义从无症状的偶然发现到危及生命的紧急情况各不相同。疾病的发病率和死亡率可能是显著的，相应的生理改变也对围术期管理提出了许多挑战。虽然心包疾病的病因是多种多样的，包括感染性、炎性、自身免疫性和恶性肿瘤，但常见的难题是如何让麻醉医师安全地管理心包疾病患者。不论病因为何，心包疾病对心功能的影响通常表现为心脏充盈功能受损，症状的严重程度取决于充盈功能受损的程度，心包积液和缩窄是其常见表现。

虽然计算机断层扫描（CT）和心脏磁共振成像（MRI）等影像学方法越来越多地用于心包疾病的诊断，但超声心动图由于其无创性和相对低成本的特质，已成为首选的诊断工具。此外，超声心动图可以在围术期快速识别危及生命的心脏压塞。

本章将回顾心包的正常结构和功能及最常见的心包疾病病因。与临床最相关的两种心包疾病，心脏压塞和缩窄性心包炎（CP），将详细讨论，重点是有关麻醉管理的注意事项。此外，网络补充内容提供了心脏压塞、慢性心包积液和缩窄性心包炎的超声心动图实例。

二、心包解剖生理学

1. 正常的心包是一个包绕着心脏和大血管的双包膜囊，由心包壁层和心包脏层两层组成。心包壁层是一层致密的纤维状外层，主要由胶原蛋白和弹性蛋白组成，附着在大血管的外膜、膈肌、胸骨和椎体上。心包脏层位于心脏表面，由一层附着在心包上的间皮细胞组成。正常心包厚度为 1～2mm。

2. 心包折叠的位置处有两个心包窦（图 19-1）。斜窦形成于后方，位于左心房和肺静脉之间，是心脏手术后血液聚集的常见部位。横窦也在左心房后方形成，位于主动脉和肺动脉后方。

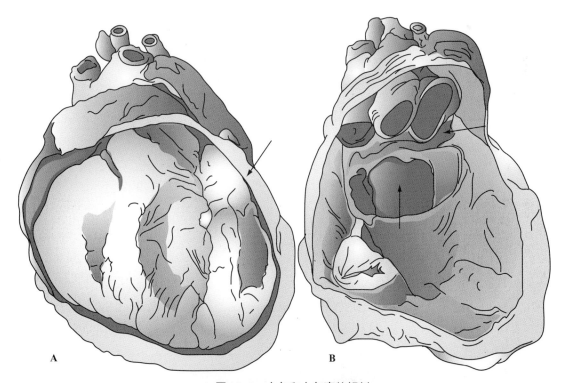

▲ 图 19-1　心包和心包窦的解剖

左图（A）显示原位心脏，心包壁层部分被移除。右图（B），心脏结构被移除，可见斜窦（约 6 点钟方向箭）和横窦（约 3 点钟方向箭）［引自 Lachman N，Syed FF，Habib A，et al. Correlative anatomy for the electrophysiologist，part I：The pericardial space，oblique sinus，transverse sinus. *J Cardiovasc Electrophysiol*. 2010；21（12）：1421-1426］

3. 即使没有心包，正常的心功能仍可维持，因此心包对生存不是必需的。然而，它确实提供了一些有用的生理功能。它有助于减少心脏和周围结构之间的摩擦、限制心腔的急性扩张、提供防感染的屏障、优化左心室和右心室（RV）的充盈和功能的耦合及限制心脏在胸腔内的过度运动。心包代谢活跃，分泌前列腺素影响冠状动脉张力和心脏反射[2]。

4. 心包是一个高度受神经支配的结构。心包炎症或相关操作可引起剧烈疼痛或迷走神经反射。

三、心包疾病的病因

心包疾病的病因很多，可导致心包炎症、积液或两者皆有。通常情况下，诊疗这些患者不仅要考虑其潜在病理学改变，也要考虑到临床表现和并发症。心包疾病可由感染（如病毒、细菌、真菌、结核）、结缔组织疾病（如系统性红斑狼疮、结节病、类风湿关节炎）、外伤、尿毒症、恶性肿瘤、心梗后综合征（Dressler 综合征）引起，或继发于心脏手术后及其他有创的心脏操作后。

四、心脏压塞

（一）自然病程

1. 病因

心包脏层负责产生心包液，这是一种超滤血浆。心包液提供润滑，以减少两层心包间的摩擦。心包腔内通常含有 10～50ml 液体，来自淋巴系统。如前所述，诸多原因均可导致液体（浆液性、血清性和脓性）和（或）血液在心包腔内积聚。大多数心包积液对血流动力学的影响不明显，且不会进展到心脏压塞。当心包外压力压迫心脏，导致静脉充盈减少并最终导致心排血量减少时，就会发生心脏压塞。除了心包内积液外，心脏压塞也可能由心包腔内的血凝块或空气积聚引起。急性、危及生命的心脏压塞最常见的原因是心脏手术或其他有创的心脏操作后心包腔出血、钝性胸外伤后、升主动脉动脉瘤破裂或主动脉夹层[3]（图 19-2）。高达 8.8% 心脏手术患者发生心脏压塞，在瓣膜手术后比冠状动脉旁路移植术（coronary artery bypass grafting, CABG）更常见。心脏压塞通常发生在术后即刻，也可能发生在术后数

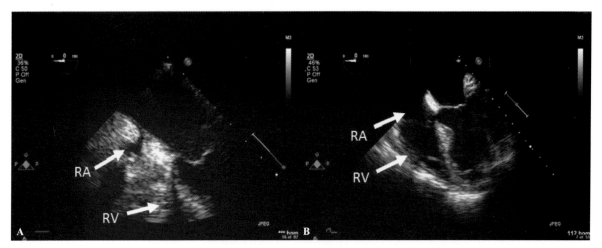

▲ 图 19-2 合并右心房（RA）和右心室（RV）衰竭的心脏压塞
A. 经食管心脏超声（TEE）在食管中段的四腔心截面，可见体外膜肺氧合（ECMO）静脉 – 动脉置管时 J 导丝穿透 RA 后导致 RA 和 RV 塌陷；B. 清除积血、解除心脏压塞及修复 RA 后，同一位患者食管中段四腔心截面

天。局部血凝块或渗出很常见，可导致不均匀的心室受压，且无典型心脏压塞表现。因此，心脏手术后心脏压塞的诊断较为困难，尤其考虑到这段时间内导致血流动力学不稳定的原因诸多。随着诊断延迟，发病率和死亡率显著增加[4]。

2. 症状

心脏压塞的症状在起病时通常很快出现，但也取决于心包积液的速度。相对少量的液体（50～100ml）迅速积聚在封闭的心包腔内，便足以显著增加心包内压力，干扰心脏充盈。然而，缓慢增加的心包积液常在积液量大于 1L 时才会产生心脏压塞。逐渐积累的液体可拉伸心包壁层，使其在症状出现之前能够耐受更大的体积。缺乏这一心包扩张过程可以解释急性心脏压塞时症状的突然发作和急剧恶化。心脏

压塞的主要症状包括呼吸困难、端坐呼吸、大汗和胸痛。呼吸困难往往是的首发且最敏感的症状[5]。

（二）病理生理学

心脏压塞的主要异常是心脏舒张充盈受损，由心包内压力升高导致的心房和心室受压所致。与左心相比，右心的壁更薄，室内压更低，更容易受压迫。舒张期充盈压力升高［如中心静脉压（CVP）、左心房压、肺毛细血管楔压、左心室和右心室舒张末压（LVEDP 和 RVEDP）］，并开始相互平衡，心包内压也是如此。如前所述，心包积液带来的生理改变取决于积液的速度和量，其严重程度可从临床意义不大到严重的血流动力学崩溃（图 19-3）。心脏充盈严重减少，可导致每搏输出量、心排血

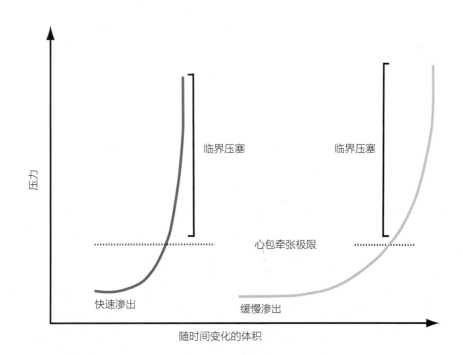

▲ 图 19-3　急慢性心包积液中的压力 - 体积关系

心包内压力随心包内容积的变化而变化。达到临界体积前，压力相对稳定。临界点时，极小的体积变化也可导致心包内压力的显著改变。慢性积液中，心包扩张保证了在临界点压力增加之前的更大容积。心包张力的缺乏可以解释少量心包内液体快速积聚时压力显著升高的原因［引自 Avery EG, Shernan SK. Echocardiographic evaluation of pericardial disease. In：Savage RM, Aronson SA, Shernan SK, eds. *Comprehensive Textbook of Perioperative Transesophageal Echocardiography*. 2nd ed. Philadelphia, PA：Lippincott Williams & Wilkins；2011：726—this figure is originally from Spodick DH. Acute cardiac tamponade. *N Engl J Med*. 2003；349（7）：684–690］

量和体循环血压降低。代偿性的交感反应通过血浆儿茶酚胺水平的升高来缓解每搏输出量的减少，从而导致全身血管收缩和心动过速，可暂时维持心排血量和全身灌注。然而，随着儿茶酚胺的消耗、心包内压力的持续升高，可突发血流动力学崩溃。

（三）诊断与评估

1. 临床评估

（1）急性心脏压塞常表现 Beck 三联征：心音遥远、颈静脉怒张（由于静脉压力增加所致）和低血压。其他常见的症状包括呼吸急促和心动过速。

（2）奇脉可出现在心脏压塞中，但并非其特异症状。吸气时收缩压的适度降低是正常生理改变，但血压过度降低则是异常。奇脉指吸气时收缩压下降超过 10mmHg。心脏压塞导致心室舒张充盈的呼吸变异性，吸气时胸内负压导致右侧充盈增强。由于心包压缩限制了心内总容积，RV 充满时室间隔向 LV 移位，阻碍 LV 充盈，减少每搏输出量，导致吸气时收缩压的过度下降。呼气时则与之相反，RV 充盈减少，LV 充盈增加。奇脉也可见于慢性肺疾病、大量胸腔积液、RV 功能障碍和缩窄性心包炎患者。

（3）胸部 X 线片表现为增大的球形瓶状心。右肋膈角小于 90°，肺野清晰。心包脂肪线在侧位片中不常见，但具有高度特异性。

（4）心电图改变无特异性，可表现为窦性心动过速、低 QRS 波、非特异性 ST-T 波异常和电交替。电交替（图 19-4）是由于心脏在心包内液体中的摆动，导致电轴出现每搏变化。

（5）表 19-1 总结了心脏压塞的典型临床表现。

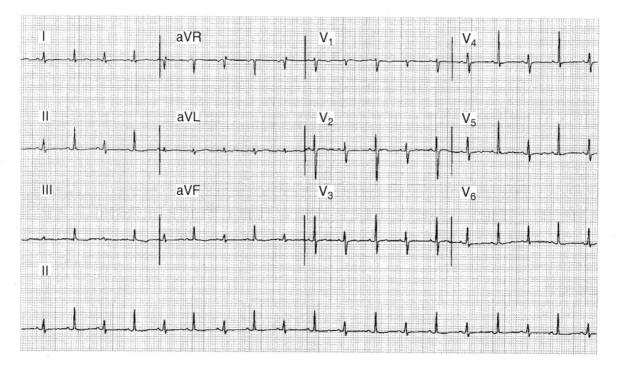

▲ 图 19-4　心脏压塞时的电交替

注意，并非所有导联都可表现出电交替（引自 Badescu GC，Sherman BM，Zaidan JR，Barash PB. Appendix 2: Atlas of Electrocardiography. In: Barash PB, Cullen BF, Stoelting RK, et al, eds. *Clinical Anesthesia*. 8th ed. Philadelphia: Wolters Kluwer, 2017: 1718）

表 19-1　心脏压塞的临床表现

低血压
心动过速
胸片显示纵隔增宽
充盈压力的升高和近乎平衡
强心药需求增加
奇脉
电交替
胸导管引流量突然由高降低

2. 导管监测数据

心脏压塞仅凭导管相关数据无法诊断。CVP、RVEDP、肺毛细血管楔压、左心房压、LVEDP升高并接近平衡。CVP和RA压力升高，RA波x下降明显，y下降稍弱或不下降（图19-5）。

> **临床要点**　当血流动力学不稳定发生在充盈压力升高的情况时（CVP、肺动脉压力测量），必须立即考虑心脏压塞这一可能（特别是在心脏手术后患者）。

3. 超声心动图

超声心动图可用于评价心脏压塞。它是诊断心包积液最灵敏的工具。初步评估应关注心包积液的存在、量和范围（全周性与局限性/多房性），心包积液表现为包裹心脏的无回声空间，需测量积液深度以评估其严重程度（表19-2；图19-6）。

表 19-2　评估积液严重程度

积液量	积液深度（mm）
极少量积液（50~100ml）	< 5
少量积液（100~250ml）	5~10
中量积液（250~500ml）	11~20
大量积液（> 500ml）	> 20

虽然超声心动图本身不能明确诊断心脏压塞，但在心包积液存在时，超声心动图有几个特征可体现心脏压塞带来的生理改变（图19-7和图19-8）。对于心脏压塞，RA塌陷是一个敏感的信号，通常从舒张末期开始，一直持续到收缩期。收缩期RA塌陷持续超过心脏周期的1/3是心脏压塞的特异性表现。舒张

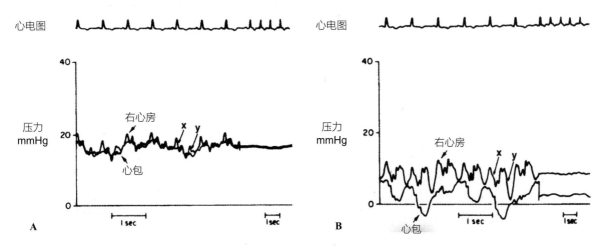

▲ 图 19-5　心脏压塞时右心房和心包腔内压力

A. 可见 RA 与心包压力相等，RA 波形中 y 下降幅度减小；B. 减少 100ml 液体后，心包压力低于 RA 压力，又恢复了正常的大下降幅度（引自 Hensley FA, Martin DE, Gravlee GP. *A Practical Approach to Cardiac Anesthesia*. 3rd ed. Philadelphia, PA：Lippincott Williams & Wilkins；2003：475.）

期 RV 塌陷也可观察到，且当其持续超过舒张期的 1/3 时，比收缩期 RV 塌陷更能鉴别心脏压塞。舒张末期 RV 的直径减小，反映心室充盈减少。室间隔的反常运动是常见的表现，反映了舒张充盈时的呼吸变异性。这些变化也通过多普勒监测二尖瓣口、三尖瓣口流速改变而体现。

> **临床要点** 怀疑心脏压塞时，床旁超声心动图可提供心包积液、导致房室塌陷的心包压缩的直接可视化信息，以辅助或确定心脏压塞的诊断。

（四）治疗

心脏压塞的最终治疗是紧急引流、减轻心包压迫，可以通过心包穿刺或手术减压来完成。

1. 心包穿刺术：心包穿刺术可以在影像学（如超声心动图、胸透）指导下进行，无影像学指导也可。影像学可协助安全引导针尖穿过心包，到达最适合引流的位置，并评估引流是否充分。没有影像学辅助时，并发症的风险明显增加，如心脏穿孔、冠状动脉或乳腺内动脉穿刺及气胸。然而，在严重的血流动力学不稳定时，存在迅速、严重的临床恶化的风险，不用影像学辅助的穿刺可能是必要的。心包腔内常留置导管，以便持续引流（图 19-9）。

2. 手术引流：手术引流的适应证包括心包穿刺失败、局限性 / 多房积液、血凝块清除和心包内持续出血（如急性主动脉夹层、外伤、心脏手术或经皮心脏操作后）。手术入路主要是通过剑突下心包窗或小切口正面开胸。剑突下入路方法更容易执行，但提供的暴露有限，而开胸手术提供了良好的暴露。如需要更大的

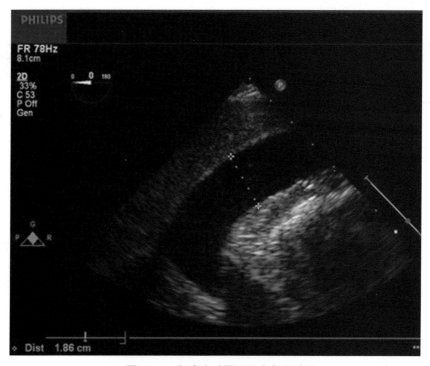

▲ 图 19-6 超声心动图测量心包积液量

经胃经食管超声心动图（TEE）显示标尺测量，估计心包积液量。如表 19-2 所示，标尺测量 1.86cm 表明心包积液量为 250～500ml

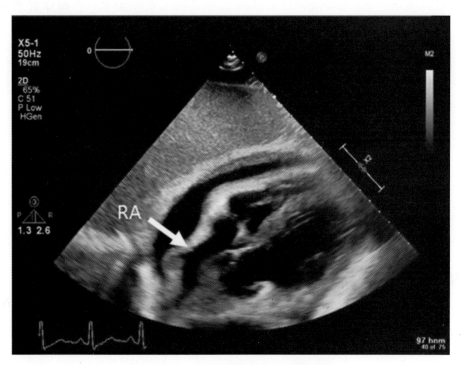

▲ 图 19-7　心脏压塞患者 RA 收缩期塌陷

经胸超声，肋下四腔心截面显示收缩期 RA 弓缩和塌陷。右心室周围可见心包积液。心电监护有助于识别术中收缩期 RA 的塌陷（此图彩色版本见书中彩图部分）

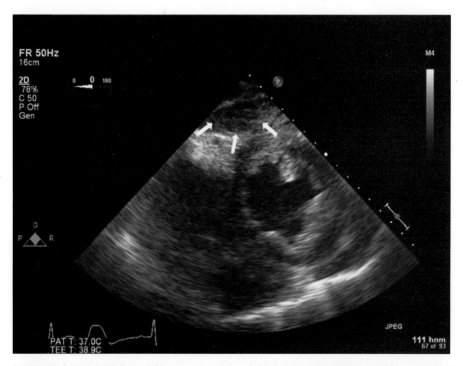

▲ 图 19-8　经胃短轴中乳头状超声心动图（TEE）显示，心包腔内有大量血凝块（白箭），位于左心室下壁后方

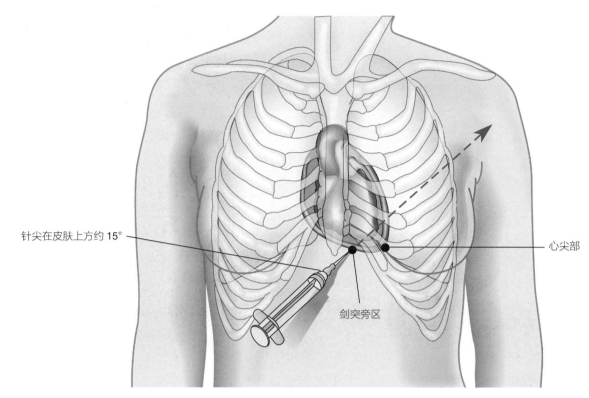

▲ 图 19-9　最常见的心包穿刺点，包括剑突旁和心尖部入路

采用剑突旁入路时，针尖须指向左肩。使用心尖部入路时，针尖指向中轴［引自 Spodick DH. Acute cardiac tamponade. *N Engl J Med*. 2003；349（7）：684-690］

手术视野，就需要开胸手术。这两种方法都允许开放探查，有助于清除血栓和纤维状碎片。心脏手术后出血性心脏压塞，通常需要充分纵隔探查，以确定出血的来源、稳定病情。在恶性肿瘤积液的情况下，可通过外科引流术获得诊断性心包活检[3]。有些患者可能会出现复发性心包积液，需要考虑心包切除术，常见于恶性肿瘤或尿毒症[6]。

（五）围术期管理目标

患者的血流动力学状态将决定麻醉和手术的顺序。虽然全身麻醉最为常见，但它可能加重病重患者的临床失代偿状态。直接心肌抑制、全身血管舒张、全身麻醉诱导造成的前负荷减少可导致心排血量的大幅度下降，随后可能发生危及生命的心力衰竭。在这种情况下，可以在局部麻醉下进行心包穿刺或剑突下心包

开窗术，以避免这些并发症。通常情况下，由于心包内容物的压力 - 体积关系呈陡峭曲线[3]，只需去除少量液体，血流动力学不稳定性就会显著改善。引流后，病情可能稳定，足以耐受全身麻醉以完成剩余操作。

> 临床要点　对于有心脏压塞的患者，需要与外科医生讨论，是否需要引流出一部分心包积液后再进行诱导，以减轻心脏受压、最大限度降低心脏损伤的风险。

1. 对确诊心脏压塞的患者，应避免在麻醉前使用抗焦虑药或阿片类药物，因为即使是小剂量的这些药物也可能导致急性心力衰竭。

2. 为改善心室充盈，在诱导前应通过静脉输液优化前负荷。任何减少静脉回流的操作都应避免或尽量减少。

3. 除了标准的无创监测外，在诱导前应强烈考虑动脉置管，以便术前评估奇脉、监测每搏全身血压。保证足够的静脉通路维持容量和给药。中心静脉通路也有益，但并不必要。对于病重患者，置管或放置监护步骤不应延迟手术干预。

4. 在进行诱导前，患者应做好充分的术前准备和铺巾，一旦诱导时发生血流动力学崩溃，手术团队可立即切皮、开始手术。

> **临床要点**　许多人认为心脏压塞患者的全麻诱导与急诊剖宫产相似，外科手术和麻醉团队之间的密切配合是至关重要的，以保证建立气道后立即开始手术切皮。

5. 围术期麻醉方案应涵盖以下血流动力学目标（表19-3）：应避免降低心率，优化收缩力以保持心排血量，因为这些患者有恒定的、减低的每搏输出量。充分的前负荷是必不可少的，以保证 RV 充盈。全身血管阻力的降低尤其有害，因为这将减少 RV 充盈和全身灌注压力。

6. 正压通气可导致前负荷和心排血量显著下降。因此，我们建议心脏压塞患者在心包开放、引流之前，保留自主呼吸。如果无法进行自主呼吸，则应考虑采用高呼吸频率和低潮气量的通气，以最小化平均气道压力的升高幅度。

> **临床要点**　由于患者头部的手术铺巾，心脏压塞患者的气道管理较为复杂。如果发现潜在的困难气道，需在诱导前做足准备、保证设备及人员齐备（如可视化喉镜和提供帮助的其他麻醉者等）。

7. 慎重考虑诱导药物的选择，特别注意尽量减少心肌抑制和外周血管扩张。依托咪酯是一种合理的诱导药物，因为它最小化了心肌收缩力和全身血管阻力的降低，但在心脏压塞患者中仍可能发生血流动力学不稳定。苯二氮䓬类药物也是合理的选择。许多人提倡在这种情况下使用氯胺酮，因其可提供交感神经刺激，减少血流动力学损害。然而，值得注意的是，在儿茶酚胺缺乏的状态下，许多患者增加自己交感系统兴奋性的能力将会减弱，氯胺酮的心肌抑制作用可能导致显著的低血压。应谨慎使用阿片类药物，因为迷走神经介导的心动过缓可显著减少心排血量。

> **临床要点**　全麻诱导过程中，应充分准备抗利尿激素和正性肌力药。如果患者在进入手术室前无血管活性药物输注，诱导过程中及诱导后，应谨慎决定血管活性药物的开始输注时机。

8. 通常需要正性肌力药（如肾上腺素、去甲肾上腺素）及血管收缩药（如去氧肾上腺素、抗利尿激素）以维持心排血量和外周血管阻力，但这只是心脏压塞后通过引流治

表 19-3　心脏压塞患者的血流动力学目标

诊断	心率	心肌收缩力	前负荷	外周血管阻力
心脏压塞	↑	↑	↑	↑

疗前的临时措施。

9. 对于需要手术引流的慢性、复发性心包积液，心脏压塞很少发生。但在这种情况下，仍然有必要充分评估积液的临床意义和严重程度，包括术前超声心动图的检查、与外科医生的讨论、详细了解病史和体格检查，特别是任何生命体征异常，警惕围术期血流动力学不稳定的可能性。

> **临床要点**　心脏压塞在慢性心包积液中并不多见，但仍需警惕血流动力学不稳定并做好充分准备。

五、缩窄性心包炎

（一）自然病程

1. 病因学

缩窄性心包炎（constrictive pericarditis，CP）是一种涵盖多种疾病的诊断，从可能自行缓解（或通过药物治疗）的急性或亚急性病例，到典型的慢性进行性 CP（本节的重点）。文献中提到的其他类型 CP 包括渗出性 CP，患者出现心包积液或心脏压塞，但在积液引流后仍保留 CP 特征；局限性 CP，仅累及一部分心包，可带来不同的血流动力学影响；以及隐匿性 CP，其症状和体征可由快速静脉输液诱发 [7]。虽然病因诸多，但最常见的是特发性、病毒性、心脏手术后、纵隔放疗及发展中国家的结核病。

2. 症状学

CP 最常见的表现为慢性进行性乏力、端坐呼吸、劳力性呼吸困难、周围水肿和腹胀。这些症状都是非特异性的，故必须与肝衰竭、RV 衰竭、三尖瓣疾病，尤其是限制性心肌病等相

鉴别。这些情况下的病理生理学改变是明显不同的，故诊疗、外科决策也有很大的不同。

（二）病理生理学

CP 的特征是心包增厚、钙化和粘连，使得心脏被坚硬的外壳包裹。从病理生理学的角度来看，这有 3 个主要后果 [8]。

1. 舒张期充盈受损：没有顺应性的心包限制了所有心腔的充盈，舒张末期压力升高并接近相互平衡。心室在舒张早期迅速充盈，但随着心室容积和压力达到临界点，充盈突然停止，这便导致了心室压力描记图中所示的"下降和平稳"或"平方根征"的特征。心房收缩对左心室充盈作用不大，心排血量通过心率的代偿性增加来维持。

2. 胸腔内压力的分离：坚硬的心包将心室与吸气时产生的负压隔离开，导致肺静脉与左心房之间的压力梯度减小。因此，左心充盈程度与心排血量减少。

3. 心室相互依赖：如前所述，左心和右心的充盈并不是独立的事件。右心充盈量增加可能导致室间隔的左移，减少左心充盈；呼气时则与之相反。这种现象被称为"心室相互依赖"，在 CP 中尤为明显。

4. 心包收缩最重要的后果之一是呼吸相关的左心和 RV 充盈变化。这是 CP 诊断中的一个重要考虑因素，为后续诊疗提供基础。值得注意的是，在机械通气的患者中仍存在这种呼吸的影响，但自主呼吸时相反 [9]。

（三）诊断与评估

1. 临床评估

(1) 仅凭病史和体格检查很难做出 CP 的诊断，但对于出现上述静脉淤血症状的患者必须考虑 CP。查体时可能发现 Kussmaul 征（吸气时 JVD 增加）和 Friedreich 征（舒张早期 JVD

迅速减少），奇脉也可能存在。心脏听诊时，关注心包叩击音，这是一种由心室充盈突然停止引起的舒张早期高音，是一种特异性高但敏感性差的诊断依据。患者常无肺水肿，腹部查体可见肝脏扩张性搏动。

(2) 实验室检查可提示疾病发展过程中继发的器官功能障碍（如肾功能损伤、肝酶升高）。由于心肌舒张产生的利钠肽水平升高常见于多种心力衰竭，但在 CP 中则通常正常或轻度升高。这是由于坚硬的心包限制了各心腔潜在的扩张能力。

(3) 心电图无特异性改变，可能包括窦性心动过速、房颤、传导延缓、二尖瓣型 P 波、ST 段和 T 波改变。

(4) 虽然心包钙化并不普遍，侧位胸部 X 线片上的心包钙化可提示 CP。CT 或 MRI 可发现心包增厚（＞2mm），其他成像技术可显示心包紧贴心肌。

2. 导管监测数据　与心脏压塞一样，心脏置管对于 CP 的诊断并不是必要的。但心脏置管有助于诊断渗出性 CP，有人建议在心包积液引流时常规使用。在手术室内放置有创监护，可以看到某些波形特征（图 19-10）。RA 压力波形可显示有明显 y 型下降的 M 波或 W 波形，与 Friedreich 征具有同样的诊断价值。心室压力描记图可以表现为前文描述的"下降和稳定"或"平方根符号"的特征。各心腔舒张末期压力均升高，且几乎相等（≤5mmHg 差）。RV 收缩压一般小于 50mmHg，RV 舒张末期 / 收缩期压力比值不小于 1∶3。

3. 超声心动图　超声心动图对 CP 的诊断至关重要，也有更先进的技术用于将 CP 与其他疾病鉴别。二维超声和 M 型超声检查可显示以下特征，包括增厚的高回声心包；左心室后壁舒张期扁平，反映心室充盈的突然停止；室间隔"弹跳"由室间隔压力梯度的突然变化

引起；房颤；二尖瓣过早关闭，肺动脉瓣打开，提示腔内压力高；肝静脉增宽；IVC 持续充盈，在呼吸周期中缺乏正常的直径变化。多普勒超声可体现二尖瓣、三尖瓣和肺静脉血流的特征性改变，随着呼吸运动明显改变（常大于 25%）（图 19-11）。更新的技术，如二尖瓣环的组织多普勒成像（TDI）（图 19-12）和二尖瓣血流速度的 M 型彩色多普勒（图 19-13），可以进一步明确和鉴别限制性心肌病[10]（表 19-4）。

（四）治疗

如前所述，一些急性缩窄的病例可能会自行缓解或通过药物治疗好转。然而，慢性 CP 的最佳治疗手段通常是外科手术，包括心包切除术或心包剥脱术，常通过左胸或胸骨中线切开入路，由必要的切除范围决定。治疗的目标是完全切除心包的脏层和壁层，常可不使用体外循环（CPB），但在分离困难时仍需要 CPB。尽管手术技术不断改进，但手术死亡率仍然高达 10%，预后不良的预测因素包括既往心脏手术史、放疗、恶性肿瘤和晚期心力衰竭。外科引流术可立即改善心脏压塞的患者的血流动力学和临床状态，但 CP 与之相反，通常无症状的立即改善。

> 临床要点　对于无须 CPB 辅助的心包切除术，患者通常会需要强心药和血管加压药物以维持生命体征，故麻醉计划中需提前准备并谨慎使用这类药物。

（五）围术期管理目标

由于 CP 的病理生理表现与心脏压塞基本相似，故心包切除患者的麻醉处理也与心脏压塞相似。

1. 术前使用苯二氮䓬类药物或阿片类药物

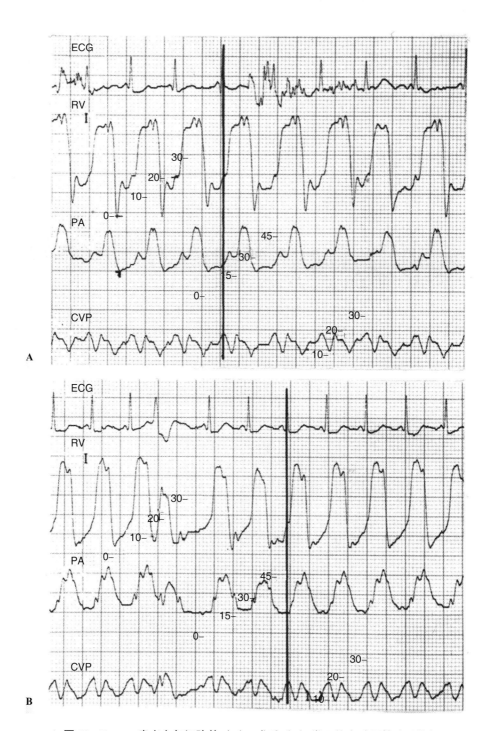

▲ 图 19-10　CP 患者心包切除前（A）、术后（B）常见的心脏置管波形特征

A. CP 患者心包切除前常见的心脏置管波形特征；B. CP 患者心包切除术后常见的心脏置管波形特征

注意右室压力描记图中的"平方根符号"和心包切除前中心静脉压力中的"M"波形。ECG. 心电图；PA. 肺动脉［引自 Skubas NJ，Beardslee M，Barzilai B，et al. Constrictive pericarditis：intraoperative hemodynamic and echocardiographic evaluation of cardiac filling dynamics. *Anesth Analg*. 2001；92（6）：1424–1426］

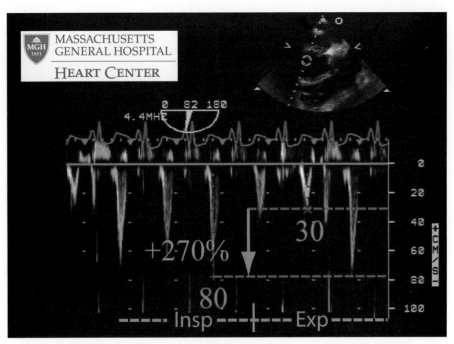

▲ 图 19-11 正压通气时 CP 患者经食管脉冲经二尖瓣多普勒超声图像

注意逆转的呼吸变异，与自主呼吸的患者相反。Insp. 吸气；exp. 呼气（引自 Avery EG, Shernan SK. Echocardiographic evaluation of pericardial disease. In：Savage RM, Aronson SA, Shernan SK, eds. *Comprehensive Textbook of Perioperative Transesophageal Echocardiography*. 2nd ed. Philadelphia, PA：Lippincott Williams & Wilkins；2011：737.）（此图彩色版本见书中彩图部分）

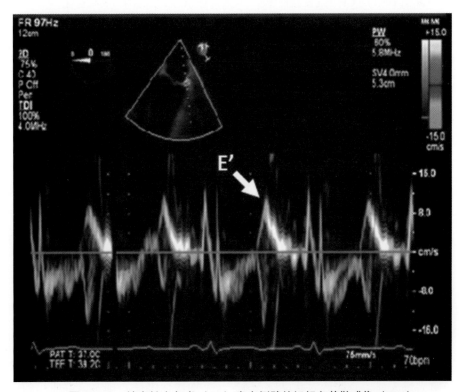

▲ 图 19-12 缩窄性心包炎（CP）患者侧壁的组织多普勒成像（TDI）

注意侧位 TDI 的 E' 流速（箭所示）> 8cm/s，可用于区分 CP 与限制性心肌病（表 19-3）（此图彩色版本见书中彩图部分）

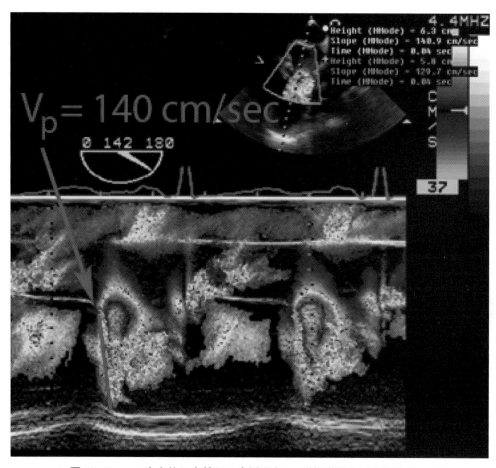

▲ 图 19-13　CP 患者的经食管经二尖瓣彩色 M 型超声图像（传播速度，V_P）

图中可见第一个混叠速度的斜率，以粉色直线标记（引自 Avery EG, Shernan SK. Echocardiographic evaluation of pericardial disease. In：Savage RM，Aronson SA，Shernan SK，eds. *Comprehensive Textbook of Perioperative Transesophageal Echocardiography*. 2nd ed. Philadelphia, PA：Lippincott Williams &Wilkins；2011：738）（此图彩色版本见书中彩图部分）

治疗时，必须根据患者术前血流动力学状态进行合理的滴定。交感系统在维持心排血量方面起着重要作用，任何抑制都有可能导致临床状态和血流动力学的恶化。

　　2. 除了标准的无创监测外，CP 患者的术中和术后管理往往需要有创监测。动脉置管有利于频繁的血气分析（对涉及开胸的病例尤为重要）及持续的血压监测（特别是在心脏操作和使用 CPB 时）。决定在术前或麻醉诱导后放置动脉导管，必须考虑患者的临床状况和诱导时血流动力学不稳定的可能性。保证足够的静脉通路，以应对大量失血（心腔或冠状动脉穿透、心包剥离导致的心肌损伤所致），中心静

脉置管可保证快速输注液体、血制品和血管活性药物，也可监测 CVP。围术期通过肺动脉导管监测心排血量是有益的，特别是低心排血量综合征可能会持续到术后[4]。术中经食管超声心动图（TEE）为外科医生和麻醉医生提供了有用的信息，尤其是心室充盈和功能相关的信息。

　　3. 心包切除术需要全身麻醉，在麻醉诱导和维持期间必须注意避免血流动力学恶化。前负荷必须维持，并经常扩容，以确保心脏充盈，前负荷或后负荷的减少通常难以耐受。心率加快在维持心排血量方面起到重要作用，而心率过缓则尤为有害。心房挤压对增强 CP 患

表 19-4 CP 和限制性心肌病的鉴别方法

临床检查	CP	限制性心肌病
奇脉	可有	无
Kussmaul 征	常见	无
心包叩击音	常见	无
胸部 X 线片	心包钙化	无心包钙化
CT 和 MRI	心包增厚（＞2mm）	正常心包
B 型利钠肽	正常或轻度升高	显著升高
导管监测数据	LVEDP–RVEDP ≤ 5mmHg PASP ＜ 40～50mmHg RVEDP：RVSP ＞ 1：3	LVEDP–RVEDP ＞ 5mmHg PASP ＞ 40～50mmHg RVEDP：RCSP ＜ 1：3
心房体积	通常正常	增大
室间隔运动	异常，室间隔"弹跳"	正常
呼吸变异（多普勒流速图）	显著（常＞ 25%）	正常或不显著（＜ 10%）
彩色 M 型超声流速	＞ 100cm/s	＜ 100cm/s
二尖瓣环的组织多普勒成相	E' ＞ 8cm/s	E' ＜ 8cm/s

CP. 缩窄性心包炎；LVEDP. 左室舒张末期压；RVEDP. 右心室舒张末期压；PASP. 肺动脉收缩压；RVSP. 右心室收缩压

者的心室充盈作用甚微，极快心室率的房颤等极端心动过速是难以耐受的。注意维持心肌收缩力，因为严重的心肌抑制会对心排血量和全身血流产生不利影响。

4. 基于这些血流动力学的目标，麻醉的诱导和维持与前文所述的心脏压塞患者类似。血管活性药物必须随时可用，以降低麻醉药物或手术操作的影响，尤其是降低的前负荷、后负荷、收缩力和心率。手术失血和凝血障碍可能很严重，需积极复苏且纠正潜在的凝血异常。

> **临床要点** 根据手术剥离的程度，心包切除术的患者术中大量出血和严重凝血功能异常很常见。

第四篇
循环支持
Circulatory Support

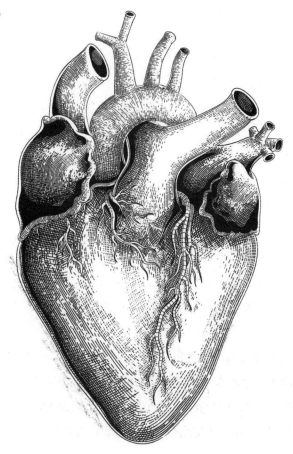

第 20 章
体外循环（CPB）：设备、管路和病理生理
Cardiopulmonary Bypass: Equipment, Circuits, and Pathophysiology

Eugene A. Hessel, II 著

段 炼 王 锷 译

郑 璐 彭勇刚 校

本章要点

- 所有监护进行体外循环（cardiopulmonary bypass，CPB）患者的麻醉医师都应该非常熟悉心肺（heart-lung，H-L）机（及相关的体外管路）的功能和细节，并积极参与心脏手术 CPB 规程的建立及术中实施。
- 心肺转流的目标是提供充分的气体交换、氧气输送及有足够灌注压力的全身血流，并尽量减少其不利影响。
- 滚压泵比离心泵对血液成分的破坏更大，静脉储血器转空时滚压泵可导致大量的空气栓塞。
- 尽管离心泵造成大量空气栓塞的危险性较小，但存在泵出大量致命小气泡的可能性。当离心泵与患者动脉系统相连但未转动时，除非动脉端被夹闭或采用单向阀，血流将从离心泵倒流至体外。
- 膜式氧合器（membrane oxygenators，MOs）的功能类似于肺，交换的气体和血流之间存在一层隔膜，从而避免血液和气体的直接接触。
- 聚甲基戊烯（polymethyl pentene，PMP）扩散 MOs 的一个重要的局限性是不允许挥发性麻醉药通过，因此 CPB 期间必须使用静脉麻醉药。
- 转流期间使用热交换器时应避免过度和过快的复温，以防止气体从血液中逸出造成气栓和脑部温度过高导致潜在的神经系统损伤。
- CPB 期间应尽量减少心内吸引，或使用血液回收装置回收术野积血，因其含有许多微聚合物，上述微聚合物被认为是造成 CPB 期间溶血和微栓的主要原因。
- 需持续监测左心室（left ventricle，LV）的充分引流，很多左心引流方法都是可行的。
- CPB 的不良反应并不罕见。除了灌注师和外科医师，麻醉医师也要注意风险控制。
- CPB 造成显著的生理异常，并促发心脏外科手术相关的系统性炎症反应（systemic inflammatory response，SIR）和器官功能不全，但 CPB 不是这些不良事件的唯一原因，甚至不是主要原因。

第一节 体外循环管路

一、概述

1.体外循环（cardiopulmonary bypass，CPB）始于 1953 年，方便了开胸手术的开展，被认为是医学重大进展之一。所有管理 CPB 患者的麻醉医师都应该非常熟悉心肺机（以及相关的体外循环管路）的功能和细节，并积极参与心脏手术 CPB 规程的建立及术中实施。本章将介绍心肺机的构造、CPB 期间的生理机制和病理生理改变，以及麻醉医师对心肺转流安全合理实施的重要作用。转流过程中患者的药物管理则已在第 7 章"体外循环管理"讨论。

2. CPB 的基本目标和功能是将血液移出心脏和肺再输送回全身动脉系统，从而停止心肺工作以允许手术进行。为了做到这一点，CPB 必须代替心脏和肺的功能。CPB 管路必须能提供充分的气体交换、氧气输送、全身血流和维持动脉血压，同时尽量减少不良反应。这由心肺机的两个重要部分完成，即人工肺（血 - 气交换装置或氧合器）和动脉主泵。氧合器排出 CO_2 并且提供氧气以维持适当的 $PaCO_2$ 和 PaO_2，动脉主泵将血液回输动脉系统以维持动脉血压和器官灌注。

3. 为便于手术进行，常阻断近端升主动脉使心脏停搏，因此心脏停搏液灌注系统被引入以减少心肌缺血。体外循环管路的组成部分还包括连接全身动静脉系统的插管、静脉储血器、控制体温的热交换器、心外或心内抽吸器和各种安全及监测装置。

4. 本章节将阐述这些具体的组成部分，有兴趣的读者可以在本章节参考文献[1-4]中了解到更加详细的论述。

二、管路的组成部分

（一）概述

CPB 操作台、氧合器、静脉储血器、动脉主泵、心脏停搏液灌注管路、减压引流管路、监测和安全系统及各种过滤器是心肺机必不可少的组成部分。根据灌注师 / 外科医师的喜好和患者需要，这些组成部分能按多种组合方式连接在一起。图 20-1 是一个典型的 CPB 管路的详细示意图。未氧合的血液通过右心房 / 下腔静脉（房腔管 / 二极管）插管，在重力虹吸作用下从大口径聚氯乙烯（polyvinyl chloride，PVC）插管引入静脉储血器，然后滚压泵或离心泵把血液从静脉储血器内泵出，经热交换器［整合在膜式氧合器（MO）中］、氧合器、动脉过滤器及主动脉插管泵至患者升主动脉。管路的组成部分还包括源自氧合器动脉端并终于静脉储血器的再循环管路，其作用既便于管路的预充排气，又可提供心脏停搏液的血液部分；位于动脉滤器外部的排气管在体外循环过程中保持开放，以便把回路内的全部空气排入静脉储血器或第二储血器即心内引流的储血器。

心肺机的其他滚压泵还有多种不同功能，包括灌注心脏停搏液、通过吸引回收术野出血及回吸心内引流的血液，当使用可压缩静脉储血"袋"系统时可排出静脉储血器内的空气。另外，心肺转流系统的其他组成部分还包括可用来控制操作台和记录电子数据的微处理器、控制水源温度的制冷 / 加热设备（即水箱）以调节回路热交换器的水温、吸入麻醉药物挥发

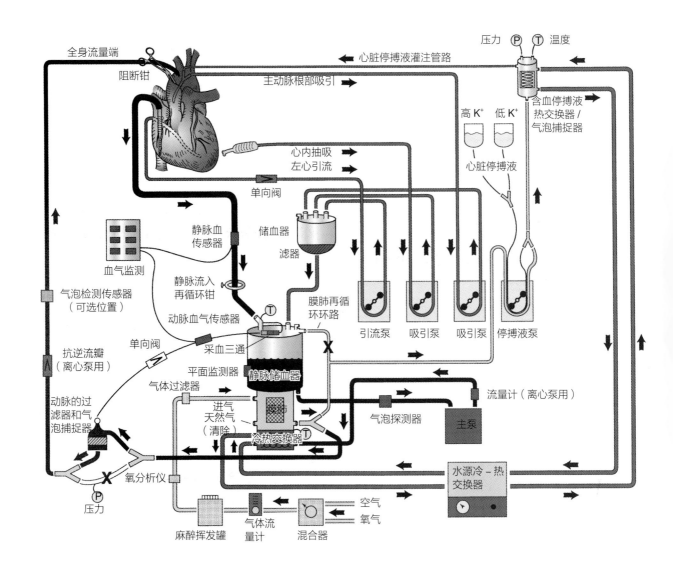

▲ 图 20-1　典型心肺转流（CPB）管路的详细示意图

典型的 CPB 管路应用带有一体式硬壳静脉储液器的热交换器（图下部中心）的膜式氧合器（membrane oxygenator, MO）及外部心内血回收储血器。通过插入房腔管实现静脉插管，而动脉插管则通过升主动脉插管来实现。一些回路并不包含膜肺再循环管路。心脏停搏液的血源由一个在氧合器近动脉端的单独外部连接提供。主泵可以是滚压泵或离心泵。心脏停搏液灌注系统（右侧）是单向的，血液（右侧）是单向的，血液在氧合器近冷热交换器水源温度来调节氧合器的热交换器和心脏停搏液灌注系统的温度。气泡探测传感器可放在各种位置上：静脉储血器与主泵之间，主泵与膜式氧合器入口之间，氧合器出口与动脉过滤器（此二者均无显示）之间，或在动脉过滤器后面的线上（图示可选位置）。单向阀可阻止血液逆向流动（一些带离心泵的回路在泵后和系统血流的动脉管道之间也加入一个单向阀）。其他的一些安全设备包括放置在麻醉挥发罐（如果有）与氧合器的气体入口之间的氧分析仪，以及附着在硬壳静脉储血器外部的液平面传感器（左侧）。

箭表示血流方向；X 表示管道阻断钳放置的位置；P 和 T 分别表示压力和感受器；文中提到的血液浓缩器在图中未显示。（经许可引自 Hessel EA, Shann KG. Blood pumps, circuitry and cannulation techniques in cardiopulmonary bypass. In: Gravlee GP, Davis RF, Hammon J, eds. *Cardiopulmonary Bypass and Mechanical Support: Principles and Practice*. 4th ed. Philadelphia, PA: Wolters Kluwer; Figure2.2. 2016: 21）

罐、心脏停搏液灌注系统、各种用来监测动脉和静脉血的参数及引流回路内氧浓度的传感器和各种安全装置。绝大多数体外循环中有血液流经的组件都是一次性的，并且针对不同心脏手术团队的特殊需求有配套的产品。

（二）静脉插管和引流

1.概述

血液必须从心脏和肺引流至心肺机，为外科医师心脏手术提供空间。

2.中心静脉插管（图 20-2）

(1) 单级右心房插管：通过右心房游离壁或右心耳的荷包缝线插入，这种插管不够稳定，也不能完全隔绝血液流入右心室，因此在成人 CPB 中很少使用。

(2) 腔房/"二极"插管：这种单腔插管近端较宽可引流右心房血液，而远端较窄可置入下腔静脉。通常是经过右心耳的荷包缝线插入导管，其尖端置于下腔静脉可以使插管更稳定。当存在右心房肿块、医疗器械、下腔静脉瓣（EustachianValve）突出或者 Chiari 网时插管往往是比较困难的，若造成下腔静脉撕裂则很难处理。这是冠状动脉和主动脉瓣手术时最常用的插管类型，然而其不能有效地阻止血流进入右心室，也不能提供最佳的心肌降温（尤其是右心房和右心室）。心脏侧后壁旁路移植心脏被抬高时，上腔静脉和右心房连接部发生扭曲，上腔静脉的血流不能有效的引流到心肺机里。

(3) 双腔插管：两根单独的静脉插管直接或间接通过右心房的荷包缝合线分别插入上腔和下腔静脉。双腔插管能够完全有效的把血液引流出心脏，当手术需要打开右心时，必须在上、下腔静脉加用阻断带以防止腔静脉的血液

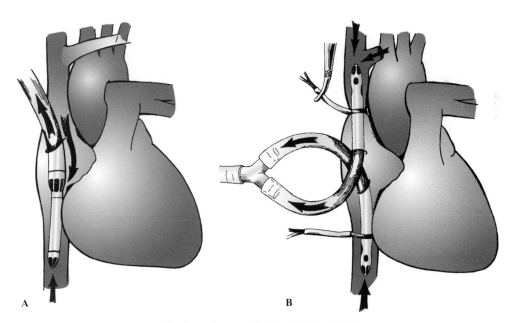

▲ 图 20-2　静脉插管（中心静脉、胸腔内）

静脉插管的几种方式：A. 右心房（通常在右心耳处）插入一根房腔"二极"管；注意二极管的较窄的尖端置入下腔静脉（IVC）可引流 IVC 血液，而在右心房的较宽部分则可通过其引流孔引流冠状静脉窦和上腔静脉（SVC）的血液。当使用房腔管时，必须保证 SVC 能通过右心房进行引流；B. 分别在 SVC 和 IVC 进行插管。在静脉插管区域的腔静脉周围将置入阻断带，起止血带作用，当 SVC 的阻断带收紧时，将使所有 SVC 血流均引流至 SVC 插管内，而不会引流到右心房（经许可引自 Hessel EA，Shann KG.Blood pumps，circuitry and cannulation techniques in cardiopulmonary bypass. In：Gravlee GP，Davis RF，Hammon J，eds. *Cardiopulmonary Bypass and mechanical Support*：*principles and practice*.4th ed. Philadelphia，PA：Wolters Kluwer；2016：25，Figure2.5）

流入心房（同时也防止心房的气体进入腔静脉引流），收紧阻断带后称为"完全心肺转流"。收紧阻断带后，必须注意防止引流不通畅，以免静脉压力升高（淤血）。特别是上腔静脉的压力升高可能造成对脑灌注的不良影响，因此必须监测上腔静脉内插管尖端靠近头部的压力。双腔插管适用于计划开放右心的手术（如三尖瓣、右心房肿块、经房间隔左心手术和先心病手术等）和二尖瓣的手术，因为显露二尖瓣时常需要牵拉右心房（易造成右心房和腔静脉连接处的导管扭曲）或采用直接入路（经房间隔入路）。然而，右心房关闭且上下腔静脉都被扎带阻断时，无论是在主动脉阻断前还是顺行灌注心脏停搏液时，冠状静脉窦的血流无法引出则会引起右心房和右心室的膨胀，必须打开任一静脉扎带或切开引流右心房。

> **临床要点** 体外循环期间用双腔静脉引流插管时，监测静脉插管头端的中心静脉压很重要。

（4）永存左上腔静脉（impact of persistent left superior vena cava，LSVC）对静脉插管的影响：永存 LSVC 的发病率在普通人群为 0.3%～0.5%（先心病的患者占 3%～10%），由胎儿期血管发育残留形成，引流左颈内静脉（internal jugular，IJ）与左锁骨下静脉的血液汇入冠状静脉窦而入右心房，超声示冠状静脉窦扩张（≥ 11mm）可提示其存在。若有永存左上腔静脉，置入上、下腔静脉插管不能完全隔绝体静脉循环血液流入右心房。简单的处理方法就是由外科医师临时性的阻断永存左上腔静脉，然而约有 2/3 这类患者其左无名静脉缺如或者狭小，此种方法可能造成脑静脉压力升高。在这种情况下，外科医师可插入第三根静脉插管至 LSVC，可通过冠状静脉窦逆行或者

直接在 LSVC 荷包缝合进行插管。

> **临床要点** 扩张的冠状静脉窦可提示永存左上腔静脉的存在，可能影响体外循环的实施和阻碍心脏停搏液的逆行灌注。

3. 外周静脉插管

这类插管主要用于微创／"小切口"经左胸入路手术或手术开胸前插管（用于预期术中大出血的择期手术或已经出现大出血的紧急情况）。一般均经由股静脉置入静脉插管（仅少数情况下经颈内静脉），经股静脉插管的套管尖端应放置到上腔静脉和右心房的连接处，而插管的位置通常需要经食管心脏超声（TEE）来确定。而置入一根特殊的下腔静脉双腔插管，也可以实现这一目的。如果需要插入单独的颈内静脉插管，通常由麻醉医师在麻醉诱导结束后立即置入。相比中心静脉直接置管，外周静脉插管直径较小且长度较长，所以血液引流的阻力加大，常需要使用辅助引流（见下文"5. 引流方式——加强静脉引流"内容）。

4. 静脉插管的可塑性（图 20-3）

一些插管使用金属丝环绕加固防止扭曲；另一些直接插管的尖端用薄层金属或者塑料设计成弯曲状以获得最佳的插管内外径（ID：OD）比值。

5. 引流方式

（1）重力：静脉引流通常依靠重力来完成（虹吸作用），这就需要静脉引流管路充满液体（血液）。引流的原理基于引流液在患者和心肺机（静脉储血器）之间的液柱压力差。中心静脉压（静脉血容量和静脉张力）、患者和心肺机之间的高度差、静脉插管和管路的阻力（管路的长度、内径、机械性阻塞及插管位置不佳）均可影响引流量。静脉管路出现"颤抖"

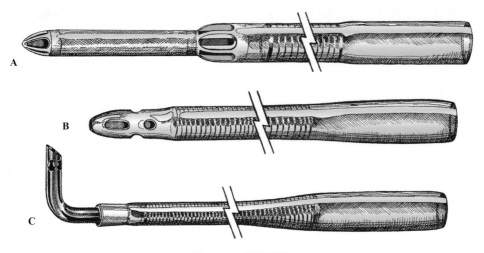

▲ 图 20-3 静脉插管

常用的静脉插管示意图。A. 锥形的"二极"右心房 - 下腔静脉插管；B. 尖端呈绕线"灯塔"形的直头插管，可用于右心房或者上下腔静脉单独插管；C. 金属尖端的直角插管，可用于上下腔静脉插管（经许可引自 Hessel EA, Shann KG. Blood pumps, circuitry and cannulation techniques in cardiopulmonary bypass.In: Gravlee GP, Davis RF, Hammon J, eds. *Cardiopulmonary Bypass and Mechanical Support*: *Principles and Practice*. 4th ed.Philadelphia, PA: Wolters Kluwer；2016：22，Figure2.3）

现象提示引流过度或者静脉回流不够。重力引流依靠虹吸作用，所以静脉管道充满空气时虹吸作用会中断。

(2) 加强静脉引流：加强静脉引流后可使用更长和更小的静脉插管，并允许心肺机提高到患者手术床的高度（减少了外周或腔镜手术入路插管的预充量）。静脉引流辅助系统有真空辅助和动力辅助两种。

①真空辅助引流：是把静脉管道连接到一个硬壳的静脉储血器［详见本节下文中"管路的组成——（四）静脉储血器"内容］上，通常在储血器上应用 20～50mmHg 的负压吸引。当使用加强静脉引流系统时，从静脉插管周边吸入空气的风险加大，故建议在静脉插管的周围进行双重的荷包缝合。密闭储血器内的压力逐渐增大成正压后可能导致逆行的静脉气栓，引起额外的风险。这需要在静脉储血器放置一个正压释放阀门，并且灌注师要加强关注。

②动力辅助引流：是通过安装动力泵来完成（常用离心泵而不是滚压泵）。离心泵更容易精确地控制负压，并能尽量减少腔静脉及右心房内静脉插管头端周围的塌陷。与真空辅助的静脉引流系统类似，灌注师也要时刻注意空气进入体外循环管路的风险。

③目前尚无研究提示加强静脉引流会增加血液创伤或者加重体外循环的炎性反应。

（三）动脉插管

1. 概述

从心肺机泵出的血必须经过动脉插管回到患者的全身动脉系统，动脉插管是整个管路里面最狭窄的部分，同时又必须容纳全身的血流量（心排血量）。动脉插管的大小主要根据患者所需血流量（主要受患者体型大小影响）、血液流速（< 200cm/s）和压力梯度（< 100mmHg）之间的平衡决定。过高的流速或压力可能导致血液成分或者血管壁的损伤，如"喷射"可能导致内膜撕裂和（或）动脉栓塞；还会导致潜在的重要血管分支血流量减少（如右侧头臂动脉）。为了尽量增大插管内外径

的比率，插管的尖端通常设计成金属或者硬塑料材质，并且尽量缩短动脉插管狭窄部分的长度以尽量减少压力梯度和主动脉切口的大小，部分插管的尖端经过特殊设计以尽量降低出口血流速度和喷射效应（图 20-4）。升主动脉远端是最常用的动脉插管部位，但也可选择其他部位。特殊设计的动脉插管（如明尼苏达美敦力牌的 Soft-Flow™，英国伦敦 LivaNova 牌的 Optiflow™，加利福尼亚爱德华牌的 Embol-X™ 及以色列的 Cardiogard™ 插管）可将栓塞的危险性降至最低，但并不常用。

2. 插管部位的选择（表 20-1）

(1) 升主动脉：插管通过 1 个或 2 个同心的荷包缝线插入升主动脉远端且直接朝向主动脉弓方向以避免 3 根分支血管中的一支选择性优先灌注。有些外科医师主张使用较长的插管置入降主动脉起始段以减少主动脉弓的喷射血流；然而也有医师主张使用较短的插管插入升主动脉 1～2cm 即可。动脉插管插入部位是否有动脉粥样硬化斑块是首要考虑的问题。通过触摸升主动脉感觉有无动脉斑块并不够敏感，而且 TEE 成像无法探测到这个部位，许多医师主张进行插管部位行主动脉表面超声来检查有无斑块。升主动脉插管导致主动脉夹层的发生率大约是 0.08%（每 1250 例中有 1 例发生，0.02%～0.2%）。不适合升主动脉置管的情况包括严重的动脉粥样硬化疾病、主动脉夹层、微创外科手术及反复开胸时出血风险高的手术。

(2) 股动脉或髂外动脉：当升主动脉不适

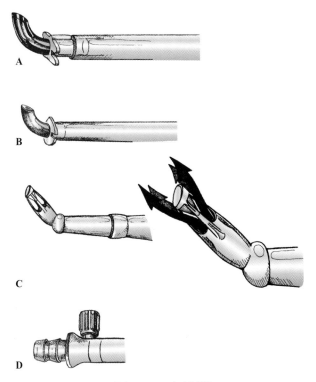

▲ 图 20-4　动脉插管

常用动脉插管的示意图。A. 薄金属头，成角，带有蝶形边缘便于固定到主动脉的插管；B. 与 A 类似，但成角是塑料的；C. 弯头，尖端可分流的插管，这种插管可将体循环血流引导在 4 个方向（右），这样可避免使用传统单腔插管时出现的"喷射效应"；D. 整体插管 / 整合了接头及鲁尔接口（排气时使用）的新型动脉插管（引自 Hessel EA，Shann KG.Blood pumps, circuitry and cannulation techniques in cardiopulmonary bypass. In：Gravlee GP，Davis RF，Hammon J，eds. *Cardiopulmonary Bypass and Mechanical Support*：*Principles and Practice*. 4th ed. Philadelphia，PA：Wolters Kluwer；2016：30，Figure2.8）

表 20-1　动脉插管的部位

动脉插管部位	适应证以及优点	缺点及风险
升主动脉	操作方便 低夹层发生率（＜ 0.08%）	动脉粥样斑块栓塞 当升主动脉病变时（如动脉粥样硬化、"瓷性硬化主动脉"、升主动脉瘤、夹层）不能使用
股动脉 / 髂动脉	手术入路方便 用于外周血管插管 二次手术，尤其是已经出现出血严重的心力衰竭患者切皮前 小切口手术	逆型夹层（＜ 0.5%） 外周血管病变时不能使用 插管处下肢缺血 骨筋膜室综合征 开放后栓子 主动脉夹层患者可能存在灌注不良的风险
腋动脉 / 锁骨下动脉	可能是主动脉夹层患者的最佳方案 可以行选择性脑灌注 动脉栓塞风险最低	操作更困难 耗时增多 并非无夹层风险（＜ 0.5%）

合动脉插管时常见的次选部位是股动脉或者髂外动脉，然而经此路径插管存在许多缺点，包括插管导致夹层的发生率达 0.3%～0.8%（或每 200 例发生 1 例）；动脉粥样斑块栓塞（尤其是脑或心脏栓塞）的风险；主动脉夹层或动脉粥样硬化出现脑和其他器官灌注不良及插管处下肢缺血等。在 CPB 开始及 CPB 过程中推荐间断使用 TEE 监测降主动脉以便及时发现逆撕的动脉夹层。长时间的股动脉置管可能导致栓子脱落、插管侧肢体再灌注导致酸性代谢产物的释放，继发骨筋膜室综合征。为了减少下肢缺血，某些手术团队在股动脉侧方缝合人工血管，然后把动脉插管插入人工血管使血液可以同时顺灌和逆灌，也有医师直接在股动脉远端插入另一根动脉插管。

> **临床要点**　股动脉插管灌注带来医源性主动脉夹层逆撕风险，应在 CPB 期间用 TEE 间断监测。

（3）腋动脉或锁骨下动脉插管：腋动脉或锁骨下动脉插管通常用于升主动脉夹层或者严重的动脉粥样硬化患者。腋动脉 / 锁骨下动脉很少有明显的动脉粥样硬化，灌注不良风险较低。但医源性夹层的发生率与股动脉插管类似（＜ 0.7%，即每 140 例发生 1 例）。通常经锁骨下路径暴露血管，可直接在动脉内或者于缝合在动脉侧方的人工血管插入动脉插管。因为手术需要停循环时可以允许选择性脑灌注（详见下文"三、专题——（四）停循环期间的脑灌注"——顺行脑灌注或者选择性脑灌注"），这时应优先选择右侧动脉置管。如果动脉插管是直接插入血管而不是经过血管侧方的人工血管插入，CPB 过程中必须要选择对侧上肢远端的桡动脉或者肱动脉行动脉压力监测。

（4）无名（头臂干）动脉：很少经此路径插管，因为血流正对主动脉弓，使得插管的存在会影响右颈总动脉的流量从而影响脑灌注。

（四）静脉储血器

概述

静脉储血器位于动脉主泵之前收集从患者体内引流的静脉血，相当于一个"临时蓄水池"，使回流的静脉血和动脉血流之间的波动和不平衡得到缓冲。储血器也相当于一个高容量低压力的静脉血引流收集器，更利于静脉血的重力引流。当全流量 CPB 时，约 3L 静脉血引流至体外循环。储血器也可以移除混入静脉管道的空气，向循环中加入血液、液体或者药物。然而储血器最重要的功能是在静脉引流急剧减少或者停止时能够提供血源，给灌注师提供一个"反应时间"以避免 CPB 管路打空及造成大量气栓的风险。储血器通常包括各种过滤装置，临床上有 2 种类型的储血器，详见本节下文"（九）心内引流术、术野抽吸、细胞回收处理器和细胞回收机"部分。

（1）硬外壳型、"开放式"静脉储血器：此种储血器的优势包括能有效地处理静脉气栓、预充简单、容量大及容易连接真空辅助静脉引流装置等。大部分硬壳储血器自带了涂有除泡剂的大小微栓过滤器，也能像心内引流储血器一样直接回收抽吸和引流血液。它们清除气体微栓（gaseous microemboli，GME）的能力各不相同。

（2）软外壳、可折叠型塑料袋的"密闭式"静脉储血器，即软壳储血器没有气 - 血界面，

一旦回路出现排空，储血器将自行折叠，阻止气体进入主泵，故能降低回路产生大量气栓的风险。密闭式可折叠储血器能够使灌注师更容易观察到从静脉插管中回吸的空气，但是此法需要有一种方法来排出储血罐的空气。使用软壳储血器时往往另外需要一个心内引流储血器。由于减少了气 - 血的接触，软壳储血器可能降低炎症反应激活程度。关于使用两种类型储血器的比较，临床数据有争议且尚不明确[5]。

（五）主（动脉）泵

目前有 2 种血泵可用于体外循环管路，包括滚压泵和动力泵（通常称为离心泵）（表 20-2）。在美国有将近 50% 的手术使用动力泵。

1. 滚压泵（图 20-5）

（1）工作原理：滚压泵通过连续在马蹄形垫板或者滚轴压缩输液管道来驱使血液流动。每个典型的泵配相隔 180° 的 2 个滚柱头以保滚头和管道持续接触。滚压泵输出容量的多少取决于泵头每圈旋转的输出容量（主要与泵头管道的内径和挤压管道的长度有关）与每分钟转速的乘积。滚压泵流速的增减与每分钟转速

表 20-2 滚压泵和离心泵的比较

离心泵	滚压泵
后负荷（如动脉血压）与泵搏出血流量成反比	泵搏出血量与后负荷无关
泵搏出血量并非与转速直接相关 根据血流测量仪来测定泵搏出量 当泵关机而管路又没有夹闭时，血流允许从主动脉逆流出来	泵搏出量 = 转速 × 每转容积 血液逆流风险最小
不会爆裂动脉管道	如果管道夹闭了，动脉管道可能爆裂
无须调节泵松紧度	必须调整泵松紧度
不会泵入大量气体（但是仍可能泵入一定量气体对患者造成伤害）	有泵入大量气体的危险 磨损（释放塑料颗粒"剥落"） 长时间使用后可能破裂
可能血液损伤更小 可能更安全 需要持续关注以适应静脉引流量	需要对静脉引流持续关注

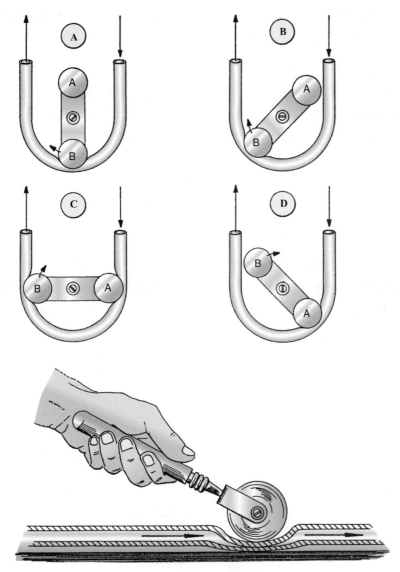

▲ 图 20-5　滚压泵

上图绘制了双头滚压泵与管道，按（A–D）的顺序显示滚压泵的原理：手持滚头绕着一小部分管道转动来驱动它前面的液体并抽吸它后面的液体。A. 滚压泵首先驱动它前面的液体，并抽吸它后面的液体；B. 随着泵顺时针转动，第二个滚头 A 开始与管道衔接；C. 随着泵继续旋转，存在一个很短暂的时期血容量被截留在两个滚头之间，且血液不向前流动，这样就产生了一些搏动；D. 滚柱 B 离开管道同时第二个滚头 A 继续以相同的方向驱动液体。图中未显示有滚压泵的垫板、管道支持物及用来维持管道位于滚道内管架。液体朝箭方向流动（引自 Stofer RC. *A Technic for Extracorporeal Circulation.* Springfield, IL: Charles C. Thomas; 1968: 22）

呈线性关系，与小内径管相比，使用大内径管（如 1/2inch 内径）时，只需要很低的转速就可获得相同的输出容量。泵的总输出量显示在泵的控制面板上，以 ml/min 或 L/min 表示。滚压泵也被用来灌注心脏停搏液、将血和空气从心腔或者大血管内回收及回收术野的渗血。

（2）主泵松紧度的调节：为减少溶血，主泵的松紧度必须合适。因为主泵松紧程度决定了滚柱与管道槽之间管道受到挤压的程度。当主泵过松且泵下游区的压力超过泵产生的压力时，血液将逆向流动，而顺向血流就会减少；相反，当主泵过紧则对细胞产生损伤（红细胞溶血、白细胞和血小板激活），并且管道过度损耗导致微粒的释放。主泵的松紧度通过由灌注师调节管道槽与每个滚柱头之间的距离而设定。通常，松紧度调为液体刚好阻断为宜。

(3) 滚压泵的利弊：滚压泵的优势在于简单、有效、便宜、预冲量少、输出容量可靠且与后负荷不相关。而滚压泵最大的劣势在于输出容量与后负荷不相关，如果动脉管道阻塞，管道内压力增高，动脉管路连接处就会出现破裂；如果滚压泵入口管道阻塞，滚压泵将会产生巨大的负压引起气栓（"空腔化"）和红细胞破坏。一旦静脉储血器变空，滚压泵可以造成血液有形成分的破坏及产生大量气栓。滚压泵不能随着静脉回流血量的改变而自动调节，因

此需要灌注师更加要仔细观察。

2. 离心泵（图 20-6）

(1) 工作原理：离心泵由外壳包裹一堆平滑的塑料圆锥体或者叶片状叶轮组成。当它们高速旋转时（2000~3000rpm）离心泵产生压力差可推动液体流动。临床上更小巧的叶片状离心泵由于预充更少、溶血更少，正逐渐取代传统的圆锥形离心泵。

(2) 离心泵的利弊：与滚压泵不同，离心泵具有完全非闭塞性和后负荷依赖性（增加下游阻力或压力降低前向血流）。离心泵的流量不仅由转速决定，因此在流出端必需加装流量计来测量流量。此外，当离心泵刚刚连接到患者的动脉管道但并没有启动旋转的时候，血液

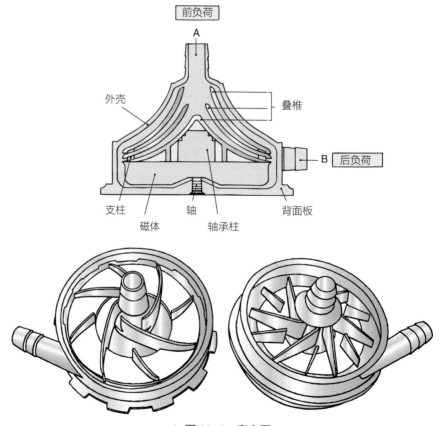

▲ 图 20-6　离心泵

离心泵头示意图。顶部可看到一光滑、锥形的泵头横截面。血液从 A 进入并从 B 处被排出，是由三个圆锥体快速旋转产生动力的结果。带叶片的叶轮型泵显示在示意图的底部（引自 Trocchio CR，Sketel JO. Mechanical pumps for extracorporeal circulation. In：Mora CT，ed. *Cardiopulmonary Bypass*：*Principles and Techniques of Extracorporeal Circulation*. New York：Springer-Verlag；1995：222，223）

会从患者体内逆流进入离心泵，除非主泵管道被夹闭或者安装有单向阀，否则可能引起患者失血或动脉插管荷包缝合周围空气吸入至主泵管道。另外，当主泵管道夹闭时离心泵不会形成过高压力引起主泵管道破裂，同样也不会形成负压，不会像滚压泵一样产生空腔化现象和形成大量的微栓。

与滚压泵相比，离心泵最大的优势是泵产生气栓的风险更低，循环回路一旦吸入超过50ml的空气，离心泵就会停止泵血。然而如果血液内有小气泡的话离心泵还是会将潜在的致命量的小气泡送入体循环。大量的研究表明与滚压泵相比，离心泵对血液成分的破坏更少、激活的凝血因子和产生微栓更少，因此有着更好的临床预后[5]。

3. 搏动性血流和搏动性泵

(1) 概述：大部分滚压泵仅能形成低幅高频的搏动性血流，与生理状态下的搏动性血流差别较大，而离心泵形成的是无搏动性血流。搏动性血流的必要性和重要性也是长期有争议的问题[5]。

(2) 体外循环期间如何产生搏动性血流

①如果是体外循环辅助，可减少部分静脉引流，允许心脏射血。

②如果放置了主动脉内球囊，其可以用来产生搏动性血流。

③通过在不同速度下转动，滚压泵可产生搏动，离心泵亦可产生较小的搏动。

(3) 主动脉插管的衰减效应：前两种产生搏动的方法比较有效，因为它们是主动脉内产生的搏动。尽管很多泵能产生搏动性血流，但搏动能量在进入人体前会被动脉主泵远端的各种组件快速消减，这些组件包括狭窄的主动脉插管、膜肺和动脉滤器，计算表明，产生的搏动能量中，只有很少一部分被真正输送到人体动脉系统[6]。

(4) 尝试在体外循环管路内部产生搏动性血流的代价

①费用增加、复杂程度增加。

②需要更大的动脉插管。

③动脉插管有更高的喷嘴速度峰值（血管损伤和动脉粥样硬化栓塞风险增加）。

（六）氧合器（人工肺或者气体交换装置）

1. 氧合器

尽管过去应用过各种类型的氧合器，目前世界范围内仅膜式氧合器得到了广泛的应用。与鼓泡式氧合器相比，膜式氧合器对血液损伤小、微栓少、能更精准地控制血气且改善患者的预后。实际上目前所有的膜式氧合器都安装在动脉主泵的后面，通过动脉主泵克服血液通路上的阻力把血液泵入氧合器并且减少透过膜带入空气的风险，并产生更少的气体微栓。大部分氧合器同时内置了热交换器，详见下文"（七）热交换器"。

膜式氧合器的功能类似肺，通过在氧合器的血相与气相之间插入一个薄膜来消除气－血的直接接触。在临床上使用膜包括以下至少3种类型。

(1) 硅胶膜：通过把薄硅胶片以圆柱体方式围绕轴缠绕而成，这种"真正"的膜肺已很少用。

(2) 多微孔聚丙烯（PPL）膜：通常由长束状中空纤维或者偶尔由折叠成片状的膜组成，膜的微孔由自体血浆填充后形成一层膜，气体交换通过这层膜进行。当血液通路内压力过大或者长时间转流时，血浆可能从膜中渗漏而引起气体交换能力下降；如氧合器内形成负压可能导致空气栓塞。在膜式氧合器中，血液在中空纤维的外面流动，进入的气体则在中空纤维的内侧逆向流动。

（3）聚甲基戊烯（PMP）扩散膜：其中空纤维膜式氧合器是由一种新型的中空纤维无微孔塑料（聚甲基戊烯）制成的，是真正意义上的膜。气体交换通过扩散的方式透过膜进行，可以有效地减少血浆渗漏和空气吸入的风险，所以可以长时间的用于氧合（时间可达数天）。一个重要的局限性是挥发性麻醉药不能透过聚甲基戊烯扩散膜，因此 CPB 期间必需通过静脉麻醉。因为此种局限性及这种膜式氧合器费用昂贵，聚甲基戊烯扩散膜式氧合器没有常规应用在 CPB 中，至少在美国是如此。但是因为它可以有效地减少血浆渗漏的风险（"氧合器肺水肿"），故常用于长时间的体外循环生命支持中（如 ECMO 体外膜式氧合器）。

2. 膜式氧合器

曾被认为可以作为气泡过滤器来阻止静脉气体微栓进入动脉系统，然而现在逐渐认识到大部分静脉气栓其实可以通过膜式氧合器而进入动脉系统[5]。不同的膜式氧合器清除气体微栓的能力是有显著差异的。基于此原因术者必须尽力减少气体进入静脉引流系统。

3. 膜式氧合器气体交换和气体供给的调节

膜式氧合器气体交换的调节类似正常肺组织，动脉 CO_2 浓度通过进入氧合器的新鲜气体流量来调节（类似肺泡每分钟通气量，通常叫"尾气流"），动脉血氧分压则通过吸入氧浓度调节。氧合器需要一个能提供氧和空气（以及偶尔 CO_2）来源的供气系统，气体通过空氧混合器输出，混合器后面接一个氧气表监测膜肺供气情况。麻醉气体挥发罐安装在靠近氧合器的供气管路上，挥发性麻醉药物的液体可能对体外循环管道上的塑料成分有损坏作用，因此灌入麻醉药物时必须小心谨慎。氧合器出口必须安装清除废气的装置（美国体外循环协会 AmSECT 标准 6.8）[7]。

4. CPB 期间膜肺可失效

Groom[8] 等学者建议可在膜肺的入口和出口端接一段 0.95cm 的管路，便于采用并行替换法（PRONTO）更换新膜肺。

（七）热交换器

1. 概述：血液流经体外循环通路导致热量丢失和患者体温下降，为了维持正常的体温，必须对循环管路进行加热。热交换器可以用于有意的降温和对患者复温，热交换器由各种浸泡在不同水温的热交换管道（常为金属管）组成，血液流经这些管道时温度发生改变。前面曾提到，热交换器通常整合到氧合器内，称一体式热交换器。

2. 加热 - 冷却器：加热 - 冷却装置可以通过调节泵入热交换器的水温来控制其通过的血液的温度（水流方向与血流相反更有效率）。

3. 近来有手术部位出现分枝杆菌感染暴发及假体感染的罕见报道，其源头为被污染的某型号的热交换器所释放的生物气溶胶。

4. 尽量避免血温和水温之间的温差梯度过大。过度加热可能导致气体从血液中逸出，引起气体微栓，脑部温度过高，加重脑损伤。目前，体外循环的温度管理指南已公布[9]。

（1）推荐使用膜肺动脉出口端的血温代表脑温（Ⅰ类推荐，C 级证据）。

（2）膜肺动脉出口端的血温被认为低估了脑温（Ⅰ类推荐，C 级证据）。

（3）用鼻咽温或肺动脉温可用来合理估计体外循环停机时的核心温度（Ⅱ a 类推荐，C 级证据）。

（4）体外循环期间膜肺动脉出口端的血温不能高于 37℃以避免脑部温度过高（Ⅰ类推荐，C 级证据）。

（5）为了防止气栓，降温时膜肺动脉出口端与静脉入口端的温差必须小于 10℃（Ⅰ类推荐，C 级证据）。

（6）复温时膜肺动脉出口端与静脉入口端的温差必须小于 10℃以防气体溢出（Ⅰ类推荐，C 级证据）。

（7）复温时，当膜肺动脉出口端的血温高于 30℃时，膜肺动脉出口端与静脉入口端的温差必须小于 4℃和（或）复温速率低于 0.5℃/min 及以下。

5. 单独的热交换器也应用在心脏停搏液管路中（见下文 3."灌注系统"部分）。

（八）心脏停搏液灌注系统或管路

1. 概述

为提供相对干净的术野或处理主动脉瓣，常在主动脉瓣远端和动脉插管之间阻断主动脉。一旦阻断主动脉，心脏缺乏冠状动脉灌注而逐渐缺血，通常使用心脏停搏液灌注心脏来解决（更多关于心肌保护的讨论见第 23 章"术中心肌保护"）。

2. 心脏停搏液的灌注路径

（1）主动脉根部：灌注插管直接插入主动脉根部（阻断钳的近端）。典型的插管是 Y 形连接管：一端连接心脏停搏液灌注，另外一端连接负压吸引（降低左心室压力或排出空气）。心脏停搏液灌入主动脉根部从而进入冠状动脉。当存在严重的主动脉瓣反流、主动脉根部未完全封闭或者存在严重的冠状动脉近端狭窄时，主动脉根部的灌注并不是行之有效的路径。理想情况下，灌注期间应监测主动脉根部的压力（维持在 70～100mmHg）以确保足够的冠状动脉流量。

（2）冠状动脉口直接灌注：特殊的手持式插管直接放入左右冠状动脉开口灌注心脏停搏液。通常主动脉瓣严重反流或者主动脉瓣手术时经此路径。

（3）冠状静脉窦逆行灌注：尖端带球囊的

插管经右心房下外侧壁的荷包缝线中盲探下置入冠状静脉窦（如果右心房是开放的可以直视下插入）。TEE 有助于指引插入导管和评估导管的位置。部分导管尖端有压力探头可以在逆灌期间监测冠状静脉窦的压力（理想的压力维持在 30～50mmHg）。心脏停搏液的逆灌对于严重的冠状动脉狭窄、主动脉瓣反流和主动脉瓣手术患者是有益的，但是对于右心室的保护较差。因为插管可能排除了某些汇入冠状静脉窦的右心室心肌静脉及部分静脉直接引流至右心房（Thebesian 静脉）。永存左上腔静脉（LSVC）的存在会影响经冠状静脉窦逆行灌注的有效性。

3. 灌注系统

心脏停搏液的灌注系统复杂多样。如果使用含血停搏液，经氧合的血液从主泵动脉插管引出，与晶体停搏液混合后（血与晶体液比例多样）灌注。这个过程需要两个完全隔离的滚压泵或者使用一个能够驱动两套不同型号管道（能够灌注不同流量比率的液体）的单个滚压泵完成。含血停搏液还要经过专用的热交换器，可添加微栓过滤器，并监测灌注压力和温度。更加复杂的灌注系统还可以实现不同成分、不同浓度停搏液的快速转变。

（九）心内引流术、术野抽吸、细胞回收处理器和细胞（红细胞）回收机

1. 概述：体外循环期间由于全身肝素化及持续的肺和冠状静脉回流，会有大量的血进入手术区域。经由传统的吸引装置会丢弃大量的血液。通常这些经心肺机滚压泵抽吸（心内引流）术野中的出血，再经由心内引流储血器返回体外循环管路内。前述的心内引流储血器包括过滤器，如上文所说常引入硬壳储血器；如果使用软壳储血器必须是相对独立的储血器。抽吸前必须完全肝素化抗凝，一旦使用鱼精蛋

白逆转肝素的抗凝作用后，心内吸引必须停止使用，以避免造成体外循环管路内凝血。

2. 心内引流血液的危害：心内引流血液含有大量的细胞微聚合物、脂肪、外源性碎片、致栓因子和纤溶因子，这些物质被认为是体外循环过程中形成微栓和溶血反应的主要来源，基于这些原因应该尽量减少心内抽吸引流。

3. 一个可以替代的方法是抽吸术野的血液引入血液回收机（或者将抽吸进心内储血器的血液经血液回收机洗涤后输入体外循环管路），血液回收机用生理盐水洗涤血液后通过离心达到排除微栓、脂肪等成分的目的，它同时移除血浆蛋白、血小板、肝素和部分白细胞，离心后的红细胞被浓缩（血细胞压积约 70%）。并不是所有的血液回收机在滤除脂肪时都同样有效，有时回收的血液必须经过特殊装置过滤后使用。部分与血液回收机相关的问题包括回收血液的延迟、洗涤周转时间（特别是快速失血时）及血小板和凝血因子的丢失（如果处理大于 6 个分离器碗的容量或 1500ml 的回收血液可能导致消耗性凝血功能障碍）。比较心内直接吸引和血液回收机的研究结果也尚无定论[5]。

（十）心内引流

1. 概述：体外循环期间为了显露手术视野、减少心肌氧耗和减小过度膨胀对心脏的损伤，使左右心室减压是至关重要的。

2. 外科手术中容易显露右心室，右心室的减压依赖于充分的静脉引流；左心室不易显露，如果过度膨胀会有更多的不良后果，所以需要各种不同的方法来引流。

3. 左心过度膨胀的后果

(1) 心肌过度伸张导致心室功能不全。

(2) 心肌缺血：损伤心内膜下血液灌注，增加心肌需氧量。

(3) 左心房压升高导致肺水肿或肺出血。

(4) 妨碍显露术野。

4. 左心过度膨胀常发生在左心室不能完全排空时（如 CPB 开始时，尤其在并存主动脉瓣反流的情况下、心脏停搏时、阻断主动脉时、顺灌心脏停搏液、室颤时及开放主动脉后）。

5. CPB 期间流入左心的血液来源

(1) 支气管静脉回流（正常情况下流速在 100ml/min 以下）。

(2) 没有引入静脉插管的体静脉血，而经过右心和肺回流的静脉血。

(3) 主动脉瓣反流。

(4) 冠状窦静脉引流到了左心（不常见）。

(5) 动脉导管未闭（patent ductus arteriosus, PDA）（低于 1/3500 成人）。

(6) 房间隔缺损（atrial septal defect, ASD）和室间隔缺损（ventricular septal defect, VSD）。

6. 评估左心室是否充分减压：因为左心室的位置靠后且左心室壁较厚，通过直视和触诊来评估左心是否充分减压是比较困难的。如果有肺动脉内置管，肺动脉压升高可提示左心膨胀，但最好的评估方法是 TEE。

临床要点 体外循环期间临床评估左心室膨胀程度比较困难，最好用 TEE 进行诊断。

---

7. 左心减压或者引流的方法（图 20-7 和表 20-3）：通过不同部位插管然后经管道系统连接到滚压泵，通过滚压泵把血液引流到静脉或者心内引流储血器。在连接至任何心内或主动脉引流插管之前，左心插管末端需先浸入液体以确保抽吸而不是向外排气。抽吸的速率必须实时调节以避免过度抽吸（心脏损伤和进气的风险）和引流不充分（心脏过度膨胀）。

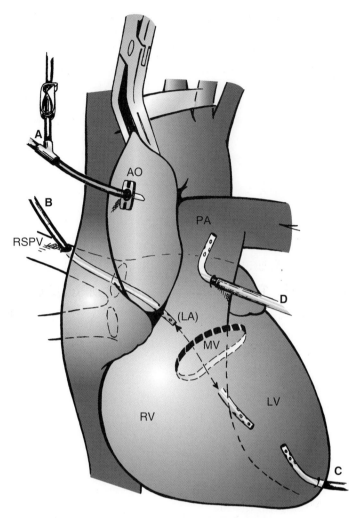

▲ 图 20-7　左心引流部位示意图

A. 主动脉根部插管，Y 形管的一端连接心脏停搏液灌注，另外一端连接抽吸系统（虹吸或滚压泵）以便主动脉根部和左心室引流；B. 通过右上肺静脉和左心房连接处插管经左心房和二尖瓣进入左心室；C. 插管直接插入左心室心尖区；D. 插管插入肺动脉

AO. 升主动脉；PA. 肺动脉；LA. 左心房；LV. 左心室；RV. 右心室；MV. 二尖瓣；RSPV. 右上肺静脉（引自 Hessel EA，Shann KG. Blood pumps，circuitry and cannulation techniques in cardiopulmonary bypass. In：Gravlee GP, Davis RF, Hammon J，eds. *Cardiopulmonary Bypass and Mechanical Support：Principles and Practice*.4th ed. Philadelphia，PA：Wolters Kluwer；2016：69，图 2-25）

　　(1) 主动脉根部引流（顺行心脏停搏液灌注管路侧支）

　　这是冠状动脉旁路移植手术期间最常用的引流技术。直接经由顺行停搏液灌注插管引流（或者经由其侧面分支）。通过主动脉根部引流左心室仅适用于主动脉已阻断和主动脉根部未开放时，且不能同时灌注心脏停搏液。

　　(2) 经右上肺静脉的左心室引流

　　经右上肺静脉和左心房的交界处置入插管，穿过左心房和二尖瓣进入左心室。主动脉瓣及二尖瓣手术（特别是存在主动脉瓣反流时）或者 CABG 患者左心室功能较差时常用此种方法。

　　(3) 经左心室心尖区行直接引流

　　因为插管难以放置及存在拔除插管后出血和晚期形成左心室心尖动脉瘤的风险，目前这

表 20-3　左心引流的方法

方　法	优　点	缺　点
经升主动脉（心脏停搏液插管）	简单，无须其他插管 当左心室开始射血和开放主动脉时可引流空气 可用来监测主动脉根部灌注压	只有当主动脉阻断后才能引流左心 顺行灌注心肌停搏液时不能引流左心可引起空气被吸入主动脉弓
间接进入左心室（经右上肺静脉插管通过左心房和二尖瓣）	可处理任何原因引起的左心室膨胀 主动脉瓣反流患者的最佳方式 可提供最佳的左心减压 避免直接左心室引流的损伤	插管部位的暴露较为困难 将插管送入左心室并且保证位置准确较为困难 右上肺静脉插管出血和撕裂的风险 可能有空气进入左心 当二尖瓣为机械瓣时可能存在一定困难 当左心房或左心室存在肿瘤或栓子的时候可能引起栓塞
直接进入左心室（通过心尖部位插管直接引流）	简单、直接 避免穿过二尖瓣人工瓣膜 可以处理任何原因引起的左心室膨胀	插管放置可能存在困难 - 尖端很容易被左心室壁和二尖瓣结构阻塞 可能损伤左心室或者冠状动脉及其旁路分支（心肌缺血） 插管部位止血困难 远期左心室室壁瘤 左心室若有栓子可能引起栓塞 左心可能存在进气的风险
直接入左心房（经左心耳、左心房顶或右上肺静脉）	相对简单 避免穿过二尖瓣	不能处理主动脉瓣反流 左心房内有栓子可能引起栓塞 可能引起左心进气
肺动脉	简单、易行 左心进气的风险降低（仍可能发生）	不能处理主动脉瓣反流 不能用肺动脉压来监测左心室膨胀 肺动脉有损伤和出血的风险

（引自 Hessel EA, Shann KG. Blood pumps, circuitry and cannulation techniques in cardiopulmonary bypass.In: Gravlee GP, Davis RF, Hammon J, eds. *Cardiopulmonary Bypass and Mechanical Support*: *Principles and Practice*. 4th edition.Philadelphia, PA: Wolters Kluwer; 2016: 68. Table2.14）

种方法很少使用。

(4) 经左心耳或者左心房顶端引流（引流左心房或左心室），很少使用。

(5) 经主肺动脉引流

虽然仍可发生，但这种方法最大程度上减少空气进入左心的风险。当存在主动脉瓣反流时此种方法不能有效地对左心室减压，并且对于肺动脉高压患者在缝合主肺动脉切口时可能出现困难。

8. 左心引流的并发症包括气栓、出血、心脏结构的损害、血栓、钙化灶、肿瘤的脱落移位及二尖瓣功能不全等。最危险的并发症是无

意中经由这些引流管道泵入空气，这常常发生在滚压泵头处插管连接错误或者滚压泵倒转时。由于空气可以在插入或者拔除引流管时进入左心，所以这些时间段或者中断引流时左心的容量和压力要适当提高。

9. 只要打开心脏，即使是简单的心腔内置管操作，心脏内也可能进气。如果不能排除这些气体，当心脏复跳后就会形成气栓，甚至右心的空气有可能经房室隔缺损或者肺循环进入左心。关闭左心前必须尽量排出所有的气体，另外采用主动脉最高点引流被认为是最安全有效的防止体循环气栓的方法。最常用的方法是

使用顺行心脏停搏液灌注插管进行抽吸，具体内容参见上文"（八）心脏停搏液灌注系统或管路——心脏停搏液的灌注路径——主动脉根部"。TEE是评估排气是否充分最有效的方法。因为CO_2的高溶解性和具有减小微栓大小的能力，部分外科医师常在心内手术期间使用CO_2充满术野。

（十一）超滤和血液浓缩器

血液过滤装置（即超滤器）主要由介于血流和空气之间的半透膜组成，血液中的水分和小分子物质（钠离子、钾离子和水溶性非蛋白结合的麻醉药物等）可以通过半透膜滤除，而血液中的蛋白质和细胞成分则保留下来。血液过滤器不但可以滤除过多的晶体液和钾离子，浓缩血液，而且可以滤除炎性介质，减少全身炎症反应综合征（systemic inflammatory response syndrome，SIRS）的发生。血液过滤装置通常安装在动脉主泵远端，引流至静脉管道或静脉储血器。也可以安装在回路的静脉端，但是需要一个单独的滚压泵辅助。一台成年人手术大概有500～2000ml甚至更多的液体被滤除。体外循环停机后中和肝素前的超滤称改良超滤（MUF），改良超滤通常在婴幼儿使用而成年人少用[3, 10]。

（十二）过滤器和除泡器

1.概述：体外循环产生的由气体、脂质微栓，白细胞、血小板或者异质碎片微粒构成的大、小栓子必须过滤掉。

2.类型和位置：孔径大小不同的各种过滤器［滤网充填各种材质的纤维（深度过滤器）］被安放在体外循环回路的不同部位，包括静脉或者心内引流储血器、整合到氧合器中、动脉管路或停搏液管道、血液回收机的给血装置及提供氧合器气体的通道。深度过滤器主要通过吸收的过程来过滤。不同类型的过滤器的临床重要性尚存争议[5]。

3.动脉管路过滤器/除泡器：为了尽可能减少空气栓塞，大部分人采用在动脉管路安装微栓/气泡过滤器[5]。如果在动脉管路安装过滤器，建议在过滤器周边连接一个夹闭的分流管，以供发生过滤器阻塞时，通过带有单向阀的引流管路从过滤器将残存的空气引至静脉储血器。有些商业化的膜式氧合器整合了过滤器，所以不再需要单独的动脉管路过滤器。

4.有人主张在回路的不同位置安装白细胞过滤装置，但这些装置的益处有待证实。

（十三）心肺机的安全装置和监测

见表20-4和2017美国体外循环协会灌注操作标准和指南[7]。

三、专题

（一）表面涂层

很多商品化的体外循环管路与血液接触的部件（如管道、储血器与氧合器）都进行表面涂层化处理以尽量减少血液成分的激活。肝素化表面涂层是应用最广泛的，但对于肝素诱导血小板减少症（HIT）的患者要避免使用肝素化涂层。然而哪一种涂层有临床益处目前尚无定论[5]。

（二）微型化或最小化管路

微型化管路可通过减少接触的表面积和预充液容量降低血液稀释的程度（从而减少输血），故减少了体外循环的炎性反应（从而改善临床预后）[11]。微型化管路通常包括封闭的静脉–动脉环管路（无静脉储血器和心内抽吸）

表 20-4　监测和安全装置

监测
- 动脉管路的压力 [a]
- 硬质静脉储血器液平面传感器 [a]
- 气泡 / 空气探测器 [a]
- 微处理器 / 监测控制平台
- 静脉 [a] 和（或）动脉的氧饱和度或氧分压监测 ± 其他气体、电解质、血糖、乳酸和血细胞比容 / 血红蛋白的监测
- 动脉管路流量计 [a]
- 患者全身血液流出和流入血温监测 [a]、热交换器的水温和停搏液温度监测 [a]
- 进入氧合器气体的氧监测仪 [a]
- 膜式氧合器的呼末 CO_2 浓度和麻醉气体监测

安全装置
- 动脉管路高压报警 + 动脉主泵伺服控制 / 停泵 [a]
- 静脉储血器低平面报警 + 动脉主泵伺服控制 / 停泵 [a]
- 气泡 / 空气监测报警 + 动脉主泵伺服控制 / 停泵 [a]
- 动脉管路的单向阀 [a]；心内引流 [a]；动脉管路过滤器 / 气泡捕捉旁路
- 动脉管路过滤器 [a]
- 动脉管路过滤器 / 除泡器周边的旁路
- 动脉管路过滤器 / 除泡器排气管路

应急人员、物品和设备
- 第二灌注师（不是治疗标准）
- 心肺机（包括泵、监测设备）的电池备份 [a]
- 移动照明和手电筒
- 备用氧气 [a]（带减压表的氧气罐）
- 驱动主泵和其他泵的手摇柄 [a]
- 备用氧合器 [a]

a. 美国体外循环协会灌注操作标准和指南 [7]

和动力辅助的静脉引流系统。必须采用严密的空气监测和滤除系统，严防空气进入静脉管路。需仔细考虑安全问题（尤其空气栓塞）及微型化管路无法处理较大的静脉回流波动（特别是患者有高血容量或者大量出血时），并注意微型化管路无法使用心内和术野抽吸引流。微型化管路要求所有团队成员密切沟通配合默契。与欧洲相比，目前在美国应用很少。微型化管路通常仅应用于简单的 CABG 手术和主动脉瓣手术，以及血容量变化小且需要清除术野渗血的手术。

（三）小儿管路

小儿体外循环最大的挑战在于以下两个方面。

1. 相对于体外循环管路所需预充液容量，患儿自身的血容量较少。

2. 需要较小的动静脉插管。小儿外科团队和行业通过增强静脉回流或提高心肺机高度使其更加靠近患者，从而允许使用更短更细的插管方法，在循环管路微型化和减少预充容量（有的甚至只有 100~200ml）方面业已取得了突飞猛进的成就。多数北美洲小儿外科中心在预充液中应用白蛋白；而红细胞、新鲜冰冻血浆或者全血经常用于婴儿预充液中 [10]；有的团队不使用动脉微栓过滤器，有的团队使用整合过滤器的氧合器。与成人体外循环不同的是北美绝大部分小儿外科中心使用动脉管路上的血气监测装置（见第 16 章 "成人先天性心脏病的麻醉管理" 的补充讨论）。

（四）停循环期间的脑灌注

1. 概述：部分手术如主动脉弓及某些先天性心脏病手术过程中经常需要停循环，应用深低温（< 18℃）可以减少脑损害。如果循环停止时间超过 30min，常采用的脑灌注方法有以下两种，哪一种方法更好尚值得商榷。

2. 逆行脑灌注（RCP）：心肺机的动脉管路连接到上腔静脉插管（对于上、下腔静脉均插管的患者）或者把单独的一根插管通过荷包缝合直接插入上腔静脉，在上腔静脉插管进入右心房的连接处阻断上腔静脉，然后以 250~500ml/min 的流速和 20~40mmHg 的压力泵入冷血（15~18℃）。因为静脉瓣会减少灌注的流量和压力，所以灌注过程中需要直接将压力监测插管置入右颈内静脉，以监测压力的变化。如果在此部位测量压力，保守的做法

是维持压力小于25mmHg以减少脑水肿。尽管脑逆灌提供的脑营养血流有限，但它可限制脑复温，还可以"冲洗出"颈动脉的粥样斑块和空气。

3. 顺行脑灌注（ACP）或者选择性脑灌注（SCP）：与动脉管路相连的带球囊的导管插入右无名动脉、右颈总动脉、左颈总动脉或者左锁骨下动脉，以10ml/（kg·min）的流量和30~70mmHg的压力泵入冷血。相比逆行灌注，顺行灌注可增加脑血流，但也增加动脉损伤和脑栓塞的风险。如果动脉插管插入的是右锁骨下动脉（见上文"二、管路的组成——动脉插管——插管部位的选择——腋动脉或锁骨下动脉插管"相关内容），则可通过阻断无名动脉的近端行选择性右颈总动脉灌注。如果插入右锁骨下动脉的动脉插管是经由人工血管缝合到动脉侧方，右桡动脉或者右腋动脉的压力也可以反映右颈总动脉的脑灌注压。显然这种方式的灌注仅能提供一侧的脑灌注，而左侧大脑的灌注则主要依赖于充分的Willis环循环。用双侧脑氧监测仪分别监测两个大脑半球的氧饱和度，可提示是否需要插入左侧动脉插管进行脑灌注。

（五）非常规的插管

1. 微创或腔镜入路CPB

包括各种小切口的应用和经胸以及外周血管入路的小型或特殊设计的动静脉插管置放。这些入路常需要增强的静脉引流且动脉夹层风险增加（如股动脉插管）。外周置管包括麻醉医师经右侧颈内静脉置入的逆行冠状静脉窦导管和经由股动脉置入的主动脉球囊阻断导管和顺行心脏停搏液灌注插管。这些需要TEE或者透视显示引导来准确定位。

2. 经右侧开胸术

此种入路对于二尖瓣和右心房手术视野极佳，但是主动脉插管、升主动脉阻断、顺行心脏停搏液的灌注及左心的排气受到影响。上述微创置管技术经常被使用。

3. 经左侧开胸术

此种入路用于降主动脉手术、偶尔用于再次二尖瓣手术及心脏侧后方血管重建的冠状动脉旁路移植手术。静脉插管受到一定影响，经股静脉插入右心房的外周插管是最常用的选择（见上文"二、管路的组成——静脉插管和引流——双腔插管"相关内容）。在胸降主动脉手术时，独立的部分左心转流的建立是通过直接左心房或左心室插管或者经由荷包缝合的左上肺静脉或者左心耳插管进行静脉引流，主动脉远端或者股动脉插管进行动脉回灌。部分左心转流是基于右心输出及肺循环充足的假定，因此管路不需要氧合器或静脉储血器，热交换器也可省略。典型的装置包括离心泵和肝素涂层的管路，仅需最少量的全身肝素化。部分左心转流仅能维持下半身血液流量，由左心室通过升主动脉和完整的主动脉弓提供上半身的血供。通常灌注流量维持在1~1.5L/（min·m²）左右，并且可以适当调节以减少左心压力和维持上下半身足够的灌注压力。完成部分左心转流具有相当的挑战性，需要麻醉医师和灌注师极其熟练的配合。应用TEE进行左心室充盈程度的评价具有极其重要的价值[12]。

四、预充

1. 概述

体外循环管路（包括动静脉管路）使用前必须用预充液充满并且排除管路中的所有气体。管路中通常使用无血液体预充，近来为减少血液稀释，正在尽量减少体外循环管路的预充液容量（正常成年人甚至低至1000~1250ml）。

2. 无血预充的效果

预充液可以造成血液稀释包括血细胞比容降低、血浆蛋白和凝血因子的稀释。可接受的血细胞比容水平的低限，目前仍有争议[5]，然而体外循环启动前，要计算出预测血细胞比容，并根据此数值决定是否需要在预充液中加入红细胞。

预测的血细胞比容 = ［红细胞比容基础值 × 预估血容量（EBV）］/［（EBV）+ 预充量 + 首剂心脏停搏液晶体量］　　（公式 20-1）

计算公式中的红细胞比容基础值应该是在体外循环开始前，包括前期使用的任何晶体液得到的数值；公式中的红细胞比容用分数值（如红细胞比容为 33，记作 0.33）表示。

3. 逆行自体血预充

逆行自体血预充（retrograde autologous priming，RAP）是一种减少血液稀释的方法。体外循环开始之前，动脉血通过动脉管路逆流引出至动脉管道（其中的无血预充液则被引入储血袋），体外循环开始前把患者的静脉血也引流到储血袋（即"顺行自体血液预充"）。使用这种方法可以减少 500～1000ml 的无血预充液。然而应用此种方法可能造成患者血容量的减少而导致低血压，所以常需要把患者置于头低脚高体位或者使用缩血管药物。大多数的随机试验证实逆行自体血液预充技术是安全的并且有效地减少了围术期红细胞输注。但是此项技术对于某些高风险患者是非常危险的，因为失去了心脏的前负荷，可能导致严重的低血压且需要即刻启动体外循环。需要更多的研究来进一步观察逆行自体血预充技术对并发症和死亡率的影响。另一种无血预充的方法是体外循环开启前放掉静脉管路预充液，称之为"干"静脉管路，这种技术要求转流前保证系统血容量充足以便 CPB 开始时维持足够的灌注流量。

4. 预充液的成分

许多配方都在使用。目前大部分是使用不含糖的平衡电解质溶液。备受争议的话题是否需要添加胶体，而使用白蛋白被认可。许多配方在预充液中加入甘露醇和肝素（5000～10 000U）。

5. 预充管路

灌注师使用预充液预充整个管路，应用各种方法排出管路内的所有空气。一般情况下灌注师在预充管路前使用 CO_2 来冲洗回路，因 CO_2 比空气气泡更容易清除。通常在管路中会临时安装转流前微栓过滤器以便在预充循环过程中清除任何外来杂质。

6. 体外循环结束后管路剩余血液的处置

通常在拔除动脉插管前尽可能将剩余容量回输给患者。剩余的部分可以直接泵入患者的静脉通路（有时候经过血液浓缩器），或者导入输液瓶由麻醉医师从静脉回输（保留血小板和蛋白成分且含有肝素成分需要中和），或者先经过细胞清洗装置进行血液浓缩后再（此时不含肝素）回输。

五、并发症、安全策略、风险遏制

（一）不良事件的发生率

4 个涵盖 1994—2007 年的体外循环调查显示与 CPB 相关的不良事件发生率分别为 1/16、1/35、1/138 和 1/199（平均 2.6%），而严重的并发症和死亡率分别为 1/1236、1/1288、1/1453 和 1/3220（平均 0.065%）[13-16]。

（二）特殊并发症的诊断和治疗

详见"第 7 章　体外循环管理"相关内容。

> 临床要点　心脏麻醉医师应帮助诊断和处理 CPB 中可能发生的严重并发症。

（三）风险遏制

要求团队的所有成员包括外科医师、灌注医师、麻醉医师和护士积极和持续的参与。

1.需要团队所有成员的警觉性。

2.关于全身充分灌注和特殊器官灌注的某些特殊监测由 Murphy[5] 等在第 7 章"体外循环管理"部分已讨论，以下 2 个问题需要特别注意。

(1) 中枢神经系统（central nervous system，CNS）：许多人建议使用脑近红外光谱仪（cerebral near-infrared spectroscopy，NIRS）（如脑氧饱和度）或者其他的脑灌注 / 脑功能监测装置（如经颅多普勒、经处理的脑电图等）来监测静脉引流、动脉插管及灌注不良（如夹层）[17] 等问题。

(2) TEE：不仅在 CPB 前可用于诊断心脏异常，CPB 后可评估心脏手术效果，而且可以协助 CPB 的实施，其应用包括以下内容。

①评估主动脉粥样硬化程度（往往加用经主动脉表面超声扫描）决定动脉插管或者动脉夹闭的位置。

②检测异常大小的冠状静脉窦或卵圆孔未闭的存在。

③评估插管的位置，尤其是逆行冠状静脉窦插管、左心室引流管、经股动脉下腔静脉插管和主动脉球囊反搏（IABP）。

④能够发现影响插管的一些原因，包括仪器、肿块（血栓或者肿瘤）及解剖异常。

⑤评估左心室减压是否适当。

⑥监测和评估左心室排气情况。

⑦监测主动脉夹层和主动脉弓血管灌注不良。

> 临床要点　TEE 和经主动脉表面超声扫描有助于 CPB 的安全实施和监测。

3.灌注师和其他团队成员的教育、实践、经验、再培训、认证及再认证。

4.外科医师、灌注师和麻醉医师之间良好沟通。CPB 团队中每个人都有义务告知所有人可能影响整个团队的情况，CPB 过程中出现任何问题或预期参数的偏差必须告诉成员组每一个人，医嘱必须得到肯定和口头的认可。

5."两分钟演习"：尽管建立体外循环后，发生严重并发症的概率很小，然而在体外循环开始达到全循环流量后再等待 2min，确认一切运转良好后，再让心脏停搏则更安全，因为可随时通过停止 CPB 恢复正常血液循环，以便在需要时及时排除严重的故障。必须有专人确认以下几点。

(1) 主泵能泵出预定的流量。

(2) 静脉回流通畅且无容量丢失。

(3) 动脉血氧合充分（如膜肺功能正常）。

(4) 动脉血压尚稳定，排除动脉夹层所致的低血压。

(5) 左右心室张力不高。

(6) 静脉压尚可。

(7) 动脉管路压力尚可。

(8) 静脉血氧饱和度尚可。

> 临床要点　心肺机及 CPB 运转满意（一般 2min）后再阻断升主动脉和灌注停搏液。

6.无论是常规 CPB 还是非常规 CPB 及其相应的并发症，都要制订预案并不断完善和执行好预案。

7. 体外循环前核查表的使用及 CPB 期间关键点和不良事件的记录。

8. 安全和报警装置的使用。

9. 适当的定期维护计划、陈旧设备的更换和新设备的熟悉与测试。

10. 诊断和处理主要并发症的团队实践。

11. 定期审查、团队会议、质量保证和质量改进。应用登记表记录变异并与标准值比较。

12. 心肺机的自动控制和校准。

（四）麻醉医师在 CPB 实施过程中的关键作用

麻醉医师在协助 CPB 的实施和管理中是不可或缺的。麻醉医师术前了解患者的详细病史和诊疗经过，故能提出独到的见解。麻醉医师可以同时观察手术视野和心肺机运转，可以促进灌注师和外科医师之间的沟通。CPB 期间

麻醉医师应该监控麻醉药物及血管活性药物的应用、监护患者并对 CPB 的实施给出安全和适当的建议，还应该对任何不良反应保持警惕且协助处理上文所述的并发症（见第 7 章"体外循环管理"）。最后，麻醉医师应该全身心投入与外科医师和灌注师的合作，包括制订和安全实施 CPB 的预案、参加处理紧急状况和并发症的训练、积极参与和灌注有关的培训、质量评估和质量改进活动。

> 临床要点　心脏手术的麻醉医师应参与到 CPB 的管理和监测中。

> 临床要点　心脏手术的麻醉医师应参与到外科医师与灌注师的沟通合作中，参与质量评估和质量改进的流程制定。

第二节　体外循环的病理生理

一、概述

随着 CPB 管路设计的不断改进和对 CPB 生理变化更深入的理解，现代心脏外科学的安全性也不断提高[18]。尽管如此过去几十年的体外循环的实践过程中仍然出现各种主要和次要的并发症。

CPB 引起的主要生理学损伤包括以下几个方面。

(1) 转变搏动方式、血流形式和压力。

(2) 血液暴露于非生理表面和剪切应力。

(3) 血液稀释。

(4) 全身的应激反应和炎症反应。

(5) 不同程度的低温（或者复温过程中的高温）。

提高 CPB 的安全性依赖于更深入地了解这些异常现象[19]。

二、CPB 作为灌注系统

（一）CPB 期间循环调控

CPB 的"心排血量"是泵流量，可以根据需要进行调节，但受到静脉回流量的限制。虽

然体循环和静脉血压的调节部分依赖于患者的自主神经张力，但是也可以通过液体输注增减静脉回流及给予血管活性药物来调控。因此，CPB期间的循环系统调控主要由灌注师和麻醉医师来完成。全身血流、全身血压及静脉压的管理已在第7章"体外循环管理"中讨论。

血流分布除了总血流量外，麻醉医师还必须考虑每个器官的血流量。研究表明，在体温正常及低温时，血容量减少可引起血流呈优势分布现象[20]。即使"血流量正常"[如$2.4L/(min\cdot m^2)$]时，CPB期间肌肉的血流量明显减少。随着血流量的逐渐减少，首先是内脏，然后肾脏血流量依次减少，最终（仅仅在血流量极度减少的情况）脑血流量也随之减少。

（二）CPB 期间的循环改变

1. CPB 开始时的循环改变

CPB开始时因为血管内血容量下降和全身血管阻力（systemic vascular resistance，SVR）下降，通常伴有全身血压的降低。SVR下降是由以下几个原因引起的。

(1) CPB预充引起血液稀释导致血液黏滞度降低。

(2) 下列原因导致的血管张力降低。

①血液稀释导致循环中儿茶酚胺浓度下降。

②一过性低氧血症：灌注初期无血的泵预充液引起低氧血症，可能导致血管张力下降。

③预充液中pH、钙镁离子浓度降低。

2. 低温 CPB 时的循环改变

(1) SVR增加：CPB时患者的SVR个体差异很大，但是随着CPB的进行，如果泵出的血流量保持稳定，SVR会逐渐增大，这将使体循环压力有一个稳定的增加。CPB期间观察到

的SVR增加由以下几个因素引起。

①部分微循环系统关闭导致血管床的面积降低。

②由以下几个因素引起血管收缩：如低体温、儿茶酚胺、精氨酸血管升压素（AVP）、内皮素和抗血管紧张素Ⅱ的增加等。

③低温引起的血黏度增加及血细胞比容升高（由于尿量增加或体液转移至组织间隙或使用了血液浓缩器）。

(2) SVR降低：灌注心脏停搏液，尤其是停搏液中含有硝酸甘油时常伴有短暂的SVR和血压的降低。

3. CPB 复温阶段的循环变化

(1) 患者在复温过程是通过升高灌注液温度，其循环系统反应是多样的，取决于以下因素，即麻醉药物的使用、患者血细胞比容、潜在的疾病及其他因素。在复温的起始阶段，当温度从25℃复温至32℃时SVR和平均动脉压（MAP）逐渐增加，然而当温度高于32℃时SVR和MAP常常下降。

(2) 当开放主动脉阻断钳心脏恢复再灌注时，SVR和MAP下降的程度更明显也更持久。尽管有心脏停搏液及低温的保护，但是停搏的心脏在缺血期间仍有一定程度的代谢活性，消耗心肌能量储备，这就导致冠状动脉扩张及显著地增加冠状动脉血流而引起动脉压下降。此外心脏再灌注时，蓄积的代谢产物从心脏中洗脱进入体循环，其中某些代谢产物，如最常见的腺苷，是强效的血管扩张药，导致SVR的显著降低。

4. CPB 期间微循环改变和适当的组织灌注

(1) CPB期间，心排血量和动脉压易于维持在"正常"水平。但是CPB期间氧耗下降而血清乳酸水平增加，术后器官功能障碍，表明CPB期间组织灌注不充足。

(2) 相关因素包括以下几个方面。

①由儿茶酚胺、血管紧张素、血管升压素、血栓素、内皮素和一氧化氮（NO）释放减少引起的毛细血管前动脉括约肌收缩。

②增加的组织间液容积（水肿）。

③减少的淋巴引流。

④失去搏动性血流。

⑤低温引起的毛细血管"瘀滞"。

⑥改变的红细胞变形性。

⑦由于全身炎症反应导致白细胞、血小板和纤维素在内皮细胞表面黏附聚集。

⑧主要由心内吸引产生的微血栓（气体、脂肪与细胞聚集）。

(3) 建议 CPB 期间优化微循环功能的方式包括使用血管扩张药、采用搏动性灌注及血液稀释技术将红血细胞比容稀释到 20%～30%、使用微栓过滤器、尽量减少未经处理的心内引流血液直接回流至心肺机及抗炎处理。

5. CPB 期间的搏动性与非搏动性血流

血流搏动性消失是 CPB 引起的主要生理紊乱之一。直观上说，搏动性血流灌注可能更为理想，因其在体外循环期间尽可能地再现了正常血流动态模式。产生搏动性血流的方法及其局限性在前文已有讨论［见第一节"二、管路的组成部分——（五）主（动脉）泵——3. 搏动性血流和搏动性泵"部分内容］。然而与传统的非搏动性血流灌注相比，搏动性血流灌注的优点和必要性仍存在很大的争议[5, 21]。

(1) 搏动血流的推定优点

①将更多的能量传递到微循环，进而增加组织灌注，改善淋巴回流和促进细胞代谢。

②减少由于非搏动性血流对压力感受器、肾脏和血管内皮的神经内分泌不良反应（主要是血管收缩）。

(2) 临床预后：临床结果的数据是有争论的。一篇最近的基于循证医学的综述说明，根据目前所有数据还不足以确定是否推荐或者反对搏动性血流灌注的应用以减少 CPB 的并发症[5]。

三、灌注充足

1. 如何定义：CPB 期间的最佳灌注尚无普遍可以接受的定义。若能够使患者生存下来且无器官功能障碍，则认为灌注是合格的。然而，最佳灌注的目标应该是心脏外科手术患者术后的健康、生活质量和较长的生存期。因此，CPB 期间的灌注应该达到以下的目标。

(1) 所有的器官维持充足的氧供、血流量和灌注压。

(2) 避免激活一些不良反应，如神经内分泌应激反应和炎症反应。

(3) 减少微血栓和凝血系统功能紊乱。

2. 监测灌注的充足性已在第 7 章"体外循环管理"讨论。

四、低温与 CPB

（一）低温对生化反应的影响

Q_{10} 在化学反应中用于衡量温度每增加 10℃ 化学反应速率的改变。对于人体组织，Q_{10} 大约为 2，也就是体温每降低 10℃，化学反应速率（即代谢率或氧耗量）大约降低 1/2。

（二）低温对血黏度的影响

低温增加血黏度。在当今的 CPB 实践中，CPB 期间患者的血细胞比容被稀释到 20%～30%（由于无血预充液的使用）。尽管血液稀释降低血液携氧能力，但血黏度降低改善了微循环，所以氧供可能反而增加。实验数据表明低温期间如果血细胞比容(%)和体温(℃)

匹配，血黏度仍可维持恒定。然而低温 CPB 期间最佳的血液稀释程度仍无定论。近来的研究已经证实 CPB 中过度的血液稀释（血细胞比容低于 20%～24%，取决于具体的研究）与并发症发生率及死亡率有一定的关系。在低温 CPB 期间，临床医师应该尽量避免过高的血细胞比容（增加血黏度和减少微循环血流）和过低的血细胞比容（氧含量不足）。

（三）低温时的血气改变

1. 氧 - 血红蛋白解离曲线变化

随着温度降低，血红蛋白的氧亲和力升高（氧 - 血红蛋白解离曲线左移）。从血红蛋白中释放出相等量的氧只需要更低的组织氧分压。

2. O_2 和 CO_2 溶解度的改变

随着温度降低，气体更容易溶解在液体中。对于某个给定的气体分压，低温时有更多的气体将溶解在血浆中。这对 CO_2 更明显，因为在任何温度下 CO_2 在血浆中的溶解度都较高。氧的溶解增加部分抵消了氧 - 血红蛋白解离曲线左移。

3. 水的中性度

中性水是指 [H^+] 与 [OH^-] 相同。37℃时，中性水的 pH 是 6.8；25℃时，中性水的 pH 是 7.0。温度每下降 1℃，中性水 pH 以线性方式增加 0.017 单位，这影响了 CPB 期间 pH 和 $PaCO_2$ 的优化管理。

4. CPB 期间血气测量和管理的不同策略

已在第 7 章"体外循环管理"和第 26 章"体外循环期间的脑保护"中讨论。

五、CPB 的全身影响

CPB 触发了"暴发式"非生理反应[21, 22]，可能会导致或促成并发症发生（图 20-8）[21, 22]。

（一）CPB 导致和促成全身不良反应发生的原因

1. 微栓（气体和微粒状物质）。

2. 炎症和凝血系统激活。

3. 主动或被动降温及主动复温引起的温度改变。

4. 血液暴露于异物表面。

5. 术中出血回输和血制品输注。

6. 血流动力学改变（异常流速和模式，异常动、静脉血压）。

7. 缺血和再灌注（特别是心、肺和肠道）。

8. 高氧血症。

9. 血液稀释（伴贫血和胶体渗透压降低）。

（二）血液

1. 凝血、纤溶系统和组织因子（tissue factor, TF）凝血级联反应、血小板和纤溶级联反应的改变在第 21 章"体外循环期间和之后的凝血功能管理"讨论。

2. 血液成分的改变

(1) 红细胞

① CPB 期间红细胞更僵硬、更难变形。这一改变可以影响微循环血流，增加溶血敏感性。

② CPB 期间红细胞暴露于非生理表面并受剪切力的影响引起红细胞破坏。流速增快伴随的剪切力增大及体外循环管路中的气液界面的增大，都会使溶血的程度增高。当红细胞裂解时，产生的游离血红蛋白与结合珠蛋白结合，当游离血红蛋白生成的数量超过珠蛋白的结合能力，血清游离血红蛋白浓度增加，肾开始滤过血红蛋白导致血红蛋白尿。心内引流是 CPB 期间红细胞溶血的主要原因。

(2) 白细胞：CPB 主要影响中性粒细胞 [多形核中性粒细胞（polymorphonuclear leukocytes,

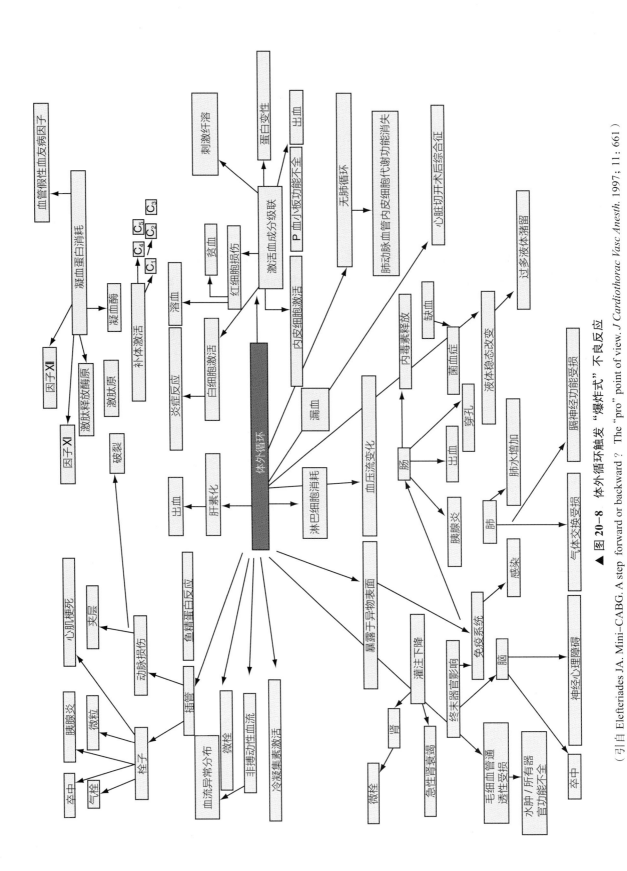

▲ 图 20−8　体外循环触发 "爆炸式" 不良反应

（引自 Eletferiades JA. Mini-CABG. A step forward or backward ? The "pro" point of view. *J Cardiothorac Vasc Anesth.* 1997; 11: 661）

PMNs）]，较少影响单核细胞。CPB 开始后不久，循环中 PMNs 明显减少，这是因为 PMNs 被隔离在各种血管床所致。PMN 聚集引起的血管阻塞其所释放物质诱导的微循环紊乱可能是造成 CPB 后器官功能障碍的原因之一。循环中 PMNs 水平随着复温急剧升高。肺循环中中性粒细胞的释放和幼稚细胞从骨髓释放引起中性粒细胞增多。

CPB 对 PMNs 宿主防御功能的影响存在争议。研究表明，PMNs 对趋化性和聚集性刺激的反应降低，表示防御机制受损。然而，其他的研究表明，在 CPB 后的 3d 内，PMNs 的杀菌活性可增加。

3. 血浆蛋白的改变

（1）变性：当蛋白暴露于气液界面时可引起变性。蛋白变性导致酶功能改变、溶解度改变、脂质释放入血及红细胞膜改变引起红细胞聚集沉积在毛细血管造成微循环功能障碍。

（2）胶体渗透压（colloid osmotic /oncotic pressure，COP）降低：如果 CPB 开始前管路预充液内未加入胶体液，血液被稀释的同时血浆蛋白的浓度和胶体渗透压也将降低。然而是否需要在预充液中使用白蛋白或人工胶体（如葡聚糖、淀粉）来避免 COP 的下降仍存在争议。

4. 体液级联反应系统的激活，如补体、凝血和纤溶系统见下文"（四）炎症——1. 激活——2. 传播蔓延"相关内容。

（三）CPB 时的液体平衡及组织间液（"毛细血管渗漏综合征"）聚集

CPB 期间和 CPB 后组织间液在很多组织和器官聚集是非常常见的，极端情况下发生毛细血管渗漏综合征［如急性呼吸窘迫综合征（adult respiratory distress syndrome，ARDS）和脑水肿］。直至最近，微循环中的液体流动情况被认为主要取决于下述 Starling 描述的因素。

$$组织液体积聚情况 = K\left[(P_c - P_{is}) - \delta(\pi_c - \pi_{is}c)\right] - Q_{lymph} \qquad （公式 20-2）$$

其中 K. 毛细血管膜滤过系数（"通透性"）；P_c. 毛细血管平均静水压；P_{is}. 组织间隙平均静水压；δ. 大分子反射系数；π_c. 毛细血管胶体渗透压；π_{is}. 组织胶体渗透压；Q_{lymph}. 组织间隙淋巴流出量。

CPB 通过影响上述几个因素使得液体在组织间隙聚集。通过激活全身炎症反应（systemic inflammatory response，SIR）及间断缺血/再灌注，使毛细血管膜通透性增加，可能引起器官损伤。由于使用无血晶体预充液，导致血浆胶体渗透压下降。不充分的静脉引流可能增加毛细血管静水压，而患者制动、非搏动性的血流及胸腔内负压的丧失都阻碍淋巴的回流。人们现在认识到内皮细胞的多糖复合物（endothelial glycocalyx，EG）是调节这些 Starling 因素的重要因子[23]，成人和小儿体外循环中已发现撕裂的 EG，甚至不停搏的冠状动脉旁路移植手术中也有[24]，这促使了毛细血管渗透性的增加并可能诱发了毛细血管渗漏综合征。

（四）炎症

所有心脏手术患者都会发生 SIR[25]。尽管手术本身的创伤导致一定程度的炎症，但是 CPB 加重这一炎症反应。

全身炎症反应时机在体内免疫系统非生理性全面激活，同脓毒症和创伤引起的全身炎症反应相似。其表现形式多样，从非特异的轻微炎症表现（发热、白细胞增多）到典型的临床体征（心动过速、心排血量增加、SVR 降低、氧耗增加及毛细血管通透性增加），再到显著的器官功能障碍（心、肾、肺、胃肠道、肝和中枢神经系统），甚至出现多器官功能障碍综合征（multiple organ dysfunction syndrome，MODS）和死亡。

正常的炎症反应是机体许多细胞和体液组分别参与的局部保护性反应。但局部炎症反应过度时，就可能扩散至全身。当损伤因素是全身性时（如 CPB）同样的反应也会发生，这时炎症反应全身扩散导致终末器官损伤[25]。

1. 激活：非特异性的炎症反应激活因素包括手术创伤和组织损伤、失血或输血及低温。CPB 本身也可能通过以下几个不同的机制激活炎症反应。

(1) 接触激活：发生于血液与 CPB 管路异物表面接触时。接触激活导致补体、凝血、激肽释放酶 - 缓激肽、纤溶系统、白细胞及血小板等激活。接触激活的另外一个重要原因是心内吸引的使用。心内引流回收的血液被组织因子、组织因子激活物和纤维蛋白降解产物污染。

(2) 缺血再灌注：再灌注损伤是指组织缺血一段时间后，当血供重新恢复时引起组织损伤。组织缺血后，导致血液中氧和营养物质缺乏，当灌注恢复后引起炎症和氧化损伤，而不是恢复其正常功能。组织复灌后氧供恢复导致氧自由基形成，损伤细胞内蛋白、DNA 和胞质膜。白细胞迁移到炎症区域释放大量的炎症介质，如白细胞介素（interleukins，IL）等。如前所述，白细胞也可聚集在小的毛细血管内造成阻塞，加重缺血。

(3) 内毒素血症相关的内脏低灌注 / 缺血：体外循环期间暂时性的内脏低灌注（见下述）损伤胃肠道黏膜，引起内毒素血症。内毒素是一种革兰阴性细菌细胞壁上的脂多糖，与脂多糖结合蛋白结合后，刺激巨噬细胞释放肿瘤坏死因子（TNF），从而触发 SIR（见下述）。

(4) 气栓和微栓：也能引起炎症反应。

2. 传播蔓延：一旦炎症反应被触发，免疫、凝血系统和各种细胞成分被激活，而这些成分使炎症反应蔓延。这些成分包括。

(1) 补体：血液暴露于异物表面、胃肠道释放的内毒素与肝素 - 鱼精蛋白复合物激活都可使补体系统激活，导致多种物质（如 C3a，C3b 和 C5a）释放，进而导致细胞因子、白三烯产生增加，毛细血管渗透性增加，白细胞黏附于内皮细胞。

(2) 细胞因子：由单核细胞、巨噬细胞、淋巴细胞和内皮细胞激活后释放，产生促炎和抗炎作用。

(3) 一氧化氮产生被上调，引起血管扩张、血管通透性增加及潜在的终末器官功能障碍。

(4) 白三烯是强效的血管收缩药。

(5) 血小板活化因子（platelet-activating factor，PAF）可促进激活凝血和炎症反应（见下文"血小板"部分）。

(6) 组织因子在很多细胞中表达，可启动凝血和细胞因子的释放。

(7) 激肽酶 - 缓激肽系统增强了炎症反应，增加血管通透性。

(8) 金属基质蛋白酶（胶原酶、凝胶酶）在体外循环后升高。它们由激活的中性粒细胞释放，可溶解细胞膜基底的胶原。它们促进中性粒细胞迁移到组织中，扩大炎症反应和器官损伤。

(9) 内皮素：由内皮细胞产生，是一种强效的血管收缩药。

(10) 凝血和纤溶：凝血—纤溶级联反应与炎症反应密切交叉，也被心脏手术和体外循环激活，引起出血和血栓栓塞并发症。

(11) 内皮细胞：内皮细胞在多种病理生理过程中都是积极的参与者。内皮细胞在调节血管张力、细胞膜通透性、凝血和血栓形成、纤溶及炎症反应中起着重要的作用。它通过表达黏附因子吸引、诱导白细胞到炎症区域。由于缺血再灌注、暴露于炎症介质、外科手术操作和血流动力学剪切力等原因，CPB引起内皮细胞广泛激活和功能障碍。黏附分子的表达介导中性粒细胞与内皮细胞结合并转移至组织间隙，结果导致中性粒细胞脱颗粒，加重内皮细胞屏障功能的损伤，进一步导致毛细血管渗漏引起水肿。

(12) 中性粒细胞、单核细胞、巨噬细胞和淋巴细胞：激活的内皮细胞、中性粒细胞和血管内皮相互作用，通过微血管阻塞和释放毒性代谢产物和酶引起组织损伤和终末器官功能障碍。CPB后B和T淋巴细胞数量减少且功能下降，引起患者术后免疫抑制并增加感染的风险。

(13) 血小板：通过产生并释放白三烯、血清素、趋化因子、PF4和其他物质，血小板可促进参与炎症反应。

3. 尽管某些研究发现改良体外循环管理（如表面涂层、使用小型化管路、白细胞过滤、少用或不用心内引流、减少体外循环时间）甚至祛除CPB（如不停搏冠状动脉旁路移植术）可以减少炎症标志物，但仍不能减少SIR发生，也未发现临床益处。

4. CPB炎症反应的结果：外科大手术本身及CPB导致的炎症反应引起多器官功能损伤、凝血障碍和弥散性血管内凝血（disseminated intravascular coagulation, DIC）、感染甚至死亡。在大多数患者中，由于刺激停止、介质消耗或自身拮抗因子（如IL-10）作用，SIR可以自愈而不造成严重损伤。CPB相关炎症反应的表现、后果和预后的变异性仍有许多假说，其影响因素可能包括患者术前的状况、手术类型及复杂程度及最重要的可能因素 – 潜在的遗传多态性。

5. 减轻CPB炎症反应的策略详见第7章"体外循环管理"相关内容。

（五）应激反应

1. 内分泌、代谢和电解质的影响：CPB将各种手术伴有的应激反应明显放大，表现为肾上腺素、去甲肾上腺素、AVP、促肾上腺皮质激素、皮质醇、生长激素和胰高血糖素明显升高。儿茶酚胺水平升高对局部和器官血流量方式有不良反应，并且也增加心肌耗氧量，这样可能损害再灌注时氧供和氧需的平衡。其他应激激素也可以加快分解代谢反应，导致能量消耗增加、组织分解甚至影响伤口愈合。

2. 高血糖：在CPB中常见，尤其是糖尿病患者表现更为明显。高血糖的可能原因有胰岛素合成减少、胰岛素抵抗（被应激激素和低温增强）、血糖消耗减少（与胰岛素抵抗和低温有关）、糖原分解和糖异生增加（与应激激素有关）、肾对糖的重吸收增加及心脏停搏液中含有糖。观察性研究表明CPB后高血糖与发病率和病死率的升高有关。尽管目前极力主张CPB期间及之后需控制血糖，但最佳的血糖浓度范围仍未定论。

3. 肾素、血管紧张素Ⅱ和醛固酮水平在CPB中一般都升高。许多患者有所谓的"正常甲状腺病态综合征"，T_3、T_4及游离甲状腺素水平降低，但是促甲状腺激素水平正常。上述现象的病因学不清楚，但是为某些术后低心排患者使用甲状腺激素提供治疗依据。

4. 钙、镁、钾：CPB期间，离子型钙和总镁、不可滤镁离子浓度通常降低，而钾离子浓度可能大幅度波动。后者可能与利尿药、儿茶酚胺、术前给予螺内酯（安体舒通）和β受体阻断药、含钾停搏液和肾功能不全有关。维持这些离子浓度正常的重要性在于保持正常肌肉和心肌功能及预防心律失常的发生。

六、CPB 对各器官的影响

（一）心脏

CPB 期间心肌细胞会发生一定程度的损伤和细胞坏死（CPB 期间肌钙蛋白升高），从而引起心肌顿抑和功能障碍。但是，真正的心肌梗死相对少见，尽管目前尚没有准确定义可诊断心肌梗死的心电图和心肌酶学改变。心脏手术对心脏的影响和心肌保护将在第 23 章"术中心肌保护"讨论。

（二）中枢神经系统

CPB 后脑功能障碍并不少见（包括轻微的神经认知功能障碍，脑卒中甚至昏迷）。其病因是多因素的，包括低灌注、大栓子、微栓子和 CPB 引起的炎症反应。更进一步讨论见第 7 章"体外循环管理"和第 26 章"体外循环期间的脑保护"相关内容。

（三）肾脏

1. CPB 后的肾功能不全或急性肾损伤：范围从单纯的肌酐升高、肾小管蛋白释放到需要肾脏替代治疗（RRT）的肾衰竭，在体外循环心脏手术患者中持续并广泛存在（发生率 15%～30%），其与并发症发生率和短期、长期死亡率升高存在联系[21, 26, 27]。甚至轻度地血肌酐升高也与并发症和死亡率升高有关，而 RRT 患者的死亡率高达 60%。CPB 与急性肾损伤（acute kidney injury，AKI）有关的原因主要是炎症反应、缺血 / 再灌注和栓塞（微粒、气栓与动脉粥样斑块）。

2. CPB 期间已观察到肾脏血管收缩可增加约 20%，流经肾脏的血流量可下降约 28%，肾脏氧供可下降约 20%，氧耗可增加 40%，以及肾小管损伤蛋白标志物释放[28]。这些改变

表示在传统的 CPB 时肾脏氧合是受损的（肾缺血）[28]。

3. AKI 与升主动脉粥样硬化的严重程度[29]、平均动脉压低于脑血流自动调节阈值的持续时间[30]、CPB 期间全身氧供显著下降 [＜272ml/（min·m²）] 有关[31]。血管内溶血和血红蛋白尿也可引起急性肾小管坏死。

4. 尿量是评价肾功能的粗略指标，但 CPB 期间的尿量和术后肾衰竭之间并没有相关性。维持较高平均动脉压、采用搏动性灌注和加用甘露醇可使尿量增多。平均动脉压较高、使用搏动性灌注及预充液中加入甘露醇时尿量增加。

5. 尽管 CPB 本身引起心脏术后的 AKI，其他术前术中的外科因素（如低红细胞比容和输入红细胞）和术后处理也会引起 AKI[21, 26]。某些研究比较了体外循环和非体外循环的冠状动脉旁路移植手术，发现非体外循环可减少肾功能不全，但几乎没减少肾衰竭或 RRT 的发生[32]。因此，肾衰竭的进展似乎更依赖于术前的肾功能和术后的血流动力学状态而不是各种各样的 CPB 操作。

6. CPB 期间肾保护的方法详见第 7 章"体外循环管理"内容。

（四）内脏、胃肠道（GI）及肝脏的影响

1. 心脏术后胃肠道的（gastrointestinal，GI）并发症相对较低（约 1.2%，范围 0.3%～6.1%），但是与之相关的死亡率却很高（约 34%，范围 9%～87%）[33, 34]。这些并发症包括 GI 出血（约占 GI 并发症的 31%，在所有心脏手术发生率中约为 0.4%）、肠系膜缺血（18% 和 0.2%）、胰腺炎（11% 和 0.1%）、胆囊炎（11% 和 0.1%）、胃溃疡（4% 和 0.05%）、憩室炎（3% 和 0.03%）、肝衰竭（4% 和 0.05%）和其他（18%）[33]。

2. 已找到多个危险因素，但最主要的术前危险因素包括年龄大于 70 岁、低心排、外周血管疾病（peripheral vascular disease，PVD）、慢性肾衰竭、再次手术、CABG 加瓣膜手术。最主要的术中危险因素包括体外循环时间过长、输血和使用血管收缩药物。术后发生并发症［如脓毒症、纵隔炎、出血和机械通气延长（＞ 24～48h）］也常被认为与 GI 并发症有关。

3. 假定的这些并发症的原因包括内脏缺血，其可能与全身血流动力学异常（低流量、低平均动脉压和缺少搏动性）、SIR、动脉粥样微栓或其他微栓有关。

4. 临床和动物实验表明，尽管内脏血流量在高流量 CPB 期间能够维持稳定，但是一旦系统血流降低，与其他区域血流相比，内脏血流会先受到影响而减少[20]。给予血管收缩药物如去氧肾上腺素、去甲肾上腺素和血管升压素更进一步减少内脏血流。此外，CPB 期间很多患者出现肠黏膜通透性增加、胃肠黏膜 pH 下降而黏膜 PCO_2 升高、黏膜血流量降低及内毒素血症，这些现象都说明 CPB 期间黏膜的缺血是很常见的。虽然 SIR 很有可能诱发胃肠道缺血，但另一方面胃肠道缺血也在全身炎症综合征的发展和其他器官损伤的发生中起了一个重要的作用。因此，心脏手术中 GI 既是 SIR 的病因，也是 SIR 的靶器官。

5. 心脏手术患者的高胆红素血症（介于 2.50～3.0mg/dl）发生率约为 25%（9%～40%），死亡率约 4%。肝衰竭的发生率仅为 0.03%～0.1%，但死亡率高达 56%～78%。与肾衰竭相比，肝功能不全更依赖于 CPB 前后的血流动力学状态，而不是 CPB 的直接影响。当右心房压力高、CPB 后持续的低血压或大量输入血制品的情况下，术后发生黄疸的可能性增高。

6. 与其他 CPB 对心脏手术的不良影响相比，大部分研究没有发现在非体外循环的旁路移植手术中 GI 并发症减少，在体外循环和非体外循环旁路移植手术的对比研究中也没发现使用 CPB 是 GI 并发症的独立危险因素。

7. 避免 GI 并发症的策略详见第 7 章"体外循环管理"内容。

（五）肺

1. CPB 广为应用后，肺不幸地成为 CPB 后器官损伤的靶器官之一。尽管较过去少见（约 25% 的患者），术后肺部损伤仍是引起并发症和死亡的主要原因之一[35, 36]。临床表现包含从术后普遍存在的 PaO_2/FiO_2 下降，到 ARDS（发生率 0.4%～3%，死亡率 15%～70%）。其他肺部并发症包括肺渗出、肺水肿、肺炎（发生率 2%～10%，死亡率可高至 43%）、膈肌功能障碍、膈神经麻痹。其病理生理似乎是多因素的[21, 36]，包括了前面提及的炎症反应、凝血激活、肺的缺血 / 再灌注（也包括其他器官的缺血 / 再灌注）、左心力衰竭、CPB 期间的肺不张、胸膜腔的机械损伤、输血及围术期的肺脏管理。术前的肺疾病、左心室功能减低、年龄还有基因组成可能是危险因素。CPB 期间的肺缺血似乎是重要原因。肺缺血可能是因为 CPB 期间肺动脉血流缺失、支气管血流减少，进而导致炎症反应、毛细血管通透性增加、肺血管阻力增加、肺顺应性降低、气体交换下降及易于发生感染。

2. 减少 CPB 期间肺损伤的方法已在第 7 章"体外循环管理"中讨论。

七、CPB 在心脏手术不良反应中所起的作用

一个流行的假说认为 CPB 主要因炎症反应的级联放大、栓子、缺血 / 再灌注及搏动性消失等而加重了心脏手术不良反应。在大量研

究对比了体外循环与非体外循环的 CABG 手术后，这个假说基本被推翻。尽管体外循环手术通常会发现更多的炎症反应证据，但近来一项纳入 50 个项随机对照试验（randomized controlled trials，RCT），包括 16 000 例患者的 Meta 研究发现 30d 死亡率和重大并发症发生率在体外循环组和非体外循环组无区别。这些对比与肾功能不全、肺功能不全和卒中等单个并发症发生率的研究结果并不一致。不管怎样，避免 CPB 可减少红细胞输注、减少机械通气时间（3～4h）、ICU 停留时间（约 0.35d）和住院时间（约 1d）。而另一项最新最大规模的 Meta 分析还显示了卒中发生率减少（1.34% vs. 2.0%，OR= 0.72）[37]。

八、总结

随着体外循环回路尖端设备的应用和对灌注师良好的培训和教育，CPB 已经能够安全有效地应用于全球大多数患者。外科医师、麻醉医师和灌注师应共同承担保证 CPB 安全实施的责任，以期尽量降低心血管外科手术患者的风险。尽管在过去的几十年里体外循环管路设计不断改良，但 CPB 仍可能对正常生理产生影响而导致术后器官功能障碍。CPB 后器官功能障碍的程度包括从单个器官系统轻度功能障碍直至多器官功能衰竭甚至死亡。需要强调的是，尽管过去几十年 CPB 取得了无数的进展，但施行 CPB 仍改变了患者的正常生理状态，避免 CPB 引起显著损伤主要取决于患者对体外循环引起功能改变的代偿能力。

致谢

作者非常感谢在前一版即第四版本章中做出贡献的其他作者：Glenn S. Murphy，Robert C. Groom，和 Joseph N. Ghansah。

第 21 章
体外循环期间和之后的凝血功能管理
Coagulation Management During and After Cardiopulmonary Bypass

Jacob Raphael   Alan Finley   S. Nini Malayaman   Jay C. Horrow

Glenn P. Gravlee   Linda Shore-Lesserson   著

薛   瑛   王   晟   译

唐   越   彭勇刚   校

本章要点

- 一个发生在血小板表面、以细胞为基础的凝血过程的综合概念已取代早前独立的内源性和外源性血浆凝血途径、无细胞的终末共同途径和血小板凝结的概念（图 21-2）。

- 术前缺乏存在出血疾病的相关病史时（如 von Willebrand 病，华法林治疗），对心脏手术患者常规止血功能筛查以预测围术期过度出血是不具有成本效益的。

- 普通肝素（unfractionated heparin，UFH）是一种分子链长度多变的亲水性、大分子黏多糖，主要通过增强抗凝血酶 Ⅲ（AT-Ⅲ）诱导的凝血因子 Ⅱa（凝血酶）和 Xa 的失活发挥抗凝效应。

- 静脉注射肝素通常在 1min 内达峰，再分布很少，其半衰期与剂量有关，在大剂量用于体外循环（cardiopulmonary bypass，CPB）时，可达约 2h。单次静脉注射肝素降低体循环阻力 10%～20%。

- 为了安全启动并维持 CPB，通常首次肝素剂量为 300～400U/kg，使活化凝血时间（activated clotting time，ACT）超过 400s。CPB 预充液中应当加入 5000～10 000U 肝素。

- 最常使用 ACT 监测肝素，但是在反映 CPB 所需的肝素浓度方面，ACT 的精确度并不是最佳的。因为血液稀释和低温也会导致 ACT 延长。因此，在 CPB 中除了超过目标 ACT 值外，一些临床医生选择监测和维持一个目标全血肝素浓度（通常 3～4U/ml）。

- 很多原因可导致肝素诱导抗凝作用的耐受。最常见的治疗措施包括给予额外的肝素，或使用 AT-Ⅲ 浓缩物或 FFP 补充 AT-Ⅲ。

- 肝素诱导的血小板减少症（HIT）导致一种严重的促凝状态，可能发生在肝素治疗后的 5d 或以上。诊断需要结合恰当的临床资料和各种复杂的实验室检查。

- 在必须急诊行 CPB 辅助的心脏手术的患者中，记录在案的 HIT 可能的最好的处理办法是使用比伐卢定抗凝治疗。

- 鱼精蛋白中和肝素是强阳离子（鱼精蛋白）与阴离子（肝素）相互作用的结果。

- 临床中鱼精蛋白使用量差异很大。通常 60～80mg 鱼精蛋白对应 CPB 前给予的 100U 肝素（如果没有通过血液浓缩或血液回收回输 CPB 内残余机血，还应加上 CPB 预充液里的肝素）足以中和肝素。过量使用的鱼精蛋白会损害凝血。

- 为防止低血压，鱼精蛋白静脉注射时速度宜慢，理想情况下是在 5～10min 内持续静脉泵完。
- 鱼精蛋白可导致严重的过敏和类过敏反应。
- CPB 后出现的凝血异常最好通过一种系统方式管理。CPB 后出血的处理流程会减少出血和输血。

一、概述

从本质上说，CPB 创造了一个血液旁道来允许在心脏上进行手术。这个旁道必须在保证血液流动性的同时引导血液通过一个人工的心肺。从历史上看，流动性代表着心脏手术发展的最终前沿，因为血气交换和血液驱动的有效机制，在解决流动性挑战的 10 多年前就早已建立。该挑战是要找到一种治疗方法，在当血液接触到异物表面时能抑制血液凝固的自然习性。因为希望在手术结束时恢复正常的凝血，所以这种血凝抑制还需是可逆的，就像打开和关闭水龙头。这个期待已久的解决方案是使用肝素抗凝随后用鱼精蛋白中和，具有里程碑式的意义。尽管有很多细微的调整，这种建立和恢复血液流动性的根本方法历经 60 年后仍未改变。这章将回顾行 CPB 患者的抗凝和凝血功能的恢复。

二、凝血生理

（一）止血机制

1. 血浆凝血图 21-1 描绘了血浆凝血途径：血液与异物表面的接触传统上被认为能够激活内源性凝血途径，而血管损伤或破裂被认为能够激活外源性凝血途径。这些定义看似有悖常理，因为血管破裂应该是内源性的，而异物才是外源性的，但是逻辑性并没有对凝血途径命名产生影响。值得庆幸的是，内源性和外源性凝血途径间的区别变得不那么重要，因为二者激活物和途径都有很多重叠（如Ⅶa 和Ⅸa 之间的联系）。

(1) 内源性凝血途径：接触激活包括凝血因子Ⅻ与带负电荷的表面结合，通过凝血因子Ⅺ、Ⅸ、血小板因子 3、辅助因子Ⅷ和钙激活共同途径。激肽释放酶在该反应中形成，充当正反馈机制并启动纤溶（负反馈机制）和炎症反应。对于心脏手术而言，这条通路的临床重要性更多在于监测肝素的抗凝和中和作用，而非在正常止血中的作用。

(2) 外源性凝血途径：组织因子（tissue factor，TF）激活外源性凝血途径，其继续激活因子Ⅸ，并在因子Ⅶ和钙的辅助下快速激活共同途径。

(3) 共同途径：以凝血因子 X 的辅助激活为开端，该途径继续完成凝血酶原（凝血因子Ⅱ）和纤维蛋白原（凝血因子 I ）向凝血酶和纤维蛋白单体的转变，启动真正的凝血物质。在钙和凝血因子ⅩⅢ的辅助下，纤维蛋白单体相互交联形成更加稳定的凝块。以细胞为基础的凝血概念能够更好地解释身体内同时发生的止血机制，而非所认为的共同途径作为两条相互独立的途径激活的结果（图 21-2 ）。

当组织被损伤时，组织因子（TF）将表达于携带 TF 的细胞表面。TF 被呈递给其配体凝

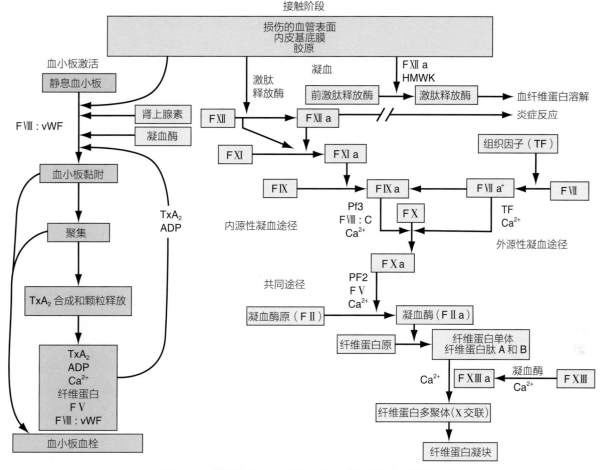

▲ 图 21-1 描绘血管、血小板和凝血成分的止血系统的示意

F. 凝血因子；HMWK. 高分子量激肽原；vWF.von Willebrand 因子；Ca^{2+}. 钙离子；FⅧ. 凝血因子Ⅷ；C. 凝血成分；TxA_2. 血栓烷素 A_2；ADP. 二磷酸腺苷

血因子Ⅶ，使凝血因子Ⅸ和Ⅹ在携带 TF 细胞表面被激活。这个过程被称为"启动"。凝血因子Ⅹ激活使得凝血酶形成，然后促进其他蛋白酶激活。上述反应过程均发生在血小板的磷脂表面并被称为"放大"。血凝块形成的最后一个阶段被称为"传播"。

如图 21-2 中所描述，活化的凝血因子Ⅹ也会激活血小板表面的凝血活动。血小板表面的这种凝血活动大大加速血凝块的形成，并被认为是凝血瀑布中至关重要的一环。

(4) 凝血酶是凝血通路中最为重要的酶，因为它除了活化纤维蛋白原外，还具有以下作用。

① 通过激活辅因子 Ⅴ 和Ⅷ提供正反馈机制。

② 通过激活凝血因子ⅩⅢ加速纤维蛋白原交联。

③ 强烈刺激血小板的黏附和聚集。

④ 通过内皮细胞释放的组织纤溶酶原激活物（tPA）促进血凝块吸收。

⑤ 激活蛋白质 C，通过灭活凝血因子 Ⅴa 和Ⅷ a 提供负反馈机制。

2. 血小板激活如图 21-1 中所示，多种刺激可启动血小板激活，其中凝血酶作用尤为明显。它将引起一连串的反应，使血小板黏附于体内或体外的表面，随后发生血小板聚

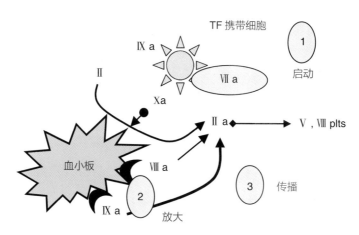

▲ 图 21-2　以细胞为基础的止血模式

细胞止血分 3 个阶段：启动阶段、放大阶段和传播阶段。启动阶段：发生在 TF 携带细胞（如单核细胞可以结合 TF 并将其递呈给配体）上，当内皮损伤并暴露于 TF 时开始发挥作用。启动阶段以将 TF 递呈给其配体凝血因子Ⅶ和随后 TF 递呈细胞上凝血因子Ⅸ和Ⅹ的激活为特征。凝血因子Ⅹ活化为Ⅹa 导致凝血酶的产生和激活。凝血酶一旦产生，就会反馈激活凝血因子Ⅷ、Ⅴ和血小板。放大阶段：发生于活化的血小板表面，其暴露出表面的磷脂作为活化的凝血因子Ⅷa 和 Va 的受体。血小板表面允许凝血酶进一步形成，从而放大凝血反应。传播阶段：凝血酶的持续产生和激活进一步引起正反馈机制的发生，包括纤维蛋白原裂解为纤维蛋白，用于纤维蛋白桥接的凝血因子ⅩⅢ的释放和激活，以及凝血酶激活的纤溶抑制物的释放，最终确保形成稳固的血凝块

集和形成初级血小板栓。纤维蛋白凝块和血小板栓同时形成并交织在一起，形成一种比它们独自存在时更坚固、难于溶解的产物。以前认为以血浆为基础和以血小板为基础的凝血是两条相互独立的途径，但是较新的报道显示血浆凝血途径主要在血小板表面进行，因此血浆和血小板止血过程更相互依赖而非独立。

(1) von Willebrand 因子（vWF）是一个重要配体，在低切变应力时介导血小板黏附，而在较高切变应力时介导血小板聚集。纤维蛋白原是介导血小板聚集的主要配体。

(2) 血小板储存颗粒释放的物质包括二磷酸腺苷（ADP）、肾上腺素、钙、血栓烷素 A_2、凝血因子Ⅴ和 vWF 等，而起到持续激活血小板和血浆凝血瀑布的作用。

3. 制约和平衡的自然系统需要制衡的力量来防止血栓过度形成并将其溶解。这些制衡力量包括以下内容。

(1) 蛋白质 C 和蛋白质 S，能够灭活凝血因子 Va 和Ⅷa。

(2) 抗凝血酶Ⅲ（AT-Ⅲ），抗凝血酶，或 AT，抑制凝血酶及凝血因子Ⅺa、Ⅸa、Ⅻa 和 Xa。

(3) TF 抑制物，抑制外源性凝血途径的启动。

(4) 从内皮释放的 tPA 将纤溶酶原转变为纤溶酶，并反过来溶解纤维蛋白。纤溶酶原激活抑制物 1（PAI-1）反过来抑制 tPA 防止纤溶亢进。

（二）止血功能检验

表 21-1 中列出了常用的止血功能的实验室检验方法[1]。这些检验可能被用于检测术前或 CPB 后的止血异常。除 ACT 外，其他检验方法一般不常在 CPB 中使用，因为他们多数会在血液稀释、抗凝及偶尔在低温时出现异常。

表 21-1 常用的止血功能的临床检验

常用止血功能	检验	正常值	评论
血小板	血小板计数	150 000~400 000/µl	
	出血时间（Ivy）	< 8min	有争议的血小板功能临床检验；不方便，必须暴露胳膊
凝血系统	全血凝血时间（WBCT, Lee-White CT）	2.5~6min	当内源性凝血途径或最后的共同途径存在明显缺陷时延长；以前被用于监测肝素治疗
	活化凝血时间（ACT）	手工=90~110s 自动 =90~130s[a] =100~140s[b]	改良 WBCT；因为方便，主要用于手术室中监测肝素
	凝血酶原时间（PT）	12~15s；与对照相比 INR 1.0~1.5	检验外源性系统和最后的共同途径；被用于监测华法林抗凝
	活化部分凝血酶时间（APTT）	35~45s；与对照相比	检验内源性系统和最后的共同途径；被用于监测肝素抗凝
	凝血酶时间	< 14s；与对照相比	检验最后的共同途径；肝素、纤维蛋白原 ≤ 100mg/dl、纤维蛋白原异常和增加的纤维蛋白裂解产物均会使其延长
	纤维蛋白原	250~500mg/dl	在弥漫性血管内凝血（DIC）时减少
纤溶系统	纤维蛋白（原）分裂（降解）产物 FDP	< 10µg/ml	纤维蛋白溶解（正常血凝块溶解过程）或纤维蛋白原溶解（危害凝血的病理过程）时增高
	D-二聚体	< 0.5µg/ml	纤溶时增加；交联纤维蛋白降解的特异检验

a. Hemochron, International Technidyne, Edison, NJ, USA
b. Medtronic, HemoTec, Fridley, MN, USA
INR. 国际标准化比值

> **临床要点** 目前已证明无论是术前还是体外循环后常规的止血功能检验对预测患者大量出血没有帮助。即使是在心脏手术中也是这样。

在预测术中心脏手术患者大量出血方面，大多数研究认为常规的术前止血功能筛查并没有太多帮助。如果患者的临床病史（如鼻衄、小的切口、牙齿操作、手术出血时间延长、易产生瘀青或有病理性出血的家族史）提示需要凝血筛查，选择性地使用这些和其他检验是恰当的。同理，当患者服用一些影响止血功能的药物时，可能需要进行特定的止血功能检验。举例如下。

(1) 肝素：需检测活化部分凝血酶时间（APTT）或 ACT。

(2) 低分子肝素（LMWH），包括戊多糖类的药"磺达肝癸"（Fondaparinux）：无须检测或检测抗活化凝血因子 X 血浆活性。

(3) 华法林：需检测凝血酶原时间（PT）和（或）国际标准化比值（INR）。

(4) 包括阿司匹林在内的血小板抑制物：无须检测，或检测出血时间，或特定的血小板功能检测。早先的数据提示，在服用噻吩并吡啶类药物的患者进行特定血小板功能检测可能与其术后出血风险相关。

三、体外循环（CPB）抗凝

除非有禁忌证如持续存在的 HIT，肝素是抗凝的首选药物。

（一）肝素的药理[2]

普通肝素（UFH）作为一种药物，其结构可能被认为不够纯粹。生理状态下肝素存在于肥大细胞内，市面上销售的肝素通常来说提取自牛肺（牛肺肝素）或猪小肠（猪黏膜肝素）。用于 CPB 的肝素制剂其分子量通常介于 3000～40 000Da 之间，平均分子量约15 000Da。肝素是一种强生物酸，每个分子都是高度硫酸化的黏多糖聚合物，在生理 pH 下呈负电荷。在过去猪黏膜和牛肺肝素均能为CPB 提供满意的抗凝，但目前市场上只有猪黏膜肝素。

1. 作用

大约30%的肝素分子上呈现一种可与 AT Ⅲ 结合的特异性五糖序列。这种结合加强了 AT Ⅲ 的作用超过 1000 倍，因此肝素最主要是抑制凝血酶和凝血因子Ⅹa，也可抑制凝血因子Ⅸa、Ⅺa 和Ⅻa。

（1）抑制凝血酶作用需要肝素同时与 AT Ⅲ 和凝血酶结合，而抑制凝血因子Ⅹa 只需肝素与 AT Ⅲ结合。前者作用限制了只有较长糖链（糖单元≥ 18）的肝素才能抑制凝血酶；因此，短链肝素可选择性地抑制凝血因子Ⅹa。这是低分子肝素（LMWH）和"终极"LMWH 磺达肝癸治疗作用的主要原理，后者仅包含与 AT Ⅲ 结合的关键五糖序列，因此它几乎只特异性地抑制凝血因子Ⅹa。因为 CPB 抗凝中抑制凝血酶作用很重要，并且 LMWH 和肝素类似物的半衰期长且不易被鱼精蛋白中和，所以

不建议将 LMWH（包括磺达肝癸）用于 CPB 抗凝。

（2）肝素结合并激活辅助因子Ⅱ，这是一个非 AT Ⅲ 依赖的凝血酶抑制物。这可能解释尽管肝素抗凝的主要机制是加强 AT Ⅲ 介导的凝血酶抑制作用，但为什么肝素诱导的抗凝在 AT Ⅲ 明显缺乏的情况下依然有效果。

2. 效能检测

肝素效能通过测量其在动物血浆中的抗凝效果而获得。美国药典（United States Pharmacopoeia, USP）定义一个肝素活性单位为能使 1ml 枸橼酸抗凝的绵羊血浆在复钙后保持流动性 1h 的肝素用量。

肝素剂量最好用 U（USP）来记录，因为市面上销售的肝素制剂每毫克所对应的 U（USP）数变化很大。最常见的浓度是 100U/mg（1000U/ml）且被标准化使其效能的变异不超过 10%[3]。

3. 药代动力学

通过中心静脉给药后肝素化效应 1min 内达到峰值，且肝素的再分布很小很快，通常没有什么临床意义 [4, 5]。

（1）肝素的大分子量和它的极性限制它的分布主要在血管内和内皮细胞。

（2）CPB 启动将增加循环血量近 1000～1500ml；因此除非在 CPB 预充液中加入肝素，血浆肝素浓度会随着 CPB 开始成比例地降低。

（3）肝素通过肾脏排出或在网状内皮系统中代谢。

（4）肝素的消除半衰期只能通过生物测定，即凝血时间延长时程而得到。基于这个标准，肝素的消除时间呈剂量依赖 [6]。低剂量时，如100～150U（USP）/kg，消除半衰期大约 1h。在 300～400U（USP）/kg 的 CPB 剂量时，消除半衰期可达 2h 以上。因此，在不进行鱼精

蛋白中和时肝素的临床有效抗凝作用可持续4～6h。低温和CPB本身可能延长肝素消除。

> **临床要点** 肝素半衰期呈剂量依赖性。

4. 不良反应

肝素对止血系统的作用延伸超出其主要的抗凝机制，包括tPA的激活、血小板激活和加强TF途径抑制物的作用。

(1) 脂蛋白脂肪酶激活影响血浆脂质浓度，间接影响脂溶性药物的血浆浓度。

(2) 肝素单次注射降低体循环血管阻力。通常这种作用很微弱（10%～20%），但是偶尔也会很强烈，可能需要血管升压素或氯化钙处理。

(3) 过敏反应很少发生。

(4) HIT在本章其他部分讨论。

（二）剂量和监测

1. 剂量：肝素的起始负荷剂量在不同的中心间各不相同，且最常用的剂量范围为300～400U（USP）/kg。仍然有其他中心根据床旁体外肝素的剂量—效应滴定决定初始剂量。

(1) 因为肝素主要分布在血浆间隙，根据公斤体重计算肝素用量，是基于血浆容量随体重成比例增加的假设。但事实不是这样的，因为脂肪不会使血容量随体重成比例地增加。因此很少有原因会使初始剂量超过35 000～40 000U，甚至是在体重超过100kg的患者中，因为女性去脂体重最高为90kg，而男性的最高为110kg。

(2) 不需要CPB辅助的冠脉再通手术中，肝素的剂量尚有争议。公布的剂量范围介于100～300U/kg，但是大多数的中心使用100～150U/kg并设置最小可接受ACT值在200～300s。

(3) CPB预充液中应当含有与CPB伊始患者血流中浓度近似的肝素。因为最常见的浓度可能是3～4U/ml，所以1500ml预充液中应当含有至少5000U肝素。通常CPB预充液中含有5000～10 000U肝素。

(4) 通常通过抗凝监测指导肝素的补充剂量。

2. 监测：直到20世纪70年代后期，肝素剂量都是经验指导，且不同医院之间差异很大。使用ACT，一种改良的Lee-White凝血时间方法，Bull等[7]发现肝素计量方式，及给予固定剂量肝素后初始抗凝反应和抗凝时程的变异十分令人震惊。这项标志性的工作很快使人们意识到肝素的抗凝反应应当被监测。

3. CPB中肝素抗凝监测的方法。尽管一些中心也监测血肝素浓度，但是ACT是使用最为广泛的监测方法。

(1) ACT使用激活剂如硅藻土或白陶土激活凝血，然后在测试管里测量凝血时间。肝素延长ACT的作用大致呈线性的剂量效应模式（图21-3）。正常ACT依赖于以下因素，包括特殊的激活剂和装置、测试管预温（与室温相比）和操作者技术，但通常在110～140s范围内。

尽管最初被描述为一种手动监测方法，但是大多数中心使用两种自动测量ACT方式中的一种（International Technidyne，Edison，NJ，USA或者Medtronic HemoTec，Fridley，MN，USA）。由于激活剂和终点监测技术的不同，这两种自动测量方式测得的基线值和抗凝值略有不同。

低温和血液稀释会延长ACT；因此，CPB导致的条件变化会改变ACT-肝素剂量效应关系[8]。尽管血液稀释和低温有加强抗凝的作用，但也有些人视这有抗凝不足的风险。过度信赖低温增强ACT延长具有复温过程中抗凝

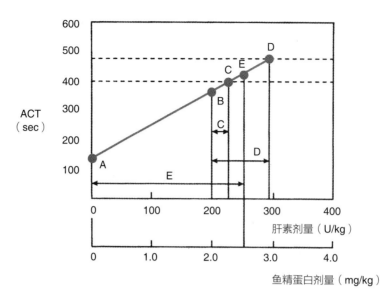

▲ 图 21-3　肝素（和鱼精蛋白）剂量计算图表

A. 代表对照激活凝血时间（ACT）；B. 代表给予 200U/kg 后的 ACT 值。连接 A 和 B 的直线被外推并选择一个期望的 ACT 值；C. 代表该线与 400s 目标 ACT 值的交叉，由于 C 点和 B 点在水平轴上的不同（箭 C），理论上需要一个额外的肝素剂量；D. 额外肝素量：为达到 480s 的 ACT（更高的水平虚线与 ACT- 肝素剂量线相交在 D 点），应当给予箭 D 所指示的额外肝素量；E. 为了在肝素中和时估计肝素浓度和计算鱼精蛋白用量，最新测量的 ACT 值被标绘在计量效应线上（例子中的 E 点）。全血肝素浓度理论上可以通过水平轴上 A 点和 E 点的不同来表示（箭 E）。用于中和剩余肝素的鱼精蛋白剂量可被计算出。每 100U/kg 的肝素给予鱼精蛋白 1mg/kg（经允许引自 Bull BS，Huse WM，Brauer FS, et al. Heparin therapy during extracorporeal circulation：Ⅱ.The use of a dose-response curve to individualize heparin and protamine dosage. *J Thorac Cardiovasc Surg*. 1975；69：686；and Gravlee GP.Anticoagulation for cardiopulmonary bypass.In：Gravlee GP，Davis RF，Kurusz M，et al，eds. *Cardiopulmonary Bypass: Principles and Practice*，2nd ed. Philadelphia，PA：Lippincott Williams & Wilkins；2000：435-472）

不足的风险。另外，当温度低于 25℃，ACT 延长变得十分明显，因此推荐采用其他检测方法，如全血肝素浓度测定。

CPB 可接受的最小 ACT 是指刚低于抗凝最优效果的水平。接受一个低于该值的 ACT 将导致凝血系统激活和潜在的消耗性凝血障碍或巨大血栓形成。尽管最小 ACT 的概念很明确，但实际的最小 ACT 尚有争议。进而，临床医师出于安全考虑常常会选择一个比最小 ACT 高很多的目标 ACT。有研究支持低至 300s 的 ACT 值的安全性，无论使用或不使用肝素或其他抗凝药涂层的管道，但是大多数的中心只接受超过 400~480s 的数值。另外，不同的装置和测量方法会使肝素浓度与 ACT 之间产生不同剂量效应关系，且对低温和血液稀释的敏感度也不同。

① 作为一种凝血监测，ACT 值变异较大，达到 CPB 所需的肝素浓度的重复测量 ACT 值变异可达 10%[9]，所以建立一个以 400s 作为维持 CPB 的最低安全阈值的安全界限，似乎是合理的。

② 抑肽酶现在很少在临床中使用，因其与肝素同时出现会明显延长硅藻土 ACT，从而会干扰 ACT 监测的使用。这可能说明其会一定程度地增强抗凝作用，但是在使用抑肽酶时，滴定肝素浓度至硅藻土 ACT 水平超过 750s，或者使用陶白土 ACT 替代之可能是明智的。在使用抑肽酶时，陶白土 ACT 最低水平不需要被调整。

(2) CPB 过程中可以监测全血肝素浓度：

最常用的技术是自动鱼精蛋白滴定（Medtronic HemoTec，Fridley，MN）。这种监测技术的倡导者辩称 CPB 诱导的 ACT- 肝素剂量效应关系的扭曲，要求从一开始维持 CPB 所需的肝素浓度，从而达到目标 ACT 水平[10]。单纯依赖肝素浓度的给药方式大幅度增加 CPB 中的肝素用量，这会加强抑制凝血酶形成。如果不监测，此种益处的积累可能是以肝素反跳和血小板的强烈激活为代价，而后者可能加重和延长 CPB 后的血小板功能异常。使用血浆改良的 ACT 监测[11]或通过 ACT 检测样本的最大化激活，如同血栓弹力图（TEG）修正的 ACT[12]，可部分克服 ACT- 肝素敏感度关系扭曲的问题。全血肝素浓度即时测量也可由 HepTest POC-Hi（Americana Diagnostica，Standford，CT）来检测。该检测与 CPB 中肝素浓度相关性很好，且与标准 ACT 相比，更接近于血浆中抗活化凝血因子 X 水平的趋势[13]。

①全血肝素浓度 3～4U/ml 通常可以满足 CPB。血浆肝素浓度（抗活化凝血因子 X 浓度）较高，因为循环的肝素仅存在于血浆室中。

②不同患者对肝素诱导抗凝作用的敏感度变化很大。因此单独使用肝素浓度监测可能会导致严重的抗凝不足。如果选用这种监测手段，强烈推荐同时使用 ACT 或另外一种凝血时间监测。

③在使用抑肽酶且当温度低于 25℃时，肝素浓度监测是 ACT 监测的一个有效的补充手段。

④肝素浓度监测可能有利于鱼精蛋白用量的选择，因为被选用的剂量与实际血中大致的肝素浓度相关。这种方法的劣势是其依赖计算出的血容量测定值，特别是在血容量可能变化很大的时候。

（3）其他抗凝的监测手段：不论 ACT 还是肝素浓度都不是完美的，所以其他的监测手段已经在评估或调查中。aPTT 和传统凝血酶时间通常对肝素很敏感以至于在达到 CPB 需要的肝素浓度时这些监测都无效。高剂量凝血酶时间（HiTT，International Technidyne）在平常 CPB 需要的肝素浓度范围内提供了一个线性剂量 - 效应。肝素管理监测（HMT，Helena，Beaumont，TX）为 ACT 监测提供了另外一个平台，在高（心脏手术）和低（血管手术）浓度范围内可被用于监测肝素。通过黏弹性测定——Sonoclot（SkACT，Sienco，Arvada，CO）[14]和 TEG，凝血时间也已能被成功监测。

> **临床要点**　尽管有很多局限性，活化凝血时间（ACT）能快速和可靠地诊断肝素诱导的抗凝作用的适当性。

（三）肝素抵抗耐受

肝素抵抗没有通用的定义，但可被粗略地定义为需要超过预期用量的肝素才能达到 CPB 所需的目标 ACT 值。如之前所述，肝素所致的 ACT 延长变化很大。表 21-2 中列出了许多可能降低 ACT 对肝素反应的因素[2]。AT Ⅲ 缺乏是被认为最常导致肝素抵抗的原因，但是总的来看，AT Ⅲ 浓度与单次注射肝素后的抗凝效应之间的关系很微弱且不一致，也许是因为肝素抵抗通常是多因素的[15]。

临床方法：当面对肝素抵抗时，存在 4 种治疗选择：①给予额外的肝素；②用新鲜冰冻血浆（FFP）补充 AT Ⅲ；③用 AT Ⅲ 浓缩物补充 AT Ⅲ；④维持目前 ACT 继续 CPB。

1. 通常肝素抵抗可通过简单的追加肝素被解决，解释了未达到足够肝素浓度的可能性。

表 21-2　肝素抵抗的可能原因

高凝状态
- 抗凝血酶Ⅲ（AT Ⅲ）缺乏
  - 遗传的
  - 获得的
- 动脉硬化疾病
  - 不稳定心绞痛
- 败血症
  - 细菌性心内膜炎
- 妊娠
- HIT
- 血小板增多症

药物
- 肝素
- 硝酸甘油 a

蛋白结合
- 酸性糖蛋白
- 富含组氨酸的糖蛋白
- 免疫球蛋白

其他
- 新生儿
- 老年患者

a. 有争议的原因，可能没有临床意义
HIT. 肝素诱导血小板减少症

如果肝素浓度同时被监测，那么达到 4U/ml 的肝素浓度应该是足够的，因为更高的肝素浓度似乎并没有改善抗凝效果。当使用高于常规剂量的肝素时，临床医生应当考虑监测，且可能需要处理肝素反跳，因为其发生的风险随肝素剂量的增加而增加。

2. 当给予更高剂量的肝素仍不能有效地增加 ACT 时［即＞ 600U（USP）/kg］，应考虑补充 AT Ⅲ，因为它已被证实能增加 ACT。通常可以通过给予 FFP 来达到。FFP 中 AT Ⅲ 的浓度是约 1U/ml，换言之 2 个 UFFP 的标准剂量可获得 500UAT Ⅲ。尽管已知 FFP 通过提供 AT Ⅲ补充增加 ACT，但是由于同种异体输血的风险和有限数据支持它的使用，它不再被认为是一线的治疗手段。而且，FFP 仅被推荐用于单一因子缺乏并且该因子浓缩物不可获得时。

3. 由于这些问题，使用 AT Ⅲ 浓缩物补充 AT Ⅲ 已成为标准治疗。除了限制输注 FFP 的不良结果外，许多现存研究显示在补充 AT Ⅲ后 ACT 一致性地增加。胸外科协会 / 心血管麻醉医师协会（Society of Thoracic Surgeons/ Society of Cardiovascular Anesthesiologi, STS/ SCA）血液保护指南推荐 AT Ⅲ 浓缩物作为 Ⅰ 级推荐，在体外循环前即刻用于 AT Ⅲ 介导的肝素抵抗的患者 [16]。尽管缺乏改善临床结局的证据，ACT 的增加削弱了关于未达治疗量抗凝的关注。

4. 最小 ACT 值目前仍然不清楚。不同机构间目标 ACT 值的巨大变化提示目标 ACT 的可接受安全范围可能很大。

肝素抵抗预测：HMS Plus，Medtronic HemoTec，止血管理系统和 Hemochron RxDx，International Technidyne 系统各自提供一次体外滴定患者全血使其达到预定肝素浓度的机会，因此可预测达到特定目标 ACT 值时所需要的初始肝素剂量。一些中心在给予肝素前会使用这些设备中的一种去预测肝素抵抗。这种方法可以定制初始肝素剂量，且为可能出现的肝素抵抗做好事先准备，如预约 AT Ⅲ 浓缩物或 FFP。

（四）肝素诱导的血小板减少症（HIT）

由肝素对血小板的促聚集效应而产生的良性血小板减少可发生于 5%～28% 的患者中。

1. 血小板计数的轻度下降通常发生于肝素使用后的 1～2d 内，无血栓形成或免疫反应发生。这种反应以前被称作 HIT Ⅰ 型，且不被认为是病理性的。但是，如果患者的血浆中存有上一次肝素暴露所产生的肝素抗体，那么发生于使用肝素后 1～2d 内的血小板减少症可能是病理性免疫介导的 HIT。后者情况更可能发生在过去的几周内曾经历临床 HIT 的患者中。

2. HIT 是一种严重的疾病，通常发生于使用肝素的连续 5d 后（平均开始时间为 9d），并由免疫介导。抗体结合于肝素和血小板因子 4（PF4）形成的复合物，导致该综合征发生。附着至血小板和内皮细胞的抗体，导致血小板激活、内皮细胞损伤和补体激活。这种综合征非常凶险，可能导致致命的血栓栓塞。

(1) 发生 HIT 的患者中，血栓的发生率接近 20%，其死亡率可高达 40%。

(2) 诊断：血小板减少症（通常被定义为血小板计数低于 100 000/μl，但是会被 CPB 后的血液稀释干扰几天），出现肝素 /PF4 抗体，加上（理想地）肝素诱导血小板聚集的证据。

①肝素诱导 5- 羟色胺释放试验：一项功能测验，通常被认为是金标准。

②肝素诱导血小板激活试验（heparin-induced platelet activation assay，HIPPA）：一项功能测验，可能没有特异性。

③特异性的针对肝素 /PF4 复合物或单独的 PF4 的酶联免疫吸附试验（enzyme-linked immunosorbent assay，ELISA）：抗体检测阳性的患者不一定会形成血栓。肝素 /PF4 复合物的抗体与心脏术后不良结局的发生有关[17]。抗体是作为导致不良结局的原因，还是仅仅作为预示患者病情严重的一个指标，目前尚没有定论。HIT 相关的抗体通常在停止使用肝素的 50～85d 后就监测不到。在停止使用肝素的 100d 后，可以确信的是短时间再次暴露于肝素（如 CPB）将不会导致抗体再次形成[18]。尽管这种临床综合征不总是在再次暴露于该药物后再次发生，但持续的肝素再暴露并不推荐。有时尽管还在持续肝素治疗，该综合征已经自行缓解。HIT 可能与肝素抵抗相关，因此应当成为肝素抵抗鉴别诊断的一部分。

> **临床要点**　导致 HIT 的抗体通常在最近一次暴露于肝素后的 50～85d 从血浆中消失。一旦发生，短时间使用肝素是安全的，如像那些需要体外循环的手术患者。

(3) HIT 治疗和可替代的抗凝药来源

①在 HIT 患者中，改肝素配方或使用 LMWH 或肝素类似物都不再推荐，因为与其他肝素存在交叉反应（见下文"普通肝素的替代药物"内容）。

②血浆置换可被用于去除抗体，但是作用并不足够。

③肝素可以联合血小板抑制物（如伊洛前列素）减少血小板的聚集性。

④水蛭素（Hirudin）、比伐卢定（Bivalirudin）和阿加曲班（Argatroban）可直接抑制凝血酶。

（五）普通肝素的替代药物（unfractionated heparin，UFH）

1. LMWH（短链肝素分子，包括磺达肝癸钠）

静脉注射 LMWH 的半衰期至少是普通肝素的 2 倍，可能是一些 LMWH 复合物的好几倍。用于 CPB 的问题主要在于鱼精蛋白中和只逆转了其对凝血因子 IIa 的抑制，但保留了主要的对凝血因子 Xa 抑制的完整。LMWH 治疗也会干扰肝素监测，因为 aPTT（据推测为 ACT）对 Xa 的抑制不敏感，而且不能准确测定全部的抗凝效果。Xa 的抑制可用一种血浆改良全血检测在血浆中直接测定，但是并没有简单的床旁检测可用。由于抗体的交叉反应，LMWHs 不推荐用于 HIT 的患者，尽管一些报道认为磺达肝癸钠由于太小而不能与抗体结合，因此可能是安全的。

2. 比伐卢定

(1) 人工合成的多肽，通过同时与凝血酶的活性催化部位和底物识别部位结合，直接抑制凝血酶。在需要 CPB 的心脏手术患者中被认为是一种安全有效的替代肝素抗凝的方法[19]。

(2) 半衰期为 24min。主要通过蛋白水解作用消除，很小一部分由肾脏清除。尽管它的半衰期比肝素的短，但是逆转药的缺乏和明显的抗凝作用，使其用于 CPB 可能导致 CPB 后 2h 或更长时间的凝血障碍。

(3) 介入操作的剂量：0.75mg/kg 单次注射，随之以 1.75mg/（kg·h）持续输注，产生一个 346s 的平均 ACT 值[20]。

(4) 用于 CPB 的剂量：1mg/kg 单次注射，随之以 2.5mg/（kg·h）持续输注。一个再循环分支和避免回路（和隐静脉移植物）滞留是必要的。

(5) 介入操作中的研究提示与 UFH 相比其效能相似，但是出血发生率更低。

3. 阿加曲班

凝血酶的直接抑制物，已被美国食品药品监督管理局（FDA）批准用于 HIT 患者的抗凝，但是尚未被批准用于 CPB。阿加曲班通过肝脏代谢，半衰期 39~51min。

> **临床要点** 尽管诸如比伐卢定的药物可能理论上要优于肝素用于体外循环的抗凝，但是缺乏有效的拮抗药使其常规应用变得不切实际。

四、肝素中和

（一）概念验证

取自鱼精的商业鱼精蛋白，首次被发现有临床用途是在将其与胰岛素结合后，发现有延迟胰岛素吸收和延长胰岛素效应的作用。鱼精蛋白与肝素结合，本意是达到一个延长肝素作用的类似目的，但结果反而使肝素失活。强阳离子的鱼精蛋白与强阴离子的肝素结合形成一个稳定的复合物，从而剥夺了肝素的抗凝作用。

肝素和鱼精蛋白结合与质量成比例。1mg 的鱼精蛋白中和 1mg（通常 100U）的肝素[21]。

（二）鱼精蛋白剂量

因为鱼精蛋白与肝素相似，只分布于循环系统，因此用于中和一定剂量肝素的鱼精蛋白剂量，等于患者循环中存在的肝素的毫克数。临床中决定鱼精蛋白初始用量时，首先要估计血肝素浓度和血容量。肝素浓度的直接测定很困难且没必要。通过体外鱼精蛋白效应间接测定，以比例为基础的估测更准确且更容易执行。常用的确定鱼精蛋白初始用量的不同方法有 3 种。

1. 经验比值：大多数临床医生基于所使用的肝素总单位数选择鱼精蛋白的剂量，每 100U 的肝素给予介于 0.6~1.3mg 之间的鱼精蛋白。

2. 低至 0.6mg 鱼精蛋白每 100U 肝素比值的中和方法的临床效能已被证实。按照该比例的初始剂量会产生相对于肝素的轻到中度的鱼精蛋白过剩，确保完全中和和减少随后肝素反跳的可能性。比例超出 1mg/100U 可能造成鱼精蛋白过剩。

如一患者 CPB 前接受了 25 000U 肝素，之后再未追加肝素，体外循环预充液中加入 5000U 肝素。按照 1mg/100U 的比例需要 300mg 的鱼精蛋白中和剂量，按照 0.6mg/100U 的比例可能需要 180mg 鱼精蛋白作为中和剂量。当患者在鱼精蛋白中和前接受了全部体外循环管道未洗涤的余血时，使用前一剂量更好；而后一剂量对于持续1～2h的CPB更有意义，在此期间肝素有足够的机会被代谢和排出。

3. 估计肝素剂量–效应曲线：这种方法依赖于体外循环前或过程中建立一条肝素的剂量–效应曲线（见图21-3），然后通过该技术在中和时估计肝素的血药浓度（见图21-3的详细说明），假设包括。

(1) 肝素剂量–ACT反应呈线性关系。

(2) 超过收集到的实际数据的可能外推法。

(3) 肝素和鱼精蛋白分布容积的恒定性。

大多数情况下，临床医生会选择1mg鱼精蛋白对应100U肝素的比例计算鱼精蛋白的用量。

4. 由体外鱼精蛋白效应算得，通过测量中和时，加和不加鱼精蛋白血的ACT值估计。来自Medtronic HemoTec的HMS系统使该技术自动化去计算鱼精蛋白用量。这些曲线在计算鱼精蛋白初始用量时假定一个线性剂量–效应并外推至基线ACT值。这些设备还要基于患者的身高和体重而非任何确定的测量结果计算血容量，这是误差的一个来源。同样的鱼精蛋白滴定曲线可以通过TEG执行，但是这种分析并不能完全自动化。

（三）鱼精蛋白给药。通常注射鱼精蛋白很慢

在预防不良血流动力学效应方面给药速度比给药途径更重要（见下文"不良反应——快速给药所致的低血压"部分）。可以使用注射器或将药物稀释于小量的静脉注射液中，通过重力或微量泵输注。因为注射器给药方法会导致多次推注式注射，将其限制在剂量小于1mg/kg时或者在任意60s内推完20mg时使用，似乎是适当的。我们推荐持续静脉泵注技术而非手控注射器给药的方式，因为这将降低鱼精蛋白给药过快的自然趋势，并释放我们的双手用于与鱼精蛋白中和同时进行的其他重要的患者管理活动当中（如调整血管活性药物、心脏超声检查）。

1. 注射剂量的鱼精蛋白并不能中和与血浆蛋白结合或内皮细胞中的肝素。在初次鱼精蛋白中和后，从这些储存部位释放的肝素可能导致肝素的抗凝作用再次出现（肝素反跳）。当出血患者中重复检测显示肝素效应时（如ACT最初恢复到正常值110s，但是30min后又延长至140s），小剂量追加鱼精蛋白可中和其作用。

2. 鱼精蛋白注射后并不能在血管中存在很久。因此，鱼精蛋白中和完成后输入肝素化的血液，如CPB中未洗涤的余血，可能在很小程度上导致抗凝效应再次出现。额外补充小剂量的鱼精蛋白，大约1mg每20ml回输泵血，应该能解决这一情况。

（四）肝素中和监测

1. ACT

注射鱼精蛋白后，ACT检测值应恢复至不超过肝素抗凝前数值的10%。如果延长，可能是残余肝素的作用。额外补充鱼精蛋白后ACT值仍然延长，这可能提示技术误差或其他一些不常见的止血异常。

2. 鱼精蛋白滴定

这项测试使用了一系列含有鱼精蛋白的试管，其含量从零开始并逐渐增加。将患者的血液加入到每一个试管中并观察哪个试管最先形成血块。因为鱼精蛋白在体外也有抗凝特性，它会延长测试管中正常血液的凝血时间。通过检测哪一个试管最先形成血块，可以发现没有中和的肝素和估计达到完全中和时所需的额外鱼精蛋白的量。这项测试可以

人工完成或由自动装置（Medtronic HemoTec）完成。

（五）不良反应[22]

1. 快速给药所致的低血压

3min 或更短时间内给予鱼精蛋白中和量（3mg/kg）会降低体循环和肺循环的动脉压力，减少静脉回流。通过补足容量，这种可预测的反应会被减弱，但不能因预见而完全避免。从肥大细胞和其他部位释放的血管活性物质可能导致这种不良反应发生。

2. 过敏反应

尽管鱼精蛋白是一种异体蛋白，但是暴露后很少发生免疫反应，以至于真正的鱼精蛋白过敏并不常见。表 21-3 中列出那些存在潜在风险的患者。

表 21-3　存在真正鱼精蛋白过敏的潜在风险的患者

情　况	风险增加
之前对鱼精蛋白产生反应	189 倍
对真正（有脊椎）的鱼类过敏	24.5 倍
暴露于中性鱼精蛋白锌（NPH）胰岛素	8.2 倍
对任何药物过敏	3.0 倍
之前暴露于鱼精蛋白	无增加！

［引自 Kimmel SE, Sekeres MA, Berlin JA, et al. Risk factors for clinically important adverse events after protamine administration following cardiopulmonary bypass. *J Am Coll Cardiol*.1998；32（7）：1916–1922］

3. 肺血管收缩

鱼精蛋白偶尔会增加肺动脉压力，导致右心衰竭、心排血量降低和体循环低血压。大分子肝素 - 鱼精蛋白复合物的形成可能会刺激肺巨噬细胞产生血栓烷素，导致血管收缩。在一些动物模型中，加快鱼精蛋白给药速度增加发生这种反应的可能性。

4. 抗止血效应

鱼精蛋白可以激活血小板上的凝血酶受体，导致血小板部分激活和随之而来的血小板聚集功能损伤。短暂的血小板减少可能发生于全量鱼精蛋白中和后的第 1 小时，同时也会抑制血浆凝血。

5. 鱼精蛋白不良反应的处理

鱼精蛋白中和后 10min 内的体循环低血压提示是由鱼精蛋白导致，但是其他原因如低血容量和左心室功能不全也应被考虑进去。特殊治疗取决于其他血流动力学情况。

(1) 正常或低肺动脉压力提示给药过快或者类过敏反应。仅通过快速补液足以处理前者，但是后者常需要更为积极的容量复苏，大剂量肾上腺素，还可能需要其他血管活性药物和吸入支气管扩张药。参考其他急性过敏反应的处理，包括全身使用激素。

(2) 高肺动脉压力提示肺血管收缩反应。具有肺血管扩张特性的强心药物，如异丙肾上腺素或米力农，在支持衰竭心脏的同时使血液更易通过肺循环。吸入一氧化氮可能也有用处。当血流动力学极度恶化时可能需要重新开启 CPB。这种情况下，要给予全量肝素（至少300 U/kg）。有时单独使用肝素即可纠正肺动脉高压，而不再需要重建 CPB。这可能是破坏了大分子肝素 - 鱼精蛋白复合物，一种公认的导致血栓烷素产生的刺激物所致。

6. 不良反应的预防

(1) 给药速度：通常给予全量鱼精蛋白中和时速度宜慢（至少持续3min，推荐的目标时间为 10min）。简单通过稀释药物缓慢注射，而非依赖给予容量来防止低血压。将计算好的剂量配成 50ml 或更多透明液体，连接一个小滴（大约 60 滴 /ml）输注装置限制输注速度，或者使用输注泵连接一个含有鱼精蛋白的 50ml 注射器或一个 50ml（或更大）液袋。一些临床医生提倡在给鱼精蛋白前先给一个"测试剂量",如静脉注射 1mg。我们的观点是缓慢启动鱼精蛋白的持续输注,能达到相同的结果,在此之后,在耐受的情况下,输注速度可以提高以达到如上所述的最低输注时间。

> **临床要点** 鱼精蛋白给药时导致低血压产生的最常见因素是给药过快。

(2) 给药途径:优势证据提示只要稀释和缓慢注射,外周静脉输注相比于中心静脉输注相比,并无益处。直接主动脉内注射并没有提供可靠的保护并有如小气泡、橡胶塞子碎片及玻璃等栓塞物进入的风险。

(3) 高风险亚组:之前未暴露于鱼精蛋白的患者,包括那些糖尿病或先前行输精管结扎手术的患者,在初次暴露时不需要特别的处理。即使使用了含有鱼精蛋白的胰岛素制剂的患者也很少发生不良反应;但被证实有肝素/鱼精蛋白复合物抗体的出现[23]。仅之前有鱼精蛋白不良反应病史的患者需要特殊处理。对这些亚组使用鱼精蛋白的相对风险见表 21-3。

(4) 在鱼精蛋白反应前:准备一个专门的、稀释的鱼精蛋白溶液,100ml 中大约含 1mg 鱼精蛋白,注射 10min。如果没有不良反应发生,按照之前所述给予全量中和。在给鱼精蛋白前,皮试提供很有限的预测价值,且经常出现假阳性。针对鱼精蛋白过敏的特殊免疫测试,如放射变应性吸附检测(radioallergosorbent test,RAST)和 ELISA,也会出现很多假阳性结果。

(六)鱼精蛋白使用的替代方法

1. 允许肝素作用消退:这种方法导致持续性的出血,伴随大量的输血需求和低血容量风险,以及潜在的消耗性凝血障碍。尽管这可能是唯一可用的选择,但是理想情况下还是应当避免。

2. 浓缩血小板:PF4 从活化的血小板中释放。它可以结合并中和肝素。但是,浓缩血小板并不能有效恢复 CPB 后的凝血功能。合成的 PF4 作为鱼精蛋白的替代物,在临床试验中并无作用。

3. 海地美溴铵:这种合成的聚合阳离子能避免真正的鱼精蛋白过敏反应,因为其肾脏毒性在美国不再容易获得。但它与鱼精蛋白作用相似,可以和肝素形成复合物。如果给药过快后会刺激肺血管收缩。

4. 亚甲蓝:即使大剂量也不能有效恢复ACT 值。但是一氧化氮合成酶的抑制作用会刺激产生肺动脉高压,使得这种方式存在潜在的危险。

5. 正在测试的物质:肝素酶 I,是由无伤害性土壤细菌产生的一种酶,在临床试验中并不能作为鱼精蛋白的替代物;类病毒颗粒,从噬菌体的 Qβ 衣壳蛋白中通过生物工程获得,与鱼精蛋白相比,在肝素化患者的血浆中展示出稳定的肝素中和效应且变异很小[24]。阳离子化的壳聚糖与肝素结合形成与鱼精蛋白作用后相似的复合物[25]。

6. 在无法立即获取鱼精蛋白的替代物时,即使在有效临床调查研究下,肝素的替代物(见"三、体外循环抗凝——(五)普通肝素的替代药物"部分)可能在管理对鱼精蛋白产生严重不良反应的患者时更为重要。

五、心脏手术患者止血功能的异常 [1, 26]

(一)术前服用抗血栓药物患者的管理

表 21-4 中列出常用的抗血栓药物和他们的作用机制。

1. 抗凝治疗：

接受华法林抗凝的患者被建议在预期的心脏手术前 3～5d 停药。通常，INR ＜ 2 表示维生素 K 依赖的凝血因子基本恢复。事实上，外源性凝血途径的残余抑制作用有利于减少 CPB 中抗凝。如果抗凝非常重要以至于它必须被维持到手术当天，那么术前可能需要开始肝素静脉输注。肝素可以在手术前几小时停用，或一直延续到手术过程中。

(1) 在急诊或限期手术中，华法林的效应可能需要被快速逆转，可以通过给予 FFP 来完成直到 INR 被纠正[30]。同时给予维生素 K 可加速华法林的逆转。

(2) 临床研究中，凝血酶原复合物的浓缩物（PCC）被发现，与 FFP 相比更有效更快地纠正 INR 且未观察到容量过负荷[27]。

> **临床要点** 当可获得时，应使用 PCC 而非 FFP，来用于急诊逆转华法林的效应。

2. 新的直接口服抗凝药（novel direct oral anticoagulants，DOACs），包括达比加群和活

表 21-4 常见抗血栓药物

药　物		机　制	临床应用
血浆凝血抑制药都是肠道外给药，除非另有说明	肝素	AT Ⅲ 激动药，抗活化凝血因子 X 和 Ⅱ	深静脉血栓、房颤、不稳定心绞痛、手术、体外循环、桥接过渡性抗凝药等
	低分子肝素（包括磺达肝癸钠）	AT Ⅲ 激动药，主要抗活化凝血因子 X	深静脉血栓、肺栓塞、不稳定心绞痛等
	比伐卢定（Bivalirudin）	凝血酶直接抑制物（2 位点抑制）	经皮冠脉介入，急性冠脉综合征，存在肝素或鱼精蛋白禁忌证的患者行 CPB 等
	华法林（Warfarin）	抑制维生素 K 依赖的凝血因子产生	深静脉血栓、房颤、心脏瓣膜等
	达比加群（Dabigatran）	口服凝血酶直接抑制物	房颤患者血栓栓塞预防
	阿哌沙班（Apixaban）、利伐沙班（Rivaroxaban）和依度沙班（Edoxaban）	口服抗活化凝血因子 X 制剂	房颤患者血栓栓塞预防
血小板抑制药（均为口服制剂）	乙酰水杨酸 [（Acetylsalicylic acid）（阿司匹林（Aspirin））]	抑制环氧化酶，抑制血栓烷素，防止血小板激活	动脉硬化心血管疾病、脑血管疾病、经皮冠状动脉介入
	双嘧达莫（Dipyridamole）	增强腺苷作用，抑制血栓烷素	外周血管疾病
	阿昔单抗（Abciximab）	GP Ⅱ b/ Ⅲ a 受体抑制药（单克隆抗体）	经皮冠状动脉介入 / 支架
	埃替非巴肽（Eptifibatide）	GP Ⅱ b/ Ⅲ a 受体抑制药（小分子肽）	经皮冠状动脉介入 / 支架
	替罗非班（Tirofiban）	GP Ⅱ b/ Ⅲ a 受体抑制药（非肽类）	经皮冠状动脉介入 / 支架
	噻氯匹定（Ticlopidine）	噻吩并吡啶，ADP 受体拮抗药	经皮冠状动脉介入 / 支架、脑血管病
	氯吡格雷（Clopidogrel）	噻吩并吡啶，ADP 受体拮抗药	经皮冠状动脉介入 / 支架、急性冠脉综合征、急性心肌梗死
	普拉格雷（Prasugrel）和替格瑞洛（Ticagrelor）	噻吩并吡啶，P2Y$_{12}$ADP 受体抑制药	经皮冠状动脉介入 / 支架、急性冠脉综合征

AT Ⅲ . 抗凝血酶 Ⅲ；ADP. 二磷酸腺苷；GP Ⅱ b. 糖蛋白 Ⅱ b；CPB. 体外循环

化凝血因子X抑制物，阿哌沙班，利伐沙班和依度沙班等，在治疗静脉血栓栓塞和预防非瓣膜房颤患者血栓栓塞并发症中的使用在过去几年有所增加。在房颤患者中，当与华法林相比时，DOACs在预防卒中方面效能相似但颅内出血风险更低[28, 29]。

(1) 推荐心脏手术前24h停用达比加群，或3～5d停用活化凝血因子X抑制药。肾衰竭（达比加群）或肝衰竭（活化凝血因子X抑制药）患者代谢和清除这些药物更慢。

(2) 当在出血患者中或急诊手术前需要快速逆转时，DOACs呈现出特别的管理难度。常规实验室凝血功能监测（PT和aPTT）在评估剩余抗凝效应时并不可靠，且特异的定量分析也不是在每一个医疗中心都能普遍获得。

(3) 对于使用达比加群治疗的患者，人源化单克隆抗体艾达司珠在2015年被批准用于严重出血或急诊手术前的药效逆转[30]。

(4) 目前，对于活化凝血因子X抑制物没有批准的特异逆转药。案例报道和人类志愿者研究显示PCC可被用于逆转活化凝血因子X抑制物的效应。Andexanet alfa，一种针对活化凝血因子X抑制物和LMWH的特异逆转药，现在正在进行这些制剂紧急逆转的临床试验。

3. 抗血小板治疗

(1) 阿司匹林：许多研究支持冠脉和脑血管疾病患者使用阿司匹林预防血栓形成。服用阿司匹林的患者接受心脏手术有增加术后出血的倾向，但是在权衡了阿司匹林治疗的益处和出血的可能后通常选择术前继续进行阿司匹林治疗。采取该措施的大多数患者并不会过度出血。如果存在出血增加的情况，因为使用了血液保护策略，所以并不一定伴随输血需求的增加。

(2) 糖蛋白Ⅱb/Ⅲa（GPⅡb/Ⅲa）抑制物：GPⅡb/Ⅲa受体是血小板纤维蛋白原受体，使邻近血小板通过纤维蛋白原相连，并引起大量血小板聚集。GPⅡb/Ⅲa抑制物抑制血小板聚集，并越来越多地被应用于介入心脏操作。它的益处包括降低血管成形术和支架术后的死亡率和心源性意外发生。但是如果这些患者接受急诊心脏手术，有很大可能出现出血并发症。目前，临床上使用的3种静脉GPⅡb/Ⅲa抑制物是阿昔单抗、替罗非班和依替巴肽。阿昔单抗是针对GPⅡb/Ⅲa受体的单克隆抗体，抑制纤维蛋白原结合并共价改变GPⅡb/Ⅲa受体。替罗非班和依替巴肽是较小的竞争性受体阻断药，它们的效应在停止治疗后可逆转。它们短暂的作用时间可能减轻一些围术期出血并发症[31]，而且实际上可在CPB中提供一些血小板保护。

(3) ADP受体抑制药：噻吩并吡啶的衍生物噻氯匹定、氯吡格雷和普拉格雷等非竞争性的拮抗被称之为P2Y$_{12}$受体的血小板ADP受体。这些药物中的一种通过阻断该受体升高单磷酸环腺苷水平，诱导剧烈并快速的血小板解聚。氯吡格雷与经皮冠脉介入一起使用或用于急性冠脉综合征，降低不良缺血事件的发生[32]。抗血小板作用对于血小板生命周期而言是永久的，因为P2Y$_{12}$受体被永久改变。氯吡格雷是一种前体药物被细胞色素P450（2C19和3A4）代谢为活性代谢产物。联合使用氯吡格雷和阿司匹林具有协同作用。Meta分析显示心脏术前使用氯吡格雷患者与从未使用过的患者相比出血更多[33]。

（二）心脏手术中获得性的凝血异常

1. 内皮功能紊乱

血液与体外表面接触激活"全身的炎性反应"，以凝血激活、纤溶和炎症为特征。这将导致异常的细胞 - 内皮相互作用。

2. 持久的肝素效应

这不常见，因为绝大多数的临床医生会完

全中和给予的肝素，尽管 CPB 后的头 2h 内肝素反跳（完全中和后肝素效应再次出现）相对常见，且通常对小剂量的（如 25mg）、递增剂量的鱼精蛋白反应良好。

3. 血小板异常（表 21-5）

表 21-5　心脏手术中导致血小板功能异常的原因

CPB 相关的原因
- 低温
- 材料诱发的激活
- 创伤诱发的激活（心脏切开吸引）
- 纤维蛋白溶解
- 糖蛋白Ⅰb 受体下调
- 糖蛋白Ⅱb/Ⅲa 受体下调 / 破坏
- 凝血酶受体下调 / 破坏

药物相关原因
- 肝素
- 硝酸盐
- 磷酸二酯酶抑制药
- 鱼精蛋白
- 术前使用血小板拮抗药

(1) 血小板减少：血小板减少症常常发生于 CPB 后，由于体外循环管道容量导致的血液稀释和血小板消耗或隔离。这种血小板减少症可能很严重（< 50 000/μl），但是在没有其他凝血异常时，通常不会导致过多的出血。使用现代技术，CPB 后的血小板计数通常超过 100 000/μl。

(2) 血小板功能异常：CPB 后最普遍但难确定的导致凝血异常的因素是血小板功能异常。血小板因为与体外表面接触激活、低温、受体下调及肝素和鱼精蛋白影响而失去活性。肝素激活血小板后可引起 CPB 后血小板功能低下，鱼精蛋白同样会抑制血小板功能。术前使用抗血栓药物将会导致 CPB 后更大程度上的血小板功能异常。

4. 凝血异常

血液稀释和微血管凝血引起的凝血因子消耗联合导致 CPB 后凝血的匮乏。尽管大剂量

使用肝素，但是接触激活导致凝血因子Ⅻ的微血管激活和启动内源性的凝血途径。

5. 纤溶

CPB 中的纤溶可能是原发也可能是继发的（图 21-4），原发纤溶发生于内皮纤溶酶原激活物的释放。继发纤溶被描述为纤溶酶的激活，作为纤维蛋白形成的反馈反应的结果。循环的纤溶酶降解产物会对血小板功能产生不良影响。

6. 药理学

如前所述，肝素和鱼精蛋白损伤血小板功能。CPB 中的其他常用药物（米力农、硝酸甘油和硝普钠）在体外也会对血小板功能产生不良影响，但是他们在体内的影响似乎在临床中难以检测。

7. 低温

低温会损伤凝血途径的酶促级联反应。浅低温激活血小板，中 - 深低温抑制血小板。

（三）保护性预防用药

1. 血小板保护药物

(1) 抗纤溶药物：见本节"抗纤溶药物"部分。

(2) 涂层表面：肝素涂层的管道减弱对 CPB 的炎性反应，而且可能提供一些血小板保护性能。

(3) CPB 中使用抗血小板药物，只要它们是短效的，就有可能产生一些血小板保护作用。接受紧急手术的患者在暴露于替罗非班或埃替非巴肽后不会出现过多的术后出血，输血量也会相应减少。

2. 抗纤溶药物 [34]

(1) 合成的抗纤溶药物

氨基己酸（ε-aminocaproic acid，EACA）和氨甲环酸（tranexamic acid，TA）。EACA 和 TA 作为赖氨酸类似物，可与纤溶酶及纤溶酶

原的赖氨酸结合位点结合（图21-4）。TA是比EACA更具效力的类似物，对纤溶酶原的亲和力更高。纤维蛋白降解产物抑制血小板功能。因此，纤溶酶抑制物可能保护血小板。EACA和TA的益处已在多篇Meta分析中被阐述，能减少心脏术中出血，当预防性使用这些药物（即CPB前开始，维持贯穿整个CPB）而非作为一种补救药物[35]。剂量为EACA 100～150mg/kg单次注射，10～15mg/（kg·h），或者4～10g单次注射，1g/h。研究报道提示

持续的血浆活性最好通过一个较小的初始剂量（大约50mg/kg）和随后较高的维持剂量[20～25mg/（kg·h）]来达到。TA低剂量为TA 10～20mg/kg单次注射，1～2mg/（kg·h）；中等剂量为30～50mg/kg单次注射，15～30mg/（kg·h）；高剂量为5g单次注射，可重复至总量15g。后者剂量方案可能比需要的剂量高太多，且有人担心高剂量TA可能与癫痫和其他中枢神经系统不良反应有关[36, 37]。

(2) 抑肽酶：抑肽酶是一种来源于牛的高

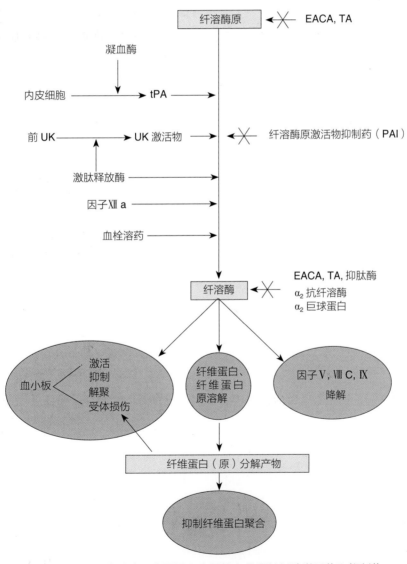

▲ 图 21-4 纤溶系统示意图展示内源性和外源性纤溶激活物和抑制物

图解纤溶酶和纤维蛋白（原）分解产物（FSPs）的抗止血作用。EACA. 氨基己酸；TA. 氨甲环酸；tPA. 组织纤溶酶原抑制物；UK. 尿激酶

分子量蛋白酶抑制物，包括抑制纤溶酶、激肽释放酶和其他丝氨酸蛋白酶。抑肽酶降低 CPB 中血液系统的激活和随后的纤维蛋白溶解，从而显著减少术后出血。抑肽酶是 Meta 分析中唯一被发现的能成功降低因出血再手术比例的药物。但是，抑肽酶增加死亡率和肾脏并发症发生率的作用一经报道使得该药被从市面上撤除[38-40]。最近该药物在加拿大和几个欧洲国家被重新批准用于心脏手术患者，但是在美国仍然不可用。新的用于心脏手术的蛋白酶抑制药目前尚处于调查研究阶段。

(3) 调查研究阶段的物质：一氧化碳释放分子 2（carbon monoxide–releasing molecule–2，CORM–2）明显改善 CPB 前后患者血浆内血凝块形成的速度和血凝块的坚固性。等待进一步的试验，CORM–2 可能被用于改善 CPB 后持续出血患者的凝血功能和降低纤溶[41]。

3. 准确的肝素和鱼精蛋白用量

为减少出血的个体化肝素和鱼精蛋白用量的尝试依赖于基于患者敏感度的每种药物的特定剂量。许多不同的肝素和鱼精蛋白的使用策略被报道用于减少围术期出血。

(1) CPB 中较高的肝素浓度与术后纵隔引流量增加有关，较高剂量倾向更多出血是由于肝素反跳或血小板功能异常。这使得临床实践中只要给予能够维持可接受的最低 ACT 阈值的肝素量便足够了。

(2) 一些研究者假定较高的肝素水平可降低凝血瀑布的激活，还可能减弱因微血管凝血所致的消耗性凝血障碍。这使得临床实践中维持血中肝素在一个特定的浓度，导致肝素用量大和更高的 ACT 值。肝素的管理策略依然变化大而且各个医疗机构各不相同。

(3) 较低剂量的鱼精蛋白已被成功用于 CPB 后肝素中和，并与减少出血和输血需求相关。较高剂量肝素与较低剂量鱼精蛋白之间的

这种关系被认为是较少术后出血的原因。

4. 炎性反应抑制

(1) 涂层表面：肝素涂层的 CPB 管道使得体外管道更具生物兼容性，因此能有效地减弱 CPB 的炎性反应。尽管如此，使用这些管道并不能一致地降低并发症发生率。少量肝素和肝素涂层管道的同时使用，已显示出术后胸管引流量和输血需求的降低，但是此情形下少量的肝素用量并未被完全认可，因为其对 CPB 安全性的整体影响尚不清楚。

(2) 激素：甲强龙和地塞米松被用于减少炎性反应，但是改善临床结局的作用并未显示出。由于高血糖和免疫抑制的风险，激素已经不常用[42, 43]。

(3) 抑肽酶通过抑制激肽释放酶降低炎性反应；但是现在临床中并不常用。

(4) 改良超滤在小儿患者中对减少术后并发症发生和改善 CPB 后器官功能有益。

(5) 补体抑制物是实验最多的药物。它们通过抑制缓激肽释放酶防止补体激活或作为直接的补体拮抗药。炎性反应的减轻，理论上可以减低并发症发生率。临床研究证实其边缘效用，但未达到临床最终效用；因此，这些制剂并未成为 CPB 中的主流治疗。

六、体循后出血的管理[1]

> **临床要点** 处理任何异常的凝血功能化验数值都应该结合具体的临床状况。换言之，不能仅依据数值治疗患者。

（一）止血功能评估

1. 达到外科止血目的。

2. 确认充分的肝素中和。肝素中和检测包

括肝素酶 ACT、鱼精蛋白滴定监测及肝素酶 TEG/ 旋转式血栓弹力计（ROTEM）。

需注意，标准 ACT 并不是完全肝素中和的特异性检测，即当 ACT 恢复到正常范围，一些残余肝素效应仍然存在也是可能的。如果 ACT 已回到基线值，并且怀疑或使用鱼精蛋白滴定技术确定了残留肝素效应，则通过追加鱼精蛋白来处理。通常 25mg 鱼精蛋白便可完成中和。

> **临床要点**　即使 ACT 回到基线，但是对低浓度肝素不敏感。如果凝血障碍性出血持续时，可给予额外小剂量鱼精蛋白。

床旁监测诊断和治疗出血。床旁监测，最好是黏弹性测验（TEG/ROTEM），应当被合理使用为了准确快速地查明导致止血功能缺陷的原因。临床医生应将 CPB 后出血的病因按重要性排序，且应按照逻辑顺序进行检测。这些检测应当包含肝素中和（见本节上文中"确认充分的肝素中和"部分）、血小板功能、血小板计数、凝血功能、纤维蛋白原和纤溶功能（表 21-6）。

(1) 血小板功能检测：举几个例子如 TEG/ROTEM，Sonoclot，Plateletworks，血小板功能分析仪 -100，VerifyNow 和全血凝聚测定仪（whole blood aggregometry）。血小板功能异常的处理可能包括缓慢给予醋酸去氨加压素（DDAVP）0.3μg/kg（为避免可能发生的血管扩张，应在 15～20min 给完）。如果给予 DDAVP 后血小板计数减低或血小板功能异常持续存在，推荐输注浓缩血小板。由于 CPB 后通常会存在血小板功能异常，当血小板计数低于 100 000/μl，存在凝血障碍性出血时，一些临床医生会输血小板。当血小板功能测试很难做到时，这种方式看上去是合理的。

表 21-6　血小板功能即时检测

检测 / 监测	机制
出血时间	体内胶原蛋白激活的黏附
TEG/Sonoclot/ROTEM	黏弹性血栓强度
血小板功能分析（PFA-100）	体外活化出血时间
Plateletworks	血小板计数比值
标准聚集试验（PRP）	光密度 - 光透过率
全血聚集试验	电阻抗
Ultegra/VerifyNow	激活的纤维蛋白原水珠凝聚
Clot signature Analyzer（研究中）	高切应力和胶原激活
Hemodyne（PRP/ 全血）（研究中）	血小板介导的力量传导

PRP. 富血小板血浆；TEG. 血栓弹力图；ROTEM. 旋转式血栓弹力计

(2) 凝血功能检测：标准凝血检测通常对指导外科出血患者的处理没有什么帮助，因送检和结果回报的时间太长，与外科出血情况不相符，也不能测量血小板功能和纤维蛋白溶解指数等。如果黏弹凝血检测不能做，那么应该使用标准凝血检测（PT，aPTT，凝血酶时间）。治疗凝血因子异常通常包括输 FFP。近来临床研究报道使用 3- 因子或 4- 因子 PCC 与输 FFP 同样有效，特别适合术前使用华法林的患者，避免 FFP 相关的并发症如输血导致的肺损伤（TRALI）和输血产生循环容量的超负荷（TACO）等情况。当常规处理不能止血，并仍然大量出血的患者，用人造凝血因子 7（rⅦa）作为急救处理手段。通过诱导凝血酶快速大量形成，rⅦa 也被用来治疗 CPB 或药物导致血小板功能障碍。然而，它的安全性尚未完全建立，要考虑血栓栓塞并发症的风险[48]。

(3) 低纤维蛋白原血症和纤溶的测定：TEG/ROTEM，优球蛋白溶解时间，纤维蛋白降解产物和 D- 二聚体。CPB 后低纤维蛋白原水平很常见，且可能需要冷沉淀或纤维蛋白原浓缩物替代治疗。ROTEM 的 FIBTEM 分析或 TEG 的功能纤维蛋白原是用于评估纤维蛋白原相关血凝块坚固度的主要检测。纤维蛋白原定量分析也是合理的，但是这会花费更多时间。原发性纤溶亢进的治疗包括抗纤溶药物的使用。如果已使用一种抗纤溶制剂但停用了，同样的制剂应重新开始使用。不建议在同一患者中开始另外一种不同类别的抗纤溶药物。治疗继发性纤溶应通过补充被消耗的凝血因子（FFP 或冷沉淀）。

（二）体外循环后止血异常的处理

按照以下步骤依次处理。该顺序反映出术后出血发生率下降的原因。记住维持血管内容量以避免产生或加剧消耗性凝血障碍。这些步骤被设计出用于紧急情况下，在获得实验室结果之前必须处理可能的病因。不要欣然接受任何一个可能的因素；相反，应不断地重新评估和质疑你的假设。然而我们鼓励输血流程的开发和使用，基于多种导致出血的可能病因评估，最好是使用基于黏弹性的床旁凝血功能检测，替代床旁经验主义（见上述"（一）止血功能评估"部分）。

1. 排除外科原因：过多的术中出血或术后胸管引流常常来自外科出血。广泛的慢性渗血提示非外科因素。保持血压在正常低限范围内有利于外科止血，最好是在手术之后保持一段时间，尽可能使血凝块的形成最大化。

2. 维持正常体温：使用表面加温装置或升高手术室温度可能是恰当的。为快速恢复血管内容量，临床医生必须将冷藏保存的血制品充分预热后输注，使它们尽量不造成或加重低体温，从而降低血小板功能和凝血蛋白的酶活性。

3. 肝素逆转：使用 ACT 或通过黏弹性检验确认完全的肝素中和。如果黏弹性检验不能进行，应评估 aPTT。

4. 如果 ACT 超过其基础（肝素前）值 10s 以上（或者其他检验提示残留肝素效应），给予更多鱼精蛋白。通常 25～50mg 的剂量已足够。记住输注直接来自 CPB 机器的大量未洗涤 RBC（"泵血"）可能暴露患者于额外的肝素中，因此可能需要给予额外的鱼精蛋白。

5. 在无低血容量情况下，考虑应用 5cm 的呼气末正压（PEEP）帮助压闭胸腔中开放的血管。这种策略在关闭胸骨后可能最有效，因为当胸腔打开时 PEEP 有效增加纵隔呼气末压力的能力有限。

6. 血小板输注和（或）DDAVP：如果检测发现或高度怀疑血小板功能异常，在血小板计数低于 100 000/μl 时给予浓缩血小板。在等待浓缩血小板从血库取回的同时，可考虑给予 DDAVP 0.3μg/kg，特别是在如果有血小板功能异常的实验室证据时（如 TEG 或 ROTEM 中降低的最大波幅）。这可能纠正凝血障碍并避免使用浓缩血小板。

7. FFP：当 TEG 或 ROTEM 中存在凝血因子缺乏的证据（分别为延长的 R 时间或 CT 指数），PT 超过对照的 1.5 倍，或者 INR 超过 2 时给予 15ml/kg FFP。给予 PCC 可替代 FFP，特别是当考虑到容量超负荷时[49]。

8. 给予抗纤溶药物

虽然在 CPB 前和 CPB 期间预防性使用这些制剂效果最好，但是在 CPB 后使用（或继续使用）能发挥大约一半的功效。增加的 D- 二聚体值或者 TEG/ROTEM 轨迹和分析可能提示纤溶活跃，可能需要使用抗纤溶药物或者加大剂量。

9. 考虑测量纤维蛋白原浓度，D- 二聚体，和凝血酶时间。最后一项延长仅可能由残余肝素，凝血酶原不足或功能异常，和纤维蛋白降解产物等因素导致。冷沉淀或纤维蛋白原浓缩物：冷沉淀 1U/4kg 体重（通常成年人用 15～20U）

将矫正纤维蛋白原缺乏（＜100mg/dl）。它的使用最好是存在低纤维蛋白原血症的情况下（通过黏弹性测试或直接的纤维蛋白原水平定量分析）。纤维蛋白原浓缩物作为冷沉淀的替代物在欧洲被广泛使用。最开始的临床研究显示出高风险患者在使用了纤维蛋白原浓缩物后表现出出血和输血减少的良好结果[50]；但是最近的前瞻性随机试验并未显示出类似的结果[51, 52]。

10. rⅦa的使用　当传统止血方法失效时，rⅦa时常被用作大量出血时说明书外的抢救用药。其减少心脏手术中出血的作用已被清楚的记录；但是80μg/kg的剂量可能与血栓栓塞并发症相关[48, 53]。当两轮的10～15ml/kg的FFP和1U/10kg的浓缩血小板未纠正凝血障碍时，使用rⅦa作为第二干预措施可能更合理。严重的凝血障碍可能偶尔需要早期使用这种可能挽救生命的制剂，推荐起始剂量为30～40ug/kg。记住使用rⅦa前纤维蛋白原水平的最优化对其发挥最佳止血效果至关重要。

（三）输血医学和即时流程的使用

CPB后同种异体输血很常见，由于大范围的止血损害所致。缺乏充分的止血检测和微血管出血诊断的主观性将导致肆意的输血。

1. 出血过多导致的大量输注红细胞、血小板、冷沉淀和血浆与增加的并发症发病率和死亡率有关[54]。许多临床试验和Meta分析显示即时输血流程的使用与心脏手术患者中较少的出血和输血需求有关[55]；合理使用输血流程可以为输血医学创立一个逐步的、具有逻辑性的方法，且基于最常见和最容易治疗的止血功能缺陷[56-58]。

这通常以肝素中和的特异检验为开始。在排除残留肝素后，其他即时凝血检验（特别是黏弹性分析）被测量。

> **临床要点**　用于诊断和管理体外循环后凝血功能障碍的标准化即时流程减少了出血和输血，且与当地可及性和快速结果相比，特异诊断装置的使用似乎不那么重要。

2. 在输血流程中一个应当被"早期"测定的最为重要的测试之一是精确的即时血小板功能检测。

3. 除了确认肝素中和外，CPB后常规使用凝血功能检测，并未被证实在缺乏凝血障碍临床证据时有何益处。在被怀疑有微血管凝血障碍出血的患者中，基于POC指导流程的个体化目标导向的止血方法，当在与标准实验室检验指导或经验输血治疗相比时，与改善的患者预后有关。

第 22 章
心脏辅助及替代装置
Devices for Cardiac Support and Replacement

Jordan R. H. Hoffman   Jay D. Pal   Joseph C. Cleveland   Jr.   著

蔡 彬 王 晟 译

杨 钊 彭勇刚 校

本章要点

- 机械循环辅助（mechanical circulatory support，MCS）装置通常指心室辅助装置（ventricular assist devices，VADs），用于心肌恢复，心脏移植术的桥接，或作为永久性的植入装置（永久替代治疗）。

- 近年来 VADs 的主要成长领域为永久替代治疗。雅培的 HeartMate Ⅱ 装置占据了绝大多数，但是 HeartMate 3 和 HeartWare HVAD 也可能在近期获得这一治疗适应证。

- 在纽约心功能分级Ⅳ级的人群中（最小活动耐量仍引起症状），VADs 能比药物治疗带来更佳的生活质量和生存率。

- 多种非搏动性的右心辅助装置（right ventricular assist devices，RVADs）和搏动性的人工心脏（total artificial heart，TAH）已被 FDA 批准用于桥接心肌恢复期间和准备心脏移植术的患者。接受左心室辅助装置（LVAD）永久替代治疗的患者，有时候需要 RVADs 桥接右心室（RV）恢复。

- 更新的短期桥接 VADs 包括 CentriMag，Tandem Heart 和 Impella 泵，它们都是植入和操纵各不相同的连续性血流泵。

- LVAD 装置术后体外循环（cardiopulmonary bypass，CPB）的撤离，可能会因为右心衰竭而复杂化。可能需要加用不同的肺血管扩张药（如米力农，一氧化氮），正性肌力药（如多巴酚丁胺，肾上腺素）和外周血管收缩药（如血管升压素）。

- 常见的早期术后问题包括出血和右心功能衰竭。远期并发症包括装置血栓形成和感染。

- 连续性血流 VAD 患者行非心脏手术面临着一系列挑战，包括如何获得准确的血压值，血氧饱和度，保证 VAD 血流及止血的问题。

- 主动脉球囊反搏泵（intra-aortic balloon pumps，IABPs）是行心脏介入术或心脏手术后最常用的暂时性左心室（left ventricle，LV）辅助装置。IABPs 能增加舒张期的冠状动脉血流量，同时减少左心室后负荷。

- IABP 的充气和放气过程可根据心电图（electrocardiography，ECG）的波形或主动脉血流波形来与心脏同步。充气过程应恰好处于收缩期结束后，放气也应在收缩期开始前完成。

一、概述

近年来，机械循环辅助（mechanical circulatory support，MCS）装置，特别是左心室辅助装置（LVADs），使用得越来越广泛。随着人口老龄化和心功能衰竭发生率的上升，可供心脏移植的捐献者却相对固定。因此，一大部分患者接受了 LVADs 手术来桥接心脏移植。此外，还有一部分不具备心脏移植术指征的患者接受 LVADs 手术用以永久性或永久替代的治疗。这两类患者是目前应用 MCS 群体中增长最快的，耐用的 LVADs 也使得患者术后生存期得以延长。此外，更新的，暂时性的 MCS 装置也让不断增长的患者数量争取到了心脏介入治疗和手术的时机，同时也可桥接心肌梗死或心肌炎后心肌恢复。

> 临床要点　相对微小的心内分流会在 LVAD 植入后，由于左心压力下降而较前扩大。

> 临床要点　植入 LVAD 后右心室功能通常会下降，从而需要大量正性肌力药的支持。

装置的发展趋势是小型化、更易植入和更耐用。这一章节将会讨论 MCS 的现状，包括目前市面上的装置和治疗方法。

二、发展历史

1966 年，Michael DeBakey 医师首次在开胸心脏手术术后心力衰竭的患者成功地植入了 VAD。患者在 VAD 支持辅助下存活了 4d[1]。第一例 MCS 作为移植术前的桥接治疗是 1978

年在得克萨斯州心脏中心由 Denton Cooley 医师成功应用[2]。该患者在气动驱动式的外置搏动性心室辅助装置下支持了 5d。1982 年由 William DeVries 医师在犹他州大学为退休牙医 Dr. Barney Clarke 安装植入了首例人工心脏（total artificial heart，TAH）[3]，所使用的是 Robert Jarvik 医师设计的 Jarvik 泵。Clarke 医师借此设备存活了 112d。不幸的是，在接下来的几个月里，Clarke 医师在整个世界的注视下，在勇敢地与败血症和栓塞事件不断抗争的过程中慢慢死去了。与 20 世纪 60 年代心脏移植的开拓经历类似，人们公开批评 TAH 是一个不值得的"进步"。尽管如此，用于短期和长期支持的更复杂的设备依然一直默默地被开发。短期使用 VAD 以救治急性心源性休克变得越来越成功。1992 年 11 月，Abiomed BVS 5000（Abiomed，Danvers，MA，USA）成为首个获得美国食品药品监督管理局（Food and Drug Administration，FDA）批准使用的辅助泵。随后又有两种可植入泵 Heartmate IP system（Thoratec Corp，Pleasanton，CA，USA）和 Novacor system（Worldheart，Ontario，Canada）被批准用于住院患者长期治疗。1995 年，Heartmate Vented Electric 电动负压（vented electric，VE）系统和 Novacor 系统相继被批准用于非住院患者。1996 年，ThratecVAD 系统（ThratecCorp，Pleasanton，CA，USA）被批准用于长时间循环支持治疗。2001 年，标志性的 REMATCH 临床试验（机械辅助装置用于充血性心力衰竭的临床随机试验评价）使得 ThoratecVE 系统被批准用于桥接心脏移植[4]。

同时 TAH 也在持续改进中。SynCardia 公司的 CardioWestTAH 是 JarvikTAH 的革新性发展，在全世界已有超过 1700 位患者植入该装置。它同时也是目前市面上唯一一款被批准用于移植术桥接治疗的 TAH，而其作为永久替代治疗也在进行着临床试验研究。2007 年至 2012 年新型微型化转子泵和离心泵 LVADs 有了长足的发展。HeartMate Ⅱ（HM Ⅱ）LVAD（Abbott，Abbott Park，USA）在 2008 年获得 FDA 许可用于移植桥接治疗，2010 年获批用于永久替代治疗（图 22-1）。HeartMate 3（HM 3）（图 22-2）是 HM Ⅱ 的新一代产品，目前仅在美国获批用于移植术的桥接治疗和永久替代治疗的临床试验中。它的亮点在于较少的血细胞损伤，无摩擦的磁悬浮转子和完全性地心包腔内植入。

HeartWare HVAD（Medtronic，Minneapolis，USA）是一个可以直接植入左心尖的离心泵而不需要额外的心包外口袋（图 22-3）。由于不

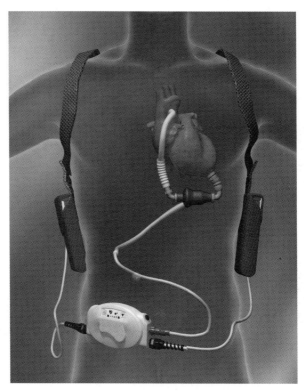

▲ 图 22-1 安装有 HM Ⅱ 恒流 LAVAD 泵患者的示意图，包括驱动式导线和便携式电源
（引自 Thoratec，Inc，Pleasanton，CA，USA）

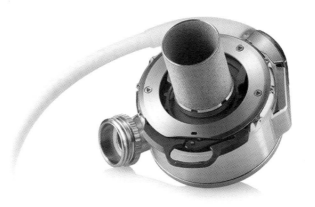

▲ 图 22-2 HeartMate 3 磁悬浮式离心泵 LVAD
（引自 SJ Medical）

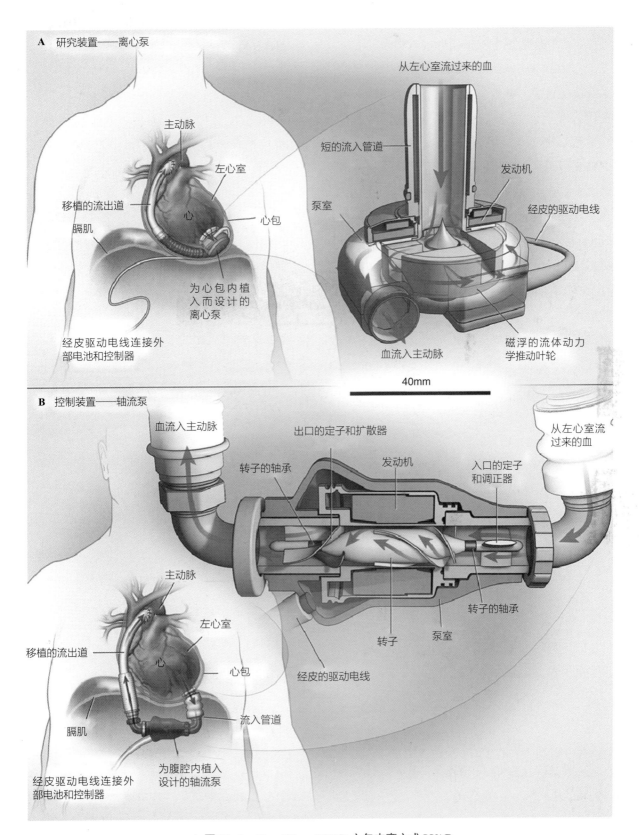

A 研究装置——离心泵

主动脉

左心室

心

心包

移植的流出道

膈肌

为心包内植入而设计的离心泵

经皮驱动电线连接外部电池和控制器

从左心室流过来的血

短的流入管道

发动机

经皮的驱动电线

泵室

血流入主动脉

磁浮的流体动力学推动叶轮

40mm

B 控制装置——轴流泵

血流入主动脉

出口的定子和扩散器

转子的轴承

发动机

入口的定子和调正器

从左心室流过来的血

主动脉

左心室

心

心包

移植的流出道

膈肌

流入管道

为腹腔内植入设计的轴流泵

经皮驱动电线连接外部电池和控制器

转子

泵室

经皮的驱动电线

转子的轴承

▲ **图 22-3　HeartWare HVAD 心包内离心式 LVAD**

（引自 Rogers JG，Pagani FD，Tatooles AJ，et al. Intrapericardial left ventricular assist device for advanced heart failure. *N Engl J Med*. 2017；376：451–460）

需要额外的口袋放置泵体，植入方式变得更多样化，可以保留正中胸骨切开用于将来的心脏手术。HeartWare HVAD 现在被获批用于移植术的桥接治疗，在不久的将来有望被用于永久替代治疗。

在长期可植入性的 LVADs 发展的同时，一系列暂时性的装置陆续上市，并且使用日渐增多。Centrimag（Abbott，Abbott Park，USA）和 TandemHeart（CardiacAssist Technologies，Pittsburgh，USA）都是各具特色的提供暂时机械支持的体外离心泵。Impella 暂时性 VAD（Abiomed，Danvers，USA）是一种导管为基础的机械泵，可以经皮穿刺或外科切口植入，目前已获批用于保护经皮穿刺冠状动脉介入的治疗过程（Impella 2.5，CP）和循环支持（Impella 5.0）（图 22-4）。右心室辅助装置（Impella

RP）在美国目前正处于临床试验阶段。

三、适应证

MCSDs 常见的适应证有 3 个：心肌恢复桥接治疗、心脏移植桥接治疗及永久替代治疗。

（一）恢复期的桥接

使用 MCSD 作为恢复期治疗系统主要是短期使用。传统认为可以用来支持几天到几周时间。恢复桥接的临床适应证主要是以下几种情况下发生的心源性休克。

1. 心脏手术后。
2. 急性心肌梗死（myocardial infarction，MI）。
3. 病毒性心肌病。

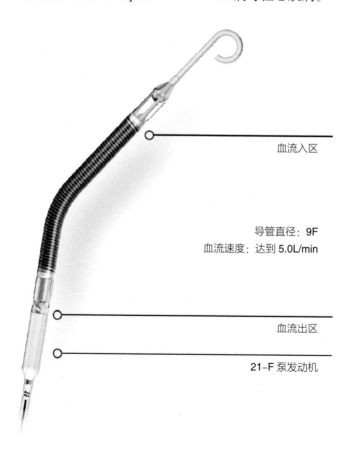

血流入区

导管直径：9F
血流速度：达到 5.0L/min

血流出区

21-F 泵发动机

▲ 图 22-4　Impella 经皮介入式泵
（经 Abiomed 允许重印）

4. 心脏移植后供体心脏衰竭。

心脏手术后使用辅助泵的数量在近几十年来越来越少。这有可能是因为术中灌注和心肌保护技术的提升。然而，适用该法治疗的患者群体的预期恢复时间通常为 3～5d。动物实验数据支持这个恢复时间界限，因为通常很快就能看到恢复[5]。我们现在认识到，由于心力衰竭病因的不同，在循环支持下患者心脏恢复所需要的时间可能有很大差别。Abiomed 志愿注册的数据库显示心肌成功恢复的平均支持时间可能超过 30d。目前有几种设备用于短期桥接恢复治疗，包括 Abiomed Impella 2.5，CP，5.0，和 RP（用于右心功能不全），Centrimag 系统（centrifugal system，Thoratec Corp，Pleasanton，CA，USA），以及 Tandem Heart 系统（CardiacAssist lnc，Pittsburgh，PA，USA）。短期恢复桥接治疗的目的是在心脏恢复过程中为终末器官提供灌注。这些短期辅助设备在突发的灾难性心源性休克时（如在高风险的经皮冠状动脉介入治疗时持续很久的心脏骤停），完整神经功能能否恢复仍未可知的情况下，特别有用。这些辅助支持设备可以为判断患者是否存在不可逆的神经损伤提供缓冲的时间，从而决定患者的最终预后。

（二）移植术前的桥接

使用 MCSD 进行心脏移植前桥接的早期研究包括通过人体试验来了解长期循环支持对许多生理参数及生活质量的影响。桥接治疗被用于已列入心脏移植名单、但是传统治疗或强心治疗失败的患者。这些患者需要 MCSD 来支持和改善生理状况，直到获得供体心脏。在心脏移植时 MCSD 将被拆除。在美国最常使用的 VADs 是 Thoratec HM Ⅱ 和 HeartWare HVAD。SynCardiac 系统 TAH 也被获批用于此治疗，只是没那么普遍。Thoratec HM Ⅱ泵仍是目前用于心脏移植术前桥接治疗的主要手段。ThoratecHM 3 是 HM 2 的新一代产品，目前还处于临床试验阶段。HM Ⅱ 和 HVAD 都因其在随机临床试验中表现出的明显生存优势被批准用于移植术的桥接治疗[6, 7]。

（三）永久替代治疗

正如 MCSD 的长期应用已使其成功用于非住院患者的治疗一样，不适合接受心脏移植的终末期心力衰竭患者可用 MCSD 作为另一个治疗选择的理念已经形成。

REMATCH 研究提出"与最优化药物治疗相比，接受 Thoratec HeartMate VE LVAD 治疗的终末期心脏衰竭患者，其生存率和生活质量均有改善和提高"，这一结论具备里程碑意义。使用 MCSD 作为终末期心力衰竭的永久支持是目前公认的、可行的治疗方法，同时这也获得了医疗保险和医疗补助服务中心（Center for Medicare Services，CMS）的支持。HeartMate XVE 是首个获批用于该项治疗的 LVAD。随后的一项随机实验对比了 HeartMate XVE 和 HM Ⅱ LVAD（一种恒流泵），证实 HM Ⅱ LVAD 优于 HeartMate XVE，其两年生存率分别为 58% 和 25%。2009 年 FDA 批准 HM Ⅱ 用于终末期心脏病患者的永久替代治疗。虽然 HeartWare HVAD 目前还没得到 FDA 用于永久替代治疗的批准，但最近 HeartWare 的 ENDURANCE 临床试验在对无资格接受心脏移植的患者中得出了不亚于 HM Ⅱ LVAD 的 2 年生存率的结果，从而有可能会促使其获得 FDA 用于该治疗的批准[8]。

四、心室辅助装置（VADs）的分类和连接方式

VADs 可以是单独的左心室辅助装置

（LVAD），单独的右心室辅助装置（right ventricular assist device，RVAD），或者双心室辅助装置（biventricular assist device，BIVAD）。这些设备可通过外科手术植入或皮下介入植入。人工心脏（TAH）与 VAD 的不同在于，人工心脏需要移除全部的自体心室再把 TAH 的囊袋吻合到二尖瓣和三尖瓣的瓣环上（图 22-5）。相反，如果植入双心室辅助装置，自体的左心室和右心室依然保留，但是肺循环和体循环将通过 VADs 重新定向。

（一）左心室辅助装置（LVAD）

当 VAD 用于支持左心循环时，流入管道连接到左心室，除了 TandemHeart 在左心房有连接通道。对于大部分长期 LVAD，左心室心尖部是首选连接部位。Impella 系统通常放置在主动脉瓣处，它的流入道在左心室。对需要长期支持的患者左心房并不是理想的插管部位，因为左心房可能会因血液淤积而形成大的血栓。此外，通过左心室作为流入道的 LVAD，其流量通常高于通过左心房作为流入道的 LVAD。对于心源性休克且预期暂时性地使用支持时，左心房插管是一个合理的选择。LVAD 的流出道常规吻合在主动脉，通常选择升主动脉。Impella 的流出道紧接着主动脉瓣

的远端，而 TandemHeart 的流出道连接着股动脉，通过逆向血流射入主动脉。

（二）右心室辅助装置（RVAD）

用于右心循环支持时，右心房或右心室插管都可以选择。虽然目前的经验有限，即使长期支持辅助下的右心房插管也并未发现会导致右心室血栓形成。RVAD 的流出道管道通常吻合在肺动脉上。VAD 植入时可以不需要体外循环（cardiopulmonary bypass，CPB）支持，但通常还是选用 CPB 以保证患者的稳定[8]。

（三）双心室辅助装置（BIVAD）

BIVAD 即同时使用 RVAD 和 LVAD（图 22-6），具体连接方法参见前述的各自辅助设备连接方式。如需要，暂时性或长期使用装置可配合使用。

（四）人工心脏（TAH）

安装 TAH 需要切除自体心室。目前使用的 SynCardiaTAH 需要切除心室，保留二尖瓣和三尖瓣环用以装置的固定。位于（房室）流入口和（主动脉瓣或肺动脉）流出口的位置有两个瓣膜。两个泵室通过独立的管道分别与主动脉和主肺动脉连接。

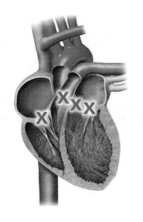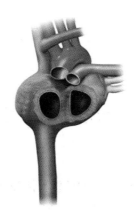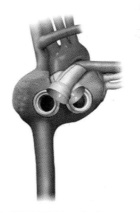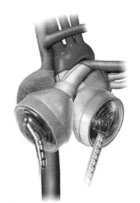

▲ 图 22-5　TAH 的植入需要双侧心室切除

（由 syncardia.com 提供）（此图彩色版本见书中彩图部分）

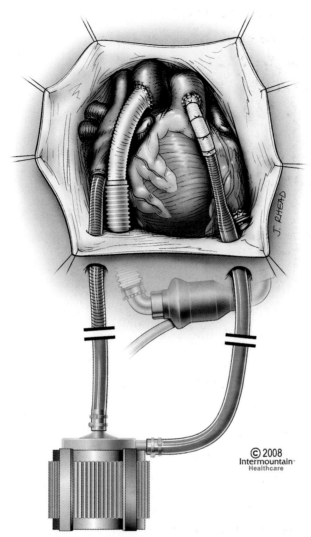

▲ 图 22-6　**Centrimag** 连续性血流泵作为 **RVAD** 时，流入道缝合于右心房，流出道缝合在肺动脉

图中同时展示了 HM Ⅱ LAVD 泵流入道连接于左室心尖处，流出道连接于升主动脉（引自 Thoratec，Inc，Pleasanton，CA，USA）

五、机械辅助系统

用于治疗终末期心力衰竭的机械支持系统有很多种。早期使用的血流泵多是搏动性的，而目前可供临床上使用的泵都是连续性血流泵（除了 SyncardiaTAH），动力原理包括轴流泵（HM Ⅱ LVAD）和离心泵（HeartMate 3，HVAD，TandemHeart）。

（一）搏动性血流泵

搏动性泵通常是像自体心脏一样工作的容量置换泵。这种泵也被称为"第一代泵"。当流入泵室的血量时间达到预设时间，血泵即将这些血被射入主动脉。搏动性泵都有模仿自体心脏二尖瓣和主动脉瓣的流入道和流出道瓣膜。Syncardia TAH 是模拟自体心脏的气动式射血泵。射血泵率和收缩期比例（射血时间）可预设以达到正常的心输出量。

（二）连续性血流泵

带有轴承的轴流泵被认为是"第二代"机械泵，而离心式泵被认为是"第三代"泵。

1. 短期支持

美国现有 3 种连续性血流泵用以短期辅助使用：CentriMag（Thoratec Corp, Pleasanton, CA, USA）、TandemHeart（TandemLife, Inc, Pittsburgh, PA, USA）和 Impella（Abiomed, Danvers, MA, USA）。CentriMag（图 22-5）是最常用的开胸植入式 LVAD，它从左心房或左心室流入，从升主动脉流出。右心房和右心室插管可以作为 RVAD 的流入道，肺动脉插管可以作为 RVAD 的流出道。TandemHeart 因为是经皮植入型 LVAD 而受到关注。流入道通过右侧股静脉插管经房间隔放置于左心房，流出道则是通过股动脉插管到达降主动脉。Impella 泵有不同的大小型号，可根据治疗目的而选择经皮植入或外科切开通过人工血管植入。经皮植入时，通常由股总动脉逆行通过主动脉瓣到达 LV。经 LV 流入，升主动脉流出——VAD 放置在骑跨主动脉瓣的位置。其更大的型号 Impella5.0 需要外科切开经股动脉或腋动脉人造血管植入，可提供高达 5L/min 的流量。

2. 长期支持

最常用的 2 种连续性血流 LVADs 是 ThorateHM Ⅱ LVAD 和 HeartWare HVAD。前者早在 2008 年即通过 FDA 批准用于移植术的桥接治疗，在 2010 年 1 月获批用于永久替代治疗。HeartWare HVAD 已得到 FDA 适用于移植术桥接治疗的批准，而作为永久替代治疗目前在美国还没得到批准。ENDUANCE 是一项比较 HeartWare HVAD 和 HM Ⅱ LVAD 用于永久替代治疗的临床随机对照试验[8]。结果发现 HVAD 较 HM Ⅱ 在术后 2 年的无卒中存活率、装置故障或移除比较中无劣势。HM3 也完成了患者招募阶段，目前仅限定用于连续访问协定。早期结果显示相较于 HM Ⅱ 有一定优势[9]。

3. 优点和缺点

与搏动性血流装置相比，连续性血流装置因不需要"血室"而具有体积较小的优势。体积小使其更容易植入，术中不需要做太多解剖分离，减少失血，缩短手术时间，降低感染率，有利于术后快速恢复。使用连续性血流装置作为移植桥接治疗的数据显示，其 1 年生存率接近 90%。以 HM Ⅱ 作为永久替代治疗手段的研究对象 2 年生存率是 58%，并随着近年来的使用经验，生存率仍在上升[10-12]。

4. 连续性血流装置自身存在的特有问题

这些设备没有瓣膜，因此需要一个最低流量以防止血流停滞和血栓生成。另外，因为患者较长时间使用辅助装置，将会出现某些与辅助泵相关的并发症。如 HM Ⅱ LVAD 普遍地对血管性假血友病因子（vWF）产生破坏。几乎所有使用 HM Ⅱ LVAD 的患者都会出现 vWF 缺乏而导致黏膜出血倾向——特别是胃肠道出血[13]。最近可供选择的 HeartMate 3 是一种磁悬浮离心泵，最新的研究结果显示其可降低泵血栓风险的同时提供足够的循环支持[9]。这种磁悬浮设计没有轴承，减少摩擦，产热和磨损，从而减少血栓形成和避免装置故障。很多患者在全流量支持时能产生很微弱的动脉脉搏。这在有动脉置管测压的情况下通常不会有什么问题，然而，一旦患者离开重症监护室（ICU）或回家或转送到康复机构后，情况可能会不同。在大多数患者中，袖带无创血压（BP）通常是不准确的，需要采用多普勒超声人工监测血压。

六、术中注意事项

（一）麻醉注意事项

1. 监测。术中监测包括美国麻醉医师学会规定的标准监测［心电图（ECG）、脉搏血氧及温度］，袖带无创血压可以不使用。如前文所提及，放置动脉导管测量血压是必需的，应尽量考虑选择较大的中央动脉如股动脉植管以减小因 CPB 撤机和之后可能出现的外周与中心动脉压差异所造成的影响。使用近红外光谱仪（near-infrared spectroscopy，NIRS）来监测脑氧饱和度也是推荐的，特别是当搏动性血流消失时会使得传统的脉搏氧饱和度监测不可靠。肺动脉导管对评估右心室功能和肺血管阻力（pulmonary vascular resistance，PVR）非常有用，但启动 RVAD、BIVAD 或 TAH 后，技术上可能会变得不可行。术中经食管超声心动评估是必不可少的，可对主动脉瓣功能、卵圆孔未闭（patent foramen ovale，PFO）、左心室血栓、VAD 流入流出量的适当性、心脏前负荷及右心室功能（单独使用 LVADs 时）等进行评估。

> **临床要点**　术中经食管超声心动图应该集中于评估主动脉瓣功能、心内分流、左心室血栓、LVAD 的流入道位置、心脏前负荷和右室功能。

2. 心律管理装置。许多患者都会植入一个心律管理装置（自动植入型复律-除颤仪或起搏器），因此需要在麻醉诱导前就制定一个管理计划。自动除颤功能必须关闭以防术中电刀的干扰。当关闭了该功能后，需要对患者连续心电监测和随时可以进行心外复律。起搏器的管理则依赖于患者的潜在自主心率，装置当前的设定和起搏活动情况。有关讨论见第 18 章"心律失常、节律治疗装置"的具体内容。一旦手术结束，重新启动并检查心律管理装置十分重要。

> **临床要点**　心律失常对已经受损的心室功能尤其不利，体外除颤贴板应该在麻醉诱导前就放置好。

3. 血管通路大管径的血管通道十分重要，因为失血和凝血机制失常可能会非常严重。通常一个大管径的外周静脉通路（16G 或更大）和一个大管径中心静脉导管（如 9F）或是相似的中心静脉鞘管（如伴有大管径双腔导管的肺动脉导管植入鞘管）。

4. 麻醉技巧手术需要在气管内插管全身麻醉下进行，大多数麻醉医师可能更倾向于使用对血流动力学的影响小的麻醉药物。麻醉药的剂量应小心滴定，尤其要考虑到在心力衰竭的患者循环时间延长、药物分布容积减少的特点。缺氧和高碳酸血症可能会加重心肌的损伤和升高 PVR。因此即使是在快诱导麻醉中，应避免通气暂停并同时持续通气。

已在使用的正性肌力药和血管活性药应继续维持。患者在转送至手术室前通常保持较高的内源性交感张力，麻醉诱导后常伴随着显著的血压下降。除了麻醉药应精确滴定外，在诱导前即输注较低剂量的血管活性药，如去甲肾上腺素，可能会阻止其发生。

在麻醉药物的选择中，应避免造成二次器官损伤，如阿曲库铵在肝功能不全的患者是比较理想的肌肉松弛药。氧化亚氮由于其可能增加 PVR 和血管内空气风险应避免使用。

> **临床要点**　心律失常对已经处于心输出量临界值的患者非常不利，麻醉医师应该准备好可立即复律的设备。因此，体外起搏片应在麻醉诱导前即贴好并且和除颤仪相连接。

（二）外科技术

插管技术

(1) VADs。VAD 的植入术通常在心脏不停跳的 CPB 下进行的。心房插管以建立流入道是在应用右侧或者左侧 VAD 系统暂时性支持最常用的方法。心房插管容易操作且心房低压状态有利于心脏恢复后拆除导管时止血。右心支持时常选用右心耳部位插管。左心支持时，房间沟近右上肺静脉连接处或者左心耳是最常用的插管部位。左心支持时其他可选插管部位包括左心房顶部（主动脉和上腔静脉之间）或左心室心尖部。左室心尖部插管作为流入道能最大程度减轻左心室淤血并且心脏减压效果最好，在短期使用时有利于心肌的恢复。然而，拔管和修复高压的心室腔有一定困难，通常需要重新启动 CPB。至于二尖瓣置换术后患者，强烈建议经左心室心尖部插管以保持血流顺利通过瓣膜和防止血栓形成。对于大多数长期使用的 LVADs，左心室心尖部是唯一可用的流入道插管位置。

(2) TAH：要植入 TAH，就必须先切除自体心室，同时保留心房。当上下腔静脉插管并建立 CPB 后，外科医师首先将连接心房与泵室的吻合袖式缝合，然后再将人造血管缝合到主动脉和主肺动脉上。完成缝合后要用盐水（带有亚甲蓝）加压测试是否有吻合口渗漏。渗漏测试是必须要做的，因为一旦 TAH 安装到位后，吻合口暴露是很困难的。动脉管道吻合完毕后，再将 TAH 与心房袖式吻合。

（三）LVAD 的启动使用

1. 启动注意事项

所有搏动血流支持系统的启动技术都是相似的。首先恢复机械通气，逐渐充盈心脏。缓慢启动辅助装置直至前负荷和后负荷达到合适的水平。如果辅助装置启动后未能使心室减压，则必须考虑流入道（流入 VAD）阻塞的可能性。如果血液倒流到肺血管就可能导致肺水肿。如果流入道和流出道的插管位置合适，并且 LV 得到了有效减压后，经食管超声心动（transesophageal echocardiography，TEE）应用以辨别室间隔的位置。室间隔向 LV 方向位移，会影响室间隔 RV 部分的收缩进而损害右心功能，同时心脏形态的扭转也可能导致三尖瓣反流。这时应降低 LVAD 的流速并使用药物提高右心功能，如强心药和吸入性肺血管扩张药。由 CPB 引发的血栓素 A_2 和输血诱发的细胞因子激活将导致 PVR 升高，进一步损害右心功能 [14]。

2. TEE 的作用

TEE 对指导 CPB 撤机必不可少。TEE 可用于评估心室腔是否有空气残存及 LVAD 向升主动脉射血的情况。心室腔通过插管连接到 MCSD 的流入道后应该能得到减压。如果心腔还保持充盈状态，同时辅助装置的流量不理想，说明有技术性问题存在，必须及时识别和纠正。如果 LV 排空良好但 VAD 血流量低，提示存在 RV 前负荷不足或者右心衰竭（可能是原发或继发于 PVR 增高）。随着 LV 排空和全心输出量增加，右心室可能会出现可以耐受的生理性扩张，这种情况常常与右心衰竭难以区分。心尖部室间隔有时会向左侧移位，阻碍血液流入 LVAD。这种情况被称为抽吸现象，可能会造成泵流速和输出量的降低。如果出现，TEE 可以很轻易地识别。TEE 也用于识别主动脉瓣关闭不全和出现心内分流，两者之一即使之前并不存在，在接受 VAD 支持后也可能会出现。

3. 主动脉瓣关闭不全

主动脉瓣关闭不全（aortic valve insufficiency，AI）可能具有挑战性，TEE 在判断其有无存在及严重程度方面有重要的价值。即使是轻度的术前 AI 也依然是个问题，因为这些心源性休克患者平均动脉压（mean arterial pressure，MAP）偏低、左心室舒张末压力（LV end-diastolic pressure，LVEDP）偏高，这会导致舒张期跨主动脉瓣压差相对较低。在 LVAD 支持下，LVEDP 会变得很低而平均动脉压将会升高，此时跨主动脉瓣压差（MAP-LVEDP）会变得更大。因此，术前轻度 AI 在 LVAD 支持时会变为重度 AI，导致 LVAD 呈现高流量状态。因为关闭不全的瓣膜会充盈 LV 后进而充盈 VAD。因为很多血流经 LV-LVAD- 升主动脉再通过关闭不全的主动脉瓣反流回 LV，形成"无效循环"，而净前向灌注血流却降低，这样形成的 LVAD 高流量具有欺骗性。在这种情况下必须消除主动脉瓣功能不全，然而具体采取瓣膜置换还是瓣膜永久性缝闭却因植入的装置不同和预期维持支持的时间而存在争议[15-19]。

> **临床要点**　连续性血流 LVAD 辅助患者的主动脉瓣关闭不全一般会因为反流束为连续性而被低估。

4. 心内分流

启动 VAD 支持后，由于心腔压力状态改变会导致原来静止的心内分流变为临床可见的显著分流。将近 20% 的人存在 PFO，但绝大多数处于临床静止状态。在启用 LVAD 支持致左心室和左心房减压后，右心房压会高过左心房压。在这种情况下，即使一个小的 PFO 也会导致大量的右向左分流，表现为动脉血氧饱和度下降和可能导致反常空气栓塞。这些心内分流在启动 VAD 支持前后要用 TEE 检查评估，一旦发现就要将其缝闭。如果术前即发现，CPB 插管要做相应的调整以便于 PFO 修补。

5. 药物支持

在只使用左心支持系统时，正性肌力药（如多巴酚丁胺、米力农和肾上腺素）对于右心功能支持可起到很重要的作用。吸入一氧化氮或依前列醇可能是一种不可取代的早期处理，因为其独特的扩张肺血管而不造成体循环低血压的作用而有别于其他肺动脉扩张药。另外可选择的包括磷酸二酯酶抑制药（如米立农，可降低肺血管和体循环血管阻力），通常与体循环血管收缩药如血管升压素合用。跟 α 肾上腺素激动药相比，血管升压素的好处是肺血管的收缩作用微弱。

由于各种原因，启动 LVAD 支持以后通常会出现体循环动脉血管扩张，这通常需要使用体循环血管收缩药。抗心律失常药也通常在从体外循环过渡到机械循环支持系统前开始使用。

（四）BIVAD 的启动使用

1. 启动注意事项

在启动双心室辅助时，左心支持系统要首先启动以避免左心室过度扩张而致肺水肿。正性肌力药的支持通常可以完全停止，但血管活性药仍应继续泵注。双心室支持可以让心脏处于完全休息状态，而且常可使静脉系统完全减压，可以减轻肝脏等外周器官的淤血。PA 导管不需要拔除，因为再次置入时可能会很困难。当 RVAD 开始工作后，经热稀释测心排量测定将无法进行。所有暂时性的 RVADs 都有精准的流量测试仪以代替 Swan-Ganz 导管监测心输出量。

2. 流量 RVAD

流量 RVAD 和 LVAD 的流量应该相近，但因为存在支气管动脉回流等生理性分流，LVAD 通常流量会更高些。BIVAD 辅助启动早期，如果早期 RVAD 流量超过 LVAD 将会比较麻烦，这种情况通常见于以下两种情形。

(1) 左心侧一条或两条插管位置不佳阻碍血流流入或流出辅助装置。如果梗阻不矫正，RVAD 血流增加将导致肺充血。

(2) 左心室功能开始恢复时，可以在 LVAD 血流的基础上额外射出一些血液，可通过 ECG 的 QRS 波群对应的动脉压力波形表现来识别（见"支持设备撤离"）。

（五）RVAD 的启动使用

1. 启动注意事项。比起 LVAD 或 BIVAD，单独使用 RVAD 支持的情况比较少见。然而一旦需要使用 RVAD，其考虑的要点与 LVAD 类似。在 RVAD 开始增加流速时就应该快速断开 CPB。目前所有可供的装置都可以克服升高的 PVR，然而，持续升高的肺动脉压可能导致肺水肿的发生。

2. 药物支持在许多案例中，由于 RV 排出量的增加，需要使用正性肌力药支持左心室。

七、术后管理及并发症

（一）右心衰竭

右心循环管理是 LVAD 患者围术期管理的关键。关注右心管理和 PVR 是非常重要的。治疗策略包括起搏（节律调整）、正性肌药和肺血管扩张药来增加通过肺血管床的血流量。其他注意事项请参阅 LVAD 的启动章节。

（二）出血

术后出血是这类患者常见的情况。心力衰竭往往会导致肝充血和肾灌注不足，而这两个过程会导致血小板功能及凝血级联失衡。再加上使用 CPB 及可能触发的消耗性凝血功能异常等都可加重术后出血。此外，血液暴露在体外回路管道和连接插管的表面也可以导致消耗性凝血异常。因此术后出血和再次开胸止血屡屡发生并不少见。在经过充分的复苏治疗后，出血和心脏压塞患者应进行再次探查止血。使用血栓弹力图（thromboelastogram，TEG）和血栓弹力测量仪来帮助寻找凝血障碍原因也变得越来越常用。给准备移植的患者输入的血小板和红细胞（浓缩红细胞或全血）最好是去白细胞的血制品，因为外源白细胞可诱导同种异体免疫而产生抗体与以后的移植器官产生免疫对抗。大量预先产生的抗体会减少这些患者找到合适供体器官的机会。新鲜冷冻血浆及冷沉淀制品的白细胞含量不高，使用时不需要过滤。

（三）血栓栓塞

目前所使用的辅助系统都存在血栓栓塞的可能，其整体风险取决于每种系统的设计特点及患者本身的生理状态。所有暂时性的辅助设备都需要使用肝素抗凝，华法林和阿司匹林则用于所有长期辅助设备的患者。

（四）感染

设备相关感染是接受长期支持的患者最常见的并发症。其中驱动线路系统和装置放置囊袋部位感染的病例将近 40%。绝大多数的这些患者可以长时间接受抗生素治疗直到移植手术时为止。因为感染的原因而需要置换泵目前则还没被证实确切有效，因为新泵仍需要安放在已感染的区域。

（五）装置故障

灾难性的设备故障虽然很少发生但却是致命性的，包括机械设备故障、设备分离或断裂、移植物或瓣膜破裂及控制台失效。轻微的设备故障发生更为频繁，通常在床旁可以处理。包括驱动导线外膜损伤和控制器故障。随着历年来的设备改进及软件升级，这些故障正变得越来越少。

八、VAD 的撤机

有少数患者的心肌可以恢复至足以撤离装置[20]。对于心功能已恢复的患者，心脏能够射血，动脉压力波会出现与自身 QRS 波群一致的脉搏波[21]。当辅助装置的流量逐渐下调时，心脏的前负荷状态逐渐转为正常，心脏射血会变得越来越显著。如果辅助流量能够降低到 1L/min，而患者依然能在适当的正性肌力药支持下保持充分的灌注，就可考虑拆除辅助装置。这种评估可以在 ICU 内进行。当心脏负荷恢复后，TEE 又一次成为评估心脏功能非常有用的方法。辅助装置的最终撤离只能在手术室内完成，因为大多数情况需要 CPB 或者外科切开的辅助来移除装置。

九、VAD 患者行非心脏手术的管理

如需进行手术，MCSD 安装后早期的患者可能病情很重。然而，MCSD 安装后数周至数月后患者的体质通常会得到恢复。术后很稳定的患者可以安全地耐受常规的非心脏手术[22-23]。最佳的方式为搞清下列问题。

1. 哪个心室在接受辅助支持（LVAD、RVAD、BIVAD 还是 TAH）？

2. 使用的是哪种类型的泵？所有的恒流泵依赖前负荷同时对后负荷敏感，离心式泵尤其会被系统高血压影响。经皮或者是外周植入的系统通常对位置敏感，患者的活动会影响装置的功能。

3. 是否有技术团队人员随时协助管理和排除支持泵故障？这对于患者转运和术中管理非常关键。

4. 如何测定泵流量？取决于泵的类型，这个问题可以定性也可以定量。清楚地了解泵流量有助于确定体循环阻力和 PVR，而这些指标对麻醉用药选择、药物支持及容量管理等有指导意义。

5. TEE 有用吗？如果预计有大容量变化，TEE 对评估前负荷、瓣膜功能及心内分流等非常有用。

6. 患者的凝血状态如何？大多数的辅助泵都需要使用抗凝和抗血小板药物，这对于抗凝作用的拮抗（如果安全可行）和成分血的使用有重要的影响。有些手术需要拮抗华法林的作用，同时静脉使用肝素。通常情况下要做好输注 RBCs 及其他成分血制品的准备。

7. 患者的静脉通路怎么样？在大多数情况下最好有中心静脉通路。但小手术操作时，大管径的外周静脉也可以接受。

8. 患者正在接受哪些药物支持治疗？患者的情况可能差别很大，有的不需要任何药物支持，而有的却要使用多种正性肌力药、抗心律失常药、血管收缩药和肺血管扩张药等。如果使用一氧化氮，则需要安排好运输过程中和手术室内的用药问题。

9. 电凝止血术会影响支持设备吗？这对于大多数设备来讲不存在问题，但是过度使用电凝止血可能间歇性地干扰共存的起搏器和除颤仪。如果电凝止血造成问题，可以采用短暂烧灼法来代替，或考虑使用超声刀。

10. 患者带有心律管理装置吗？如果有，管理计划是什么？

11. 如果需要进行电除颤或电复律，那么如何最安全地进行操作？

12. 如果患者没有搏动性的血流，考虑使用 NIRS 技术以监测脑氧饱和度，因为传统的

脉搏氧饱和度分析依赖于搏动性血流。

十、未来展望

（一）全植入式 LVAD

全植入式 LVAD 需要配备可充电的内置电池。一种经皮能量转化系统（TETS）在现已停用的 AbioCor 的产品和 LionHeart（Arrow International, Inc, Reading, PA, USA）上都有使用。这种设计因为不需要经皮的导线，具有降低感染风险的潜在优势。目前这种技术受限于内置电池的大小和经皮充电带来的皮肤损伤。

（二）LVADs 的微型化

不断发展的 LVAD 带来越来越微型化的装置更易于微创外科植入，对患者的生理压力更小，同时康复更快。

（三）TAH

使用 TAH 在 MCSD 治疗领域的吸引力越来越大，然而大多数患者仍可使用独立的 LV 装置。许多双心室衰竭的患者可以采用长期的 LVAD 和暂时性的 RVAD。而对于不适用于这种装置的患者，TAH 是目前的唯一选择。在日常使用中，效果还没有接近于单独的使用 LVAD。

十一、主动脉球囊反搏（IABP）循环辅助

（一）应用指征

一些人认为 IABP 是 CPB 首次或多次尝试脱机失败后的救急手段，实际上使用 IABP 在心导管实验室比术中更频繁。当患者被诊断为

供应大片心肌的近端冠状动脉高度狭窄时，或心肌缺血持续存在，或在介入治疗如放置冠状动脉支架后出现 MI 等情况下，心脏介入专家们通常会为患者放置 IABP。一项比较术前和术中置入 IABP 的冠状动脉旁路移植术（CABG）患者的回顾性研究结果提示，术前放置 IABP 能改善预后和缩短患者住院时间，特别是对于低射血分数或接受紧急或急症 CABG 的患者[24]。术中放置 IABP 的适应证在不同中心之间甚至在不同外科手术团队之间或者团队内部都有很大的分歧。LV 衰竭使用中到大剂量正性肌力药支持仍无改善和（或）有进行性局部心肌缺血征象而无法进行手术矫正，是术中放置 IABP 首要指征。中重度 LV 衰竭，合理剂量正性肌力药支持效果不佳但预计 24~48h 内能够恢复（或显著改善）的（如 LV 顿抑），是术中使用 IABP 最常见的适应证。不同外科医师和麻醉医师对"LV 衰竭""最大程度的正性肌力药支持"和"进行性局部心肌缺血"的定义会有很大的不同。术中放置 IABP 的患者的死亡独立预测因素包括纽约心脏学会分级 III 或 IV 级症状水平，二尖瓣置换或修补，CPB 时间延长，紧急或急诊手术，紧急重新启动 CPB，术前肾功能不全，糖尿病，RV 衰竭，复杂的室性异位心律，起搏器依赖及经升主动脉植入 IABP。IABP 支持也可用于高风险非体外循环下 CABG，当心脏位置变换影响心脏充盈和排空时，IABP 对冠状动脉灌注压的支持会特别有用。高风险急诊非心脏手术时也可预防性地放置 IABP，但这种情况比较少见。

（二）禁忌证

1. 主动脉瓣关闭不全

AI 是使用 IABP 的相对禁忌证。在舒张期，IABP 在降主动脉内充气膨胀，促进血液逆流

回升主动脉，这可以潜在增加主动脉瓣反流，进而造成 LV 扩张而影响冠状动脉灌注。

2.脓毒症

与所有血管内人工装置一样，如果细菌已经种植生长到人造体表面，则这种细菌感染是很难治疗的。

3.严重的血管疾病

存在动脉粥样硬化或其他血管病变的患者，放置 IABP 在技术上可能会存在困难。这类患者在使用 IABP 期间更容易发生动脉血栓。尽管 IABP 已有在腹主动脉瘤患者中成功使用的案例，但这类患者主动脉破裂的风险会增加。对于主动脉髂部或股动脉存在严重病变的患者，另一个选择是把球囊直接放入胸降主动脉。另外，也可通过一小段人工血管缝接到锁骨下动脉来放置 IABP。选择这些部位时，以后拆除 IABP 时需要再进一次手术室。

（三）功能设计

IABP 导管末端有一个可充气的球囊，通常经皮从腹股沟放入胸降主动脉（图 22-4）。在心脏舒张期球囊充气，胸主动脉的血向上回射，主动脉舒张压增加。球囊充气改善冠状动脉灌注压，同时增加 LV 和 RV 的冠状动脉血流量。在收缩早期，球囊快速放气，左心室后负荷和室壁张力减少。IABP 可改善心肌能量平衡，最多至 15%。IABP 驱动控制台有一个压缩气体罐连接球囊的供气管道，二者通过一个电磁控制阀连接在一起。用于球囊充气的气体是二氧化碳或氦气。二氧化碳的优点是它的高血液溶解度，降低球囊破裂后潜在的气体栓塞危险。氦气的优势是密度低而降低了雷诺数，从而相同的气体流量能够通过更细的管道传输。更小管径的导管能减少潜在的动脉损伤。

（四）IABP 放置

IABP 的放置通常是经皮穿刺或外科切开股动脉植入，用 Seldinger 法植入一个大管径的鞘管。术中通常用 TEE 以确定 Seldinger 导丝的位置。

球囊通过鞘管植入体内。

球囊的理想位置应处于降主动脉和主动脉弓部的连接处，刚好在锁骨下动脉起点的远心端，如图 22-8 所示。这个位置能最大程度地减少锁骨下动脉或肾动脉的损伤或阻塞。X 线下导管尖端应该位于第 2 肋间隙的前部和 L_1 之间。

当 IABP 在术中植入时，TEE 可在球囊充气前确定其合适的位置。如有可能提供 X 线透视，也可以帮助其定位。

> 临床要点 术中放置 IABP 通常都需要 TEE 来引导其准确放置；导管尖端应距离锁骨下动脉大约 2cm。

（五）IABP 控制

在 IABP 的启动和运作中有以下几个重要的参数。

1.IABP 的同步 IABP

与心脏节律的同步是通过使用心电图 QRS 波群或动脉压力波形实现的。在手术室内，如果自身脉压大于 40mmHg，则优先选用动脉波形进行同步，因为电刀产生的干扰信号会抑制 ECG 触发 IABP 的控制元件。最新的监护仪设计有高级的抑制电路来减少电刀对心电图信号的干扰。大多数新型的 IABP 控制台能够辨别出 QRS 波群和起搏器的起搏脉冲，即使在使用心房起搏或房室联合起搏时依然可以调定合适的 IABP 充气时机，不过 IABP 触发时机出现错误的鉴别诊断要考虑到起搏器干扰。

2. 球囊充气和放气时机

当设置 lABP 球囊充气时机时（图 22-7），重要的是要调定球囊充气所致的压力上升起始点与动脉波形的重搏切迹相吻合，重波切迹表示主动脉瓣关闭和心脏舒张期的开始。如果充气开始过早，IABP 将阻碍心室射血；如果充气过晚，球囊将不能很好发挥其增加冠状动脉灌注和降低后负荷的作用。放气时机也要调定至下一次心室收缩开始时，这时动脉压刚刚达到其最低水平，并且如果放气太早，主动脉在心室收缩之前不能最大限度地排空，冠状动脉灌注不会达到最优化；如果球囊放气太晚，它将阻碍 LV 射血。大多数新型球囊设备利用从球囊导管顶端获得的主动脉内压力波形作为同步信号源。如果这种同步机制失效，就要利用

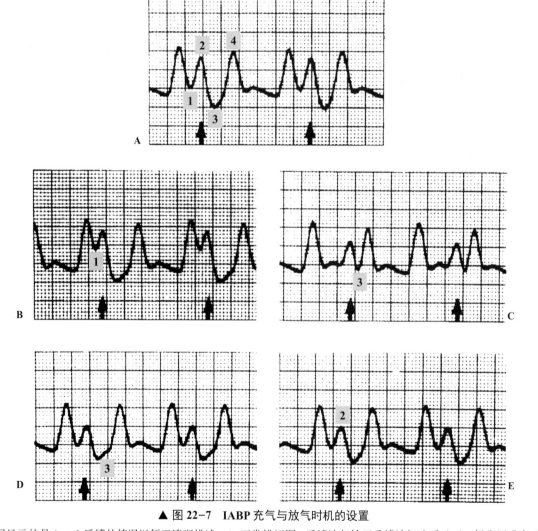

▲ 图 22-7　IABP 充气与放气时机的设置

描记图显示的是 1：2 反搏的情况以便于清晰描述。A. 正常描记图：反搏波起始于重搏波切迹后（1），舒张压升高（2），正好在收缩期开始前到达波谷（3），接下来（没有反搏）的脉搏收缩压峰值是降低的（4）；B. 充气过早：反搏波在主动脉瓣关闭前就已开始（1），因此后负荷增加并可能导致主动脉瓣反流；C. 充气过晚：舒张压抬高并不明显并且舒张末压与无反搏辅助的心动周期相比也没有区别（3）；D. 放气过早：提高舒张压和降低后负荷的作用都受损；E. 球囊充盈时间不足：反搏时机设定满意，但舒张压提升效果不佳（引自 Sladen RN. Management of the adult cardiac patient in the intensive care unit. In：Ream AK, Fogdall RP, eds. *Acute Cardiovascular Management in Anesthesia and Intensive Care*. Philadelphia，PA：Lippincott；1982：509）

其他部位获得信号源进行同步，但最佳同步状态可能发生细微的差别（例如与主动脉或桡动脉压力波相比，根据股动脉波形设定的球囊充气和放气时机会有点滞后）（图 22-8）。

3. 自身心室搏动与 IABP 搏动的比率

IABP 泵通常先以 1∶2 的比例开始启动反搏（每两次心脏跳动 IABP 反搏一次），这样可以比较自然周期的心室跳动和增强后的心室跳动以确定 IABP 时机设定和效果。根据患者的病情，反搏比通常需要调定至 1∶1 以获得最佳反搏效果。

4. 球囊充气量

球囊充气量大小取决于球囊型号和患者体型大小。超过球囊设计的充气量会导致球囊破裂及动脉气体栓塞的风险。通常将球囊充气量设为患者理想心搏量的 50%～60% 比较合适[25]。

5. 球囊充气

球囊充气和排空所需时间取决于所使用的气体密度、气体压力、输气管道的长度和直径及球囊体积。这些参数对特定的球囊来讲是固定不变的。在心率增快时，球囊充气所需的时间可能会限制球囊搏量。

（六）IABP 的撤机

当正性肌力药需要量显著减少后，就可以考虑使患者逐渐脱离 IABP 循环支持，这样在减少 IABP 支持时正性肌力药有足够的空间上调以支持循环功能。脱机过程主要通过逐渐（6～12h 以上）调低反搏比例（从 1∶1 到 1∶2、1∶4 或者更少）至自主心率和（或）在保证血流动力学可接受的前提下减少球囊充气量，这一过程中通常需要同时增加正性肌力药支持。只要球囊还留在主动脉内就不能关闭，除非患者已如 CPB 期间那样接受了抗凝，以防球囊及导管表面形成血栓。可以通过对比自身脉搏波和动脉内描记到的反搏加强后的心室搏动波，来评估心室功能状态。随着心室功能的改善，描记到的自身脉搏压力波振幅与反搏加强后的压力波相比有所增高。通过比较这两

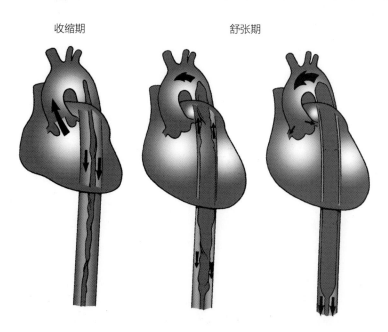

收缩期　　　　　　　　舒张期

▲ 图 22-8　主动脉内放置 IABP

显示 IABP 在降主动脉内的位置，尖端位于主动脉弓远端；收缩期时球囊放气以增加心室射血，舒张期球囊充气迫使血液从主动脉近端流入冠状动脉和外周血管

个脉冲波随时间推移而发生的大小变化，我们可以对心室功能变化有一个定性的评估。拔除 IABP 导管以后，持续仔细检查同侧下肢远端血供很重要，因为有可能发生股动脉部分或全部闭塞。

（七）IABP 期间的抗凝

如果长期使用 IABP，通常来说需要使用抗凝治疗。在 CPB 停机数小时内或者到胸腔引流量被控制到可接受的范围内（少于 100～150ml/h）的时间内，不需要考虑抗凝。肝素可以防止 IABP 相关的血栓形成，并且有现成的拮抗药可以使用。有证据表明没有肝素化的 IABP 组患者血栓生成率也较低，同时相比使用抗凝药的患者有更低的出血并发症。外科医师必须权衡长期无肝素化的 IABP 支持所带来的血栓形成风险和使用抗凝药带来的相关出血并发症两者之间的风险。如果使用肝素抗凝，需要每隔 4～6h 进行活化凝血时间（ACT）测定以及维持部分凝血活酶时间（aPTT）在正常值的 1.5～2 倍来确保抗凝状态合适。

（八）并发症

相比使用早期，IABP 并发症的发生率已有明显下降但仍然处于高发生率状态。最常见的并发症是血管相关并发症，报道发病率为 6%～33%[25]。这些并发症包括肢体缺血、筋膜间隔综合征、肠系膜梗死、主动脉穿孔及主动脉夹层等。这些并发症的危险因素包括外周血管病史、女性、吸烟、糖尿病及术后放置 IABP 等。心脏外科医师通常会说"小老太和球囊泵水火不容"（"Little old ladies and balloon pumps don't mix."），就是指有些患者股动脉偏小及可能同时存在的周围性血管疾病会影响 IABP 的放置。其他并发症包括感染（主要在腹股沟的经皮鞘管的部位）和凝血功能障碍（特别是血小板减少症）。神经系统并发症包括感觉异常、缺血性神经炎、神经痛、足下垂和罕见的截瘫[26]。有严重主动脉粥样硬化斑块钙化的患者，可能发生气球破裂和气栓。一旦发生这种情况，在充气管道内通常可以看到血液回流，由 IABP 产生动脉压波形变化也会消失。大多数泵都有低压报警功能。相比桡动脉导管，IABP 的测压管道导致大脑空气栓塞的风险更高，这是因为 IABP 的测压端口位于气球导管的尖端，距离颈动脉的开口很近。只有没有其他位置可用时再考虑通过 IABP 测压管抽取动脉血气，但要非常小心确保没有气泡也和其他碎片冲入管道。

（九）局限性

IABP 增加心输出量和减轻左心室负担的能力是有限的，因为 IABP 并不直接影响左心室功能。对于严重左侧心力衰竭患者，IABP 不能提供足够的流量维持血液循环。当左心室不能射出血液进入主动脉，则 IABP 仅仅能产生动脉压力波形变化而不能增加血流量。在这种情况下，必须考虑 VAD。当然 IABP 也可能出现了一些可修复的技术问题如位置不佳、输气管道的扭曲或充气 - 放气时机设置不当等。早期的 IABP 在心率过快的情况下是没有效果的。现在，通过改善气动回路和压缩机响应时间，一些 IABP 模型已经能在每分钟心率达到 190 次时依然可以提供改善血流动力学的效果。心律不齐一直影响 IABP 效果，因为 R–R 间期变化很大时很难实现最佳的球囊充气和放气时机。

第 23 章
术中心肌保护
Intraoperative Myocardial Protection

Pedro Catarino　David Philip Jenkins　Kamen Valchanov 著

张成梁　王　锷　译

范　亮　彭勇刚　校

本章要点

- 主动脉阻断是绝大多数心脏手术非常重要的手术步骤，是全心肌缺血期的开端。
- 心肌保护的欠缺依旧是术后低心排综合征的主要原因之一。
- 开放主动脉导致心肌再灌注和电机械活动的恢复，但同时产生一系列缺血再灌注损伤，减轻缺血再灌注损伤依旧是研究重点。
- 心脏停搏是术中心肌保护的主要手段。
- 大多数心脏停搏主要构成要素是高钾和低温。高钾使心肌在舒张期产生电机械活动停滞，而低温延长停搏时间且进一步降低心肌代谢活动。
- 心脏停搏液存在多种不同的配方和不同的灌注路径，几乎没有确凿的证据支持策略是最优的。
- 在适当的术中心肌保护下，心脏通常能够安全地承受 120min 的缺血时间。之后随着时间延长，低心排综合征的风险将增加。

一、概述

心脏手术最好在静止和无血术野下进行。这一要求需要至少暂时性地中断心脏的血液流动。最大限度地减少缺血损伤是术中心肌保护的目标。由于血流阻断是一个特意设定的步骤，因此有机会建立应对血流阻断的最佳条件。

最佳的术中心肌保护是由外科医生、麻醉医师和体外循环灌注师共同完成的。然而，由于外科医生专注于手术操作，而灌注师则专注于体外循环（cardiopulmonary bypass，CPB），因此麻醉医师有特别的责任来观察监测中可能预示着保护不足的细微变化。

> **临床要点**　团队合作作为高水平心脏手术团队的标志，在心脏停搏期间管理中尤为重要，因为这可能是体外循环术后心脏功能最重要的决定性因素。

心肌保护的背景很重要；如对慢性肥大的左心室而言，急性心肌梗死的发生可能是异常的挑战。全身麻醉原理的整合、CPB 的实施、心脏停搏类型和心脏停搏灌注方案都是手术成功的关键。

二、历史

1. 术中心肌保护领域自 1953 年 CPB 的出现和发展而不断演变进步。尽管 CPB 在心脏停搏和减压时保持患者的器官灌注，但对无血术野的要求必须阻断主动脉，阻断主动脉继而导致全心脏缺血。

2. 早期心脏手术很少关注心肌缺血，外科医生试图在常温缺血期间快速完成手术。1955 年，Melrose 引入高钾停搏的目的主要是为手术提供静止的心脏，并不是为了防止心脏缺血。随着对低心排综合征的认识越来越充分及偶尔出现的"石头心"现象，证明该方法是不够的[1]。然而，至此已经确立了停止心脏电机械活动对心肌保护的重要性，且 1957 年 Lam 首次使用了"心脏停搏"这一术语（来自希腊语心脏，麻痹）。

3. 1956 年，Lillehei 在主动脉阻断期间通过冠状静脉窦内的导管进行逆行持续灌注。

4. 局部降温开始用于心肌保护：1961 年 Hufnagel 采用冰泥保护心肌，1964 年 Shumway 则采用冰盐水保护心肌。

5. 1965 年，McGoon 倡导冠状动脉口插管持续灌注冠状动脉，其使用持续至今。实际上，其操作不易，因套管泄漏和冠状动脉口损伤风险限制了它的使用。

6. 直至 20 世纪 60 年代后期才出现第一个针对术中心肌保护的药物干预。有两种相对不同的停搏药物，两者都使用高钾液体产生心肌细胞静息电位的去极化，使心脏于舒张期停搏。

(1) Bretschneider（1964 年）溶液是低钠、无钙、含有普鲁卡因的溶液，除了钾含量为 10mmol/L 外，其余组分类似于细胞内电解质成分。

(2) Hearse 和 Braimbridge（1975 年）开发了 St. Thomas 溶液，该溶液是高钾（最初 20mmol/L，现在为 16mmol/L），其余组分与细胞外电解质环境相似。

7. Buckberg（1970 年）介绍了以血液作为心脏停搏液的载体，这已经成为全球使用最广泛的形式。

8. 停搏液底物增强、停搏液灌注温度的变化、灌注方式和灌注途径等的不同，出现了大量的高钾去极化行术中心肌保护的选择。

9. 寻求避免高钾血症和心脏去极化的药物性心脏停搏液的替代方案仍在研究中，主要是为了保护特殊患者群体。

> **临床要点** 过去的 75 年间，心肌保护领域已经发展到现在可以常规使用、安全有效的境地。

三、心肌能量学

1. 心脏的基本耗氧量非常高，每 100g 心肌组织耗氧量为（8～10ml//min），是主要器官中氧摄取最高的器官（10～13ml/100ml 或 70% 氧含量）。基础冠状动脉血流量为每 100g 心肌组织 1ml/min 或约 250ml/min（相当于 5% 的心搏出量）。

在正常冠状动脉中，全身平均动脉压力为 60～140mmHg 时，自动调节机制使冠状动脉血流与供氧需求相匹配，最大可使冠状动脉血流增加 5 倍，达心搏出量的 25%。

2. 有氧状态下，心脏可以利用各种能量底物。禁食状态下，70% 的能量来自游离脂肪酸，其余来自葡萄糖；但餐后能量则变成 100% 由葡萄糖和其他糖类供应。运动时，心脏可以利用乳酸、酮体、乙酸盐、丙酮酸盐和氨基酸等为其他潜在的能量来源。

3. 尽管存在各种各样的能量底物，但氧化磷酸化几乎负责了所有三磷酸腺苷（adenosine triphosphate，ATP）的产生，使心脏高度依赖于持续供氧。有氧代谢时 1mol 葡萄糖将产生 38mol 的 ATP。厌氧酶在氧浓度充足时的作用不显著，而在氧浓度不足时起作用。厌氧条件下每 1mol 葡萄糖仅产生 2mol ATP。

4. 因此，心肌耗氧量速率（myocardial oxygen consumption，MvO_2）是心脏代谢需求的重要指标，已被用于估计不同条件下心脏的能量需求。著名的 Buckberg 研究的结果如图 23-1[1] 所示，当心脏不做功时（如在 CPB 情况下），心脏能量需求减少 1/3〔即 5.6ml O_2/（min·100g）〕；而当心脏的电机械停滞时，能量需求减少 90%〔1.1ml O_2/（min·100g）〕。进一步减少能量消耗则有赖于温度降低，体温每下降 10℃能耗减少 50%。

临床要点　心肌电机械停滞后心脏能量需求下降 90%。

5. 在缺血条件下，心脏中的 ATP 储备在 5～10min 内明显减少，如图 23-2 所示[2]。三个需要 ATP 的主要反应为肌球蛋白 ATP 酶负责的肌动球蛋白收缩；Ca^{2+}/Mg^{2+}-ATP 酶负责的从肌细胞胞质中去除 Ca^{2+} 以及 Na^+/K^+-ATP 酶负责的从肌细胞胞质中去除 Na^+。因此，缺血导致收缩功能迅速停止，膜电位随着 Ca^{2+} 和 Na^+ 的积累而丧失。厌氧糖酵解导致细胞内酸中毒，进一步抑制细胞功能。线粒体膜通透性的增加很可能在缺血的早期就已经发生。最终，细胞膜完整性丧失导致不可逆的细胞坏死。这种损伤伴随着补体激活，并有更广泛的破坏性的炎症反应发生。

6. 术中心肌保护的目标是避免这一系列事件的发生，这些事件可能导致 CPB 后低心排综合征，现在已将快速诱导和维持心搏骤停（有或无低温）作为心肌保护的最佳策略，用于防止 ATP 的耗竭，以保持细胞的完整性。

临床要点　任何心脏停搏液的基本目标都是防止心肌细胞 ATP 的消耗和维持细胞的正常。

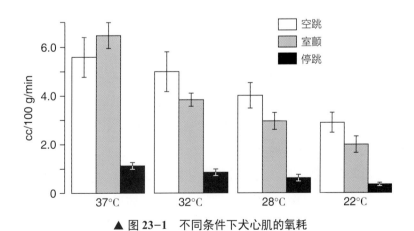

▲ 图 23-1　不同条件下犬心肌的氧耗

（引自 Buckberg GD，Brazier JR，Nelson RL，et al. Studies of the effects of hypothermia on regional myocardial blood flow and metabolism during cardiopulmonary bypass. I. The adequately perfused beating, fibrillating, and arrested heart. *J Thorac Cardiovasc Surg*. 1977；73：87–94.）

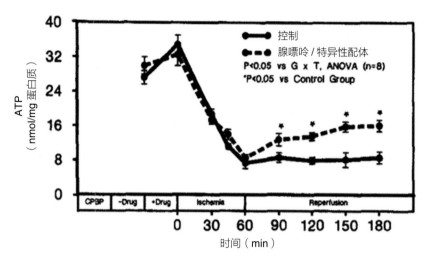

▲ 图 23-2　热缺血 60min 对犬心肌 ATP 的影响

缺血前，一组接受核苷转运阻断药（nucleoside transport blocker, NBMPR）和腺苷脱氨酶抑制药（adenosine deaminase inhibitor, EHNA）［引自 Anwar S, Ding M, Wechsler AS. Intermittent aortic cross clamping prevents cumulative adenosine triphosphate depletion, ventricular fibrillation, and dysfunction（stunning）: is it preconditioning? *J Thorac Cardiovasc Surg*. 1995; 110（2）: 328–339］

四、缺血再灌注损伤

1. 虽然心肌细胞的生理性再灌注是重启氧化磷酸化、补充 ATP 和恢复细胞内离子平衡的关键，但人们很早就意识到，存在着再氧化依赖的加剧的反常性的组织损伤，称为缺血再灌注损伤[3]。

2. 参与缺血再灌注损伤的 2 种主要的分子机制如下。

(1) 活性氧[4]，特别是超氧化物（$\cdot O_2^-$）和过氧化氢（H_2O_2），在再灌注的最初几分钟内形成，并伴随着线粒体电子传递链功能障碍、黄嘌呤氧化酶效应和中性粒细胞活化等一系列反应。这些活性氧会导致细胞磷脂层的过氧化反应，导致细胞完整性破坏和功能丧失。

(2) 缺血期间心肌细胞和线粒体内出现钙积累[5]。通过激活线粒体 Ca^{2+} 单向输送体及细胞膜 Ca^{2+} 通道而加剧再灌注损伤。钙依赖性磷脂酶和蛋白酶被激活并诱导细胞膜和其他损伤。

(3) 尽管缺血再灌注损伤领域进行了大量研究，但几乎没有一种实验策略被转化为临床实践。许多单位都在采取"控制性再灌注"，这是指再灌注的最初几分钟内用较低的压力灌注一段时间。"末次温血"的方案则更常用（详述见本节"七、开放主动脉时的干预措施"部分）。

五、主动脉阻断前的干预措施

1. 建议采取适当的麻醉技术，特别是麻醉诱导时，避免 CPB 前心肌缺血，避免低血压或高血压。适当应用术前主动脉内球囊反搏。

2. 吸入麻醉药和心肌保护。大量实验研究证据表明，在动物模型和体外人体心肌中，吸入麻醉药能够保护心脏免受缺血损伤，对心肌细胞和内皮细胞均有影响[6]。虽然在临床中使用吸入麻醉药与心肌损伤的各种标志物降低有关，但总体证据不足以支持其作为特定的心脏保护药使用。然而，其可能是吸入麻醉药的副产品。

3. 不同的中心和外科医生在全身低温的低

温度数方面亦有不同。实际上，低温的程度可根据手术和患者进行个性化设定。降温不是一成不变的，有些外科医生更喜欢在常温下进行手术，但 28～33℃ 的温度广泛用于常规手术。全身低温可能主要是一种神经保护策略，众所周知，每降低 10℃（Q_{10}）会使心肌细胞中的 MvO_2 减少 50%，其他组织亦然（图 23-1）。此外，全身低温的程度将影响低温停搏心脏的复温，其主要是通过直接接触和通过非冠状动脉侧支通道将全身血液回流心脏来实现的[7]。

4. CPB 的建立导致心脏负荷立刻下降。因此，只要不存在明显的主动脉瓣反流，能量需求就会显著减少。如果体外循环管路已准备好且完成预充，则可以在几分钟内实现 CPB 转流。

5. 避免心室扩张至关重要。心室扩张会增加心室壁张力，增加能量消耗，降低心内膜下灌注。在心脏停搏期间（即阻断主动脉后），主动脉瓣反流通常是需关注的事件。然而，有些情况下，不要阻断主动脉，如全身深低温或分离主动脉存在严重的技术困难（如修复手术、主动脉瓣反流需要额外的预防措施）。此外，主动脉瓣反流可能由心室颤动（VF）或心脏手术操作引起。在这种情况下，左心室的充分引流 – 通常于右上肺静脉出口或左心室心尖出口进行，对术中心肌保护至关重要。

> **临床要点** 临床上，有严重主动脉瓣反流的患者，防止心脏减速和膨胀非常重要。应该允许心脏通过收缩自我排空，直到外科医生通过心脏停搏液使心脏故意停止跳动。

6. 心肌缺血预处理。缺血预处理[8]是将心脏进行短周期（3～5min）的非致死性心肌缺血和再灌注的处理，从而在随后的持续缺血期减小梗死面积。其他指标，如 ATP 水平、细胞内的 pH 和超微结构特征也得到保留。这种效应在包括人类在内的多种动物物种中得到重复，甚至在体外培养的人心肌细胞中也获得重复。这一保护作用有两个窗口期。第 1 个窗口期（经典或早期预处理）持续 4～6h，第 2 个窗口期从 24h 开始，持续 72h。没有单一的通路能够解释缺血预处理，多种潜在的介质，如腺苷、缓激肽、蛋白激酶 C 和线粒体通透性转换孔等可能参与其中。许多旨在复制预处理效果的药理学干预措施已被评估，但目前还没有足够的证据支持临床上使用任何药物。

7. 研究发现"条件作用"刺激应用于远离心脏的器官或组织被称为远端缺血预处理。这一现象更容易转化为临床实践，临床上使用标准血压袖带放置在上肢或下肢可实现该技术的无创应用，但没有显示出显著的临床效果[9]。

六、主动脉阻断后的干预措施

（一）心脏停搏液的类型

1. 术中心肌保护的主要策略是通过向心肌提供停搏液来产生舒张期电机械停搏。虽然最近的一项研究表明，美国在使用停搏液配方有超过 160 种，但这些配方都有一些共同的基本原则。

2. 最常见的快速诱导舒张停搏的方法是通过心肌细胞外钾的升高导致静息膜电位的去极化。当 K^+ 浓度约为 10mmol/L 时，膜电位达到 −65mV，对启动动作电位至关重要的电压依赖性快速 Na^+ 通道失活，从而在舒张期停搏心脏。当然，由于大量的离子通道和离子泵的存在，这并不是独立发生的，细胞内的 Na^+ 和 Ca^{2+} 也随之增加。此外，异常的离子梯度会使离子泵运转，从而消耗 ATP。

3. 最简单的心脏停搏液形式是晶体溶液，有两种产生去极化的溶液类型，包括细胞外液型和细胞内液型。细胞外液型含有相对较高浓度的 Na^+、Ca^{2+} 和 Mg^{2+}，而细胞内液型不含或仅含低浓度的 Na^+ 和 Ca^{2+}。两种停搏液均含有 K^+，浓度为 10～40mmol/L（表 23-1）。

4. 细胞外液型心脏停搏液的原型是 St. Thomas[10]［也叫 Plegisol（Pfizer, Inc.）］。

5. 典型的细胞内心脏停搏液是 Bretschneider 溶液［也称 HTK 或 Custodiol HTK 溶液（Essential Pharmaceuticals, LLC）］[11]。低钠可降低细胞内 Na^+ 积累和细胞内 Ca^{2+} 水平。因此，至少在理论上，该停搏液使 Ca^{2+} 导致的细胞内水肿和再灌注损伤出现减轻的趋势。心肌内的低钙血症延长了停搏时间，减少了对维持剂量的需求。Bretschneider 和 St.Thomas 溶液也具有不同的给药量和诱导时间。

6. 自 20 世纪 70 年代末以来，晶体停搏液逐渐被含血停搏液所取代[12]。以血液为主要载体传递心脏停搏液的活性成分，即替代晶体，有许多优点，包括血液具有更高的携氧潜力，更好的流变学特性有改善微循环灌注的可能，含有代谢底物（脂肪酸和葡萄糖），具有较强的酸缓冲能力，含有内源性抗氧化剂，并具有天然的渗透力，因此能够减少心肌水肿的发生。

7. 含血停搏液主要为血液与停搏液（细胞外液型）以 4∶1 的比例组成，目的是产生与晶体输注物相同的最终 K^+ 浓度。实际上，在商品化生产的晶体袋中，高浓度 K^+（如 84mmol/L）溶液被用来与 CPB 管路中分流出的血液混合，该回路通过专用热交换器来调节心脏停搏温度。

8. 减少血液稀释的工作进一步产生了微停搏液策略[13]，在这种策略中，通过注射器驱动器输送的浓度更高的溶液进一步减少了晶体的体积。这些可能仅对持续和常温停搏液输送策略真正有利。

9. 最近开发的去极化配方是 del Nido 停搏液，最初是为儿童和婴儿患者开发的，但越来越广泛地应用于成人，特别是在美国。它是一种由 4 份晶体和 1 份全血组成的灌注液。主要成分是钾和利多卡因（表 23-1），但重点是其含碳酸氢盐、甘露醇和镁。它通常在成人中单次灌注 1000ml 可提供大约 90min 的心脏停搏维持时间[14]。

10. 一些中心使用不同的溶液、温度和输送管路来灌注诱导心脏停搏、维持心脏停搏及在开放主动脉前再灌注（简称"温血复灌"）[15]（表 23-1）。含血停搏液使用简单，应用广泛，而且单一配方已经取得了很好的效果。

11. 还有其他形式的心脏停搏，试图避免心肌细胞静息电位的去极化，以避免细胞内的 Na^+ 和 Ca^{2+} 负荷，从而保持能量利用[16]。也有人担心高 K^+ 导致的内皮损伤、局部炎症、心律失常和冠状动脉收缩[17]。已经提出了很多关于产生所谓"极化"阻滞的方法（其中膜电位保持在接近静息电位水平），包括局部麻醉药利多卡因、腺苷、艾司洛尔和 K^+ 通道开放药吡那西地尔。这些形式的心脏停搏液是作为单次晶体停搏液使用的。

12. 利多卡因可阻断快反应 Na^+ 通道，防止去极化。腺苷开放 K^+ 通道，通过刺激 A1 受体增加外向 K^+ 电流，导致超极化[18]。艾司洛尔为超短效的选择性 β 受体阻断药，由于其负性肌力作用，已被证明能在舒张期停搏心脏，但同时也阻滞了 Ca^{2+} 和 Na^+ 通道[19]。K^+-ATP 通道开放药可产生超极化作用，但在临床应用中尚未得到广泛应用。两种市售停搏液是腺苷和利多卡因的结合（Adenocaine）及结合了艾司洛尔、腺苷和镁的 St. Thomas 极化停搏液（表 23-1）。

> **临床要点**　大多数成人心脏外科团队根据高血钾舒张停搏联合局部和（或）全身性低温的原理使用不同剂量去极化含血停搏液。

（二）心脏停搏液的温度

1. 通过 CPB 使全身温度维持在 30～33℃ 范围内，达到心肌降温的目的。然而，历史上大多数术中心肌保护（在临床实践中）是将心肌降温到约 15℃ 水平。虽然表面降温可以通过冰泥或冰盐水或降温套件来实现，但这仅对壁薄的右心室效果好。在 4～10℃ 的停搏液可使左心室充分降温。

2. 随着含血液停搏液使用量的增加，同时低温导致的氧离解曲线左移可能会降低低温心肌的氧摄取，从而促进了温血停搏液的使用。

3. 使用常温（37℃）氧合血停搏液可以诱导心脏的电机械停搏，同时在灌注停搏液期间最大限度地吸收氧气和其他底物，从而尽可能地减少 ATP 的消耗[20]。特别是在可能导致心肌梗死时，停搏诱导时温血灌注能够挽救这些区域的心肌而成为倡导的技术。

4. 温血停搏液也可用于维持心脏停搏，特别是在常温下 CPB 时。许多研究将其与冷血停搏液进行比较，发现使用温血停搏液后围术期心肌梗死和低心排综合征的发生率较低[21]。

5. 终末温血停搏液的输注（"温血复灌"）可作为冷停搏液的补充物，以补充能量底物（详述见本节"七、开放主动脉时的干预措施"部分）。

6. 温热停搏（29℃）认为是安全和有效的[22]，尽管温热停搏液能否优于其他温度的心肌保护仍有待确定。

（三）灌注路径

1. 与心脏停搏液配方多样类似，心脏停

表 23–1　不同心脏停搏液的组成

	去极化 – 晶体		去极化 – 血液				非去极化	
	St. Thomas II	Bretschneider	del Nido[a]	Buckberg[b] 诱导 / 末次温血	Buckberg[b] 维持	Buckberg[b] 抢救性再灌注	Adenocaine	非去极化 St. Thomas
K$^+$	16	9	24	16～20	8～10	20～25	—	—
Na$^+$	110	15	—	—	—	—	—	—
Ca^{2+}	1.2	0	—	0.2～0.4	0.5～0.6	0.1～0.25	—	—
Mg^{2+}	16	4	8	—	—	—	—	16
HCO^{3-}	10	—	12	—	—	—	—	—
pH	7.8	7.1	—	7.5～7.7	7.6～7.8	7.5～7.6	—	—
其他	—	组氨酸 198 色氨酸 2 酮戊二酸 1 甘露醇 30	甘露醇 利多卡因	氨丁三醇 天冬氨酸 13 谷氨酸盐 13	—	氨丁三醇 天冬氨酸 13 谷氨酸盐 13 地尔硫草	腺苷 利多卡因	艾司洛尔 腺苷

a. 用血液 1∶4 稀释（1 份血液，4 份晶体）
b. 用血液 4∶1 稀释（4 份血液，1 份晶体）
所有值以 mmol/L 表示

搏液也有多种灌注路径，如主动脉根部顺行灌注、单个冠状动脉口顺行灌注、静脉移植物顺行或逆行灌注；同时每一种灌注方式都可以连续或间歇性灌注。

2. 顺行性心脏停搏可以通过在升主动脉靠近主动脉阻断钳的位置放置插管来实现。停搏液以 200～300ml/min 的速度在 70～100mmHg 的压力下灌注，同时观察主动脉根部和心肌的压力，以确保降温均匀、心脏无膨胀和电机械停搏。给予一次 1000ml（14ml/kg）诱导剂量的含血停搏液后，通常以每 20min 给予 200～400ml 的方式灌注维持。对于细胞外液型晶体停搏液，诱导时给予 1000ml，随后每隔 40min 补充 500ml 剂量。细胞内液型晶体停搏液通常是单次灌注，2000ml 的诱导剂量可持续 120min 左右，必要时可补充。该方案非常适合再次灌注有困难的微创手术。

3. 维持心脏停搏可能需要再次灌注心脏停搏液。停搏液补充是必要的，因为复温和心肌通过直接接触全身灌注的组织产生再灌注，例如横膈膜、从肺静脉回流到心脏的或多或少的血液，以及非冠状动脉侧支血流——冠状动脉循环相关联的心包和纵隔小血管之间的血流。所有这些情况因人而异，且难以预测。停搏液维持灌注的原则是维持心脏电机械静止，心电图电活动和心肌均需要密切观察。一些中心在左心室心肌中放置温度探针，测量温度来确定停搏液的灌注是否充足，以便按需补充。心脏停搏液的成分也会影响停搏液的再次补充灌注。细胞内液型停搏液与细胞外液型配方类似。含血停搏液的灌注比晶体停搏液更频繁，体温是影响停搏液再次灌注的重要因素，体温升高则需要更频繁的再次灌注停搏液来维持心脏停搏。

4. 主动脉瓣反流时，主动脉根部灌注停搏液可引起左心室扩张。即使存在左心室引流，心脏停搏液也不能充分地对主动脉根部加压灌注，无法确定通过冠状动脉输送的心脏停搏液容量。因此，最好打开主动脉利用专门的直接灌注套管将心脏停搏液灌注到冠状动脉口。灌注套管可通过 Y 形分叉同时灌注两个冠状动脉开口，也可以根据各冠状动脉所灌注的心肌量的比例对每个开口依次灌注。此外，可选择固定在适当位置的插管用于心脏停搏液的持续灌注。

5. 在冠状动脉解剖结构异常的情况下，严重的冠状动脉疾病可能会导致顺行性灌注时心脏停搏液的不均匀分布。移植到病变冠状动脉的游离血管也可用于心脏停搏液的灌注（"桥灌"）。部分外科医生更普遍地采用该方案检查桥血管的血流是否充足。再次灌注的心脏停搏液也可以通过逆行灌注完成。逆行灌注在冠状动脉再通手术中将特别介绍[23]。

6. 逆行性心脏停搏灌注是通过放置在冠状窦的特制球囊插管完成的[24]。该导管通过右心房游离壁盲探下放置，也可以打开右心房直视下放置。灌注液通过冠状静脉系进入毛细血管床，随后进入动脉，从两个冠状动脉口流出。要求灌注压力低于 40mmHg，通常只需要 150～200ml/min 流量，以避免心肌水肿。插管位置的正确应通过以下一项或多项确认，即 TEE 可视化确认、插管尖端的数字刻度、插管压力曲线下的心室压力、可观察到的随插管流量增加出现的压力升高，以及主动脉切开时可观察到的冠状口灌注液的流出情况。

7. 右心室由心最小静脉又直接排入右心室。此外，那些引流右心室的心外膜静脉进入冠状窦开口附近，靠近逆行灌注插管球囊的位置（图 23-3）。因此，有人担心逆行灌注时右心室的灌注相对较少。

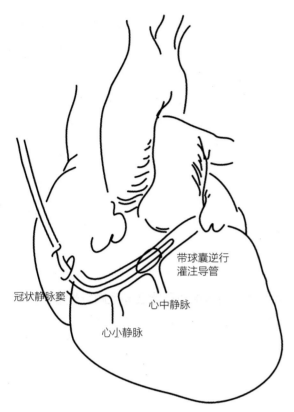

▲ 图 23-3　放置引流右心室的冠状静脉窦逆行灌注导管

带球囊逆行灌注导管

冠状静脉窦

心中静脉

心小静脉

> **临床要点**　不能仅仅依靠逆行心脏停搏灌注来保护右心，因为其静脉引流主要是通过心最小静脉；心脏静脉引流到冠状窦的部位通常靠近经典的逆行插管球囊的位置。

8. 在瓣膜手术中，逆行性心脏停搏液灌注有助于手术顺利进行。主动脉瓣手术中，逆行性心脏停搏液灌注可以重复灌注停搏液，而不需要因冠状动脉口插管而中断手术进程（但请注意上面的临床要点）。在二尖瓣手术中，在不牵拉的情况下顺行灌注心脏停搏液，心脏牵拉会使主动脉根部扭曲产生反流。逆行性心脏停搏液灌注则可以在不影响手术暴露的情况下完成。

9. 顺行和逆行停搏可以同时或交替使用。

最常见的是顺行灌注用于停跳心脏（诱导），逆行灌注用于再次灌注（维持）。逆行性心脏停搏液灌注用于诱导停跳需要更长时间才能达到停搏，这可能会加剧 ATP 的消耗。另外在开放主动脉前使用逆行灌注（温血复灌）可以在温热和低压条件下补充能量底物，达到控制性再灌注的几个目的。

七、开放主动脉时的干预措施

1. 术语"温血复灌"是指在开放主动脉前，心脏灌注温血，常为伴有高钾溶液的温血[26]。认为其在保持心脏电机械停滞的同时，加强能量底物的补充，该时期是能量底物低利用阶段。

2. 在 20 世纪 80 年代，Buckberg 进行了一系列实验来研究如何通过改变再灌注条件来影响心肌功能的恢复。"温和"灌注这一说法作为一种心脏保护策略就源于这项工作，目前被称为"控制性再灌注"。它需要在主动脉开放后的数分钟降低全身压力，维持平均压力为 40mmHg。

3. 在再灌注的早期，心脏的收缩功能受到抑制，心肌特别容易膨胀。应注意避免心室扩张，必要时进行引流。心室颤动阶段心室减压的重要性尚不清楚，但心室颤动使心脏膨胀的评估变得困难，通常会要求临床医生通过电除颤和（或）药物措施来逆转室颤。

4. 在移除主动脉阻断钳之前，应彻底排尽左侧心脏内的气体。通常包括推动血液流经右侧心脏，然后挤压肺部通过左心室或主动脉引流管将气体排出。为实现这一方案，灌注师会部分阻断静脉回流，使血液填满右心房和右心室，并且将血液推入肺部。麻醉医师则可通过对肺进行通气，帮助血液和空气从肺循环进入左心系统。只有当空气排出后，才可以移除阻断钳，以避免左心室的空气随血流射入全身循环中。即使采取了上述措施，一些气团仍可能停留在循环的最上层。由于右冠状动脉位于主动脉根部的前部，任何空气都极有可能栓塞此处，并可能在这微妙的时间造成灌注不良。应关注气栓和灌注不良的可能性，直到所有气体排出为止，该过程需要持续到开放主动脉之后的几分钟。部分外科医生在手术过程中向术野注入密度比空气大的 CO_2 用于排气。因此，任何末端的气体栓塞都是由高度可溶性的 CO_2 的组成，而不是相对不可溶的空气。

5. 在控制性再灌注和缺血预处理提出多年后，缺血后处理的现象被证实。这是在再灌注期进行短暂的再阻断来减少缺血性损伤。尽管该现象最早是在犬类模型中提出的，但现在认为该技术在临床工作中是有益的，虽然其临床价值仍有待明确 [27]。

八、心脏停搏的替代措施

1. 主动脉阻断心脏纤颤

毫无疑问这是冠状动脉旁路移植手术中具有历史意义的技术 [28]。人为使心脏颤动，同时阻断主动脉。暴露并移植特定的冠状动脉，然后取下主动脉阻断钳，心脏除颤。对于游离的移植物，在心脏灌注和跳动的情况下完成近端吻合，使用侧壁钳来部分性阻断升主动脉，冠状动脉所支配区域可以立即得到再灌注。然后在主动脉阻断纤颤下进行下一个旁路移植血管的移植，直到所有的旁路移植血管完成吻合。通常，全身体温维持在 28~30℃之间，并采用肺动脉引流提供心脏保护并避免过度扩张。

2. 非体外循环冠状动脉旁路移植术

(1) 非体外循环冠状动脉再血管化约占所有病例的 20%，因机构和外科医生的偏好导致比例不尽相同。就术中心肌保护而言，对全身麻醉原则的关注更为关键，这一点在第 10 章"心肌再血管化的麻醉管理"中进行了讨论。冠状动脉灌注必须保持充足，各种操作可用来优化冠状动脉灌注，包括手术台位置、心脏定位、起搏和血管活性药物的正确使用 [29]。

(2) 首先将左胸廓内动脉吻合至左前降支，以提供最大范围的血供重建和最小的心脏移位。与主动脉阻断纤颤时的步骤一样，可在远端吻合后立即进行近端吻合，以立即实现血供重建。尽管部分外科医生在进行远端吻合时放置冠状动脉内分流器，但与未闭塞血管相比，分流器会导致一定程度的狭窄和远端血流减少。

3. 不停跳心肺转流（CPB）

(1) 不停跳心肺转流（beating heart on cardiopulmonary bypass，CPB）指在主动脉瓣功能正常情况下，心肌可以通过体外循环得到灌注，允许心脏在整个手术过程中跳动。

(2) 这是右心手术非常常见的方法，特别是三尖瓣或肺动脉瓣手术，因为右心被体外循环替代。但需要注意空气进入左心的严重危险性。

(3) 在二尖瓣手术中，该技术也被用于通过二尖瓣进行左心室排气减压，有助于手术暴露和防止空气栓塞，因为在二尖瓣手术中，左心室充满空气 [30]。该策略的复兴与二尖瓣微创入路和经导管入路的目的一致。

(4) 主动脉弓手术通常需要较长时间来降温和复温。如果主动脉瓣功能正常，升主动脉可以阻断，心脏在靠近阻断钳的近端以 500~700ml/min 的常温血流进行灌注，基本上将心脏灌注和全身体外循环灌注回路区分开 [31]。充分的心脏灌注通过主动脉根部压力，自由而松弛的心脏跳动和正常心电图进行评估。当然，在大多数主动脉弓手术中，心脏本身和主动脉根部需要同时进行手术。可以在全身降温期间用标准的心脏停搏技术来完成,然后在外科医师处理主动脉弓时,用这种常温灌注技术复跳心脏并保持其跳动。

九、结论

1. 术中心肌保护有大量的停搏液配方和停搏策略。当代心脏手术死亡率低于2%,同时心肌梗死率低于4%。任何特定策略的证据通常都是基于实验室数据,但很难转化为临床工作中产生显著临床差异的策略。基于该原因,许多单位和外科医生选择简化方案,以提供一种可行和可重复的技术,并尽可能广泛地应用。

2. 在适当的术中心肌保护下,心脏通常能舒适地承受120min的缺血时间。随着缺血时间的延长,低心排综合征的风险增加。

3. 随着我们对心肌缺血及再灌注损伤机制的理解,毫无疑问,我们能够使心肌缺血的耐受和逆转时间变得越来越长。

第 24 章
体外膜肺氧合用于肺及心脏支持
Extracorporeal Membrane Oxygenation for Pulmonary or Cardiac Support

Darryl Abrams　Jonathan Hastie　Daniel Brodie　著

蔡 彬 王 晟 译

杨 钊 彭勇刚 校

本章要点

● 静脉 – 静脉体外膜肺氧合（extracorporeal membrane oxygenation，ECMO）可提供不需心脏支持的气体交换，而静脉 – 动脉 ECMO 可同时支持受损的气体交换和受损的心功能。

● 因为 CO_2 可以在相对低的血流速率下清除，体外 CO_2 的清除（carbon dioxide removal，ECCO$_2$R）有机会通过最小化使用或者避免机械通气来改变管理呼吸衰竭的方式。

● 在股静脉 – 股动脉 ECMO 中，当自体的气体交换受损而心脏还有残余的射血功能时，把富氧血供送到主动脉弓及大动脉处可能会受到影响。杂交手术、上身或中央管道的连接策略可以减缓这个问题。

● 作为几种可用的策略或桥接治疗，静脉 – 动脉 ECMO 常暂时用于心力衰竭患者身上；作为桥接治疗，其终点可包括自身恢复、心脏移植、长期的机械辅助循环支持或在终点事件不明朗的情况下作为一种选择。然而 ECMO 用于呼吸衰竭仅限于桥接治疗直至恢复或移植术，因为目前并没有其他可选的桥接治疗或人工装置。

● 体外心肺复苏（extracorporeal cardiopulmonary resuscitation，ERCP）可能会显著提高心搏骤停下神经系统的完整性。但是适当选择患者对优化结果至关重要，并可以避免这种资源密集型的策略被广泛使用。

在体外循环管路的技术改进及大量文献显示良好结果的背景下，体外膜肺氧合（ECMO）技术在近十几年来迅猛发展。而随着管道连接技术和管理策略日益成熟，ECMO 有机会可以转变严重心肺衰竭的处理方法。这个章节旨在讨论 ECMO 的合理使用、潜在适应证和禁忌证、管道和患者的管理方法及常见并发症。最后，因为 ECMO 系资源密集型技术，会极度地影响支持危重患者的能力，经济上的考量和伦理的挑战也会被讨论。

一、体外膜肺氧合的历史

1. ECMO 最开始为体外循环的扩展，其理念最初是希望在手术室外心肺功能仍可被体外循环管道支持。

2. 1971 年 ECMO 首次被成功用于治疗急性严重呼吸衰竭。

3. 尽管成功的案例使得本领域未来发展及扩展到重症呼吸衰竭寄予厚望，1979 年和 1994 年的前瞻随机临床试验却并未表明 ECMO 相比传统管理能够改善生存率。ECMO 的失败很多被归咎于高发的并发症，尤其是出血倾向和血栓形成。这些并发症从根本上与当时使用 ECMO 的循环管道部件及从业者对该技术的有限的经验有关。

4. 在过去的 20 年间，体外技术的实质性进步包括以下几点。

(1) 新的管道设计可使血液的引流及再灌注更合适。

(2) 生物兼容性的循环管道可降低血栓风险及抗凝药的使用。

(3) 氧合器上半透膜的使用提高了选择性气体的扩散效率。

(4) 离心泵的使用降低了血液成分的损伤及循环管路受损的风险。

5. 随着技术的提升和更有利的风险预测，及目前在危急重症患者合并心肺衰竭的管理技术上的进步都让越来越多的文献支持 ECMO 在合适的患者身上使用并提高生存率。然而，这些文献大部分都因非随机观察对照的研究设计而受限。

二、ECMO 的生理

1. ECMO 为严重呼吸衰竭的患者提供气体交换，直接把血液富氧化并移除 CO_2[1]。

2. 乏氧血从中央大静脉引流出来并泵入一个称之为膜氧合器的气体交换装置。血液从半透膜的一端流入，而气体，称为扫气，则从另一端经过。气体通常是空气和氧气的混合气体，其构成比［如输送氧气的百分比（fraction of delivered oxygen，FDO_2）］则由一个混合器控制。

3. 膜允许氧气从高浓度的扫气向低浓度的血液扩散。而 CO_2 也从高浓度向低浓度扩散（从血液向气体）。

4. 富氧血离开膜氧合器后被再引流入患者体内。CO_2 则通过通气孔直接排放进大气。

5. 当血液从静脉引流出被再灌注回静脉时，这种结构被称为静脉 – 静脉 ECMO。这种结构只提供气体交换，同时依赖于自体的心脏功能来循环富氧血。

> **临床要点** 静脉 – 静脉 ECMO 提供气体交换，而静脉 – 动脉 ECMO 同时提供气体交换和血流动力学支持。

6. 静脉 – 动脉 ECMO 是指从静脉引流出血液并再灌注回动脉。这种方式不仅提供了气体交换，而且通过再泵注血液入体循环提供血流动力学支持。

> **临床要点** 因高碳酸血症或低氧血症而引起的急性右心力衰竭，静脉 – 静脉 ECMO 可能足以改善右心功能，而无须使用静脉 – 动脉支持。

7. 体外氧气输送和体外血流量成比例；经常需要使用大管径管道以满足血流速度。体外 CO_2 的清除（$ECCO_2R$）取决于扫气的流速，即使在较低的血流速度下仍可以满足。这意味着可以使用更细的管道从而减少并发症。

> **临床要点** 决定 ECMO 的氧合情况主要是血流速度。而决定 CO_2 的清除速率，全流速下 ECMO，则是扫气的流量。

三、管道连接策略

（一）静脉 – 静脉

ECMO 常规需要插两根独立的管道，一根用以引流，而另一根则用以再灌注。静脉引流通常从股静脉入路进入下腔静脉（inferior vena cava，IVC），再灌注的血则经颈内静脉从上腔静脉（superior vena cava，SVC）注入（图 24–1）。

1. 双位点静脉 – 静脉的结构有利于在没有高级影像学的支持（但还是推荐超声下引导）下的床旁操作。然而，引流管和再灌注管的位置会造成再灌注的富氧血流回管道而不是首先通过体循环。这种现象，称之为再循环，限制了管道的气体交换效率。

2. 另外一种单位点结构使用双腔静脉的双

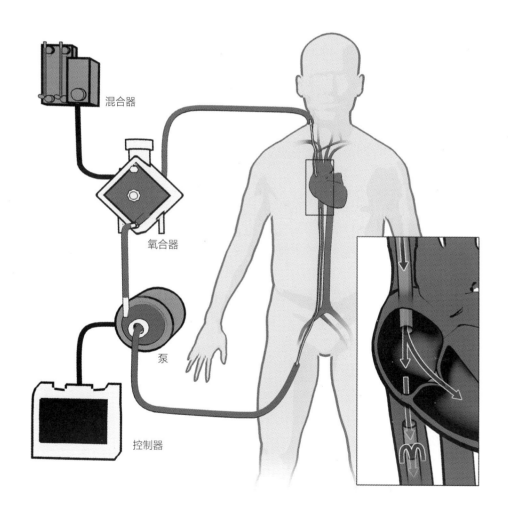

▲ 图 24–1 双位点静脉 – 静脉体外膜肺氧合

静脉血从中心静脉被引流至引流管，泵入氧合器，从另一个独立的再灌注管道送回中央静脉。右下插图示，一些再灌注的血可能会在进入体循环前就被引流管（紫色箭）抽走，这种现象被称为"再循环"［引自 Clinics in Chest Medicine. Abrams D，Brodie D. Extracorporeal circulatory approaches to treat ARDS. *Clin Chest Med.* 2014；35（4）：765–779. Figure2，由 www. collectedmed.com 提供］（此图彩色版本见书中彩图部分）

管腔管道，可能会最小化再循环。

（1）这种管道通过颈内静脉插入，尖端位于 IVC。可定位使 SVC 和 IVC 的血引流到同一管腔。在通过膜氧合器后，再灌注的血通过第二个管腔直接注入三尖瓣处（图 24-2）。

（2）再循环被最小化因为引流口和再灌注口被分开，再灌注血被直接注入三尖瓣处。

（3）因为避免了股静脉的管道，这种结构可降低感染风险，同时也允许患者活动。

（4）为了确保正确的放置管道和朝向，该管道最好能在经食管超声心动图和荧光透视的引导下放置。

> **临床要点**　双位点的静脉 – 静脉 ECMO 是呼吸衰竭下最常用的结构；它的缺点包括股静脉通道和再循环的风险。单位点、双管腔的结构避免了股静脉插管同时减少再循环的风险；然而，这种管道的放置通常需要高级影像学的支持以确保放置结果满意。

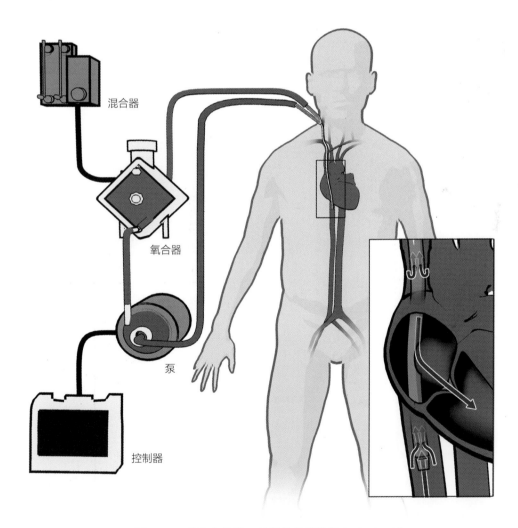

混合器

氧合器

泵

控制器

▲ 图 24-2　单位点静脉 – 静脉体外膜肺氧合（ECMO）

双管腔的管道设计如插入的位置得当，静脉 – 静脉 ECMO 可通过一个位点置入，并且可以最小化再循环［引自 Clinics in Chest Medicine. Abrams D，Brodie D. Extracorporeal circulatory approaches to treat ARDS. *Clin Chest Med.* 2014；35（4）：765–779. Figure4，由 www.collectedmed.com 提供］（此图彩色版本见书中彩图部分）

（二）静脉 – 动脉

ECMO 最常见的插管方式就是从股动静脉入路。这个方法，与双位点的静脉 – 静脉 ECMO 很相似，可在床旁快速操作，对血流动力不稳定的患者来说是很有益的。这种方法通常也可对末梢器官提供足够的循环支持。

1. 杂交结构。股动静脉插管 ECMO 为再灌注提供了主动脉内的逆向血流。心力衰竭伴有呼吸衰竭的患者若接受动静脉 ECMO，心脏剩余的自体射血功能可能会把乏氧血泵入升主动脉。这些竞争性的血流可能会把乏氧血带入冠状动脉或脑循环中（图 24-3）。一种解救方法就是额外增加一根再灌注管道注入颈内静脉，从而提高通过自体心脏循环的血液氧合。这种结构被称为动静脉 – 静脉 ECMO（图 24-4）。

2. 在外周血管置入的管道仍无法提供满足的循环支持时，可能需要经中心血管置入更短、内径更大的管道。这种结构，类似于开胸手术时的心脏旁路管道。根据患者的需要不同，可能包括，右心房的引流管加上主动脉或

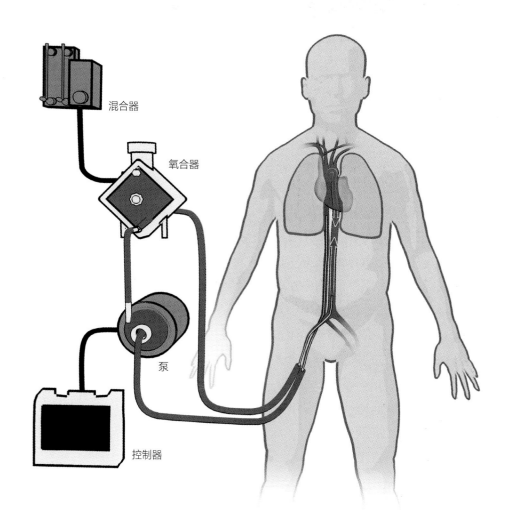

混合器

氧合器

泵

控制器

▲ 图 24-3　在气体交换功能受损情况下的股静脉 – 动脉体外膜肺氧合（ECMO）

再灌注的氧合血液被逆灌回主动脉（红色箭），可能会与体内的心腔泵血的正向血流相抵抗（紫色箭）。因此在自体气体交换受损同时残存心室功能的情况下可能会导致上半身的氧合变差［引自 Clinics in Chest Medicine. Abrams D, Brodie D. Novel uses of extracorporeal membrane oxygenation in adults. *Clin Chest Med.* 2015；36（3）：373–384. Figure4，由 www.collectedmed.com 提供］（此图彩色版本见书中彩图部分）

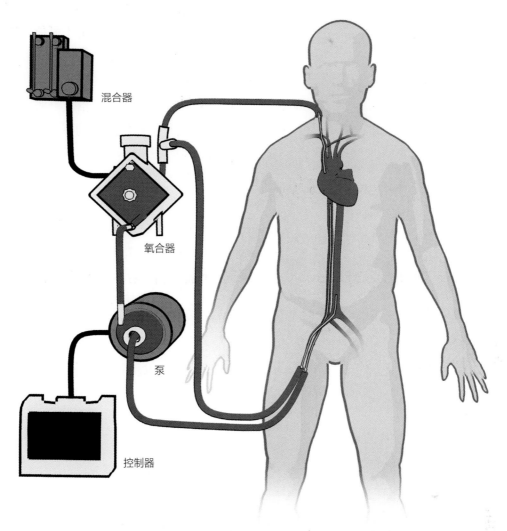

混合器

氧合器

泵

控制器

▲ 图 24-4　静脉 - 动脉 - 静脉体外膜肺氧合（ECMO）

股动静脉 ECMO 和自体气体交换受损造成的上半身氧合不足的情况下，可通过在颈内静脉置入第 2 根再灌注管而得到部分改善［引自 Clinics in Chest Medicine. Abrams D，Brodie D. Novel uses of extracorporeal membrane oxygenation in adults. *Clin Chest Med*. 2015；36（3）：373–384. Figure5，由 www.collectedmed.com 提供］（此图彩色版本见书中彩图部分）

肺静脉的再灌注管。

3. 左心室引流口。通过股动静脉 ECMO 再灌注，主动脉中的逆向血流可能会造成与左心室后负荷增加相关的严重生理后果。增加的左心室后负荷使室壁张力增高，这会增加心肌氧耗同时降低冠状动脉灌注。增加的左心室后负荷也导致舒张末期容量的增加，特别是在主动脉瓣没有打开的情况下，会引起血液停滞和心内血栓形成。左心室引流口，经皮介入或外科置管，能通过降低心室的压力而减轻这些不良

反应。ECMO 中的左心室引流口（引流管）对肺功能受损的患者也可降低上身的低氧血症可能性。

临床要点　动静脉 ECMO 中最常见的就是利用股静脉引流和股动脉再灌注。然而，这种结构在自身肺功能已受损和有残余左心室射血功能的患者中可能与上身低氧血症有关。

四、呼吸衰竭下应用ECMO的适应证和证据

（一）恢复期的桥接

1. 严重的急性呼吸窘迫综合征

静脉 - 静脉 ECMO 最常见的适应证就是严重的急性呼吸窘迫综合征（severe acute respiratory distress syndrome，ARDS），定义为急性的严重低血氧症伴随胸部 X 线片的双侧渗出灶并且不能完全由左心房压力升高所解释。

(1) 容量和压力限制性通气是标准的 ARDS 治疗模式，已被证实相对于传统的高潮气量和平台气道压的模式可降低死亡率[2]。其他已被证实可降低 ARDS 死亡率的策略包括俯卧位、尽早使用神经 - 肌肉接头阻滞药和高水平呼气末正压（PEEP）。

(2) 在 2009 年甲流（H1N1）大爆发的 ARDS 患者中，是否应用 ECMO 的倾向性分析显示了 ECMO 在改善生存率上相互矛盾的结果。英国一个观察性实验证实了死亡率的显著下降（24% vs. 47%，相对风险 0.51；95%CI 0.31～0.84，P=0.008）；而法国一个相似的研究则表明 ECMO 没有改善生存率。

(3) 目前 ECMO 唯一的前瞻性随机试验是"传统通气或 ECMO 在严重成人呼吸衰竭"（conventional ventilation or ECMO for severe adult respiratory failure，CESAR）试验。试验使用相对现代化的 ECMO 技术及低潮气量通气为标准治疗模式进行分析，结果显示 ECMO 组患者的 6 个月的无严重障碍生存率对比传统组有提高（相对风险 0.69；95%CI 0.05～0.97，P=0.03）[3]。特点如下。

①只有 76% 的 ECMO 组患者最终使用 ECMO。其他 24% 的病例要么在传统的机械通气下好转，要么接受 ECMO 之前情况已恶化，或是在转运到 ECMO 中心前就已死亡。

②在对照组中只有 70% 的病例按照标准的肺保护性机械通气方法进行管理。

③这种方法学上的缺陷限制了 ECMO 本身在严重的急性呼吸衰竭患者身上的能够得出优势的结论，反而意味着坚持使用标准的治疗方法和转运到有能力开展 ECMO 中心的好处。仍需要额外的随机对照研究以阐明 ECMO 在这类患者中的治疗地位。

(4) 针对重度顽固的 ARDS 对比 ECMO 和传统治疗方法的前瞻性的随机对照试验正在进行，可能对阐明 ECMO 在这类患者身上的作用有帮助（ClinicalTrials.gov Identifier：NCT01470703）。

(5)ARDS 推荐使用 ECMO 的阈值[1]

①在使用高 FiO_2 和 PEEP 的情况下，动脉血氧分压和吸入氧气百分比（FiO_2）的比值仍低于 80mmHg。

②尽管在最优的通气设定下仍有 pH < 7.15 的呼吸性酸中毒。

③尽管在最优的通气设定下，仍有极度的高气道平台压力（> 35～45cm H_2O，取决于患者的体型）。

2. 肺移植后的原发性移植物功能障碍（PGD）

肺移植后的原发性移植物功能障碍（primary graft dysfunction，PGD）表现为肺移植术后 72h 内急性低血氧性呼吸衰竭和影像学上移植物的渗出，其病因被认为是缺血再灌注损害的结果，临床症状上与 ARDS 相似。ECMO 应尽早使用以帮助严重受损的气体交换功能和减少极度通气设置下的损伤。对于一些特定的患者，特别是术前已存在肺动脉高压或右心室功能性失调，即可考虑在术中使用动静脉 ECMO 来完成两种目标，即术中即可提供对移植物的血流动力学支持和控制再灌注以最

大程度减少 PGD 的损伤。在一些严重肺动脉高压的患者，动静脉 ECMO 可在术前即使用以控制呼吸衰竭和血流动力学不稳定。

3. 急性高碳酸血症性呼吸衰竭

$ECCO_2R$ 可以用于高碳酸血症性呼吸衰竭的管理，以更好的风险获益比和避免有创性机械通气的可能。这个相对的低风险在于 CO_2 可在低流量下即可被清除，意味着更细的管道而不是低氧血症需要的大管道。

(1) 这种策略潜在的好处包括以下几方面。

①最小化动态过度充气和自身 PEEP 的产生。

②最小化呼吸机相关性肺损伤（ventilator-associated lung injury，VALI）。

③避免通气相关性肺炎。

④提高了雾化药物的输送。

⑤对呼吸困难和呼吸功的改善使得早期活动变得可行。

(2) 在一个对急性加重的 COPD 患者的小型研究中，该策略的可行性已得到证实[4]。在该方法可在临床上推广前，仍需要用前瞻性的随机对照研究比较 $ECCO_2R$ 和传统管理方式。

(3) 类似的方法也可考虑用在哮喘持续发作的患者身上，治疗正压通气和动态过度充气造成的严重通气功能受损。

（二）移植术的桥接

1. ECMO 在终末期呼吸衰竭的患者用于肺移植术的桥接治疗时传统上常与较差的预后相关，大部分是因为患者筛选较差或装置相关的并发症。然而，最近也有 ECMO 在移植术前应用并在术后取得较好的结果。这些提升至少部分有赖于以下几个方面。

(1) 仔细地筛选患者并及早应用，因此避免了患者太过衰弱而无法进行移植术。

(2) 在大容量的中心增加了使用经验从而减少并发症。

(3) 优化生理状态和最小化 ICU 并发症的策略。这些措施包括避免镇静、气管拔管和早期活动。

2. 心力衰竭患者可使用左心室辅助装置（LVAD），但是呼吸衰竭的患者并没有可以终末期治疗的装置，终末期呼吸衰竭的患者只能在等待肺移植的过程中才考虑使用 ECMO。

> **临床要点**　静脉 – 静脉 ECMO 的适应证包括严重 ARDS 的恢复期桥接治疗和终末期呼吸衰竭等待移植术的桥接治疗。$ECCO_2R$ 用于急性高碳酸血症性呼吸衰竭的治疗是一项充满前景的研究领域。

五、心力衰竭应用 ECMO 的适应证和证据

（一）恢复期的桥接治疗

1. 心源性休克

动静脉 ECMO 是几种可以支持心源性休克的辅助机械装置之一，其优点在于可在床边迅速操作并提供气体交换。ECMO 作为恢复期的桥接治疗成功与否很大程度依赖于病因，急性心肌梗死和爆发性心肌炎引起的心力衰竭通常都有最好的治疗效果。ECMO 用于心源性休克的报道多数局限于病例报道，小的队列研究和回顾性倾向性分析[5]。ECMO 前的预后评分也被用来评估患者的预后以筛选出最有可能从 ECMO 中受益的患者。

(1) 心脏手术后的心源性休克是一种不太常见的术后并发症，与高死亡率相关。当患者在手术室内无法撤离心肺旁路时，ECMO 也可以考虑作为暂时性的支持使用。

(2) 原发性移植物功能衰竭（primary graft failure，PGF），一种心脏移植术后的罕见并发症，常伴随着较高的死亡率，可以使用动静脉 ECMO 支持。PGF 的患者移植术后早期使用 ECMO 并且存活相比起没有 PGF 的患者也有相似的术后生存率。

2. 体外心肺复苏

在难治性心搏骤停下使用 ECMO（extracorporeal cardiopulmonary resuscitation，ECPR）是动静脉 ECMO 急速发展的适应证。目前并没有前瞻性的随机对照研究对比 ECPR 和传统的 CPR；然而，倾向性分析则得出 ECPR 相对于传统 CPR，在住院或院外患者中都存在显著的较高神经生理完整性。越年轻、在 ECMO 启动前越短的 CRP 时长和后续的心脏干预治疗都与更好的临床预后有关。

3. 肺血管疾病

(1) 代偿失调的肺动脉高压伴随右心室功能衰竭是一种高死亡率的疾病，也是 ECMO 潜在的目标群体 [6]。传统上需要动静脉结构以降低右心室压力和绕开高阻力的肺血管床。然而，当股血管用来建立动静脉 ECMO 时可能不足以氧合上半身。可供选择的替代策略如下。

①右颈内静脉引流管和锁骨下或无名动脉的再灌注管端侧吻合建立上半身动静脉 ECMO。

②通过颈内静脉的单位点的双管腔管道（双腔静脉引流管）和再灌注到已存在的房间隔缺口或人工房间隔切开造口。

③无泵设计的经主肺动脉和左心房的动静脉 EMCO。

④右心房到左心房的 ECMO。这种结构可提供右心室支持和气体交换，但是使用自体左心室来泵血入体循环。像动静脉 ECMO，它与卒中风险增加有关。

(2) 肺栓塞：当伴随着严重右心室功能衰竭同时存在或不存在血流动力学不稳定时，可能比较适合动静脉 ECMO 的使用。非随机研究也表明这种方法同时使用系统性溶栓、导管定向治疗或外科栓子切除术有更好的生存率。

（二）左心室辅助装置（LVAD）或移植术的桥接治疗

1. ECMO 曾被报道过用于 LVAD 或心脏移植术的桥接治疗。左心室辅助装置（left ventricular assist device，LVAD）是被用于移植术前的长期桥接治疗或已失去移植条件的患者的终末期治疗。因为动静脉 ECMO 伴随着显著的发病率升高，支持的时间常被限制在 1~2 周。在这段时间内，神经生理功能和器官功能恢复与否的评价常常是决定 LVAD 置入的时机。ECMO 用于 VAD 或移植术前的桥接治疗在 ECMO 前预测预后的危险因素有年龄大于 50 岁、在 ECMO 前 CRP 和 ECMO 前的疾病严重度评分高等。

2. 当心脏功能能否恢复尚不明朗前（如急性心肌梗死后的心源性休克），ECMO 也可为制定下一步决策争取到时间，心肌恢复的系列评估用以评价患者能否自行恢复、VAD 或进行心脏移植。当患者考虑需要终末期辅助装置置入或移植术治疗时，对非心脏的末梢器官功能保护尤为重要。

> **临床要点** 动静脉 ECMO 的适应证包括可逆转的心源性休克恢复期或心脏骤停的桥接治疗，以及不可逆转的心力衰竭下 VAD 或心脏移植术前的桥接治疗。另一个新兴的使用动静脉 ECMO 的是代偿失调的肺动脉高压患者用以移植术或恢复期桥接治疗。

六、ECMO 的管理

（一）有创的机械通气

1. VALI 被认为是 ARDS 预后差的主要原因之一，这也解释了为什么压力和容量限制性通气策略对生存率有如此重要的影响。

2. 已有几个研究表明潮气量和平台压力低于目前现行标准时有利于降低 VALI。然而，传统的有创通气中潮气量、平台压和呼吸频率的减少常常会导致分钟通气量的下降进而被不可接受的呼吸性酸血症所限制。

3. 随着体外通气的出现和通过对高碳酸血症和酸血症的管理，更低的潮气量和气道压仍可以实现。甚至在某些特定的患者身上，ECMO 存在下，患者的机械通气可以终止，实现早期拔管的可能。

4. 当顽固性气体交换异常或极度高气道压启动 ECMO 时，为防止严重 ARDS 发生，许多 ECMO 中心会采用很低的潮气量和呼吸频率结合中等的 PEEP 策略以防止肺泡塌陷。一些患者可以中止机械通气。

5. 很好的肺保护性通气最终会被证明有利于不太严重的 ARDS，而氧合能力可以得到更好的保护同时低血流速度和更细的管道（如 $ECCO_2R$）足以清除 CO_2。一些对于体外支持的好处是否大于其潜在风险的前瞻性的随机对照研究也正在进行。

> **临床要点**　当因呼吸衰竭而行有创通气的患者使用 ECMO 时，其发生 VALI 的风险可因使用低潮气量和气道峰压而有所降低。

（二）抗凝策略

1. 持续性的系统抗凝通常在维持 ECMO 转机和减少血栓风险是必要的。抗凝程度必需和出血风险相权衡。且对 ECMO 转机过程中抗凝药的使用目前既没有一个广泛接受的标准，也没有一个共识声明抗凝药该如何维持，使用活化凝血时间、活化部分凝血酶时间（APTT）和血栓弹力图及其他指标都被报道过。

2. 对于静脉 - 静脉 ECMO，低水平的抗凝标准、限制性输血阈值和再灌注后输注管道血都已被证实与更好的预后及更低的输血需求相关[7]。

3. 长时间输注肝素可能会减少可用的抗纤维蛋白酶Ⅲ从而减低肝素的抗凝效果。在低抗纤维蛋白酶Ⅲ水平的情况下，可以考虑使用重组抗纤维蛋白酶Ⅲ修复肝素的抗凝效果。

4. 如果不能使用肝素，如肝素诱发性血小板减少症（heparin-induced thrombocytopenia, HIT），替代的抗凝药包括阿加曲班和比伐卢定。

> **临床要点**　体内低水平的抗凝药应恰好可用于维持 ECMO 转机的需求和最小化出血风险。

（三）早期活动

1. 危重患者早期活动已被反复证实不仅是安全的，还可以减少 ICU 相关并发症。

2. 在 ECMO 转机中，如果可以拔管并撤除机械通气，可能有助于患者早期活动。

3. 通过更紧凑的管道设计和避免股血管通道，ECMO 转机患者实现早期活动，甚至下床步行已成为可能[8]。

4. 包括早期活动在内的生理恢复，是移植术前桥接人群治疗的重要环节以保持移植前的候选状态。相比起其他严重疾病，在恢复期的桥接治疗患者是否能获益尚不明确，也是目前研究的热点。

（四）ECMO 的撤除

1. 静脉 – 静脉

当 ECMO 考虑撤除时，应先评价其潜在的呼吸衰竭病因是否被治愈及自身的气体交换功能和呼吸系统功能恢复。有几种方法可撤离静脉 – 静脉 ECMO：最常用的一种方法是逐渐降低扫气的流量和 FDO_2 同时监测自身肺功能的气体交换能力；血液流量的降低也被用以撤机前的准备但应该避免非常低的血液流速以防止血栓形成。大多数患者在考虑撤机前，需要预先设定一定时间（如 30min）内关闭气体流量同时可接受的气体交换。无过度呼吸做功和可接受的通气设定（如果适用），可作为判断撤机准备就绪的唯一条件。

2. 动静脉

动静脉 ECMO 的撤离与静脉 – 静脉 ECMO 很不一样。因为动静脉 ECMO 提供血流动力学支持，撤机可以在逐渐减少体外血流速度的同时评估血管加压药物、正性肌力药物的需求并评估心脏功能和末梢器官灌注情况。理想状态下，血管加压药物可以最小化用量或在撤除 ECMO 前就已不用，而通常情况下需要维持一定量的正性肌力药物支持。在撤机试验时，必须维持最低体外血流为 2L/min 以防止血栓形成。扫气 FDO_2 通常不降低以防右向左分流。如果患者在血流动力学方面表现出允许撤机的条件，但仍需要体外的气体交换功能时，应该考虑从动静脉转化到静脉 – 静脉 ECMO（系统性栓塞风险较低）模式。

临床要点 当撤离静脉 – 静脉 ECMO 时，通常会关闭扫气以评估患者自身的气体交换功能是否达到撤机条件。而在动静脉 ECMO 中，通常会降低体外血流流量以评估患者的血流动力学情况是否达到撤机条件。在动静脉 ECMO 中，应该始终维持扫气气流；关闭了扫气会造成右向左分流而导致低氧血症。

七、ECMO 的运输

1. 在没有提供 ECMO 设备的医院里，顽固性心力衰竭或呼衰的患者也可以从 ECMO 中获益，然而这类患者太脆弱，不适合转运到 ECMO 中心。在这种情况下，可移动的 ECMO 运输团队可在原医院为患者实施 ECMO 插管并转运到可管理 ECMO 转机患者的医疗中心以改善这类患者的结局。

2. ECMO 运输也被证实是安全有效的。这也强调了区域化 ECMO 中心的角色特点，通过转运患者到高流量更有管理经验的 ECMO 中心以最优化患者结局[9]。

八、并发症

任何有创性操作都伴随着潜在的并发症，特别在合并严重疾病的患者，必须权衡操作的利弊。ECMO 并发症与中心经验、管理方法、设备情况和患者特征都有很大关系。

1. 最常见的血液相关性并发症包括出血或血栓 / 栓塞形成风险，均与不同中心使用不同的抗凝药物和经验及患者特异因素有很大关系。比较少见的血液相关性并发症包括溶血、血小板减少症、弥漫性血管内凝血、获得性假性血友病综合征和 HIT。

2. 在 ECMO 转机过程中出现的 HIT 应在现有的临床标准下谨慎诊断（如 4T 评分）。如果怀疑 HIT，肝素抗体实验就应该作为最初的筛选实验进行，如果实验阳性再考虑血清素释放实验。在等待血清学实验过程中，可以考虑使用替代的抗凝药（如直接凝血酶抑制药）。

感染风险根据各个中心和对 ECMO 相关性感染的定义而有显著差异。应该在 ECMO 置管，维持和撤机时使用标准的感染控制流程。

3. 其他并发症如肢体缺血、充血和血管穿孔等可能与具体的 ECMO 置管方法和技巧有关，同时也与操作者的经验和是否使用影像学技术进行引导有关。在 ICU 及时的多普勒检查有助于指导干预。

九、经济考量

1. 在一个健康管理体系中引入任何先进科技，特别是普通的常见疾病，都必须考量到其需要的资源，包括各个区域可能需要不同的经济资源。有关 ECMO 支持 ARDS 患者的经济学相关方面的数据有限，在 ECMO 支持心力衰竭患者中的数据更少。CESAR 试验在英国国民卫生健康服务展开，估计考虑转诊 ECMO 会导致半年内跟踪时获得 0.03 个生活质量改善寿命年（quality-adjusted life-years，QALYs），预测的花费为每个 QALY 平均 19 252 英镑（95% *CI* 7622～59 200 英镑）。

2. 任何评价 ECMO 在心肺功能衰竭患者的作用的前瞻性随机对照试验中，如若在临床结果的范围外再添加经济学影响的描述，将大

有获益。从而使得医院和医疗管理体系能更好地决定如何合理地分配资源。

十、伦理考量

随着科技发展足以提供呼吸或心脏功能，而长时间的这样做，就不可避免的出现具有挑战的伦理学问题[10]。

1. ECPR 拥有提高传统 CPR 生存率的能力，使其有可能被用于任何心搏骤停的患者身上。这无疑增加了他们受折磨的时间而并不能改变最终的结果。只要有可能，应使用循证医学标准来评估哪些患者才是最可能从 ECPR 中获益的。

2. 缺乏终末期代替治疗装置为晚期呼吸衰竭的患者带来了独特的困境。使用 ECMO 作为移植术的桥接治疗但已失去移植术资格的患者，继续使用 ECMO 将成为其唯一的出路，通常也被称为"无目的地的桥接"。是否继续为这类患者提供支持，提供多久，特别是对于仍有知觉的患者，是一个沉重的情况，通常需要与患者及其家人进行伦理和姑息治疗方面的大量讨论。潜在的移植候选人必须仔细筛选以避免出现类似"无目的地的桥接"的窘境。

3. 因为动静脉 ECMO 足以为无心脏功能的患者提供充分的末梢器官灌注，CPR 的必要性和因此"不复苏"（do not resuscitate，DNR）的命令可能会变模糊。这也强调了我们需要了解治疗的目的而不仅仅是各种治疗手段。即使是 CPR 已无实际的临床使用价值，DNR 仍对传递患者治疗的总体目的有帮助，特别是在当有意义的恢复已不可能的时候。在那个时候，对话应集中于限制或撤除生命支持装置。

第五篇
围术期管理
Perioperative Management

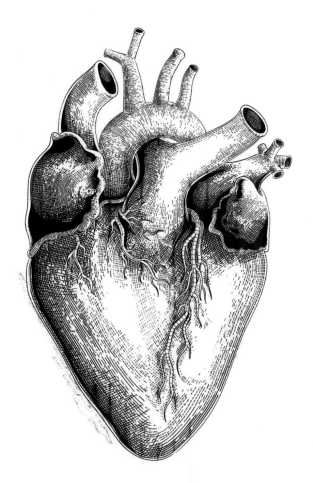

第 25 章
心脏手术患者的术后管理
Postoperative Care of the Cardiac Surgical Patient

Breandan L. Sullivan　Michael H. Wall　著

侯新舟　王　锷　译

高卫东　彭勇刚　校

本章要点

- 从手术室转运至 ICU 对于患者监护是一个十分关键的阶段。我们必须携带急救药品和气道装置，以及确保转运过程中有足够的护送人员（通常由 3 个人组成）。

- 与 ICU 交接患者的过程应该是标准化的、仔细的、有组织的，并且不应干扰护理人员对血流动力学、氧合及通气功能的持续评估。

- 对于心脏手术患者而言，不存在"最好的"通气模式。是选择手术室内即时拔管还是选择术后完全机械通气模式，取决于医疗机构的运行模式、麻醉技术及患者病情稳定情况。

- 脱机的过程需评估患者氧合状况（通常在呼吸末正压低 $5cm\ H_2O$ 及以下的条件下氧合指数大于 100）、血流动力学的稳定性、患者对于指令的反应及通气参数，如肺活量、浅快呼吸指数（RSBI）。

- 快通道方案即手术完成后几小时内拔除气管导管。在施行快通道方案的过程中，术后早期持续静脉泵注丙泊酚或者右旋美托咪啶可能有益。

- 心脏手术后加速康复需要物理治疗师、职业治疗师、营养师及药剂师等多学科专家合作以实现缩短心脏手术后康复时间的目标。

- 术后早期低血压的鉴别诊断往往是困难的。其原因包括低血容量、心脏瓣膜功能不全、左心室和（或）右心室功能不全、心脏压塞、心律失常和血管扩张等。一旦诊断明确，我们就可以拟定最佳治疗措施。

- 术后高血压也不少见。快速有效的控制高血压有助于减少出血风险和其他并发症（如左心室功能不全、主动脉夹层）的发生。鉴别诊断包括疼痛、低体温、高碳酸血症、低氧血症、体循环容量超负荷、焦虑与原有高血压疾病等。

- 胸骨切开术后急性疼痛的管理常选用静脉注射阿片类药物。其他可能有效的方法包括鞘内注射阿片类药物，应用非甾体抗炎药物（nonsteroidal anti-inflammatory drugs，NSAIDs）中枢神经阻滞或外周神经阻滞。

- 术后早期酸碱失衡、电解质紊乱及糖代谢异常比较常见，需快速诊断及处理。

- 术后出血可能由外科手术引起，也可由凝血机制障碍引起的，或者两者兼有。积极诊断并纠正凝血机制障碍有助于早期诊断并治疗外科手术所致出血（必要时可返回手术室行再次探查手术）及避免心脏压塞的发生。

- 通常术后 1～2d 转出 ICU。转出标准因手术术式而异，也与不同医疗机构（如次级 ICU 病房与普通病房护理）对 ICU 转出患者的护理水平有关。
- 与患者家属进行适当的沟通、保证家属合理的探视次数和家庭支持，对于患者术后恢复有着很大的帮助。

本章简要讨论心脏手术患者术后从手术室（operating room，OR）转运至重症监护室（intensive care unit，ICU），手术室团队与 ICU 团队的交接工作，以及患者在 ICU 的首个 24h 内常见问题的处理方法。关于患者在 ICU 中的慢性问题，包括营养、感染性疾病、脓毒症及多器官功能障碍等，建议读者可以参考一些更加专业的重症监护书籍。

一、从手术室转运至 ICU

（一）基本原则

1. 对于重症患者，在术后即刻被转运至 ICU 或者其他接收中等高危患者的术后恢复区是一个充满风险的过程。重症患者的院间或院内转运与发病率和死亡率的增加相关[1]。

2. 美国危重症医学学会（American College of Critical Care Medicine，ACCM）指南指出：转运过程中我们必须时刻监测和维持患者的生命体征。

3. ACCM 指南指出：我们可以从沟通交流（交接工作）、组成人员、设备和监护 4 个主要方面来优化患者转运过程的效率和安全性。以下会对每个方面逐一探讨。

（二）转运过程

1. 患者从手术床转移至 ICU 的床位之前的准备工作

（1）气道 / 呼吸：如果患者符合进入快通道

的条件（具体见本章"四、快通道的基本原则"部分）并满足拔除气管导管的标准，那么可以选择在手术室拔管，或者在入 ICU 后 6～8h 内拔管。如果患者需要保留气管导管，那么在搬动患者之前需要确认气管导管的位置、通畅性及是否固定良好。除此之外，我们还需要检查所有的胸腔引流管是否有活动性出血，以保证转运时机是合适的，同时确保转运途中引流管工作正常以避免血胸和气胸的发生。

（2）循环：患者的血流动力学应稳定方可转运。通常如果患者需要频繁注射给药或增加血管活性药物剂量，则最好先使循环稳定后，再进行转运。

起搏器：转运前需检查起搏器的工作模式和运行状态。

（3）凝血功能：转运前应控制出血，同时拟定好纠正凝血功能障碍的方案。

（4）代谢：转运前，我们需要确认并尽可能纠正代谢异常，如糖代谢异常、电解质紊乱与酸碱失衡。

（5）电话交流：转运前我们有必要同 ICU 医务人员进行简要电话交流（具体见本章"四、快通道的基本原则"部分）。

（6）特殊床：原有压疮、较差的营养状态、高龄及心室功能差属于压疮高风险因素，这样的患者需要放置在特制床或床垫上。

2. 从手术台搬离至转运床的过程

搬动患者可以引起血流动力学波动、体液分布发生变化及心律失常；也可引起人工气道的意外丧失、血管通道及静脉输注中断。心内残余气体是很多手术（如瓣膜置换）可能引起的并发症，而在搬动患者的过程中，这一部分气体很容易发生移位。另外，在搬动过程中，肺动脉导管（pulmonary artery catheter，PAC）也可发生移位。因此我们在搬动前后都有必要确认肺动脉导管的位置是否合适（监护仪显示的应该是肺动脉压的波形，而非肺毛细血管楔压压力或右心室压力波形）。突发心律失常时也需要对肺动脉导管进行检查。大口径的静脉通道和正在持续给药的静脉通路对确保这一时期的患者安全至关重要。

> **临床要点** 如果患者的血流动力学在手术室出现恶化，即使其已被从手术床转运至 ICU 床上，最好先停下来，再评估患者情况后稳定血流动力学，而非将患者转运走。

3. 从手术室转运至 ICU

（1）人员：一般来说，患者从手术室转运至 ICU 过程中至少需要 3 名手术成员护送，其中包括麻醉医师、外科医师、护士或技师各 1 名。对于某些特殊患者，如需要机械辅助装置的、需要吸入肺血管扩张药的或者合并急性肺损伤（acute lung injury，ALI）需要携式呼吸机的患者，我们可能需要如灌注师、呼吸治疗师等更多的护送人员。

（2）设备：ACCM 指南建议在危重患者的转运过程中，至少需要配备血压监测仪、脉搏血氧饱和度仪和心电监护仪 / 除颤器[1]。对于保留气管导管的患者，还需要配备呼吸末 CO_2 监测仪。同时我们需要准备好用于急救气道管理的设备和药品、基本的高级心脏生命支持（advanced cardiac life support，ACLS）药物及足够支撑 30min 转运过程的氧气。在

转运前，我们还需要确保所有的输注通道是通畅的，所用的输注泵有足够的电力。拔除气管导管的患者仍需要吸氧，其中大多数患者可应用呼吸囊面罩通气［有或无呼吸末正压（positive end-expiratory pressure，PEEP）通气功能］。合并急性肺功能损伤（acute respiratory distress syndrome，ARDS）或急性呼吸窘迫综合征的患者可能需要便携式呼吸机。机械辅助设备用的电池是必备的。

（3）监测：ACCM 指南指出危重患者应该"接受等同于他们在 ICU 所接受的基本生理功能监测"，这也同样适用于转运出手术室的患者[1]。

（4）静脉通道：应避免静脉通道打折、阻塞。一般而言，最好保证有一个大口径静脉通道，便于快速输液及急救药物治疗，同时这一通道部位应该是易见的，随时可以使用的。最理想的给药途径是通过中心静脉给药以期快速发挥药效。总之，所有的静脉输液袋都必须有足够的液体量以便在需要时能够及时输注液体。

（5）镇静镇痛：对于拔除气管导管的患者而言，在转运途中最好不要反复推注镇痛药物。相比较而言，在转运前给予镇痛药物比较好，也更安全，在抵达 ICU 后再追加剂量。对于保留气管导管的患者而言，最好在转运前给予术后镇静镇痛药物，从而减少转运途中追加药物的需要。

二、与 ICU 团队交接患者情况

1. 交接工作的重要性

手术室团队同 ICU 团队的交接工作是一个充满风险和意外的过程。联合委员会对 2006 年发生的所有重大恶性事件进行分析，65% 的原因归结为信息交流失败[2]。大量研究表明最

好的交接过程体现在系统的、有序的、有统一标准和具有核查单[3-6]。近来，一些研究中心正在从电子医疗记录系统（electronic medical record，EMR）中开发交接程序[7]。

2. 工作流程

理想的状态是，手术室和ICU的每一个人员都应该各司其职，有序地进行交接工作[3, 4]。一个简单流程就如首先将患者的监测系统快速转换至ICU的监测系统，接着设置合适的呼吸机模式，然后进行有程序的交接。

3. 切换至ICU监测系统

转运过程中需要持续对患者进行监测。转运监护仪最好是一个接一个有序地切换至ICU的监护仪，而不是一到ICU一次停断所有的转运监护仪，再一个接一个地连接至ICU监护仪。有一些监护仪系统可以"整块"快速转接。无论是哪种情况，我们必须保证两种监护仪之间的转换必须有序进行。

> **临床要点**　在到达ICU后尽管忙乱，麻醉师必须保持全局视角，并根据需要进行干预，以确保在转运期间最佳的患者管理。

4. 初始的呼吸机模式设置

保留气管导管的患者必须确认气管导管的位置、通畅性和安全性。我们可以借助胸部X线片或者支气管镜检来确认。要设置好包括通气模式、呼吸频率、吸入氧气浓度（fraction of inspired oxygen，FiO_2）、PEEP及压力支持等呼吸机参数。对于尚无自主呼吸的患者，可以选择辅助控制通气模式（assist-control，AC）或同步间歇指令通气模式（synchronized intermittent mandatory ventilation，SIMV）呼吸机支持，同时设置好足够的呼吸频率、潮气量和呼吸末正压。一旦患者出现自主呼吸迹象，

我们可以把通气模式调整为同步间歇指令通气模式（SIMV）或者压力支持通气模式（pressure support ventilation，PSV）。这两种通气模式可联合应用。过度应用PEEP可影响静脉回流，损害到右心室功能。PEEP的应用可以减少纵隔出血，但现有相关研究结果不尽相同，而呼气末正压对血流动力学不良影响已经形成共识，因此我们需谨慎使用呼气末正压。

5. 正式交接工作

ICU床旁监护仪转换完成，确认好患者的氧合情况、通气模式后，便开始系统有序的交接工作。这包括对患者的姓名、年龄、过敏史、病史、所有术中有意义的事件及术后治疗计划的交接。电子病历中一份完整的交接表格见图25-1。同时要留时间给手术室人员和ICU人员去进行问答和沟通。

（1）患者到达术后恢复病区后的初步评估包括病史、年龄、身高、体重、既往史、过敏史、术前用药清单和重要的实验室检查结果（主要是钾离子和血细胞比容）。评估报道还应包括对患者心脏功能的详细评估，包括心室功能不全、瓣膜疾病、冠状动脉解剖及手术细节问题。

（2）麻醉评估包括静脉导管及有创介入性监测的类型和位置，以及放置期间是否发生并发症。上述情况最好在转运至ICU之前通过电话交接，对麻醉方式的简短描述有助于ICU医师制定脱机计划，方便患者平稳苏醒。应重点指出术中气道管理（尤其是脱机、拔管）的所有问题。关于患者是否患有阻塞性睡眠呼吸暂停综合征也需要进行交接，以便于判断是否给予患者持续正压通气（continuous positive airway pressure，CPAP）或双相正压通气（bilevel positive airway pressure，BiPAP）。扼要介绍一下体外循环后（post-cardiopulmonary bypass，CPB）的情况包括血管活性药物、正性肌力药

灰色部分需在第一次电话里交接

手术室/重症监护室/麻醉苏醒室 ICU 转运报告
□OR→ICU □ICU→OR □OR→PACU→ICU
姓名＿＿＿＿＿＿＿＿＿＿＿＿＿＿
相关术前情况：＿＿＿＿＿＿＿＿＿＿

手术　　　　日期

麻醉医师　手术医师
过敏史
患者身份腕带 Y/N

管路	□动脉置管 □肺动脉 □中心静脉置管 □中心静脉压 □股动脉置管 □球囊反搏术 □腰椎置管 □胸管 □硬膜外置管　阻滞平面T_L_ 使用药物＿＿＿ 剂量＿＿＿ 给药时间＿＿
循环	□血流动力学不稳定→＿＿＿＿＿＿＿ □心律失常→＿＿＿＿＿ 血管活性药物： 术中重要事件:□低血压　□高血压　转运途中重要事件＿＿＿＿ 主动脉阻断时间＿＿＿＿＿＿ 心肺转流时间＿＿＿＿＿＿
呼吸	□预期的困难气道　□未估计到的困难气道　描述＿＿＿＿ □拔管　　□面罩给氧　　□插管后转运→原因＿＿＿＿ 重要的气道事件：＿＿＿＿＿＿＿＿＿＿ □吸入 NO 或 PGI₂ 呼吸机参数：潮气量＿＿ 呼吸频率＿＿ 吸入氧浓度＿＿ 呼气末正压＿＿ 持续正压＿＿ 转运途中重要事件＿＿＿＿＿
神经	□脑室切开术　　□颅内压监测　　□术后 CT　　□癫痫发作　　□颈托 □术中血管闭塞情况 脊髓：术中神经监测仪监测到的重要事件 精神状态：清醒/可以服从指令/昏睡/其他 瞳孔＿＿＿＿＿ 张口度＿＿＿＿＿ 咳嗽 运动反应：服从指令-有目的-明确疼痛部位-指出疼痛部位-对疼痛无反应 面部缺陷：
液体	红细胞＿＿＿＿ 血小板＿＿＿ 新鲜冰冻血浆＿＿＿＿ 自体血＿＿＿＿ 晶体＿＿＿ ＿＿＿冷沉淀＿＿＿ 胶体＿＿＿ 晶体＿＿＿ 其他＿＿＿＿＿ EBL＿＿＿＿ 尿量＿＿＿ 不良反应 有/无
术中用药	抗生素＿＿＿＿ 时间＿＿＿ □呋塞米/甘露醇→时间＿＿＿ 血管加压素＿＿＿ 最后一次镇痛药：药物＿＿＿＿ 剂量＿＿＿ 时间＿＿＿ 总量＿＿＿ 最后一次肌松药：药物＿＿＿＿ 剂量＿＿＿ 时间＿＿＿ 总量＿＿＿ 最后一次苯二氮䓬药：药物＿＿＿＿ 时间＿＿＿ 类固醇：药物＿＿＿ 剂量＿＿＿ 时间＿＿＿ 总量＿＿＿ 拮抗药给予：Y/N 时间＿＿＿ 针对：□肌松药 □镇痛药 □苯二氮䓬药 其他
检验	最后的血气：pH＿＿ PCO₂＿＿ PO₂＿＿ HCO₃⁻＿＿ K⁺＿＿ 血糖＿＿ Hct＿＿ PT/PTT/INR＿＿＿ 相关异常检验结果：
	其他信息：
	特殊要求:□血液加温 □升温仪 □快速输液 □丙泊酚输注泵 □SCD □隔离&原因＿＿＿
	PACU 补充

记录者＿＿＿＿＿＿＿＿　　　　记录者电话＿＿＿＿＿＿
信息提供者　　　　　　　　信息提供者电话

▲ 图 25-1　电子病历中标准化的交接表格

物、抗心律失常药物的使用，以及任何不良事件，如心律失常、可能有的药物不良反应。此外，还应该介绍一下关胸前的出血情况。

(3) 患者到达 ICU 后需要立即监测心率、心律和血压。若心脏已被起搏，则需确认起搏器的工作模式和确定电极位置及固定，患者可能要依赖它。

①如果患者已经有了永久起搏器或除颤仪，则需检查其工作模式设置。仪器应在 ICU 调控，并激活其抗心律失常的功能。在等待其激活的同时，需要给患者贴好体外除颤电极板和备好体外除颤仪以防不时之需[8]。

②如果患者安装了心室辅助装置（ventricular assist device, VAD），我们要确保监护仪的电源插在墙壁供电源上，确保监视器输出数据同显示模块屏的连接。同时我们需要评估装置的运行模式、输出入管的位置和部位。

③对于应用了体外膜肺（extracorporal membrane oxygenation, ECMO）的患者而言，我们需要确保氧气、空气的外源供应，以及准备好备用气罐（见第24章"体外膜肺氧合用于肺及心脏支持"内容）。

6. 实验室检查／心电图（electrocardiogram, ECG）／胸部 X 线片（chest radiograph, CXR）

在完成交接并回答问题后，应进行基础心电图、胸部 X 线片和实验室检查。不管患者是使用机械通气还是自主呼吸，都应进行初始的动脉血气（arterial blood gas, ABG）分析以确保足够的氧供和通气。同时应测定钾、血糖和 Hct 水平，以及从血气分析中了解酸碱平衡情况。如果患者出血过多，应检查实时的凝血功能指标，包括凝血酶原时间（prothrombin time, PT）、活化部分凝血活酶时间（activated partial thromboplastin time, APTT）和血小板计数等。

三、心脏手术后的机械通气

1. 正压通气（PPV）引起的血流动力学改变

正压通气模式下心肺之间的相互作用是复杂的[9, 10]。对于左心室功能正常的患者而言，正压通气可引起胸腔内压力（ITP）增高，从而减少静脉回流、降低心室后负荷、每搏输出量和心排血量（图 25-2）。而对于左心室功能异常的患者来讲，降低的前后负荷可以改善左心室功能及提高心排血量（图 25-3）。呼气末正压可以进一步增加胸腔内压力，减少静脉回流。

> 临床要点　在手术室到 ICU 的转运和过渡期间，对于新出现的低血压，一定要考虑到可能由急性通气改变（如潮气量、平均气道压和 PEEP）所致。

2. 胸部正中切口和侧切口术后的肺功能变化

心脏手术常常采取正中开胸或侧开胸的方式，而这两种方式都会暂时损害胸腔呼吸泵的功能。在行心脏手术 1 周后，患者的肺总容量、吸气肺活量、用力呼气量及功能残气量与术前相比都有显著的下降[11]，即使术后 6 周时患者的肺总容量、吸气肺活量与用力呼气量仍显著低于术前水平。这些发现提示患者术后容易发生肺不张，以及因生理性分流增加而导致低氧血症发生的可能性。胸壁功能的改变可使生理性分流量增加至 13%（正常值为 5%）。

除了以上机械力学和肺容量的变化外，气体交换、肺的顺应性及呼吸作功也会发生改变[12]。而引起这些改变的因素是多方面的，可能包括炎症反应、再灌注损伤或其他机制。

3. 选择通气模式

(1) 拔除气管导管的患者：如果患者在手术室已经拔除了气管导管，术后仅需要吸氧。

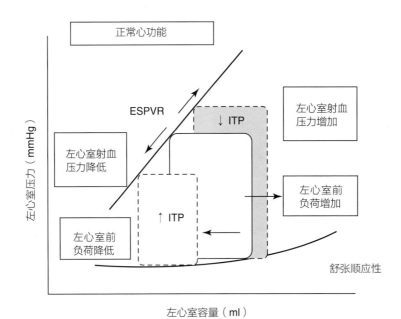

▲ 图 25-2　在心动周期内增加和减少胸腔内压力（intrathoracic pressure，ITP）对压力 – 容量曲线的影响。左心室（left ventricular，LV）收缩末压力 – 容量曲线（end–systolic pressure–volume relationship，ESPVR）的斜率与收缩力成正比。左心室舒张末压力 – 容量曲线的斜率代表了舒张顺应性 [10]

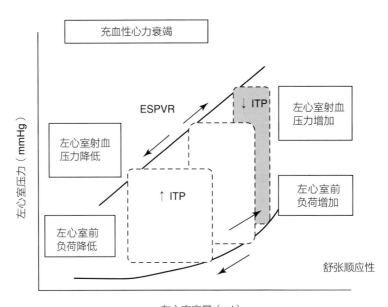

▲ 图 25-3　对于充血性心力衰竭的患者，左心室收缩力降低而血管内容量扩张，增加和减少胸腔内压力（ITP）对左心室压力 – 容量曲线的影响。左心室 ESPVR 的斜率与收缩力成比例。左心室舒张末压力 – 容量曲线的斜率代表了舒张顺应性 [10]

在接受全身麻醉后，患者体内 $PaCO_2$ 会有轻度升高。积极进行肺部清理和频繁的鼓励性肺活量练习有助于预防由于胸廓功能改变引起的肺不张和低氧血症。

（2）无创通气：无创通气（noninvasive ventilation，NIV）可以用来治疗或预防术后呼吸功能衰竭，同时也可以降低术后再次插管的概率，降低呼吸机相关性肺炎的发生率及改善预后[13, 14]。使用NIV流程如图25-4所示。相关禁忌证见表25-1。常用的无创通气模式有以下2种：

①持续气道正压通气（Continuous positive airway pressure，CPAP）：吸气相、呼气相气道持续正压存在。

②双相正压通气（Bilevel positive airway pressure，BiPAP）：吸气相采用压力支持通气（PSV），呼气相则采用呼气末正压通气（PEEP）。

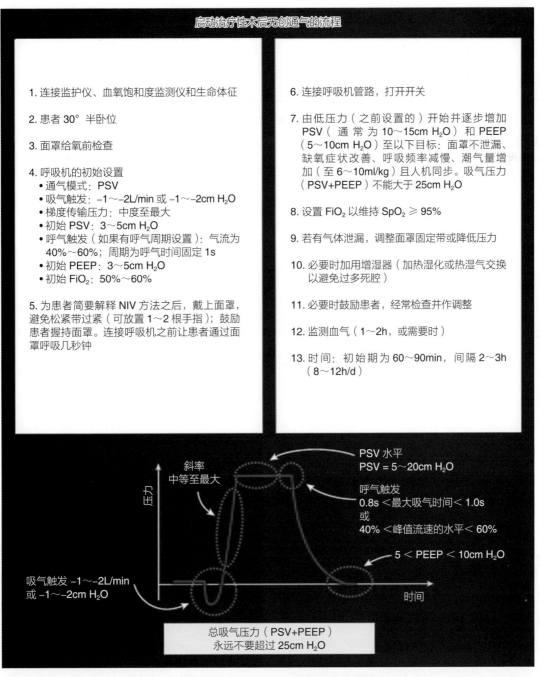

启动治疗性术后无创通气的流程

1. 连接监护仪、血氧饱和度监测仪和生命体征

2. 患者30°半卧位

3. 面罩给氧前检查

4. 呼吸机的初始设置
 - 通气模式：PSV
 - 吸气触发：$-1\sim-2$L/min 或 $-1\sim-2$cm H_2O
 - 梯度传输压力：中度至最大
 - 初始PSV：$3\sim5$cm H_2O
 - 呼气触发（如果有呼气周期设置）：气流为 $40\%\sim60\%$；周期为呼气时间固定1s
 - 初始PEEP：$3\sim5$cm H_2O
 - 初始FiO_2：$50\%\sim60\%$

5. 为患者简要解释NIV方法之后，戴上面罩，避免松紧带过紧（可放置1~2根手指）；鼓励患者握持面罩。连接呼吸机之前让患者通过面罩呼吸几秒钟

6. 连接呼吸机管路，打开开关

7. 由低压力（之前设置的）开始并逐步增加PSV（通常为10~15cm H_2O）和PEEP（5~10cm H_2O）至以下目标：面罩不泄漏、缺氧症状改善、呼吸频率减慢、潮气量增加（至6~10ml/kg）且人机同步。吸气压力（PSV+PEEP）不能大于25cm H_2O

8. 设置FiO_2以维持$SpO_2 \geqslant 95\%$

9. 若有气体泄漏，调整面罩固定带或降低压力

10. 必要时加用增湿器（加热湿化或热湿气交换以避免过多死腔）

11. 必要时鼓励患者，经常检查并作调整

12. 监测血气（1~2h，或需要时）

13. 时间：初始期为60~90min，间隔2~3h（8~12h/d）

斜率中等至最大

压力

吸气触发 $-1\sim-2$L/min 或 $-1\sim-2$cm H_2O

PSV水平
PSV = 5~20cm H_2O

呼气触发
0.8s <最大吸气时间< 1.0s
或
40% <峰值流速的水平< 60%

5 < PEEP < 10cm H_2O

时间

总吸气压力（PSV+PEEP）永远不要超过25cm H_2O

▲ 图25-4　启动术后治疗性NIV的流程

PSV. 压力支持通气；PEEP. 呼气末正压通气；FiO_2. 吸入氧浓度；SpO_2. 脉搏氧饱和度[13]（此图彩色版本见书中彩图部分）

表 25-1　无创正压通气的禁忌证

绝对禁忌证

- 心搏骤停或呼吸停止
- 非呼吸性器官衰竭
  - 重症脑病（如格拉斯哥昏迷量表评分 < 10）
  - 重度上消化道出血
  - 血流动力学不稳定，或者不稳定心律失常
- 面部手术、面部外伤或者面部畸形
- 上呼吸道梗阻
- 不能与呼吸机配合
- 不能有效清除呼吸道分泌物
- 误吸风险高
- 食管或胃部手术后

相对禁忌证

- 意识水平轻度下降
- 进展性重症呼吸衰竭
- 无法安抚的躁动患者

（改编自 Jaber SD, Chanques G, Jung B, Postoperative noninvasive ventilation. *Anesthesiology*. 2010；112: 453–461.）

(3) 保留气管导管的患者

①如果术后患者保留气管导管，那么我们需要为患者拟定一套个体化治疗方案，根据患者自身的呼吸功能来选择机械通气模式。如果患者有明显的吸气动作，我们可以采用 PSV 或者 SIMV 模式。

如果患者没有自主呼吸，那么可以采用 AC 或者 SIMV 模式。辅助控制呼吸模式（AC）无需根据患者自身的呼吸运动而设定呼吸频率，一旦呼吸机监测到患者一次自主呼吸运动，呼吸机将被触发并给予设定的潮气量（或者在压力控制模式下进行压力补充）。SIMV 模式同样设定呼吸频率，但并不是每一次自主呼吸的出现机器就会补充做功（但是辅助控制呼吸却是这样），而是依据患者呼吸动作的大小而定。

②严重低氧血症、呼吸衰竭、轻 / 中 / 重度急性呼吸窘迫综合征（ARDS）的患者需减少或避免进一步的"呼吸机相关肺损伤"[15]。现已有不少关于重症监护室里 ARDS 的重症管理的综述 [16–20]。在 ARDS 早期，有必要完全控制患者的氧合和通气，而积极调整 PEEP 需要

深度镇静，有时还要应用肌肉松弛药。

ARDS 患者的初始呼吸机设置应包括（ardsnet.org）以下几个方面。

a. 某种呼吸机模式。

b. 根据估算的体重设置潮气量（6ml/kg）。

c. 设置呼吸频率以确保足够的每分钟通气量，18～22bpm。

d. 调整潮气量和呼吸频率以实现 pH 波动在 7.30～7.40 之间，同时维持气道平台压力低于 30cm H_2O。

(4) 脱机过程受多种因素的影响。我们可以运用某种事先定好的流程综合评估各种术后因素以指导脱机工作有条不紊地进行。图 25–5 示脱机流程可有效脱机。但在脱机之前，患者需要满足下列指标。

①正常体温。

②血流动力学稳定

a. 衡定的血管活性药物需求。

b. 不需要继续增加或给推注的正性肌力药物或血管加压药。

③稳定的心率和心律。

④正常的酸碱、代谢水平。

⑤没有过度出血（具体标准不一，但通常是指胸腔引流管引流低于 150ml/h）。

如果患者满足这些标准，那么可以尝试进行脱机。

4. 脱机

(1) 现有指南建议患者应该尽早脱机，至少每天都需要尝试脱机 [21, 22]。

(2) 首先我们得评估下列决定参数患者是否适合脱机。

① PEEP ≤ 5cm H_2O 前提下氧合指数大于 200mmHg。

②血流动力学稳定。

③清醒、警觉且服从指令。

④可以有效咳嗽。

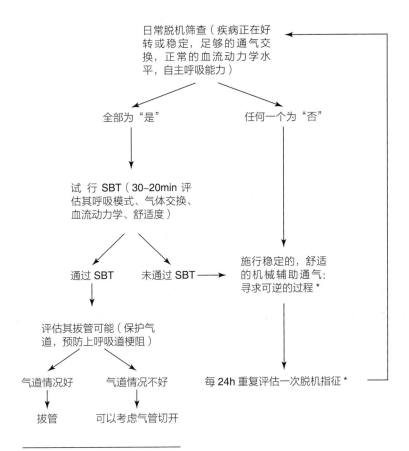

* 如果试脱机流程不能实现，可以考虑气管切开或长期呼吸机辅助通气

▲ 图 25-5　日常脱机标准化流程图 [22]

SBT. 自主呼吸试验

⑤肌肉松弛药作用已完全拮抗（吸气负压不低于 30cm H_2O，保持抬头持续超过 5s TOF 无衰减，肺活量大于 15ml/kg 等）。

⑥自主呼吸试验（spontaneous breathing trial，SBT）2～3min 后浅快呼吸指数（rapid shallow breathing index，RSBI，呼吸频率 / 潮气量）< 80～100bpm/L。

(3) 如果患者符合这些予脱机要求，那么就通过 T 型管或在低 PSV（5～7cm H_2O）和低 PEEP（≤ 5cm H_2O）下尝试进行 30～120min 的自主呼吸，此后，如果患者的 RSB 介于 80～100bmp/L，我们可以考虑拔管。拔管标准如下。

①清醒、警觉。

②能够有效咳嗽咳痰：那些每 2h 或更短时间就需要吸痰的患者再次插管的风险很高。

③无气道水肿：观察有无舌体的肿胀，抽空气管导管套囊内气体后观察有无漏气现象。

④血流动力学稳定：在脱机试验过程中心率、血压、肺动脉压及心功能指数改变介于 10%～20%。

⑤氧合与通气正常。

(4) 如果患者符合这些标准，可以拔管。

(5) 如果患者不符合这些标准，找出可能的原因并在下一次尝试前尽量纠正。

(6) 那些在自主呼吸试验中反复失败的患者，可能需要长期上机治疗 [21]。

> **临床要点** 尽管撤机、拔管的具体方案各不相同，但为这一过程建立一份检查清单并将其常规应用于每位患者是至关重要的。

5. 鼓励使用肺活量训练器、深呼吸和咳嗽训练

在拔除气管导管后，我们需要鼓励患者使用肺活量呼吸锻炼器，做深呼吸和咳嗽训练来避免肺不张。有很多生理学因素可引起低氧血症，如气体弥散异常、低吸入氧浓度、通气不足及分流引起的通气血流比值异常等，其中由于肺不张引起的分流造成的通气血流比值异常最常见。如果低氧血症持续存在主要原因为肺不张，可以使用无创机械通气来改善氧合及减少分流。

四、快通道的基本原则

1. 快通道的目标

快通道（fast-track，FT）心脏手术旨在加速患者的康复及提高 ICU 等有限资源的利用率。快通道的主要目标是实现早期拔管、下床活动、心脏康复及出院。大量的随机对照试验均表明快通道心脏手术是安全可行的，其与传统的心脏手术麻醉相比，花费更少[23]。最初，快通道方案主要适用于年轻、低风险的患者；但是目前该方案同样适用于高龄、更高风险的患者[24]。

2. 快通道的方法

有许多麻醉技术可用于快通道。短效静脉镇痛药物复合鞘内注射阿片类药物可以用来加强术后镇痛[25, 26]。在目标靶控输注或 EEG 监测时，输注丙泊酚无蓄积作用，具有可预期的快速苏醒特点，因而应用广泛。在患者的血流动力学没被影响的前提下，丙泊酚可作为一种很

好的快通道患者早期术后镇静药物。但是当我们为了实现术后早期拔管而使用短效药物时，术中知晓的发生率可高达 0.3%[27]，因此我们需要谨慎应用。右旋美托咪定是一种静脉注射用 α_2 受体激动药，可用于快通道心脏手术患者。右旋美托咪定具有镇静、镇痛的作用，可使患者在适当的镇静程度下配合完成指令动作，而且在拔除气管导管之前，患者常常不需要停药过程。但是右旋美托咪定不具备确切的遗忘作用。

目前有一些右旋美托咪定对 ICU 中心脏手术和非心脏手术患者作用的临床研究。与丙泊酚、咪达唑仑及吗啡相比，右旋美托咪定可以提供额外的镇痛效果，减少术后谵妄的发生，减少患者使用呼吸机的时间[28-31]。

3. 麻醉后恢复室（fast tracking in the postanesthesia care unit，PACU）中快通道的应用

很多医疗机构通过改进次级重症监护室或麻醉后恢复室来为心脏手术患者提供安全有效的术后管理。这些 PACU 的护士必须了解相关的快通道技术，从而使心脏手术患者实现早期拔管，早期转回普通病房。正是因为这些恢复室对心脏手术患者的精心护理使其可以实现快通道目标[32]。甚至一些机构推行了"门诊"心脏手术以实现快通道[33]。

4. 实施方案

开发和实行机构特异的快通道方案应始终围绕着从如何实现患者早期脱机及术后常规护理到实现早期转出 ICU、尽早出院等一系列系统性措施来实现。最佳的方案是解决可预见的问题。实施快速通道方案前，应由所有围术期参与治疗的成员参与制定相关方案。

五、心脏术后加速康复

1. 心脏术后加速康复的目标

为减轻手术应激、缩短住院时间、减少医

源性损伤并最终改善患者预后，腹部外科已成功应用了加速术后康复方案[34]。在美国，心脏外科采用加速术后康复实践较为缓慢。许多心脏手术患者尽管病情严重程度不一，手术复杂程度不一，却进行同样的康复和监护方案[35]。

2. 团队协作方式

现代 ICU 管理患者是以重症医生为基础，多学科同时参与，以使患者从早期苏醒、早期活动及早期康复中获益。与之并行的是，多学科团队尽可能实现术后早期肠内营养和尽早解除有创性监测以避免医院获得性感染。这与以前管理患者的模式，即深镇静下的机械通气和危重病情完全解除前的长期制动，形成鲜明对比。

3. 专注的授权团队

这种方式需要一支专注的授权团队，包括内科医生、ICU 护士、物理治疗师、营养师和药剂师等。出院存活率已不再是重症医师的主要关注点。回顾性数据显示病危后存活下来的患者在 ICU 经历了一些本可以预防的问题。过去 15 年里重症监护研究的转变已经开始对过去一些观念提出挑战。最近的研究提出了与长期卧床、过度镇静、医源性谵妄、创伤后应激障碍和危重症所致虚弱的相关发病率。在这种发展的实践中，患者尽管在机械通气但依然清醒，尽管在应用如 ECMO 等高级治疗但依然可以活动，并可以参与家庭聚会和重要的临床决策[36]。

六、术后阶段血流动力学的管理

（一）监测心肌缺血

尽管采用持续心电监护分析 ST 段改变的方法来监测心肌缺血事件的发生有一定的滞后性，但仍不失为一种可行的方法。许多床旁心电监护仪都内置一套分析 ST 段的软件程序，是一种成本效益较好的监测缺血事件的方法。为了评估可能的缺血事件，我们需要确保监护仪设置在诊断模式。在监测模式中，监护仪会自动过滤一些信号输入从而来减少人为干扰，可能影响反映缺血事件变化的准确性。如果选择持续 ST 段分析，则应监测 II 导联与 V_4 或 V_5 导联。当然如果同时监测三个导联（ I 、 II 、 V_4 或 V_5 ； II 、 V_4 、 V_5 导联），其敏感性会有所提升。当对分析结果有疑问时，进行 12 导联心电图检查会比心电监护更为准确。其他可以反映心肌缺血的指标有肺动脉压和心排量，但是往往其准确性不高，且反应滞后。经食管心脏超声心动图（transesophageal echocardiogram，TEE）可以监测到心室壁异常运动，对于监测早期心肌缺血最敏感，但是由于手术结束后我们通常会移除超声探头，因此无法持续监测。对于重症监护医生来说，能够快速识别判断起源于临时心外膜起搏而引起的心电图和血流动力学改变是十分重要的。心外膜起搏可以模拟心室间隔反向运动，这实际上反映出起搏器诱导的心室去极化顺序的改变。

术中和术后发生的心肌缺血 6h 后可以通过监测特殊的心肌标志物来诊断。肌钙蛋白（cTnI）是最早改变且最有用的指标。尤其是在心电图难以分析的情况下，如左束支传导阻滞或左心室肥厚，监测肌钙蛋白变化尤为重要。血浆中这些生化标志物水平的升高是缺血事件的明确证据，甚至可以提示心肌梗死的发生。

对于心脏手术后的患者而言，以上所有手段均存在着明显的问题。通常，我们借由心电图的改变或者是患者对血管活性药物需求增加会高度怀疑心肌缺血的可能，进而可以通过 TTE 或 TEE 来证实。确切诊断往往需要心导管检查。治疗手段包括再次手术或者药物治疗。

> **临床要点** 由于传统的心肌缺血标记物在心脏手术后缺乏敏感性或特异性，一旦怀疑有心肌缺血，应大力推广 TTE 或 TEE 评估有无新出现的室壁运动异常。

（二）心脏手术后的心室功能不全

1. 原因

除了术前即存在的心室功能异常，术后引起心室功能异常的因素包括心肌保护不充分、心肌顿抑、血管重建不足及再灌注损伤。术前预测术后发生心室功能异常的因素有心脏扩大、高龄、糖尿病、女性、左心室舒张末期高压、冠状动脉分支细小（对于冠状动脉血管重建术患者）及射血分数低于 0.4 等。术中因素包括体外循环时间和主动脉夹闭时间过长。上述因素均可增加术后对正性肌力药物的需求。那些术前心功能正常，术中转机时间短的患者术后对正性肌力药物的需求很低。药物支持下仍无法获得稳定的血流动力学水平的患者可能需要借助心脏辅助手段（如主动脉内球囊反搏或心室辅助装置）。最近 Hollenberg 写了一篇很好的关于循环休克时血管活性药物应用的综述，读者可以参阅 [34]。

心肌细胞同时有 β_1 和 β_2 肾上腺素受体用来调节心肌的收缩和舒张功能。体外循环后，β 肾上腺素受体是改善心室功能的一线药物。内生儿茶酚胺的耗竭和由此引起的 β 受体的下调都会降低其对 β 受体激动药的反应。抑制性 G 蛋白的增加、再灌注损伤、心动过速、血管重建不足、失活的心肌、术前 β 受体激动药的应用，以及急性或慢性心力衰竭也都会减弱心肌细胞对 β 受体激动药的反应。

2. 治疗

(1) 儿茶酚胺类：β_1 或 β_2 受体激活后，Gs 蛋白和腺苷环化酶发生活化，细胞内的 cAMP

增加，从而表现出正性肌力作用。心脏舒张过程是一个主动耗能的过程，因此单独的心脏舒张功能受损或伴有收缩功能受损都可以引起心力衰竭。直到最近，才有临床试验来直接比较正性肌力药物和血管加压药之间的临床效果。在对 30 例多巴胺无效的心源性休克患者的一项研究中，这些患者被随机分为接受单纯肾上腺素组和接受多巴酚丁胺联合去甲肾上腺素组。结果显示，两组患者均表现出心脏指数的增高和肌酐的减少。但是肾上腺素组的患者更容易发生心律失常、一过性的乳酸升高及器官灌注减少 [37]。

(2) Ⅲ型磷酸二酯酶抑制药（氨力农或米力农）：可以通过抑制 cAMP 的降解来增加 β 肾上腺素受体介导的正性肌力作用。磷酸二酯酶抑制药（phosphodiesterase inhibitors，PDEIs）与 β 肾上腺素受体激动药合用表现为相加或协同作用。PDEIs 有抗缺血作用，或许可以改善心肌氧耗 [36]。PDEIs 可以与 β 受体激动药合用，也可以单独作为正性肌力的一线药物。因为 PDEIs 可以引起体循环和肺循环的血管舒张，因此其可用于肺动脉高压、右心室衰竭、主动脉或二尖瓣反流及急慢性 β_1/β_2 受体脱敏的患者（长期存在的心力衰竭状态，术前应用 β 受体激动药治疗的）。

(3) 左西孟旦：左西孟旦是一种新型正性肌力药物，既没有通过 FDA 认证，也未在北美销售。左西孟旦是一种肌丝钙增敏药。它可以在特定钙水平下提高心肌细胞肌丝蛋白间相互作用产生力的效率来增强心肌收缩 [39]。同 PDEIs 一样，左西孟旦同样可以在不增加心肌耗氧的情况下发挥正性肌力作用，从而改善心肌氧供需平衡。近期的一份 Meta 分析指出冠状动脉旁路移植术（CABG）后，应用左西孟旦可减少死亡率 [40]。

(4) B 型钠尿肽：尽管一些研究指出 B 型

钠尿肽（奈西立肽）的应用同死亡率增加有关，但仍有一些研究支持其在充血性心力衰竭治疗中的应用[41-45]。目前钠尿肽对于心脏手术患者的作用仍不明确。

心功能严重受损的患者可能需要更多的监测以确保患者处于最佳的心功能状态。含血氧计的肺动脉漂浮管可以提供即时的混合静脉血氧饱和度（SvO_2），正常的混合静脉血氧饱和度为75%，所对应的血氧分压约为40mmHg。氧气运输减少（心排血量减少、血红蛋白浓度降低和动脉血氧合能力下降）或氧耗增加均可引起混合静脉血氧合值降低。持续混合静脉氧饱和度低于40%可增加死亡率和并发症。一些医护人员针对此类患者还选择持续监测心排血量，或者两者同时监测。

（三）液体管理

心脏手术后的液体管理是有挑战性的[41]。心脏手术后最初几个小时里，患者低体温（血管收缩）或高体温（血管扩张）都会使得术后的液体管理更复杂。中心静脉压和PAC常常用于心脏术后患者的持续监测，但是我们必须知道，这些监测手段只是间接反映了容量或心功能。CVP、PAOP及PADP等压力指标在评估人体总容量和容量反应性上并不理想[46]。容量反应性被定义为当进行液体冲击治疗时，心脏指数增加至少15%。对于机械通气的患者而言其呼吸模式固定，直接动脉测压波形中脉压的变化可以很好地反映出低血压患者对于液体容量试验的反应性[47-49]。

心脏手术过程中，尤其是那些接受了体外循环的患者，体液会往组织间隙转移。除了血液丢失和其他原因引起的循环血量的变化，术后几小时进出组织间隙和进出细胞内的液体量也应考虑在内。大多数心脏手术患者在到达术后恢复室时，机体的液体量超负荷，最终这些体液必须转移出来。心、肾功能正常的患者可在术后两天自行通过尿液排出这些过多体液；而另外一些心脏手术患者，尤其是那些高龄或者心肾功能不全的患者可能需要借助利尿药，甚至是血液透析等手段来排出过多的液体。

血液成分的管理，尤其是浓缩红细胞的使用，在心脏手术患者中至今仍有争议[50, 51]。血制品的输注和贫血都同围术期病死率、死亡率增加有关。尽管心脏手术患者经常需要输注同种异体的血液制品，但我们始终没有一个明确的输血指征。大多数患者在血细胞比容为21%及以下（血红蛋白为7g/dl及以下）时输注浓缩红细胞；几乎没有人选择在血细胞比容30%及以上（血红蛋白为10g/dl及以上）时输注浓缩红细胞。

> **临床要点**　在评估是否需要额外静脉补液时，血流动力学指标，如心排血量、心搏量、脉压变异度，要比心内充盈压更可靠。

（四）低血压的处理

对于低血压的患者，我们需要系统评估其心脏前后负荷、心肌收缩力、心率和心律。如果患者前负荷适当，且具备合适的心率和正常的心脏节律，那么低血压要么反映心肌功能不足，要么反映血管扩张。对于心肌功能不足，我们应该用正性肌力药物；对于血管扩张，我们应该用血管收缩药物。

1. 血管舒张性休克。体外循环后的患者中大约有8%会发生顽固性血管舒张性休克。这种顽固性休克同术后增加的死亡率有着密切的关系（高达25%死亡率），这类患者对于传统的治疗、血管加压药及容量治疗均无反应。引起这种休克的原因是多因素的，包括转机时间长、术前血管紧张素转化酶抑制药 / 血管紧张素受体抑制药 / 钙通道阻滞药的应用、心脏移植术、使用心室辅助装置及心肌功能异常等。一些小样本临床试验表明，给此类患者静脉推注亚甲蓝后再持续静脉输注可改善并发症和死亡率[52]。精氨酸血管升压素和大剂量羟钴胺素（维生素 B_{12}）似乎也有此类作用。

2. 另外还有两种特殊原因同样可以引起低血压，如果不借助经食管超声心动图很难诊断出二尖瓣前瓣收缩期前向运动（systolic anterior motion，SAM）和心脏压塞。

3. 二尖瓣前瓣收缩期前向运动发生的风险应该在术中患者进行二尖瓣修补或室间隔部分切除时进行评估。那些 c-sept 距离不超过 2.5cm（图 25-6）的患者发生 SAM 的风险极高[54]。

4. 心脏压塞：当患者表现出低心排性休克征象时，我们需要考虑到术后心脏压塞。大量被诊断为心脏术后压塞的患者并未表现出那些经典的诊断指标（如相同的充盈压、增加的颈静脉压和奇脉等）。心脏超声有助于诊断，但是我们需要记住，诊断心脏压塞有赖于一系列的症状而非单一的超声发现[55]。

> 临床要点 心脏手术后，心脏压塞可以是局部的，最好能通过详细的心脏超声明确诊断。

（五）心律失常的处理

处理心律失常是心脏手术患者术后 ICU 治疗的重点之一。各类房性、室性异常节律均可发生。那些血管重建不足或心肌顿抑所引起心

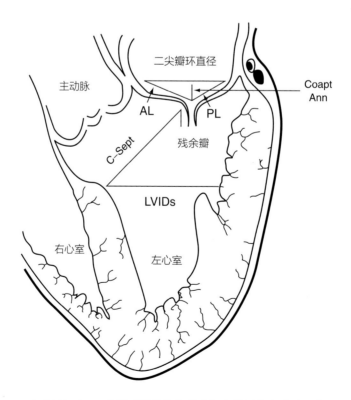

▲ 图 25-6　二尖瓣成形术前和术后经食管超声心动图示意

食管中段 0° 获得的双平面图像包括左心房、左心室、二尖瓣及左心室流出道图像。前瓣和后瓣的长度从瓣叶中部测得。AL. 二尖瓣前瓣长度；Coapt Ann. 二尖瓣瓣叶对合点与二尖瓣瓣环之间的距离；C-Sept. 二尖瓣瓣叶对合点与室间隔的距离；LVIDs. 左心室收缩期内径；PL. 二尖瓣后瓣长度[50]

肌缺血的患者更容易发生心律异常。心脏术后最常见的心律失常是房颤，CPB 下行心肌血管重建术的患者中有一半会发生。治疗药物有镁剂、地高辛、地尔硫䓬、艾司洛尔和胺碘酮等[56]。

有研究表明术前或术后预防性药物治疗策略或许可以减少术后房颤或其他房性心律失常的发生[57-59]。区分出哪些患者在围术期有发生房颤的高风险很重要，这些患者包括有房颤病史的患者，实施联合瓣膜手术、冠状动脉旁路移植手术的患者，正在接受正性肌力药物治疗的患者，之前存在瓣膜病变、肺部疾病或者先天性心脏病的患者。预防房颤发生可以减少患者入住 ICU 的时间及住院治疗时间。通常，我们推荐心脏手术后第 1 天应用长效的 β 受体阻断药（如阿替洛尔或美托洛尔）。

最近的一份随机对照试验的 Meta 分析指出，预防性应用皮质类固醇类药物，尤其是氢化可的松，对于降低高危人群房颤发生率是有益的[60, 61]。麻醉诱导过程中单次应用激素即可起到较好的效果。

关于心律失常的预防，围术期维持正常的镁、钾浓度也十分重要[62, 63]。

（六）围术期高血压

围术期高血压可由很多因素引起。

1. 急性术后高血压的原因包括：麻醉苏醒、低体温、高碳酸血症、低氧血症、低血糖、体循环容量负荷过重、疼痛及焦虑等。同时，我们不能忽略医源性因素，如用错误的用药或在非必要时给予了血管收缩药。

2. 另一个可以引起术后高血压的原因是术前停用抗高血压药物。我们已知 β 受体阻断药、中枢性 α_2 受体激动药（如可乐定）在突然停药后会出现反弹性高血压。

3. 较少见的原因有颅内高压（继发于脑水肿或大面积脑梗死）、膀胱过度充盈、低血糖及戒断综合征（如酒精戒断综合征、阿片类药物戒断综合征）。

4. 需要考虑的罕见原因有内分泌或代谢性疾病如甲亢、嗜铬细胞瘤、肾素血管紧张素分泌异常及恶性高热。

（七）肺动脉高压

心脏手术后可发生肺动脉高压，按病因可分为新发性急性肺动脉高压和慢性肺动脉高压的持续状态。评估肺动脉高压时首先要考虑的是其对右心室功能的影响。超声心动图对诊断右心衰竭至关重要。右心衰竭加重时，肺动脉压可能降低而中心静脉压可能升高。由于右心室（RV）独特的几何结构，传统上用于监测左心室功能的超声心动图测量方法并不适用于监测右心室，一些特殊的测量方法，如三尖瓣环位移指数[64]或 Tei 指数[65, 66]可以用来评估右心室功能。在心脏移植、肺移植及 VAD 置入术后出现的肺动脉高压及右心室衰竭则更为棘手[67]。

1. 慢性肺动脉高压

与体循环高血压相比，传统治疗手段对慢性肺动脉高压的疗效不佳。肺血管阻力的慢性升高可加重右心室负荷并导致右心衰竭。此外，慢性肺动脉高压导致的右心室肥厚使得右心室供氧不足的风险增加。此类患者除了继续其正在使用的治疗药物（如钙通道阻断药），同时应使用下面将提到的用于治疗急性肺动脉高压的药物。

2. 急性肺动脉高压

为了防止右心室衰竭，应积极治疗术后急性肺动脉高压[68-70]。应保持影响肺动脉压力的相关参数在最佳范围（表 25-2）。与急性肺高压有关的右心衰竭需重点关注以下 4 个方面[71]（图 25-7）。

(1) 右心室容量（超声心动图）：超声心动图能帮助我们理解患者的主要问题是容量过负荷还是压力过负荷。慢性压力过负荷可引起右心室肥厚，而右心室收缩力和容量通常正常。

（2）右心室功能：需多巴酚丁胺、磷酸二酯酶抑制药、肾上腺素等正性肌力药物支持。此外，应保持心率和心律在最佳范围。

（3）通过纠正可能存在的酸中毒、高碳酸血症、低氧血症减低肺动脉阻力以减轻患者右心室负担。同时可考虑加用肺动脉舒张药（吸入一氧化氮、吸入前列环素、静脉注射 PDEIs、静脉注射硝酸甘油），降低 PPV 的损伤（高气道峰压、潮气量过大及呼吸机相关性肺损伤）。

（4）使用血管收缩药物（去甲肾上腺素、血管升压素与去氧肾上腺素）或通过主动脉内球囊反搏术（IABP）提升舒张压以维持足够的右冠状动脉灌注压[72]。

表 25-2 可导致肺高压的因素

二尖瓣狭窄
二尖瓣反流
人工瓣膜上有血凝块和血栓
人工瓣膜瓣周漏
酸中毒
血细胞比容增加（16 g/dl）
高碳酸血症
低氧血症
平均气道压增加（PEEP、过度膨胀）
肺血管阻力增加
机械性梗阻（如手术原因导致的主肺动脉狭窄、肺栓塞）
交感兴奋（如疼痛、镇静不足）

七、术后疼痛和镇静管理方法

对于心脏手术后的患者，疼痛和躁动的处理尤为关键。疼痛是机体对手术干预导致的伤

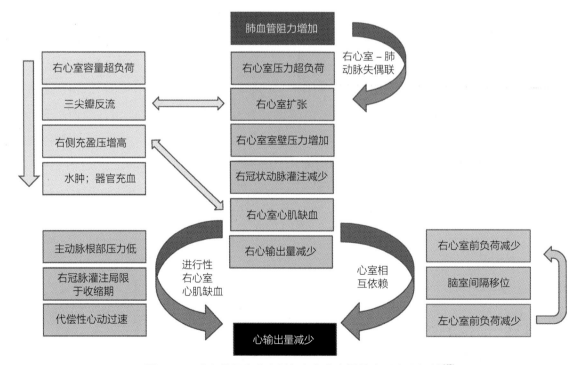

▲ 图 25-7 肺血管阻力升高引起右心室衰竭的病理生理机制[68]

害性刺激的反应。心脏手术后患者还可因多种原因出现躁动。表25-3列举了一些不容忽视的可导致躁动的原因，但这些原因可能被镇静药和残余肌肉所掩盖。

表25-3 术后躁动的原因

谵妄
酒精戒断综合征
电解质紊乱（低钠血症）
胃内容或尿潴留
高碳酸血症
低氧血症
中枢神经系统缺血或出血
药物（如阿托品、西咪替丁及普萘洛尔）
心理原因（如焦虑）
麻醉药残余作用、麻醉苏醒
韦尼克脑病（Wernicke encephalopathy）
撤药综合征（如镇痛药成瘾、长期服用苯二氮䓬类药物）

1. 全身给予阿片类药物

处理术后疼痛的方法很多。给予镇痛药前初步判断疼痛的类型、程度和部位很有意义。常用的阿片类药物包括芬太尼、吗啡和氢吗啡酮。

2. 非甾体抗炎药

非甾体抗炎药（nonsteroidal anti-inflammatory drugs，NSAIDs）有助于缓解心脏手术后疼痛。小剂量NSAIDs能发挥镇痛作用，且无阿片类药物相关的过度镇静及呼吸抑制等其他不良反应。但由于NSAIDs可抑制血小板功能，故有增加出血的风险。此外，由于NSAIDs有导致胃溃疡形成的风险及肾损害，使得NSAIDs很少应用于心脏手术。肾功能不全、活动性消化性溃疡、有胃肠道出血史和易出血体质等均是心脏手术后使用NSAIDs的禁忌[73]。

3. 鞘内给予阿片类药物

在提倡患者术后快速恢复的当下，有多种局部镇痛技术已被试用来提高患者的舒适度。全身（经静脉、经肌肉、经皮或经口）给予阿片类药物可能导致呼吸抑制和嗜睡，均不利于术后快速恢复。鞘内给予镇痛药（如吗啡5～8μg/kg，最大剂量可到1mg）可作为心脏手术后全身给予阿片类药物的替代疗法[74]。已有学者针对这一给药途径对增加患者舒适度、同时降低呼吸抑制等并发症的效果进行了研究。鞘内给予阿片类药物有助于早期拔管和缩短ICU滞留时间，术后镇痛效果良好且不增加心肌缺血的发生率[75]。鞘内给予吗啡可减弱冠状动脉旁路移植手术患者术后的应激反应，降低患者的血浆皮质醇和肾上腺素水平[76]。这一证据提示，鞘内给予阿片类药物可能有助于心脏手术后患者早拔管和快速转出ICU。然而因为这一方法的主要优势仅仅在于减少全身阿片类药物的用量，因此并未获得广泛支持。

4. 神经阻滞

前面已对多种全身及鞘内技术进行了回顾，尽管这些方法很有用，但每种方法均有内在的风险及相关并发症。神经阻滞是有益的替代方法。由于很容易从手术野达到，肋间神经阻滞在开胸手术过程中实施起来很方便。这些阻滞方法也可由麻醉医生在术前或术后经皮实施。正中开胸时，肋间神经阻滞不能提供满意的镇痛效果。一些医生对行体外循环心脏手术的患者实施胸段硬膜外镇痛（thoracic epidural analgesia，TEA）[74]，欧洲和亚洲对这一技术的接受程度要高于北美同行。非体外循环冠状动脉旁路移植手术的患者尤其适合行胸段硬膜外镇痛。胸段硬膜外镇痛可降低心脏手术期间发生心肌缺血的风险。然而，很多心脏麻醉医生考虑到体外循环期间或之后低凝状态下硬膜外血肿的发生危险（不论发生率多小）而避免使用此类技术。椎旁神经阻滞（paravertebral nerve blocks，PVB）可作为胸段硬膜外镇痛的替代疗法，且发生硬膜外血肿的概率更低。单次椎旁阻滞和通过放置椎旁导管施行持续阻滞均已成功应用于心脏手术患者[77-79]。近期有学者报道胸骨旁神经阻滞同样有效[80]。

5. 镇静

医护人员必须了解危重患者的镇静目标。在 ICU，为了达到满意的镇静效果，应像使用血管舒张药、正性肌力药和氧气一样采用滴定法使用镇静药。浅镇静与积极的镇痛技术可以缩短患者 ICU 滞留时间、减少谵妄、降低创伤后应激障碍及改善死亡率。镇静应有目标导向。在 ICU 即使需要机械通气，大部分患者应该保持清醒，并且和医护人员能够互动[81]。并非所有心脏手术患者术后都需要镇静（表 25-4）。

(1) 苯二氮䓬类药物用于镇静时，可导致患者机械通气时间延长及谵妄。持续输注该类药物可能增加患者死亡率[82, 83]。

(2) 丙泊酚持续输注常用于 ICU 镇静。其可控性强，但应注意其血管扩张作用及心肌抑制引发低血压的风险。经外周静脉给药时，丙泊酚可导致烧灼样疼痛，因此应尽量从中心静脉给予。此外，由于丙泊酚的脂质溶剂可作为细菌生长的培养基而可能导致脓毒症，丙泊酚给药时应注意严格无菌操作。

(3) 右旋美托咪啶是一种强效的 α_2 肾上腺素受体激动药，具有镇静和镇痛作用，稳定血流动力学，还可减少心肌缺血、改善肺功能。因此，对于心脏手术患者而言，右旋美托咪啶是极佳的选择[84-86]，但偶尔可导致低血压和心动过缓。右旋美托咪啶是一种独特的镇静药，给药后患者镇静但可配合医生，而且拔管时也无须提前停药。右旋美托咪啶可激活内源性睡眠通路，还可减少 ICU 躁动和意识不清的情况。该药可按照 $0.2\sim0.7\mu g/(kg\cdot h)$ 持续泵注（达 24h）。在 ICU 不同人群的临床实验中，与使用劳拉西泮和咪达唑仑相比，以更高剂量 [达到 $1.5\mu g/(kg\cdot h)$] 泵注右旋美托咪啶可以减少患者机械通气和谵妄的天数。α_2 受体激动药也可用于治疗戒断综合征（酒精、慢性依赖阿片类药物、违禁药物）。

> **临床要点** 在术后镇静方面，右美托咪啶比丙泊酚和苯二氮䓬类都有优势。

八、代谢异常

围术期可发生多种代谢异常。原因包括生理应激反应、大量静脉输液、体外循环预充液或心肌保护液导致的体液和电解质紊乱。

表 25-4 ICU 镇静

镇静药物	负荷量	持续输注	特点
右旋美托咪啶	1mg/kg，注射 10～15min 以上	$0.2\sim0.7\mu g/(kg\cdot h)$	血流动力学稳定，治疗撤药综合征，拔管前无须提前停药，心动过缓
丙泊酚	无	$15\sim100\mu g/(kg\cdot min)$	脓毒症风险，低血压
芬太尼（与咪达唑仑合用）	1～3μg/kg	25～250μg/h	强效镇痛，药物耐受
咪达唑仑（与芬太尼合用）	0.02～0.05mg/kg	0.5～3mg/h	遗忘作用，治疗谵妄

（一）电解质紊乱

1. 停搏液、容量治疗过度及呼吸或代谢性酸中毒相关的继发性钾离子向细胞外转运均可导致高钾血症。低钾血症则可增加心脏手术后心律失常的风险。体外循环预充液内添加甘露醇、加大肾脏灌注及使用胰岛素降低血糖均可导致低钾血症。低钾血症较高钾血症更为常见。低钾血症时，可经中心静脉导管补钾，但应注意最高给钾速率不得超过 20mmol/h。快速补钾可导致致命性心律失常。血浆钾离子的目标浓度为 3.5～5mmol/L。

2. 低镁血症是围术期常见的电解质异常，可导致术后心律失常、心肌缺血及心室功能不全[62, 87]。导致低镁血症的原因包括大量体外循环预充液对镁的稀释及镁经尿液丢失。肾脏的保钾作用需要足够的镁离子才能实现，因此，对于低钾血症的患者也应注意补镁。补镁时，通常可经静脉在 30～45min 给予镁剂 2～4g。为了保证缓慢、稳定地补镁，可按照 1g/h 的给药速率补充硫酸镁。如果给镁剂过快，可导致低血压和肌肉无力。遇到顽固性心律失常，尤其是室性心律失常时，即便血镁浓度正常也不能排除机体缺镁的情况。血浆镁离子的目标浓度为 2～2.5mmol/L。

3. 低钙血症也可发生，可能与快速输注大量含枸橼酸的库存血有关。可通过静脉给予 250～1000mg 氯化钙或 500～2000mg 葡萄糖酸钙治疗，但应注意可能出现的心律失常。监测钙水平时，应测定离子钙而非总钙，因为白蛋白水平降低时也可导致总钙水平降低，但此时离子钙浓度仍正常。

4. 低磷血症在 ICU 患者中也较常见。体质弱和心功能差的患者可出现低磷血症，低磷血症能改变红细胞变形的能力，并可影响氧合血红蛋白解离[88, 89]。

（二）寒战

寒战的确切机制尚不明确，但可能与复温不充分及其导致的"体温后降"有关。很多患者到达 ICU 时均呈低体温，麻醉苏醒后往往会发生寒战。寒战可导致氧耗增加 3～6 倍，而病变的心肌无法满足增加氧供这一要求。继发的 CO_2 产生增加可导致呼吸性酸中毒。对于合并终末器官氧供不足者，如果寒战持续存在，应改行机械通气，并给予肌肉松弛药以消除寒战带来的高代谢需求。最有效的一线治疗手段是使用空气加温毯积极复温并防止热量进一步丢失。此外，还可静脉给予哌替啶（12.5～25mg）或右旋美托咪啶行药物干预。

> 临床要点　心功能代偿不全的患者难以耐受寒战引起的氧耗增加。

（三）酸中毒

酸中毒包括呼吸性、代谢性和混合性酸中毒。代谢性酸中毒又分为阴离子间隙型酸中毒和非阴离子间隙型酸中毒。关于酸碱平衡紊乱的详细讨论在标准重症监护教科书中有详细介绍。下面我们将简要讨论引起术后早期酸中毒最常见的原因。

1. 呼吸性酸中毒常继发于通气不足或 CO_2 产生增加

麻醉药的残余作用或清醒患者镇痛不足同时合并呼吸功能受损时，可引起患者通气不足。治疗方法包括在治疗基础疾病同时辅以通气支持。

2. 代谢性酸中毒常与心功能不全导致的全身灌注不足有关

治疗旨在纠正引起酸中毒的原发病因。心

脏手术患者，特别是血流动力学不稳定的患者。出现代谢性酸中毒时需使用碳酸氢钠作为临时治疗措施。

3. 乳酸酸中毒

常见于心脏手术患者，治疗方法包括确保足够的心排血量和血容量，积极控制寒颤。有证据表明，乳酸酸中毒时不应使用碳酸氢钠治疗。然而，大多数评估缓冲液治疗酸中毒疗效的重症监护数据不包括急性肺动脉高压和右心衰竭。使用肾上腺素的患者会出现短暂性的乳酸酸中毒，此时出现乳酸酸中毒可能并不反映患者灌注不足。

（四）血糖的管理

危重患者的血糖控制范围极具争议。2001年的数据表明，对心脏手术患者进行严格的血糖控制（80～110mg/dl）能显著改善死亡率[90]；然而，在后续试验中这种显著的效果并未能重复。最近进行的大量关于严格控制血糖的多中心跨国介入试验证明，对高血糖患者进行积极的血糖控制，设法维持血糖在81～108 mg/dl时会增加患者死亡率[91]。心脏手术患者理想的血糖水平控制在150 mg/dl 以下（也有人建议在180～200mg/dl 以下，目前尚无统一标准），并多次检测血糖水平以防止出现低血糖。未被发现的高血糖可导致过度利尿并有可能发展为高渗状态或酮症酸中毒。血糖水平升高时可持续输注普通胰岛素，一般以 0.1U/（kg·h）或更低的剂量开始，以达到满意的血糖水平。

> **临床要点** 过度严格的血糖控制增加死亡率。

九、术后首个 24 小时可能出现的并发症

心脏或胸科手术后的首个 24h 内可发生一系列危及生命的并发症。

1. 呼吸衰竭

呼吸衰竭是心脏或胸科手术后最常见的并发症。手术切口及对胸腔结构的破坏可导致肺功能不全，术后疼痛可加重肺功能不全。呼吸衰竭可表现为低氧血症或高碳酸血症或两者并存。对于心脏或胸科手术后的呼吸衰竭，早发现、早治疗极为重要。肺不张是心脏手术后最常见的并发症，一旦发生，可予呼气末正压通气（PEEP），双水平气道正压通气（BiPAP）或持续正压通气治疗（CPAP）。

2. 出血

外科手术或凝血异常可引起手术后患者持续出血，增加住院时间和死亡率[92]。术后出血情况通常通过胸腔引流管的血液量来监测。鉴别出血体质和手术原因导致的出血尤为关键，因为后者需要再次手术纠正。因此，出血患者除胸部 X 线片外还应测定凝血功能，至少应测定 PT、APTT、纤维蛋白原水平和血小板计数。但上述这些检查均不能反映血小板的功能状态。血栓弹力图（thromboelastogram，TEG）分析及其他血小板功能检查可提供血小板功能、血浆凝血功能和纤溶的有关信息，在临床上十分有用。血小板功能评估对于那些为了防止术前血栓形成而接受阿司匹林或其他血小板抑制药（如氯吡格雷或糖蛋白 IIb/IIIa 抑制药）治疗的心脏手术患者尤为重要。怀疑出血系由血小板功能异常所致时，输注浓缩血小板是最恰当的。

(1) 尽管 PT、INR 或 APTT 的数值轻度升高并不具有显著的临床意义，但当出血显著且 PT 或 APTT 超过正常上限的 1.3 倍时或 INR

超过 1.5 时，应予以处理。最常用的方法是新鲜冰冻血浆。然而，只有当上述指标异常合并胸导管引流量过多时才需处理。血浆凝血因子缺乏及肝素残余均可导致 APTT 延长。

(2) 纤维蛋白原缺乏（通常低于 75mg/dl）可给予冷沉淀。在某些国家可使用纤维蛋白原浓缩液。

(3) 活化Ⅶ因子对心脏手术患者的作用仍有争议。一项 Meta 分析纳入了 35 个包含心脏手术和非心脏手术的随机临床试验，结果表明使用活化Ⅶ因子至剂量高达 80μg/kg 时。与使用安慰剂组相比，患者静脉血栓形成无显著差异。然而，使用活化Ⅶ因子能增加冠状动脉血栓栓塞事件[93]。

(4) 排除凝血功能障碍后就应考虑手术出血，须重回手术室开胸探查，寻找并控制出血点。虽然再次开胸探查往往很难找到特异的出血点，但由于可顺带清除心包和纵隔的活化纤溶酶原（血凝块溶解后产生），故也可显著地减少后续的出血。如果胸导管引流速率超过 500ml/h 或持续超过 200ml/h 或引流量增加的情况均需手术探查。

手术及缝合部位的突然出血可引起低血容量或心脏压塞，导致显著的低血压。需要快速输注血制品、胶体或晶体液以维持血管内容量，经处理后病情能迅速稳定的患者应转移到手术室。有时为了控制致命性出血或心脏压塞，可在 ICU 行紧急开胸。

> **临床要点**　致命的出血或心脏压塞需要在 ICU 进行床旁紧急开胸手术。

3. 心脏压塞

纵隔出血过多且合并引流不畅或出现出血突然增加的情况，可导致心脏压塞。多数经验不足的医生会认为，心脏手术中如果打开心包，则术后似乎不可能发生心脏压塞。然而，实际情况并非如此。因为心脏压塞可发生在心脏的局部，如影响右心房。需要认识到传统上从症状判断心脏手术后心脏压塞是不可靠的。心脏压塞需与心室功能衰竭相鉴别，经食管超声（TEE）或经胸超声心动图可以确诊。心脏压塞经常需要紧急外科治疗。

4. 气胸

正中开胸、侧开胸或正压通气的患者均可能发生气胸。很多心脏手术患者到达术后恢复病房或 ICU 时、往往有一根或多根胸腔及纵隔引流管。这些患者转入 ICU 后应行基础胸部 X 线片检查，对胸腔引流管的位置进行确认，并排除气胸的可能。行再次胸骨切开术或在冠状动脉旁路移植术（CABG）使用乳内动脉的患者是气胸和血胸高危人群。越来越多的证据表明，床旁超声在诊断气胸、血胸及肺实变时具有重要意义。一些研究表明，与 CT 扫描相比较，床旁超声比胸部 X 线片对气胸的诊断精度高[94]。有经验的重症监护医师可以借此获得即时数据，在必要时可重复检查。胸腔引流管使用不当时，气胸可以转换为张力性气胸。纵隔结构的移位可以阻碍腔静脉回流或使心脏变形，并导致心排血量下降和低血压。

5. 血胸

冠状动脉旁路移植手术后可发生血胸，对所有行乳内动脉分离的患者均应考虑到这一可能的并发症（分离乳内动脉时需打开左侧胸膜腔），这些患者可能需要回手术室二次手术。

6. 急性桥血管闭塞

急性桥血管闭塞并不常见，但一旦发生可导致心肌缺血或梗死。如果发生心脏失代偿的情况且怀疑系桥血管闭塞所致，应再次手术探查并评估桥血管的通畅性。然而，这仅能作为排除诊断，而且实际上出于这一目的的二次手术探查并不常见。这些患者可到心导管室行急诊心导管检查，以明确是否存在桥血管阻塞的情况。目前，对于体外循环下旁路移植（CAGB）和非体外循环旁路移植（OPCAB）后桥血管的近期和远期通畅率孰优孰劣的问题尚无定论 [95-97]。

7. 人工瓣膜功能异常

开心手术后一旦出现突发的血流动力学变化（尤其是当节律无变化而监护仪上动脉波形时有时无时），应怀疑急性人工瓣膜的功能异常。需要立即手术纠正。术后早期一般很少出现瓣膜裂开合并瓣周漏的情况。经食管超声检查可用于评估人工瓣膜功能。医生在心脏介入室使用经皮心房损缺（ASD）和心室缺损（VSD）封堵装置来防止或减少瓣周漏的经验日益丰富，成功率越来越高。

8. 术后神经功能异常

术后神经系统异常十分常见，并且是心脏手术后最重要的并发症之一 [98, 99]，因此术后早期进行神经功能检查非常重要。神经系统并发症可分为以下 3 大类：①局部性缺血损伤（脑卒中）；②神经认知功能不全（包括弥散性脑病）；③周围神经系统损伤。第 26 章有关于心脏手术后的中枢神经系统功能不全的详细讨论。胸骨撑开器牵拉可导致臂丛神经损伤，尤其在分离左侧乳内动脉时。行降主动脉或胸腹主动脉瘤修复术后进行下肢的动作测试至关重要。谵妄评定可以采用对 ICU 患者精神评估的谵妄评定法（CAM-ICU）来识别患者是否存在精神错乱 [100]。ICU 中谵妄患者伴有发病率和死亡率的增加。范德堡大学 ICU 医生针对谵妄患者给家庭和临床医生研究出了极好的资源，资源网址为 www.icudelirium.org。

十、转出 ICU

以往心胸手术的患者需在 ICU 滞留 1～3d。大家正致力于尽量缩短心脏手术患者术后在 ICU 的滞留时间。当前，很多常规旁路移植术后的患者在隔天的早晨即可转出 ICU，对患者的管理和安全均无不良影响。此前提到的术后早期的一些并发症可延迟患者转出 ICU 的时间。一些医学中心的做法是，常规冠状动脉旁路移植手术后的患者在 ICU 同级别的恢复病房监护数小时后，转至监护级别低些或中度监护级别的监护病房，甚至术后看护病房的"监护病床"。

转出 ICU 的标准因手术类型而异，可通过分析一系列术前危险因素来预测患者是否可以"快通道"地转出 ICU。左心室射血分数降低能有效预测死亡率、并发症和资源占用率 [101]。其他导致 ICU 滞留时间延长的术前预测指标包括心源性休克、年龄大于 80 岁、透析依赖性肾衰和急诊手术 [102]。这些因素及其他的因素均可用于预测患者在 ICU 的滞留时间及所需的资源配置。

十一、移植术后患者

除几个方面需特别注意外，心脏移植患者的管理与其他心脏手术患者类似 [103]。肺动脉高压和右心室衰竭是心脏移植或肺移植手术后早期最严峻的挑战 [67]。由于慢性低排血量，接受心脏移植手术的患者往往合并不同程度的终末器官功能不全。最后，还应特别关注抗排斥反应药物的应用。具体见第 17 章"心脏移植与肺移植手术的麻醉管理。"

十二、需行机械辅助治疗的患者

科技进步促进左、右心室功能严重受损的心脏患者机械支持装置的研发，可供选择的装置的数量在不断增加，包括左心室辅助装置、右心室辅助装置和双室辅助装置 [104, 105]。管理安装机械性辅助装置的术后患者时，需对相关的技术原理有全面的了解。安装机械性辅助装置的主要风险包括栓塞、抗凝导致的出血、经皮导管引发的感染、无法撤除用于临时心脏支持的装置等。具体见第22章"心脏辅助及替代装置"。

1. 主动脉球囊反搏。主动脉球囊反搏（intra-aortic balloon pump，IABP）是有代表性的心脏手术患者发生心源性休克时采用的第一个机械性支持手段[106]（见第22章"心脏辅助及替代装置"）。IABP的治疗目标是迅速降低左心室后负荷，从而改善前向血流、改善舒张期时左心室的冠状动脉灌注。冠状动脉血流量增加只发生在心源性休克血压过低的患者[107]。IABP多是经皮穿刺股动脉而置入胸段降主动脉的。撤除主动脉球囊反搏支持时有两种策略，一种是一些医生在撤除主动脉球囊反搏前先缓慢撤除药物支持，这样做可使得患者在撤除主动脉球囊反搏后一旦发生失代偿的情况时，可以恢复正性肌力药物输注；另一种策略出于对股动脉和（或）髂动脉阻断导致的下肢缺血的顾虑，其他医生选择先行撤除主动脉球囊反搏。尽管存在明显的动脉阻断造成下肢缺血的风险，系统性抗凝也没有降低栓塞或血栓形成的并发症[108]。无论采取哪种策略，撤除主动脉球囊反搏时应先从1：1的比例（每次心脏收缩均可诱发一个主动脉球囊的放气/充气循环）开始，视患者耐受性逐渐过渡到1：2及1：3的设置。

2. 心室辅助装置，见第22章"心脏辅助及替代装置"。

心室辅助装置（ventricular assist device，VAD）可分为左心室辅助装置（LVAD）、右心室辅助装置（RVAD）和双室辅助装置（BiVAD）[104,105]。心室辅助装置的适应证包括以下三点。

(1) 对脱离体外循环困难但短期支持后心

功能可恢复足以使患者脱机的临时性支持（短于14d）。

(2) 作为心脏移植前的过渡。

(3)VAD作为终期治疗手段，需要长期或终身心室辅助装置支持的患者将在出院后长期携带心室辅助装置。

安装有左心室辅助装置的患者，应充分考虑到左心室失代偿导致的结构变化和加速右心室衰竭的可能。ICU滞留期间，还应确保机械通气时的氧合和通气、体温的稳定、营养支持、酸碱及电解质平衡。对于安装有左心室辅助装置的患者，应根据血流动力学状况、血气交换情况和神经系统的功能按照标准撤机流程撤呼吸机。如果已经安装了VAD作为对患者短期内的支持治疗，并预计几天内将再次手术把辅助装置移除者，对于这样的患者往往选择保留气管导管。

3. 体外膜肺氧合器（ECMO），见第24章体外膜肺氧合用于肺及心脏支持。

在特定情况下，ARDS与心力衰竭同时存在，应选用体外膜肺氧合器（extracorporeal membrane oxygenator，ECMO）进行临时支持，而非LVAD、RVAD或BiVAD。

十三、术后阶段有关家庭的问题

与家属充分沟通对了解患者的状况和对术后恢复抱有适当的预期是非常重要的。

1. 术前讨论

术前外科医生和麻醉医生向患者详细交代术后阶段可能出现的情况很重要。这些信息可通过术前访视或描述术后恢复常见情况的录像及网络资源传递给患者。与患者对计划在手术室或ICU内的拔管进行详细讨论，可防止患者将术后早期戴管误解为术中知晓。同样与家属讨论全身麻醉和ICU镇静的目的也很重要。

应当谨慎告知患者他们不会记得在手术室或气管插管的经历。应对患者家属进行宣教，向其解释患者心脏手术时会需要放置多种有创血流动力学监测，患者术后可能发生显著水肿而导致容貌改变等情况，并向其说明这些变化是暂时的，以避免家属产生不必要的顾虑。术前访视可使患者及其家属在一个更轻松的环境而不是在麻醉前等候区向医生提出自己关心的问题，了解术后恢复的相关计划。很多时候，日间手术使得麻醉科的术前访视不易实施。遇到这些情况时，患者与麻醉科医生交流的机会就很少，麻醉科医生应尽可能利用外科医生的术前谈话时间向患者传递有关信息并解答其提出的问题。一些中心常采用特制的包括常见问题解答的麻醉宣传册或者网络视频，以弥补此种不足。

2. 家属探视

心脏或胸科手术后患者在 ICU 或恢复室期间，家属可进行探视，这有助于患者的术后恢复和护理。家属的探视对鼓励患者积极排痰、咳嗽、深呼吸和早期下地活动等来增进术后转归尤为重要。多数心脏中心都会安排专人负责医务人员和家属的沟通，以及对后者进行教育、鼓励，并安排其参与患者的术后恢复。

3. 家庭支持的作用

家庭支持是快通道手术成功的重要环节。外科医生和麻醉医生应对家属开展充分的教育，以使其对术后早期的各种情况有心理准备。对于术后仅在恢复室或 ICU 短暂滞留的患者，家庭支持的作用就更显重要。经过教育的家属可在患者的术后恢复，从 ICU 转至普通病房和最终出院回家的顺利过渡过程中发挥重要作用。

> **临床要点** 在整个围术期，与患者家属充分的沟通可改善患者预后。

致谢

感谢 Mark Gerhardt 医生和这一章上一版的作者及 Jennifer Olin 女士编辑的帮助

第 26 章
体外循环期间脑保护
Protection of the Brain During Cardiopulmonary Bypass

Satoru Fujii   John M. Murkin   著

宋宗斌   王 锷   译

郑 璐   彭勇刚   校

本章要点

- 封闭式心脏手术患者中，有临床症状脑卒中的发生率为 1.5%～2.5%。心内直视心脏手术、复合及主动脉弓手术后的患者中，脑卒中发生率增加至 4.2%～13%。

- 已知早期脑卒中的危险因素有高龄、体外循环（cardiopulmonary bypass，CPB）转流时间、术后血肌酐升高和广泛的主动脉粥样硬化；而迟发性脑卒中易发生于女性、术后房颤、脑血管疾病患者及需要正性肌力药物支持的患者。

- 手术后 1 周内，大多数体外循环下行冠状动脉旁路移植手术的患者会出现一定程度的认知功能障碍，主要与患者因素和栓子、炎性反应及血脑屏障改变相互作用相关。

- 术后晚期认知功能障碍的发生率与年龄、性别及合并症匹配的非手术队列组患者相似，提示潜在疾病进展的影响。

- 即使使用 α 稳态血气管理，脑血流自主调节阈值也会出现多种变化，其可能是患者年龄增长和脑血管疾病增加的结果。

- α 稳态血气管理有利于维持细胞正常跨膜 pH 梯度和脑血流自主调节功能，应当被用于成年患者的体外循环手术，可能有助于预防脑梗塞。

- 脑内栓子可能与多种因素相关，包括患者、手术操作及设备相关因素。

- 通常认为严重低血压是分水岭脑梗死损伤发生的原因，但也有可能是脑栓塞的结果。栓塞和低血压同时发生会加重中枢神经系统的损伤。

- 白细胞增多是发生缺血性脑卒中的高危因素。研究结果强烈提示炎症、白细胞激活与围术期脑部并发症发生的范围、严重程度相关。

一、心脏手术相关的中枢神经系统功能障碍

1. 概述

尽管外科和体外循环技术不断改进，对于患者及其家庭来说，脑卒中仍是心脏手术后灾难性的并发症。近期有研究将 1800 例三支或左主干冠状动脉病变患者随机分为经皮冠状动脉介入术（percutaneous coronary intervention, PCI）组和冠状动脉旁路移植术（coronary artery bypass, CAB）组，两组 1 年内的死亡率无差异，但主要复合终点法评价的主要心脑血管不良事件发生率（major adverse cardiac or cerebrovascular event, MACCE）在 CAB 组为 12.4%，显著低于 PCI 组的 17.8%（$P < 0.00$）[1]。尽管总体预后强烈倾向于 CAB 手术，但 CAB 组的脑卒中发生率为 2.2%，显著高于 PCI 组的 0.6%（$P=0.003$）。考虑到研究中两组患者风险因素相对一致，我们有必要更好地理解围术期脑卒中的发病机制，以进一步降低心脏手术相关的中枢神经系统并发症的风险。本章将回顾当前心脏外科手术脑损伤的发生率和危险因素，并概述心脏外科手术期间的脑保护策略。

2. 脑卒中发生率

在迄今大多数系列报道中，封闭式心脏手术（如冠状动脉旁路移植术）患者出现有临床表现的神经损伤或明显脑卒中的概率为 1.5%～2.5%。冠状动脉旁路移植术后脑卒中患者中高达 25%～65% 是双侧或多发病灶，这提示栓子为脑卒中的重要病因[2]。据报道，开放性心内直视手术（如瓣膜手术）脑卒中的发生率为 4.2%～13%，这可能和栓塞风险增高、血流动力学更加不稳定或体外循环时间延长有关。

3. 经导管主动脉瓣置换术（TAVR）与心内直视主动脉瓣置换手术（SAVR）

经导管主动脉瓣置换术（transcatheter aortic valve replacement，TAVR）是一种新技术，其作为外科主动脉瓣置换术（surgical aortic valve replacement，SAVR）的替代方案已有十多年了。根据患者血管大小、解剖结构及手术类型的不同，已经有多种类型的瓣膜面市。虽然早期研究显示，TAVR 手术后患者卒中发生率较药物治疗组增加，但后续研究表明经导管主动脉瓣置换与心内直视主动脉瓣置换在患者神经系统并发症发生上并无优劣差异。2016 年，2032 名中度风险患者被招募并随机分组接受经股动脉、经胸 TAVR 或者 SAVR，2 年后致残性卒中发生率在 TAVR 组患者为 6.2%，SAVR 组患者为 6.4%，而可能影响卒中长期发生率的术后新发房颤发生率在 TAVR 组为 9.1%，显著低于 SAVR 组的 26.4%[4]。由于经股动脉 TAVR 需要通过主动脉弓，先前认为经股动脉 TAVR 卒中发生率较经胸 TAVR 高；然而最近的一项包含欧洲 7 个国家级 TAVR 注册资料的 Meta 分析发现，无论经股动脉还是经胸路径，TAVR 术后的卒中发生率均降低至 3%[5]。TAVR 设备的更新，患者管理水平的提升和 TAVR 手术适应证拓宽至包含中度风险患者被认为是卒中发生率降低的原因。

> **临床要点** 目前 TAVR 与 SAVR 的术后卒中发生率相当。

4. 早期脑卒中与迟发性脑卒中

当考虑围术期脑卒中时，将其分为早期病变（麻醉苏醒 24h 内持续的神经功能缺陷）或迟发性病变（麻醉苏醒数天后发生的神经功能缺陷）显然是很重要的，以便更好地区分其病因，并评估减少潜在风险的策略。术后第 1 个 24h 出现的脑卒中只有约 50% 进展为更持久的功能缺陷，术后早期卒中对围术期死亡率的影响更大[6, 7]。高死亡率可能是由于患者病情

更加严重，或者卒中只是多个栓塞及低灌注引起的并发症的表现之一。是否发生脑卒中对远期死亡率也有影响（图 26-1）。一项针对冠状动脉旁路移植术患者的前瞻性研究显示，未发生脑卒中患者 1 年、5 年和 10 年校正生存率分别是 94.1%、83.3% 和 61.9%；而发生围术期脑卒中患者的生存率分别是 83%、58.7% 和 26.9%[8]。早期脑卒中的危险因素有高龄、体外循环时间长、术后肌酐升高和广泛的主动脉粥样硬化；迟发性脑卒中易发生于女性、术后房颤、脑血管疾病患者及需要正性肌力药物支持的患者[7]。与患者远期死亡率相关的是迟发性脑卒中，而不是早期脑卒中。

> **临床要点**　早期脑卒中（麻醉苏醒 24h 内持续的神经功能障碍）对于患者围术期死亡率的影响大于迟发型卒中。

5. 认知功能障碍

在使用体外循环进行冠状动脉旁路移植术的患者中，术后第 1 周有高达 83% 的患者表现出不同程度的认知功能障碍。这些患者中，38% 表现为智力受损，10% 表现为明显的认知功能障碍。最常受损的认知功能包括注意力集中程度、记忆力、处理新知识能力和视觉空间组织能力[9]。在为期 5 年的随访中，超过 35% 的冠状动脉旁路移植术患者表现出不同程度的神经心理功能障碍。定义、评估方法及术后认知功能评估时间不一致使得该问题颇为复杂。文献报道的术后认知功能下降发生率波动于 4%～90% 之间。其他的混杂因素包括反复的神经心理测试引起结果的变异性大（这一点在健康受试者身上亦是如此），以及心脏手术患者年龄和并存疾病相关的基础认知功能减退。目前的挑战在于如何识别特定事件（如心脏手术）同认知功能减退是因果关系，还是两者碰巧同时发生。

> **临床要点**　对于心脏手术患者，无论接受体外循环或非体外循环心脏手术、还是 PCI 手术或药物治疗，其长期认知功能障碍的发生率都是相似的，提示年龄、潜在的动脉粥样硬化进展及相关合并症才是导致长期认知功能障碍发生的主要危险因素[10]。

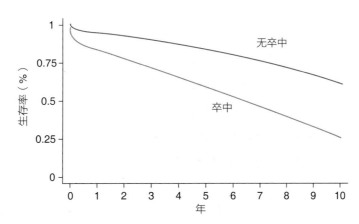

▲ 图 26-1　脑卒中对于冠状动脉旁路移植患者 10 年生存率的影响

卒中患者年度粗死亡率为 18.1/100 人年，而无卒中患者为 3.7/100 人年（P < 0.001）[引自 Dacey LJ，Likosky DS，Leavitt BJ，et al. Perioperative stroke and long-term survival after coronary bypass graft surgery. *Ann Thorac Surg*. 2005；79（2）：532–536]

6. 对照研究

有研究比较了接受冠状动脉旁路移植术、腹部大血管手术或胸外科手术的患者术后中枢神经系统功能障碍发生率，其中大多数患者通常合并其他疾病，如高血压、糖尿病、弥漫性动脉粥样硬化和慢性肺部疾病。校正已知的危险因素后发现，接受任一类型手术的患者其脑血管事件（cerebrovascular accident, CVA）的发生概率都显著高于非手术组患者，优势比为 3.9。即使排除高危手术（如心脏、血管和神经系统手术），手术患者脑血管事件的发生率也较高，优势比仍为 2.9，这提示围术期本身就更容易使患者遭受脑卒中打击。如下面讨论所言，这个观察结果与炎性反应过程和他汀类药物的益处尤其相关。

冠状动脉旁路移植术相关研究表明，体外循环和非体外循环下手术对患者长期认知功能影响的差别极小 [11]。但总的来说，与其他非心脏手术组相比，冠状动脉旁路移植患者术后早期认知功能障碍的发生率更高。在 CAB 患者术中脑血氧饱和度下降与早期认知功能障碍相关，此外磁共振研究发现瓣膜手术患者新发脑缺血病灶与早期认知功能障碍相关 [12]，提示必须采取措施减轻术后早期认知功能障碍，因其在部分程度上反映了亚临床脑损伤。

7. 危险因素

表 26-1 列出了脑卒中和认知功能障碍的危险因素。上述危险因素已经被用于各种风险预测模型，尽管这有助于进行组间比较，但是仍然不能预测特定个体的预后。但是某些关键危险因素的存在，可能有助于制定高危患者的最佳处理策略（如采取外科置换手术，还是血管或瓣膜成形术）。某些特殊的危险因素（如主动脉粥样硬化、近期脑卒中）提示需要进行进一步术前检查（如颈动脉扫描、修改术中管理方案），甚至提示需要改变外科手术方式

[如避免主动脉操作的不停跳冠状动脉旁路移植术（off-pump CAB, OPCAB）]，这样才有可能避免或减少神经系统并发症。

8. 谵妄

心脏手术患者谵妄发生率为 17.5%～30%，其与死亡率增加、肺功能障碍及术后住院日延长相关 [13, 14]。谵妄的具体机制尚不完全明确，潜在的原因包括由全身炎症反应、趋化因子、细胞因子、血管内皮损伤及血脑屏障破坏导致的神经递质影响、整体认知功能障碍及神经炎症等 [15]。

表 26-1 心脏手术神经并发症危险因素

卒中及认知功能减退共同的危险因素	
高龄（> 75 岁） 高血压 严重颈动脉狭窄 糖尿病 既往脑血管疾病 主动脉粥样硬化 体外循环后低血压 术后心律失常 体外循环期间血流动力学不稳定	
卒中危险因素	认知功能减退危险因素
手术类型（复杂手术） 急诊手术 主动脉操作（插管、侧壁钳与十字钳） 血管疾病 CPB 时间超过 2h 术前肌酐升高 术后房颤	CPB 期间脑氧饱和度下降 CPB 期间脑低灌注 CPB 复温过程中脑温过高

谵妄涉及多种危险因素，包括 CPB 持续时间、最低平均动脉压力（mean arterial pressure, MAP）、血红蛋白水平、最低体温、输注红细胞和输注血小板等。但多变量分析发现只有血小板输注是谵妄的独立危险因素 [16]。目前有多种标准化的方法被用于谵妄评估，包括重症监护病房的谵妄评估量表（confusion assessment method for the intensive care unit, CAM-ICU）或

重症监护谵妄筛查清单（intensive care delirium screening checklist，ICDSC），从意识水平、注意力不集中、方向定位困难、幻觉/错觉/精神错乱、精神活动亢奋或迟钝、言语或情绪不当、睡眠/觉醒周期紊乱及症状反复等方面进行评估[17]。多项研究比较了体外循环及非体外循环冠状动脉旁路移植手术谵妄情况，但目前尚无定论，仅有1项研究结果表明非体外循环冠状动脉旁路移植手术患者谵妄发生率较体外循环手术组低（7.9% vs. 2.3%）[18]。这项研究报道的谵妄发生率远低于其他研究，而另一项研究发现体外循环和非体外循环冠状动脉旁路移植术后的患者之间谵妄发生率的并无差异[19]。最近的一项研究表明，手术主动脉瓣置换患者术后谵妄发生率较经股动脉 TAVR 组高（51% vs. 29%）[20]。同时，他们也发现谵妄的发生与术后30d及1年的死亡率增加相关，并可延长患者重症监护病房停留时间和及住院时间。经胸 TAVR 患者谵妄发生率比经股动脉 TAVR 组高，这可能反映了主要是血管直径小或严重主动脉迂曲的高风险患者接受经胸 TAVR，而胸部小切口导致的疼痛可能在触发谵妄中发挥一定作用[21]。

二、脑生理

1.脑血流的自主调节（cerebral autoregulation，CA）

在正常人群中，当平均动脉压在 50～150mmHg 范围内变化时，脑血流量（cerebral blood flow，CBF）可相对恒定地保持在 50ml/（100g·min）。这种自主调节的稳定状态反映了局部脑氧代谢率（cerebral metabolic rate for O_2，$CMRO_2$）和脑血流量之间的紧密联系。某些麻醉药和低温可导致脑代谢活性降低，脑氧代谢率低导致脑血流量降低，从而建立较低的自主调节稳定状态。脑血流自主调节并不是单一的曲线，而是由与不同脑代谢状态对应的一系列自主调节曲线构成，在 37℃时的正常脑代谢状态及 28℃时的低脑代谢状态分别是不同的血流调节曲线。自主调节的稳定状态表明脑血流和代谢偶联机制完好，并且随着代谢率发生变化（图 26-2）。

自主调节机制完好时，麻醉、低温等低脑代谢率的低消耗状态对脑血流量要求降低，较低的灌注压无须 CO_2 等脑血管直接舒张物质

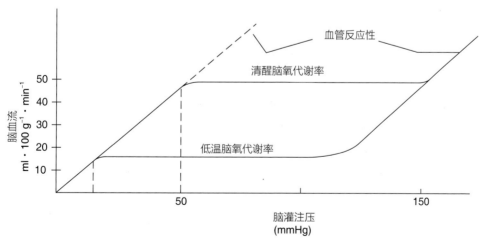

▲ 图 26-2　正常体温及低温时脑血流自主调节曲线

上方曲线显示了清醒状态下，与较高的 $CMRO_2$ 相适应的较高的脑血流自主调节平台；与之对照的是低温时较低的脑血流自主调节平台。当脑血管扩张到最大时，较低的脑灌注压导致了较低的脑血流，这与较低而非较高的 $CMRO_2$ 是相适应的（低温）（引自 Murkin JM. The pathophysiology of cardiopulmonary bypass. *Can J Anesth*. 1989；36：S41-S44）

就可以满足大脑灌注要求。糖尿病患者脑血管自主调节能力不足，在深低温（如低于 20℃）及深低温停循环（deep hypothermic circulatory arrest，DHCA）后数小时内脑血流自主调节能力近乎丧失。这导致脑血流量的压力被动性调节，此时低血压可增加脑部低灌注的风险。与之类似，慢性高血压患者脑血管自主调节水平已发生变化，因而在体外循环期间可能需要高灌注压。

2. 脑血流自主调节的下限

脑血流自主调节下限（limit of cerebral autoregulation，LLA）的探查及监测是目前的研究热点。值得注意的是，早期关于脑血流量和脑代谢率的大部分研究会剔除有明显脑血管疾病的患者[22]，而近期的研究多包括了老年患者及曾经发生过脑血管意外的患者，并发现脑血流自主调节机制的下限存在显著的个体差异（图 26-3）[23, 24]。使用经颅多普勒（transcranial doppler，TCD）或脑近红外分光光度法（near-infrared spectroscopy，NIRS）发现，脑血流自主调节的下限可能不存在或在 45～80mmHg 范围内波动[23, 24]。多项大型单中心研究验后比较发现低于自主调节下限的低血压（MAP）的持续时间和卒中、肾衰竭等不良结局的发生相关[25, 26]，而 MAP 高于自主调节上限与谵妄发生率增高相关[27]。

> **临床要点** 最新研究发现体外循环期间脑血流自主调节的下限存在显著个体差异。

3. pH 管理

呼吸气体的溶解度和血液温度呈负相关。当血液降温时，二氧化碳分压（CO_2 partial pressure，$PaCO_2$）降低，动脉血 pH（arterial pH，pH_a）升高，产生表观上的呼吸性碱中毒。

(1) α 稳态不添加外源性 CO_2，维持 37℃ 下 pH_a 为 7.4、$PaCO_2$ 为 40mmHg 时，细胞内 pH 主要由水的中性 pH（neutral pH，pH_N）决定。因为 pH_N 在降温时逐渐变为偏碱性，故在低温期间细胞内 pH 相应变为偏碱性。由于细胞内发生碱中毒的同时存在低温导致的 CO_2 溶解度和血 pH 增高，正常的约 0.6 个单位的跨膜 pH 梯度并未发生改变，因而能保持不同细胞内的生物酶系统处于最佳功能。保持正常跨膜 pH 梯度是 α 稳态 pH 理论的关键，并且，实际上我们体内也是通过 α 稳态工作的。尽管 37℃ 的净 pH_a 为 7.4，但由于不同的组织温度不同（如运动的肌肉温度为 41℃，而皮肤温度只有 25℃），因此也具有不同的 pH_a［如运动的肌肉 pH_a 为 7.34，而皮肤 pH_a7.6（25℃）］。α 稳态管理认识到标准 pH_a 是温度依赖性的，并通过将 $PaCO_2$ 维持在 40mmHg（或者患者的基础 $PaCO_2$ 水平）使 pH_a 维持在 7.4（体外 37℃ 的测量值），以维持正常的 pH 跨膜梯度。在体外循环时，由于不添加外源性 CO_2，总 CO_2 维持恒定，因此不能代偿 CO_2 溶解度增高。在 37℃ 测量 pH_a 为 7.4、$PaCO_2$ 为 40mmHg 的血样，在 28℃ 测量显示其 pH_a 为 7.56、$PaCO_2$ 为 26mmHg（图 26-4）。最新研究发现即使使用 α 稳态管理，脑血流自主调节下限也存在较大的变异性或者缺如，这可能与目前的手术患者年龄增大及合并脑血管基础疾病相关[23, 24]。

(2) pH 稳态管理中，添加外源性 CO_2 以保持患者温度校正后样本的 $PaCO_2$ 为 40 mmHg、pH_a 为 7.4。直到 20 世纪 80 年代中期，pH 稳态管理仍然是中度低温体外循环期间最常见的 pH 管理模式。由于 CO_2 具有较强的脑血管舒张作用，因此与 pH 稳态相关的总 $PaCO_2$ 升高能够舒张脑血管，损害脑血流代谢偶联机制，并降低脑血管自主调节能力（图 26-5）。

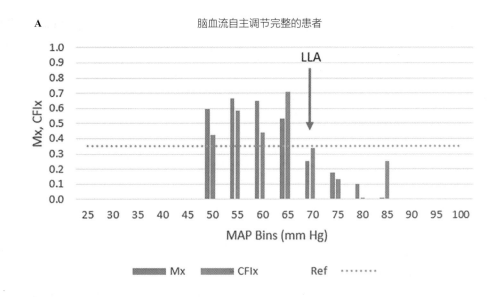

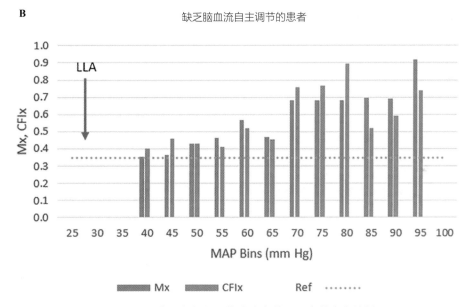

▲ 图 26-3 脑血流自主调节功能完整和不完整患者的例子

A. 脑自动调节的下限（LLA），用垂直箭表示；B. Mx/CFIx＞0.35 时的压力被动性脑血流，用虚线表示。CA. 脑血流自动调节；nCA. 缺乏脑自我调节；Mx. 平均速度指数；CFIx. 脑血流指数相关指数；MAP. 平均动脉压［引自 Murkin JM, Kamar M, Silman Z, et al. Intraoperative cerebral autoregulation assessment using ultrasound-tagged nearinfrared-based cerebral blood flow in comparison to transcranial Doppler cerebral flow velocity: a pilot study. *J Cardiothorac Vasc Anesth.* 2015; 29（5）: 1187–1193］

有证据表明，当体外循环时间超过 90min 时，pH 稳态管理能增加术后认知功能障碍的发生率[9]。这可能归咎于 CO_2 介导的血管舒张导致更多的微血栓进入脑内，以及局部脑血管自主调节功能受损。

三、中枢神经系统损伤的病因

（一）栓塞

体外循环时，局灶性缺血大多是由微栓或气栓导致孤立的脑动脉梗阻引起的。栓子的大

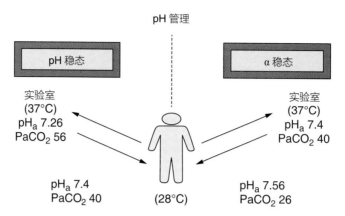

▲ 图 26-4　使用 α 稳态或 pH 稳态管理下，体外 37℃或体内 28℃时的相应血气分析数值

使用 pH 稳态管理时，体外实验室数值为 pH_a7.26、$PaCO_2$ 56mmHg，而体内温度校正数值为 pH_a7.4、$PaCO_2$ 40mmHg；使用 α 稳态管理时，体外实验室数值为 pH_a7.4、$PaCO_2$ 40mmHg，而体内温度校正数值为 pH_a7.56、$PaCO_2$ 26mmHg

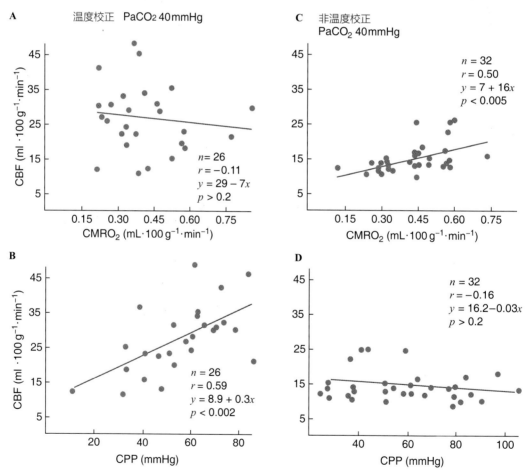

▲ 图 26-5　中度低温（28℃）时使用 α 稳态（非温度校正）或 pH 稳态（温度校正）管理下 CBF 和 $CMRO_2$ 或 CPP 的线性回归分析

A. 当使用 pH 稳态时，CBF 和 $CMRO_2$ 之间没有相关性，表明脑血流和代谢配对的缺失；B. 使用 pH 稳态时，CBF 明显与 CPP 相关，表明了压力被动性脑血流及自主调节的缺失；C. 当使用 α 稳态时，CBF 和 $CMRO_2$ 之间有高度相关性（ $P < 0.005$ ）；D. 当使用 α 稳态时，CBF 独立于 CPP 存在，两者无相关性［引自 Murkin JM, Farrar JK, Tweed WA, et al. Cerebral autoregulation and flow/metabolism coupling during cardiopulmonary bypass: the influence of $PaCO_2$. *Anesth Analg*. 1987; 66（9）: 825–832］

小、性质（微粒或气体）及起源（患者自身或器械导致）各不相同。影响栓子组织分布的因素包括大小、可溶性、黏度和相对于血液的浮力。血管直径、解剖学定位和炎性反应影响组织易感性。心脏开放式手术使微小气栓的风险增加，可导致血脑屏障通透性增加并可能增加药物的毒性[28]。从升主动脉或主动脉弓脱落的钙化和粥样硬化的小碎片似乎是造成临床卒中症状的一个主要因素。

1. 微小气栓

以前认为是气栓导致了认知功能障碍。非体外循环冠状动脉旁路移植研究发现，虽然避免了体外循环，但是其认知功能障碍的发生率与体外循环下冠状动脉旁路移植相似。心脏直视手术可以导致大量的微小气栓，但其并不一定增加认知功能损伤的发生率。因此，微小气栓的损害可能较之前推测的小，这也可能反映了全身肝素化的保护作用[29]。然而，微气体栓子确实能够增加血脑屏障的渗透性，进而导致脑水肿，增强神经毒性及高剂量氨甲环酸给药后术后癫痫的发生[28]。

2. 栓子的检查

(1) 脑组织学检查：与非体外循环大血管手术患者相比，那些心脏手术后死亡的患者脑中更常见到血管周围孤立区域出血和局部的蛛网膜下腔出血、神经元肿胀及轴突退行性变。使用无过滤功能体外循环环路进行外科手术后，在小动脉和毛细血管床中常发现纤维蛋白和血小板栓子，以及钙化和粥样硬化的小碎片。对在体外循环或冠状动脉造影后接受近端主动脉插管的死亡患者行尸检，组织学上发现脑毛细血管和小动脉扩张（small cerebral capillary and arterial dilatations，SCADs）。目前认为这些脑毛细血管和小动脉扩张可能部分是由于来自未经处理的心内吸引血液的脂质微栓。

(2) 术中栓子检查：术中视网膜荧光血管造影已显示，体外循环时存在广泛的视网膜微血管栓塞。尽管可使用带 40μm 动脉管道过滤器，但相比膜式氧合器，鼓泡式氧合器视网膜血管栓塞的发生率更高，程度更严重。使用 TCD 检查可通过大脑中动脉（middle cerebral artery，MCA）对脑部血流灌注特征进行评估。TCD 检查可以测量血流速度，还能发现并量化栓子，但是其对气栓和颗粒栓子的区别仍然不可靠。现已认定近端主动脉插管和开始体外循环是导致栓塞发生的主要事件。开放心脏手术后，当心脏充盈并开始射血时可发现脑部栓子，这一点强调了精细排气技术的重要性。

3. 栓子来源

(1) 患者相关来源

①主动脉粥样斑块：动脉粥样硬化的碎片在主动脉钳夹或插管时可变为栓子。术中不论是用具有高灵敏度、低特异性的经食管超声心动图（transesophageal echocardiography，TEE），还是用具有高灵敏度、高特异性的主动脉表面超声扫描（high sensitivity，high specificity，EAS）进行主动脉超声检查均能显影主动脉壁，并指导确定插管位置。超声检查已经证实，斑块可能破裂或脱落，在体外循环期间产生栓子，这可发生在钳夹主动脉和主动脉插管时或主动脉插管处发生血液喷射时。斑块也可形成内膜瓣，导致发生延迟术后栓塞的可能性[30]。Ura 等使用 EAS 技术对 472 例心脏手术患者 CPB 前后的影像进行了比较，发现有 16 名（3.4%）的患者在拔除主动脉插管后出现了新发生的升主动脉内膜损伤病灶[30]。有 10 名患者的损伤严重，包括 6 名患者的损伤与主动脉钳夹相关，4 名与主动脉插管相关。且其中 3 名患者发生了术后脑血管意外，其新发病变涉及内膜破裂或活动性病变。只有靠近主动脉操作处的粥样斑块最大厚度是新损伤的

预测因子。内膜损伤处形成的斑块或血栓造成的栓塞可能是解释上面提到的延迟性中枢神经系统损伤的一个机制。因此，近端主动脉粥样硬化是神经损伤的显著危险因素。

②心室内血栓：在存在近期附壁血栓的患者进行心脏闭合式手术时，心脏操作可使血栓脱落，在心脏充盈和射血时发生栓塞。

③瓣膜钙化：瓣膜类手术，特别是瓣膜置换术的腔内瓣膜碎片可形成栓塞，导致脑血管意外发生风险增高。

④术后房颤：术后早期房颤与各种不良结果和围术期脑卒中风险增加密切相关，尤其与延迟性术后脑卒中的风险增加有关[6]。甚至短暂的新发房颤也与 30d 和 1 年内主要心血管事件［如脑卒中、心源性死亡和心肌梗死（myocardial infarction，MI）］的风险增加相关。心脏手术患者围术期使用他汀类药物治疗可减少房颤的发病率，后文会讨论。因此应当采取更多的措施，减少术后房颤（即使只是一过性的新发房颤）的发生。

> **临床要点** 即使短暂的术后新发房颤也和 1 年内心血管事件（如脑卒中、心源性死亡和心肌梗死）风险增加相关。

(2) 手术相关来源

①心脏直视手术（如房室间隔修复术、室壁瘤切除术及瓣膜手术）使体循环暴露于空气和微粒碎片之下；心脏闭合式手术同样存在心室内空气的影响。使用心室排气管，特别是当积极吸引使得心脏排空时，排气管位于左心室（left ventricle，LV）的尖端产生负压，使得空气从排气管插入位置（通常通过上肺静脉）进入左心室（图 26-6）。使用左心室辅助装置（left ventricular assist device，LVAD）的患者，其从心室抽出血液导致低压力梯度，手术造成

的纤维化心肌细微的撕裂都可以迅速衍变形成心室内气栓。心脏未停跳时不慎开放左心房（left atrium，LA）或左心室也可以引起空气快速进入血液，增加脑部栓塞的可能性，需要紧急的排气处理[31]。推荐立即对心包行液体覆盖。TEE 可以通过可视化的指导去除残留的腔内空气。

②主动脉插管和钳夹与脑部栓塞相关，这在主动脉发生广泛粥样硬化的情况下尤为明显。

③相对于持续时间短的 CPB，CPB 持续 90min 后患者发生认知功能障碍的概率增高[9]。必须意识到的重点是某些因素（如广泛动脉粥样硬化）可能延长体外循环时间，这些因素可能是导致神经损伤的独立危险因素[2, 3]。CPB 时间是术后脑功能障碍独立的危险因素。

(3) 设备相关来源

①主动脉流入管道增加 25μm 滤器能有效减少进入脑部的栓子量，并能减少术后认知功能障碍发生率。

②相比鼓泡式氧合器，膜式氧合器可以显著减少微气栓，但并不能完全消除空气栓子的风险。与此类似，尽管使用了动脉管路滤器，进入膜式氧合器静脉端的空气（或者灌注师直接向体外循环管路注射给药）形成的

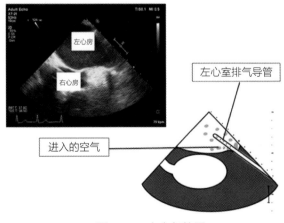

▲ 图 26-6 心室气栓图

气栓能通过滤膜，然后出现在动脉流入端管道内。

③心脏直视手术的心内吸引管路使用 20～40μm 过滤器能阻止手术部位的微粒碎片进入体外循环回路。心内吸引使用血液洗涤技术（自体血液回收机）可减少脑脂质微栓，但并不总能改善中枢神经系统的预后。

④越来越多的证据表明，体外循环前使用氧化亚氮（nitrous oxide，N_2O）和缺血损伤有关，这可能是因为残余的 N_2O 增加了脑部循环的微气栓的大小。在体外循环后几小时内，应当使用高的吸入氧浓度（fractional inspired oxygen，FiO_2）以减小残余微小气体栓子的体积。

（二）灌注不足

1. 分水岭区域

脑的大动脉灌注区域的交界区（如大脑前和中动脉、大脑中和后动脉或小脑上动脉和后下动脉）被称为动脉边界区或分水岭。快速而严重的灌注不足可导致分水岭区的缺血损害，见于主要脑动脉支配区域的边界。最常受累的区域是由大脑前、中、后动脉支配边界的顶枕沟。尽管存在全脑缺血应激，但是这些分水岭病变可能会比较局限并呈不对称分布。虽然常常归因于严重低血压事件，但是分水岭损伤往往不是低血压事件独有的临床特征，而也可能是由脑栓塞导致。

> **临床要点** 栓塞和低灌注同时发生时，可通过协同作用导致或放大心脏手术患者的中枢神经系统损伤。

2. 脑灌注压

在中度低温（28～30℃）期间使用 α 稳态管理，脑部灌注压力（cerebral perfusion pressure，CPP）在 20～100mmHg 之间时，部分患者的脑血管自主调节（cerebral autoregulation，CA）功能得以保留；然而，老年及合并脑血管疾病的心脏手术患者的脑血流自主调节下限在 45～80mmHg 之间显著波动，甚至在部分患者自主调节下限并不明显[23, 24]。此外，很多情况下脑血管自主调节功能可能会消失（表 26-2）。如深低温（15～20℃）时，由于低温导致血管麻痹，脑血管自主调节功能似乎消失。糖尿病患者即使在中度低温时的脑血管自主调节功能也受到损伤。

体外循环期间，由于可能存在未察觉的脑静脉压力增高，平均动脉压和脑灌注压可能分离。特别是使用单一的双腔静脉插管可能影响脑静脉回流，在冠状动脉旁路移植术吻合后壁远端血管时尤甚。因此，应该在上腔静脉（superior vena cava，SVC）近端测量颈静脉压力（jugular venous pressure，JVP），可以通过肺动脉（pulmonary artery，PA）鞘的开口或者中心静脉（central venous pressure，CVP）导管测量。在不停跳冠状动脉手术特别是在多支血管手术期间，脑灌注压力也可能降低。在这些手术时，患者通常处于大角度头低位，需要抬起心脏以暴露远端目标血管，这两个因素均会增加中心静脉压进而减少脑部灌注压力。并发的全身低血压和低心排血量通常导致伴发脑部低灌注。

表 26-2 脑血流自主调节缺失的相关危险因素

- pH 稳态管理（图 26-4）
- 糖尿病
- 深低温（< 20℃）
- 深低温停循环（deep hypothermic circulatory arrest，DHCA）
- 既往脑血管事件病史（previous cerebrovascular accident，CVA）
- 高龄

3. 循环停止

常温停循环时，缺血数秒钟后氧气就被耗竭，脑电图活动 30s 内消失（等电位脑电图），高能磷酸盐 1min 内耗竭，缺氧 5min 就会产生缺血性神经损伤。在外科手术停循环期间，常用深低温（16～18℃）来减少脑氧代谢率，增加缺血耐受性。

一些特殊的心脏电生理（electrophysiologic，EP）手术（如某些难治性心律失常的诊断和治疗、植入式除颤器的放置），经常会诱发短暂的常温和无循环支持下的心室颤动（ventricular fibrillation，VF）。为了尽可能地减少认知损害，心室颤动的持续时间必须限制在 1min 内，并且两次诱发室颤之间的再灌注时间至少维持在 5min 以上[32]。

4. 脑内和脑外动脉粥样硬化

包括脑内和脑外动脉粥样硬化在内的患者相关因素同样能改变围术期低血压的影响。在既往脑卒中、高血压、高龄、糖尿病和颈动脉血管杂音病史的患者中，心脏术后神经损伤的发生率较高[3]，而这些因素也都与更广泛的脑血管疾病相关。在一项 206 名 CAB 患者参与的研究中，围术期有超过 50% 的患者出现伴发脑血管疾病[33]。这些患者更容易发生继发于动脉粥样硬化栓塞的脑缺血和围术期血流动力学不稳定。

（三）炎性反应

缺血是指糖、O_2 等细胞能量代谢底物严重缺乏导致离子泵失效触发细胞毒性级联反应和组织坏死，缺血可由生物利用功能受损或能量底物输送（灌注或微循环）减少导致。不管是由栓塞还是灌注不足诱发，炎性级联反应诱发及加剧各种细胞毒性级联反应，导致神经元坏死和脑损伤。

1. 缺血半影具有潜在恢复可能的脑缺血区

域，其范围难以预测，对复苏治疗的反应也存在差异。脑缺血的各种损害可能影响半影区最终的区域大小和组织学严重程度，包括缺血性损伤持续时间、受影响的血管支配的区域、是否存在侧支循环、可以改善（如低体温）或加重（如促炎介质）神经损伤的因素[34]。以上为"缺血性半影"的概念，拯救"缺血性半影"是神经复苏的目标。

活动性全身炎症标志物与围术期卒中之间的相关性是多方面的。包括围术期 C 反应蛋白（和其他生物标志物）和白细胞计数的升高，都与心脏手术和非手术患者的终末器官损伤的发生率及严重程度相关[35, 36]。

2. "全血管炎症"指不稳定性心绞痛患者

炎性标记物与全身性血管（如颈动脉和其他主要血管）斑块整体活性升高的程度和幅度之间存在相关性[37]。尽管冠状动脉旁路移植患者其他的严重心血管及不良结局发生率更低，"全血管炎症"被认为和 SYNTAX 研究中冠状动脉旁路移植患者卒中发生率较介入治疗明显增加相关[1]。

3. 神经元缺血的病理生理改变

(1) 细胞凋亡、坏死和炎症：脑部缺血后细胞死亡有凋亡和坏死两个不同的阶段，它们与缺血损伤的强度和持续时间有关。凋亡是一种程序性细胞死亡，它的主要特点是细胞皱缩，而细胞膜和线粒体完整，炎性反应及对周围组织的损伤少见。有证据表明，体外循环能促进凋亡，加快神经元损失，表现为术后延迟性中枢神经系统损伤；而坏死是一种非程序性事件，能导致细胞肿胀、细胞膜破裂及线粒体损伤，可伴有炎性反应、血管损伤和水肿形成[34]。坏死主要存在于缺血中央区域，而凋亡则主要存在于缺血周边区域。神经元对缺血打击的敏感性随着部位不同有所不同，海马区域极易受到缺血损伤。

（2）乳酸酸中毒：葡萄糖是脑部唯一的能量底物，1mol 葡萄糖产生 36mol 三磷酸腺苷（adenosine triphosphate，ATP）。氧气对于氧化磷酸化至关重要，当缺血发生时，葡萄糖无氧代谢仅产生 2mol ATP 并导致乳酸生成和氢离子（hydrogen ion，H^+）聚积。无氧糖酵解是缺血时发生酸中毒的主要原因，并且乳酸酸中毒的严重程度直接和缺血前的葡萄糖浓度相关。高血糖与脑缺血后神经损伤加重相关，故围术期应严格控制血糖水平。

（3）离子浓度梯度，钙离子的作用：神经元功能和结构的完整性由离子浓度梯度决定，正常情况下静息神经元产生的 ATP 高达 75% 被 Na^+-K^+-ATP 酶用以通过钙依赖的 ATP 酶排出钙离子。当缺血时，ATP 生成减少，乳酸酸中毒能损伤跨膜离子泵，降低细胞电化学梯度，导致细胞去极化。钾离子向神经元外漏出可使邻近的神经元发生去极化，因此减少突触传递，并和细胞外钙离子一起促进邻近血管发生痉挛。

（4）白细胞增多：在一项纳入 18 558 例有症状血管疾病的临床试验中，将患者随机分为服用阿司匹林或氯吡格雷组，在其中的亚组分析中观察到在发生第 2 次血管事件的 1 周前，白细胞计数最高的 1/4 人群，在校正了其他危险因素后，其缺血性卒中、心肌梗死和血管性意外风险仍较高[35]。在复发时间发生 1 周之前而非更早的时间点，白细胞计数显著增加超过基线水平，这表明白细胞计数（主要为中性粒细胞）与这些高危人群的缺血事件独立相关。与此结果一致的另一项前瞻性研究中，观察了 7483 例进行 CABG 或瓣膜手术及同时接受两项手术的患者，比较了白细胞计数与术后发生卒中的情况[36]。总共有 125 例患者术后卒中，这些患者的白细胞计数在术前和术后一直显著升高，且白细胞计数升高的程度与卒中的强度

及范围呈正相关。这些结果充分表明了，炎症和白细胞的激活是决定围术期脑血管事件累及范围和严重程度的重要因素。

（5）兴奋性毒性：谷氨酸盐是脑中含量最多的兴奋性氨基酸（excitatory amino acid，EAA）。谷氨酸盐通常分布在神经元中，具有代谢、神经递质和神经营养等功能，通常分布在神经元中。在正常情况下，脑细胞具有快速摄取细胞外谷氨酸盐的能力。谷氨酸盐能兴奋两种受体，即离子载体偶联受体和促代谢型受体。其中促代谢型受体仅有调节兴奋性毒性损伤作用。而兴奋性毒性作用主要依赖于离子载体偶联受体，包括 NMDA（N-methyl-d-aspartate，N-甲基-D-天冬氨酸）、AMPA（alpha-amino-methylisoxazole-propionic acid，α-氨基-甲基异噁唑-丙酸）和红藻氨酸盐受体，对 Ca^{2+} 和 Na^+/K^+ 跨膜转运起调节作用。缺血导致突触前兴奋性氨基酸释放增多，再摄取减少，进而激活引起突触后 NMDA 和 AMPA 受体激活，产生大量 K^+ 外流、Na^+ 和 Ca^{2+} 内流，结果导致渗透性细胞溶解和钙相关损伤。越来越多的证据表明，兴奋性氨基酸与自由基生成有关。给予 NMDA 受体拮抗药氯胺酮能不同程度减少神经缺血损伤。

（6）钙离子：缺血时，ATP 耗竭导致离子浓度梯度消失，细胞膜去极化，钙离子（calcium ion，Ca^{2+}）通过电压敏感性通道内流。细胞内 Ca^{2+} 聚积可能是蛋白和脂质分解代谢增加最终导致神经元死亡的共同通路。细胞内 Ca^{2+} 浓度升高将激活磷脂酶，导致细胞膜分解，形成花生四烯酸和自由基，激活核酸内切酶（导致染色体 DNA 裂解、线粒体功能异常和能量耗竭）。细胞内钙超载的程度是导致细胞不可逆损伤的关键因素。可使用钙离子拮抗药减少钙内流。尼莫地平有减少蛛网膜下腔出血后血管痉挛的临床功效，但是与心脏手术患

者的出血和死亡率增加均相关。

(7) 游离脂肪酸：缺血最早引起的细胞膜改变包括膜磷脂产生游离脂肪酸（free fatty acids，FFAs）。细胞内钙离子能激活钙依赖性磷脂酶 C 和磷脂酶 A_2，这些酶能将膜磷脂转化为具有神经毒性的游离脂肪酸。游离脂肪酸是强有力的氧化磷酸化解偶联药，可被花生四烯酸进一步氧化，生成自由基。脑缺血期间，给予钙离子拮抗药和脂质过氧化作用的有效拮抗药，21- 氨基类固醇（拉扎碱类药物，Lazaroids），能减少游离脂肪酸生成。尽管上述药物实验室结果优异，但临床试验结果至今不甚满意。

(8) 一氧化氮：一氧化氮（Nitric oxide，NO）是一种由一氧化氮合酶（NO synthase，NOS）催化 L- 精氨酸而生成的游离气体。NO 可作为神经递质并有调节脑血流量和炎性反应的功能。在脑缺血时，细胞内钙离子水平增高可显著增加一氧化氮合酶活性。增加的 NO 和超氧阴离子结合，形成其他活性氧、羟基自由基和二氧化氮，导致蛋白水解和细胞损伤。NO 也能调节 ADP- 聚合酶的激活，导致 ATP 和烟酰胺消耗，造成细胞死亡[34]。实验中，缺血应激时给予拉扎碱类药物能改善神经元缺血损伤，但临床试验的结果并未肯定其疗效。

四、术中脑功能监测

1. 脑的温度

因为温度对脑代谢率和缺血耐受性起重要作用，故准确监测脑部温度十分必要。由于轻度低温（低于 35℃）抑制 EAA 释放，因此能不成比例地有效减少缺血相关损伤。体外循环期间，不同组织之间存在温度梯度，因此必须对脑部温度需进行单独监测。因为置入人鼓膜热敏电阻有轻微的损伤风险，临床上首选鼻咽温度（nasopharyngeal temperature，NPT）进行脑部温度监测。应该通过鼻孔将温度传感器置入颅骨中点位，成人的深度为 7～10cm。应在肝素化之前置入温度传感器，可使用润滑剂并平行于鼻底部轻柔用力，这样可避免鼻出血（在肝素化的患者中尤为重要）和鼻黏膜、鼻甲的损伤。食管温度因其不断变化而并不能用以替代鼻咽温度，其反映了主动脉血流温度、周围组织的温度，以及心包腔内残余冰水混合物的影响。对那些深低温停循环和高危患者，可将温度传感器 / 血氧监测导管逆向置入颈静脉球，这样能在临床上对全脑温度和氧合情况提供最敏感的监测。然而操作的创伤性、潜在的壁伪影和其他混杂因素的可能性已经在很大程度上导致使用大脑近红外光谱仪（NIRS）代替颈静脉血氧测量。

2. 脑电图

脑电图（electroencephalogram，EEG）反映了大脑皮质存在的放大、累加与自发的电活动。每个电极反映了大脑皮质表面 2～3cm 半径内跨直角排列的多层神经元电位梯度产生的微电流（10～200μV）。脑电图活动根据频率可分为 4 种波形，包括小于 4Hz 的 δ 波形；4～8Hz 的 θ 波形；9～12Hz 的 α 波形；大于 13Hz 的 β 波形。总的来说，频率越慢的波形表示麻醉程度越深。多种因素可干扰术中脑电图的判读，如使用多种麻醉药物、体温发生巨大变化和手术室复杂的电场环境（表 26-3）等，这些因素与脑电图技术的复杂性使其主要临床应

表 26-3　脑电图影响因素

- 麻醉药物（如丙泊酚、七氟醚、异氟醚、地氟醚、硫喷妥钠、依托咪酯）导致脑电爆发抑制（图 26-10）
- 大剂量镇痛药或脑缺血（类似 EEG 的 δ 波活动）
- 生物电位（如心电图提示的心脏去极化、肌肉寒战、眼球活动的肌电位和动脉插管内的血流）
- 电器设备的 60Hz 电活动（如体外循环机的驱动泵、电刀和 EEG 等）

用受限于可疑脑损伤后非惊厥性癫痫的术后监测[28, 38]。尽管脑电图的轻微改变难以解读，但如出现不对称的脑电图应被视为大脑半球功能损伤（表 26-4）。

(1) 加工后的脑电图：目前加工后的脑电图（如 BIS 等）被越来越多的应用于术中麻醉深度监测。另外，使用这种装置可以容易地识别电皮质"沉默"或爆发抑制，在深低温停循环期降温期间可以被用于抑制脑代谢率至合适水平。大多数商品化的脑电图监测仪器使用固定在患者额颞部的单通道或者双通道粘合电极片。经过初始的电子滤波后，将模拟的脑电图电压快速数字化（150/s），然后基于频域或时域按"时相"（通常持续 2~4s）进行分析。

① 压缩谱阵（compressed spectral assay，CSA）、密度调节功率谱分析显像（density-modulated display of power spectrum analysis，DSA）：进行频域处理时，许多脑电图应用软件使用功率谱分析。在这种方法中，将数字化脑电图看作是许多不同频率和功率的正弦波组分的总和，通过使用傅里叶转换使每个脑电图相位被转化为一系列正弦波。每个正弦波组分的振幅（功率）都是其频率的函数，在压缩谱阵中，每个脑电图相位以三维表示的方式（频率、功率和时间）随时间显示，最近的一个相位在计算机前台显示。然而垂直位移可减少其有效性，因其既表示功率也表示时间，妨碍对相同频带上低振幅活动继发高振幅活动的识

表 26-4　导致两侧脑电图不对称的原因

- 主动脉失误插管导致单侧颈动脉灌注
- 不对称静脉引流导致的脑静脉高压（如左上腔静脉）
- 由于泵速过低、全身性低血压或新发现的单侧脑血管疾病导致的脑灌注不足
- 栓塞导致的脑缺血
- 新发现的既往脑血管意外
- 由于动脉流入插管血流接近脑电图电极的地线造成的干扰

别。DSA 使用每个时段颜色的强度或点的大小表示不同频段的功率。这种显示方式难以区分频率的细微变化，但是 CSA 和 DSA 都可计算出脑电图 95% 的功率所在的频谱边缘的频率。

② 频谱边缘频率（非周期性分析）：非周期性分析是基于时域的处理，该方法不用傅里叶转换；而是基于对原始脑电图信号进行压力时间评估。快波和慢波的成分经单独分析、复合处理后再加以显像。这个模式还可用来计算爆发抑制比率，它是麻醉深度和脑部代谢抑制情况的指标。经报道时域处理最容易鉴别癫痫样活动和伪像。脑电图频率中出现中位功率（中位频率功率）同血浆中数种镇痛药物水平相关。频谱边缘频率同使用巴比妥类或吸入性麻醉药后的麻醉深度临床评估相关。

(2) 双频指数（BIS 值）：多数频域处理方法（CSA、DSA）将那些傅里叶转换后的波形组分视为彼此独立。脑电双频指数（bispectral index，BIS）分析能衡量波形间潜在的相互作用，以决定是否存在共同活动的成分（谐波），而谐波是相位关联（生物一致性）的指标。这些信息在功率谱分析中并不显示。麻醉深度增加的情况下常发生脑电波减慢和同步化。BIS 测量仪器是首批经美国食品药品监督管理局（Food and Drug Administration，FDA）批准的用于测定药物催眠效果的仪器。

(3) 诱发电位：代谢和血流动力学的稳定决定了大脑功能的完整性。大脑功能的完整性可以通过反复刺激完整的传入通路所引起的相应脑电波变化推导出来。同未加工的脑电图及被平均化处理的脑电波不同，诱发电位（evoked potentials，EPs）是针对潜伏期（从刺激到出现相应脑电改变的时间）和振幅（1~5μV 的皮质微电流）而言的。脑血流流速减少至低于 18ml/（100g·min）时，

可引起振幅的不断减少；在脑血流速率低于 15ml/（100g·min）时振幅消失。在临床实践中，只有灰质感觉神经元的反应可以用此法测量。更常见的临床应用是使用体感诱发电位（somatosensory-evoked potentials，SSEPs）来监测感觉神经束的功能。某些麻醉药物可使得代谢环境改变所引起的 SSEPs 的识别变得更加困难（如异氟烷增加本体感觉诱发电位潜伏期并减少其振幅），并对视觉、体感等不同的诱发电位影响不同。近来，由于可以避免麻醉药物的影响，皮质下 SSEPs 成功应用于临床[39]。温度变化也能影响动作电位的潜伏期和振幅，影响了其在象鼻手术和其他胸主动脉手术脊髓功能监测中的作用。

3. 经颅多普勒（TCD）

血管中血液的流动可使其受到的声波产生与血流速度成比例的频率改变（多普勒频移）。使用深度门控、方向敏感的探头发射的低频声波（2～4MHz）能穿透颅骨较薄的区域（如颧弓上方、耳和眼眶间的颞窗）。这种穿透作用使得连续评估主要脑动脉（如近端大脑中动脉）的血流速度成为可能。脑部灌注特征同样可以用经颅多普勒超声检测，以诊断是持续性还是搏动性血流，或者检测是否存在栓子。因为不同的声波回声反映了受声波作用物体性质不同，因而可以检测出血流中的微小颗粒或者微气体栓子。TCD 基本相当于具有麦克风的功能，出现短暂的干扰噪声即可认为存在栓子。然而，已有特定的标准用于区别噪声干扰和栓子信号（表 26-5）。气体栓子的声学共振远大于有形成分，这使得经颅多普勒超声只能检测大于 100μm 的有形成分，而气泡栓子分辨率仅为 50μm；有形成分超声信号的振幅和栓子大小成正比，而气栓的反射信号振幅和气泡大小无关。

表 26-5　经颅多普勒（TCD）栓子信号与噪声的特征

	栓子	噪声
持续时间（s）	< 0.1	0.5
方向	单向	双向
频率范围（dB）	3～60	1～20
音色	鸟鸣状	喧闹
时间延迟（ms；双通道 10mm 距离）	11	0.08

由于脉冲调制的超声波束具有聚焦功能，因而使用双脉冲选通技术在两个不同位置将声波作用于血管。由于栓子同血流一起运动，而伪影则不能，因而可将栓子和伪影区分开来。因此，沿着脑动脉使用声波在不同深度能检测到的是栓子而不是伪影。

术中使用 TCD 的一个主要目的是区分脑部栓子是固体还是气体性质。新一代多频换能器通过使用 2 MHz 和 2.5 MHz 晶片能区分固体和气体微栓子，这是由于在高频时固体微栓子能够比低频时反射更多的超声波，而气体微栓子的情况则相反。这一点在临床实践中究竟有多少作用仍有待验证，迄今为止其结果仍不能令人信服。

4. 颈静脉氧饱和度测定

波长为 650～1100nm 的红外光经一些吸收光的载体（主要有氧合血红蛋白、去氧血红蛋白、氧化型细胞色素 C 氧化酶）特征性衰减后，入射光波长发生改变。这种光谱的改变同氧合程度成比例，使得组织氧合可用光学光谱仪进行量化。颈静脉球内放置测定血氧含量的光纤导管能对脑部流出静脉血的血氧饱和度进行持续监测，反映全脑氧供氧需平衡情况。颈静脉血氧含量测定能为深低温停循环前（DHCA）提供合适的降温终点。当颈静脉氧饱和度增加到最大并平稳后，脑氧代谢率水平最低。这种监测能识别低温体外循环后复温和脑静脉血氧饱和度显著降低之间的关联。这表明脑部氧供和代谢率并不匹配。在动脉血氧饱和度足够的情况下，增加血红蛋白含量或者加深麻醉（进一步抑制代谢）可能更为合适。然而，操作的创伤性及其他的干扰因素导致 NIRS 在很大程度上代替了颈静脉球血氧饱和度测定。

5. 近红外线分光光度法

近红外分光光度法（near infrared spectrophotometry，NIRS）的原理与光吸收法相似，通过使用粘在头皮上的探头进行无创脑部光谱学测定。目前最常用的是一种使用双通道监测的设备，它使用粘贴胶布将一个或多个传送装置和两个或多个位置独立的光接收电极连接起来。位置不同的两个光接收电极能校正脑外组织，从而判定大脑皮质的局部脑氧饱和度（regional oxygen saturation，rSO_2）（图 26-7）。目前研究估计脑外组织对脑氧饱和度数值有 5%～15% 的影响。表 26-6 中列出了 NIRS 脑氧饱和度监测仪的优点和缺点。在不同的临床条件下，该装置都能对脑氧合指数进行连续监测。该方法不需要搏动性血流就可以进行，因此在体外循环中可提供连续监测，

并且不存在温度相关的干扰。潜在的缺陷是脑组织取样容量大约为 1ml 额叶皮质组织，使其仅表示非常局限区域的结果。由于 NIRS 测定全部组织的氧合情况，许多因素（包括患者年龄、测量部位血红蛋白浓度、传感器位置）能影响局部脑氧饱和度数值。一项前瞻性研究表明，接受 CABG 手术的患者避免术中脑氧饱和度的降低，能减少主要脏器的并发症并降低死亡率[40]。最新的多中心研究[41]采用原算法证实处理脑氧饱和度降低的有效性[40]。虽然越来越多的临床数据显示，脑氧饱和度测定对低温

表 26-6　NIRS 脑氧饱和度监测仪优缺点

优点
无电刀干扰
使用方便
测量脑氧供和氧需的平衡
不需要搏动血流
可监测大脑前动脉与大脑中动脉的分水岭区域

缺点
来自颅外组织氧饱和度的影响（5%～15%）
数值包含 70% 的静脉血权重
测量脑皮质容积较少（1ml）

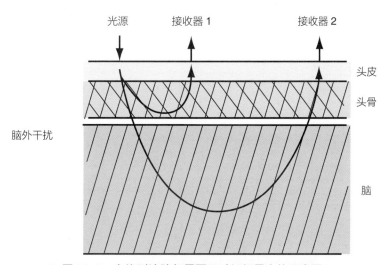

▲ 图 26-7　光线到达脑部需要经过组织层次的示意图

从光源到接收器 1 的光有一个平均的组织路径长度，其主要取样于浅表组织（头皮和头骨）。而传播进入大脑到接收器 2 的光的平均路径长度更深。接收器 1 的信号用于纠正接收器 2 信号中的浅表组织干扰（引自 McCormick PW, Stewart M, Goetting MG, et al. Noninvasive cerebral optical spectroscopy for monitoring cerebral oxygen delivery and hemodynamics. *Crit Care Med*. 1991；19：89-97）

停循环行直接脑灌注的患者有益[42]，部分临床医师仍对其存在质疑[43]。脑氧饱和度监测是否应在心脏外科患者中广泛使用，尚需大规模多中心临床预后研究来提供坚实的推荐。

6. 脑灌注压（CPP）

脑灌注压（cerebral perfusion pressure，CPP）反映了驱动压（或平均动脉压）与下游压力［或颅内压（intracranial pressure，ICP）］之间的差值。体外循环期间不能直接测量颅内压，因而常测量中心静脉压进行替代。在心脏改变位置时（特别是使用单根右心房 – 下腔静脉二极管），上腔静脉回流受阻，脑静脉压可增高。因为心房引流未受影响，从心房测量的 CVP 值偏低；此时除非测量近段的压力，否则可能无法发现脑静脉压增高。如果这种情况持续，尽管表面上看平均动脉压是合适的，但是未察觉的脑静脉压增高能导致脑水肿和继发性脑灌注压降低（图 26–8）。NIRS 脑氧饱和度仪能快速监测脑部低氧合情况。

> **临床要点** 在体外循环期间，应该从上腔静脉近端置入脑静脉压监测导管（通常是通过肺动脉导管鞘管或中心静脉管道的侧管）并肉眼观察患者面部情况。

7. 脑血流自主调节的下限

术中检测到个体化的脑血流自主调节的下限（lower limit of cerebral autoregulation，LLA）是脑监测技术的新发展之一。根据最早在头部受伤患者的研究，MAP 自主波动与所对应的脑灌注波动之间存在着关联[44]。最新研究发现，TCD 监测的流量和脑 NIRS 速度的变化与 MAP 的变化之间不一致[44]。LLA 可以通过确定 MAP 和 NIRS 之间的相关系数（correlation coefficient，CC）来评估，CC ＞ 0.35 提示脑灌注的压力依赖性，CC ＜ 0.35 提示压力和流量

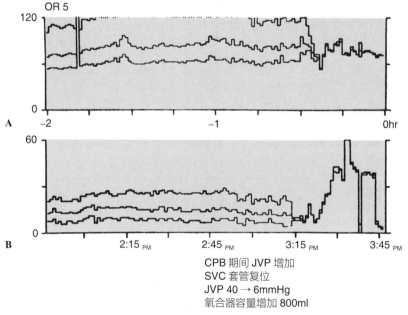

CPB 期间 JVP 增加
SVC 套管复位
JVP 40 → 6mmHg
氧合器容量增加 800ml

▲ 图 26–8　A. 3：15 开始体外循环（CPB），记录收缩压、平均动脉压和舒张压（blood pressures，BPs），之后显示平均动脉压（MAP）；B. 3：15 开始 CPB，记录肺动脉收缩压、平均压、舒张压及颈静脉近端压（JVP）。采用单根右心房 – 下腔静脉二极管进行 CPB。随着心脏的旋转，静脉回流到氧合器减少，颈静脉压力接近平均动脉压

（引自 Murkin JM. Intraoperative management. In：Estafanous FG，Barash PG，Reves JG，eds. *Cardiac Anesthesia: Principles and Clinical Practice*. Philadelphia，PA：J.B. Lippincott Company；1994：326）

的相对独立（脑血流自主调节功能完整）。如图 26-3 所示，LLA 为 CC > 0.35 的最低平均动脉压。鉴于其数据易于收集，脑 NIRS 现在被用于 LLA 检测及各种不良结果相关的临床研究[25-27, 40]。虽然目前个体化 LLA 仅仅是一种临床研究工具，但它终将被用于临床。

五、中枢神经系统损伤的预防

下述表 26-7 列出了一系列减少心脏手术患者围术期中枢神经系统（central nervous system，CNS）损伤的循证建议[45]。表 26-8 列出了用于减少或避免一些危险因素的详细干预措施。

1. 栓子负荷

主动脉插管

①直接主动脉表面超声扫描（EAS）检查升主动脉是评估动脉粥样硬化受累情况的最敏感技术。另一种选择为先行 TEE 筛查降主动脉，如果 TEE 检查到降主动脉粥样硬化再进行 EAS 检查，这是一种合理的筛查策略。主动脉触诊仍然是标准的处理，但并没有证据表

明这能敏感地检测主动脉粥样硬化。常规主动脉表面超声扫描在一些医疗机构成为标准[46]，当发现广泛主动脉粥样硬化时，应考虑在主动脉弓远端或者腋动脉进行插管，以及采用"不接触"主动脉技术。

②减少主动脉钳夹的次数。使用动脉移植物（如乳内动脉、胃网膜动脉）或者无缝线的近端吻合装置，以减少近端吻合时钳夹主动脉的次数。在严重主动脉粥样硬化的情况下，升主动脉零操作的 OPCAB 能显著减少卒中的发生。

2. 非体外循环冠状动脉旁路移植（OPCAB）、体外循环冠状动脉旁路移植（CAB）及微创体外循环（MiECC）

2012 年一项关于非体外循环冠状动脉旁路移植术（off-pump coronary artery bypass，OPCAB）与传统体外循环冠状动脉旁路移植术（coronary artery bypass，CAB）发生卒中风险的 Meta 统计了 59 篇最近的随机对照研究，共纳入了 8961 名患者。其中 4461 名患者接受 OPCAB 手术，4500 名患者接受 CAB 手术，结果显示 OPCAB 的复合卒中发生率

表 26-7　体外循环最佳操作循证医学指南

临床团队应对接受中度低温体外循环的成年患者使用 α 稳态 pH 管理（Ⅰ类，A 级）
限制动脉管路的温度在 37℃可能有助于避免脑部温度过高（Ⅱa 类，B 级）
临床团队应该将包括非糖尿病患者在内的所有患者的围术期血糖水平维持至 80～180mg/dl（Ⅰ类，B 级）
应避免将同心包和纵隔接触过的未经处理的血液直接输入体外循环回路（Ⅰ类，B 级）
对血细胞进行处理和过滤可能会减少回收血液的有害作用（Ⅱb 类，B 级）
对不良神经事件风险增加的体外循环患者，强烈建议使用 TEE 或主动脉表面超声扫描主动脉，目的在于： (1) 检查不可触及的斑块（Ⅰ类，A 级）； (2) 减少脑部栓子（Ⅱa 类，B 级）
应在 CPB 回路中使用动脉管道过滤器，以减少进入患者体内栓子负荷量（Ⅰ类，A 级）
应努力减少血液稀释（包括减少预充容量）以避免之后需输注同种异体血液（Ⅰ类，A 级）
减少回路表面积和使用生物相容性表面改良回路可能有助于减轻体外循环后的全身炎性反应，改善预后（Ⅱa 类，B 级）

［引自 Shann KG, Likosky DS, Murkin JM, et al. An evidence-based review of the practice of cardiopulmonary bypass in adults: a focus on neurologic injury, glycemic control, hemodilution, and the inflammatory response. *J Thorac Cardiovasc Surg*. 2006; 132（2）: 283-290］

表 26-8　围术期减少中枢神经系统损伤的策略

脑损伤机制	有利干预
栓塞	主动脉表面超声 对严重主动脉粥样硬化患者使用不接触技术 主动脉分散插管 主动脉内过滤器 自体血液回收机 高危患者术后早期进行 DW-MRI 检查
灌注不足	高危患者术前进行颈动脉超声检查； 术中维持较高的动脉压（新的共识为在常温和浅低温 CPB 时维持 MAP > 70mmHg） 同时监测 SVP、MAP（CPP） NIRS 脑氧饱和度监测 高危患者术后早期进行 DW-MRI 检查
炎性反应	使用最小容量的 CPB 回路 使用表面改良的 CPB 回路 尽量减少同种异体输血 围术期使用他汀类药物
加重因素	不稳定的灌注压 复温和术后高体温 高血糖 术后房颤

干预措施已根据损伤的相应机制进行分类

DW-MRI. 弥散加权磁共振；SVP. 上腔静脉压力；MAP. 体循环平均动脉压；CPB. 体外循环；CPP. 脑部灌注压；NIRS. 近红外光谱

为 1.4%，而 CAB 组为 2.1%[47]。目前的研究报道均显示 OPCAB 对卒中发生率无影响或有降低趋势。在更新的一项包含 13 项临床研究的 Meta 中，比较了 37 720 名进行了 CAB 和 OPCAB 的患者，在有和没有主动脉钳夹的情况下的结果，发现无主动脉操作 OPCAB 的围术期卒中发生率最低。避免 CPB 能够降低短期死亡、肾衰竭、心房颤动和出血的风险[48]。

> **临床要点**　采用无主动脉操作 OPCAB 似乎可有效减少卒中高风险患者发生早期卒中的风险。

目前的微创体外循环（minimally invasive extracorporeal circulation，MiECC）系统改善了 CPB 组分的生物相容性。一项纳入了 22 778 名患者的 Meta 分析报道，使用 MiECC 的冠状动脉旁路移植患者并发症（如肾衰竭、脑卒中）和死亡率均少于 OPCAB 和传统 CAB[49]。

3. 灌注设备和技术

(1) 预充 CBP 管路至少 30min，并在使用前用 5μm 滤器以去除产品的成形剂和其他生产微屑。

(2) 应用微孔滤器（20～40μm）过滤心内血液回收管路，虽然并不能充分清除脂肪微栓，仍能够防止术野中组织和其他微粒碎屑进入体外循环回路。

(3) 心内吸引的血液经过血液回收机洗涤后再进行回输。值得注意的是，尽管这种方法可能减少脂质栓子负荷量，但并不总能表现出改善早期术后认知功能的作用。

(4) 在动脉流入端使用 40μm 过滤器以减少栓子进入动脉循环。

(5) 为了尽量减少复温过程中由于溶解度降低造成的气泡形成，动脉流入端和患者之间的温度梯度必须保持在 10℃ 以内。特别是在使用鼓泡氧合器的情况下尤为重要。

(6) 在复温过程中，流入的动脉血温度不能超过 37℃。

(7) 要意识到术野的心脏排气管导致空气进入的可能性，确保仔细的 CBP 静脉插管和向回路注射的注射器已充分排气，以减少动脉气体栓塞。

4. 心脏开放手术的排气技术

(1) 在心室射血前，结合手动摇晃心脏，用排气针吸引左心室和左心房，驱使心脏小梁内空气排出。这个过程应该和手动肺通气相结合以驱走肺静脉内残余空气。

(2) 使用 TEE 检查残余的心腔内空气，指导排气针吸引空气。

(3) 尽管粥样硬化的主动脉内的血流涡流可能使引流栓子的尝试失败，仍需倾斜患者至头低位。

(4) 在除颤、心脏充盈期间和心脏射血开始时可短暂压迫双侧颈动脉，该方法应仅在心腔内有残余气体的可能性大，且患者没有可疑的颈动脉粥样硬化的情况下才可采用。

(5) 在手术野中注入 CO_2 可减少开放式手术中的脑栓塞负荷，但迄今为止并无改善神经系统或认知结局的证据[29]。

5. 脑灌注

在中度低温（28℃）体外循环期间，正常个体可以很好地耐受相对低血压，这是因为在 α 稳态血气管理模式下，脑灌注压低至 20mmHg 时其自主调节功能仍然存在[22]。但对老年或合并脑血管疾病的患者，由于自主调节功能低限的变异明显增加，则需要维持更高的血压[23, 24]。鼻咽温测量显示脑复温迅速，因此，复温开始后应避免发生低血压（平均动脉压低于 50mmHg）。应通过监测近端上腔静脉压力来检测脑静脉压是否增高，以避免疏忽损害脑灌注。糖尿病和既往有脑血管意外的患者脑血管自主调节功能受损，平均动脉压直接决定脑血流。上述患者及患有慢性高血压的患者，或许能从密切监测中枢神经系统功能和维持较高的灌注压力中获益。

6. 维持血糖正常

从实验模型和脑血管意外患者中获得的大量证据表明，高血糖能够增加缺血期间神经损伤的范围和程度，故应将避免高血糖作为一条基本原则。体外循环期间应使用无糖输注液和无糖预充液，因为体外循环期间产生胰岛素抵抗（部分原因是内源性儿茶酚胺增多），会造成葡萄糖不耐受和增加难治性高血糖发生趋势。目前认为，采用结构性方法维持正常血糖

水平对患者预后有益，这也是被表 26-7 列出的体外循环最佳实践指南所认可的部分[45]。然而低血糖可能增加死亡率，因此需要严格调整血糖控制方案。目前倾向于允许轻度高血糖症，如 CPB 葡萄糖水平控制在 150~180mg/dl 范围内。

7. 轻度低温

越来越多的证据表明，兴奋性氨基酸（EAAs）对缺血性神经损伤的发生至关重要。因为兴奋性氨基酸的合成和释放同温度息息相关，其在 35℃ 以下可被显著抑制[34]，所以复温期间应该连续监测脑的温度（鼻咽温），必须避免体温过高（鼻咽温高于 37℃），脑的温度术后 24h 内应该维持在 37℃ 以下[45]。

8. 体外循环最佳实践

根据一篇关于进行安全的、以患者为中心的体外循环和有效进行 CPB 的循证综述中，表 26-7 中列出了该综述的推荐意见[45]。该综述基于 MEDLINE 搜索，并结合了对科学文献、地区及全国性会议中的讲座讨论材料的重点综述。

> **临床要点**　复温与缺血性神经功能损伤加重相关，体外循环尤其是复温阶段应避免体温过高。

六、药物性脑保护

尽管对缺血性神经损伤的机制有了深入和持续不断的了解，许多新药也应运而生，但目前还没有一种药物能在实践中成为标准用药。这些药物或相关化合物可能在将来成为有效治疗的一部分。

1. 抑制代谢

(1) 原理和局限性：代谢活性是温度依赖的，低温能导致脑代谢率（CMR）呈指数性降

低。不同于代谢抑制药物，低温减少代谢活性与降低功能活性（如脑电图活动）和基础活性（如离子泵）相关。低温延长了机体对全身缺血的耐受性（图 26-9），并且尤其在循环停止时发挥重要作用。然而，心脏手术期间常温插管和拔管时发生脑部栓塞风险最大。因此，有学者研究采用药理学方法抑制脑代谢。尽管人们曾经对大剂量硫喷妥钠及丙泊酚的暴发抑制感兴趣，但并未发现明确的临床益处[50]。

(2) 药物：如图 26-10 所示，多种麻醉药能导致脑电暴发抑制（burst suppression），并将脑氧代谢率降低至清醒的 70%，平均在 2～2.5ml/（100g·min）左右。

①丙泊酚：给予 2～3mg/kg 丙泊酚可产生短暂的脑电暴发抑制，并可导致脑血流和脑氧代谢率成比例下降。以 0.1～0.3mg/（kg·min）的速率输注丙泊酚可产生持续的脑电抑制，并可以很快代谢。因此通常不会延长复苏和拔管时间。全身血管舒张造成的低血压可能需要给予去氧肾上腺素或类似血管收缩药进行纠正。长时间输注丙泊酚（＞48h）与一种罕见的严

重代谢综合征相关，表现为代谢性酸中毒、骨骼肌及心肌溶解、肾衰竭、肝脏肿大甚至导致死亡[51]。

②异氟烷、七氟烷和地氟烷：以 1.5～2MAC 吸入时可产生脑电暴发抵制作用。与静脉麻醉药物不同，尽管此时脑氧代谢率明显下降，但吸入麻醉药物并不通过降低脑血流量抑制脑电活动。吸入性麻醉药物停止给药后消除迅速。有证据显示，通过与吸入性麻醉药物相关的缺血预处理和神经保护作用，吸入麻醉药能够减少谷氨酸的释放、调节钙流动、抑制自由基的形成和调控细胞凋亡[52]。吸入性麻醉药物不会增加（甚至有可能减少）患者术后中枢神经系统功能不全的发生，但目前缺乏大规模的临床实验证明。

2. 钙通道阻滞药

大量钙内流是缺血性神经损伤的最后共同通路。临床试验显示，钙通道阻滞药（尼莫地平）能有效减少蛛网膜下腔出血后血管痉挛的发生率。但是尼莫地平同心脏外科患者出血增加和死亡率增高有关。

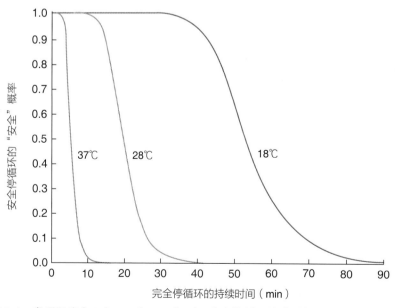

▲ 图 26-9 鼻咽温度在 37℃、28℃、18℃时，完全停循环持续时间的 "安全" 概率线图

"安全" 定义为完全停循环至未发生结构和功能损伤的时间（引自 Kirklin JK，Kirklin JW，Pacifico AD. Deep hypothermia and total circulatory arrest. In: Arciniegas E，ed. *Pediatric Cardiac Surgery*. Chicago，IL: Year Book；1985：79–85）

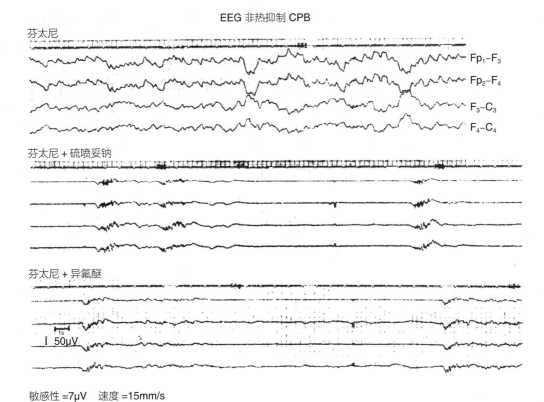

敏感性 =7μV　　速度 =15mm/s

▲ 图 26-10　3 名患者在常温 CPB 时的脑电图

最上方的线条为大剂量芬太尼麻醉下特征性的低电压活动；中间的线条显示为使用硫喷妥钠导致的暴发抑制模式；最下方的模式为异氟醚麻醉下的暴发抑制（引自 Woodcock TE, Murkin JM, Farrar JK, et al. Pharmacologic EEG suppression during cardiopulmonary bypass：Cerebral hemodynamic and metabolic effects of thiopental or isoflurane during hypothermia and normothermia. *Anesthesiology*. 1987；67：218–224）

EEG. 脑电图；CPB. 体外循环

3. 谷氨酸盐拮抗药

由于兴奋性毒性被认为是缺血性神经损伤的核心机制，人们对兴奋性氨基酸受体拮抗药进行了积极的探索。目前已发现 NMDA 受体拮抗药（如氯胺酮）和 AMPA 受体拮抗药在心脏停搏后具有神经保护作用，但是针对临床心脏外科患者的临床研究结果尚不明确[53]。

4. 利多卡因

利多卡因能减少缺血介导的神经细胞膜去极化和伴随的兴奋毒性级联反应。两项小型临床试验通过利多卡因和安慰剂的对照研究表明，在心脏手术患者，利多卡因组认知功能障碍发生率降低。但是另一项相对大型试验的初步结果并不能确定上述结论。

5. 他汀类药物

围术期他汀类药物的单独应用或是与其他药物联合应用是目前的研究新方向。越来越多的证据表明，在心脏手术前应用他汀类药物能降低围术期死亡率、脑卒中发生率及减少房颤的发生风险。当与 β 受体阻断药合用时，他汀类药物可能显著降低冠状动脉旁路移植手术患者围术期的卒中发生率[54]。

七、深低温停循环

1. 临床适应证

深低温停循环（DHCA）技术用于心脏大手术时能提供静止、无插管及无血的术野。由于外科术野清晰，深低温停循环可为新生儿和婴儿复杂先天性异常的修复手术提供方便。对于成人患者，深低温停循环能允许暂时中断脑部灌注，主要用于主动脉弓重建手术或巨大脑动脉瘤切除手术。

2. 技术方法

(1) 中心和体表降温：北美大多数医疗中心已取消主动的体表降温（如冰浴）。但是为了防止再灌注前继发性复温，仍建议在头部周围放置冰块。使用 CPB 进行核心降温能有效控制低温的开始，并且在不施行选择性脑灌注时将温度持续降低直到核心温度（如膀胱、直肠）稳定至 15～20℃。降温过程必须持续不断，直到脑部温度（如鼻咽温度、颈静脉内温度）平稳。一些中心使用等电位脑电图或 NIRS 不再升高（脑氧饱和度大于 90%）作为降温终点。

(2) 拔管：在停循环之前，有必要给予长效肌肉松弛药以保证持久的肌肉松弛，以尽量减少全身氧耗。灌注停止时，静脉插管开放，使血液被动地排入体外循环回路，从而减少心脏膨胀和手术部位出血。在儿科心脏手术，常常拔除静脉插管以方便暴露外科术野。通常在体外将 CPB 回路中的血液进行被动循环以避免血液停滞和血小板聚集。

3. 脑保护

(1) 温度：低温是停循环期间脑保护的主要措施。温度系数（Q_{10}）是脑代谢率每改变 10℃ 时脑代谢率的比值，在人脑的中温度系数为 2.3，由此在 15℃ 时脑代谢率是基础值的 17%。脑温降低 20℃（如从 37℃ 降至 17℃）可增加脑对缺血的耐受（图 26-9）。患者温度降低 10～15℃ 似乎有着最佳的脑保护效果。降温过程中尽量减少脑部复温是十分重要的，因此，应尽量减少外部热源（如头灯、周围室温）。在实验中，头部周围应用冰袋具有延迟

脑部复温、增加缺血耐受性的作用。尽管还没有确切证据显示其有临床益处，但在一些医疗中心停循环前会给予丙泊酚和（或）类固醇类药物。

(2) 顺灌和逆灌：因为脑血管自动调节作用能分流脑部血流，同完全停循环相比，深低温期间即使很低的灌注速率［如 10～25ml/（kg·min）］都能显著改善脑对缺血的耐受性。一项前瞻性随机研究显示，小于 3 个月的儿科患者接受大动脉转位手术时，同深低温停循环相比，在 18℃ 持续低流量灌注［0.71/（min·m²）］能显著降低临床癫痫发生率，并减少脑肌酐激酶同工酶水平，该方法现已成为操作标准。

在那些动脉血流受限的主动脉弓手术，很多临床中心经头臂动脉或颈动脉进行选择性脑灌注（selective cerebral perfusion，SCP）。因为这些技术假定 Willis 环循环充分，有越来越多的临床医生关注双侧半球 NIRS 脑氧饱和度监测（及术前脑血管造影），以评估单侧选择性脑灌注是否足够。据报道，在一些病例中，NIRS 脑氧饱和度监测能辅助发现导管扭折或血流不充分的情况。逆行脑灌注（rograde cerebral perfusion，RCP）不能为脑代谢提供足够的代谢底物，但能防止复温并减少脑栓塞的发生。在一个最近的病案报道中，作者认为在 NIRS 指导下行增压逆行灌注增强了脑灌注，且尽管灌注时间较长，但并未与神经损害相关[55]。在行逆行脑灌注或者选择性脑灌注时，监测大脑血氧都是有益的已成为临床共识。

(3) pH 管理：尽管一项大型随机临床试验发现，在深低温体外循环下进行的儿童心脏修补手术中，使用 α 稳态与 pH 稳态酸碱平衡管理策略相比，并没有表现出对早期神经发育预后的改善或损害。但实验和临床研究已经证实用 pH 稳态进行管理脑部降温，降温将更加均

一。另一方面，pH 稳态能损害脑血管自主调节功能，增加脑栓塞的潜在风险。因此，在降温过程中使用 pH 稳态管理，而在选择性脑灌注和复温中使用 α 稳态管理是一种合理的策略（表 26-9）。

> **临床要点** 深低温停循环降温是使用 pH 稳态管理的主要指征之一。

表 26-9 深低温停循环概略

- 在 DHCA 前给予肌肉松弛药
- 降温一直持续到鼻咽温度（until stable core, NPT）稳定
- 避免在溶液或者泵预充液中添加葡萄糖
- 尽量降低外周环境温度
- 在头部周围放置冰袋
- DHCA 期间持续监测 NPT
- 有条件时进行间断或低流量灌注
- 尽量减少 DHCA 的时间
- DHCA 前确保进行充分的抗凝
- 降温过程中使用 pH 稳态管理，复温中使用 α 稳态管理
- RCP 或 SCP 时应用脑氧饱和度监测

八、脑血管疾病患者的心脏外科手术

1. 发病率

冠状动脉粥样硬化增加了并存有颈动脉疾病的可能性。监测颈动脉杂音对颈动脉狭窄或围术期脑卒中风险的预测性差。一项接受 CABG 手术患者的调查显示，5.5% 患者有显著的单侧颈动脉狭窄，2.2% 患者有双侧狭窄，1.5% 患者有单侧或双侧颈动脉闭塞。另一项有超过 200 名 CABG 手术患者的研究显示，术前有 54% 的患者存在显著的脑血管（颈动脉或颅内）粥样硬化[33]。但总的说来，通常只有那些术前 3~6 个月就已经有明显脑供血不足症状（如短暂脑缺血发作或脑卒中）的患者才进行非侵袭性（超声检查）和侵袭性（造

影剂动脉造影）检查。某种程度上，这反映了临床上已经认识到颈动脉内膜剥脱术（carotid endarterectomy，CEA）并不能减少心脏外科手术患者围术期脑血管意外风险[55]。

2. 并发症

心血管手术相关的神经损伤是脑部栓子和低灌注共同作用的结果。颈动脉疾病是 CABG 术后脑卒中病理生理变化的重要病因，但这很可能只导致了最 50% 的脑卒中[55, 56]。但围术期卒中多发生在颈动脉狭窄的对侧，这可能反映了血流和栓子相对转流至非狭窄侧。颈动脉狭窄同主动脉粥样硬化和伴存脑血管疾病发病率增加相关。同时存在颈动脉和心脏疾病表明粥样硬化发病更早、更严重，心脏手术期间发生栓塞或低灌注风险更高，因而，适宜的术中管理（如 NIRS、EAS 及相关的最佳处理）对这些易感人群十分重要[45]。

3. 颈动脉和心脏疾病复合手术

(1) 机制：应分别考虑 CEA 手术和 CABG 手术的指征。目前尚无确切的证据表明在无显著症状的情况下，CEA 手术能减少围术期脑卒中风险[55]。颈动脉支架具有光明前景，并越来越多的应用于有临床症状的患者[56]。

(2) 发病率：对无症状患者，CEA 不能减少其围术期脑卒中风险。据报道，在同时进行 CEA 和 CABG 手术的患者中，包括死亡、脑血管意外及心肌梗死在内的风险发生率是 11.5%，而分阶段手术（先进行 CEA 手术，然后 CABG 手术）时上述风险发生率是 10.2%，这些表明医疗机构的经验最为重要。因为缺乏病史资料，没有系统的证据表明分阶段或同时手术比单纯 CABG 手术更为有益[55]。

同样的，尽管颈动脉狭窄与围术期脑卒中风险密切相关，CEA 手术是否能降低该风险仍无定论。在一项 Meta 分析中，11 个研究的 760 名分期或是同步进行 CABG 手术和 CEA

手术的心脏病患者中，87% 无明显的神经方面的症状，82% 有单侧颈动脉疾病[34]。总的来说，所有患者 30d 死亡或是脑卒中的风险为 9.1%，然而该分析显示其中先进行 CABG 再行 CEA 手术的侵袭性更小，作者将其总结为"在任何有单侧颈动脉病变却无症状的患者中，观察到的 9% 的 CEA 风险是否值得仍有待证明"[57]。

九、总结

强有力的证据证明一系列操作和技术改进能减少围术期中枢神经系统并发症[45]，包括加强筛查技术（如术前 MRI、术中 EAS）从而避免在主动脉粥样斑块处置管；对明显动脉粥样硬化患者选择性地采用非体外循环心脏不停跳冠状动脉旁路移植手术和不接触技术；更明智地使用 NIRS 脑氧饱和度监测评估体外循环期间脑灌注是否充足；避免体外循环复温时和术后脑温度过高；减少围术期体外循环相关的炎症反应；加强相关技术的应用以降低术后房颤的发生；以及贯穿围术期使用他汀类药物，这些策略均能有效减少围术期中枢神经系统并发症。挑战不仅在于如何更好地辨别高风险患者，更在于如何鼓励更广泛的评估及应用这些不同的策略。

第 27 章
心胸外科手术的疼痛管理
Pain Management for Cardiothoracic Procedures

Brandi A. Bottiger　Rebecca Y.Klinger　Thomas M. McLoughlin　Jr　Mark Stafford-Smith　著

宋锴澄　王　晟　译

汪　红　彭勇刚　校

本章要点

- 约有 50% 的开胸手术患者术后因肋间神经损伤导致慢性疼痛，其中 5% 的患者疼痛难忍而丧失工作能力。
- 正中胸骨切开术后患者的慢性疼痛发生率可高达 30% 却经常被忽略，其中 4% 的患者有严重疼痛。
- 对椎管内麻醉来说，高脂溶性的药物如芬太尼，从邻近疼痛相关神经分布区域的椎管内导管给药效果最好；高水溶性的药物如吗啡，则从远处椎管内导管给药效果更好（如放置在腰部的导管）。
- 除非计划对术后延迟性呼吸抑制进行观察和监测，一般不从硬膜外给予阿片类药物。
- 适宜的术后镇痛，如持续胸段硬膜外镇痛，最有利于改善患有严重肺部疾病患者的预后。
- 围术期使用酮咯酸后发生肾毒性的概率较低，为 1∶1000～1∶10 000。
- 据报道有 0.2%～1% 使用硬膜外麻醉性镇痛药的患者会出现需要使用纳洛酮干预的呼吸抑制。
- 由于当前对硬膜外出血风险还有待新的认识，特别是关于在心脏手术"完全"肝素化之前置入硬膜外导管，专家的意见倾向于谨慎。筋膜平面阻滞是一种很有前途的镇痛方法，可以适用于那些高风险的手术。

一、概述

1. 心胸外科术后疼痛的发生率和严重程度

疼痛是一种由于外伤或疾病引起的程度不一的不适感觉。经正中胸骨切开的手术，特别是经胸廓切开的胸部手术，所造成的疼痛和呼吸功能不全，是最能导致患者术后衰弱的因素。除了切口疼痛外，胸部引流管、肋骨或胸骨骨折及胸骨牵拉引起的脊肋关节疼痛是造成心胸手术后不适的重要原因。约 50% 的胸部手术后患者会因肋间神经损伤引起疼痛并持续超过 2 个月而发展为慢性疼痛，且其中有 5% 的发展为重度疼痛并伴有活动受限。在术后 6 个月内，大约 37% 的心脏手术患者出现持续疼痛，且其中 17% 的疼痛可持续超过 2 年 [1]。正中开胸造成的急性术后疼痛很常见，且重度疼痛的病例比预想的多 [2]。胸骨劈开后疼痛也有最高 30% 的患者发展为慢性 [3]，其中 4% 为重度[4]。并且，虽然与传统入路相比，理论上微创心胸手术造成的切口更小，可减少术后疼痛的发病率和严重程度，但实际大多数临床观察并不支持这一点。近期的试验显示微创和传统方法的胸部手术术后慢性疼痛的发病率相似[5]。没有任何一种单一的开胸手术方式可以减少慢性疼痛发生率。类似的，传统正中开胸手术和微创入路的心脏手术术后急性疼痛的发生率也相同[6]。

社会心理学和基因因素在多个层面与持续性疼痛相关[7-9]，包括手术人群特征[10]。然而，这还没有被基于胸科手术患者的前瞻性研究所证实[5]。需要注意的是，一些证据支持区域麻醉技术对持续性术后疼痛状态具有预防效果[11]。

2. 伤害性感觉的信号传导通路

对疼痛传导的解剖生理机制的理解，能够支持心胸外科手术中和术后阵痛方案的合理选择。多模式镇痛利用了多个信号链上的治疗靶点，在优化疼痛控制的同时尽量减少不良反应[12]。

在胸部区域，疼痛信号由肋间神经的有髓鞘 Aδ 纤维和无髓鞘 C 纤维传导。每根肋间神经的腹支、背支和脏支分别分布于胸壁的前部、后部和脏面。这些分支在进入椎旁间隙之前汇聚并通过椎间孔进入椎管。肋间神经的感觉纤维形成背根进入脊髓背角后，进入中枢神经系统（central nerve system，CNS）。躯体疼痛主要由腹支和背支的有髓鞘 Aδ 纤维传导。交感来源（内脏）疼痛主要由 3 个分支中的无髓鞘 C 纤维传导。交感疼痛信号直接由肋间神经分支形成的交感链（胸部椎旁壁层胸膜下）传入，向后与外周神经汇合后，进入从 $T_1 \sim L_2$ 节段的 CNS。此外，由迷走神经来源的副交感神经分布支配胸部的内脏部分。该脑神经通过延髓进入 CNS，且因此通常不受硬膜外或鞘内（intrathecal，IT）镇痛技术的影响。

由于脊髓节段和椎体节段的长度不同，脊髓的皮肤支配节段比对应的椎体节段更靠近头侧。因此，脊髓的解剖认知对成功进行区域镇痛技术非常必要。特别是当使用脂溶性阿片类药物时更重要，因为与相应的椎间孔和神经相比，目标节段的脊髓背角明显偏向头侧。

> **临床要点** 当在神经轴索周围使用脂溶性硬膜外阿片类药物时，目标脊髓背角和与之相对应的椎间孔和神经相比，通常显著地更偏向头侧。

大多数脊髓来源疼痛信号先通过脊髓后角交叉到对侧的脊髓结构（如脊髓丘脑束）后再进入大脑。伤害性刺激信号在大脑中的反射分布广泛，有害刺激可引起意识、情感和自主神经反应。以传入神经纤维为目标，采用局部麻醉药的区域和神经阻滞技术，可以阻断从外周神经向脊髓的传导通路。

内源性疼痛信号通路的重塑起始于组织创伤部位，包括痛觉过敏引起的炎症反应和 CNS 介导的一些症状，如"发条痛"（wind-up 即疼痛程度自发增加）。脊髓背角的胶质区对疼痛信号的调节非常重要，包括通过阿片类、肾上腺素能类和 N- 甲基 –D- 天冬氨酸类（N-methyl-d-aspartate，NMDA）受体系统所介导的效应。

3. 镇痛的考虑要点：手术、患者和方法

外科创伤的位置和程度，特别是进入胸腔皮肤入路、骨骼切口的关系，对预计心胸外科手术后镇痛需求要尤其重要。特别地，尽管微创手术减少了整体手术创伤，但却把创伤引入了对疼痛更加敏感的区域，导致术后疼痛风险和慢性疼痛发生率可能并没有下降（如胸壁小切口 vs. 正中开胸）。有限的胸科手术证据显

示，对特定人群来说，加强快速康复策略和决策支持工具所指导的治疗，对减少住院时间和改进经济学结局非常重要[13, 14]。对个体患者的镇痛方案进行回顾是必要的，特别是对那些预后获益最大的高危患者。这不仅包括在术后提供合适的镇痛方案，还包括针对以下方面的术前教育，即如何报告疼痛、用于镇痛的流程和设备，以及从术后用药过渡至口服药物及出院用药的预期情况。

> **临床要点** 对特定患者的镇痛选择应当进行风险和获益的评估，特别是对那些预后获益最大的高危患者。对患者的术前进行宣教和设定手术预期是成功的关键。

4. 疼痛的负面效应

疼痛除了引起不良情绪体验外，伤害性信号还有一些其他的有害效应并延迟患者康复。这包括激活一系列神经内分泌反射，即手术应激反应（包括炎性反应和循环儿茶酚胺升高）、激素水平升高（如皮质醇、血管升压素、肾素与血管紧张素）引起的分解代谢状态、迷走张力下降及氧耗增加。疼痛的脊髓反射包括局部肌肉痉挛和交感神经系统兴奋。

疼痛导致的局部和全身神经内分泌反应所产生的不良后果还包括：膈肌功能不全引起的呼吸系统并发症、心肌缺血、肠梗阻、尿潴留或少尿、血栓栓塞和免疫抑制[15]。

5. 心胸手术后有效镇痛的结局获益

有效镇痛的一个主要获益是患者满意和改进康复过程。一些研究阐明了优化镇痛的额外益处，特别是在开胸手术的康复过程中。相信正中开胸手术的疼痛较轻及并不对预后产生影响，导致了很多机构采用包括基于固定时间给予固定剂量在内的传统镇痛模式。然而，在心

脏 CABG 手术后，关注术后早期的镇痛可以减少心肌缺血的发生率和严重程度。

有证据支持通过不同镇痛技术来缓解疼痛可减少围术期并发症，这可能是由于阻断了手术应激和伤害性脊髓反射。正因为如此，最常被报道为有效的镇痛方法是椎管内阻滞和区域阻滞。但除了减轻疼痛外，关于某种特定镇痛方案的主要并发症发病率和死亡率等最终获益却很难被证明，这也许是由于病例数不足和发生率过低，Liu 和同事对此进行了很好的总结[16]。总体来说，完善镇痛的获益依赖于主不良结局有关的替代指标（如动脉氧饱和度），从而削弱了试验中疼痛的实际不良结果，这在引言部分中"疼痛的负面效应"有阐述。例如对于胸部手术，胸段硬膜外镇痛与全身阿片类药物相比，可提供更好的疼痛控制，并减少肺不张、肺部感染、低氧血症和其他并发症的概率[16]。此外，某些情况下在术前建立有效的镇痛可以提供超前镇痛，并对抗慢性疼痛综合征的发展。在一项研究中对胸部术后早期进行积极的疼痛控制后，术后 1 年后仍有持续性疼痛的患者减少超过了 50%[17, 18]。不幸的是，神经阻滞技术用于心脏手术的病例很少，虽然普遍表现出住院时间缩短和费用下降，但并没有表现出临床结局获益[19]。在 2004 年的一项 Meta 分析和 2011 年的一项随机研究都未发现心脏术中采用椎管内镇痛技术可以改善结局[20, 21]。

二、疼痛管理药理学

多模式镇痛和区域镇痛技术的开展减少了围术期阿片类药物的使用，这与疾病控制中心和世界卫生组织的目标一致，其致力于就长期阿片类治疗的安全性、有效性和相关风险以改进患者和医务人员交流[22, 23]。

1. 阿片类药物

(1) 机制：阿片类镇痛药是一大类复合物的总称，包括天然提取的阿片类物质（如吗啡、可待因）、化学合成物（如芬太尼、氢吗啡酮）和内源性多肽类（如内啡肽、脑啡肽）。这些药物的镇痛作用都来源于它们与阿片类受体的相互作用；然而，某种药物可能对不同受体亚型表现为激动药、拮抗药或者部分激动药的不同作用。阿片类受体在体内广泛分布，但在脊髓背角胶质区和大脑内的延髓吻侧腹侧区、蓝斑和中脑导水管周围灰质区域特别集中。激活阿片类受体可以抑制腺苷环化酶，关闭电压依赖的 Ca^{2+} 通道，开放钙依赖的内向整流 K^+ 通道，导致神经元超极化和兴奋性降低为特征的抑制效应。阿片类受体亚型已经被测序并克隆，属于不断有新发现的 G 蛋白偶联受体家族成员。激动药和不同的阿片受体亚型结合产生的效应见表 27-1。

表 27-1 阿片受体

类型	相关效应
μ_1	镇痛
μ_2	呼吸抑制、欣快感、心理依赖、瘙痒及恶心呕吐
K	脊髓镇痛、镇静、瞳孔缩小与利尿
Σ	焦虑、张力亢进
Δ	脊髓镇痛、调节 μ 受体

(2) 围术期应用：阿片类药物常用在心胸手术围术期的每个阶段。在术前可以通过单独口服、肌内注射（intramuscularly, IM）、静脉使用（intravenously, IV），或者作为血管内导管转运和放置期间抗焦虑和镇痛组合的一部分。在术中它们最常通过静脉给药，与吸入类麻醉药、苯二氮䓬类和其他药物一起作为平衡麻醉技术的一部分。此外，还可以直接注射到硬膜囊或作为术中和术后硬膜外镇痛注药的组成部分。

通过硬膜外途径给药的阿片类药物具有不同的扩散和镇痛效果，部分取决于它们的水溶性。需要了解药物的相对亲脂性，才能将镇痛要求与硬膜外导管和皮肤节段的位置关系匹配。高脂溶性的药物如芬太尼，最好配合放置于疼痛累及的神经支配区域附近的导管使用。高水溶性的药物如吗啡，最适用与远隔部位，如腰段的导管。中度脂溶性药物如氢吗啡酮，适用范围最广，它的扩散就相对均衡。

(3) 不良反应和注意事项

① 呼吸抑制（随着剂量增加、与其他镇静药物联合使用、第 1 次使用阿片类患者、高龄及椎管内使用高亲水性阿片类药物，风险均增加）。

② 镇静。

③ 瘙痒。

④ 恶心。

⑤ 尿潴留，特别常见于接受蛛网膜下阿片类药物的老年男性。

⑥ 肠蠕动减弱 / 便秘。

⑦ CNS 兴奋 / 抑制，亲脂性药物快速静脉给药时尤为明显。

⑧ 瞳孔缩小。

⑨ 胆道痉挛。

所有上述不良反应可以使用阿片类拮抗药物（如纳络酮）所逆转。阿片类药物交替使用，或者改变患者正在使用的阿片类镇痛药物，可以有效减少并发症的发生率和不良反应，也可以改进患者镇痛体验[24]。最新的证据引起了人们的兴趣，即选择术后阿片类镇痛药（如吗啡或是氢吗啡酮）可能与住院时间和 30d 的再入院率有关[25]。

2. 非甾体抗炎药（Nonsteroidal antiinflammatory drugs, NSAIDs）

(1) 机制：NSAIDs 主要抑制外周和中枢的环氧化酶，导致花生四烯酸的代谢产物，即包括前列环素和血栓烷在内的前列腺素类合成减少。前列腺素参与许多信号通路的生理功能，包括影响肾灌注、支气管平滑肌张力、凝血、胃黏膜分泌和炎症反应。前列腺素 E_2 是在创伤和炎症区域大量合成的类花生酸物质，是疼痛的重要介质。NSAIDs 的全部作用效应非常复杂，并且可能是前列腺素之外的机制。如低剂量的大部分 NSAIDs 可以非常有效地抑制前列腺素的合成，然而抗炎作用却需要更大的剂量。

(2) 围术期应用：NSAIDs 对术后镇痛有效。它们最常被作为心胸外科术后椎管内技术的补充用药。它们的主要优点是没有呼吸抑制和其他阿片类药物的不良反应。许多 NSAIDs 可以通过口服或直肠给药。酮咯酸是一种可短期使用（5d 或更短）的非选择性 NSAIDs，除了口服剂型之外，还有肌注和静脉注射的剂型。

(3) 不良反应和注意事项

①肾血流减少 / 肾实质缺血。

②胃肠道黏膜刺激。

③凝血功能异常。

④心肌和其他缺血性事件的风险差异（非手术人群），在围手术期的重要性未知[26]。

(4) COX-2 抑制药：环氧化酶（cyclooxy-genase，COX）的效果由两种不同的同工酶介导，分别是 COX-1 和 COX-2。COX-1 是负责产生前列腺素，影响肾脏、肠道、血管内皮和血小板的止血过程。COX-2 是一种异构体，主要产生炎症反应中的前列腺素类物质。高选择性 COX-2 具有潜在镇痛作用，用于围术期镇痛曾经非常流行。大型双盲对照研究数据[27]表明此类药物可能增加包括心肌梗死在内的心血管并发症。塞来昔布是美国仅存的 COX-2 抑制药。塞来昔布与其他 NSAIDs 药物的区别可能在与它对 COX-2 和 COX-1 相对中等的选择性（30 ∶ 1 vs. 100 ∶ 1）。然而，塞来昔布主要被推荐适用于严重关节炎、类风湿关节炎和其他 NSAIDs 药物疗效不佳的强直性脊柱炎。

3. 对乙酰氨基酚（扑热息痛）

(1) 机制：对乙酰氨基酚是一种合成的非阿片类镇痛药，与大多数非甾体抗炎药不同，它微弱抑制 COX-1 和 COX-2 及前列腺素的合成。其机制主要是中枢镇痛和解热，只有极少的抗炎作用。COX-3 是 COX-1 的一种剪接变异体，可能是其作用靶点。其他被提出的机制通过包含 NMDA 和 P 物质在内的多种神经信号传导，激活下调血清素能途径和抑制一氧化氮（NO）途径。虽然确切的靶点和镇痛机制仍然没有被阐明，对乙酰氨基酚的镇痛作用似乎来源于疼痛阈值的上调。

(2) 围术期应用和注意事项：虽然对乙酰氨基酚主要由口服或者直肠给药，但在 2010 年，FDA 批准了可用于术后解热镇痛的静脉制剂，限于外科成人患者和 2 岁以上儿童患者。其对术后中重度疼痛有效，表现为阿片类药物减少、患者接受度高和较少的不良反应，尤其适用于骨科矫形手术人群[28]。对心脏 CABG 术后人群的观察，比较静脉制剂和口服制剂的对乙酰氨基酚，静脉注射给药可适度减少阿片类药物用量，但不减少恶心呕吐的发生率[29]。

对乙酰氨基酚的主要风险是药物过量继发的肝脏损伤。对乙酰氨基酚引起的肝毒性是美国急性肝功能衰竭的首要病因。经典的成人静脉注射用法是每 6h 650～1000mg，每次输注时间大于 15min。

4. 局部麻醉药

(1) 机制：局部麻醉药能阻断神经传导，从而阻断通过神经元电压门控钠通道传导的疼痛和其他神经冲动。这种阻断不会改变神经的静息电位。然而，钠离子通道通透性的改变减缓了去极化，因此，在有足够浓度的局麻药存在的情况下，刺激就无法达到动作电位扩散的阈值。

(2) 围术期应用：局部麻醉药在围手术期可用于局部浸润、周围神经浸润或椎管内麻醉。其优势在于能够提供完善镇痛的同时，不会出现阿片类药物或非甾体抗炎药所带来的不良反应。有效的区域阻滞能最大程度减轻疼痛带来的神经体液应激反应。胸段硬膜外阻滞对患有冠状动脉阻塞性疾病患者的疼痛（不论躯体性疼痛还是内脏痛）治疗特别有效。有限的数据支持全身使用利多卡因减轻非心脏手术术后早期疼痛[30]，但这尚未在心脏手术中得到证实[31]。

(3) 脂质体制剂：现在脂质体技术允许使用单次注射技术延长局部麻醉药物的释放。脂质体局部麻醉药的优点是其镇痛作用延长。

目前，美国唯一的商品化制剂是脂质体布比卡因（Exparel™；Pacira 制药公司，Parsippany，新泽西），作用时间最长可有 72h。然而，脂质体布比卡因在手术部位的浸润并不优于普通盐酸布比卡因[32]。目前还没有这些制剂在围术期使用的国际标准，而且在使用脂质体布比卡因的实践中存在着是用标准布比卡因还是生理盐水来稀释的问题。在一些国家，立法机构已经批准其用于皮下（subcutaneous

SC）浸润、筋膜平面阻滞和周围神经阻滞，但还没有广泛研究或批准用于椎管内[33-36]。目前的成本 / 效益评估似乎不支持现有的脂质体制剂用于心胸外科手术患者。

(4) 不良反应和注意事项

① 由局部麻醉药毒性引起的钠通道阻滞的不良反应与观察到的严重细胞外低钠血症相似。通过吸收或意外的血管内注射造成局麻药血浓度过量，对中枢神经系统（癫痫、昏迷）和心脏（负性肌力、传导障碍和心律失常）产生毒性作用。表 27-2 列出了浸润麻醉常用的最大局部麻醉药剂量。

② 正在或将要进行抗凝或溶栓的情况下，实施任何侵入性区域麻醉都必须谨慎。

③ 美国区域麻醉和疼痛学会（ASRA；www.ASRA.com）最近一次发表对接受抗血栓治疗患者进行区域麻醉的共识建议是在 2010 年，表明局部麻醉不增加只服用阿司匹林或非甾体抗炎药患者出血风险。但依然建议停用抗血小板药物氯吡格雷（Plavix）7d、替氯吡定（Ticlid）14d、GP Ⅱb/Ⅲa 拮抗药 4～48h，再进行椎管内置管。ASRA 还建议在椎管内置管前，将华法林停用 4～5d，低分子肝素停用 12～24h（取决于药物和剂量），普通肝素停用 8～12h（取决于剂量间隔）。在美国，正

表 27-2　用于局部浸润时局部麻醉药的最大剂量

药物	最大剂量（mg/kg）		绝对最大剂量（mg）	
	原液	含肾上腺素（1：200 000）	原液	含肾上腺素（1：200 000）
利多卡因	3	7	200	500
甲哌卡因	5	7	400	400
布比卡因	2.5	3	150	150
罗哌卡因	2～3	2～3	300	300

在用于某些吸收延迟的解剖间隔（如臂丛）时剂量可适当增加，而在某些血管丰富的区域（如硬膜外间隙、肋间）剂量可适当减少。老年人和重症患者的血药浓度可能增加。实际最大剂量可能小于给定值

在起草新的口服抗凝药时间间隔的实践报告和有关建议，一些临时建议包括停用达比加群（Dabigatran）5d，阿哌沙班（Apixaban）3d，利伐沙班（Rivaroxaban）3d，普拉格雷（Prasugrel）7～10d，替格瑞洛（Ticagrelor）5～7d[37]。这些指南建议当药物改变凝血状态时，慎重考虑深部神经丛或周围神经阻滞。

④过敏反应，特别是酯类局部麻醉药代谢产物对氨基苯甲酸及局部麻醉药所用的防腐剂引起的过敏反应。真正由不含防腐剂的酰胺类局部麻醉药（如利多卡因）引起的过敏反应比较少见，回顾性分析发现，可疑病例多是因将含肾上腺素的溶液不慎注入血管所致。

⑤目前对浓度依赖的神经毒性，如鞘内局部麻醉药注射后的马尾综合征已经有很好的认识[38]。

⑥脂质体布比卡因（Exparel™）在给药方面有特殊的注意事项。制造商（Pacira制药公司，Parsippany，新泽西）建议在使用利多卡因20min后再使用脂质体布比卡因。此外，布比卡因的其他剂型应在使用脂质体布比卡因96h后再使用。另外一个注意事项是，脂质体布比卡因不应接触杀菌溶液（如氯己定、络合碘），因为这些溶液可能会破坏脂质体，导致大剂量的布比卡因突然释放到血浆中[39]。

5. 肾上腺素能 α₂ 受体激动药

虽然右旋美托咪啶也被临床所应用，可乐定仍然是最经典的该类药物。这两种药物通过激动脊髓胶质区的中枢 α₂ 受体产生镇痛效果，通过脑干蓝斑区的受体产生镇静效果。这类药物也可以作用于交感末梢的外周 α₂ 受体，减少交感性疼痛中交感神经介导的去甲肾上腺素的释放。此类药物镇痛效果明确，可以与阿片类药物合用以补充镇痛。可乐定可作为术前用药口服使用，产生镇静和镇痛效果。不含防腐剂的可乐定可以用来硬膜外注射或者鞘内注射。

尽管这类药物极少出现呼吸抑制，但是在镇痛剂量下，低血压、过度镇静与口干仍是常见的不良反应。由于 α₂ 受体激动产生的自主神经效应，对无意识患者镇痛管理中反射指标（如心动过速、高血压）将无法表现，因此可能会导致高估其镇痛效果。

6. 氯胺酮

氯胺酮和许多受体有复杂的作用，但一般认为它主要是通过抑制兴奋性神经递质谷氨酸与中枢神经系统 NMDA 受体结合发挥作用。它可以通过口服或者非肠道方式给药，可提供镇静、强效镇痛和"分离麻醉"的效果。氯胺酮的主要优点在于它的拟交感活性，无呼吸抑制。需注意分泌物增加和烦躁不安的不良反应。静脉给予小剂量的氯胺酮可作为开胸术后镇痛策略的辅助方案，有助于提高患者的满意度，减少阿片类药物的剂量[40]。氯胺酮还可作为添加剂进行硬膜外输注，例如胸段硬膜外注射治疗开胸术后急性痛[41]。

7. 加巴喷丁

按 GABA 的类似物设计，对神经病变的作用机制是通过结合 α₂δ-1 和 α₂δ-2 亚基上的钙通道。尽管对术后急性疼痛研究的 Meta 分析没有发现单剂量加巴喷丁或普瑞巴林可降低围手术期早期疼痛评分或减少阿片类药物用量，但许多常规的急性疼痛多模式镇痛方案中都包含了加巴喷丁类药物。对于像心血管患者这类术后呼吸系统并发症高危的患者人群，充分了解这类药物的镇静和呼吸抑制不良反应非常重要。虽然这些药物的短期疗效在心胸患者中值得怀疑，但作为一种治疗慢性疼痛（如开胸后）的辅助镇痛策略，可能具有长期价值[42, 43]。

8. 生物制剂

目前，预测急慢性疼痛的遗传和分子机制正在进一步被阐明[42]。这使得生物制剂（即从生物来源中提取或合成的药物）成为一个有吸引力的未来潜在疗法。目前还没有生物制剂推荐用于心胸外科的疼痛管理；然而，这些药物有望成为进一步研究的治疗手段。

9. 非药物镇痛

(1) 冷冻消融术：可将低温探头插入肋间间隙，在肋间神经分布区产生短暂的（1～4d）麻木。低温探头循环发出低温气体(约 -80℃)。当进行 2～3 次冷冻，每次约 2min 后，可暂时破坏神经功能。低温消融已被证明可以减少心脏手术侧开胸后的疼痛，减少全身性镇痛药的需求[44]。

(2) 护理：富有人文的护理和护理指导下的放松技术是围术期患者舒适化医疗的重要组成部分，不应被忽视[44]。

三、疼痛管理策略

1. 口服

常规心胸外科手术后，很少需要担心肠梗阻的情况。一旦能有效达到疼痛管理目标，就应该考虑口服给予镇痛药。这一点相当重要，因为目前口服药物是患者出院后继续进行有效镇痛最简单、最便宜及最可靠的方式，口服给药应该在"快通道"的镇痛措施中发挥重要作用。

2. 皮下（SC）或肌内注射（IM）

与静脉给药相比，肠外途径中的皮下注射和肌内注射仍然是给予阿片类药物进行全身镇痛的比较有效、廉价的替代方式（如吗啡、氢吗啡酮和哌替啶）。SC 和 IM 的起效时间比静脉给药慢，与按需给药相比，其更适合按计划给药（如每 3～6h）。SC 的一个值得注意的缺点是注射痛，用蝶形皮下留置针缓慢注射可缓解。

3. 静脉给药

手术后早期，在没有椎管内镇痛的情况下，静脉给予阿片类药物通常是进行有效镇痛的主要措施。这种给药途径的优点包括起效快和容易滴定至有效浓度。另外针对清醒的患者，患者的自控静脉给予阿片类药物的方法（如患者自控镇痛 PCA）已被广泛使用。PCA 装置结合了持续背景输注和患者自行给予的单次剂量，并通过程序化的锁定时间以降低过量给药的风险，同时增强患者对止痛的可控感。

使用 PCA 镇痛的患者满意度可与椎管内麻醉镇痛媲美。以往只能口服的镇痛药，许多已经可以肠外给予。静脉给予酮咯酸和对乙酰氨基酚没有呼吸抑制效应，已经广泛被接受用作胸科手术患者术后镇痛。

4. 胸膜腔给药

胸膜间镇痛需要在脏胸膜和壁胸膜间放置导管，然后缓慢灌注局部麻醉药。据息该方法是通过阻滞肋间神经及对胸膜的局部作用产生确切的镇痛。这种技术的缺点是需要相对大量的局部麻醉药和血管吸收的增加，镇痛效率低，可能损伤同侧膈肌的功能。基于这些原因，目前该方法作为心胸手术术后镇痛方法已经基本被淘汰。

5. 肋间给药

连续肋间阻滞（如 T_4～T_{10} 节段）可用于胸科术后的单侧胸壁镇痛。双侧肋间神经阻滞（intercostal nerve blocks，ICBs）可用作胸骨正中切开术后的镇痛[45]。ICBs 需要在靠近肋间神经近端的相应肋骨下缘注射局部麻醉药（如每根神经使用 0.5% 的布比卡因 4ml）。通常在术前进行经皮 ICBs 或者术中由外科医生在胸内直视下完成。ICBs 可提供长达 12h 的镇痛作用，但总体而言，该方法不能阻滞肋间神经的后支和内脏支；因而该方法常需要添加 NSAID 或者其他肠外镇痛方式以完善镇痛效果。

6. 筋膜平面给药

利用超声引导来识别不同的筋膜平面，有助于通过局部麻醉的注射实现同侧胸壁镇痛，避免了侵入性更大的椎管内和椎旁入路阻滞。由于筋膜平面阻滞的位置与椎管的距离较远，因此很值得期待它可以为心胸外科手术提供足够的镇痛，同时避免不必要的低血压、尿潴留和与椎管内阻滞相关的出血风险。在这些筋膜平面的单次注射和导管为基础的镇痛策略，可应用于心脏和胸外科手术，具体如下。

（1）Pecs 1 和 2：所谓"Pecs"阻滞是一种前胸壁筋膜阻滞方法。最早在乳腺手术中被研究和描述[46]。当联合使用时，可以同时对前胸壁和前外侧胸壁镇痛。Pecs 1 的主要目标是阻滞同侧的胸部神经内支和外支，而 Pecs 2 的目标是阻滞肋间神经的外支和胸长神经。这两种阻滞可能成为包括前胸壁小开胸手术在内的微创心脏手术术后多模式镇痛的一部分，和用于微创二尖瓣置换术的前胸壁小开胸入路止痛[47]。

（2）前锯肌平面阻滞：这种胸壁阻滞目标是胸壁肋间神经、胸背神经和胸长神经，来提供 $T_2 \sim T_9$ 节段前外侧和一部分后胸壁的镇痛[48]。关于这种阻滞在肋骨骨折和胸部手术中镇痛的有效性仅有少量临床报道[49, 50]。

（3）竖脊肌平面阻滞（erector spinae plane block）：竖脊肌平面阻滞是将局部麻醉药注射入竖脊肌和 T_5 胸椎横突之间的平面内[51]。由于该方法相对其他筋膜阻滞更靠近中线，更可能同时阻滞胸部脊神经的背根和腹根，扩散节段为 $T_2 \sim T_9$。关于该阻滞在胸部手术的应用有若干病例报告[51-53]。

7. 椎旁阻滞

椎旁阻滞（paravertebral blocks，PVBs）可为胸部手术提供单侧胸壁镇痛。连续胸壁椎旁阻滞（如 $T_4 \sim T_{10}$ 节段，每个间隙 0.5% 罗哌卡因 4ml）可以和"浅"全麻联合用于胸廓切开术，并可为术后提供数小时的镇痛。在一些机构，连续 PVB 导管与硬膜外镇痛交替使用，以提供不良反应更少的镇痛[54]。胸腔引流管的预计插入位置决定了椎旁阻滞需要的最低平面。尽管椎旁阻滞能减少术中阿片类药物用量，但在胸廓切开术后，常需添加非甾体抗炎药和（或）阿片类药物作为补充，以获得满意的舒适度。术后 1d，可出现椎旁阻滞消退后的"苏醒痛"，这常发生在从重症监护病房转出时，此时立即选择其他镇痛方案衔接就显得格外重要。相对于椎管内镇痛，椎旁阻滞和肋间神经阻滞的优点包括避免阿片类药物的不良反应、椎管内血肿的风险，以及避免了双侧交感神经阻滞引起的低血压。然而，肋间神经阻滞和椎旁阻滞没有胸段硬膜外镇痛的效果可靠，本身也可能造成局部麻醉药在椎管内扩散。值得注意的是，与椎旁阻滞相比，肋间神经阻滞不阻滞肋间神经的后支和内脏支，并且消退迅速（$6 \sim 12h$）。椎旁间隙是外周神经丛椎管穿出的地方，它的上界和下界是相邻肋骨的头部，前界是壁层胸膜，后界是肋横突上韧带。

8. 鞘内注射

胸骨正中切开后或者胸壁切开术后，鞘内注射（intrathecal，IT）阿片类药物是一种合适的疼痛治疗方法[55]。使用这项技术前，必须仔细权衡脊髓操作的利弊，特别要考虑到接受抗凝药物或凝血异常的患者有出现椎管内血肿的风险。腰段脊髓注射无防腐剂的吗啡时，通常使用小口径无切割作用的脊髓穿刺针（如 27G Whitacre 针）。年龄较体重更能预测成人阿片类药物的合适剂量。大多数成人患者，全麻诱导前使用 $10\mu g/kg$ 的吗啡鞘内注射，可以为心胸外科术后患者提供有效镇痛。老年患者（超过 75 岁）使用更小剂量（如总量 $0.3 \sim 0.5mg$）的药物以减少呼吸抑制的可能性。年龄 85 岁以上的患者，应避免鞘内注射吗啡。由于极少数患者可能发生延迟性呼吸抑制，吗啡鞘内注射后 18～24h 必须每小时监护患者的呼吸频率和意识。全麻期间需要减少镇痛催眠药的用量，以避免术后过度嗜睡。胸部镇痛效果在注射后 1～2h 开始起效，可持续 24h。术后给予非甾体抗炎药能很好地弥补鞘内注射吗啡的不足，并且无镇静的作用。可乐定（1μg/kg）联合吗啡鞘内注射比单用药物的镇痛效果更好[56]。24h 后鞘内注射吗啡的镇痛作用消退，患者可能迅速发生明显的疼痛，因此，预计到上述情况，要能随时提供静脉或口服镇痛。心脏和胸科手术时可在鞘内注射其他药物，如局部麻醉药或者阿片类药物（如舒芬太尼），但这些药物主要在手术期间使用。

9. 硬膜外给药

硬膜外麻醉（epidural anesthesia）是理想的胸科手术麻醉方式，是研究和使用最广泛的区域神经镇痛方式[18]。尽管有报道称在心脏术中或术后放置硬膜外导管对患者有益[57]，但这种方法的被接受程度不一。值得注意的是，当许多人同意胸部硬膜外镇痛是开胸手术疼痛控制的金标准时，但并没有一种区域麻醉技术在胸腔镜辅助下手术（video-assisted thoracoscopic surgical，VATS）肺切除中表现得比其他方法更好[58]。上面所描述的躯干和筋膜平面阻滞技术，作为胸腔镜术后的多种镇痛选择，还需要更全面的探索，包括是否缩短住院时间。

胸外科手术更倾向于在腰部以上位置放置胸部硬膜外导管（$T_4 \sim T_{10}$）。建议留置导管的学者认为，该方法可以减少局部麻醉药剂量，导管更接近胸段脊髓背角，术后导管移位的可能性更小。与腰段置管比，胸段置管增加脊髓损伤的风险的担忧并未得到证实。但通常建议在患者清醒时置入，因为可及时报告操作时有

无异感和其他不适。至于胸部间隙的选择应该根据手术的位置而定。硬膜外导管应该置入硬膜外腔内 4～6cm，并用胶带牢固固定。

胸廓切开术时，术中可使用硬膜外阻滞复合"浅全麻"技术，以减少麻醉药的残余呼吸抑制作用，从而增加区域麻醉的益处。当使用局部麻醉药进行硬膜外阻滞时，应先给予"试验剂量"的含肾上腺素的局部麻醉药，以排除导管进入血管或者鞘内的可能。可在切皮前进行硬膜外阻滞，切皮前硬膜外给予阿片类药物可以产生超前镇痛的效果。除非计划在术后观察并监护患者是否发生延迟性的呼吸抑制，否则一般不在硬膜外注入阿片类药物。为了减少术后嗜睡的发生，并减少呼吸抑制的风险，术中应该减量或避免静脉给予强效镇静药和阿片类药物，用容易逆转的全麻药（如吸入麻醉药）维持。监测吸入麻醉药的吸入浓度或 BIS 值可以用来评估患者意识水平并可能指导镇静药的用量。术后硬膜外镇痛的经典配方是用稀释的局部麻醉药（如 0.125% 的布比卡因）复合中度脂溶性的阿片类药物（如氢吗啡酮，10μg/ml）；这种配方的起始速度的 4～7ml/h，最好在手术结束前 15min 开始用，并逐渐滴定至起效。由于硬膜外镇痛需要早期滴定镇痛药的浓度，而苏醒期的患者无法有效报告疼痛，故应该在患者苏醒前就给予首剂量的氢吗啡酮和局部麻醉药（如 200μg 氢吗啡酮和 3ml 不含防腐剂的 2% 利多卡因）。如有需要还可静脉给予酮咯酸或对乙酰氨基酚。酮咯酸可以缓解胸腔引流管引起的肩部不适，在单纯使用硬膜外镇痛时尽管切口痛得到了良好的控制，但肩部不适常常持续存在。应该在术后恢复室将患者转交给急性疼痛治疗小组，完成对硬膜外镇痛药的调整，使患者尽量舒适。

临床要点　有效控制疼痛的一个主要好处是提高患者的满意度和改善恢复情况，避免了疼痛的负面后果；可以考虑合用或不合用椎管内和区域技术的多种镇痛策略。并不存在"金标准"，因为很难用任何一种单一技术来证明结局获益。

四、特定心胸外科手术的疼痛管理

1. 传统的冠状动脉旁路移植术和心内直视手术

以多模式镇痛方案替换标准的大剂量阿片类麻醉和术后长时间机械通气的方法已经越来越多地被采纳。许多手术适合早期拔管因此需要与快速康复相配合的镇痛方案。目前，心脏外科手术标准的麻醉方案包括术中适度剂量的阿片类药物，术后第一个 12～24h，可由患者自行控制或者护士床旁给予肠外阿片类药物。当患者可以进食后，应鼓励尽早转为口服用药。

对于不复杂的患者，常规使用 NSAID 是一种安全经济的方法。在一些临床机构，术前鞘内注射吗啡的方法逐渐流行。对于有经验的医生，实施一些富有想象力的组合，如术前鞘内注射吗啡、术中静脉给予瑞芬太尼常能提供可靠的优良的镇痛效果，并且通常可在手术室内拔管[45]。

2. 不停跳（胸骨切开）心脏手术

对于心脏"微创"手术而言，其中一种理解是需要避免体外循环（cardiopulmonary bypass，CPB）。理论上，避免体外循环的不停跳手术可以减少与手术相关的炎症反应，但相反它们却增加了术后疼痛。实际上，对不停跳

手术常伴随着"快通道（fast-track）"疼痛缓解问题，使得传统基于阿片的镇痛方案受到挑战。镇痛不佳是患者住院时间延长的一个主要原因。如前所述（见本节"传统的冠状动脉旁路移植术和心内直视手术"部分），与传统方式下进行体外循环手术一样，该类手术应更关注镇痛方式，而不仅是肠外阿片类药物的使用。

3. 经导管和经皮手术（经导管主动脉瓣置换术、二尖瓣夹、电生理手术）

经皮穿刺经导管入路的瓣膜和心律失常手术常通过位于外周（如腹股沟）的血管而避免胸部切口。可以单独通过局部麻醉药在穿刺点局部浸润或者合并使用非阿片类辅助用药完成镇痛。许多欧洲和美国的机构已经改进为仅用镇静或局部麻醉来完成手术。

4. 微创心脏手术（小切口胸廓手术 / 胸骨旁或部分胸骨切开术 / 机器人手术）

和不停跳的心脏手术比，心脏"微创"手术的第二种理解包括使用非常小的切口进行孔式入路插管进行体外循环，以达到手术目的。尽管早期曾期望孔式入路手术能减轻疼痛，但经过验证，这点并不确切，原因最可能是小切口的位置正好在疼痛更加敏感的区域（如胸廓小切口）。除了在传统体外循环下进行心脏手术的镇痛方案外（见本节"传统的冠状动脉旁路移植术和心内直视手术"部分），胸廓小切口手术还可能尝试一些新的镇痛方法如肋间神经阻滞、单次椎旁阻滞及椎旁连续阻滞，但这些方案还没有经过充分的探索以至于可以推荐使用。

5. 胸廓切开术 / 胸腔镜手术（非心脏）

目前越来越多接受肺部手术的患者患有终末期的肺疾病，而这类患者几年前还无法考虑进行手术治疗[59]。肺切除手术适宜患者的改变部分归因于包括 VATS 在内的微创技术。严重

685

肺疾病的患者的预后，从优化的术后镇痛（如持续胸硬膜外镇痛）中获益最大[59]。由于认识到 VATS 的潜力，现在已常规将其用于生理创伤较大的手术（如肺叶切除术）。而另一些手术（如全肺切除术）仍需要通过传统的胸廓切开术进行，当然其切口疼痛也更重。浅全麻联合胸壁区域阻滞特别适合肺和其他胸部手术的麻醉。镇静药物如咪达唑仑，自始至终应少量使用或完全不用。即使很小剂量的咪达唑仑（如 0.5mg）就能增加置管时短效镇静药如丙泊酚（如 10mg）的作用时间。该方法可以减少术后残余镇静 / 催眠作用，有利于早期拔管并过渡到术后镇痛治疗。

术中和术后对 VATS 和胸壁切开术进行镇痛经常使用多模式的方法，其中包括肠外阿片类药物、NSAIDs 和区域阻滞。然而不同医院之间患者是否接受围术期多模式镇痛存在巨大差异[60]。可使用的一系列的区域阻滞方案，包括胸段硬膜外阻滞、鞘内阻滞、椎旁阻滞、肋间神经阻滞、胸膜腔内阻滞和一些潜在可行的胸部筋膜平面阻滞。这些操作可由麻醉医生在超声引导下经皮穿刺完成，也可由外科医生术中在体腔内注射完成。选择局部镇痛方案应该考虑到过渡到口服用药的计划并配合预计出院时间。如果椎管内给予阿片类药物操作不当，可能会推迟出院时间。许多肺功能正常的患者接受损伤较小的手术时，单独使用吗啡或者芬太尼进行 PCA 治疗就能获得良好的镇痛效果。

最好在评估患者状态和手术方式后，再选择区域阻滞技术。美国麻醉医师协会分级Ⅰ～Ⅱ级并且预计术后住院时间达 48h 的患者可采用单次的区域阻滞。但是不应该对这类患者中的焦虑人群过度施压，迫使其接受区域阻滞。相比而言，对于健康状况较差或者手术创伤较大的患者，更能从区域镇痛中获

益。由于非甾体药物和对乙酰氨基酚没有镇静效果，且在联合区域阻滞时特别有效，因此可考虑术后常规使用。对于持续硬膜外镇痛而言（见上文"疼痛管理策略"的"鞘内注射"部分），连续硬膜外注射局部麻醉药和阿片类药物的混合物是常见的镇痛方式。但在高危病例（如肺减容手术和肺移植手术），应避免使用一切抑制呼吸的药物，可以单用稀释的局部麻醉药来达到镇痛效果。单用局部麻醉药时，快速耐受性是一个常见的问题，需要频繁地调整剂量以满足镇痛需要。硬膜外导管的拔出和置入同样存在风险。当考虑从硬膜外镇痛转为口服药物镇痛时，应调整预防血栓的措施，以配合硬膜外导管拔出，减少硬膜外血肿的风险。如果患者使用华法林，应在国际化标准比值（INR）小于 1.5 时拔出导管，以减少出血风险。

6. 开胸和不开胸（完全血管内主动脉支架修复）的胸段降主动脉手术

通常，治疗胸段降主动脉疾病的手术需要行扩大的左侧开胸切口，或在腹中线做一长切口。不幸的是，这类手术常伴严重的并发症，包括广泛损伤导致出 / 凝血障碍、脊髓缺血导致截瘫及肾功能不全，且发生率很高。尽管这类切口和疼痛程度有关，但通常把镇痛视为次要考虑。另外，由于肾脏和脊髓损伤的风险增加，使得许多用于重度疼痛多模式镇痛的有效药物成为相对禁忌。但是仍有一些创新的镇痛方法可以考虑。除了标准的静脉给予阿片类药物，还可在左侧壁胸膜下放置导管，向局部延伸以覆盖胸部的数个神经分布节段，输注稀释的局部麻醉药。但目前缺乏这方面的研究来指导临床。一些麻醉和外科组认为胸部硬膜外镇痛有很大益处，因而值得在术前或术后放置硬膜外导管。

五、镇痛引起特定并发症及不良反应的处理

1. 非甾体抗炎药（NSAIDs）的并发症

(1) 肾毒性：正常患者的肾血管系统前列腺素合成率很低，因此抑制环氧化酶的作用很小。然而，在疾病状态下，扩张血管的前列腺素类对维持肾脏灌注起重要作用。由于这些药物引起的入球小动脉和出球小动脉收缩而造成的肾毒性，可导致肾小球滤过率降低，这常见于脱水、脓毒症、充血性心力衰竭及其他原因造成肾灌注下降的患者使用非甾体抗炎药时。那些肾脏储备功能降低和存在低灌注风险的患者，避免使用非甾体抗炎药是避免引起肾脏毒性的最好方法。围术期使用酮咯酸的风险较低（1：1000～1：10 000）[61]。非甾体抗炎药的肾毒性在停药后通常可以逆转。

(2) 胃肠道黏膜刺激：胃肠道黏膜刺激是NSAIDs 最常见的不良反应。不管何种给药途径，该不良反应都可以发生。这可能导致黏膜的糜烂和严重的胃肠出血。前列腺素在多个方面与胃黏膜保护相关，包括黏膜的血流量、上皮细胞生长及表面黏液和碳酸氢盐的产生。预防措施包括给予组胺（H_2）受体拮抗药、质子泵抑制药（奥美拉唑）、黏膜保护药（硫糖铝）和前列腺素类似物（米索前列醇）。每种治疗方法都能有效减少 NSAIDs 引起的溃疡。

(3) 凝血功能损伤：非特异性的环氧化酶抑制药导致血小板聚积障碍。可增加术中和术后出血。该效应的作用时间随所用药物不同（可逆性和不可逆性酶抑制药）而有所不同。唯一的有效预防或者治疗方法是术前停用NSAIDs 至足够长时间（布洛芬超过 3d，阿司匹林超过 7～10d）。

2. 恶心呕吐

镇痛导致恶心呕吐最常见于阿片类镇痛药。阿片类药物主要通过激活第四脑室底部的脑干化学感受器触发区引起的恶心。另外，前庭部分也可能和恶心有关，因为运动能明显增加恶心的发生率。最后，阿片类药物对胃肠运动的抑制也促进了呕吐的发生。不管给药途径如何，使用阿片类药物时都可伴随恶心。鞘内给予阿片类药物时，有 25%～35% 的患者有恶心症状，鞘内使用亲水类阿片类药物（吗啡）是更加常见，因为药物向头部扩散增加[62]。治疗恶心呕吐的措施包括止吐药昂丹司琼、氯丙嗪、异丙嗪、甲氧氯普胺和地塞米松。

3. 瘙痒

不管何种给药方式，瘙痒都是阿片类药物常见的不良反应，在中枢椎管内给药时，瘙痒尤其严重。其发生机制可能非常复杂，目前还不甚清楚，但该机制不太可能仅和保存阿片类药物添加的防腐剂或者组胺释放有关。当阿片类药物的用药持续时间延长后，瘙痒症状通常得到缓解。治疗瘙痒最有效的措施是使用抗组胺药物，或复合阿片类受体激动 – 拮抗药（如纳布啡），或输注纳洛酮。

4. 呼吸抑制

通气不足是阿片类药物一个潜在威胁生命的并发症。不管何种给药方式，都可以在给药早期出现。但在椎管内给药后出现延迟的呼吸抑制时尤为可怕。不管何种给药方式，都可因为脑脊液药物浓度增高（全身吸收或者椎管内给药时的头向扩散）抑制了延髓呼吸中枢，产生阿片类药物引起的通气不足。据报道，硬膜外接受麻醉药治疗的患者有 0.2%～1% 需要给予纳洛酮治疗的呼吸抑制[63]。对于未接受过阿片类药物治疗的患者来说，使用该药物治疗急性疼痛时，其发生率可能更高。增加呼吸抑制的风险的其他因素包括老年、总体身体条件较差、麻醉药剂量较高（特别是亲水性药物）、胸内压和腹内压增高（可能在机械通气

时发生)、同时给予其他中枢神经系统抑制药物。对于那些 18～20h 前鞘内或者持续输注阿片类药物的患者，应该至少每小时观察呼吸频率和神智水平。看护者必须明白，意识水平的变化可能是发生严重呼吸抑制的先兆，即使目前呼吸频率没变。当患者清醒程度降低时，应尽快进行血气分析查明原因。在呼吸抑制变得严重之前如果及时发现，使用中等剂量的纳洛酮（0.04～0.1mg 静脉注射）就足够暂时逆转呼吸抑制的情况。

5. 神经系统并发症

尽管镇痛措施导致的神经系统并发症较少，但一旦发生，则会引起灾难性的后果。恰当的处理是避免不利后果的关键。操作过程中，创伤引起的不适是神经损伤的先兆，但这只会在局部麻醉药作用消退后才变得明显。因此阻滞时间延长时，不应忽略神经损伤的可能。尤其当考虑脊髓血肿时，应当记住及时的减压是神经功能恢复的最重要的措施 [64]。如果在症状出现 12h 内进行手术减压，有 88% 与血肿相关的神经功能障碍将得到恢复，而在24h 后才进行手术，只有 40% 的患者症状改善。评估是否可能出现神经损伤的关键在于安排神经专科医生会诊。大多数神经损伤时暂时的，一般数天可以恢复，但应该请该领域专科医生会诊，确保不会延误患者的紧急治疗。

6. 感染性并发症

与椎管内麻醉技术相关的感染并发症很少见，但可能是灾难性的，可能需要手术干预和引流。最近的实践建议寻找感染的危险因素，并考虑对高危患者采用其他方案替代椎管内麻醉。已知硬膜外脓肿是椎管内阻滞的禁忌证。根据这个共识文件 [65]，如果存在菌血症，应考虑操作前使用抗生素。所有的用于椎管内的针和导管均应采用无菌技术，包括使用皮肤消毒剂、无菌屏障和封闭敷料。使用细菌过滤器和避免在放置后过多的导管操作在预防感染是有效的。管理椎管内或区域阻滞用导管的团队应根据每位患者的医疗状况，考虑每天移除意外断开或不必要的导管，同时平衡好镇痛的获益和风险。

六、需要全身抗凝治疗的心脏手术进行硬膜外 / 蛛网膜下腔镇痛的风险与收益

关于需要全身抗凝的心脏手术患者进行椎管内镇痛的主要争论集中在其风险和获益。很明显，大量的临床经验和文献支持以下观点，即对那些需要全身肝素化的大血管手术患者椎管内操作是安全的；但是，这些患者的肝素使用量比心脏手术小，抗凝作用并没有伴随的体外循环引起的消耗性凝血功能障碍。已建立的指南已经可以支持相关的决策。这些决策包括避免在先前有凝血疾病的患者身上进行此项操作；置入穿刺针或导管时如出血严重，心脏手术至少推迟 24h；无并发症的椎管内操作后至少 60min 后再给予肝素。这些指南大部分都是基于回顾性队列研究 [66]。现在的 ASRA 指南显示，"没有足够的证据和经验证明完全抗凝的心脏手术中合用椎管内麻醉技术使硬膜外血肿的概率增加 [37]"。

因此，尽管广泛认为良好的镇痛受到患者欢迎，但是在心脏手术，椎管内镇痛的主要优点是患者满意。目前文献并不支持硬膜外或者鞘内镇痛可以改善主要临床结局 [20]。胸段硬膜外置管仍然是可能出现硬膜外血肿并发症的，虽然到目前为止没有单次鞘内给药引起脊髓出血的报道，并且有评估认为心脏手术前的硬膜外置管操作风险相当于产科麻醉中的操作 [67, 68]。当我们理解的额外优点还有待确定时，专家意见的倾向性最近有所变化，主张谨

慎使用，尤其是对在心脏手术完全肝素化之前置入胸段硬膜外导管的情况。

> 临床要点　根据现有的认识和实践指南，专家意见倾向于在心脏手术中谨慎使用椎管内阻滞，并认识到在需要时应延迟全身抗凝。

七、有效医疗交接的考虑

1. 加速康复外科（enhanced recovery after surgery, ERAS）

胸科手术的 ERAS 起源于"快通道（fast-tracking）"方案，现在包括术前优化、缩短禁食水时间、预防性抗血栓、麻醉和镇痛技术、手术方案、术后康复和胸部引流管管理。这种综合方案改进了择期手术患者人群的住院时间和并发症率。

2. 质量和安全性考虑

可靠的术后镇痛对心脏术后早期拔管（6h内）至关重要。低危心脏手术患者使用"快通道"技术似乎比较安全，可以减少 ICU 停留时间和住院时间，全球已经有很多临床中心采用。患者可以获得额外的益处，如心功能改善，呼吸感染和并发症发生率降低。如今从减少风险、促进资源利用率的角度出发，加快和改进医疗周转已经扩展到所有的心脏病患者，不再局限于低危患者。同样，麻醉医生的医疗角色也从促进早期拔管和早期的术后疼痛治疗，转变为进一步参与到术前术后治疗计划的围术期医生[69]。

3. 鞘内注射（IT）吗啡

许多临床中心使用鞘内注射吗啡的方法为患者提供术后早期的镇痛与轻度镇静。但是一些研究发现无法证实鞘内吗啡注射可改善早期

镇痛或对促进早期拔管有利。不管何种途径给予阿片类药物，均可使用 NSAIDs 药物作为阿片类镇痛的补充。吲哚美辛（100mg 直肠栓剂）是心脏手术快通道麻醉方案的常用药。其目的是减轻疼痛，减少术后早期麻醉性镇痛药的需求量。一些 NSAIDs 能拮抗阿片类药物引起的呼吸抑制[70]。在一些临床中心，术中和术后持续输注瑞芬太尼或者阿芬太尼（可复合或不复合丙泊酚），可进行控制性镇痛和"计划拔管"。无论是使用大剂量超短效麻醉药瑞芬太尼[45]，还是联合使用高位胸段硬膜外阻滞[57]，都可以抑制围术期应激反应，促进早期拔管和快通道恢复，是改善预后的好方法。

当使用连续硬膜外输注时，术后镇痛策略常影响胸科手术患者的术后恢复病房选择，因为其需要训练有素的医务人员能及时处理镇痛可能引起的严重并发症，如局部麻醉药介导交感张力降低所致的低血压、阿片类药物头向扩散引起的延迟性呼吸抑制。在决定胸科手术后的镇痛方案时，需特别考虑拔管困难的问题，拔管困难是一种严重并发症，部分受到麻醉医生的影响。它在肺切除手术显得更为突出，因为肺切除术后重大肺部并发症，如术后呼吸衰竭，是其他手术的 2 倍，还与其他预后不良的标志（包括术后死亡率）高度相关。肺切除术导致术后呼吸衰竭的因素中，包括一些可被改善的变化因素，如疼痛引起的胸壁僵直，强迫体位，残余肌松导致的呼吸动力不足。

肺切除手术苏醒期的疼痛很难处理，因为易引起急性呼吸抑制，影响患者的拔管，麻醉医生需要在苏醒前建立有效的疼痛干预，如果患者已置入胸段硬膜外导管，常在苏醒前10～15min 防治，作为已有镇痛的补充，加 2ml 的 2% 不含防腐剂的利多卡因（平均体格成年男性的用量）。这是一种适度的处理，可以预防苏醒痛，并极少引起低血压，可以在需

要其他更多的疼痛干预措施之前拔管。幸运的是，苏醒困难的不良事件相对罕见，对呼吸功能储备降低的患者，有经验的麻醉团队能避免患者术后机械通气，患者可能从中获益最大。偶尔，在拔管后马上行连续血气分析（如每 3 分钟 1 次），能发现边缘患者，尽管镇痛理想，但其 CO_2 增高。这是一种令人忧虑的发现，需要进一步及时干预和优化，以逆转呼吸衰竭和再次插管。

> **临床要点** 对于呼吸储备有限的患者来说，肺切除术麻醉后出现疼痛很难在不增加急性呼吸抑制风险的情况下进行治疗，可以提前在拔管前通过椎管内导管使用适量局部麻醉药来优化拔管。

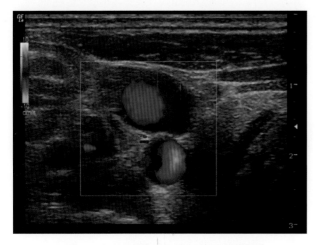

▲ 图 4-12　颈内静脉和颈动脉的超声图像

注意彩色血流方向背离探头的为蓝色，而流向探头的血液为红色。因此，当探头向尾端倾斜时，颈内静脉回流到心脏的血流是蓝色的，而从主动脉弓上升到颈动脉的血流是红色的（引自 Barash P, Cullen B, eds. *Clinical Anesthesia*. Philadelphia, PA: Lippincott Williams & Wilkins; 2009: 747）

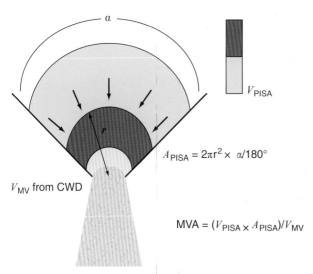

$\text{Flow}_{\text{PISA}} = \text{Flow}_{\text{MV}} = \text{Velocity} \times \text{Area}$

▲ 图 5-8　测量二尖瓣狭窄二尖瓣面积的 PISA 方法示意

粗线代表中央狭窄孔的二尖瓣。当血流会聚在小孔上时，速度增加，导致彩色多普勒信号混叠，颜色从蓝色变为红色，在瓣膜的心房侧产生 PISA（小箭头）。PISA 的血液速度取自彩色多普勒的尺度。PISA（A_{PISA}）的大小是通过测量其半径（r，大箭头）并使用半球表面积的公式计算的，该半球表面积由小叶（α）形成的角度与 180° 之比减小：$A_{\text{PISA}} = 2\pi r^2 \times \alpha/180°$。透过狭窄的小孔，使用 CWD 测量跨室流入（$V_{\text{MV}}$）的峰值速度。$\text{Flow}_{\text{PISA}} = V_{\text{PISA}} \times A_{\text{PISA}}$ 和 $\text{Flow}_{\text{MV}} = V_{\text{MV}} \cdot \text{MVA}$。根据连续性原则 $\text{Flow}_{\text{MV}} = \text{Flow}_{\text{PISA}}$，得出 $\text{MVA} = (V_{\text{PISA}} \times A_{\text{PISA}})/V_{\text{MV}}$

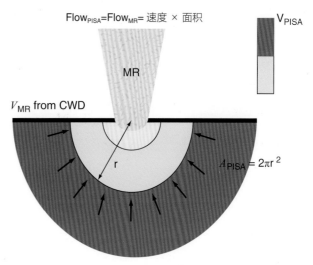

$\text{ROA} = (V_{\text{PISA}} \times A_{\text{PISA}})/V_{\text{MR}}$

▲ 图 5-7　测量中心性二尖瓣反流 ROA 的 PISA 方法示意

水平线代表带有中心性反流孔的二尖瓣。当血流会聚在小孔上时，速度增加，导致 CFD 信号混叠，颜色从红色变为蓝色，在瓣膜的心室侧产生 PISA（小箭）。PISA 的血液速度取自 CFD 的尺度。PISA 的大小是通过测量其半径（r，大箭）并使用半球表面积的公式来计算的：$A_{\text{PISA}} = 2\pi r^2$。二尖瓣反流的峰值速度（$V_{\text{MR}}$）是通过使用瞄准通过孔径的 CWD 测量的。$\text{Flow}_{\text{PISA}} = V_{\text{PISA}} \times A_{\text{PISA}}$ 和 $\text{Flow}_{\text{MR}} = V_{\text{MR}} \times \text{ROA}$。根据连续性原则 $\text{Flow}_{\text{MR}} = \text{Flow}_{\text{PISA}}$，得出 $\text{ROA} = (V_{\text{PISA}} \times A_{\text{PISA}})/V_{\text{MR}}$

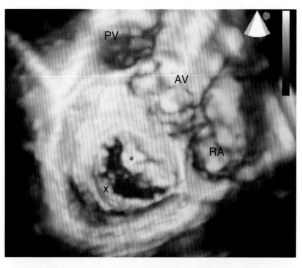

▲ 图 5-9　从心房侧观察舒张中期的二尖瓣

* 表示前叶，x 表示后叶。也可以看到房室的斜切面，其中 PV. 肺动脉瓣；AV. 主动脉瓣；RA. 右心房

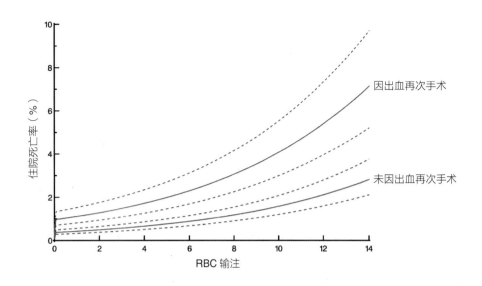

◀ 图 9-2 按照因出血再次手术和 RBC 输注分层后的手术死亡预测概率

RBC 输注和因出血再次手术与增长的死亡率独立相关。RBC. 红细胞（引自 Vivacqua A, Koch CG, Yousuf AM, et al. Morbidity of bleeding after cardiac surgery: is it blood transfusion, reoperation for bleeding, or both? *Ann Thorac Surg.* 2011; 91: 1780–1790）

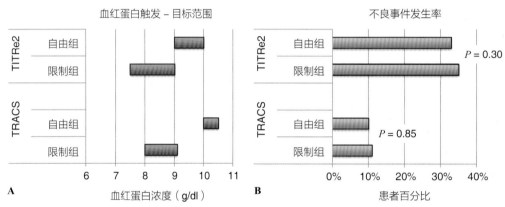

▲ 图 9-3 TRACS 和 TITRe2 试验中非限制输血组和限制输血组的血红蛋白和主要指标数据 [20, 21]

在心脏手术的术后患者中，较低血红蛋白输注阈值（限制）组与较高血红蛋白输注阈值（非限制）组间作为主要指标的不良事件发生率（如这些试验中所定义的）相似（图 B）。图 A 中，红色条形的左边缘代表血红蛋白阈值（输血前），而红色条形的右边缘代表血红蛋白目标值（输血后）

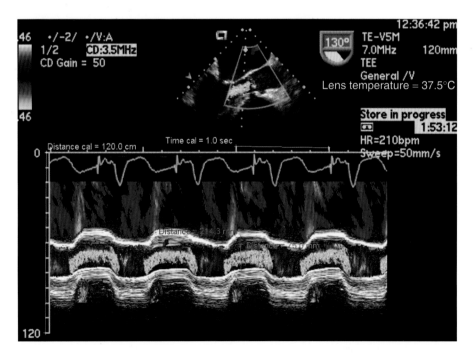

◀ 图 11-10 M 型彩超来评估主动脉瓣关闭不全

经食管中段主动脉长轴切面可以测量反流束及左心室流出道的宽度。反流束宽度与左心室流出道宽度的比值可以评估主动脉瓣关闭不全的严重程度（引自 Perrino AC, Reeves ST, eds. *A Practical Approach to Transesophageal Echocardiography.* 2nd ed. Philadelphia, PA: Lippincott Williams & Wilkins, 2008; 229, Figure 11.2）

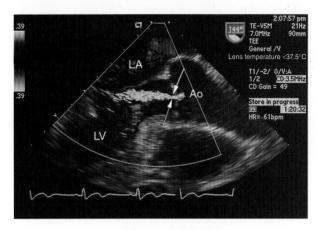

▲ 图 11-9 缩流颈

测量反流束中最窄的宽度，而这种缩流颈的宽度与关闭不全面积相对应。Ao. 主动脉；LA. 左心房；LV. 左心室（引自 Perrino AC，Reeves ST，eds. A Practical *Approach to Transesophageal Echocardiography*. 2nd ed. Philadelphia, PA：Lippincott Williams & Wilkins，2008：232，Figure 11.4）

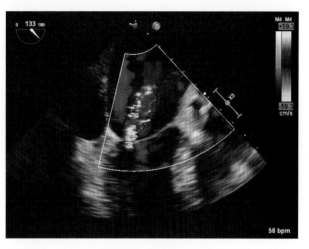

▲ 图 12-6 TEE 中彩色多普勒显示心室收缩期二尖瓣关闭不全

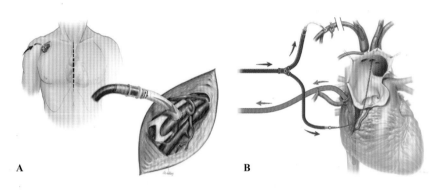

◀ 图 14-9 经右腋动脉插管的顺行脑灌注

A. 手术切口与右腋动脉管道吻合的细节图，显示与胸骨切口之间的关系；B. 使用腋动脉进行顺行性脑灌注时的血流方向。一根尖端带球囊的导管经术区插入右颈动脉和左颈动脉（可选）的基底部，对大脑进行灌注。回流至泵的静脉通过右心房。注意无名动脉基底部被阻断以容许升主动脉和主动脉弓开放（引自 Baylor College of Medicine）

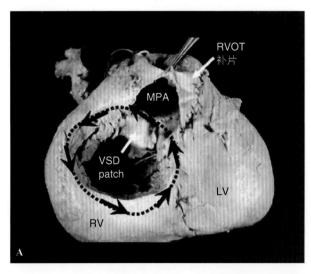

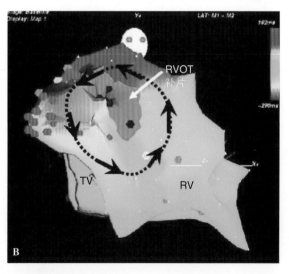

▲ 图 16-2 法洛四联症中的大折返 VT

A. 修补后的法洛四联症尸检标本，从 RV 前壁打开展示 VSD 补片和扩大修补的 RVOT（此例中流出道补片是跨瓣环的）；这张图上标记了一个假设的折返（黑色箭），环路的上缘进入圆锥间隔（VSD 的上缘）；B. 成人法洛四联症患者发生 VT 时的实际电解剖图，均显示几乎一样的电路。传导方式由黑色箭头所示并反映在彩色方案上（红＞黄＞绿＞蓝＞紫）。在流出道修补瘢痕的右侧边缘和三尖瓣的上缘之间发现一个狭窄的通道。用在这个位置的一组射频关闭了这个通道并永久地消除这个 VT 电路

LV. 左心室；MPA. 主肺动脉；TV. 三尖瓣；VSD. 室间隔缺损；VT. 室性心动过速［引自 Walsh EP，Cecchin F.Congenital heart disease for the adult cardiologist：arrhythmias in adult patients with congenital heart disease. *Circulation*. 2007；115（4）：534–545］

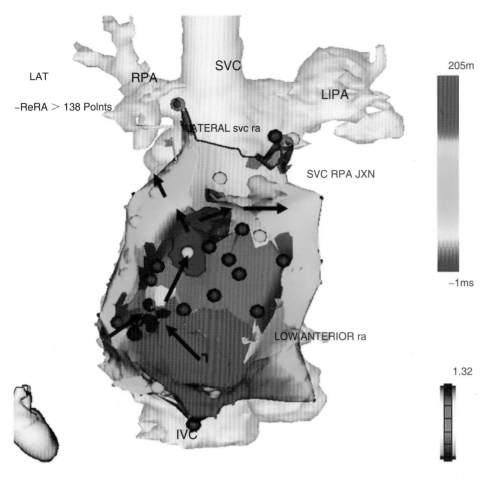

LAT

RPA

SVC

LIPA

-ReRA > 138 Polnts

LATERAL svc ra

SVC RPA JXN

LOW ANTERIOR ra

IVC

205m

-1ms

1.32

◀ 图 16-4 Fontan 术（腔静脉－肺动脉连接）后患者的右房前外侧表面的 IART 回路的电解剖图

通过将高分辨率计算机断层扫描与三维标测导管收集的实时数据融合而产生了一个详细的消融过程的解剖外壳。IART 回路的传播模式由黑色箭显示并由配色方案反映出来（红＞黄＞绿＞蓝＞紫）。电路的关键组成部分似乎是通过瘢痕区域（中央灰色区）的一个狭窄的传导通道。一簇射频装置（栗色点）被放置在通往狭窄通道的路口并永久地消除这个 IART 回路。IART. 心房内折返性心动过速；IVC. 下腔静脉；JXN. 接连处；LAT. 侧面；LPA. 左肺动脉；RA. 右心房；RPA. 右肺动脉；SVC. 上腔静脉［经许可转载自 Walsh EP, Cecchin F. Congenital heart disease for the adult cardiologist：arrhythmias in adult patients with congenital heart disease. *Circulation*. 2007；115（4）：534–545］

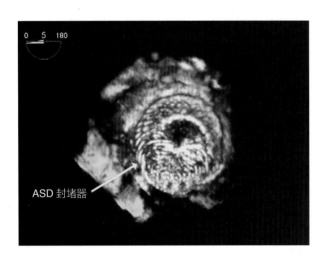

▲ 图 16-8　三维（3D）TEE 图像显示放置在一个中央型大 ASD 中的 Amplatzer 装置

ASD. 房间隔缺损；TEE. 经食管超声心动图（由 Nathaen Weitzel, MD, University of Colorado Denver 提供）

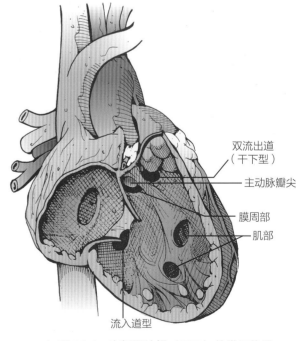

双流出道（干下型）

主动脉瓣尖

膜周部

肌部

流入道型

▲ 图 16-9　室间隔缺损（VSD）的常见位置

（引自 Rouine-Rapp K，Miller-Hance WC. Transesophageal echocardiography for congenital heart disease in the adult. In：Perrino AC Jr，Reeves ST，eds. *A Practical Approach to Transesophageal Echocardiography*. 2nd ed. Philadelphia，PA：Lippincott Williams & Wilkins；2008：377）

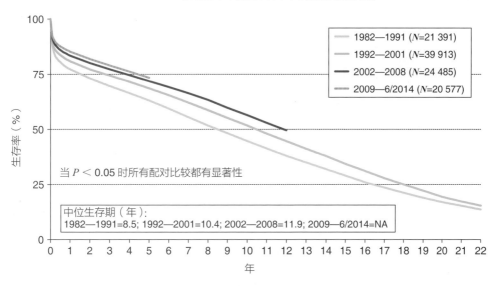

成人心脏移植
按年代 Kaplan–Meier 生存分析
（1982 年 1 月至 2014 年 6 月期间的移植）

图例：
- 1982—1991（*N*=21 391）
- 1992—2001（*N*=39 913）
- 2002—2008（*N*=24 485）
- 2009—6/2014（*N*=20 577）

当 $P < 0.05$ 时所有配对比较都有显著性

中位生存期（年）：
1982—1991=8.5; 1992—2001=10.4; 2002—2008=11.9; 2009—6/2014=NA

纵轴：生存率（%）
横轴：年

▲ 图 17–4　1982 年 1 月至 2014 年 6 月间成人心脏移植手术的生存率（按移植年代分层）

［引自 Lund LH, Edwards LB, Dipchand AI, et al；International Society for Heart and Lung Transplantation. The registry of the International Society for Heart and Lung Transplantation：thirty–third adult heart transplantation report—2016. *J Heart Lung Transplant.* 2016；35（10）：1158–1169］

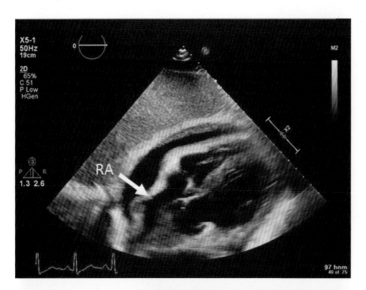

◀ 图 19–7　心脏压塞患者 RA 收缩期塌陷

经胸超声，肋下四腔心截面显示收缩期 RA 弓缩和塌陷。右心室周围可见心包积液。心电监护有助于识别术中收缩期 RA 的塌陷

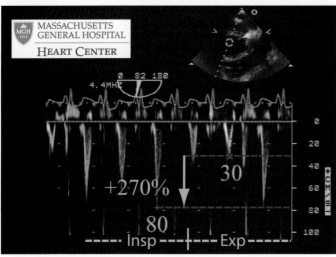

◀ 图 19–11　正压通气时 CP 患者经食管脉冲经二尖瓣多普勒超声图像

注意逆转的呼吸变异，与自主呼吸的患者相反。Insp. 吸气；exp. 呼气（引自 Avery EG, Shernan SK. Echocardiographic evaluation of pericardial disease. In：Savage RM, Aronson SA，Shernan SK，eds. *Comprehensive Textbook of Perioperative Transesophageal Echocardiography*. 2nd ed. Philadelphia，PA：Lippincott Williams & Wilkins；2011：737.）

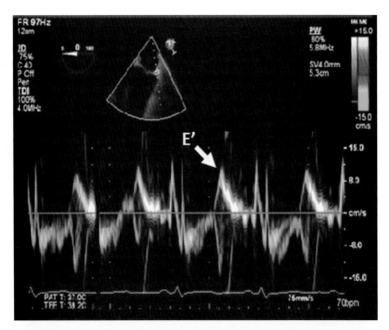

◀ 图 19-12 缩窄性心包炎（CP）患者侧壁的组织多普勒成像（TDI）

注意侧位 TDI 的 E' 流速（箭所示）> 8cm/s，可用于区分 CP 与限制性心肌病（表 19-3）

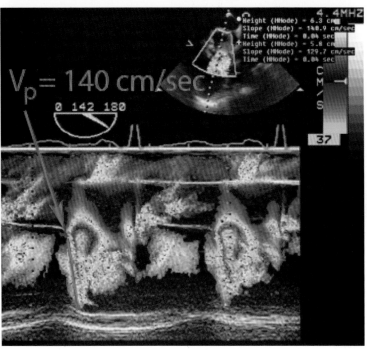

◀ 图 19-13 CP 患者的经食管经二尖瓣彩色 M 型超声图像（传播速度，V_P）

图中可见第一个混叠速度的斜率，以粉色直线标记（引自 Avery EG, Shernan SK. Echocardiographic evaluation of pericardial disease. In: Savage RM, Aronson SA, Shernan SK, eds. *Comprehensive Textbook of Perioperative Transesophageal Echocardiography*. 2nd ed. Philadelphia, PA: Lippincott Williams &Wilkins; 2011: 738）

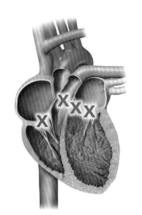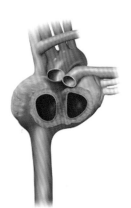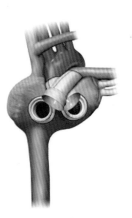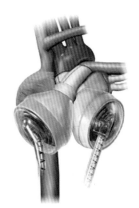

▲ 图 22-5 TAH 的植入需要双侧心室切除

（由 syncardia.com 提供）

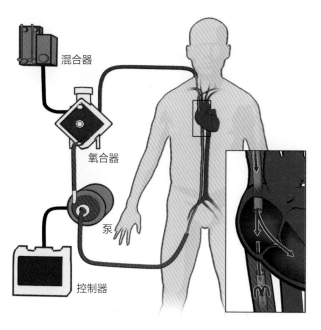

▲ 图 24-1　双位点静脉 - 静脉体外膜肺氧合

静脉血从中心静脉被引流至引流管，泵入氧合器，从另一个独立的再灌注管道送回中央静脉。右下插图范，一些再灌注的血可能会在进入体循环前就被引流管（紫色箭）抽走，这种现象被称为"再循环"［引自 Clinics in Chest Medicine. Abrams D，Brodie D. Extracorporeal circulatory approaches to treat ARDS. *Clin Chest Med*. 2014；35（4）：765–779. Figure2，由 www.collectedmed.com 提供］

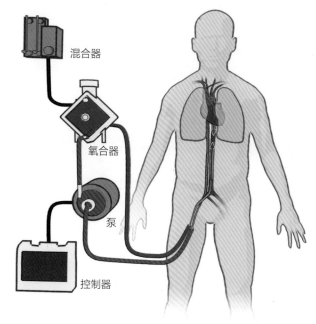

▲ 图 24-3　在气体交换功能受损情况下的股静脉 - 动脉体外膜肺氧合（ECMO）

再灌注的氧合血液被逆灌回主动脉（红色箭），可能会与体内的心腔泵血的正向血流相抵抗（紫色箭）。因此在自体气体交换受损同时残存心室功能的情况下可能会导致上半身的氧合变差［引自 Clinics in Chest Medicine. Abrams D，Brodie D. Novel uses of extracorporeal membrane oxygenation in adults. *Clin Chest Med*. 2015；36（3）：373–384. Figure4，由 www.collectedmed.com 提供］

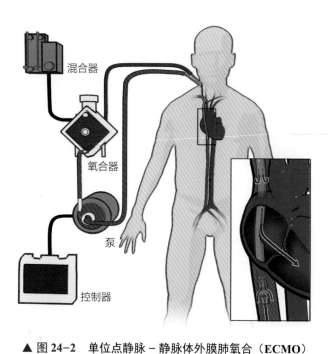

▲ 图 24-2　单位点静脉 - 静脉体外膜肺氧合（ECMO）

双管腔的管道设计如插入的位置得当，静脉 - 静脉 ECMO 可通过一个位点置入，并且可以最小化再循环［引自 Clinics in Chest Medicine. Abrams D，Brodie D. Extracorporeal circulatory approaches to treat ARDS. *Clin Chest Med*. 2014；35（4）：765–779. Figure4，由 www.collectedmed.com 提供］

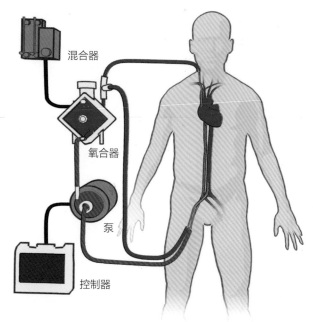

▲ 图 24-4　静脉 - 动脉 - 静脉体外膜肺氧合（ECMO）

股动静脉 ECMO 和自体气体交换受损造成的上半身氧合不足的情况下，可通过在颈内静脉置入第 2 根再灌注管而得到部分改善［引自 Clinics in Chest Medicine. Abrams D，Brodie D. Novel uses of extracorporeal membrane oxygenation in adults. *Clin Chest Med*. 2015；36（3）：373–384. Figure5，由 www.collectedmed.com 提供］

1. 连接监护仪、血氧饱和度监测仪和生命体征

2. 患者 30° 半卧位

3. 面罩给氧前检查

4. 呼吸机的初始设置
   - 通气模式：PSV
   - 吸气触发：–1～–2L/min 或 –1～–2cm H_2O
   - 梯度传输压力：中度至最大
   - 初始 PSV：3～5cm H_2O
   - 呼气触发（如果有呼气周期设置）：气流为 40%～60%；周期为呼气时间固定 1s；
   - 初始 PEEP：3～5cm H_2O
   - 初始 FiO_2：50%～60%

5. 为患者简要解释 NIV 方法之后，戴上面罩，避免松紧带过紧（可放置 1～2 根手指）；鼓励患者握持面罩。连接呼吸机之前让患者通过面罩呼吸几秒钟

6. 连接呼吸机管路，打开开关

7. 由低压力（之前设置的）开始并逐步增加 PSV（通常为 10～15cm H_2O）和 PEEP（5～10cm H_2O）至以下目标：面罩不泄漏、缺氧症状改善、呼吸频率减慢、潮气量增加（至 6～10ml/kg）且人机同步。吸气压力（PSV+PEEP）不能大于 25cm H_2O

8. 设置 FiO_2 以维持 $SpO_2 \geq 95\%$

9. 若有气体泄漏，调整面罩固定带或降低压力

10. 必要时加用增湿器（加热湿化或热湿气交换以避免过多死腔）

11. 必要时鼓励患者，经常检查并作调整

12. 监测血气（1～2h，或需要时）

13. 时间：初始期为 60～90min，间隔 2～3h（8～12h/d）

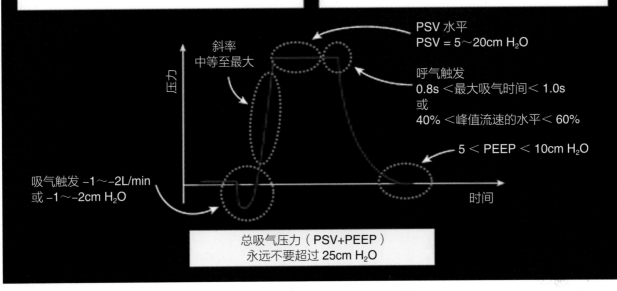

▲ 图 25–4 启动术后治疗性 NIV 的流程

PSV. 压力支持通气；PEEP. 呼气末正压通气；FiO_2. 吸入氧浓度；SpO_2. 脉搏氧饱和度[13]